HELMUTH STOLZE (HRSG.)

Die Konzentrative Bewegungstherapie

Springer
*Berlin
Heidelberg
New York
Barcelona
Hongkong
London
Mailand
Paris
Tokio*

HELMUTH STOLZE (HRSG.)

KBT
Die Konzentrative Bewegungstherapie

Grundlagen und Erfahrungen

Dritte, ergänzte Auflage

Unter Mitarbeit von
Christine Breitenborn, Anemone Carl, Ursula Dultz
und Klaus-Peter Seidler

Mit Beiträgen von
Edith Badura-MacLean, Hans Becker, Sophinette Becker, Rose Brand,
Christine Brezowsky, Anemone Carl, Ruth Cohn, Peter Dettmering,
Elga Dilthey, Jan Fischer-Antze, Erich Franzke, Hartwig Gaedtke,
Jörg Gehrmann, Elsa Gindler, Miriam Goldberg, Christine Gräff,
Gertrud Heller, Anneliese Henning, Ilse Hilzinger, Sven-Olaf Hoffmann,
Edith Kirchmann, Lore Koch, Hannelore Korn, Ursula Kost, Heidi Lechler,
Helmut Lüdeke, Joachim Ernst Meyer, Hans und Heide Müller-Braunschweig,
Gertrud v. Peschke, Thea Schönfelder, Renate Schwarze, Helmuth Stolze,
Waltraud Wendler und Rudolf Wilhelm

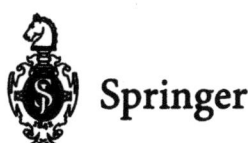 Springer

Professor Dr. Helmuth Stolze
Adalbert-Stifter-Straße 31
D-81925 München

Die 1. Auflage erschien 1984 im Verlag Mensch und Leben Berlin

ISBN-13:978-3-540-42901-2 e-ISBN-13:978-3-642-59409-0
DOI: 10.1007/978-3-642-59409-0

Die Deutsche Bibliothek - CIP-Einheitsaufnahme
Die Konzentrative Bewegungstherapie : Grundlagen und Erfahrungen / Hrsg.: Helmuth Stolze. - 3., erg. Aufl.. - Berlin ; Heidelberg ; New York ; Barcelona ; Hongkong ; London ; Mailand ; Paris ; Tokio : Springer, 2002
ISBN-13:978-3-540-42901-2

Dieses Werk ist urheberrechtlich geschützt. Die dadurch begründeten Rechte, insbesondere die der Übersetzung, des Nachdrucks, des Vortrags, der Entnahme von Abbildungen und Tabellen, der Funksendung, der Mikroverfilmung oder der Vervielfältigung auf anderen Wegen und der Speicherung in Datenverarbeitungsanlagen, bleiben, auch bei nur auszugsweiser Verwertung, vorbehalten. Eine Vervielfältigung dieses Werkes oder von Teilen dieses Werkes ist auch im Einzelfall nur in den Grenzen der gesetzlichen Bestimmungen des Urheberrechtsgesetzes der Bundesrepublik Deutschland vom 9. September 1965 in der jeweils geltenden Fassung zulässig. Sie ist grundsätzlich vergütungspflichtig. Zuwiderhandlungen unterliegen den Strafbestimmungen des Urheberrechtsgesetzes.
Springer-Verlag Berlin Heidelberg New York
ein Unternehmen der BertelsmannSpringer Science+Business Media GmbH
http://www.springer.de/medizin

© Springer-Verlag Berlin Heidelberg 1989, 2002

Die Wiedergabe von Gebrauchsnamen, Warenbezeichnungen usw. in diesem Werk berechtigt auch ohne besondere Kennzeichnung nicht zu der Annahme, daß solche Namen im Sinne der Warenzeichen- und Markenschutzgesetzgebung als frei zu betrachten wären und daher von jedermann benutzt werden dürften.
Produkthaftung: Für Angaben über Dosierungsanweisungen und Applikationsformen kann vom Verlag keine Gewähr übernommen werden. Derartige Angaben müssen vom jeweiligen Anwender im Einzelfall anhand anderer Literaturstellen auf ihre Richtigkeit überprüft werden.
Umschlaggestaltung: design & production GmbH, Heidelberg
Gedruckt auf säurefreiem Papier   SPIN: 10855504   22/3130/is – 5 4 3 2 1 0

GERTRUD HELLER
gewidmet

INHALT

Vorwort des Herausgebers	XII
Anemone CARL, Ursula DULTZ und Klaus-Peter SEIDLER (2001): KBT im Wandel der Zeit	XIII

Zur Einführung

E.1.	Thea SCHÖNFELDER (1982): Die therapeutischen Möglichkeiten der Konzentrativen Bewegungstherapie	3
E.2.	Peter DETTMERING (1973): Eindrücke eines Kursteilnehmers	10

Erster Teil: Grundlagen der Konzentrativen Bewegungstherapie

1.1.	Helmuth STOLZE (1958): Psychotherapeutische Aspekte einer Konzentrativen Bewegungstherapie	15
1.2.	Helmuth STOLZE (1959): Zur Bedeutung von Erspüren und Bewegen für die Psychotherapie	28
1.3.	Helmuth STOLZE (1960): Zur Bedeutung des Leib-Inbilds für die psychotherapeutische Behandlungsmethodik und die Neurosenlehre	39
1.4.	Helmuth STOLZE (1960): Das Erspüren des eigenen Körpers als psychotherapeutisches Agens	43
1.5.	Joachim-Ernst MEYER (1961): Konzentrative Entspannungsübungen nach Elsa Gindler und ihre Grundlagen	50
1.6.	Helmuth STOLZE (1971): Kinaesthetisches Bewußtmachen als Grundlage einer Entspannungstherapie	60

1.7.	Elga DILTHEY (1971): Konzentrative Bewegungstherapie im Rahmen intensivierter analytischer Gruppentherapie	66
1.8.	Helmuth STOLZE (1972): Selbsterfahrung und Bewegung	71
1.9.	Ursula KOST (1973): Konzentrative Bewegungstherapie in Kirchberg 1973	86
1.10.	Miriam GOLDBERG (1974): Über meine Therapieformel in der Konzentrativen Bewegungstherapie	96
1.11.	Hans BECKER (1976): Nonverbaler Therapieansatz bei psychosomatischen Patienten	102
1.12.	Helmuth STOLZE (1977): Einige Grundfragen der Konzentrativen Bewegungstherapie (Deuten und Bedeuten. — Die Kombination der KBT mit anderen psychotherapeutischen Verfahren. — Zur Einschätzung der KBT. — KBT als Persönlichkeitsbildung.)	109
1.13.	Jörg GEHRMANN (1978): Die Assoziation in der Konzentrativen Bewegungstherapie im Vergleich zur Analyse	114
1.14.	Helmuth STOLZE (1979): »Agieren« und »Erinnern« in der konzentrativen Bewegungstherapie. — Mit einem Behandlungsprotokoll von Renate SCHWARZE (1979)	121
1.15.	Hans BECKER (1979): Theoretischer Ansatz der Konzentrativen Bewegungstherapie aus der Entwicklungspsychologie	132
1.16.	Anneliese HENNING (1979): Konzentrative Bewegungstherapie — warum?	146
1.17.	Edith BADURA-MAC LEAN und Helmuth STOLZE (1979): Der »Stuttgarter Bogen« in der Konzentrativen Bewegungstherapie — Evaluierung und Anwendbarkeit	155
1.18.	Anemone CARL, Jan FISCHER-ANTZE, Hartwig GAEDTKE, Sven Olaf HOFFMANN und Waltraud WENDLER (1982): Vergleichende Darstellung gruppendynamischer Prozesse bei Konzentrativer Bewegungstherapie und Analytischer Gruppentherapie. — Zugleich ein Versuch zur formalen Beschreibung dieser Prozesse	167
1.19.	Hans BECKER (1982): Konzentrative Bewegungstherapie. Ein nonverbales Psychotherapieverfahren zur Erweiterung der Indikation	187
1.20.	Rose BRAND (1982): Eutonie und KBT. — Ein Methodenvergleich	197

1.21. Sophinette BECKER (1983): Die Bedeutung des Widerstands in der Konzentrativen Bewegungstherapie — 203

1.22. Helmuth STOLZE (1983): Konzentrative Bewegungstherapie als tiefenpsychologisch fundierte Psychotherapie — 210

Anhang zum ersten Teil: Definitionen — Beschreibungen — Begriffserklärungen (»Arbeitsweise der KBT« — »Konzentration, konzentrativ« — »Bewegung« — »Therapie« — »Üben, Übung, Arbeitssituation« — »Bewußt, Bewußtsein — Wahrnehmen«) — *221*

Zweiter Teil:
Herkunft und Geschichte der Konzentrativen Bewegungstherapie

2.1. Elsa GINDLER (1926): Die Gymnastik des Berufsmenschen — 227

2.2. Rudolf WILHELM (1961): Elsa Gindler. Eine große Pädagogin besonderer Art. 19. Juni 1885 bis 8. Januar 1961 — 234

2.3. Gertrud HELLER (1949): Über meine Arbeit am Crichton Royal Hospital — 243

2.4. Ruth C. COHN (1955): Ein Ansatz zur psychosomatischen Analyse — 248

2.5. Heidi LECHLER (1982): Die Fundierung der Konzentrativen Bewegungstherapie in der »Bewegungsarbeit« Elsa Gindlers und ihre Weiterentwicklung — 260

2.6. Helmuth STOLZE (1981): Zur Geschichte der Konzentrativen Bewegungstherapie — 278

Dritter Teil:
Praktische Erfahrungen mit der Konzentrativen Bewegungstherapie

3.1. Helmuth STOLZE (1966): Die praktische Arbeit mit der Konzentrativen Bewegungstherapie (Vorbereitung des Patienten. — Äußere Arbeitsbedingungen. — Allgemeine Aufgaben und Haltung des Therapeuten. — Arbeitssituationen. — Erlebnis der Arbeitssituationen.) — 285

3.2. Hans BECKER und Helmut LÜDEKE (1978): Erfahrungen mit der stationären Anwendung psychoanalytischer Therapie — 310

3.3. Helmuth STOLZE (1982): Über die Verwendung der Worte zur Gestaltung von Arbeitsangeboten in der Konzentrativen Bewegungstherapie — 327

3.4.	Christine GRÄFF (1981): Strukturierung in der KBT-Arbeit	331
3.5.	Gertrud von PESCHKE (1979): Über das Auftauchen und Bearbeiten von Assoziationen in der Konzentrativen Bewegungstherapie	334
3.6.	Ilse HILZINGER (1978): Tiefenpsychologischer Deutungsversuch einzelner KBT-Erfahrungen	340
3.7.	Helmuth STOLZE (1982): »Von der Bahre bis zur Wiege«. Bericht von der Bearbeitung eines Traums in einer KBT-Gruppe	345
3.8.	Helmuth STOLZE (1964): Möglichkeiten der Psychotherapie von Angstzuständen durch Konzentrative Bewegungstherapie	351
3.9.	Hans BECKER und Rose BRAND (1981): Die Behandlung von Angstsymptomen in der Konzentrativen Bewegungstherapie	356
3.10.	Erich FRANZKE (1977): Über den Umgang mit kritischer Nähegrenze, mit Vorurteilen, mit Behalten und Hergeben, mit Hindernissen und Behinderungen in der Konzentrativen Bewegungstherapie	365
3.11.	Helmuth STOLZE (1963/1971): Bewegungs- und Atemtherapie in der psychotherapeutischen Praxis	374
3.12.	Hannelore KORN, Heide MÜLLER-BRAUNSCHWEIG und Hans MÜLLER-BRAUNSCHWEIG (1981): Zur therapeutischen Funktion der Mal- und Bewegungstherapie	383
3.13.	Christine BREZOWSKY (1977): Behandlung einer Borderline-Patientin mit Konzentrativer Bewegungstherapie und Gestaltungstherapie	393
3.14.	Edith KIRCHMANN (1979): Mögliche Beispiele eines Einsatzes der Musik in der Bewegungstherapie	404
3.15.	Lore KOCH (1982): Konzentrative Bewegungstherapie in der Nachsorge brustamputierter Frauen	417

Vierter Teil:
Die Konzentrative Bewegungstherapie wird vorgestellt — Beiträge zur Hinführung an die Methode

4.1.	Anneliese HENNING (1972): Aus der Arbeit einer Selbsterfahrungsgruppe mit Konzentrativer Bewegungstherapie	445
4.2.	Christine GRÄFF (1975): Von der Körper-Sprache zur Sinn-Gestalt: Vom psychosomatischen Weg der Konzentrativen Bewegungstherapie	449

4.3.	Edith KIRCHMANN (1978): Versuch einer Beschreibung der KBT-Arbeit im Sinne eines 5-gliedrigen Aufbaus	452
4.4.	Ursula KOST (1979): Vom Erkennen der Erlebnisstörung in der Konzentrativen Bewegungstherapie	460
4.5.	Helmuth STOLZE (1979): Über die Erweiterung des therapeutischen Raums durch Konzentrative Bewegungstherapie	466

Aus der Sicht des Deutschen Arbeitskreises für Konzentrative Bewegungstherapie (DAKBT)

5.	Ursula KOST (1983/1987): Auf dem Wege sein — Sich umschauen — Weitergehen	473

Anhang

A.1.	Quellennachweis	481
A.2.	Weitere Veröffentlichungen und Arbeiten über die Konzentrative Bewegungstherapie (2001)	485
A.3.	Register:	
	a. Arbeitssituationen	492
	b. Fallskizzen – Falldarstellungen	494
	c. Sachregister	497

Hinweise für den Leser:

Alle vom Herausgeber verfaßten Texte sind durch Schrägdruck gekennzeichnet.

Wo in den Arbeiten Texte in Schrägdruck und in Klammern erscheinen, so ersetzen diese weggelassene Abschnitte der Originalarbeiten.

*Anmerkungen der Verfasser, die aus den Originalarbeiten übernommen sind, sind im Text mit *) bezeichnet und als Fußnote auf der jeweiligen Seite wiedergegeben.*

Hochgestellte Zahlen mit Klammer verweisen auf Anmerkungen des Herausgebers am Ende des Beitrags.

Literaturhinweise, soweit sie gegeben werden, sind den Originalarbeiten entnommen; sie sind im Text in Klammern bezeichnet und finden sich am Schluß des Beitrags.

VORWORT DES HERAUSGEBERS

Schon seit Jahren ist auch die 2. Auflage dieses Buches vergriffen. Dennoch zögerten Herausgeber und Verlag mit einer Neuauflage dieser Sammlung, in der die Erfahrungen mit der Konzentrativen Bewegungstherapie (KBT) aus ihren ersten 30 Jahren (1953 – 1983) zusammengefaßt sind. Denn die KBT hat sich weiterentwickelt: Forschungsergebnisse der Natur- und Geisteswissenschaften haben manche der Grundannahmen der KBT bestätigt, aber auch neue Fragen aufgeworfen, an denen gearbeitet wird; der erweiterte Erfahrungshorizont in der Praxis hat eine differenziertere Anwendung der KBT ermöglicht; Erfolgskriterien, die über den subjektiven Eindruck von Patienten und Therapeuten hinausreichen, sind in Entwicklung begriffen. Mußte dies nicht alles berücksichtigt werden?

Wir haben uns aber schließlich von der Einsicht leiten lassen, daß gerade dann, wenn lebhafte Bewegung herrscht, eine (Rück-)Besinnung auf das Gewachsene und Gewordene notwendig ist als Gegenpol zum Fortschreitenden. Denn nur so kann sich das Spannungsfeld aufbauen, in dem jenes Vergleichen möglich wird, das wir zu unserer Orientierung in Praxis, Lehre und Forschung benötigen.

Indem die hier wieder vorgelegte Sammlung zu den „Wurzeln" der KBT zurückführt, fordert sie – ganz im Sinne ihrer Methodik – dazu auf, sich auf den Prozeß des Wahrnehmens, Vergleichens, Wählens und Entscheidens einzulassen. So können eigene Beobachtungen und Reflexionen neben diejenigen gestellt werden, die andere Therapeutinnen und Therapeuten schon gemacht haben. Daraus lassen sich Anregungen gewinnen für die eigene therapeutische Arbeit – auch dann, wenn man erst beginnt, mit der KBT neue Behandlungswege zu beschreiten.

Um dem Leser aber auch einen Eindruck zu vermitteln von der Entwicklung der KBT in den letzten 15 Jahren, ist dieser 3. Auflage ein Bericht von Carl, Dultz und Seidler vorangestellt: „KBT im Wandel der Zeit". Und das aktualisierte, im Anhang beigegebene Literaturverzeichnis läßt die Vielfalt der behandelten Themen erkennen und zeigt Wege zur Vertiefung in Einzelfragen.

Der Anstoß zu dieser Neuauflage kam letztlich von Christine Breitenborn. Sie hat alle Stadien der KBT-Weiterbildung bis zur Ausübung der KBT in klinischer Tätigkeit und eigener Praxis durchlaufen und hat dabei „am eigenen Leib" erfahren, wie wertvoll ihr immer wieder diese Sammlung von Arbeiten gewesen ist. Das hat sie motiviert, die Verhandlungen aufzunehmen, die nun zur Neuauflage „des" KBT-Buches geführt haben. Alle an der KBT Interessierten sind ihr dankbar für diesen Einsatz.

Wir danken auch dem Springer-Verlag, der sich bereiterklärt hat, diese 3. Auflage, nun in seiner Reihe „Book on Demand", wieder zu betreuen.

München, im März 2001   Helmuth Stolze

KBT IM WANDEL DER ZEIT

Von Anemone CARL, Ursula DULTZ und Klaus-Peter SEIDLER (2001)

Angesichts der Aufgabe, für die Neuauflage des Sammelbandes über die Grundlagen der KBT eine Standortbestimmung für das Jahr 2001 zu schreiben, wurde uns rasch klar, dass dies nicht ohne einen erneuten Rückblick auf die Anfänge der KBT möglich sein würde. Dabei war es uns wichtig, an den Beitrag anzuknüpfen, den *Ursula Kost* als Standortbestimmung für die KBT 1983 geschrieben hat, und zu reflektieren, was sich seither verändert hat und was unverändert geblieben ist.

Betrachten wir dies in Hinblick auf unsere Herkunft und theoretische Begründung, so wird deutlich, dass die KBT auf dem theoretischen Fundament weiter gewachsen ist, welches die tiefenpsychologisch ausgerichteten „Väter und Mütter der frühen Jahre", wie *Stolze, Meyer, Kost und Becker* durch ihre analytische Ausrichtung mit geprägt haben.

So war es ab 1958 in den Anfangsjahren hauptsächlich das Verdienst von Stolze, die Erfahrungen der KBT wissenschaftlich einzuordnen und als Psychotherapiemethode in wissenschaftlichen Seminaren und zahlreichen Veröffentlichungen zu begründen. Insbesondere hat er durch die Rückbindung an *von Weizsäckers* Gestaltkreislehre die Theorieentwicklung der KBT auf ein solides Fundament gestellt. Dadurch konnten die spezifischen Elemente der KBT in der Praxis, nämlich die Einbeziehung des Gestaltkreises von Wahrnehmen und Bewegung als therapeutische Erfahrung, in einem sinnvollen Behandlungsmodell begründet werden (siehe dazu S.71ff.). *Stolze* selbst hielt jedoch die theoretische Basis der KBT noch bis in die 80er Jahre für sehr schmal und begrüßte daher in seinem Vorwort zu *Beckers* 1981 erschienenem Buch dessen Versuch, durch klinische Fallbeispiele und deren wissenschaftlichen Diskussion die KBT auf dem Hintergrund der Psychoanalyse darzustellen.

Das Bedürfnis vieler mit KBT arbeitenden Menschen nach theoretischen Erklärungsmustern wuchs in dem Maße, indem sie Erfahrungen mit Patienten sammelten und dadurch immer mehr Fragen nach der Wirkungsweise der KBT auftauchten. Man erkannte durch die Arbeitserfahrungen mit KBT, dass der Mensch ein Leibgedächtnis hat, das über KBT-Angebote aktiviert werden kann, so dass frühe emotionale Erlebnisebenen erreicht werden. Erst mit den weiteren theoretischen Gerüsten der Entwicklungspsychologie war es möglich, für viele der aufgetauchten Fragen Denkmodelle anzubieten, indem sich Erfahrungen in der therapeutischen Arbeit auf dem Hintergrund entwicklungspsychologischer Theorien einordnen ließen, die neu reflektiert für den weiteren Therapieprozess nutzbar gemacht werden konnten. Von großer Bedeutung ist hier die Arbeit von *Becker*, der eine theoretische Begründung der KBT aus der Entwicklungspsychologie heraus vornimmt. Er zeigte, wie sich den entwicklungspsychologischen Phasen nach den theoretischen Modellen von *Erikson* und *Mahler*, spezifische Inhalte aus der KBT-Arbeit zuordnen lassen und schreibt hierzu:

Akzeptieren wir die Analogie des Geschehens der frühkindlichen Entwicklung mit dem therapeutischen Prozeß der KBT, so eröffnet sich die Möglichkeit eines Zugangs zum frühkindlichen Konflikt und der therapeutische Prozeß impliziert auf gleicher Ebene eine emotional korrigierende Erfahrung. (Becker, 1979, siehe dazu S.132 ff)

Cserny hebt in ihrer 1995 veröffentlichten Dissertation über die entwicklungspsychologischen Grundlagen der KBT hervor (S.67), dass die KBT die einzige Therapiemethode sei, welche direkt mit Bezugnahme auf die entwicklungspsychologischen Phasen-Modelle arbeitet, sie dabei nicht nur als Grundlage und Erklärungsmuster für auftretende Störungen benutzt, sondern sich in ihren Interventionen, d.h. in der Gestaltung der sog. Bewegungs- und Wahrnehmungsangebote, an diesen orientiert und sie so in den Entwicklungs- und Entfaltungsprozess des Patienten im Therapieverlauf miteinbezieht.

Die entwicklungspsychologischen Modelle werden auch heute immer noch als theoretische Grundlage für die KBT gesehen. Sie fanden jedoch in den 90er Jahren eine Erweiterung durch die Ergebnisse der neuen Säuglingsforschung und der Objektbeziehungstheorie. *Cserny* (1995) erweiterte zudem die theoretischen Grundlagen der KBT durch die Einbeziehung des entwicklungs- und kognitionstheoretischen Modells der Intelligenzentwicklung von Piaget. Auch auf der Basis dieses kognitionstheoretischen Entwicklungsmodells, dessen Phasen der Intelligenzentwicklung sich vom Zusammenspiel motorischer, emotionaler und kognitiver Entfaltung herleiten, lassen sich Entwicklungsstörungen besser verstehen und können spezifische KBT-Angebote den verschiedenen Phasen zugeordnet werden.

Auf dem Hintergrund der entwicklungspsychologischen Begründung etablierte sich die KBT als Methode Mitte der achtziger und im Laufe der neunziger Jahre zunehmend als eine eigenständige Therapieform. Die qualifizierte Ausbildung der KBT-Therapeut/innen vermittelte diesen einen theoretischen Rahmen, die Erfahrungen in der therapeutischen Arbeit zu reflektieren und auch einer verbalen Bearbeitung zugänglich zu machen. Viele der KBT-Therapeut/innen der ersten Generation konnten auf eine über zehn Jahre hinausreichende Erfahrung mit KBT im Gruppen- und Einzeltherapie-Setting an Kliniken zurückblicken, als sie in den achtziger Jahre die Ergebnisse ihrer Arbeit in wissenschaftlichen Artikeln oder Bücher zu veröffentlichen begannen. *Carl* zum Beispiel, damals tätig als KBT-Therapeutin an einer psychosomatischen Klinik, arbeitete 1982 an einer vergleichenden Studie über gruppendynamische Prozesse bei KBT und analytischer Gruppentherapie mit (siehe S. 167 ff). Eine der wichtigsten Resultate der vergleichenden Studie war, dass KBT im Gruppenverlauf der analytischen Gruppentherapie voraus ging. Diese durch die körper- und handlungsbezogenen Abläufe methodenimmanente Erlebnisnähe wurde als Vorteil im Behandlungsverlauf der Probanden festgestellt.

Gräff, die als erste KBT-Therapeutin in Deutschland bereits Ende der 50 er Jahre die KBT an einer psychosomatischen Klinik einführte, stellte ihre praxisbezogenen Erfahrungen in ihrem 1983 erschienenen Buch vor, das bereits in dritter, überarbeiteter und erweiterter Auflage vorliegt (*Gräff,* 2000). 1992 erschien *Budjuhns* Buch über die psychosomatischen Verfahren mit praxisbezogenen Beispielen aus der KBT und Gestaltungstherapie, in dem sie die KBT als Methode sowohl sprachlich wie inhaltlich auf der theoretischen Basis der Psychoanalyse und den entwicklungs- und kognitionstheoretischen Modellen von Piaget vorstellte.

Als ein bedeutsamer Schritt, die KBT als eigenständiges, humanistisch orientiertes und tiefenpsychologisch begründetes Therapieverfahren zu etablieren, ist das 1996 erschienene Buch von *Pokorny, Hochgerner* und *Cserny* mit dem Titel „Konzentrative Bewegungstherapie - Von der körperorientierten Methode zum psychotherapeutischen Verfahren" anzusehen. Es entstand aus den Bemühungen des Österreichischen Arbeitskreises für Konzentrative Bewegungstherapie (ÖAKBT) heraus, nach Inkrafttreten des Österreichischen Psychotherapeutengesetzes 1990 als Ausbildungsinstitution anerkannt zu werden. Ende 2000 war dem ÖAKBT damit Erfolg beschieden.

Im Zusammenhang mit den Bestrebungen, sich als eigenständiges Psychotherapieverfahren zu etablieren und zu profilieren, spielen auch empirische Arbeiten zur KBT eine bedeutsame Rolle, da es darum geht, den empirischen Nachweis der Wirkung und Wirkungsweise der KBT zu erbringen. Dabei sind insbesondere in den letzten zehn Jahren verstärkte Forschungsaktivitäten zur KBT zu verzeichnen. Bis Ende 2000 sind insgesamt 23 empirische Arbeiten erschienen (vgl. *Seidler* 2001), wobei die überwiegende Anzahl dieser Studien von der Methodik her quantitativ ausgerichtet ist. Besonders hervorzuheben ist die Arbeit von *Schreiber-Willnow* (2000), die sich einer umfangreichen empirischen Überprüfung von Prozessen und Effekten der KBT-Gruppenbehandlung im Rahmen stationärer Psychotherapie widmet. Zentrales Ergebnis ihrer Untersuchung ist, dass die Annahme eines Zusammenhangs zwischen Behandlungserfolg und Verbesserungen im Leiberleben sowie den therapeutischen Erfahrungen im Verlauf der KBT-Gruppenbehandlung bestätigt werden konnte. Trotz der noch relativ kleinen Anzahl von Forschungsarbeiten, lassen sich anhand deren Ergebnisse eine Reihe empirisch abgesicherter Aussagen zur KBT machen und vorläufige Schlussfolgerungen ziehen. Die Studien belegen sehr deutlich die hohe Wertschätzung, die der KBT sowohl im Urteil von Klinikleitern (*Dietrich*, 1995) als auch der Patienten (z.B. *Gathmann*, 1990, *Kordy* et al. 1990) zukommt. Einzelne qualitative Studien (*Möller*, 2000; *Senf*, 1988) verdeutlichen zudem, dass diese hohe Wertschätzung von Seiten der Patienten nicht etwa ein regressives „Wohlfühl-Gruppenerleben" widerspiegelt, sondern Patienten im Rahmen der KBT wesentliche therapeutische Erfahrungen machen und Einsichten gewinnen. In Untersuchungen zum Gruppenerleben (z.B. *Seidler*, 1995; *Schreiber-Willnow*, 2000) konnte nachgewiesen werden, dass im Rahmen der KBT-Gruppenbehandlung spezifische Merkmale körperorientierter psychotherapeutischer Arbeit zum Tragen kommen und ihre Wirksamkeit entfalten. Anhand der Ergebnisse erster kontrollierter Studien (*Kehde*, 1994; *Weber* et al., 1994; *Wernsdorf*, 1998) zeichnet sich sogar ein Wirkungsprofil für die KBT ab, das wesentliche Schwerpunkte der therapeutischen Arbeit widerspiegelt. Demnach scheint KBT ihre Wirksamkeit im Hinblick auf das subjektive (körperliche) Wohlbefinden und ein erhöhtes Selbstbewusstsein im Zusammenhang mit einer Über-Ich-Milderung zu entfalten. Die Ergebnisse weisen aber auch darauf hin, dass –

wie bei anderen Psychotherapieverfahren auch – keineswegs alle Patienten in gleicher Weise von KBT profitieren. Art des Störungsbildes, Persönlichkeitseigenschaften und Charakteristika des Körpererlebens scheinen hier von Bedeutung zu sein und machen systematische Forschung diesbezüglich dringend notwendig.

Bei der Frage einer Differenzierung der KBT angesichts unterschiedlicher Krankheitsbilder, wurde uns deutlich, mit welchem Pioniergeist und Mut in den 60er Jahren mit KBT gearbeitet worden ist. Grundsätzlich geht aus den Beiträgen von *Stolze* (1958) und *Meyer* (1961) hervor, dass es damals wenig Einschränkungen in Bezug auf die Indikationsstellung oder auf ein dem Krankheitsbild entsprechendes KBT-Angebot gab. *Meyer* (1961) erwähnte in einem Abschnitt über Hinweise zur Indikation, dass sich seiner Meinung nach noch keine eng umgrenzte Indikation aufstellen ließe, jedoch einige Neurosenformen, wie Angst- und Zwangsneurosen, vor allem Phobien, besonders günstig auf eine Behandlung mit der Methode der KBT ansprechen würden. Auf dem Hintergrund der vielfach gesammelten praktischen Erfahrungen mit KBT und dem sie langsam durchdringenden theoretischen tiefenpsychologischen Hintergrund gewann die Methode in den siebziger Jahren an zunehmender Bedeutung in Hinblick auf die Behandlung psychosomatischer Störungen und präverbaler Neurosen. *Becker* hebt bereits 1976 in seinem Beitrag über den nonverbalen Therapieansatz bei psychosomatischen Patienten die hohe Effektivität der KBT-Methode hervor. Von der Annahme ausgehend, daß psychosomatische Störungen, Fixierungen bzw. Regressionen auf einer frühen präverbalen Stufe der Entwicklung des Menschen sind, kommt der nonverbale Therapieansatz der KBT-Methode dieser Tendenz zur Körperorientiertheit und Sprachlosigkeit bei einem Teil der Patienten mit psychosomatischen Erkrankungen entgegen und bietet eine Übersetzungsarbeit vom reinen Körpersymptom zum auch verbal ausdrückbaren psychischen Leiden. Demnach sind nach *Becker* (1982) die psychosomatischen und die funktionellen Störungen sogar als Hauptindikationsbereich der KBT-Methode zu betrachten. Weitere erfolgversprechende Indikationen waren für ihn Neurosen mit sogenannten frühen prägenitalen Störungsanteilen aber auch Patienten mit ausgeprägten Phobien und Beziehungsängsten, während alle anderen Neurosen mehr in die Hand der verbal orientierten (psychoanalytischen) Therapieverfahren gehörten. Dieses Missverhältnis, die KBT trotz ihrer hohen therapeutischen Bedeutsamkeit im klinischen Alltag als eine Art Hilfsmethode anzusehen, findet sich – teilweise bis heute – an den rein psychoanalytisch ausgerichteten Kliniken. Durch die Trennung des nonverbalen Erlebnisbereichs der KBT von der verbalen psychotherapeutischen Aufarbeitung durch den analytisch ausgebildeten Einzeltherapeuten, wird der vielfach geforderte ganzheitliche Psychotherapieansatz der KBT verhindert. In den neunziger Jahren veränderte sich diese Einstellung – zumindest im ambulanten Bereich – erkennbar daran, dass viele Krankenkassen im Rahmen des Kostenerstattungsverfahrens und der Heilpraktikerzulassung von KBT-Therapeut/innen für psychotherapeutische Tätigkeit die KBT sowohl als Gruppentherapie wie auch als Einzelbehandlung auf Empfehlung eines mitbehandelnden Arztes dem Patienten erstatteten.

Am Ende der neunziger Jahre war die KBT in rund 90 psychosomatischen, psychotherapeutischen und psychiatrischen Kliniken in Deutschland etabliert. Mit wachsendem Wissen und einem großen Fundus an jahrzehntelanger klinischer wie auch ambulanter Praxis, war zu beobachten, dass sich KBT sowohl bei psychosomatischen als auch neurotischen Störungen und insbesondere bei Essstörungen bewährt hatte (*Bayerl*, 1998, *Budjuhn*, 1998, *Carl*, 1992, *Hochgerner*, 1994, *Hochgerner*, 1998, *Kluck-Puttendörfer*, 1992, *Reymann* und *Wiegand*, 2000, *Schwarze*, 1991).

Die klinischen Erfahrungen mit KBT verdeutlichten zudem, dass über Körperwahrnehmung Entwicklungsdefizite der präverbalen Zeit therapeutisch zugänglich werden und damit auch sogenannte „frühe Störungen" mit narzißtischer Problematik und Borderline-Symptomatik therapeutisch beeinflußbar sind (z.B. *Schwarze*, 1992). Des weiteren zeigte sich, dass mit einem stark strukturierten Vorgehen auch Psychosen behandelt werden können, wenn Reste der Ich-Funktionen erhalten sind (z.B. *Kritsch* und *Heuer*, 1997). So erlaubt die Differenzierung der jeweiligen KBT-Angebote gegenüber spezifischen Krankheitsbildern die Formulierung adaptiver Indikationsregeln. Demnach wäre beispielsweise mit psychotisch erkrankten Menschen auf der Basis von strukturgebenden, nicht regressionsfördernden und realitätsbezogenen Angeboten zu arbeiten, wohingegen Patienten mit frühen Störungsanteilen regressive KBT-Erfahrungen im Sinne der Progression angeboten werden. Im Sinne eines auch zunehmend störungsspezifischen therapeutischen Vorgehens haben sich in den letzten Jahren KBT-Therapeut/innen auch der Behandlung posttraumatischer Belastungsstörungen zugewendet (*Karcher*, 2000; *Peichl* und *Schmitz*, 2000). So lässt sich insgesamt die Frage nach einer Veränderung in den therapeutischen Arbeitsfeldern der KBT und ihrer Methodik so beantworten, dass sich im Indikationsbereich weniger Veränderung zeigte als vielmehr in der Differenzierung der KBT als Methode den unterschiedlichen Krankheitsbildern gegenüber.

Die berufspolitische Landschaft hat sich wohl mit am nachhaltigsten verändert seit 1983. Auch wenn damals schon eine Kluft bestand zwischen ärztlichen und nichtärztlichen KBT-Therapeuten, die sich vor allem durch die Abrechnungsmöglichkeiten bei den Krankenkassen bemerkbar machte, so gab es doch, wie oben erwähnt, für viele nicht-ärztliche Therapeuten eine Reihe von Möglichkeiten, ihre Arbeit von den Kassen bezahlt zu bekommen, u.a. durch das sogenannte Kostenerstattungsverfahren und die Heilpraktikererlaubnis für Psychotherapie. Daneben bestand eine gewisse Hoffnung, durch die im Deutschen Arbeitskreis für Konzentrative Bewegungstherapie (DAKBT) 1993 verabschiedete neue Weiterbildungsordnung mit deutlich gesteigerten Qualifikationsstandards einen Beitrag zu den Bemühungen zu leisten, eine eigene Abrechnungsziffer für die KBT zu erlangen. Mit dem 1999 in Kraft getretenen Psychotherapeutengesetz wurden diese Möglichkeiten für alle Nicht-Ärzte und Nicht-Psychologen – die Mehrzahl der DAKBT-Mitglieder – mit einem Schlag zunichte gemacht. Für alle KBT-Therapeut/innen jedoch, die aufgrund ihres Grundberufes oder des Besitzes der Heilpraktikererlaubnis weiter psychotherapeutisch tätig sein konnten, wurde es in ihrer ambulanten Tätigkeit mit KBT im Laufe der letzten Jahre durch die Folgen der Gesundheitsreformen und Einsparungen im Gesundheitswesen zunehmend schwieriger, ihre Behandlungen im Rahmen des Kostenerstattungsverfahrens bei den Kassen genehmigt zu bekommen.

Ein gewisser Hoffnungsschimmer geht hier von den Bestrebungen aus, den Beruf des Psychotherapeuten langfristig europaweit einheitlich als eigenständigen Beruf zu definieren und zwar unter Wahrung allgemein verbindlicher Qualitätsstandards, wie sie das ECP (European Certificate of Psychotherapy) festlegt. Ein Aufnahmeantrag des DAKBT in den EAP (European Association of Psychotherapy) ist in Arbeit. Daneben gibt es Bemühungen, über die Mitgliedschaft in Dachverbänden wie die AGPF(Arbeitsgemeinschaft Psychotherapeutischer Fachverbände) oder die DVP (Deutscher Fachverband für Psychotherapeuten) Einfluss auf die berufspolitische Entwicklung zu nehmen.

Die in *Kosts* (1983) Beitrag erwähnte Anerkennung der KBT als Zweitverfahren im Rahmen der ärztlichen Weiterbildung zu den Zusatzbezeichnungen „Psychotherapie" und „Psychoanalyse" wird von einigen, aber nicht allen, Landesärztekammern aktzeptiert. Hier ist der Vorstand des DAKBT aktiv bei dem Versuch, der KBT in weiteren Ausbildungsinstituten Anerkennung zu verschaffen. Im Rahmen eines in Freiburg entwickelten kombinierten Angebots von KBT und Analytischer Gruppentherapie wird die KBT gleichberechtigt als tiefenpsychologisch fundierte Selbsterfahrung anerkannt.

Der 1976 gegründete DAKBT, dessen Zustandekommen *Ursula Kost* entscheidend beeinflusste, erfuhr seit 1983 erhebliche Veränderungen. Aus einem 40 Personen umfassenden Gründungskreis war 1983 bereits ein Verein mit über 200 Mitgliedern geworden; heute beträgt die Zahl der aktiven Mitglieder 433 (plus 73 ruhende Mitglieder). Das Verhältnis zwischen KBT-Therapeut/innen mit abgeschlossener Weiterbildung und Weiterbildungskandidaten hat sich jedoch deutlich verändert. Standen 1983 mehr als 100 Weiterbildungskandidaten rund 80 KBT-Therapeut/innen gegenüber, so ist Ende 2000 die Zahl dieses Personenkreises mit 264 deutlich höher als die Zahl der Weiterbildungskandidaten mit 176. Konsequenzen aus dieser veränderten Mitgliederstruktur zog der DAKBT im Jahr 2000 durch die Entwicklung von berufs- und arbeitsfeldspezifischen Fortbildungsangeboten, die Mitgliedern mit abgeschlossener Weiterbildung ein eigenes Tätigkeitsfeld eröffnen sollen. Im Gegensatz zu dieser Entwicklung blieb die Zahl der Lehrbeauftragten mit 20 nahezu konstant, mittlerweile allerdings ergänzt durch eine Reihe sogenannter Mentoren, die spezielle Weiterbildungsaufgaben wie Anleitung bei Beobachtung und Co-Therapie sowie für Einzelarbeit wahrnehmen.

Viele der seit 1983 eingetretenen Veränderungen gehen zurück auf eine vom DAKBT in Auftrag gegebene und 1991/92 durchgeführte große Strukturreform. Sie zielte im wesentlichen darauf ab, die Möglichkeiten der Mitgestaltung durch die Mitglieder zu stärken. Bewährt hat sich die Einrichtung einer Weiterbildungskommission, durch deren Arbeit verschiedene wichtige Projekte verwirklicht werden konnten, nicht zuletzt die Erstellung eines Curriculums, das in Zusammenarbeit mit den Lehrbeauftragten im Jahr 2001 fertiggestellt wurde.

Erfreulich entwickelte sich die Gründung von KBT-Fachverbänden außerhalb Deutschlands. Der Österreichische Arbeitskreis für KBT hat die Gründung eines Arbeitskreises in der Slowakei initiiert, eine Weiterbildung ist dort angelaufen und KBT-Literatur wird ins Slowakische übersetzt. Auch in der Schweiz und in Italien wurde vor kurzen jeweils ein Arbeitskreis für KBT gegründet.

Am Ende ihres Beitrages formuliert *Kost* die Zukunftsaufgabe einer „wissenschaftlichen Untermauerung unserer Arbeit" und fordert zugleich als nächsten Schritt eine „vermehrte Veröffentlichung von Kasuistik" (siehe S. 478). Für die letztgenannte Aufgabe besteht in der Zeitschrift des DAKBT ein angemessenes Forum, das auch zunehmend hierfür genutzt wird. Daneben gibt es seit 1983 wichtige Buchveröffentlichungen und zahlreiche in wissenschaftlichen Zeitschriften und Sammelbänden veröffentlichte Einzelarbeiten (siehe hierzu Anhang 2). Auch auf nationalen wie internationalen Tagungen ist die KBT regelmäßig durch Vorträge und Seminare vertreten. Impulse für die weitere empirische Forschung zur KBT sind von der 1999 im DAKBT eingerichteten Forschungsgruppe und der Ulmer KBT-Forschungswerkstatt zu erwarten. Aufgaben der Forschungsgruppe sind die Erfassung des Stands der empirischen Forschung zur KBT und die Bahnung von Untersuchungen zu Prozessen in der KBT und ihrer Wirkungen. Bezüglich des erst genannten Aufgabenbereichs wurde inzwischen ein Forschungsarchiv mit der detaillierten Beschreibung bisheriger Forschungsarbeiten zur KBT vorgelegt (*Seidler* et al., im Druck), das auch im Internet unter der Homepage des DAKBT (www.dakbt.de) einsehbar ist. Die Forschungsgruppe initiierte zudem eine Erhebung zu der Frage, welche Störungsbilder in Kliniken und freier Praxis von KBT-Therapeut/innen behandelt werden und wie lange diese Therapien dauern. Gegenwärtige Projekte sind die Entwicklung von Skalen zur Beurteilung relevanter Merkmale des therapeutischen Prozesses in KBT-Behandlungen und die Planung einer kontrollierten Untersuchung zur Wirksamkeit von KBT bei Schmerzpatienten. Die Ulmer KBT-Forschungswerkstatt, die vom DAKBT in Kooperation mit der Abteilung Psychotherapie und Psychosomatische Medizin der Universität Ulm unter der Leitung von *Horst Kächele* organisiert und 2001 bereits das dritte Mal stattfand, bietet einen hervorragenden Rahmen – unter der Beteiligung und Unterstützung von Psychotherapieforschern – Forschungsprojekte, wie die oben genannten, zu entwickeln und deren Ergebnisse in Hinblick auf ihre Bedeutung für die Weiterentwicklung der KBT zu diskutieren. Bisherige Themen der Forschungswerkstatt waren das Gruppenerleben, die Therapieziele und die Prozessdiagnostik in der KBT.

Mit seinem ersten Beitrag über die KBT 1958 wollte *Stolze* „die Bewegungstherapie aus ihrer psychotherapeutischen Uneigentlichkeit erlösen" (siehe S. 15). 2001 müssen wir uns daher fragen, ob wir aus dieser Uneigentlichkeit eigentlich erlöst sind! Ganz ist es uns wohl noch immer nicht gelungen, obwohl wir in wichtigen Bereichen wie der klinischen, theoretischen und in Ansätzen auch empirischen Fundierung dabei sind, uns die Anerkennung als eigenständige psychotherapeutische Methode zu erwerben. Ob die „Erlösung" letztendlich nur durch eine eigene Abrechnungsziffer zu erreichen ist, oder ob es auch darum geht, sich im weiten Feld der Körperpsychotherapien einen unverwechselbaren Platz an der Spitze zu bewahren, bleibt auch im Jahre 2001 eine offene Frage.

ZUR EINFÜHRUNG

DIE THERAPEUTISCHEN MÖGLICHKEITEN DER KONZENTRATIVEN BEWEGUNGSTHERAPIE

Von Thea SCHÖNFELDER (1982)

Zu dieser Arbeit:
Das zentrale Thema der KBT wird formuliert:
»Psychische Erlebnisse werden leibhaftig erfahrbar gemacht.«
Es wird anhand des Vorschlags zu einem kleinen Selbstversuch gezeigt, wodurch die Angebote in der KBT gekennzeichnet sind: Konzentrative Einstellung auf sensorische und motorische Vorgänge, »offene« Lösungen, Anregung zum Vergleichen. Die Wahrnehmung von Gefühlsqualitäten verbindet sich mit Inhalten der gegenwärtigen Lebenssituation oder/und aktualisiert längstvergangene, häufig unbewußte Prozesse. Wie das so geförderte biographische »Material« weiter bearbeitet werden kann, wird durch kurze Fallbeispiele erläutert (KBT-Arbeitssituationen, in denen die Sprache im Handeln wörtlich genommen wird, Einbeziehen von Gegenständen und entwicklungspsychologisch relevanten Haltungen). Die Arbeit des Therapeuten besteht dabei hauptsächlich in einer »Übersetzungshilfe«, die den Patienten über das Wahrnehmen seiner selbst zum Wahrhaben im Sinne der Herstellung eines stimmigen Realitätsbezugs führt.
Was in dieser Einführung kurz zusammengefaßt anklingt, wird in den im ersten und dritten Teil folgenden theoretischen und praktischen Beiträgen im einzelnen ausgeführt.

Konzentrative Bewegungstherapie (KBT) ist ein körperorientiertes psychotherapeutisches Verfahren. In seinen Wurzeln geht es zurück auf die Gymnastikbewegung der 20-er Jahre und insbesondere auf *Elsa Gindler*. Nach dem zweiten Weltkrieg nahm in der BRD vornehmlich *Helmuth Stolze* die aus der *Gindler*-Arbeit erwachsenen Elemente von Körpererfahrung in den therapeutischen Bereich hinein und gab der Methode den Namen.

Beschreibung und Erklärung der Arbeit mit KBT werden für Sie, den Leser dieses Aufsatzes, anschaulicher und verständlicher, wenn Sie einem kleinen praktischen Angebot von mir folgen:

Bleiben Sie in der Körperhaltung, in der Sie sich beim Lesen dieser Zeilen gerade befinden. Richten Sie Ihre Aufmerksamkeit dann auf eine Hand: Sehen Sie sie zunächst an, ihre Lage, ihre Beziehung zur Unterfläche, die Verteilung von Licht und Schatten. Lassen Sie sich, wie bei allem Folgenden viel Zeit und folgen Sie Ihren eigenen Einfällen. Meine Worte sind lediglich Anregungen.

Konzentrieren Sie sich nun einmal ohne Blickkontakt auf die Lage der Hand, auf den Kontakt zur Umgebung, auf die Stellung der Finger zueinander usw.. Spüren Sie einzelne Bereiche stärker als andere, ist irgendwo Spannung? Vielleicht mögen Sie dann einmal eine kleine Bewegung machen, ganz langsam und dabei nachfühlen: von

E.1. Schönfelder

wo geht der Bewegungsimpuls aus, setzt er sich fort, wohin? Führen Sie die Bewegung weiter. Was ist, wenn Sie die Finger einzeln, wenn Sie sie gemeinsam bewegen, wenn Sie die Hand zur Faust schließen, die Finger wieder strecken? Wenn Sie mögen, schließen Sie einmal die Augen und fahren Sie fort. Vergleichen Sie bitte: was ist anders? Und vergleichen Sie, wenn Sie nun allmählich zum Schluß kommen und Ihre Aufmerksamkeit wieder von Ihrer Hand abziehen, mit der anderen Hand: Fragen Sie sich einmal nach dem Gefühl, das in Ihnen während des Ablaufs aufgekommen ist, auch danach, ob daran bestimmte Vorstellungen und/oder Erinnerungen geknüpft waren. Lassen Sie sich mit dem Weiterlesen ein wenig Zeit.

Wodurch sind die Angebote in der KBT gekennzeichnet?

Im Gegensatz zu anderen Entspannungs- oder Körperübungsverfahren ist das Angebot weitgehend frei. Es gibt kein richtig oder falsch, es gibt verschiedene Lösungsmöglichkeiten für den gleichen Ablauf.

Die Konzentration auf sensorische und motorische Vorgänge erfolgt in einem Zeitmaß, das ein Nachspüren des Weges ermöglicht. Entscheidend ist die Wahrnehmung eines Prozesses und nicht die vorgegebene Absolvierung einer Bewegung, die zu einem ganz bestimmten Ziel führt.

Die konzentrative Einengung auf bestimmte Prozesse der Selbstwahrnehmung wird durch Ausschaltung eines Sinnesbereiches (z.B. durch Augenschluß) und durch Einnahme bestimmter Körperhaltungen erleichtert.

Wichtig ist der Vergleich: der Vergleich zwischen rechts und links, zwischen vor- und nachher, zwischen Ablauf mit offenen Augen und mit geschlossenen Augen, zwischen dem Übungsangebot jetzt und dem gleichen in einer Stunde oder einer Woche. So kann ich überprüfen: hat sich für mich, für mich ganz allein etwas verändert und wenn ja, was?

Erfahrungen lassen sich auf ganz unterschiedlichen Ebenen machen: im Umgang mit sich selbst, (in diesem Falle mit der Hand), in Raum und Zeit und unter Einbeziehung von Objekten und Partnern. Das Angebot in der KBT ist vielgestaltig und kann unterschiedlich eingesetzt werden, abhängig z.B. vom Bedürfnis der Teilnehmer, vom zu bearbeitenden Thema, von der speziellen Problematik einer bestimmten Gruppe.

Die unterschiedlichen Erlebnisebenen in der KBT sollen an Beispielen erläutert werden, die von Teilnehmern aus verschiedenen Gruppen stammen:

Einige Teilnehmer bleiben in ihrem Erleben ganz am Körperphänomen. Sie beschreiben z.B. Entspannungsgefühl der Hand bei bestimmter Lage, Temperaturveränderungen, das Gefühl von Weite und Enge beim Öffnen und Schließen, das Unvermögen, die Hand stillzuhalten. Oder es berichtet jemand über die Auswirkungen der Handbewegung auch auf andere Körperteile oder den ganzen Körper (z.B. Zähnezusammenbeißen beim Faustschluß).

In die Wahrnehmung geht häufig eine Gefühlsqualität mit ein, entweder nur lokal auf die Hand bezogen, oder insgesamt. Die Frage stellt sich: Ist das Gefühl von vornherein da, oder stellt es sich erst bei der Hinwendung auf die Hand ein? Es gibt Menschen, die über ein ganz freundliches Gefühl der offenen Hand berichten, so, als ob ihnen gleich irgend etwas Schönes geschenkt werde. Andere äußern Angst, wenn die Hand zu offen ist: sie wissen nicht, was dann passiert, was ihnen in die Hand hineingelegt wird. Einige fühlen sich sicher beim Faustschluß, andere spüren ein ärgerliches Gefühl, wenn sie die Faust ballen. Wieder andere beschreiben Spannung im Bauch: es kribbelt sie, wenn die Hand in einer ganz bestimmten Stellung ist. Hier finden sich schon Übergänge zu der in der KBT besonders bedeutsamen Erlebnisebene der assoziativen Verknüpfung mit der eigenen Lebensgeschichte: Körperliche Vorgänge und damit verbundene Emotionen können sich verbinden mit Inhalten aus der gegenwärtigen Lebenssituation. Oder es kommt zu einer Aktualisierung längst vergangener, häufig unbewußter Prozesse.

Dafür einige Beispiele:
Ein Gruppenteilnehmer spürt in seiner Hand ein sehr starkes Gefühl der Verletzbarkeit. Er erinnert sich daran, daß er in der Schule immer Stockschläge auf die offene Hand bekam. Er findet nun einen Zugang dazu, daß er eigentlich immer mit geballter Faust steht und dadurch auf andere Menschen einen merkwürdig abweisenden Eindruck macht. Ein anderer Teilnehmer kann die Hand überhaupt nur mit dem Handrücken nach oben flach auf der Unterlage halten. Jede andere Handhaltung verursacht Angst. Die Angst ist Ausdruck des Lebensgefühls, nie etwas bekommen zu haben: lieber die Hand nicht mehr aufhalten, wenn ich doch nichts kriege!
Ein Gruppenmitglied erlebt seine Hand mit dem Gefühl großer Hilflosigkeit als ganz kleine Kugel. Er würde sie sehr gern irgend einem anderen Menschen anvertrauen. Als er dann seine kleine Kugelhand in die andere Hand nimmt, läßt seine Spannung und ängstliche Erwartung nach. Seine kleine, zur Kugel geformte Kinderhand ist nicht mehr auf fremde Hilfe angewiesen, — er kann sich selbst in die Hand nehmen.
Eine Frau, eine sehr tüchtige, sich abrackernde Ärztin, hat beim Wahrnehmen der Hände das Gefühl völliger Lähmung. Die Hände hängen einfach herunter. Aus ihrer Biographie ergibt sich, daß sie nur dann, wenn sie schafft, wenn sie handelt, wenn sie für andere etwas macht, Anerkennung bekommt. In dem Augenblick, in dem sie die Hände in den Schoß legt, beschleicht sie ein Gefühl der Leere und Angst.

Welches biographische Material aktualisiert, welches Lebensthema durch die Arbeit mit KBT angesprochen werden kann, hängt — wie unser Beispiel zeigt — u.a. davon ab, mit welchem Körperteil gearbeitet wird. Wer die Sprache wörtlich genug nimmt, kann den Bezug zwischen körperlichem und psychischem Prozeß da wiederfinden (z.B. Handeln, Be-Handlung, Handlungsfähigkeit, Handhabe).
Das in einem KBT-Angebot liegende Thema hängt darüberhinaus ab von der Verwendung zusätzlichen Materials, der besonderen Beschaffenheit von Kugeln, Stäben, Würfeln, Seilen etc..

Dafür wieder Beispiele, die zugleich die unterschiedliche Erlebnisebene der Teilnehmer wiedergeben: Die Gruppenteilnehmer haben eine Weile auf dem Rücken auf dem Boden gelegen, einen ca. 2 Meter langen Stab der Länge nach unter die Wirbelsäule gelegt. Einige Teilnehmer, vorzugsweise auf der Ebene der teilnehmenden Beobachtung ihrer Körperphänomene bleibend, berichten vom Erlebnis der Härte des Stabes oder der eigenen Balance bei mehrfachen Versuchen, die eigene Längsachse auf den Stab zu bringen. Für andere ist die Gefühlskomponente vorrangig: z.B. Angst vor Schmerzen, das Ausweichen davor oder die Fähigkeit, durch Annehmen des Schmerzes diesen zu beseitigen; Wut über die im Angebot liegende Zumutung und die fehlende Möglichkeit der Verweigerung; Spaß am Kampf mit dem Stab und daran, es sich trotz »ungünstiger Lage« möglichst bequem zu machen.

Die Ebene des biographischen Bezugs wird wiederum deutlich bei einer jungen Frau, die mit dem Stab beständig herumhantiert, sich daraufflegt, wieder herunter, sich mit dem Stab in eine andere Richtung legt, ihn querlegt etc.. Schließlich trennt sie sich von ihm, legt ihn neben sich, um ihn gleich darauf mit beiden Händen festzuhalten, sich gleichsam an ihm festzuklammern. Sie stellt im Gespräch einen Zusammenhang her mit einem aktuellen Partnerkonflikt: ihr Freund soll anders sein, als sie ihn sich vorstellt. Sie will ihn ummodeln. In der Arbeit mit dem Stab fällt ihr ein, das geht ja gar nicht, der läßt sich nicht biegen, vielleicht brechen, — aber das will ich doch gar nicht! Trennung? Die ist schlimmer als Spannung und Schmerz, — ich brauche ihn doch, muß mich doch an ihm festhalten.

Zu erwähnen ist in diesem Zusammenhang, daß Objekte in der KBT sowohl durch ihre reale Beschaffenheit (Größe, Gewicht, Form) konkrete Erfahrungen ermöglichen, wie durch ihren Symbolgehalt eine besondere Bedeutung erlangen können (z.B. Kugel und Stab als Sexualsymbole).

In der KBT machen wir uns schließlich zu Nutze die Koppelung entwicklungspsychologischer Gesetzlichkeiten an die Grunderfahrungen des Liegens, Sitzens, Stehens und Gehens. Durch die eingenommene Körperhaltung werden unter Umständen psychische Prozesse aus dem entsprechenden Entwicklungsbereich erfahrbar und damit auch einer weiteren Bearbeitung zugänglich.

Ein Beispiel:
Bei einer Arbeit an den verschiedenen Möglichkeiten des Stehens versteht ein Teilnehmer fälschlich statt: »Überprüft noch einmal Euren Stand«, »Überprüft noch einmal Eure Standhaftigkeit«. Er sackt aus einer stattlichen Körperhöhe langsam und lautlos zusammen, bleibt unten an der Wand buchstäblich hängen, kann sich weinend aus dieser Lage auch nicht wieder aufrichten. Es stellte sich heraus, daß Standhaftigkeit ein Erziehungs- und Verhaltensmuster war, das ihm in frühester Kindheit mit einem hohen Maß an Überforderung und ohne Berücksichtigung seiner Verletzbarkeit und Verlassenheit abverlangt wurde. Er fand im Laufe der Arbeit selber eine Lösung: er versuchte, nicht einfach immer wieder standhaft zu sein, sondern probierte aus: Was passiert bei Verweigerung, wenn ich nicht stehe, wenn ich nicht standhaft bin? Er erlebte, daß ihm nichts Böses geschah, daß seine Entscheidung akzeptiert wurde. Über eine Arbeit an den Füßen, auf die hier nicht näher eingegangen werden kann, erfuhr er, daß er seinen Stand vom Bodenkontakt her aufbauen und somit wirklich »eigenständig« werden konnte.

An diesem Beispiel wird sichtbar, daß die Weiterbearbeitung eines aufgekommenen Problems unter Umständen über Körpererfahrung erfolgt, d.h., daß dann auch wieder Mittel der KBT zu weiteren Lösungsschritten eingesetzt werden. Der Vorteil ist, daß bei diesen konkreten Abläufen, die entweder spontan einfallen oder durch Angebote des Gruppenleiters hereingebracht werden, Menschen in die Lage kommen, wirklich leibhaftig zu erfahren, daß sie sich selber helfen können.

Die Bearbeitung des Angebotsteils in der KBT ist jedoch immer auch an das therapeutische Gespräch geknüpft. Das aus der Körpererfahrung stammende Material gibt — ähnlich wie Inhalte von Träumen, von freien Assoziationen, von Elementen der Gestaltungstherapie — als verschlüsselte Botschaft sehr viel her. Ganz gleich, auf welcher Ebene der einzelne seine Erfahrungen gemacht hat: sie sollten zur Sprache gebracht werden. Manches unbestimmt Erspürte und Gefühlte konkretisiert sich im Sinne einer auch kritischer Reflektion standhaltenden Realerfahrung, wenn im Einzel- oder Gruppengespräch ein Gedankenaustausch, auch ein Nachfragen stattfindet. Zu erfahren, daß es für ein Problem viele Lösungswege und kein allgemein gültiges Rezept gibt, kann Ermutigung im Hinblick auf die eigenen Schritte bedeuten. Teilhabe an der Erfahrung anderer bringt jedoch auch Ermutigung zur Veränderung, zum Erproben anderer als bisheriger, vielleicht allzu eingefahrener Möglichkeiten mit sich. Der Therapeut hat durch das Gespräch die Möglichkeit, anhand der Mitteilungen der Gruppenteilnehmer sein weiteres Vorgehen zu konzipieren, d.h., bestimmte Gesichtspunkte durch Umsetzen in die KBT-Angebote aufzugreifen und zu vertiefen.

Die Form der verbalen Bearbeitung ist abhängig vom theoretischen Hintergrund des Therapeuten. Unerläßlich für die Arbeit eines Therapeuten für KBT sind nicht allein tiefenpsychologische Kenntnisse, sondern eine auf Selbsterfahrung gegründete sorgfältige tiefenpsychologisch orientierte Weiterbildung. In der KBT kommt es allerdings — nach einem Wort von *Helmuth Stolze* — weniger auf Deutungen (im psychoanalytischen Sinne), als auf die Be-Deutung eines Ablaufs an, d.h. auf dessen u.U. sehr konkreten Stellenwert im lebensgeschichtlichen Zusammenhang.

Auf die Verwendung von Sprache in diesem nonverbalen Verfahren möchte ich nochmals aufmerksam machen. Es geht einmal um die Umsetzung der Bewegungserfahrung in Sprache, das Wörtlichnehmen eines körperlichen Prozesses (Beispiel: standhaft, eigenständig sein). Aber auch der umgekehrte Weg des Wörtlichnehmens ist möglich: Das Umsetzen von Sprache in ein Angebot der KBT mit dem Ziel einer verinnerlichten, besser »verkörperten« Wahrnehmung eines möglicherweise überwiegend rational erfaßten Problems.

Zwei Beispiele:
Eine Frau sagt, sie käme in einer bestimmten Problemsituation nicht weiter, — sie stehe mit dem Rücken zur Wand. Sie ist affektiv total blockiert, für ein gesprächsweises Eingehen auf ihr Problem nicht mehr zugänglich. In der Weiterarbeit mit Bewegungstherapie stellt sie sich auf Aufforderung mit dem Rücken zur Wand. Ihre Hände hängen dabei völlig leblos herab. Sie wird gefragt, was mit ihren Händen sei. Sie sieht

sie an, versucht ohne weitere Aufforderung, die Hände an die Wand zu bekommen und die Wand abzutasten, sich schließlich über die Hände an der Wand abzustützen und dann von der Wand loszukommen. Sie sagt: »Ich glaube, ich bin wirklich nur an die Wand gedrückt, an die Wand geraten, weil ich meine Hände nicht benutze, mich handlungsunfähig mache.«

Eine junge Frau erlebt im Zusammenhang mit Trennung von ihrem behinderten Kind eine schwere depressive Krise. Sie hat das Gefühl, als sinke sie allmählich zu Boden. Davor hat sie große Angst, vor dem Aufprall, vor der Bodenlosigkeit. Den Vorschlag, auszuprobieren, was sie fühlt, nimmt sie auf. Der Bewegungsvorgang ist wirklich ein Zusammensinken auf den Boden, kein Fallen. Dadurch schlägt sie nicht auf. Den Boden erlebt sie, nun endlich weinend, als tragend, als festen Untergrund, als etwas, von dem aus sie wieder auf die Füße kommen kann.

Aus den allgemeinen Überlegungen und den Beispielen läßt sich wohl schon einiges über die therapeutischen Möglichkeiten mit KBT herleiten: Psychische Erlebnisse werden leibhaftig erfahrbar. Eine Entdeckungsreise am und im eigenen Leib in seinen vielfältigen Bezügen zu sich selbst und zur Umwelt kann angetreten werden. Dazu braucht es keinen Reiseführer, der vorschreibt, wo es lang geht und was zu tun und zu lassen sei. Der Therapeut ist eher vergleichbar einem erfahrenen Reisebegleiter: er macht Vorschläge, ermutigt zum Schauen, zum Spüren und Aufspüren. Er ermutigt zum Ausprobieren eigener Schritte auf verschiedenen Wegen und dazu, sich nicht allein vom Kopf, sondern auch von seinem Gefühl, seiner leiblichen Befindlichkeit und seinen Kräften leiten zu lassen. Er ermutigt ferner, Fragen zu stellen und infrage zu stellen und neue, befriedigendere Antworten zu suchen. Der Therapeut ist wohl manchmal auch so etwas wie ein Dolmetscher, eine Art Übersetzungshilfe, wenn er durch seine Interventionen Anstöße gibt, Unklarheiten verdeutlicht, Blockierungen zu überwinden hilft.

Das Wichtigste, was in der KBT angeboten werden kann, ist Wahrnehmung seiner selbst. Ohne Wahrnehmen gibt es kein Wahrhaben, Wahrhaben im Sinne der Herstellung des Realitätsbezuges. Dies läßt sich innerhalb eines geschützten therapeutischen Raumes leichter vollziehen als in der Wirklichkeit. Es geht um ein Erproben unter Bedingungen, wo Angst zugelassen und bearbeitet wird, Rückmeldung erfolgt und Konsequenzen erwachsen können für das Leben außerhalb dieses therapeutischen Schonraums.

KBT bietet Menschen mit sehr verschiedenen somatischen, psychosomatischen und psychischen Beeinträchtigungen und Belastungen neue Wege, um mit sich und das heißt auch: mit dem Symptom anders umzugehen und Unterstützung aus sich selbst zu holen.

Die Indikationsstellung richtet sich weniger nach dem Grundleiden, als nach der Voraussetzung zu dem, was *Elsa Gindler* »Erfahrbereitschaft« genannt hat. Zur Befähigung, sich auf eine körperbezogene Therapie einlassen zu können, kommt — wie bei allen psychotherapeutischen Verfahren — die Motivation, bzw. Motivierbarkeit.

Selbstverständlich hängt sowohl das therapeutische Arrangement (Einzel- oder Gruppenbehandlung), wie das methodische Vorgehen und die Kombination mit anderen psychotherapeutischen Verfahren von den Besonderheiten der jeweiligen Patienten ab: es wird z.B. bei Menschen in chronischen Überforderungssituationen mit einem Halswirbelsäulensyndrom anders zu verfahren sein, als bei einem psychotischen Jugendlichen mit drohendem Zerfall der Ich-Struktur. Der Leitfaden für den therapeutischen Weg ist der besondere Störungsmodus des Patienten, wie er in den unterschiedlichen klinischen Beschreibungen und den jeweiligen theoretischen Erklärungsmodellen zum Ausdruck kommt.

EINDRÜCKE EINES KURSTEILNEHMERS

Von Peter DETTMERING (1973)

Zu dieser Arbeit:
Angebot des Therapeuten und Gruppenleiters ist das eine, das subjektive Erleben des Patienten und Gruppenteilnehmers das andere. Aus dieser zweiten Perspektive versucht der Verfasser vier Situationen zu schildern, die er als Teilnehmer einer KBT-Selbsterfahrungsgruppe im Herbst 1972 im Kloster Kirchberg unter der Leitung von Miriam Goldberg erlebt hat. Was sich auf den ersten Blick als eher dichterisch gefaßte Impressionen ausnimmt, kann im weiteren Einfühlen viel von dem menschlich und therapeutisch Bewegenden der KBT vermitteln.

Daß die zwischenmenschliche Geste eine besondere Inständigkeit gewinnt, wenn das kontrollierende Auge wegfällt, ist mir nirgends deutlicher geworden als in den Erfahrungen, die ich der KBT verdanke.

Um was für Erfahrungen handelt es sich dabei? — Zum Beispiel kommen zu jemand, der mit geschlossenen Augen daliegt, nacheinander drei andere Kursteilnehmer — er weiß nicht, um wen es sich handelt —, streichen mit den Händen über ihn hin, berühren ihn stärker, klopfen seine Körperoberfläche ab — so daß er etwas über jeden der drei erfährt, ohne sie zu erkennen. Nachdem jeder an seinen Platz zurückgekehrt ist, stellt sich beim Öffnen der Augen fast eine Art von Schwindel ein, weil die beiden Erlebnisweisen — das Tasten und das Sehen — so weit auseinanderklaffen. Für das Tastgefühl nimmt sich alles größer, tiefer, reliefartig aus — das Sehen ist dagegen flach, abgegriffen. Man hat erlebt, daß in der Gruppe ein Potential verborgen ist, das man nicht auf der Rechnung hatte; jetzt hat es sich wieder unter die Oberfläche zurückgezogen. Man wird es aber nicht ganz wieder vergessen können, nachdem es sich einmal manifestiert hat.

In einer anderen Situation, schon gegen Ende des Kurses, ist man Glied in einer Kette — wird geführt und führt seinerseits, ohne zu wissen, wer es ist. So wie man stand, hat man mit geschlossenen Augen zusammengefunden und wird weitergegeben; auch verändert sich ständig etwas. Am Ende sind es nicht mehr dieselben Personen wie vorher, und irgendwann spürt man, daß es nur noch *ein* anderer ist, den man hält und von dem man an beiden Händen gehalten wird. Man hebt und senkt die Arme, um Gewißheit zu erhalten, daß es so ist, wie man meint. Aber während man die Gewißheit schon zu haben glaubt, fühlt es sich gleichzeitig immer noch an, als seien es zwei verschiedene Personen, als könnten sie sich nicht zu *einer* Person zusammenschließen, als wäre man selbst wie in zwei Hälften zerteilt, von denen sich jede auf einen *anderen* Partner bezieht.

Ein andermal liegt man und orientiert sich mit den Augen nach dem Fenster, der Fensternische hin. Es ist Nachmittag, auf der Fensterbank stehen Herbstblumen, irgendwo summt eine Wespe. Das ist so friedlich, daß man wünscht, die Zeit würde stehenbleiben. Solche Augenblicke könnte es auch in der Kindheit irgendwann gegeben haben: man erwachte und sah durch das Fenster hindurch auf den leeren blauen Himmel, ganz wunschlos. Man nimmt dann wieder am Üben teil, hat die Augen geschlossen, aber irgendwann kehrt man zum Fenster zurück und sieht: die Sonne ist weitergewandert und fällt etwas anders herein, die Zeit ist weitergegangen, aber auf eine Weise, die nicht weh tut. Und als dann die Frage an alle ergeht, wie jeder sich fühlt, ergibt sich wie von selbst die Antwort: die Zeit ist weitergegangen. Der Nachmittag fühlt sich anders an.

Natürlich drängt man oft danach, zu wissen, was es mit solchen Erfahrungen auf sich hat, und wie sie sich zu dem verhalten, was man bereits über sich wußte. Aus diesem Wunsch nach verbaler Klärung kommt es zur Krise, die Gruppe funktioniert sich um und wird zum Tribunal, wo Fragen verhandelt werden, die das Wissenwollen ausdrücken: welches ist die theoretische Basis, wie kann man Bewegungstherapie lernen, ausüben, Patienten mit ihr behandeln? Es liegt dann nahe, gegen das drängende Fragen die »Harmonie« des stummen Einverständnisses ins Feld zu führen, das vorher — oder war es nicht so? — in der Gruppe zu herrschen schien. Jetzt tritt man aus dieser Harmonie heraus, setzt sich ins Unrecht durch Schärfe, wehrt Angreifer ab und verteidigt Angegriffene, die sich selbst verteidigen können und es auch tun. Innerlich nimmt das Ganze schließlich ein groteskes Ausmaß an, die gute Erfahrung von vorher ist in Frage gestellt, man fühlt sich aus der Gruppe heraus und auf sich selbst zurückgeworfen.

Aber am nächsten Morgen ist die Gruppe wieder zusammen, und sie macht etwas *sichtbar*: aus aufeinandergetürmten Tischen und Stühlen und darübergebreiteten Decken wird ein ragender Fels, auf dem hoch oben ein einsamer Notenständer steht. Ein Konzert hat auf dem Gipfel stattgefunden, aber die Musiker sind abgestürzt, ihre Utensilien wie Schuhe, Hüte, Brillen haben sich an vorspringenden Felskanten verfangen. Unten am Fuß des Felsens sehen zwei Füße in Sandalen hervor — einer der Abgestürzten? Oder wer? Die Gruppe schaudert, aber nun ist der Absturz etwas, worum man wie um einen Gegenstand herumgehen und den man dann wegräumen kann. Vielleicht war die Gruppe doch nicht so harmonisch, vielleicht mußte das Konzert mit diesem Absturz enden, damit man noch etwas besser zueinander findet? In solchen Augenblicken ist man vielleicht jener Zeichensprache am nächsten, die — auch jenseits des Verbalen — Kommunikation ermöglicht, etwa in der Form eines Händedrucks auf einer Schulter, womit man sich über eine Kluft hinweg verständigt.

ERSTER TEIL:

GRUNDLAGEN DER KONZENTRATIVEN BEWEGUNGSTHERAPIE

PSYCHOTHERAPEUTISCHE ASPEKTE EINER KONZENTRATIVEN BEWEGUNGSTHERAPIE

Von Helmuth STOLZE (1958)

Zu dieser Arbeit:
Es handelt sich hier um den ersten Versuch einer Darstellung der KBT, der jedoch bereits alle wesentlichen Gesichtspunkte im Ansatz enthält, welche dann in der weiteren Ausgestaltung zur Annahme der KBT als eines vollgültigen psychotherapeutischen Verfahren geführt haben.

Grundsätzliches wird ausgeführt über die Begriffe »konzentrativ« und »meditativ« zur Beschreibung der Haltung des Patienten, die sich daraus ergebende Überwindung der Kluft zwischen Subjekt und Objekt und über die KBT als Gestaltungsvorgang. Es wird ferner auf ihre besonderen therapeutischen Möglichkeiten hingewiesen und erörtert, inwiefern eine am Körper ansetzende Bewegungstherapie ein psychotherapeutisches Verfahren sein kann.

Meine Ausführungen möchten einen Eindruck von einem Übungsverfahren vermitteln, das ich in den letzten Jahren erfolgreich in meiner psychotherapeutischen Praxis verwendet habe. Bei einem Zeitraum von viereinhalb Jahren, den ich überschaue, kann mein Bericht nur einen vorläufigen Charakter haben. Vorläufig ist auch die Bezeichnung des Verfahrens als »Konzentrative Bewegungstherapie«. Die Sache jedoch, von der ich ausgehen will, steht fest: es ist Bewegung, die für die Psychotherapie nutzbar gemacht werden soll. Das ist nun nichts Neues, sondern geht in seinen Anfängen bis in die Zeit nach dem ersten Weltkrieg zurück. Es war der damalige Münchener Kreis, der die Bewegungstherapie in die Psychotherapie einführte. Diese Bemühungen knüpfen sich besonders an die Namen *Gustav Richard Heyer* und *Lucy Heyer-Grote*.[1)]

Nun hatte die Bewegungstherapie ein eigentümliches Schicksal, da sie, als »Hilfsmethode« bezeichnet, von vornherein in eine Rolle psychotherapeutischer Uneigentlichkeit gedrängt wurde. Das lag, wie ich glaube, in der historischen Situation: »eigentlich« war nur die Analyse, so daß man einem so »körperlichen« Verfahren nur einen Platz ganz am Rand zuweisen konnte. Es nahmen sich also nur wenige Ärzte der Bewegungstherapie an — jedenfalls hierzulande. Zwischen praktischer Erfahrung und Wissenschaft kam dementsprechend keine rechte Verbindung zustande, was auch der so notwendigen Verbreitung des Verfahrens abträglich war.

Es ist u.a. ein Anliegen meiner Darstellung, die Bewegungstherapie aus ihrer psychotherapeutischen Uneigentlichkeit zu erlösen[*)]. Dazu bedarf es allerdings einiger

---

* Vgl. dazu auch den Vortrag von G.R. *Heyer* während der Lindauer Psychotherapiewoche 1953 (3).

1.1. Stolze

grundsätzlicher Überlegungen. Deren erste führt schon zu der Feststellung, daß »Bewegungstherapie« für das Verfahren eine unzureichende Bezeichnung ist, speziell für die Form, in der ich sie verwende und daher schon einschränkend »konzentrativ« genannt habe. Es ist aber zur Zeit noch nicht möglich, einen wirklich zutreffenden Namen anzubieten*). Wenn ich im folgenden gelegentlich von »meditativem Sich-Verhalten« spreche — was noch zu begründen sein wird — so meine ich damit auch keine Bezeichnung des Verfahrens, sondern gebe nur eine Beschreibung der Haltung, die sich der Patient (und der Arzt!) erarbeiten kann und die dann therapeutisch wirksam wird.

Zunächst muß ich aber schildern, warum ich mich für ein solches Verfahren einsetze, mit anderen Worten, wie ich selbst dazu gekommen bin, es in meiner psychotherapeutischen Praxis zu verwenden. Nicht durch Literaturstudium! — denn es gibt nur wenige brauchbare Arbeiten über dieses Gebiet und auch diese fangen erst an, zum Leser zu sprechen, wenn er einige eigene praktische Erfahrungen hat. Nach mehreren Jahren psychotherapeutischer Tätigkeit und intensiver Beschäftigung mit dem autogenen Training war ich auf der Suche nach anderen übenden, organismischen Behandlungsmethoden. Immer wieder hatte ich Patienten, denen Beruhigung, konzentratives Sich-Versenken und Passivierung keine Hilfe waren, die nach Ausdruck, Bewegung und Aktivität drängten. Außerdem war mir klar geworden, daß »Ausgleich der Spannung« nicht gleichbedeutend ist mit »Lustgewinn«, wie uns das *Freud* gelehrt hat, sondern daß das Leben vielmehr Spannungserstrebung ist.

Wie nun alles zu der Zeit kommt, in der es reif ist, so bot sich mir damals die Gelegenheit, einen Kurs bei einer Dame mitzumachen, die in Schottland bei *Mayer-Gross* schizophrene Kranke mit einer Art Bewegungstherapie behandelte — mit erstaunlichen Erfolgen, wie mir *J.E. Meyer* schrieb, der den Kurs vermittelte.

Ich bin Frau *Gertrud Heller* zu großem Dank verpflichtet für die Anregungen, die mir ihr Kurs gegeben hat. Von Frau *Heller* hörte ich auch zum ersten Mal von ihrer Lehrerin, der heute noch in Berlin lebenden und tätigen *Elsa Gindler*. Mit dieser bin ich später zweimal zusammengetroffen und trennte mich beide Male sehr bereichert.

Wenn mir diese Begegnungen auch entscheidende Anstöße gegeben haben, so steht es mir doch in keiner Weise zu, mich mit meinen eigenen therapeutischen Versuchen auf die Arbeit des *Gindler*-Kreises zu berufen. Was ich glaube, davon verstanden zu haben, könnte ich etwa so formulieren: Das Erspüren des Körpers,

---

* Es ist außerordentlich schwer, das, was gemeint ist und getan wird, so zu formulieren, daß das Ergebnis kein sprachliches Monstrum wird. Insofern liegen nur einstweilig erörterte Bezeichnungen vor: »(körper-)erspürende Bewegungstherapie« — »erspürte Bewegung als Therapie« oder »Behandlung durch erspürte Bewegung« - »konzentrative (oder: meditative) Bewegungs-Sinn-Therapie« — »Bewegungs-Besinnungs-Therapie« »ganzheitliche Bewegungstherapie«.

1.1. Stolze

sowohl in Ruhe, wie in Bewegung, führt zum Erlebnis des Ganzen des menschlichen Körpers als einer unteilbaren Einheit; auf diesem Weg kann man dem Körper zur Regeneration verhelfen, nicht durch äußere Übungen, sondern durch die innere Erfahrung.

(Es wird hier auf die Arbeit von Ruth Cohn verwiesen; siehe Seite 248 ff)

Wie ließ sich das nun in der eigenen Arbeit verwerten und wie sieht das, übersetzt in die Praxis, aus? Einer besonderen Übungsanordnung bedarf es im Grunde nicht, denn mit dem Einspüren in uns selbst können wir überall und jederzeit beginnen, z.B. jetzt: Sie lesen. Wenn Sie nun gefragt werden, ob Sie ein rechtes Bein haben, so werden Sie natürlich bejahen. Waren Sie sich aber Ihres Beines inne, vorhin, als Sie noch nicht danach gefragt waren? Und wissen Sie jetzt, »was« dieses Ihr rechtes Bein eigentlich ist? Nun werden Sie auf Grund anatomischer Vorbildung das Bein beschreiben wollen, oder es als anschaubare Form zu schildern versuchen. *Und auf alles das kommt es uns hier nicht an!!* »Verzichten Sie einmal auf das Schauen. Schließen Sie die Augen, denn das wird Ihnen dieses Verzichten zunächst erleichtern. Gehen Sie in das Bein hinein und versuchen Sie, es gleichsam von Innen her anzuspüren. Sagen Sie dabei — wenn es Sie dazu bewegt — alles aus, was Sie spüren.« Dies könnten die ersten Übungsanleitungen sein.

Ist die Grundhaltung des Einspürens einmal erfaßt, so läßt sie sich in jeder Situation bewähren. Meine immer gebrauchten Helfer beim Üben sind ein 2 m langer Stock und ein Ball — aber auch auf diese könnte ich verzichten, denn es gibt keinen Gegenstand in unserer Umwelt, der nicht Requisit unserer Arbeit sein könnte. Der Stock findet seine Anwendung zunächst im Daraufliegen. Seine Härte wirkt der meist vorhandenen Innervationsausbreitung entgegen, die sich in Verhärtung und Versteifung äußert. Dadurch wird das Bodengefühl verstärkt, der einzelne Bewegungsvollzug erleichtert und eine Auseinandersetzung mit dem Erlebnis des Schmerzes ermöglicht. Der Ball ist eine Hilfe, wenn es darum geht, zum erstenmal einen Gegenstand anzuspüren, der nicht Boden ist. Wird er wirklich erlebt, so lautet die Aussage nicht: »Es ist ein Ball«, sondern: »Etwas anderes — ohne Ende, aber umgreifbar — gleichmäßig — kühl — etwas rauh — formbar, behält aber die gegebene Form nicht.« Durch seine besonderen Eigenarten läßt sich mit dem Ball dann gut erleben, wie er in die Hand »hineinwächst«, bis die Grenze zwischen Hand und Ball aufgehoben ist. Wir nennen das sonst »Ball anfassen« und wissen dabei meist nicht, was wir tun. Umgekehrt kann bei »Loslassen« oder »Wegwerfen« erfahren werden, was »Lösung« ist oder was »Wegreißen«. Vergessen wir im übrigen nicht, daß wir in Stock und Ball mit einem Männlichen und einem Weiblichen symbolisch umgehen.

Auf diese knappen methodischen Hinweise muß ich mich beschränken, werde sie nur in anderem Zusammenhang noch etwas ergänzen können. Von Bedeutung ist noch die allgemeine Übungsanweisung, immer zu versuchen, das *ganz zu sein,* was gerade ist und was man gerade tut.

1.1. Stolze

Wenn ich nun auf grundsätzliche Fragen eingehe, wie ich das anfangs angekündigt habe, so werde ich dabei so nahe als möglich an der erlebten Wirklichkeit bleiben, d.h. bei diesen Überlegungen von den während oder nach der Behandlung geäußerten Erfahrungen der Patienten ausgehen. Ich ziehe diese Aussagen um so lieber heran, als es mir aus Raumgründen nicht möglich ist, zusammenhängende Krankengeschichten zu bringen.

Im Beginn des Übens hören wir von Schwierigkeiten: »Man steht sich selbst im Weg. Immer dort, wo gerade die Aufmerksamkeit ist, geht es am schlechtesten.« Nicht einfach ist es, den Körper gleichzeitig als Ganzes zu spüren: »Es gelingt mir nicht«, so heißt es dann etwa, »den Arm noch zu spüren, wenn ich mich auf das Bein konzentriere.«

Bald aber werden Fortschritte festgestellt: »Die Glieder tauen auf.« Oder: »Die eine Körperseite (die gerade erspürt worden war) ist wie eine volle Weintraube, die andere wie ausgezuzzelt.« »Das Körpergefühl wird gestärkt«, so hören wir weiter, und: »Ich komme jetzt schneller durch den Körper (gemeint ist: mit dem Erspüren).« Sehr wesentlich ist folgende Beobachtung: »Ich fühle mich im Kraftfeld der Erde.« Das wird von einem anderen Patienten so bekräftigt: »Da ist etwas, das Schwerpunkt hat.« Einige Zeit später führt das dann zu der Feststellung: »Ich bin doch schon gefestigter geworden. Tief drinnen ist ein Ruhepol.«

Dieses »Schwerpunkt«-Erlebnis ist aber nichts Statisches, sondern wird als ständiges labiles Kreisen um eine Mittellage erfahren. Dabei werden z.B. die Gliedmaßen als bald länger, bald kürzer, bald dicker, bald wieder dünner empfunden, so daß mit Recht gesagt wurde: »Es ist ein etwas unheimliches Gefühl, wie sich die Glieder verändern.«[2]

Wir nehmen dieses Unheimliche hin, denn es ist ein Beweis, daß der Patient — mit seinen Worten — »Spürantennen gekriegt« hat. »Ich habe etwas Neues in den Blick gekriegt: Zu mir selbst eine neue, nicht-intellektuelle Beziehung. Es ist wie ein neuer Sinn.« Hier wird nun das Erspüren des Körpers schon zur Be-Sinnung. Unsere Sinne müssen allerdings erst herangebildet werden, damit aus der Besinnung die Besonnenheit werde, diese Tugend des reifen Menschen.

In diesem Erziehungsvorgang der Sinne »kriegen alle Dinge mehr Volumen«, wie es eine Patientin ausdrückte. Es ist aber nicht nur der Tastsinn, mit dessen Hilfe die Welt erfahren wird. Wir lernen, mit *allen* Sinnen auf eine neue Weise wahrzunehmen, was ja meint, das für wahr zu nehmen, was wir erfahren.

Ist es nicht eigentümlich, daß diese Worte »wahrnehmen« und »erfahren«, die scheinbar eine passiv-aufnehmende Haltung des Menschen bezeichnen, von den Tätigkeitsworten »nehmen« und »fahren« abgeleitet sind? Da ist etwas Handelndes, Bewegtes.

Tatsächlich verweilen wir z.B. als Tastende nie bloß in Fühlung und Erkundung an der Oberfläche der Dinge, denn das Zuhandene und Handliche fordert sogleich heraus zum Formen. Zur *Er*kundung gehört die *Be*kundung, zum Wahrnehmen das Bewegen.

1.1. Stolze

Der Patient empfindet es so: »Ich spüre eine Frische im Körper. Es fließt ein neuer Strom, ein Impuls durch.« Und weiter: »Es kommt eine Freude am Funktionieren.«

So führt unsere Arbeit vom Erspüren innerlich notwendig zum Bewegen, und die Aufgabe besteht nun darin, auch jede Bewegung neu zu erfahren. Ach, ist das oft schwierig! Alles »können« wir doch schon, Gehen, Hinsetzen, Bücken, Atmen, Sprechen usw. usf. Aber sind wir uns dessen inne, *was das ist*, was wir da jeweils tun? Das erfahren wir nur, wenn jede Bewegung vorgespürt, nicht vorgestellt — was etwas ganz anderes ist — und in ihrem Ablauf miterlebt wird. Es geht also nicht um Bewegung allein, sondern um das Sich-dazu-Verhalten.

In diesem Innesein ist jede einzelne Bewegung nicht mehr isoliert, also weder schlaff, noch verkrampft; sie ist unabhängiger geworden, frei von allen unnötigen Mitbewegungen und Spannungen. »Sie wird nun«, wie Patienten sagten, »müheloser«, so daß »nichts mehr anstrengt«. Auch bleibt eine so erlebte Bewegung Teil einer Gesamthandlung, die *nun* in überraschender Weise die *Vorstellungen* korrigiert, die ein Mensch von sich hat. Ich will das an einer Patientin erläutern, deren Aussage nach der ersten Übungsstunde war: »Ich fühlte mich schmal, fragil, degeneriert«. Das war ganz der Ausdruck ihres Lebensgefühls: »Ich kann nichts leisten, mir kann man nichts zumuten.« Entsprechend hatte sie sich immer geschont und war in ihrem Leben jeder harten Beanspruchung aus dem Weg gegangen. Eines Tages übten wir Sich-Fallenlassen, also einfach aus dem Stand zusammenfallen. Da bumste es und es tat schrecklich weh! Die Patientin wurde immer weinerlicher und verzweifelter. Aber auf einmal, als ihre Verzweiflung den Höhepunkt erreicht hatte, glitt sie, so möchte man sagen, zu Boden. Ihre Vorstellungen wurden in zweifacher Weise korrigiert: 1. Ich kann schon einen Stoß aushalten, ohne zu zerbrechen. 2. Wenn ich das, wovor ich so Angst habe, im Tun ganz annehme, es also auch ganz bin, so geht es anders als erwartet, nämlich leichter. Sie sagte selbst: »Diese Übungen sind mir wichtiger geworden, als ich es bisher gewußt habe. Mir ist das Erleben von etwas Sachlichem so neu und erstaunlich. Ganz langsam bewirkt das eine innere Veränderung, eine andere Einstellung, die sich in jeder Hinsicht, in jeder Bezogenheit ausdrückt.«

Es scheint mir entscheidend zu sein, daß die erspürte Bewegung zu einer neuen Sachlichkeit führt. Als Erlebnis eines anderen Patienten heißt das: »In unseren Bewegungsübungen werden nicht Vorstellungen auf die Welt ausgedehnt und ihr übergestülpt, sondern es findet eine Korrektur der Vorstellungen durch die Welt statt.«

Die Wirkung eines solchen Umgehens mit der Welt tritt uns auch in den folgenden Worten einer Patientin entgegen, bezeichnenderweise einer Krankengymnastin: »Ich habe gelernt, nicht mehr so viel zu wollen, sondern es geschehen zu lassen in der Bewegung.« In dieser tätigen Einordnung erfährt das Empfinden für das Echte und Wahre eine neue Bestätigung, jenes Echte und Wahre, auf das sich unser Selbstbewußtsein gründet.

1.1. Stolze

Wenn ich vorläufig unser Übungsverfahren »konzentrativ« genannt habe, so geschah es wegen der (wenigstens anfänglich) dabei notwendigen Einengung des Bewußtseinsfeldes, was man ja als »Konzentration« bezeichnet. Es dürfte aber deutlich geworden sein, daß das Ziel nicht die Herstellung eines Hypnoids ist. Wir streben vielmehr an, in voll-wacher Bewußtseinslage zu arbeiten. Die Patienten erleben: »Die Beziehung zur Umwelt wird wacher« und: »Man ist geistesgegenwärtiger«. Kann man aber wacher als wach, mehr da als eben hier und gegenwärtiger als jetzt sein? Was geschieht und was von den Patienten empfunden wird, ist keine quantitative Steigerung mehr, sondern etwas qualitativ anderes. Zur rechten Zeit das Richtige zu tun, das ist es, was wir erfahren. Die Grenze des bloßen, reflektierenden Nachdenkens ist überschritten.

Diese Grundrichtung unserer Arbeit ist aber mit dem Begriff »konzentrativ« nicht zureichend beschrieben. Ein anderes Wort scheint mir treffender zu sein, nämlich das Wort »meditativ«. Obwohl andere diesen Begriff schon in den Raum der Psychotherapie eingeführt haben — ich verweise z.B. auf *Wolfgang Kretschmer* (5) — so hatte ich doch zuerst Bedenken, ihn zu verwenden, da die meisten Menschen darunter etwas Inhaltliches vermuten, das etwa im Raum der abendländisch-christlichen Mystik oder des Buddhismus liegen müsse. Darum geht es aber hier nicht. Im Wort »Meditation« steckt die Wurzel »med-« und das bedeutet »messen«. Als richtiges Messen, als Maßhalten nach allen Seiten, stellt »Meditation« zunächst nur eine bestimmte Haltung dar. Wenn wir sie so, als etwas Formales, als Dimensionierung des Ganzen, verstehen, gibt es für unsere Übungshaltung keine trefflichere Bezeichnung.[3]

Dieses Maßhalten wird in *einer* Beziehung bei unserer Arbeit besonders sichtbar, die ich bisher noch nicht herausgestellt habe, die aber von größter Bedeutung ist, der Beziehung zwischen Subjekt und Objekt, bzw. zwischen Ich und Umwelt. Dem Menschen als Stand steht die Welt in ihren Gegenständen gegenüber. Wir sind gewöhnt, nach cartesianischer Weise Subjekt und Objekt durch die tiefe Kluft der Reflexion zu trennen. Wir bezahlen es mit dem Gefühl der Verlorenheit. Ich und Welt sind aber ein ursprüngliches Beieinander. *Goethe*, der dieses Wissen noch zur Grundlage seiner Forschungen gemacht hat, sagt in seiner Farbenlehre: »Alles was im Subjekt ist, ist im Objekt und noch etwas mehr. Alles was im Objekt ist, ist im Subjekt und noch etwas mehr. Wir sind auf doppelte Weise verloren und geborgen.« Und ein großer Arzt, *Paracelsus*, fand dafür die an Prägnanz wohl nicht mehr zu übertreffende Aussage: »Was innen ist, ist außen; was außen ist, ist innen.« Wenn sich aber der Mensch als ein Tastender, Hörender, Schauender, Schmeckender und Riechender erfährt, so ist er wieder unmittelbar bei den Dingen der Welt. Dann ist das Ich nicht mehr abgesondert; der Mensch ist als Geschöpf einverbunden in die Schöpfung. Ergriffen vom Erlebnis dieser Zusammengehörigkeit von Ich und Welt rief ein Patient aus: »Es entwickelt sich ein Sinn für die Umwelt. Die Gegenstände sind zu Mit-Ständen geworden.« Und es ist mehr als ein Wortspiel, wenn wir sagen: Im Bewegen wurde er durchs Bewegte bewegt.

Die Umwelt wird bei unseren Übungen aber nicht nur durch Dinge, sondern gerade auch durch Menschen konstelliert. Zwar übe ich gelegentlich — besonders anfangs — mit den Patienten einzeln. Ihrem Wesen nach gehört diese Arbeit aber in die Gruppe. Denn in diesem Miteinander entfalten sich erst ganz die dialogischen Möglichkeiten der Bewegung und der Sinneserfahrung. Nicht allen Patienten ist die Gruppenarbeit von Anfang an lieb. Hat aber jeder einzelne erst einmal die Beziehung zu sich selbst gefunden, so beginnt er, die anderen als seine Mitmenschen neu zu erspüren. Wir hören: »Zuerst ist da ein Haufen. Erst durch das Seiner-selbst-Innewerden kommt Ordnung hinein. Dann ist erst ein Gruppenerleben möglich.« — »Man muß sich unterordnen unter das gemeinsame Gesetz.« — »Man kommt in den Rhythmus des anderen hinein.« — »Es entwickelt sich ein starkes Gefühl der Zusammengehörigkeit.« — »Es ist ein Sicherer-Werden im Einander-Gegenüberstehen, auch durch die Vermittlung der Dinge.«

Im Miteinander-Tun, im Einspüren in den Rhythmus des anderen, kommt es zum Kennenlernen in einem Ausmaß, wie man es nicht für möglich halten sollte. Unerläßlich ist deshalb eine sorgfältige Auswahl bei der Zusammensetzung der Gruppen, die ich bisher mit 5 bis 7 Teilnehmern immer klein gehalten habe. Der Therapeut muß wissen, wie schonungslos enthüllend die »Aussage« einer Bewegung ist, wenn sie vom Mitmenschen wahrgenommen werden kann. Er muß die »kritische Distanz« jedes einzelnen Patienten berücksichtigen, die nicht unterschritten werden darf, soll nicht eine unerträgliche Überwältigung stattfinden. In meditativer Haltung aber erfahren wir das rechte Maß von Kommunikation und Distanzierung, in denen *beiden* nur sich die Begegnung von Mensch zu Mensch vollziehen kann.

Diesen für unser Verfahren grundlegenden Betrachtungen über Erspüren, Bewegen, Bewußtseinslage und meditative Haltung konnte man schon manche der therapeutischen Möglichkeiten der Methode entnehmen. Darüber nun noch etwas mehr:

In der Psychotherapie ist »das große Welttheater« im allgemeinen eingeschrumpft auf das Sprechzimmer und das kaum bewegt, sitzend geführte Gespräch. Mit unseren Übungen erweitern wir den Raum der Behandlung beträchtlich, denn praktisch suchen wir möglichst viele reale Lebenssituationen zu schaffen, die wieder erfahren werden können. Es dürfte nachfühlbar sein, wie sich Fehlhaltungen hier ganz konkret darstellen. Da kommt z.B. ein Patient, der nie so recht seine Beine anspüren und den Boden unter seinen Füßen erleben kann, spontan zu der Einsicht: »Das ist es ja, ich habe nie einen Standpunkt!«

Dann lassen sich allerlei Voreingenommenheiten erfassen und korrigieren. Ich erinnere an meinen Bericht über die Patientin, die sich so schwach und zerbrechlich vorkam und nun erfuhr, was sie alles aushalten konnte. Ferner: Was haben unsere Patienten oft für abenteuerliche Vorstellungen von dem »Was würde passieren, wenn ...«? Nun, hier passiert es einmal ganz konkret und was passiert, kann verarbeitet werden. Daraus erwächst sehr schnell eine Freude am Aktiv-Sein, eine Funktionslust, die Hemmungen überwinden hilft.

Besonders eindrucksvoll für den Patienten ist immer das Erlebnis, wie sich seine Beziehungen zur Gruppe ändern. Allgemein kann man darüber sagen: Menschliches Sein wird in sozialem Sinn richtiggestellt. Da blitzt dann ein Sinnzusammenhang als unmittelbare Erfahrung auf: »Es — mein Leben — hat doch einen Sinn.«

Aber auch ohne so hohe Ansprüche an unser Üben gibt es Möglichkeiten therapeutischer Art genug: Depressionen, Entwurzelung, seelische Schmerzen oder Angst schaffen oft Notsituationen, die sich bis zur Panik steigern. Hier können wir als eine erste Hilfe Erleichterung schaffen. Nicht durch Beruhigung — denn wie wenig das hilft, weiß jeder, der mit diesen Dingen zu tun oder sie an sich selbst erfahren hat —, auch nicht durch Bagatellisieren, sondern gerade durch das Sich-Einspüren und Wahrnehmen von Schmerz, Angst usw. Zur Angst gehören aber immer auch gehemmte oder überschießende Bewegungsimpulse. Wir nehmen diese in unserem Üben auf und leiten den Patienten dazu an, sie zu formen. Der gestalteten Bewegung aber wohnt eine starke ordnende Kraft inne. Sie entspricht der Forderung nach der »Erziehung im tiefsten Sinn«, die eine »aktive Immunisierung« gegen Gefährdung bewirkt (*Eliasberg*, 1).»Zuerst beim Üben, später allgemein, wurde das Gefühl der Unsicherheit und Lebensangst wesentlich geringer«, konnte deshalb ein Patient als Ergebnis buchen.

An dieser Stelle möchte ich unsere Bewegungstherapie als Gestaltungsvorgang besonders hervorheben. Nun beruht die therapeutische Wirksamkeit der Bewegung nicht auf einer »Umkehr des Ausdrucksprinzips«. Diese Konzeption, aus der Verfahren, wie z.B. Ausdruckstanz und Graphagogik empfohlen werden, entstammt einer dualistischen Denkweise und wird auch dem Wesen der menschlichen Bewegung nicht gerecht. Das Gestalten in der erspürten Bewegung folgt vielmehr genau der Auffassung, die *Speer* vom Gestaltungsvorgang in der Psychotherapie überhaupt vertreten hat: Es ist ein »Ergriffenwerden«, eine »biologisch-synthetische Arbeitsweise«, bei der »eine selbst sich vollziehende Spontanheilung möglich ist, welche ohne Analyse des Gestalteten vor sich gehen kann«(8). Das ist wichtig, denn unser Verfahren ist ein nichtanalysierendes[4)].

Bewegung ist dem Inhalt nach ein so flüchtiger Gestaltungsvorgang, daß er sich der Analyse weitgehend entzieht — wollen wir nicht sagen: Gottlob?! Gerade das hält immer zum Mitvollziehen an und führt zum Erlebnis des Ganzen einer Bewegung. Und daß sich Bewegung immer nur als ein Ganzes erfahren läßt, macht ihre therapeutische Bedeutung bei allen jenen Patienten aus, bei denen wir einem Zerfall entgegenzuwirken haben, das sind in der Psychotherapie vorwiegend die Patienten mit Zwängen und mit Depersonalisations- und Derealisationssymptomen.[5)]

Gibt es nun auch spezielle Indikationen für diese besondere Art der Bewegungstherapie, mit anderen Worten: Lassen sich Aufgabestellungen der Psychotherapie damit allein bewältigen? Ja. Meinen eigenen Erfahrungen nach und ohne Anspruch auf Vollständigkeit nenne ich in erster Linie die Neurosen der »intellektuell Überbelichteten«, die zwar alles in Begriffe fassen können, aber nichts mehr begreifen, die sich von nichts mehr anrühren lassen können und deshalb verlassen sind. Die Symptome sind meist Phobien, Anangkasmen, Leistungsversagen und Zweifelsucht. Nicht selten sind es junge Menschen, speziell Studenten in höheren Semestern, die solche Störungen haben. So wurde einst ein Student in meine Behandlung wegen angeblicher Suizidtendenzen verwiesen: Er fühlte sich immer wieder gedrängt, aus dem Fenster zu springen. Dazu ergab sich folgender Tatbestand — mit den Worten des Patienten —: »Ich habe gar nicht den Hang, mir etwas zuleide zu tun. Es ist nur die Gravitation, die auf mich wirkt. Ich habe das Gefühl: 'Du bist zu weit von der Erde weg'«. Einige Übungsstunden nahmen ihm seine Angst; er konnte sich nun durch Erspüren des Bodens die erstrebte Verbindung mit der Erde schaffen und sich sichern.

Es gibt eine Art von kontaktgestörten Menschen, die zu keinem Ding eine wirkliche Beziehung haben, die deshalb ständig mit der »Tücke des Objekts« kämpfen. Ihnen kann ein meditatives Sich-Verhalten[6] ebenso zur Hilfe werden, wie Patienten mit Neurosen, die sich einem Sinnesmangel, besonders der Schwerhörigkeit, aufgepfropft haben.

Erfolge lassen sich auch bei *den* Patienten erzielen, die im Gegensatz zu den Schizoiden und Gehemmten »an die Welt verloren« sind. Es sind das die Verschlampten, Agierenden, Spannungslosen, Hypermotorischen, Hetzwütigen, kurz: alle die Dysrhythmischen, die »aus-dem-Leim-gegangenen« Haltungsgestörten. Gewisse leichte Suchten können zum Bild solcher Menschen gehören. Wirkliche Süchte, wie auch die anderen, nicht genannten Formen der Neurose, kann man aber nach meinen bisherigen Erfahrungen mit unserer Übungsarbeit allein nicht bewältigen — so sehr die Methode dabei therapeutisch unterstützend wirkt[7]. Denn ein wesentlicher Vorteil des Verfahrens scheint mir seine Kombinationsfähigkeit mit allen anderen psychotherapeutischen Methoden zu sein. Die Kontaktnahme wird erleichtert, in den überschaubaren Aktualsituationen, die wir übend herstellen, ist eine weiterreichende Realitätsprüfung möglich, und wir können durch das Einspüren »Material« für die »stillen Zeiten« gewinnen, fördern und verkürzen dadurch die Behandlung. Ich kann das alles leider nur streifen.

Der therapeutische Einsatz des Verfahrens hat nun natürlich auch seine Grenzen. Da ist einmal die Eignung des Patienten. Wir erreichen zwar mit dieser Methode sehr viel mehr Menschen als etwa mit der Analyse, aber es eignet sich doch nicht jeder. Grenzen setzt hier nicht mangelnde Intelligenz, sondern Stumpfheit. Dazu kommt die Eignung des einzelnen Patienten für die Gruppe. Darauf wies ich schon hin. Daß sich das Verfahren einer Systematisierung entzieht und über längere Zeit fortgeführt werden muß, soll es wirklich einen Sinn haben, liegt im Wesen der Sache und ist kein Nachteil. Aber es schränkt praktisch die Anwendungsmöglichkeit ein.

Die Gefahren der Methode? Sie liegen einmal darin, daß meditatives Sich-

1.1. Stolze

Verhalten ein Weg ist, kein Selbstzweck. Wird es anders verwendet, so wird aus Erspüren eitle Selbstbespiegelung und aus Bewegung Artistik. Diese Gefahren sind aber zu beherrschen. Es gibt eigentlich nur *eine* wirkliche Gefahr, den Therapeuten, der die Methode ohne eigenes Erleben und Erfahren anwendet. Dieser wird nur dabeistehen, reflektieren und Reflektor sein. Er wird nicht mitleben und somit nicht das rechte Maß halten können, wie es das Verfahren verlangt. Dann geht alles schief und in erster Linie die Arzt-Patient-Beziehung.

Diese Beziehung, die wir als die Grundlage psychotherapeutischer Arbeit ansehen müssen, kann aber in der hier geschilderten Bewegungstherapie besonders vielseitig und für die Behandlung fruchtbar gestaltet werden. Ich will hier nicht vom Diagnostischen reden, obwohl es erstaunlich ist, was man als Arzt zu sehen kriegen kann. Die Führung, die der Arzt bei dieser Arbeit übernimmt, ist ganz psychotherapeutischer Natur: Der Patient wird ja weder durch vorgeschriebene Haltungen, noch durch gegebene Vorstellungen vergewaltigt, ohne andererseits sich selbst überlassen zu bleiben. Denn der Arzt ist ganz real und handelnd mitbeteiligt. Das ist übrigens auch der Grund, weshalb das Verfahren ein »aktives« genannt werden sollte. Trotzdem ist es kein absichtliches Führen und kein absichtliches Geführtwerden. Es ist vielmehr das ganz konkrete Ermöglichen eines Raumes, in dem eine ganz konkrete Begegnung stattfindet. Der Arzt bietet sich dem Patienten dar, wie sich der Patient dem Arzt darbietet.

»Und die Übertragung?« wird mancher Analytiker nun bedenklich fragen. Ich kann ihm nur sagen: Man muß nicht soviel Angst haben! Freilich muß man behutsam sein und einige Kenntnisse von dem haben, was man »Übertragung« nennt. Sonst gerät man in einen Sog, der ob seiner Realität beträchtlicher als etwa in der analytischen Situation sein kann[8]. Denn es treten bei unserem Verfahren natürlich auch Übertragungsphänomene auf. Dabei können Zusammengehörigkeits- und Einsamkeitsgefühle, die aus der frühen Kindheit stammen, häufiger beobachtet werden, als etwa Liebe, Konkurrenz oder Feindseligkeit (das läßt sich vielleicht daraus verstehen, daß Körperempfindung und Bewegung eine entwicklungsmäßige Priorität vor anderen Erfahrungen haben). Solche Übertragungen, wie übrigens auch Widerstandshaltungen, können aber in der konsequenten Weiterführung der Übungsarbeit sehr schön gestaltet werden.

Ich habe zu zeigen versucht, wie die erspürte Bewegung als ein aktives, nicht-analysierendes Verfahren[9] in der Psychotherapie eingesetzt werden kann. Es mag deshalb überraschen, wenn ich nun die Frage stelle: Ist das Verfahren überhaupt ein psychotherapeutisches? Die Frage ist gar nicht so einfach zu beantworten. Ich kann die Schwierigkeiten deutlich zeigen an dem Handbuchbeitrag von *Lucy Heyer* (4) über Bewegungs- und Atemtherapie, der erst vor 2 Monaten erschienen ist. Frau *Heyer*, wohl eine der besten Kennerinnen dieser Therapieformen, versucht deren Einordnung mit folgenden Worten: »Sie bemühen sich vom Leiblichen her, den *ganzen* Menschen zu seiner gesunden Ordnung zurückzuführen, indem sie sich an den Körper als bewegten Organismus wenden.« »Sie sind zwar eine Arbeit am *Körper*, an seiner Haltung und Bewegung, erheben aber den Anspruch, eine *psychologische* Heilweise zu sein.«

Gemeint ist ohne Zweifel das Richtige, wie auch aus dem ganzen Beitrag ersichtlich ist; aber kann man denn sagen, daß eine Methode, die sich an den Körper wendet, eine *psychologische* sei? Sicher nicht! Es ist nur die Frage, wie man es anders ausdrücken soll, solange man eine Krankheitslehre angeboten bekommt, in der dem Leiblichen das Seelische oder dem Menschen als Objekt der Mensch als Subjekt *gegenüber*gestellt wird. Und dieser Dualismus beherrscht natürlich auch den therapeutischen Bereich. »Psychotherapie« ist dann »Behandlung mit seelischen Mitteln«, die heute vorwiegend gültige Anschauung, die unser Verfahren weiterhin zur psychotherapeutischen Uneigentlichkeit verurteilt.

Nun sind wir aber über diesen Dualismus wissenschaftlich schon hinaus. In Bezug auf die Psychotherapie kann ich gerade auf den Leiter und die ständigen Mitarbeiter dieser Tagungswochen hinweisen, deren Bemühungen wir auf der klinischen Ebene diesen Fortschritt verdanken. Ich nenne, in der Reihenfolge des Erscheinens, drei Bücher, deren Titel allein schon die Richtung des Fortschreitens anzeigen: *G.R. Heyer*: »Organismus der Seele« (2), *J.H. Schultz*: »Bionome Psychotherapie« (7), *Ernst Speer*: »Das Erlebnis als klinische Aufgabe in der ärztlichen Psychotherapie« (9). In diesen grundlegenden Werken wird der Mensch wieder als ein Ganzes erfaßt. Der Seele wird nicht mehr ein Leib gegenübergestellt, sondern »Seele = Leben = Erleben«.

Von einer anderen Seite her, von der Philosophie über die Daseinsanalytik wurde gleichzeitig ein Weg zu einer neuen Erfassung der menschlichen Existenz beschritten. Es wird uns hier gezeigt, daß der Mensch ursprünglich nicht nur kein toter Gegenstand, auch nie bloß ein lebendes Subjekt ist, das den Objekten einer Außenwelt gegenübersteht. Der unmittelbare Umgang mit der Welt, diese Bezugnahme selbst, ist es, die das Wesen der menschlichen Existenz ausmacht.

Und auf einem dritten Weg überwand die Wissenschaft den Leib-Seele-Dualismus. Ich kann hier gar nicht beginnen, Namen der Forscher zu nennen, die von der Biologie her kommend, Beiträge dazu geliefert haben. Nur auf *Walter Scheidt* (6) möchte ich hinweisen, dessen Lehre von den menschlichen Inbildern als groß angelegte Theorie alle Lebensvorgänge einheitlich und naturkundlich-dinglich erfaßt.

Die Ergebnisse aller dieser Forschungen vereinigen sich zu einer Anthropologie, die vom *erlebenden* Menschen handelt. Sie fordert von uns eine Revision und Erweiterung des Psychotherapiebegriffs: »Psychotherapie«, so müssen wir nun sagen, »ist Behandlung durch gestaltetes Um-Erleben.« So vermitteln uns gerade die neuesten Forschungen Einsichten, die es erlauben, ein Verfahren wie das hier beschriebene als ein psychotherapeutisches zu bezeichnen. Sie liefern auch, worauf ich allerdings nicht mehr eingehen kann, die theoretischen Grundlagen der Methode.

1.1. Stolze

Abschließend möchte ich noch einmal betonen, daß es keineswegs ein neuartiger psychotherapeutischer Behandlungsweg ist, den ich mit der Bewegungstherapie in der hier geschilderten besonderen Form gewiesen habe. Aber es schien mir notwendig zu sein, das, was hier und in entsprechenden Verfahren getan wird und am Patienten geschieht, einer methodischen Klärung näherzubringen. Und gleichzeitig möchte ich damit nachdrücklich die Aufmerksamkeit auf eine Form der Therapie lenken, die auch *der* Arzt, der nicht Fachpsychotherapeut ist, erlernen und verwerten kann, und zwar nicht als »Hilfsmethode« — das möchte ich noch einmal hervorheben —, sondern als ein vollgültiges und anderen Methoden gleichwertiges Verfahren einer modernen Psychotherapie.

Literaturhinweise:

1 ELIASBERG, W.G.: Gefährdung und psychische Hygiene. In *Speer, E.* (Hrsg.): Kritische Psychotherapie. J.F. Lehmanns Verlag, München: 1959, S. 12-19.
2 HEYER, G.R.: Der Organismus der Seele. 4. Aufl. J.F.Lehmanns Verlag, München 1959. (1. Aufl. 1931 — Taschenbuchausgabe in der Kindler-Reihe: Geist und Psyche, Nr. 2036/37).
3 DERS.: »Grundsätzliches zu den Hilfsmethoden der Psychotherapie«. In *Speer, E.* (Hrg.): Die Vorträge der 4. Lindauer Psychotherapiewoche 1953. Georg-Thieme-Verlag, Stuttgart: 1954.
4 HEYER-GROTE, L.: Bewegungs- und Atemtherapie. In: *Frankl-v.Gebsattel-Schultz* (Hrg.): Handbuch der Neurosenlehre und Psychotherapie Bd. IV. Urban und Schwarzenberg, München — Berlin: 1958, S. 299-311.
5 KRETSCHMER, W.: Kombinierte Übungsverfahren in der Psychotherapie. In *Speer, E.* (Hrg.): Die Vorträge der 3. Lindauer Psychotherapiewoche 1952. Georg Thieme Verlag, Stuttgart: 1953, S. 97 bis 107.
6 SCHEIDT, W.: Die menschlichen Inbilder. 3. Aufl. Urban und Schwarzenberg, München — Berlin: 1954.
7 SCHULTZ, J.H.: Bionome Psychotherapie. Georg Thieme Verlag, Stuttgart: 1951.
8 SPEER, E.: Der Arzt der Persönlichkeit. Georg Thieme Verlag, Stuttgart: 1949, S. 200.
9 SPEER, E.: Das Erlebnis als klinische Aufgabe in der Psychotherapie. J.F. Lehmanns Verlag, München: 1956.

Anmerkungen des Herausgebers:

1 Zu erwähnen ist hier auch M. Steger (siehe den Beitrag von Stolze, 1981, Seite 278).
2 Dieses »unheimliche Gefühl« ist auch der Grund, weshalb bei der Behandlung schizophrener Psychosen mit ihren häufigen Körperschemastörungen eine Modifizierung bei der Anwendung der KBT erforderlich ist: Hier müssen gezieltere Angebote gemacht und Hinweise auf das zu Erspürende gegeben werden; die Arbeit muß also geführter (»strukturierter«) gestaltet werden, will man nicht Angstzustände hervorrufen oder verstärken. (Siehe dazu auch die Beiträge von Becker (1982) im Abschnitt »Indikationen« Seite 191 f, Franzke (1977), Seite 366 f und Gräff (1981), Seite 331 ff).
3 Trotz der Trefflichkeit des Wortes »meditativ« wurde in der Folge darauf verzichtet, um Mißverständnissen vorzubeugen. Nachdem J.E. Meyer in seiner Arbeit (s.S. 55 ff) den Begriff der »Konzentration« für unsere Arbeit so exakt herausgearbeitet hatte, erschien die Bezeichnung »konzentrativ« als die eindeutigere und bessere für unser Verfahren.

1.1. Stolze

4 Diese Formulierung ist nach den heutigen Erfahrungen nicht mehr haltbar. Schon Derbolowsky machte nach einem Vortrag des Verfassers in Hamburg 1960 (siehe Seite 43 ff) darauf aufmerksam, daß es sich offenbar um ein »körperanalysierendes Verfahren« handelt. Die »aufdeckenden« Möglichkeiten der KBT sind inzwischen unbestritten. Heute würde man besser sagen: »Das ist wichtig, denn unser Verfahren ist primär ein nicht verbal analysierendes«. Ebenso müßte heute in folgendem Abschnitt vor »Analyse« das Wort »verbalen« eingefügt werden.

5 Auch hier gilt nach heutigen Erfahrungen das, was oben in der Anmerkung über die Behandlung schizophrener Psychosen mit KBT gesagt ist.

6 = die Konzentrative Bewegungstherapie.

7 Auch E.M. Biniek hat in seiner »Gruppenarbeit mit psychisch drogenabhängigen Jugendlichen« (Hippokrates-Verlag, Stuttgart, 1978) verbale und nonverbale Methoden kombiniert. Er arbeitete dabei mit »Konzentrativer Selbsterfahrung«, von der er schreibt, daß »...... die Konzentrative Bewegungstherapie von ihrem Ansatz her eine ..... hohe Übereinstimmung mit unserem Vorgehen auf(weist)«. Das Verfahren der »Konzentrativen Selbsterfahrung« enthält aber trotz mancher Ähnlichkeit mit der KBT Elemente, die aus dem Autogenen Training abgeleitet sind. Insofern ähnelt es mehr der »Konzentrativen Entspannung« (KoE) von Geyer, Kiesl und Teubner (siehe im Beitrag von Stolze, 1977, den Abschnitt »Die Kombination der KBT mit anderen Verfahren« Seite 111, und die Anmerkung des Herausgebers dazu, Seite 113).

8 Anna Freud schrieb 1954:
»Ich beuge mich selbstverständlich der Notwendigkeit, die Übertragung mit peinlichster Sorgfalt zu deuten und zu behandeln, und doch meine ich, daß wir irgendwo dem Umstand sein Recht einräumen sollten, daß Psychoanalytiker und Patient als Menschen von Fleisch und Blut und als gleichrangige Erwachsene ein lebenswirkliches Verhältnis miteinander eingegangen sind«. (Zit. nach Malcolm, J.: Fragen an einen Psychoanalytiker. Klett-Cotta, Stuttgart 1983).

9 Siehe Anmerkung 4.

ZUR BEDEUTUNG VON ERSPÜREN UND BEWEGEN FÜR DIE PSYCHOTHERAPIE

Von Helmuth STOLZE (1959)

Zu dieser Arbeit:
In diesem bisher unveröffentlichten Vortrag (Teile daraus sind vom Verfasser in spätere Veröffentlichungen übernommen worden) wird zunächst die Bedeutung der sinnlichen Wahrnehmung für die »erlebensgestörten Menschen« (= Neurosekranken) herausgestellt (siehe dazu auch die Arbeit von Ruth Cohn, Seite 248 ff). An die Schilderung einer Krankengeschichte (Protokolle von Christine Gräff) knüpfen sich allgemeinere Bemerkungen über Schwerpunktserfahrung und Eigenart (Echtheit) der Bewegung. Für die Korrektur von Vorstellungen durch die KBT ist besonders wichtig das Erlebnis der richtigen Distanz; dies wird versucht, an dem Rilke-Gedicht: »Die Blinde« anschaulich werden zu lassen. Eine Standortbestimmung der psychosomatischen Arbeitsweise des Erspürens und Bewegens (der KBT) innerhalb einer anthropologischen Medizin beschließt den Beitrag.

Im Rahmen dieser Vorlesung über medizinische Psychologie und Psychosomatik möchte ich heute einen Exkurs über das Erspüren und Bewegen unternehmen. Das Thema bietet viele Aspekte, die von der Anatomie und Physiologie über die Neurologie und Psychologie bis zu den philosophischen Disziplinen reichen. Für die heutige Betrachtung wähle ich einen ganz bestimmten Standpunkt, den psychotherapeutischen (mit Betonung auf »therapeutisch«). Dieser bietet sich mir ganz selbstverständlich an, denn ich bin in erster Linie ein psychotherapeutischer Praktiker. Es geht mir also bei meinen Darlegungen hauptsächlich darum, ob und wie Erspüren und Bewegen unseren seelenkranken Patienten helfen können.

Es bedarf zur weiteren Verständigung jedoch zweier grundsätzlicher Vorbemerkungen:
Die erste bezieht sich auf die Frage nach dem Leib-Seele-Verhältnis: Psychoanalyse und gewisse Richtungen der psychosomatischen Medizin haben, obwohl ganzheitlich in der Theorie, in dualistischer Weise gearbeitet. In seinem grundlegenden, ausgezeichneten Beitrag im Handbuch der Neurosenlehre und Psychotherapie hat Ihr Lehrer, Herr Dr. *Stokvis* (1), den ganzen Fragenkomplex der Psychosomatik einer kritischen Betrachtung unterzogen und sich zu einem, auch in der praktischen Arbeit einheitlichen Bild des Menschen bekannt. Ich kann mich also kurz fassen und sagen: Dieses einheitliche Bild des Menschen, das Ihnen Herr Dr. *Stokvis* in seinen Vorlesungen sicher vermittelt hat, ist auch für mich verbindlich.

Zweitens sprach ich vorhin etwas ungenau von »seelenkranken« Patienten. Da ich mit *Speer* (2) Seele = Erleben setze, ist hier der Mensch gemeint, der erlebnis- und erlebensgestört ist — gleich an welchen Symptomen er leidet. Psychotherapie ist für mich (3) daher das gestaltete Umerleben kranker Menschen mit dem primären Ziel einer Behebung der krankhaften Störung.

Damit kommen wir wieder zu unserem Thema: Alles Erleben ist an die Sinne gebunden. Carus (4) bezeichnete schon vor hundert Jahren in seinen Vorlesungen über Psychologie »die Sinne als Wecker der Seele« und sagte: »Hieraus ergibt sich die unendlich wichtige Bedeutung einer gesunden Sinnlichkeit für die Förderung der Seelenentwicklung, denn es wird nun klar, wie die Sinne so ganz eigentlich die Vermittler zwischen der Seele und den tausendfältigen Ideen sind, welche außer uns das Universum durchdringen«.

Betrachtet man von dieser Seite, unter Einbeziehung der sinnlichen Wahrnehmung also, die psychotherapeutische Situation, so kann man sich nur wundern über die Einseitigkeit der »klassischen« Fragen des Analytikers an den Patienten: »Was fällt Ihnen ein? Was fühlen Sie?« Das Emotionale — beispielsweise eines Traumes — braucht ja in der Analysestunde nicht mehr unmittelbar gegeben zu sein. Unmittelbar zum jetzt gegebenen Zustand führen andere Fragen: »Was spüren Sie gerade jetzt? Was nehmen Sie von sich selbst wahr? Was teilt Ihnen Ihr Körper mit?« Ohne sie ist die Analyse im Sinne einer ernstgenommenen Leib-Seele-Einheit unvollständig.

(Es folgen hier weitere Hinweise auf die Arbeit von Ruth Cohn — siehe dort — und das von ihr gebrachte Beispiel der Patientin, die über die Wahrnehmung von Rückenschmerzen ihren Kinderwunsch realisiert.)

Die entscheidende Frage ist damit aber noch nicht gestellt, nämlich ob sich dieses Körper-Erspüren über seine Hilfsfunktion bei der Analyse hinaus zur eigenständigen psychotherapeutischen Methode systematisieren läßt. Daß man auf diese Weise arbeiten und heilen kann, ist durch Jahrzehnte überzeugend dargetan worden.

(Weggelassen sind hier die Darstellung der Entwicklung der Arbeit Elsa Gindlers und der Schwierigkeiten, die sich der Verbreitung ihrer Arbeitsweise wie der Bewegungstherapie (als eines ganzheitlich psychophysischen Verfahrens) entgegenstellen (siehe den Beitrag von Stolze zur Geschichte der KBT, Seite 279 f)

Angesichts dieser Schwierigkeiten wird es Sie nicht wundernehmen, wenn ich nun nur vorsichtig und kaum mehr als andeutend über den psychotherapeutischen Weg spreche, den man mit Hilfe von Erspüren und dem sich daraus ergebenden Bewegen beschreiten kann. Als Praktiker möchte ich dabei an die Schilderung eines Krankheitsfalles anknüpfen. Ich wähle dafür absichtlich keinen Patienten meiner eigenen Praxis, um zu zeigen, daß diese »Konzentrative Bewegungstherapie«, wie ich sie nenne, nicht an einen bestimmten Therapeuten gebunden ist: [*]

---

[*] Aus der psychosomatischen Abteilung der Medizinischen Universitätsklinik Freiburg/Br. im Landhaus Umkirch, der ich zu Dank verpflichtet bin für die Überlassung der Krankengeschichte. *Christine Gräff* hat die Behandlung mit der KBT durchgeführt und die Protokolle abgefaßt.

1.2. Stolze

Die sechzehneinhalbjährige Patientin kam mit der Diagnose »Magersucht« zur Aufnahme. Seit eineinviertel Jahren bestanden Amenorrhoe, Obstipation, Einschlafstörungen, Appetitlosigkeit, Schwindelgefühle, Weinkrämpfe und abnorme Ermüdbarkeit. Die Patientin war exzessiv abgemagert, das Körpergewicht betrug bei der Aufnahme 32,6 kg.

Die übrige, sehr sorgfältig erhobene Vorgeschichte soll hier einmal aus Zeitgründen übergangen werden, dann aber auch, um das Anliegen der KBT möglichst einfach und klar hervortreten zu lassen.

In den ersten drei Wochen der klinischen Behandlung hatte der Arzt mit der Patientin zuerst täglich, später jeden zweiten Tag ein Gespräch. Diese Gespräche waren vorwiegend symptom-analytischer Art, d.h.: es wurde der Patientin gezeigt, was sie mit den Symptomen zur Darstellung brachte: Geiz und Neid mit der Verstopfung, Enttäuschung und Abkehr vom Leben mit der Appetitlosigkeit und der Amenorrhoe. Diese Konfrontation erschütterte die Patientin sehr.

Zu diesem Zeitpunkt wurde die KBT eingesetzt. Diese fand jeden zweiten Tag statt, die ersten sechs Male als Einzeltherapie, dann in einer Gruppe mit anderen Patientinnen.

Die nun folgenden Ausschnitte aus den Übungsprotokollen werden einerseits auf die besondere Situation der Patientin hin, andererseits aber auch allgemein so interpretiert, daß sie einen Eindruck von der Art des Vorgehens vermitteln können.

Wir beginnen mit dem Üben meist im Stehen oder Liegen. Unsere Anweisung an den Patienten lautet, er möge — sofern ihm dies ohne allzu großes Widerstreben möglich sei — versuchen, die Augen zu schließen, auf alles Schauen und Sich-etwas-Vorstellen zu verzichten und einmal nur ganz in sich, in den eigenen Körper hineinzuspüren, besonders in *die* Partien, die eine Verbindung zum Boden haben. Das ist im Liegen leichter als im Stehen, doch birgt das Liegen die Gefahr in sich, daß der Patient — wenigstens am Anfang — leicht ins Dösen kommt, d.h. in eine für unsere Arbeit durchaus unerwünschte hypnoide Bewußtseinslage. Wir fordern den Patienten auf, uns ohne Gewaltsamkeit oder Anstrengung, also ohne reflektierendes Nachdenken, etwas von dem mitzuteilen, was er bei diesem Hineinspüren jeweils wahrnimmt.

Bei unserer Patientin war in der ersten Stunde im Stand eine sehr verkrampfte Haltung zu beobachten, die sich dann zu einem In-sich-Zusammensacken veränderte. Auch in der Rückenlage fühlte sich die Patientin nicht gelockert. Sie war sehr still und teilte äußerst wenig von sich mit. Am nächsten Tag erzählte sie, daß sie anschließend vor Wut gebebt habe, einer Wut gegen die Sache, daß man nämlich von ihr verlangt habe zu spüren.

Diese Wut und Abwehr ist ein nicht selten zu beobachtendes Initialsymptom. Der Patient spürt genau, daß durch das Einbeziehen des Leibes in die Therapie etwas offengelegt wird; dies mobilisiert zunächst alle bewußten und unbewußten Widerstandskräfte.

1.2. Stolze

Aber wie fast alle diese Patienten, kam auch unsere Sechzehnjährige von selbst wieder zur nächsten Stunde. Im Stand nahm sie eine gelockerte Haltung ein. Sie erlebte zum ersten Mal ein Schwingen in sich. In der Rückenlage empfand sie Schwere und fühlte sich zunächst als ungeformte Masse. Nach einer Weile änderte sich dies in ein klares Bild. Sie konnte alles von sich wahrnehmen. Dazu wuchs sie so in die Breite, daß sie sich als ein schönes, wohlgeformtes Mädchen erlebte. Sie meinte, dies sei ihre ehemalige Figur gewesen.

Dieses Erlebnis war wohl entscheidend für den weiteren Heilungsverlauf. Aus der Zuwendung zu sich selbst, die durch die therapeutischen Gespräche vorbereitet worden war, und der Aufforderung, sich selbst zu spüren, erwuchs ihr wieder ein Leitbild: das schöne wohlgeformte Mädchen.
Bemerkenswert ist es, daß die Patientin zum ersten Mal während der Behandlung in den Nächten nach diesen ersten beiden Stunden der Arbeit mit der KBT geträumt hat.

Auch in der nächsten Stunde hatte die Patientin wieder das Gefühl des Wachsens und der Ausdehnung. Es fiel auf, daß sie einen weit sichereren Stand hatte als die beiden ersten Male. In der vierten Stunde gab sie an, daß der Oberkörper ganz leicht werde, während sich das Gewicht in die Beine verlagere.

Dieses Erlebnis des veränderten, zum Boden hin verlagerten Schwerpunktes ist wichtig.
Zum Liegen geben wir den Patienten oft einen Stock. Dieser Stock ist etwa zwei Meter lang und hat einen Durchmesser von zwei bis zweieinhalb Zentimetern. Darauf legt sich der Patient in seiner ganzen Länge vom Hinterkopf bis zu den Fersen. Die Härte des Stockes, die angenommen sein will, wirkt der meist vorhandenen Innervationsausbreitung von Spannungen entgegen, so daß sich sehr oft Verhärtungen und Versteifungen lösen. Dadurch wird das Bodengefühl verstärkt. (Auf den Aufforderungs-, Bedeutungs- und Symbolcharakter des Stabes, wie auch anderer Gegenstände, mit denen wir arbeiten, kann ich hier nicht eingehen.)

Unsere Patientin erlebte anfänglich den Stock wie eine scharfe Wand, die den Körper in eine rechte und eine linke Seite halbierte; sie konnte in dieser Lage zum ersten Mal ihre Atmung spüren. Nach Entfernung des Stockes fühlte sie sich als besonders breite Masse.

Ein weiterer Gegenstand, mit dem wir arbeiten, ist ein Gummiball von etwa 15 cm Durchmesser. Er ist uns eine Hilfe, wenn es darum geht, zum ersten Mal einen Gegenstand anzuspüren, der nicht der eigene Körper oder der Boden ist.

Als unsere Patientin den Ball nur in die rechte Hand nahm, wurde er als sehr schwer empfunden. Ihn mit beiden Händen umfassend, formulierte sie das Gefühl so: »Ich werde eher Herr darüber!« Später sagte sie: »Ich möchte den Ball behalten; wenn ich ihn hergeben sollte, bräuchte ich viel mehr Kraft.« »Es ist schöner, wenn man etwas in der Hand hat, man ist dann mit etwas verbunden, man ist etwas wert.«

Diese Aussage ist, zusammen mit dem Schwerpunkterlebnis, von ganz besonderer Bedeutung. Die Patientin erspürt, daß da etwas Umfang und Gewicht hat, et-

1.2. Stolze

was, das wirklich — mit dem Attribut des Echten — ist, und diese Erfahrung steigert ihr Selbstwertgefühl. Es bewahrheiten sich hier die Worte von *E. Straus*: »Das Evidenzerlebnis eines Wahren gibt dem Menschen seine Würde und sein Gewicht als erlebendes Subjekt zurück, gibt ihm Sicherheit« (5). Tatsächlich bahnt sich hier eine neue Beziehung der Patientin zu sich selbst an.

> Sie sagte noch am Ende der gleichen Stunde: »Ich fühle mich jetzt ganz ausgeglichen, ich lerne mich jetzt langsam kennen!« Zwei Tage später wurde zuerst ins Sitzen eingespürt. Dann bekam die Patientin den Ball. Sie sagte: »Die Hände wachsen in den Ball hinein.« Als sie den Ball hergegeben hatte, empfand sie sich wieder als wertlos. Der Ball löste sich auch schwer aus ihren Händen, was sie so erlebte: »Ich möchte versuchen, ihn doch noch bis zum letzten Moment zu halten.«

In diesem Zusammenhang ist an das Symptom der Obstipation und an die damit zusammenhängende Problematik von Behalten-Wollen und Nicht-hergeben-Können zu erinnern.

> Zum Schluß dieser Stunde sagte die Patientin: »Alles wird farbiger, lichter, schöner; man sieht Dinge, die man vorher nicht gesehen hat.«

Es ist ja nicht nur der Tastsinn, der sich verändert. Wir lernen auch mit allen anderen Sinnen — Gesicht, Gehör, Geschmack, Geruch — auf eine neue Weise wahrzunehmen, was ja meint, das für wahr zu nehmen, was wir erfahren. Dabei müssen wir uns wieder klarmachen, daß die Worte »wahrnehmen« und »erfahren«, die scheinbar eine passiv-aufnehmende Haltung des Menschen bezeichnen, von den Tätigkeitswörtern »nehmen« und »fahren« abgeleitet sind. Da ist also etwas Handelndes, Bewegtes.

> Dies zeigte sich auch sogleich in einer für die Patientin wiederum wichtigen Erfahrung, die sie in der nächsten Stunde machte, als sie den Ball in der Hand hatte: »Ich möchte formen und gestalten.«

Tatsächlich verweilen wir als Tastende nicht nur in Fühlung und Erkundung an der Oberfläche der Dinge, denn das Handliche und Zuhandene fordert zugleich zum Formen heraus. Jeder Gegenstand hat neben anderen Qualitäten einen ihm innewohnenden Aufforderungscharakter, mit ihm etwas zu tun oder zu gestalten. Die vom Gegenstand gestellte »Aufgabe« wird allerdings häufig durch die Vorstellung eines bestimmten Leisten-Müssens gehemmt. Der Patient will zum Beispiel mit dem Ball ein Ziel treffen oder er resigniert, weil er »noch nie Ball werfen konnte«. In der KBT wird nun versucht, den Patienten über die ihn hindernden Vorstellungen hinauszuführen, indem die fertige, gekonnte Leistung ersetzt wird durch ein Erproben: Alle Dinge können mit unseren Sinnen erfahren werden; für jeden Patienten können wir daher individuell angepaßte Situationen neu »erfinden«, die geeignet sind, eine Be-sinnung der Gegenstände zu fördern. Aus dieser »konzentrativen« Erkundung wird notwendigerweise eine Bekundung (*Tellenbach*, 6), eine »Bewegung«, die der Übende als Freude am Funktionieren erlebt.

Unsere Patientin sagte am Ende der nun folgenden Stunde (der ersten, in der sie in der Gruppe übte): »Jetzt, nachdem ich mich so ganz fühle, möchte ich aufstehen und etwas leisten und arbeiten.« Noch andere Erfahrungen machte die Patientin in dieser und der nächsten Stunde. Zum ersten Mal erlebte sie die Wirbelsäule und spürte sich damit selbst als stämmig und kräftig. »Ich spüre, daß ich jetzt ein Rückgrat habe, das mir Halt gibt.« In der Bauchlage hatte sie das Gefühl der Geborgenheit, »...wie wenn ich bei jemand wäre, der mich bei sich geborgen hält«. Und aus diesen Erfahrungen kam wieder eine entscheidende Aussage: »Mir ist, als ob ich mich jemandem anbieten würde mitsamt dem Ball. Ich möchte den Ball *gerne* hergeben.«

Aus diesen Worten läßt sich ermessen, welch ein enormer Wandel in der Vorstellungswelt der Patientin in diesen ersten vierzehn Tagen des Arbeitens mit der KBT vor sich gegangen sein muß.

Die KBT sollte nach Möglichkeit auch als Gruppenarbeit durchgeführt werden. Denn erst in diesem Miteinander entfalten sich ganz die dialogischen Möglichkeiten der Sinneserfahrung und der Bewegung. Nicht allen Patienten ist die Gruppenarbeit von Anfang an lieb, sie fühlen sich durch die Anwesenheit der anderen eher gestört. Durch die Hinwendung auf sich selbst tritt allmählich dieses störende Moment zurück. Dann realisiert der Übende in neuer Weise — gleichsam durch sich selbst hindurch — wieder die anderen Teilnehmer und kann sein Erleben dadurch in den sozialen Bezügen richtigstellen.

Diese Erfahrung war auch den Äußerungen unserer Patientin zu entnehmen: »Ich spüre die Nähe des anderen, sobald er sich mir mit seinen Händen nähert. Ein Strom geht vom anderen aus. Das Abwarten, bis ich dem anderen etwas geben darf, empfinde ich als schön.«

Aus dieser Sicherheit konnte sie ein anderes Erlebnis ohne Schwierigkeiten verarbeiten, das sie vierzehn Tage später hatte: Während des Sitzens gab die Patientin an, daß sich zum ersten Mal die Beziehung zum Raum verändert habe: »Um mich herum ist Weite. Ich komme mir aber nicht verloren vor, denn die anderen sind ja da.«

Auf dieses veränderte Raumerlebnis, das bei vielen unserer Patienten eine große Rolle spielt, ist besonders hinzuweisen. Es ist dies eine Veränderung des »vitalen Raumes«, über dessen Bedeutung *Buytendijk* (7) Wichtiges gesagt hat. Es ist auch der Raum der dem Patienten neu gegebenen Lebensmöglichkeiten. Was für den Raum gilt, gilt auch für die Zeit: Für den Menschen ist im Grunde die qualitative Zeit, d.h. der rechte Augenblick, von größerer Bedeutung als die quantitativ meßbare Zeit. Zu diesem unmittelbaren Erlebnis des vitalen Raumes und des rechten Augenblicks vermag die KBT wieder hinzuführen.

Und nun zum Schluß der wiedergegebenen Krankengeschichte. In der vorletzten Stunde fühlte sich die Patientin lang und klobig. Dieses Gefühl der überdimensionalen Länge und Breite verließ sie die ganze Stunde nicht. Sie nahm auch wieder den Raum als weit und groß wahr. Nach der Stunde fühlte sie sich fröhlich und wohl.

Aus den Aufzeichnungen über die letzte Stunde ist noch folgende Bemerkung wichtig: »Die Patientin fiel einige Stunden zuvor die Treppe hinunter und wollte der

1.2. Stolze

Schmerzen wegen die Stunde nicht mitmachen. Während des Übens verschwanden die Schmerzen völlig.«

Dieses Sich-Einspüren ermöglicht die Annahme eines Schmerzes, auch in der Form von Unbehagen, Unruhe, Furcht und Angst. Im Gegensatz zur spannungsfördernden Abwehr führt das Annehmen gar nicht selten zum völligen Verschwinden dieser Empfindungen. Das ist für den Einsatz der KBT gegenüber Unruhe- und Angstzuständen von großer Bedeutung.

Die Patientin verließ die Klinik nach zweieinhalbmonatiger Behandlung mit 36 psychotherapeutischen Einzelsitzungen und 22 Übungsstunden mit der KBT als heiteres, dem Leben und seinen Aufgaben gegenüber wieder aufgeschlossenes junges Mädchen. Sie hatte begonnen, das Leitbild zu verwirklichen, das sich in der zweiten Stunde des Übens in ihr geformt hatte. Bei der Entlassung betrug ihr Körpergewicht 54,8 kg. Die Nachbeobachtung zeigte, daß es ihr weiterhin gut ging.

Ein Verlauf dieser Kürze und Prägnanz ist zwar kein Einzelfall, aber nicht die Regel. Begünstigend sind bei dieser Patientin das Eingebettetsein in eine therapeutische Gemeinschaft und der tragende Kontakt zur Bewegungstherapeutin hinzugekommen. Meist bedarf es längerer Zeit, einer größeren Anzahl von Stunden und großer Geduld, um zu einem so befriedigenden Ergebnis zu gelangen.

Wer nun allerdings glaubt, allein auf Grund der Beschreibung und der Krankengeschichte zu wissen, was KBT ist und wie man KBT »macht«, den muß ich enttäuschen und sagen: KBT ist immer anders! Dieses Immer-wieder-anders-Sein ist so zu verstehen: Es läßt sich bei diesem Verfahren kein Programm aufstellen, das man dann abwickeln könnte.[1]

Trotz dieser der KBT eigenen, individualisierenden Unbestimmtheit lassen sich gewisse allgemeingültige Züge herausarbeiten. Dazu darf ich zusammenfassen, was beispielhaft an dieser Krankengeschichte abzulesen war:

Dem Außer-sich-Sein, der reflektierenden Einstellung zu sich selbst und zur Umwelt und dem dadurch bedingten Zerfall der Beziehungen wird eine andere Haltung gegenübergestellt: Das Sich-selbst-Erspüren führt zu einer Schwerpunktserfahrung; der Mensch fühlt sich wieder im Kraftfeld der Erde, erlebt sich selbst als gewichtig, entdeckt wieder einen Ruhepol — wir könnten auch sagen, einen archimedischen Punkt, von dem aus er wieder die Welt bewegen kann. An die Stelle der Reflexion tritt durch die Wirklichkeit, also auch Wirksamkeit des Erspürten eine neue, nicht-intellektuelle Beziehung zu sich selbst. In diesem Bereitsein löst sich der Mensch vom willkürlich-vorgegebenen, krampfhaften Leistenwollen. Er entdeckt wieder die Eigengesetzlichkeit der Funktionen, des Funktionierens. Die aus dieser Vorbereitung gleichsam sich von selbst ergebende Bewegung trägt den Stempel der Echtheit: Das ist *meine* Art, mich zu bewegen, zu geben, mich zu halten, zu verhalten!

1.2. Stolze

Ich hoffe, daß es deutlich geworden ist, daß sich das, was hier unter »Konzentrativer Bewegungstherapie« verstanden wird, sehr grundlegend von anderen Formen von Bewegungstherapie unterscheidet, die man als Hilfsmethoden der Psychotherapie immer wieder versucht hat einzusetzen, der Gymnastik, auch der rhythmischen Gymnastik, der Eurythmie und ähnlichen Methoden einerseits, dem Ausdruckstanz oder jeglicher dramatischen Darstellung andererseits. Bei all dem ist es immer eine *vorweg* gegebene Vorstellung, die *dann* vom Patienten zu erfüllen versucht wird. Damit kann im Sinne einer Umerziehung manches erreicht werden. Für die psychotherapeutische Fragestellung im engeren Sinn treffen alle diese Methoden noch nicht das Entscheidende, nämlich das Eigenständige, Besondere, Einmalige des Menschen. »Werde, der Du bist« — das ist die Richtschnur psychotherapeutischer Führung. Das eigene Sein kann man aber letzten Endes nur aus sich selbst erfahren und nur so eine adäquate Korrektur der Vorstellungen, psychologisch formuliert: die Zurücknahme von Projektionen, vollziehen.

Diese Korrektur ereignet sich aber bei der KBT nicht wie bei den verbalen Methoden der Psychotherapie, speziell der Analyse, nur im Raum der Gedanken und Gefühle. Wir schaffen vielmehr einen therapeutischen Raum, in den hinein der Mensch wirksam werden, agieren kann. Denn Beruhigung, Passivierung, Sich-Versenken, Verzicht auf Agieren zur Förderung des inneren Geschehens reichen nicht aus als Grundlagen psychotherapeutischer Arbeit. Das Leben ist Spannungserstrebung; »die Urangst des Menschen ist«, mit *Helwig* (8) gesagt, »die Angst vor dem Verlust der Wirksamkeit«. Sich-bewegend erfährt der Mensch wirkend und wirksam seine Beziehung zum Raum, zur Zeit, zum Gegenstand, zum Mitmenschen. Kontakt, Hemmung und Begegnungsmöglichkeit werden unmittelbar erlebt und revidiert.

Dafür ist besonders wichtig das Erlebnis der Distanz. Wir wissen, daß das Leben des Menschen davon abhängig ist, daß er zu den verschiedenen Menschen und Dingen seiner Umwelt in der richtigen Distanz lebt, die nicht unter- oder überschritten werden darf, soll es nicht zu Störungen kommen. Dieses Phänomen spielt daher auch in jeder Neurosenlehre, mehr oder minder ausgesprochen, eine Rolle.

Ich möchte Ihnen die Bedeutung der rechten Distanz an Ausschnitten aus dem *Rilke*-Gedicht »Die Blinde« (9) verdeutlichen, was uns gleichzeitig einen wichtigen Hinweis auf die durch Umerziehung der Sinne mögliche Neuorientierung des Patienten geben kann.

Die Blinde spricht:

> »Mach Licht! Mach Licht! Ich schrie es oft im Traum:
> Der Raum ist eingefallen. Nimm den Raum
> mir vom Gesicht und von der Brust.
> Du mußt ihn heben, hochheben,
> mußt ihn wieder den Sternen geben;
> ich kann nicht leben so, mit dem Himmel auf mir.«

1.2. Stolze

Ist das nur die Blinde, die so spricht? Wir werden uns verstehen, wenn Sie in der »Blinden« ganz allgemein den erlebensgestörten Menschen sehen. Dann hören wir in diesen Worten viele unserer Patienten, denen auch »der Raum eingefallen« ist: Die Distanz ist unterschritten, der Mensch überwältigt.

Und nun schildert *Rilke* in unerhörter Einfühlungsgabe den Heilungsweg. Zuerst die Verwirrung und Verstörtheit:

»Ich hörte Dinge, die nicht hörbar sind,
die Zeit, die über meine Haare floß,
die Stille, die in zarten Gläsern klang,
und fühlte: nah bei meinen Händen ging
der Atem einer großen weißen Rose.
Und immer wieder dacht ich: Nacht und: Nacht
und glaubte einen hellen Streif zu sehen,
der wachsen würde wie ein Tag;
und glaubte auf den Morgen zuzugehen,
der längst in meinen Händen lag.«

Da vernehmen wir den Wunsch nach Wiederherstellung, wie er uns so oft begegnet, etwa in den Worten: »Früher konnte ich doch ...« Oder: »Früher war es doch so ...« Es ist die tiefe Sehnsucht des Patienten — und des Arztes — nach der Restitutio ad integrum. Über das ständig wiederholte Anrennen gegen das Geschehene sagt die Blinde:

»Zuerst, als die alten Wege noch waren
in meinen Nerven, ausgefahren
von vielem Gebrauch:
Da litt ich auch.«

Dann aber geschieht etwas völlig Neues, eine ganz andersartige Beziehung zur Umwelt bahnt sich an:

»Dann wuchs der Weg zu den Augen zu.
Ich weiß ihn nicht mehr.
Jetzt geht alles in mir umher,
sicher und sorglos; wie Genesende
gehn die Gefühle, genießend das Gehn,
durch meines Leibes dunkles Haus.
Einige sind Lesende
über Erinnerungen;
aber die jungen
sehn alle hinaus.
Denn wo sie hintreten an meinen Rand,
ist mein Gewand von Glas.
Meine Stirn sieht, meine Hand las
Gedichte in anderen Händen.
Mein Fuß spricht mit den Steinen, die er betritt.«

Die Neuorientierung, das Umerleben, nicht die Wiederherstellung des alten Zustandes bringt die Genesung, die Gesundung der Lebensmöglichkeiten. Diesen

Vorgang der sich umgestaltenden Dimensionierung der Beziehungen zu sich selbst und zur Umwelt können wir durch Erspüren und Bewegen fördern und formen.

Der Umgang mit den Dimensionen verlangt allerdings vom Therapeuten eine ganz bestimmte Haltung, die sich am besten mit »meditativ« bezeichnen läßt.[2]

Außerdem muß man natürlich einiges wissen vom hintergründigen Spiel der Seele — wir sprechen meist von »Tiefenpsychologie« —, von den Projektionen, Widerständen, Übertragungen, Tragungen und dem Miteinandersein, wenn man Erspüren und Bewegen in der hier angedeuteten Weise therapeutisch verwenden will. Unter diesen Voraussetzungen aber ist die KBT eine vielversprechende, im eigentlichen Sinn psychotherapeutische Arbeitsweise (*Schlegel*, 10).

Die Zeit erlaubt es mir nicht, im einzelnen auf Methodik und therapeutische Möglichkeiten einzugehen. Es ist mir dabei völlig klar, daß ich mit meinen Darlegungen nicht über vielleicht sogar mißzuverstehende Andeutungen hinausgekommen bin und daß ich mehr Fragen aufgeworfen als beantwortet habe. Meine Absicht war aber nur, Ihr Interesse für ein noch wenig erschlossenes Gebiet der Psychotherapie wachzurufen. Lassen Sie mich Ihnen zum Abschluß die Äußerungen dreier Vertreter verschiedener anthropologischer Richtungen in der Medizin anführen, um dem Erspüren und Bewegen auch im Sinne einer anthropologischen Medizin einen Standort zu geben: *Ludwig Binswanger* bezeichnet »das unverstellte Offensein« als *die* Grundhaltung des gesunden, lebendig sich ausformenden Menschen. *Medard Boss* (11) sagt: »Wir sind im unmittelbaren Umgang mit den Dingen nichts anderes als diese Dingbezüge selbst. Nur so existieren wir.« Und *Paul Christian* (12) schließlich weist darauf hin, daß wir nicht nur einen Leib *haben*, sondern daß wir auch gleichzeitig dieser Leib *sind*. In diesen Äußerungen, die ja von drei Ärzten stammen, liegt jeweils nicht nur eine Feststellung, sondern auch ein therapeutisches Programm. Das Erspüren und Bewegen in der Form der »Konzentrativen Bewegungstherapie« fügt sich meiner Meinung und meiner Erfahrung nach in dieses Programm ein. Es ist im Sinne einer anthropologischen Medizin wirklich eine ganzheitliche oder, wie wir (jedenfalls im Hinblick auf die hier in Leiden vertretene Auffassung von »Psychosomatik«) auch sagen können, eine der noch seltenen, echten, psychosomatischen Arbeitsweisen.

Literaturhinweise:

1 STOKVIS, B.: Psychosomatische Medizin. In Hdb. d. Neurosenl. und Psychoth. Bd. III. Hrg. Frankl, v. Gebsattel und Schultz. Urban und Schwarzenberg, München — Berlin: 1959.

2 SPEER, E.: Das Erlebnis als klinische Aufgabe der ärztlichen Psychotherapie. J.F. Lehmanns Verlag, München: 1956.

1.2. Stolze

3 STOLZE, H.: Der Psychotherapiebegriff im Spiegel der sogenannten psychotherapeutischen Hilfsmethoden. In: *Stolze, H.* (Hrg.): Arzt im Raum des Erlebens — Festschrift für *Ernst Speer*. J.F. Lehmanns Verlag, München: 1959.
4 CARUS, C.G.: Vorlesungen über Psychologie. Hrg. von *Michaelis* und *Arnold*. Wissenschaftl. Buchges., Darmstadt: 1958.
5 STRAUS, E.: Vom Sinn der Sinne. 2. Aufl. Springer-Verlag, Berlin — Göttingen — Heidelberg: 1956.
6 TELLENBACH, H.: Die Bedeutung der Sinne für die menschliche Entwicklung. Unveröffentl. Vortrag, München: 1957.
7 BUYTENDIJK, F.J.J.: Allgemeine Theorie der menschlichen Haltung und Bewegung. Springer-Verlag, Berlin — Göttingen — Heidelberg: 1956.
8 HELWIG, P.: Persönliche Mitteilung. Colloquium im erweiterten analytischen Arbeitskreis München, Winter 1957/58.
9 RILKE, R.M.: Die Blinde. In: Buch der Bilder, 1900.
10 SCHLEGEL, L.: Gesichtspunkte zur psychotherapeutischen Bedeutung leiblicher Übungen. Schweiz. Arch. Neur. 83, 1959, 284.
11 BOSS, M.: Einführung in die psychosomatische Medizin. Hans Huber Verlag, Stuttgart und Bern: 1954.
12 CHRISTIAN, P.: Der gegenwärtige Stand der psychosomatischen Forschung unter besonderer Berücksichtigung von Kreislauf und Atmung. In *E. Kretschmer* (Hrg.): Vorträge des Kongresses der Allg. Ärztl. Ges. f. Psychotherapie in Freudenstadt April 1956, Georg Thieme Verlag, Stuttgart: 1957.

Anmerkungen des Herausgebers:

1 Es gibt aber Arbeitssituationen, die erprobt sind zur Vermittlung bestimmter Erfahrungen an die Patienten. Siehe dazu insbesondere den Beitrag von Stolze (1966): »Die praktische Arbeit mit der KBT«, Seite 292 ff, und Anhang 4.a.: Arbeitssituationen, Seite 492
2 Weitere Ausführungen zu der Verwendung des Wortes »meditativ« in der KBT siehe den Beitrag von Stolze (1958), Seite 20.

ZUR BEDEUTUNG DES LEIB-INBILDS FÜR DIE PSYCHOTHERAPEUTISCHE BEHANDLUNGSMETHODIK UND DIE NEUROSENLEHRE. ANSÄTZE ZU EINER THEORETISCHEN BEGRÜNDUNG DER KONZENTRATIVEN BEWEGUNGSTHERAPIE DURCH DIE SCHEIDT'SCHE INBILDERLEHRE

Von Helmuth STOLZE (1960)

Zu dieser Arbeit:
In den ersten Abschnitten dieser Arbeit — die Walter Scheidt zum 65. Geburtstag gewidmet ist — wird »Psychotherapie als gestaltetes Umerleben« (Stolze) begründet durch die Inbildlehre von W. Scheidt. Mit ihrer Hilfe kann naturkundlich anschaulich gemacht werden, warum körperorientierte Methoden (und damit auch die KBT) Psychotherapie sein können.

In den hier wiedergegebenen Abschnitten beschäftigt sich der Beitrag mit der Bedeutung der Aufnahme und Integration von Sinnesreizen, aus der sich die Bezeichnung »Konzentrative Bewegungstherapie« begründen läßt. Die KBT als psychotherapeutische Arbeitsweise fordert — was schließlich am Begriff der »Integration« dargestellt wird — eine Erweiterung der Neurosenlehre, in der dem dramatischen Aspekt alles Lebendigen und dem Tun ein größerer Raum gegeben wird.

(Die Scheidt'sche Inbilderlehre arbeitet mit einer ganz eigenen Terminologie. Da sie ohne eingehendes Studium nur verwirren würde, sind die auf ihr aufbauenden theoretischen Teile I · III, Abs. 1 · 5 hier weggelassen.)

III, Absatz 6.

Beim Arbeiten mit der konzentrativen Bewegungstherapie lassen wir den Patienten zuerst die Augen schließen[1] und fordern ihn auf, sich zu spüren, das heißt einmal möglichst viel von dem wahrzunehmen, was ihm sein »Körper« mitteilt (wir müssen uns — zunächst noch — im Umgang mit den Patienten mit Begriffen behelfen, wie sie üblicherweise verstanden werden). Wir sagen ihm, er möge einmal mehr und mehr auf das Sehen verzichten, auch auf das »Sehen« mit geschlossenen Augen. Die Inbildlehre zeigt nun, daß »beim Sehsinn ... das körperliche Sinnesreiz-Inbild für das ganze entfaltete Seh-Inbild die größte Bedeutung« hat (115)[*]. Wir schalten also zuerst den Sinn mit dem größten Gehalt an körperlichen Bestandteilen des Sinnesreiz-Inbilds aus (etwas Analoges erkennen wir auch in der klassischen Situation der Analyse, in der der Patient auf der Couch liegt und ein möglichst leeres Sehfeld vor sich hat).

Der Sinn mit dem größten Anteil an leiblichen Sinnesreiz-Inbildern, das Spüren und

---

[*] Die in Klammern gesetzten Zahlen verweisen auf das Lehrbuch von *Scheidt*: »Die menschlichen Inbilder« (1).

Tasten (Schmecken, Riechen) wird nun im Zug der therapeutischen Bemühungen ganz in den Vordergrund gerückt. Damit verschiebt sich auch die Beziehung zur Umwelt: Das distanzierende, unverbindliche Sehen fällt weg, das »nähere«, verbindlichere Fühlen und Tasten verpflichtet den Patienten in sehr viel stärkerem Maße im Sinne einer Zugehörigkeit zur Welt. Welche Bedeutung das für die Integration und damit für das Ich eines Menschen hat, braucht hier wohl nicht weiter ausgeführt zu werden.

Bei der fortschreitenden, therapeutisch gelenkten Selbstintegration wird dann natürlich auch der Sehsinn und damit der größere Umweltraum wieder miteinbezogen.

IV.

Es bleibt noch zu erörtern, weshalb diese »Besinnungs«-Therapie »konzentrative *Bewegungs*therapie« genannt wird. Was erlebt man denn, wenn man sich spürt? Eine Patientin drückte das so aus: »Jetzt, nachdem ich mich so ganz fühle, möchte ich aufstehen und etwas leisten und arbeiten.« Und im Spüren eines Balles in der Hand äußerte sie: »Ich möchte formen und gestalten.« Ganz allgemein erleben die Patienten im Sich-Spüren eine Lust am Funktionieren.

Auch diese Beobachtungen und Erfahrungen der Praxis bestätigen die Ergebnisse inbildtheoretischer Überlegungen: »Die Symphysis zwischen erlebendem Subjekt und erlebbarer Umwelt, welche sich inbildlich durch den engen Zusammenschluß von Leib-Inbild und Körper-Inbild vollzieht, bedeutet auch eine Einheit des Empfindens und Wahrnehmens mit den sogenannten emotionellen Äußerungen des Verhaltens und Handelns (62).«

Als ganz besonders einprägsames Beispiel für diese Einheit darf das Schmecken gelten: »Ohne Bewegung der Inzidenzaufnahmeorgane gibt es keine Schmeckerlebnisse (115).« Aber diese Feststellung gilt in abgewandelter Form für alle Fühl- und Tasterlebnisse. Man muß nur einmal beobachten, was geschieht, wenn man einem Menschen bei geschlossenen Augen einen Gegenstand in die Hand gibt und ihn bittet zu tasten, um dann zu sagen, was er da in der Hand hat. Da beginnt sofort eine Bewegung, ein Be-Fühlen, Be-Greifen. Denn ohne Bewegung führt das Fühlen nicht zum Erlebnis einer Gestalt, die integriert werden kann. Daher kann man mit Recht von »Bewegungstherapie« sprechen, wobei das Eigenschaftswort »konzentrativ« einerseits die Bedeutung einer Abgrenzung gegenüber Bewegungstherapien wie Gymnastik oder Ausdruckstanz hat, zum anderen aber die fühlende Hinwendung auf das Bewegungsgeschehen, also den »Besinnungs«-Anteil dieses Vorgehens bezeichnen soll.

V.

Diese uns in den Sinnesreiz-Inbildern unmittelbar gegebene Einheit von Empfinden — Wahrnehmen und Bewegen — Handeln — Verhalten hat nun auch Auswirkungen auf die Neurosenlehre und bestimmt auf diesem Weg wieder unsere therapeutischen Konzeptionen.

Zunächst muß auf ein Mißverständnis eingegangen werden, das mit der erahnten, aber falsch verstandenen Integration zusammenhängt:

Wird »Integration« als »Harmonie« aufgefaßt, so ist das Ziel des therapeutischen Bemühens die »Harmonisierung«, das heißt das Herstellen eines Ruhezustands. Beruhigen, Abschalten, Verzicht auf Agieren, Entspannen sind die Mittel, die einem solchen Zweck dienen, nämlich der Beseitigung einer Spannung, die angeblich Unlust bereitet. Tatsächlich aber ist Integration Spannungsausgleich. Das Hineingestelltsein des Menschen in eine Welt, sein Sich-Entfalten in der Welt ist an Spannungen gebunden. Leben ist Spannungserstrebung (nicht Spannungsvermeidung).

»Das Individuum fühlt sich um so lebenssicherer, je stärker der Tunsgehalt seines Tuns ist, je fester der Wirkkontakt mit der Umwelt ist« (*Helwig*, 2). Das ist mit anderen Worten gesagt das gleiche, was uns die Inbildlehre zeigt.

Die auf Spannung = Unlust aufgebaute Neurosenlehre bedarf also, was hier nicht weiter ausgeführt werden kann, einer Ergänzung und Korrektur. Wir werden vielen unserer Patienten nicht gerecht, wenn wir den lebensdramatischen Aspekt, die Angst fast jedes Neurosekranken vor dem Stillstand, übersehen. Und wir begehen einen unter Umständen verhängnisvollen Fehler, wenn wir solche Patienten auf die Couch legen, in hypnotische Bewußtseinslagen versenken, ins Sanatorium schicken oder sie medikamentös stillegen. Das kann, wie es immer wieder zu erleben ist, zu irreparablen Ich-Schädigungen führen.

Wo »sich nichts tut«, ist Stillstand, ist Tod (verbunden damit ist die »Todesangst« des neurotischen Patienten). Das Tun muß daher wieder viel stärker in den Vordergrund psychotherapeutischer Arbeit rücken.

Wie sollen wir uns dieses Tun vorstellen? Ein Beispiel ist schon genannt worden, die »symbolische Wunscherfüllung« in der Psychotherapie der Schizophrenen. Hier lebt und agiert der Therapeut weitgehend mit dem Patienten. Aber dies werden immer Einzelfälle bleiben. In der üblichen psychotherapeutischen Sprechstunde wird dieses Tun mit- und aneinander immer auf Weniges und oft kaum Bemerkbares beschränkt bleiben.

Das Tun darf auch nicht verstanden werden in der Art eines »Beschäftigens« des Patienten. Im therapeutisch wirksamen Tun muß immer etwas Unbestimmtes bestimmt werden (wie es zum Beispiel in einer guten Arbeitstherapie der Fall ist), muß etwas Gestalt annehmen. Diese Gestalt muß so beschaffen sein, daß sie integriert werden kann, sie muß inbildlich »passen«. Und damit rückt wieder die jedem Menschen zu eigen gegebene Gestalt und die ihm eigene Bewegung in den Blickpunkt des therapeutischen Interesses. Hier versucht die konzentrative Bewegungstherapie anzusetzen. Denn in ihr erfährt sich der kranke Mensch *leibhaftig* in der Welt, gewinnt Ort, Standpunkt und Selbstvertrauen als wesentliche Voraussetzungen des Gesundwerdens.

VI.

So stellen sich dem Psychotherapeuten am Ende dieser kurzen Betrachtung die beiden für die Zukunft der Psychotherapie bedeutungsvollen Fragen:

Hat *Viktor von Weizsäcker* recht gehabt, als er gegen Ende seines Lebens meinte, daß der Leib doch das größere Geheimnis sei? Und: Ist vielleicht in diesem Leiblichen (Leib-Inbildlichen) jene »Tiefe« gegeben, von der »Tiefen«-Psychologen so gern und leicht sprechen? *Scheidt* hat durch seine Lehre von den menschlichen Inbildern auf beide Fragen mit Ja geantwortet: Er hat damit die Psychotherapie auf ganz neue Grundlagen gestellt.[2]

Literaturhinweise:

1 SCHEIDT, W.: Die menschlichen Inbilder. 3. Aufl. Urban und Schwarzenberg, München - Berlin: 1954.
2 HELWIG, P.: Die neurotischen Störungen der Lebensdramatik. Almanach zum Gedächtnis von *Felix Schottländer*. Klett-Verlag, Stuttgart: 1959.

Anmerkungen des Herausgebers:

1 Dies ist nicht so zu verstehen, daß die Arbeit mit der KBT stets mit Augenschließen beginnen müßte. Es gibt immer wieder Patienten und Situationen, bei denen das Augenschließen zu Beginn der Behandlung sogar kontraindiziert sein kann — weil zuviel Angst hervorrufend. Gemeint ist mit dem Schließen der Augen eine Haltung, in der auf ein »sehendes« Sich-Beobachten »von außen« verzichtet wird.

2 Wenn auch einige der Scheidt'schen anatomisch-physiologischen Grundannahmen den neurophysiologischen Forschungsergebnissen aus jüngerer Zeit nicht mehr standhalten, so hat Scheidt doch Folgerungen gezogen, die auch heute noch bedenkenswert sind. Neuere Anschauungen von der Bedeutung des Körperraumbilds für die Entstehung und Behandlung psychosomatischer Erkrankungen (Melitta Mitscherlich, Frauke Besuden) bestätigen Scheidt ebenso wie die Renaissance, die v. Weizsäckers »Gestaltkreis« im Licht moderner Kybernetik erfährt.

DAS ERSPÜREN DES EIGENEN KÖRPERS ALS PSYCHOTHERAPEUTISCHES AGENS

Von Helmuth STOLZE (1960)

Zu dieser Arbeit:
Dieser bisher unveröffentlichte Beitrag ist als ein weiterer, nun mehr ins einzelne gehender Versuch anzusehen, die Wirksamkeit der KBT als eines tiefenpsychologisch fundierten Verfahrens darzustellen. Dies wird mit kasuistischen Beispielen belegt, an denen gezeigt wird, wie in der KBT das Erspüren des eigenen Körpers im psychodynamischen Feld (Widerstand, Fixierung, Projektion) Veränderungen bewirkt. In einem letzten Abschnitt geht der Verfasser auf Fragen der Übertragung und der Patient-Arzt-Beziehung ein und gibt — wieder verdeutlicht durch ein Beispiel aus der Praxis — Hinweise auf die Besonderheiten der therapeutischen Haltung in der KBT.

Die Arbeitsteilung zwischen Körper-Arzt und Seelen-Arzt, wie sie sich als Folge der wahrhaft faszinierenden Entdeckungen der Naturwissenschaften einerseits und der Psychoanalyse andererseits in der ersten Hälfte unseres Jahrhunderts eingespielt hat, darf nicht zu einer Spaltung der Medizin führen. Diese Forderung ist — obwohl häufig aufgestellt — nicht leicht zu verwirklichen. Für den Psychotherapeuten bedeutet es, daß er sich um die Möglichkeit bemühen muß — besser gesagt: daß er sich nicht um die Möglichkeit bringen darf —, auch den Leib des Patienten zum Angriffsort seiner psychotherapeutischen Bemühungen zu machen.

Von den wissenschaftstheoretischen Problemen, die mit einer solchen Ausweitung des Begriffs »Psychotherapie« verbunden sind, soll hier nicht die Rede sein. Meine mir heute gestellte Aufgabe besteht darin, zu zeigen, wie in der Praxis das Erspüren des eigenen Körpers ein psychotherapeutisches Agens sein kann.

Im Sinne einer echten Ganzheit bedürfen die »klassischen« Fragen der Analyse: »Was denken Sie jetzt? Welche Emotionen haben Sie dabei?« der Ergänzung durch: »Was spüren Sie gerade jetzt?« »Was teilt Ihnen Ihr Körper mit?« Die Fähigkeit des Menschen, sich im Körperlichen wahrzunehmen, will nun freilich geübt sein, soll sie therapeutisch fruchtbar werden. Die Methode, derer wir uns dabei bedienen, geht auf *Elsa Gindler* zurück. Literatur darüber gibt es außer einem 1957 erschienenen kleinen Büchlein von *Ehrenfried*,[1] einer *Gindler*-Schülerin, und einer Arbeit von *Ruth Cohn*[2] aus dem Jahre 1955 nicht. Seit ich 1953 durch die Gindler-Schülerin *Gertrud Heller* mit dieser Arbeitsrichtung vertraut gemacht wurde, bemühe ich mich um die praktische und theoretische Durcharbeitung dieses Körper-Erspürens nach psychotherapeutischen Gesichtspunkten. Neuerdings hat *J.E. Meyer* zu den Grundlagen der Methode eine ausgezeichnete, aber noch nicht erschienene Arbeit geschrieben.

1.4. Stolze

(Hier folgt eine Darstellung der Methode in Umrissen, die sich weitgehend auf die Arbeit von J.E. Meyer stützt, die damals zwar noch nicht veröffentlicht, aber dem Verfasser bekannt war. Siehe Seite 50 ff)

Ich will nun andeutungsweise versuchen, Ihnen einiges von der psychotherapeutischen Wirksamkeit des Verfahrens darzustellen. Ich bediene mich dazu einzelner Beobachtungen und Feststellungen von Patienten, die ich jeweils in Vergleich zu uns bekannten psychischen Dynamismen setze.

Ich beginne mit dem Widerstand und zitiere aus dem Protokoll über die erste Übungsstunde einer 29-jährigen magersüchtigen Patientin (dieses Protokoll ist, wie noch andere der folgenden, den Aufzeichnungen einer von mir in die Methode eingeführten Mitarbeiterin der Psychosomatischen Abteilung der Medizinischen Universitätsklinik Freiburg i.Br., *Christine Gräff*, entnommen):

> Rückenlage: Auf meine Bitte, sich einzuspüren, gab die Patientin empört zurück: »Man kann doch nicht spüren, wenn man sich nicht bewegt und zum anderen spüre ich mich ganz«. Nach einer Weile fragt sie, ob dies eine moderne Art der Folterung sei. Ich fordere sie auf, doch aufzustehen, wenn sie nicht liegen wolle, was sie wiederum verneint: »Immer bin ich der störrische Esel; wenn ich liegen bleiben *muß*, bleibe ich liegen!« Ich mache ihr klar, daß von einem »Muß« gar nicht die Rede wäre und ich sie in keiner Weise halten würde, wenn sie gehen wolle. Darauf verläßt sie wütend das Zimmer.

Bezeichnend ist, wie in anderen Fällen, die sich anführen ließen, die Heftigkeit der Ablehnung, die besonders erstaunlich ist bei sonst eher stillen und zurückhaltenden Menschen. Was hat sich hier vollzogen? Es bestand eine körperliche Symptomatik der Neurose; das Problem war also — um es einmal kurz so zu formulieren — ins Leibliche, d.h. in das der Patientin Verborgenere verschoben worden. Die Hinwendung auf das Leibliche im Erspüren-Sollen bedeutete nun eine Gefährdung der bis dahin gut funktionierenden Verdrängung. Instinktiv spürte die Patientin hier, daß sie sich nicht mehr verstecken konnte, sondern sich stellen mußte. Daher nun die Mobilisierung der Widerstandskräfte auch im Körperlichen, da der »Angriff« = der therapeutische Zugriff, ja im Körperlichen erfolgte.

Außer bei den Neurosekranken mit körperlicher Symptomatik erleben wir besonders auch bei den Patienten, die alles intellektualisieren, sogenannte Widerstandssituationen: Sie sind »böse«, weil man sich um ihre intellektuellen Machenschaften, d.h. Abschirmungstendenzen nicht kümmert und sich nur um diesen so »untergeordneten« Körper bemüht.

Nicht nur die Analyse, wie *Hans von Hattingberg* einmal gesagt hat, lebt vom Widerstand, sondern ein gut Teil der Psychotherapie überhaupt; so begrüßen wir diesen durch die besondere Übungssituation rasch aufflammenden Widerstand. Wieviel Mühe macht es doch sonst oft, gerade bei den etwas lahmen und den intellektuell überbelichteten Patienten, überhaupt einen Widerstand zu konstellieren! Hier provozieren und konkretisieren wir ihn und gestalten ihn im leibhaftig Erfahrbaren.

1.4. Stolze

Bei unserer Patientin ging das so vor sich: Nachdem sie am Tage vorher wütend das Zimmer verlassen hatte, ließ sie am nächsten Morgen durch eine andere Patientin anfragen, ob sie zur Übungsstunde kommen dürfe. Sie lenkte ein (was übrigens keineswegs jeder Patient tut) und stellte sich. Dabei erging es ihr zunächst so: Spürte sie sich in ein Glied ein, so wurde es kalt. Der Boden, auf dem sie lag, wurde härter, der Ball in den Händen kälter und schwerer bis zur Unerträglichkeit. Erst einen Monat nach Übungsbeginn (in der 15. Übungsstunde) konnte sie sagen: »Ich finde den Ball direkt schön, er gehört dazu. Heute kann ich mit ihm machen, was ich will. Sonst beherrschte er immer mich. Meine Hände werden ganz heiß und senden Ströme in den Ball.«

In einem zweiten Abschnitt sollen uns die Vorstellungen und Erwartungen, die angenommenen Haltungen und Projektionen der Patienten beschäftigen.

Unsere Patientin sagte in der ersten Übungsstunde: »Ich bin der störrische Esel«. Wie sie hat ja nun fast jeder Mensch ein Bild von sich, das ihn im Ganzen oder auf Teilgebieten charakterisieren soll. Jeder nimmt eine Haltung ein, die ihm richtig, zweckmäßig oder notwendig zu sein scheint. Da erscheint (oder will sein) der eine gerade, aufrecht, der andere gebrochen, gebeugt, der überlegen, jener unterlegen, der leicht-sinnig, jener schwer-lebig, der dickfellig, jener empfindlich, störbar, der steif, sperrig, jener anschmiegsam und anpassungsfähig. Alle diese Worte und Bilder, die sich noch bedeutend vermehren ließen, sind aus dem körperlichen Bereich genommen und sind dem sich erspürenden Menschen direkt erlebbar. Nur: je intensiver ein Mensch durchdrungen ist von einer bestimmten Vorstellung, wie er sein möchte oder sein sollte, desto schwerer ist es für ihn zu erfahren, wie er wirklich ist. Beim Neurosekranken sind nun diese — hier müssen wir sagen: — »Fehl«haltungen so fixiert, daß ohne spezielle Hilfe keine Korrektur mehr vorgenommen werden kann.

Ein Beispiel für eine solche Korrektur im Rahmen unserer Methode bietet das Protokoll über die vierte Übungsstunde eines 20-jährigen Patienten mit gastrischen und Ulcus-Beschwerden:

Herr N. kam heute arrogant, spöttisch grinsend und tänzelnd zur Stunde. Ich hatte den Eindruck, als ob er demonstrieren wollte, daß er über der ganzen Therapie stünde. Beim Stehen sagte er: »Mein Körper hängt in der Luft, nur meine Füße haben eine Verbindung zum Boden«; beim Einspüren in das linke Bein: »Das linke Bein ist taub und kalt, das rechte lebendiger«. *Nach* dem Liegen sagte Herr N. im Stehen: »Alles ist schwerer geworden. Ich habe einen Zug zum Boden hin«. Aufgefordert diesem Zug nachzugeben, ließ er sich nach vorne fallen und lag zusammengerollt da, im wahrsten Sinn ein Bild eines in sich zusammengefallenen Menschen. Auffallend war, daß sein Gesicht sich mit einem Mal entspannte. Er blieb fünf Minuten so liegen. Beim darauffolgenden Stand sagte er auf die Frage, wie er sich fühle: »Komisch! Ich bin in mich zusammengefallen und irgendwie fühle ich mich ein wenig erleichtert. Jetzt stehe ich da wie ein Monument in der Wüste, verdammt, zweitausend Jahre lang zu stehen«. Das Bild dessen, der die Stunde verläßt, ist wesentlich anders als das zu Anfang. Herr N. macht jetzt einen ruhigen und nachdenklichen Eindruck.

1.4. Stolze

Der Patient hat hier konkret erlebt, wie »verdammt« er ist in seiner von ihm eingenommenen Standbild-Haltung, wie jämmerlich, aber auch wie befreiend ein Zusammenfallen, ein Sich-Loslassen sein kann.[3]

Wie schon anfänglich bei der Schilderung der Methode gesagt, gibt es beim Sich-Einspüren kein »richtig« oder »falsch«, sondern nur ein Annehmen dessen, was jeweils *ist*. Das ist nicht leicht. Immer wieder werden wir gefragt: »Was soll ich jetzt tun?« «Ist es so richtig?« Oder gar: »Ist es so schön, wie ich es mache?« Wir müssen daher stets auch auf der Hut sein vor den starken Tendenzen des Abschauens und Nachmachens, die unsere Patienten (wie wir alle) in der Schule, auch der »Schule des Lebens« so trefflich gelernt haben. Bei unserem Üben wird im Wahrnehmen — und das heißt: im Für-wahr-Nehmen — deutlich, daß nur das Je-Eigene oder, vom Übenden her gesehen, das Meinige »wahr« ist.

Beim Erspüren des eigenen Körpers entfaltet sich unserer Wahrnehmung ein Körper-Raumbild. Man kann den Patienten die Aufgabe stellen, einmal wie mit Bleistift oder Farben gezeichnet oder gemalt das zu schildern, was sie von sich spüren.

Die schon mehrfach zitierte Patientin (der »störrische Esel«) schilderte: »Der Rumpf ist nur ein Stock, kein Becken. An der Wirbelsäule hängen zwei verkümmerte Stummel, Füße und ein Zeh, Arme, ausgeprägte Finger, die aber nicht beweglich sind. Kinn, Nacken, breiter Hinterkopf, großer Sturzhelm. Dieses gezeichnete Männchen kann nicht gehen. — Farben: Rumpf dunkelgrau, vor allem der Bauch; Beine gelb, Füße hellgrau. Hände kräftiges Blau, Arme rot bis rosa, gegen oben zu immer kräftiger werdendes Rot. Kopf rosa, der Abschluß ist blau«.

Solche Schilderungen können nicht nur dem Arzt interessante diagnostische Hinweise geben, unter Umständen durch die Farbensymbolik, sie regen auch die Patienten an zu spontanen — wirklich ursprünglichen — Bildgestaltungen. Viel wesentlicher aber ist es, daß sie sich mit der Zuwendung auf das Körperraumbild, dem »ordnenden Bestreben, das dem Körper innewohnt« — wie *Ehrenfried* es ausgedrückt hat — überlassen. Was dieses ordnende Bestreben des Körpers, das analog zu den »spontan ordnenden Kräften der Seele« (nach *Heyer*) zu verstehen ist, vermag, schildert eindrücklich das Protokoll von der zweiten Übungsstunde einer 16-jährigen magersüchtigen, mit einem Körpergewicht von 32 1/2 kg beinahe kachektischen Patientin[4].

»In der Rückenlage empfand sie Schwere und fühlte sich zunächst als ungeformte Masse. Nach einiger Zeit änderte sich dies in ein klares Bild. Sie konnte alles von sich wahrnehmen. Dazu wuchs sie so in die Breite, daß sie sich als ein schönes, wohlgeformtes Mädchen erlebte. Sie meinte, dies sei ihre ehemalige Figur gewesen«.

Im Einspüren entfaltete sich dieser Patientin ein Körperraumbild, das ihrer *inneren* Wirklichkeit entsprach. Es löste sie aus ihrem Verfallensein an das äußere Bild des abgemagerten, ausgezehrten Mädchens, das sie damals war. So entstand ein positives, d.h. therapeutisch förderliches Spannungsgefälle, das sich, das sei nur am

Rande bemerkt, auch darin ausdrückte, daß die Patientin nach dieser Übungsstunde (in der dritten Woche der Gesamtbehandlung) zu träumen anfing.

Anderes, was in diesen Abschnitt über die Haltung, Erwartungen, Vorstellungen und Projektionen gehört, kann nur rasch noch gestreift werden:

Die Wirklichkeit des erspürten eigenen Körpers korrigiert die oft abenteuerlichen Vorstellungen der Patienten: »Was würde geschehen, wenn ...«. Ein Beispiel: »...wenn mir etwas zugemutet würde. Ich muß mich doch schonen, ich bin ja so zerbrechlich«. Der Patient läßt sich zu Boden fallen und bricht sich nichts[5]. Oder »...wenn ich mich einem anderen, der hinter mir steht, in die Arme sinken ließe. Er würde natürlich wegspringen und mich fallen lassen oder er würde mich nicht halten können«. Der Patient läßt sich sinken und fühlt sich gehalten. Sie verstehen, was das therapeutisch bedeutet und bewirkt.

Das gleiche geschieht in der Beziehung zu den Gegenständen, die für viele Patienten voller Feindseligkeit, voller Tücke (der angeblichen »Tücke des Objekts«) sind. Im Erspüren entwickelt sich ein neuer Sinn für die Umwelt: »Die Gegenstände sind zu Mit-ständen geworden«, sagte einmal ein Patient. Dieses Erfahren der Welt und ihrer Dinge schafft die Möglichkeit zu einer weitgehenden und tiefreichenden Realitätsprüfung und fördert dadurch die Zurücknahme neurotisch fixierter Projektionen.

In einem dritten Abschnitt möchte ich noch einiges über die Patient-Arzt-Beziehung und die damit verbundenen Fragen des tragenden Kontakts und der Übertragung sagen.

Zunächst muß noch einmal betont werden — um keine Mißverständnisse aufkommen zu lassen —, daß dieses Erspüren des eigenen Körpers kein Verfahren ist, das der Patient ohne Anleitung durchführen kann und darf. Fragen wir uns aber, wie diese »Anleitung« beschaffen sein soll, so stoßen wir auf eine durchaus eigenartige Arzt-Patient-Beziehung. Sie ist kein Autoritäts-Unterordnungs-Verhältnis, wie wir es — verschieden nuanciert — bei den beratenden, psychagogischen, protreptischen und suggestiven Behandlungsmethoden vor uns haben. Wir müssen uns davor hüten, im Patienten Wahrnehmungen des Körpers anzuregen, d.h. zu suggerieren; wir bieten auch keine Bewegungsgestalten an — wie dies zum Beispiel in der Gymnastik, dem formgebundenen Tanz oder der Eurhythmie der Fall ist. Patient und Therapeut stehen bei der KBT wie bei anderen tiefenpsychologisch fundierten Verfahren in einem psychodynamisch hochgespannten Feld von Kampf und Flucht, von Gewährung und Versagung. Dazu kommt hier, daß der Therapeut für den Patienten konkrete, leibhaftige Umwelt ist. Die Forderungen, die an ihn gestellt werden, gehen über das für psychotherapeutisches Arbeiten sonst übliche Wissen hinaus. Er muß sich in der Einsicht, wie man leibt und lebt, selbst erfahren können und sich immer wieder dazu bereit machen. Unbereitet für die KBT ist der Therapeut, der »seiner Sinne nicht mächtig« ist, der daher »uneinsichtig«, zu »taub« oder zu »stumpf« ist, um wahrnehmen zu können, was vorgeht, der »geschmack-

1.4. Stolze

los« ist oder seine Patienten »nicht riechen« kann.

Das mag sich, so gesagt, als Wortspielerei ausnehmen. Tatsächlich aber wird nur *der* Therapeut mit der KBT etwas bewirken, der »erfahrbereit« (*Elsa Gindler*) ganz bei der Sache ist. Die echte und intensive Wir-Bildung, die sich daraus zwischen ihm und den Patienten entwickelt, erfüllt in bester Weise die Forderungen nach Begegnungsmöglichkeit, nach tragendem Kontakt und nach einer dialogischen Beziehung zwischen den Partnern einer psychotherapeutischen Behandlung. Voraussetzung dazu ist allerdings, daß auch der Therapeut die Grenze der bloß distanzierenden Reflexion, der bloß objektivierenden Einstellung zum Patienten überschreitet — ohne sich zu verlieren. Er gibt dadurch ein Vorbild einer Bindung in der richtigen Distanz und schafft jenen »ermöglichenden Raum« (im Sinne von *Heyer*), in den hinein sich der Patient neu entfalten kann.

Der ganzheitliche Ansatz, der durch die Einbeziehung des Leiblichen gegeben ist, birgt allerdings die besondere Gefahr in sich, daß sich der Therapeut seines Patienten bemächtigt. Es muß deshalb selbstverständlich sein, daß der Therapeut in der allgemeinen Weise, die für jeden psychotherapeutisch Tätigen gefordert werden muß, darin ausgebildet ist, die Wirkungen und Gefahren von Übertragung und Gegenübertragung zu kennen und zu erkennen. Darüber hinaus muß er aber erfahren haben, was in ihm geschieht und welche Wirkungen von ihm ausgehen, wenn er in *der* Weise in Kontakt mit den Patienten tritt, wie es hier der Fall ist. Denn es werden sich seine Einstellungen und Verhaltensweisen, zum Beispiel seine Sympathien und seine Aggressionen, viel unmittelbarer auswirken als im Rahmen jeder verbalen Therapie. Unter der Voraussetzung solcher Kenntnisse und Erfahrungen lassen sich in der KBT dann aber gerade auch Übertragung und Gegenübertragung, Widerstand und Abwehr in der unmittelbaren konkreten Wirklichkeit dieser Worte bewegungstherapeutisch handhaben.

Damit ich nicht zu sehr im allgemeinen bleibe, möchte ich Ihnen dazu noch ein Beispiel aus der eigenen Praxis geben:

> Der Patient leidet, wie ich aus der tiefenpsychologischen Anamnese weiß, unter dem Gefühl, von allen übrigen Menschen nicht angenommen zu werden und abgelehnt zu sein. Die Folge ist, daß auch er nichts wirklich annehmen kann, denn die Gegenstände haben für ihn ja die Funktion der Tauschobjekte, der Mittler zur Umwelt verloren. Dieser Patient bekommt im Laufe unseres Übens einen Ball in die Hand. Er empfindet ihn als »kalt, leblos und schwer«. Es dauert eine ganze Weile, bis dieser Ball Eigengestalt gewinnt, »in die Hand des Patienten hineinwächst«, »ein Stück von ihm selbst wird«. Nun kommt die andere Aufgabe: das Sich-Lösen vom Ball, das Hergeben. Das ist für diesen Patienten mit Unbehagen und Angst verbunden. Auch die Mitübenden spüren das Widerstreben, das in seiner Weitergabe des Balles liegt. Manchmal läuft der Patient ganz isoliert durch den Raum, krampfhaft seinen Ball festhaltend, während die anderen munter ihre Bälle tauschen. Hier greift nun der Therapeut ein, indem er als erster von diesem Patienten nimmt — und wiedergibt. So erlebt der Patient: »Ich kann ja geben und werde angenommen«. Diese Erfahrung hätte jedoch kei-

nen Evidenzcharakter, würde das Eingreifen des Therapeuten nur aus »objektivtherapeutischen Gründen« erfolgen. Nein, der Therapeut muß selbst echte Freude am Nehmen und Geben haben, sonst vermittelt er dem Patienten nicht das Gefühl, daß dessen Geben etwas Wertvolles, Wichtiges ist. In der multilateralen Übertragungssituation der Gruppe wird nun die Erfahrung, die aus der Patient-Arzt-Beziehung stammt, auf die anderen Mitglieder ausgedehnt. Auch sie werden in das Geben und Nehmen des Patienten einbezogen und bringen seine veränderte Haltung durch stärkere Zuwendung zum Ausdruck. Das Angenommensein des Patienten hat sich vollzogen, der Bann der neurotischen Voreingenommenheit ist gebrochen, ohne daß mit einem Wort das Problem des Patienten angesprochen worden wäre.

Lassen Sie mich überhaupt noch sagen, daß bei der praktischen Durchführung unserer Arbeit sehr viel weniger besprochen und verbal gedeutet wird, als es vielleicht nach meiner Darstellung den Anschein hat. Zu unserer raschen Verständigung waren Erklärungen notwendig; Worte aber erhellen nicht nur, sie können auch verhüllen. Wirkliche Einsicht in diese Arbeitsweise — das möchte ich Ihnen mit Nachdruck sagen — vermittelt nur das eigene Üben.

Anmerkungen des Herausgebers:

1 *Siehe Anmerkung des Verfassers in dem Beitrag von Wilhelm, Seite 242.*
2 *Siehe Seite 248 ff.*
3 *Siehe dazu auch den Abschnitt: »Ausnützung von Regressionsvorgängen« in der Arbeit von Dilthey, Seite 67 f.*
4 *Siehe den Beitrag von Stolze (1959), Seite 30 ff.*
5 *Siehe den Beitrag von Stolze (1958), Seite 19.*

KONZENTRATIVE ENTSPANNUNGSÜBUNGEN NACH ELSA GINDLER UND IHRE GRUNDLAGEN

Von Joachim-Ernst MEYER (1961)

Zu dieser Arbeit:
Der Verfasser — dessen Verdienst um die KBT u.a. darin liegt, daß er durch die Vermittlung erster Kurse von Gertrud Heller in Deutschland der Erweiterung psychotherapeutischer Behandlungsmöglichkeiten mit Hilfe der Erfahrungen von Gindler und Heller den Boden bereitete — gebrauchte im Titel seines Beitrags noch den Namen »Konzentrative Entspannungsübungen«. Zentral wichtig an der vorliegenden Arbeit ist die Darstellung der »Konzentration«; sie ist Grundlage geblieben für alle weiteren theoretischen Erörterungen über die KBT und für die praktische Arbeit mit dieser Methode.
Für die Indikationen des Verfahrens wird herausgestellt, daß der therapeutische Ansatz in der Überwindung einer willensbetonten, abstrahierenden und rationalisierenden Einstellung liegt. In der konzentrativen Haltung wird der Mensch frei im Umgang mit der Außenwelt; vertraut mit dem eigenen Körper »weiß« er um dessen Möglichkeiten und Grenzen.

Dieser Untersuchung liegen die Erfahrungen zugrunde, welche bei der Arbeit mit gesunden Studenten gewonnen wurden[*]. Die Kurse, an denen jeweils 8 bis 10 Studenten teilnehmen, sind als praktische Einführung in eine psychotherapeutische Methode gedacht. Im Gegensatz zum autogenen Training von *J.H. Schultz* ist über die Arbeit von *Elsa Gindler* und ihren Schülern bisher wenig publiziert worden (*Cohn, Ehrenfried, Stolze*). Zum Verständnis der theoretischen Ausführungen muß daher versucht werden, die Methode wenigstens in Umrissen zu beschreiben:

(An dieser Stelle folgt die Schilderung von »Arbeitssituationen« — wie wir heute sagen würden. Stolze hat in seinem Beitrag: »Die praktische Arbeit mit der KBT« im Abschnitt: »Die Arbeitssituationen«, siehe Seite 292 ff, die Darstellung Meyers aufgegriffen und — im Einverständnis mit ihm — erweitert. Um Wiederholungen zu vermeiden, wird deshalb hier die Schilderung von Arbeitssituationen weggelassen, obwohl sie der Ausgangspunkt für spätere Darstellungen war.)

Zusammenfassung der wesentlichen Merkmale der konzentrativen Entspannungsübungen[1] nach Elsa Gindler:

Mit dem *Anspüren* des eigenen Körpers gewinnt der Übende die Fähigkeit, mit

---

[*] Durch Frau *Gertrud Heller*, die am Crichton Royal Mental Hospital (Schottland) mit neurotischen und psychotischen Patienten gearbeitet hat, wurde ich in die Methode eingeführt und erhielt auch Einblick in ihre klinischen Anwendungsmöglichkeiten.

seinem Körper und seinen Funktionen »vertraut« zu werden, sich in seinem Körper »zu Hause zu fühlen«, den Körper, wie er ist, zu akzeptieren, anstatt ihm sorgenvoll oder ablehnend gegenüberzustehen. Durch das Anspüren wird die distanzierende Reflexion, die objektivierende Einstellung zum eigenen Körper aufgehoben (*Stolze*). Diese objektivierende Einstellung, wie sie für den Menschen der Gegenwart bezeichnend ist, verrät sich schon daran, daß Erfahrungen vom eigenen Körper im täglichen Leben nur dann registriert werden, wenn Störungen oder Unzulänglichkeiten hervortreten.

Die *akzeptierende* Haltung ist von prinzipieller Wichtigkeit und unterscheidet die konzentrativen Entspannungsübungen von den meisten verwandten Methoden. Ob jemand beim Anspüren des eigenen Körpers seine Glieder als warm oder kühl, leicht oder schwer empfindet, kann dem Übungsleiter zwar gewisse psychologische Hinweise geben, ist aber für die Frage, ob der Übende mit dem Anspüren überhaupt »auf dem richtigen Wege ist«, ohne Belang. So wird es auch vermieden, z.B. bei der Konzentration auf die Atmung, eine besonders niedrige Atmungsfrequenz als optimal hinzustellen. Es ist ferner wichtig, keine Wahrnehmungen des Körpers zu stimulieren oder gar zu suggerieren, die den Charakter fragwürdiger »hysterischer« Sensationen besitzen. Das Stichwort »es atmen lassen« kennzeichnet die grundsätzliche Einstellung mit ihrem Ziel eines *ökonomischen*, von störenden Einflüssen der Willenssphäre möglichst *freien Ablaufs der Körperfunktionen**). Unökonomisch in diesem Sinne sind alle Verlegenheitsbewegungen, viele der bewußt gesteuerten Haltungen und durch »Befangenheit« unecht gewordenen Ausdrucksbewegungen. Diese Ökonomie gelingt nur, wenn sich die Zuwendung zum eigenen Körper mit einem gewissen Desinteressement gegenüber der eigenen (aktuellen und lebensgeschichtlichen) Situation verbindet. Erst dann entwickelt sich aus der *Freiheit der Distanz* jene Gelassenheit und Unbefangenheit, die den Zustand des Entspanntseins charakterisiert. In den Übungen wird diese Freiheit der Distanz als Erlebnis nicht direkt angesprochen, weil damit leicht eine Vertiefung der Entspannung bis zu den verschiedenen Graden der Versunkenheit eintritt. Hypnoide Zustände gehören aber ebensowenig wie asketische Tendenzen zu den Zielen der *Gindler*schen Methode. Die konzentrativen Entspannungsübungen sollen sich nicht kontrapunktisch vom »normalen Leben« unterscheiden. Es wird vielmehr angestrebt, die in den Übungsstunden erreichte Einstellung mehr und mehr in den Alltag einfließen zu lassen.

Entspannung bedeutet nicht Passivität. Den willentlichen Aktionen fehlt aber das Merkmal einer sich gegen körperliches Beharrungsvermögen, Trägheit oder Müdigkeit durchsetzenden Befehlsausführung. Dies beruht auf der Tatsache, daß schon Zuwendung allein (ohne »motorische Intention«) zu einer meßbaren Toni-

---

* In einer Zen-Geschichte aus dem alten China (20) heißt es: »Kommt aber ein suchendes Wollen ins Spiel, dann öffnet sich eine weite und unüberbrückbare Kluft zwischen dem Sucher und dem Gesuchten.«

sierung der Muskulatur führt. Das wird man so verstehen müssen, daß das Anspüren allein eine gesteigerte Aktionsbereitschaft hervorruft. Zu dieser zentralnervösen Veränderung, auf die im neurophysiologischen Abschnitt näher eingegangen wird, tritt die veränderte seelische Gesamteinstellung, wodurch der Wille zur Aktion und die ausführenden Funktionen nicht mehr oder weniger deutlich als getrennte Vorgänge erlebt werden.

Die hier gewählte *Bezeichnung* der Methode als konzentrative Entspannung bleibt in mancher Hinsicht unbefriedigend: Mit »Entspannung« (Relaxation) ist nur ein Teil des Wesentlichen erfaßt, vor allem ergeben sich durch den scheinbaren Gegensatz zur Konzentration in der Diskussion mit allen, die die Methode selbst nicht kennen, schwer vermeidbare Mißverständnisse. Durch die Ähnlichkeit mit dem Untertitel des Autogenen Trainings entsteht der Eindruck, daß es sich um im Wesen verwandte Methoden handelt. Tatsächlich bestehen aber in entscheidenden Punkten Unterschiede, die herauszuarbeiten einer späteren Untersuchung vorbehalten bleiben muß. Formulierungen wie »Gelassenheitsübungen« oder »konzentratives sich Erspüren und Bewegen«, die in mancher Hinsicht angemessener erscheinen, eignen sich nicht als Name für eine Methode. *Stolze* hat vorläufig von »konzentrativer Bewegungstherapie« gesprochen, hält aber an dieser Bezeichnung nicht fest, weil Bewegung zwar ein wichtiges, aber — im Gegensatz zur Bewegungsbehandlung von *Novotny* (21) — doch kein wesentliches Element in dieser Methode darstellt.[2] Die zeitweise von *Elsa Gindler* selbst verwandte Bezeichnung »körperliche Umerziehung« oder *Ehrenfrieds* »körperliche Erziehung zum seelischen Gleichgewicht« lassen zu sehr an heilgymnastische oder sportlich-pädagogische Bemühungen denken.

Hinweise zur psychotherapeutischen Indikation

Für die Entspannungsübungen als Methode der Psychotherapie läßt sich noch keine eng umgrenzte Indikation aufstellen. Es gibt aber einige Neurosenformen, bei denen Entspannungsübungen besonders wirksam sind, und solche, bei denen sich die Symptome in der Entspannung sogar verstärken können. Günstig reagieren die meisten Angst- und Zwangsneurosen, besonders wenn Phobien im Vordergrund stehen. Zwar fällt es anankastischen Patienten anfänglich besonders schwer, sich zu entspannen. Wenn es ihnen aber gelingt, mit der Methode vertraut zu werden, so sind die Resultate oft erstaunlich günstig und nicht ganz selten besser als bei jedem anderen therapeutischen Vorgehen. Im Gegensatz dazu stellen überwiegend hysterische Syndrome eine wenigstens relative Kontraindikation für die Anwendung von Entspannungsübungen dar; denn »Entspannung« kann den der Realität ausweichenden Tendenzen des Hysterikers in mancher Hinsicht entgegenkommen. Ist die hysterische Einstellung mit Entfremdungserlebnissen verbunden, so kommt es nicht selten zu heftigen Angstreaktionen, weil die Kranken meinen, sich ganz zu verlieren. Für Astheniker mit einem ausgesprochenen Mangel an Vitalität empfiehlt es sich, das Schwergewicht der Übungen etwas mehr auf das Bewegen in der Gruppe zu legen.

Bei allen schwereren neurotischen Störungen genügen die konzentrativen Entspannungsübungen allein nicht. Sie können aber eine wertvolle (gruppentherapeutische) Ergänzung individueller Psychotherapie darstellen — etwa indem man die Patienten einige Zeit nach Behandlungsbeginn einmal in der Woche gemeinsam mit Entspannungsübungen arbeiten läßt. Oft bringt der Patient dann von jeder Übungsstunde, deren Dauer etwa 45 bis 60 Minuten betragen sollte, persönliche Erfahrungen und Einsichten in die Einzelbehandlung, um sie mit dem Therapeuten durchzusprechen.

Neurophysiologische Ergebnisse

Das Elektroenzephalogramm in der Entspannung zeigt in der Regel keine Veränderung des Grundrhythmus, in einzelnen Fällen ähnelt das Kurvenbild einem ganz leichten Einschlafstadium.

Die auffallende Aktivierung des α-Rhythmus, die *Kasamatsu* und *Shimazono* (14) an Zen- und Yoga-Übenden gefunden haben, wurde von uns nicht beobachtet. Die japanischen Autoren deuten ihre Befunde als Entspannungsphänomen: Der Zen-Übende konzentriert auf irgendein Problem, aber er haftet an nichts und behält die ganze psychische Freiheit; das Bewußtsein ist hellwach, wenn auch eingeengt. In den Entspannungsübungen von *Elsa Gindler* werden solche Grade des konzentrativen Sich-Versenkens nicht erreicht.

Der Einfluß der Zuwendung auf einen bestimmten Körperabschnitt läßt sich an *Veränderungen der Eigenreflexe* ablesen. Mit der von ihm angegebenen Methode (31) hat *Struppler* bei einigen Versuchspersonen, die mit den Entspannungsübungen gut vertraut waren, das Verhalten des Achillessehnenreflexes vor und in der Entspannung bestimmt. Dabei zeigte sich: Konzentriert der Übende seine Zuwendung auf eine Extremität, so kommt es hier zu einer deutlichen Steigerung des Eigenreflexes. Das Elektromyogramm aber nicht nur eine Verstärkung des Reflexes, sondern läßt auch erkennen, daß unter der Zuwendung eine »Tonisierung«, d.h. eine überschwellige Aktivierung der Motoneurone des Rückenmarks (Hintergrundsaktivität) eintreten kann[*]).

(Hier ist eine Abbildung weggelassen, die den geschilderten Tatbestand kurvenmäßig belegt, sowie eine Diskussion dieser Befunde im Vergleich mit denen von Kotowsky (15), Jacobson-Carlson (11) und Struppler (30).)

Die Reflexsteigerung in den Entspannungsübungen nach *Elsa Gindler* demonstriert mit überraschender Deutlichkeit, daß es sich *nicht um eine passive Haltung*, d.h. um eine muskuläre Entspannung wie beim autogenen Training handelt, sondern gerade um *gesteigerte Aktionsbereitschaft durch Intensivierung des Körperraumbildes*.

---

[*] Für die Durchführung der Versuche und ihre Auswertung bin ich Herrn Prof. Dr. A. *Struppler*, München, zu besonderem Dank verpflichtet.

1.5. Meyer

Das Körper-Erleben in der konzentrativen Entspannung

Der als Anspüren des eigenen Körpers bezeichnete Vorgang beruht auf der Entwicklung eines intensiven *Körperschemas*, besser *Körperraumbildes* (body image). Normalerweise haben wir nur ein sehr unbestimmtes »Gefühl« von der Unversehrtheit des eigenen Körpers, welches allerdings durch Bewegungen, durch das Hinzutreten der kinästhetischen Komponente beträchtlich verstärkt wird (*Becker*). Das in der Entspannung sich entwickelnde Körperraumbild ist mehr als das Resultat eines verstärkten Beachtens der von der Peripherie ankommenden sensiblen Wahrnehmungen; denn diese haben die Tendenz, rasch an Intensität zu verlieren und bald ganz zu erlöschen, auch wenn sie durch einzelne Bewegungen vorübergehend verstärkt und erneuert werden. Die sensiblen Resteindrücke und die kinästhetischen Wahrnehmungen sind aber *eine* Voraussetzung zur Entstehung des Körperraumbildes. Sie tragen dazu bei, daß — mit den Worten *Schilders* (10, 23) — aus dem »leeren« ein »volles (beseeltes) Wissen vom Körper« wird. Auch aus der Klinik der Körperschemastörungen ist bekannt, daß die Intaktheit der Fühlsphäre in der hinteren Zentralwindung eine Voraussetzung zur Entstehung des Körperraumbildes darstellt. Die sensiblen Wahrnehmungen schaffen eine latente Bereitschaft, die der Aktivierung bedarf (*Pötzl*). Das Körperraumbild ist aber mehr als die Summe einzelner Wahrnehmungen, es ist eine durch aktive Zuwendung realisierbare sensorische Funktion, die nach hirnpathologischen Erfahrungen in den unteren Scheitellappen lokalisiert werden kann. Für die kortikal am stärksten repräsentierten Körperregionen gelingt es am leichtesten, ein Körperraumbild zu entwickeln.

Ein am rechten Oberarm Amputierter, der seit einigen Jahren seine Phantomhand unmittelbar unter dem Stumpf spürt, berichtet:

»In der Entspannung begibt sich meine Phantomhand in die alte Entfernung, liegt also wie die andere Hand in Höhe des rechten Oberschenkels. Manchmal habe ich sogar den Eindruck, daß der rechte »Arm« noch länger ist als der linke. Die rechte »Hand« ist größer und kräftiger, aber auch massiger, dabei in ihren Einzelheiten besser spürbar als sonst. Während die Finger meiner Phantomhand normalerweise in vertrackter Stellung stehen, liegen sie während der Entspannung als breite Masse nebeneinander. In der Entspannung spüre ich meine Phantomhand deutlicher, am Stumpf gibt es ein Wärmegefühl.«

Das Bemerkenswerte an dieser Beobachtung ist, daß in der Entspannung wieder ein normales Körperbild möglich wird. Das durch die langjährige Erfahrung des verlorenen Gliedes deformierte und gehinderte »Gliedbewußtsein als Totalvorstellung« (17) stellt sich wieder her. Nicht die sensiblen Wahrnehmungen, sondern die Zuwendung auf das Körperraumbild sind das Wesentliche im Vorgang des Anspürens. Vielleicht ergeben sich aus dieser Erfahrung Möglichkeiten für eine Therapie des Phantomschmerzes.

1.5. Meyer

Das Erleben der Außenwelt in der konzentrativen Entspannung

Der sich in der Entspannung vollziehende Wandel des Verhältnisses zur Außenwelt wird von den Übenden, besonders den eidetisch begabten, oft zunächst *bei der optischen Wahrnehmung* realisiert. Wenn sie nach langer Entspannung mit geschlossenen Augen »die Augen aufgehen und sich von den Dingen anblicken lassen«, so berichten sie über eine auffallende Veränderung im Erfassen der Außenwelt: Beeinträchtigt ist die Wahrnehmung des Gesamt-Gesichtsfeldes, intensiviert dagegen die Wahrnehmung von Einzelgegenständen. Sie sehen jetzt, so sagen sie, die Dinge »an sich«. An den Objekten treten Strukturelemente stärker hervor, farbige Nuancen werden weniger beachtet. Dabei entsteht eine Neigung, den Blick auf dem einmal ins Auge gefaßten Gegenstand verweilen zu lassen.

Dieser Wandel in der optischen Wahrnehmung enthält bereits die wichtigsten Elemente der veränderten Haltung zur Außenwelt überhaupt. Es gibt zwei Weisen der Zuwendung zur Außenwelt, die als *Aufmerksamkeit* und *Konzentration* unterschieden werden können (18). Ein Beispiel: Auf einer Wanderung sind wir dem Ganzen der Landschaft zugewandt, *alles*, was um uns ist, nehmen wir aufmerksam wahr (im »Aufmerken« liegt das den Kopf Heben und Überblicken). Dann geschieht es uns, daß unsere schweifende Aufmerksamkeit von einem Einzelgegenstand gefesselt wird. Auf diesen nun konzentrieren wir uns, versinken in seine Betrachtung, vergessen alles um uns her. Solange wir aufmerksam wanderten, waren wir der Wegstrecke, der Zeit usw. inne, die Wanderung war nur eine Unterbrechung unseres Tageslaufs. Mitten im Wandern gingen unsere Gedanken zurück oder voran, zu Erlebnissen des Vortages oder zu kommenden Sorgen. Dann aber in der Konzentration versäumen wir uns, sind ganz und gar *gegenwärtig*, unbekümmert um Tageszeit oder Wanderziel. Damit geraten wir aber bekanntlich keineswegs in einen Zustand der Dösigkeit, sind vielmehr hellwach und besonders aufnahmefähig.

Im *Zustand der Aufmerksamkeit* bin ich über meine aktuelle und lebensgeschichtliche Situation genau orientiert. Alle Dinge gewinnen ihre Bedeutung aus ihrer Beziehung zu mir[*], die Welt, die ich aufmerksam überblicke, wird deutlich als das Nicht-Ich, als das Andere (*Straus*) erlebt. Das Ich wird konfrontiert mit der Welt, besser noch: exponiert gegenüber der Welt. Das Verhältnis zur Welt im Zustand der Aufmerksamkeit bestimmt sich nicht nur aus der gegenwärtigen Situation. Auch mein Verhältnis zur Vergangenheit und Zukunft, meine ganze Lebensgeschichte (19) schwingt mit: Von woher ich in die gegenwärtige Situation gelangt bin, meine Vergangenheit, und wohin mich diese Situation führen wird, die Zukunft, sind mehr oder minder bewußt gegenwärtig.

---

[*] »In der anschaulichen Umwelt steht nichts vereinzelt da, nichts bleibt von einem noch so geringen Bedeutungswandel unerfaßt« (*Bash*, 1).

1.5. Meyer

Die aufmerksame, beobachtende Haltung zeigt sich besonders kraß beim *Anankasten*. Er steht ständig unter dem Zwang, sich über alle Vorgänge in der Außenwelt — und dazu gehört auch der eigene Körper — Rechenschaft abzulegen. Ihm darf nichts entgehen, er fürchtet nichts mehr als den unbewachten Augenblick. Er erlebt die Welt als das feindlich von allen Seiten auf ihn Andrängende, die neutrale Distanz zu den Dingen der Außenwelt ist ihm verlorengegangen. In der Exposition gegenüber einer unablässig fordernden Außenwelt verliert der Zwangskranke, wie *v. Gebsattel* (8) gezeigt hat, jede schöpferische Spontaneität, sein Handeln ist nur noch ein Re-agieren.

In der *Konzentration* engt sich die Beziehung zur Außenwelt auf einzelne Dinge ein, denen wir uns besonders intensiv zuwenden. Unsere aktuelle und lebensgeschichtliche Situation mit ihren Ängsten und Befürchtungen tritt zurück. Damit verblaßt auch das beunruhigende Gefühl der enteilenden Zeit, das Erleben vollzieht sich ganz im Präsentischen. Unsere Zuwendung gehört ungeteilt dem Hier und Jetzt, wir verweilen bei den Dingen und »vergessen uns«. Das Netz der Beziehungen aller Dinge zu uns, und das ist — metaphorisch gesprochen — die Welt, als deren Gefangener wir uns fühlen, wird unsichtbar.

In der konzentrativen Entspannung zeigt sich die Veränderung des Verhältnisses zur Außenwelt nicht nur bei der optischen Wahrnehmung. Die Beziehung zu anderen Menschen, unsere gewohnte Einstellung zu Fremden, zu Älteren, zu Autoritäten, denen gegenüber wir uns unfrei oder gehemmt fühlen, wird mehr und mehr von einer unbefangenen, »unorientierten« Begegnung von Mensch zu Mensch abgelöst; die Schranken und Abstufungen der Gesellschaftsordnung werden nivelliert. — Der Unterschied zwischen aufmerksamer und konzentrativer Zuwendung wird auch an der Einstellung zum eigenen Körper deutlich: Verfolgt man die Wahrnehmung des eigenen Körpers mit Aufmerksamkeit, so entwickelt sich meist bald eine ängstlich-hypochondrische Einstellung. Bei der Aufforderung, Herz oder Atmung anzuspüren, wird von Anfängern gelegentlich über Herzklopfen und Atemnot geklagt — ein untrügliches Zeichen, daß noch keine Konzentration erreicht war.

In der konzentrativen Zuwendung zum eigenen Körper erfolgt die Wahrnehmung seiner Gestalt und seiner Funktionen unmittelbar, d.h. Besorgnisse und Befürchtungen, die sich aus der Beschaffenheit des Leibes ergeben können, werden überhaupt nicht aktualisiert.

Der Wandel von Aufmerksamkeit zu Konzentration wird in den Übungen anfänglich durch Ausschaltung der optischen Wahrnehmung (Augenschluß) und durch Einschränkung der sensiblen Wahrnehmung (partielle Immobilisation) erleichtert. Ist die volle Konzentration erreicht, was sich subjektiv daran zeigt, daß immer seltener »störende Gedanken« dazwischentreten, so kann mehr und mehr darauf verzichtet werden. Bewegungen, Sprechen, Augenöffnen unterbrechen die konzentrative Haltung nicht mehr.

Aus der konzentrativen Haltung gegenüber der Außenwelt, zu der auch der eigene Leib gehört, resultiert die Gelassenheit, die Fähigkeit zum affektiv neutralen

»die Welt an sich herankommen Lassen«, »es darauf ankommen Lassen«. Es ist die Haltung, aus der heraus man die Dinge als Realität akzeptieren kann, weil man sich ihnen gewachsen fühlt. Mit den einzelnen Dingen, aber nicht mit der Welt als Ganzem können wir uns »einlassen«.

Das Liegen auf dem Stock, der unter den Dornfortsätzen der Wirbel und unter dem Hinterkopf natürlich Schmerzen bereitet, dient der Herausarbeitung einer akzeptierenden Einstellung zum Schmerz. In der Entspannung ändert sich zwar der Schmerzcharakter, indem die Angstspannung, der Erwartungsschmerz schwinden, die Schmerzempfindung bleibt aber und wird bewußt erlebt.

Aufmerksamkeit und Konzentration sind polare Einstellungen in der Zuwendung zur Außenwelt. Den Anforderungen des hochtechnisierten modernen Lebens wird die aufmerksame Haltung weit besser gerecht. Der konzentrativen Einstellung begegnet man daher wohl am häufigsten bei allen meditativen Handlungen und in der Ausschließlichkeit schöpferischer Arbeit.

Wie bei der Aufmerksamkeit steht auch bei der Konzentration im Anfang ein Willensakt, mit dem der Vorgang eingeleitet wird. Dann aber tritt das voluntative Element zurück, an seiner Stelle entwickelt sich eine mehr oder minder ausgeprägte *Faszination* durch das Objekt der Zuwendung. Sie verrät sich in der nur durch Willensanstrengung zu überwindenden Neigung, bei den Dingen zu verweilen, den Blick auf ihnen ruhen zu lassen. Mit zunehmender Vertiefung dieser Einstellung wird aus dem »beschaulichen« Betrachter der faszinierte Zuschauer, der sich nicht mehr abwenden kann[*]. Eine Faszination dieses Grades, die bis zu Verschmelzungserlebnissen führen kann, überschreitet aber bereits die in den Entspannungsübungen erstrebte konzentrative Zuwendung; sie ereignet sich in der Versenkung und im Zustand der Versunkenheit. Konzentration ist im strengen Sinne weder aktiv noch passiv, wenn man von der Einleitungsphase absieht. Das reflexive Verbum »ich konzentriere mich«, dem im Griechischen das Medium entspricht, kennzeichnet die Besonderheit dieser Einstellung. Treffend sind die französischen Bezeichnungen für Aufmerksamkeit und Konzentration: *attention volontaire* und *attitude spectaculaire passive* (*Leroy*, 16).

Die hier als Aufmerksamkeit und Konzentration bezeichneten Grundformen der Zuwendung haben gewisse Berührungspunkte mit dem Gegensatzpaar abstraktes und konkretes Verhalten in der gestaltungspsychologischen Analyse von *Goldstein* (9). Auch die Unterscheidung von *E. Bleuler* (autistisches bzw. dereistisches und rational sachgerechtes Denken) und von *Jung* (assoziatives und gerichtetes Denken) meinen die gleiche Gegensätzlichkeit (4 und 13). Es gibt aber, wie *Bash* (1, 2) gezeigt hat, auch Parallelen zu dem Begriffspaar »unbewußt« und »bewußt«. Dieser Hinweis auf den kongruenten Grundansatz in Gestaltpsychologie und Tiefenpsycholo-

---

[*] »Der Primitive hat, bei einem Minimum an Selbstbesinnung, ein Maximum von Bezogenheit aufs Objekt, das sogar einen direkt magischen Zwang auf ihn ausüben kann« (*C.G. Jung*, 12).

gie ist von großem Interesse; denn aus ihm ergibt sich noch eine weitere hier kaum berührte Perspektive zum Verständnis der psychotherapeutischen Wirksamkeit der konzentrativen Entspannungsübungen.

Literaturhinweise:

1 BASH, K.W.: Consciousness and the unconscious in depth- and gestalt psychology. Acta psychol. 6 (1949), 213-288.
2 BASH, K.W.: Lehrbuch der allgemeinen Psychopathologie. Georg Thieme Verlag, Stuttgart 1955.
3 BECKER, H.: Über Störungen des Körperbildes und über Phantomerlebnisse bei Rückenmarksverletzten. Arch. Psychiatr. 182 (1949), 97-139.
4 BLEULER, E.: Das autistische Denken. Jb. psychoanal. psychopath. Forsch. 4 (1912).
5 BUYTENDIJK, F.J.J.: Allgemeine Theorie der menschlichen Haltung und Bewegung. Springer-Verlag, Berlin 1956.
6 COHN, R.C.: An approach to psychosomatic analysis. Psychoanalysis 3 (1955), Nr. 2.
7 EHRENFRIED, L.: Körperliche Erziehung zum seelischen Gleichgewicht. Westl. Berliner Verlagsges. 1957.
8 v. GEBSATTEL, V.: Die Welt des Zwangskranken. Mschr. Psychiatr. 99 (1938), 10-74.
9 GOLDSTEIN, K., M. SCHEERER: Abstract and concrete behaviour. Psychol. Monogr. 53 (1941).
10 HARTMANN, H., P. SCHILDER: Körperinneres und Körperschema. Zschr. Neurol. 109 (1927), 666-675.
11 JACOBSON, E., A.J. CARLSON: The influence of relaxation upon the knee jerk. Amer. J. Physiol. 73 (1925), 324-328.
12 JUNG, C.G.: Wandlungen und Symbole der Libido. Jb. psychoanal. psychopath. Forsch. 3 (1911).
13 JUNG, C.G.: Über die Energetik der Seele. Rascher-Verlag, Zürich 1928.
14 KASAMATSU, A., Y. SHIMAZONO: Clinical concept and neurophysiological basis of the disturbance of consciousness. Psychiatr. neur. Jap. 59 (1957), 969-999.
15 KOTOWSKI, H.: Über Veränderungen der eigenreflektorischen Erregbarkeit durch den Jendrassikschen Handgriff und die Schwereübung des autogenen Trainings nach *J.H. Schultz*. Pflügers Arch. 264 (1957), 387-398.
16 LEROY, E.: Les visions du demi-sommeil. F. Alcan, Paris 1926.
17 MEYER, E.: Empfindungstäuschungen im Bereich amputierter Glieder. Arch. Psychiatr. 68 (1923), 250-277.
18 MEYER, J.E.: Der Bewußtseinszustand bei optischen Sinnestäuschungen. Arch. Psychiatr. 189 (1952), 477-502.
19 MEYER, J.E.: Die lebensgeschichtliche Zeitstruktur und ihre Bedeutung für den psychotischen Realitätsverlust. Tgg. Südwestd. Psychiater u. Neurol., Baden-Baden 1960.
20 N.N.: Der Ochs und der Hirte. Zen-Geschichte aus dem alten China. G. Neske Verlag, Pfullingen 1958.
21 NOVOTNY, F.: Bewegungsbehandlung. In: *H. May*: Die Behandlung der Knochen- und Gelenktuberkulose. F. Enke Verlag, Stuttgart 1953.
22 PÖTZL, O.: Über Störungen der Selbstwahrnehmung bei linksseitiger Hemiplegie. Zschr. Neurol. 93 (1924), 117-168.
23 SCHILDER, P.: Das Körperschema. J. Springer, Berlin 1923.
24 SCHILDER, P.: Vestibulo-Optik und Körperschema in der Alkoholhalluzinose. Zschr. Neurol. 128 (1930), 784-791.

25 SCHULTZ, J.H.: Das autogene Training. 10. Aufl. Georg Thieme Verlag, Stuttgart 1960.
26 STOLZE, H.: Psychotherapeutische Aspekte einer konzentrativen Bewegungstherapie. In: *E. Speer*: Kritische Psychotherapie. J.F. Lehmann, München 1959.
27 STOLZE, H.: Die Bedeutung des Leib-Inbilds für die psychotherapeutische Behandlungsmethodik und die Neurosenlehre. Ärztl. Forsch. 14 (1960), I/327.
28 STOLZE, H.: Zur Bedeutung von Erspüren und Bewegen für die Psychotherapie. Vorlesung an der Reichsuniversität Leiden am 6.11.59. Nicht veröffentlicht[3]).
29 STRAUS, E.: Die Formen des Räumlichen. Nervenarzt 3 (1930), 633-656.
30 STRUPPLER, A.: Über ein zentrales Hemmungsphänomen nach Eigenreflexen am Menschen. Nervenarzt 28 (1957), 82-84.
31 STRUPPLER, A.: Simultane Registrierung der peripheren und zentralen Eigenreflex-Erregbarkeit am Menschen mittels Dynamogramm und Elektromyogramm. 20. Dtsch. Physiol.-Kongreß 1958.

Anmerkungen des Herausgebers:

1 Zum Begriff der »Übung« siehe »Definitionen«, Seite 223. Gemeint ist in dieser Arbeit stets das »Üben«, auch dort, wo von »Übung« gesprochen wird.
2 Die Bezeichnung »Konzentrative Bewegungstherapie« hat sich dann aber doch durchgesetzt — auch unter Mitwirkung des Verfassers in verschiedenen Gesprächen — im Hinblick auf die dreifache Bedeutung der »Bewegung« in der KBT (siehe dazu »Definitionen«, Seite 222 f).
3 Erste Veröffentlichung (in bearbeiteter Form) in diesem Band, siehe Seite 28 ff.

KINAESTHETISCHES BEWUSSTMACHEN ALS GRUNDLAGE EINER ENTSPANNUNGSTHERAPIE

Von Helmuth STOLZE (1971)

Zu dieser Arbeit:
Dieser Beitrag setzt sich zunächst mit den auch für die KBT bedeutsamen Begriffen der Kinaesthesie, des Bewußtmachens und der Entspannung auseinander und erläutert sie beispielhaft an Störungen im Bereich des Bewegungsapparats. Kinaesthetisches Bewußtmachen kann wie bei der KBT in voller (erhöhter) Wachheit erfolgen, aber auch — im Unterschied zu ihr — in hypnoiden Bewußtseinszuständen. Dieser unterschiedliche Bewußtseinszustand trennt u.a. die KBT vom Autogenen Training. Der Bericht eines Kollegen nach einer Selbsterfahrung beleuchtet die fördernde Wirkung kinaesthetischen Bewußtmachens (im Sinne der KBT) auf die Diagnostik und Therapie psychosomatischer Störungen.

Es ist wohl nicht mehr allgemein in Erinnerung, daß schon in den ersten Jahren der Allgemeinen Ärztlichen Kongresse für Psychotherapie in Deutschland die Behandlung körperlicher Störungen vom Seelischen aus und umgekehrt die Behandlung seelischer Störungen vom Körperlichen aus zu den Tagungsthemen gehörten. Bei dem Kongreß 1931 (6), bei dem u.a. *Heyer, Roemer, Steger, Groddeck, Simmel, Meng, Mohr, Friedländer, Pollack* und *v. Hattingberg* psychosomatische Probleme behandelten, sagte *J.H. Schultz* (8): »Nicht 'der Körper' wird ein Werkzeug der 'Seele', sondern der lebende Mensch gewinnt Möglichkeit einer Erfassung und eines Ansatzes für gestaltende Auswirkung.« Diesen Standpunkt (*J.H. Schultz* hat ihn später als »bionom« bezeichnet) würden wir heute »anthropologisch« nennen. »Anthropologie« ist dabei nicht verstanden als philosophische Disziplin, sondern als »anthropologische Physiologie« im Sinne *Buytendijks* (3). Sie bestimmt auch den Standort dieses Beitrags.

Da der Begriff »kinaesthetisches Bewußtmachen«, der im Titel meines Referates erscheint, wenig bekannt und gebräuchlich ist, muß ich ihn erläutern. Vor allem anderen bitte ich Sie, ins Auge zu fassen, daß ich hier *nicht* von einer bestimmten *Behandlungsmethode* spreche, daß das *kinaesthetische Bewußtmachen* vielmehr ein therapeutisches Prinzip im Rahmen verschiedener Behandlungsmethoden ist. Die Bezeichnung »Kinaesthesie« ist 1882 von *Ch. Bell* (zit. n. 5) in die Literatur eingeführt worden. Zunächst sollte damit den fünf Sinnen der aristotelischen Betrachtungsweise nur als sechster der Muskelsinn hinzugefügt werden. Kinaesthetisches Wahrnehmen oder Bewußtmachen ist jedoch mehr als nur der Sinn für Stellung, Haltung und Bewegung, es ist ein *Körperraumbewußtsein*. In der Wahrnehmung afferenter propriozeptiver Reize erfolgt eine Somatisierung des Bewußtseinsfeldes, die dem Übenden die Möglichkeit gibt, sich selbst in seinem Körper und in dessen Beziehungen zur jeweiligen Umwelt in Raum, Zeit, Gegenständen und Personen von neuem kennenzulernen. Dem Kranken ermöglicht das kinaesthetische Bewußtmachen zunächst ein — wie *Gerda Alexander* es formuliert (1) — »Nachspüren der Zusammenhänge von Gewebsspannungen und Organstörungen am Körper«, dann aber auch eine Umstellung in der Art einer »cerebralen Umprogrammierung«, wie man heute gerne sagt.

Dieses Nachspüren oder Einspüren ist eine Art der Zuwendung des Menschen zu seiner eigenen Leiblichkeit, die konzentrierend wirkt, weshalb entsprechende Übungsmethoden mit Recht »konzentrativ« genannt werden. Zunächst und am leichtesten gelingt uns die Hinwendung auf unseren Körper im Bereich des Bewegungsapparates. So habe ich die von mir in Fortführung der Arbeit *Elsa Gindlers* entwickelte Methode »*Konzentrative Bewegungstherapie*« genannt (12, 13, 14, 15, 16, 17, 18, 19), obwohl ihre Anwendung und Wirkung weit über die Bewegung und den Bewegungsapparat hinausgehen.

Diese Selbsterfahrung ist, therapeutisch gesehen, ein »Bewußtmachen«. Das hier auftauchende Wort »bewußt« kann zu allerlei Mißverständnissen Anlaß geben. Zur Klärung deshalb zunächst ein Hinweis auf die Bewußtseinslage: Jede konzentrative Hinwendung auf den eigenen Körper bedeutet eine Einengung des Bewußtseinsfeldes, jedoch nicht notwendig eine »Senkung des Bewußtseins« — um hier einen Ausdruck zu verwenden, mit dem *Stokvis* und *Langen* (10) die hypnoide Bewußtseinslage beschrieben haben. Im Gegensatz zum Hypnoid geht kinaesthetisches Bewußtmachen in der Regel einher mit einer Erweiterung des Bewußtseinszustandes im Sinne einer wachen Bereitschaft. »Werden Sie erfahrbereit!«, sagte *Elsa Gindler* immer wieder zu ihren Schülern (zit. n. 19). Jedenfalls ist dies stets der Fall bei allen Verfahren, in denen kinaesthetisches Bewußtmachen auch mit Bewegung verbunden ist.[*] Die hier geforderte Wachheit des Wahrnehmens, die *innere* Aktivität und nicht die Aktivität der *äußerlich* sichtbaren Bewegung ist es übrigens, die uns veranlaßt, den hier geschilderten therapeutischen Vorgang als »aktiv« zu bezeichnen.

Ein anderes ständig auftauchendes Mißverständnis in Verbindung mit dem Wort »Bewußtmachen« ist die Annahme, es handele sich um eine Anleitung zu gedanklicher Reflexion. Das Gegenteil ist der Fall: Die distanzierte Reflexion, wie sie gerade für den erlebnisgestörten Patienten bezeichnend ist, kann im kinaesthetischen Bewußtmachen abgelöst werden durch ein unvoreingenommenes Aufnehmen dessen, was sich der Wahrnehmung jetzt und hier anbietet. Dieses Akzeptieren ist grundsätzlich wichtig. Daraus »resultiert die Gelassenheit, die Fähigkeit zum affektivneutralen 'die Welt an sich herankommen lassen', 'es darauf ankommen lassen'«.

---

[*] Dies gilt für die oben erwähnte Konzentrative Bewegungstherapie, aber auch für eine Reihe anderer Arbeitsweisen, etwa die von *F.M. Alexander, Feldenkrais* und *Gerda Alexander* oder von Schülerinnen *Elsa Gindlers*, wie *Ehrenfried, Heller, Hengstenberg, Jacobs, Kristeller, Ludwig* und *Selver*. Ich erwähne alle diese Namen, weil sie für therapeutische Bemühungen stehen, die trotz ihrer praktisch großen Bedeutung in psychotherapeutischen Kreisen erstaunlich wenig bekannt sind.

1.6. Stolze

Es ist die Haltung, aus der heraus man Dinge als Realität akzeptieren kann, weil man sich ihnen gewachsen fühlt« (*Meyer*, 7).

Diese möglichen Mißverständnisse legen es deshalb nahe, den Begriff des »Bewußten« in der praktischen Arbeit möglichst zu vermeiden und besser von dem »Wahrgenommenen« zu sprechen. Dabei vollzieht sich im Wahrnehmungsakt ein Aufhellen und Entdecken, so daß die Einordnung dieses therapeutischen Weges nicht in die Rubrik der »zudeckenden Verfahren« erfolgen kann.

Soweit in Kürze die begriffsklärenden und methodologischen Hinweise zum »kinaesthetischen Bewußtmachen«.

In den Titel des Beitrags wurde der Begriff »Entspannungstherapie« aufgenommen, obwohl das Wort »Entspannung« doch meist Vorstellungen von Loslassen bis zur Erschlaffung, von einem Ruhezustand in der Art von Unbewegtheit und Passivität erweckt, also Vorstellungen, die sich mit dem Wesen der hier intendierten Therapie durch kinaesthetisches Bewußtmachen durchaus nicht decken. Nur wenn wir unter »Spannung« und »Gespanntsein« einen Zustand verstehen, der als Ergebnis zweier nicht gleichgerichteter Strebungen auftritt, können wir auch im Zusammenhang mit kinaesthetischem Bewußtmachen von »Entspannungstherapie« sprechen. Was hier erreicht werden soll, ist eine Eutonie physischer und psychischer Art, »Eutonie« nicht als Bezeichnung der speziellen Methode *Gerda Alexanders*, sondern als Ausgleich divergierender Kräfte und Strebungen. Stets soll der Patient auf den Weg des Sich-Erspürens zum unvoreingenommenen Erleben seiner selbst und damit zu einem neuen Selbstgefühl geführt werden. Zuwendung zu sich selbst bedeutet ja nicht nur Wahrnehmung und damit Diagnostik, sondern auch vermehrte »libidinöse Besetzung« des Körpers und seiner Organe, also eine therapeutisch-erzieherische Einwirkung auf den Organismus. Eine solche Ich-stärkende »Wachstumsförderung« ist es, die wir mit dem kinaesthetischen Bewußtmachen therapeutisch als Ziel vor uns haben.

Einige knappe Hinweise über das kinaesthetische Bewußtmachen im Rahmen einer psychosomatischen Therapie[*]:

Es ist ja bekannt, wieviele Haltungs- und Einstellungsfehler (im psychologischen Sinn) sich am Bewegungsapparat manifestieren. Das reicht von den Myo- und Arthropathien bis zu Veränderungen wie dem Schlottergelenk, der Entkalkung oder den Anlagerungen am Knochengerüst mit all ihren somatischen und psychischen Folgezuständen. Das Erspüren der pathologisch veränderten und sekundärpathogenen Gewebszustände erbringt hier dreierlei:
1. Eine Antwort auf die Frage: Wo ist der Sitz der Störung? Gewöhnlich bemerkt

---

[*] Ich kann hier keine Einführung in die praktisch-therapeutische Anwendung geben. Nicht einmal die Vermittlung des Inhalts der gesamten einschlägigen Literatur wird dies leisten können, denn ein Vorgehen, das auf Selbsterfahren beruht, kann auch vom Therapeuten nur an sich selbst durch wiederholte Teilnahme an länger dauernden Kursen *erfahren* werden.

der Patient nur isoliert das Feld, in dem sich eine Störung manifestiert. Im kinaesthetischen Bewußtmachen nun erlebt er Zusammenhänge, d.h. er erfährt etwas über den Entstehungsort und -mechanismus, über die Ausbreitung und die Auswirkungen einer Störung.
2. Dadurch wird er in den Stand gesetzt, Korrekturen vorzunehmen, etwa durch »Entspannen« (bis zur eventuell notwendigen Ruhigstellung) einer erkrankten Körperpartie dadurch, daß er unbewegte und unbelebte andere Partien seines Körpers versucht zu beleben und in Anspruch zu nehmen.
3. In dieser Selbsterfahrung wird der Zusammenhang zwischen Haltung, Stellung und Bewegung (im körperlichen Sinn) mit Haltung, Einstellung und Bewegtheit (im psychologischen Sinn) dem Erleben nähergebracht. Einsichten werden geweckt, etwa über den Standpunkt, den der Patient einnimmt: Selbstbehauptung oder Haltlosigkeit; über Festigkeit: Starre oder Nachgiebigkeit; und über die Lebensbewegung: Angriff oder Flucht.

Zur Behandlung krankhafter Störungen im Bereich der inneren Organe ist noch einiges hinzuzufügen, zumal sich hier eine Verbindung zum autogenen Training ergibt:

Ich sagte vorhin, daß sich kinaesthetisches Bewußtmachen »in der Regel« in wacher Bereitschaft vollziehe. Es gibt aber auch ein Wahrnehmen seiner selbst im hypnoiden Bewußtseinszustand, das letztlich auch zu einer erweiterten und vertieften Selbsterfahrung führt. Für das autogene Training hat *J.H. Schultz* formuliert (9), daß dabei »die Versuchsperson passiv fühlend in ihr Körpererlebnis gleitet«. Im »Eintauchen des Kopfes in den Körper« — wie es einer meiner trainierenden Patienten einmal bildhaft geschildert hat — kann der Mensch seine Organe und Organsysteme *erleben*, nicht mehr nur *haben*, ganz im Sinne jener Formulierung der phänomenologischen Anthropologie (*Buytendijk*, 2, und *Christian*, 4, im Anschluß an die Arbeiten von *Marcel* und *Merleau-Ponty*), daß der Mensch nicht nur einen Leib *hat*, sondern auch sein Leib *ist*. Bei dieser Zuwendung zu den eigenen Organen oder Organsystemen bemerkt ein Patient meist mit Erstaunen, wie eigentümlich seine Beziehung etwa zu seinem Herzen ist: Der eine »hat« überhaupt kein Herz, ist »herz-los«; die »gestörten diplomatischen Beziehungen« zu diesem Organ bei einem anderen bestehen darin, daß ihn das Herz drückt und daß er sein Herz bedrückt durch sein körperliches oder seelisches Verhalten; wieder ein anderer ist »ganz Herz«, jedoch garnicht »Bauch«, was sich beim Übergang auf die Sonnengeflechtsübung zeigt.

Das alles natürlich bedeutet etwas, denn »jedes Organ hat neben seiner physiologischen Funktion auch eine psychologische zu verrichten« (*Stokvis* und *Langen*, 10). So kann der Übende beim autogenen Training mit physio-psychologischer Evidenz seine Organe erfahren und mit ihnen umgehen lernen, wenn er dazu angeleitet wird. Die leibhaftige Erfahrung des Bedeutungszusammenhanges einer Organstörung mit dem gesamten Lebens- und Erlebensbereich — wie ich das 1956 einmal, angeregt durch *G.R. Heyers* »Organismus der Seele«, in einer kleinen Arbeit

1.6. Stolze

(11) dargestellt habe — entfaltet die psycho-therapeutischen Möglichkeiten des autogenen Trainings weit über die bekannten Wirkungen der psychophysiologischen Umschaltung hinaus. Damit schließe ich an das an, was Herr *Enke* im Rahmen dieser Tagung über das autogene Training sagte, als er die Seite des Übens, des Durchhaltens und dadurch der Förderung der Persönlichkeitsreifung bei dieser Methode hervorhob.

Noch eines zum Abschluß, den Bericht eines Kollegen, der sich im kinaesthetischen Bewußtmachen übte:

»Für meine tägliche Arbeit in der Klinik erlebte ich es mit Staunen, wie mir schon kurz nach Beginn des Kurses gelegentlich Einsichten in Krankheitssymptome oder in das Verhalten eines Patienten einfach »zufielen«, die mit den Erfahrungen im Kurs in Zusammenhang standen, z.B. die so therapieresistenten Schmerzsyndrome im muskulären Bereich bei Kranken, die sich seelisch nicht entspannen können in bestimmten »pathogenen Lebenssituationen«. Aber in fast allen ärztlichen Bereichen blieb ein verändertes Hinsehen und Einspüren, wohl durch eine ruhigere Grundhaltung und ein intensiveres konzentriertes Zugewandtsein, das auch die Konzentration bei Besprechungen erleichterte, abgesehen von dem mühelosen Sitzen und Stehenkönnen beim bewußten Erspüren dieser Körpersituation. Eigenartig war mir auch, daß mir bei bestimmten Übungen plötzlich Erinnerungen an länger zurückliegende Behandlungen bzw. Erscheinungsbilder dieser Patienten auftauchten.«

Dieser Bericht vermittelt, glaube ich, einen ganz guten Eindruck davon, wie kinaesthetisches Bewußtmachen auf dem Weg über die Selbsterfahrung des Arztes einen fördernden Einfluß auf Diagnostik und Therapie psychosomatischer Störungen gewinnen kann.

Literaturhinweise:

1 ALEXANDER, G.: Die Lehre von Entspannung und Eutonie. In: (Hrsg.) Eutonie. Ulm: Haug 1964.
2 BUYTENDIJK, F.J.J.: Allgemeine Theorie der menschlichen Haltung und Bewegung. Berlin, Göttingen, Heidelberg: Springer 1956.
3 DERS.: Prolegomena einer anthropologischen Physiologie. Salzburg: Müller 1967.
4 CHRISTIAN, P.: Der gegenwärtige Stand der psychosomatischen Forschung unter besonderer Berücksichtigung von Kreislauf und Atmung. In: *E. Kretschmer* (Hrsg.): Vorträge des Kongresses der Allg. Ärztl. Gesellschaft für Psychotherapie, Freudenstadt 1956. Stuttgart: G. Thieme 1957.
5 GELDARD, F.A.: The Human Senses. New York, London: Wiley 1953.
6 KRETSCHMER, E., und W. CIMBAL (Hrsg.): Bericht über den VI. Allg. Ärztl. Kongreß für Psychother. u. med. Psychol. in Dresden, 14.-17. Mai 1931. Leipzig: Hirzel 1931.
7 MEYER, J.E.: Konzentrative Entspannungsübungen nach Elsa Gindler und ihre Grundlagen. Z. Psychotherapie, 11, 1961, 116-127.
8 SCHULTZ, J.H.: Autogenes Training. In: 6.
9 DERS.: Das Autogene Training. 12. Aufl. Stuttgart: G. Thieme 1966.
10 STOKVIS, B., und D. LANGEN: Lehrbuch der Hypnose. 2. Aufl. Basel, New York: *S. Karger* 1965.

1.6. Stolze

11 STOLZE, H.: Das autogene Training und die psychische Funktion der Organe. Psychotherapie I, 1956, 102-105.
12 DERS.: Psychotherapeutische Aspekte einer konzentrativen Bewegungstherapie. In *Speer* (Hrsg.): Kritische Psychotherapie — Vorträge der 8. Lindauer Psychotherapiewoche. München: Lehmann 1959.
13 DERS.: Zur Bedeutung von Erspüren und Bewegen für die Psychotherapie. Vorlesung 1959 an der Reichsuniversität Leiden, Holland (unveröffentlicht).[1)]
14 DERS.: Das Erspüren des eigenen Körpers als psychotherapeutisches Agens. Vortrag 1960 in Hamburg (unveröffentlicht).[1)]
15 DERS.: Zur Bedeutung des Leib-Inbildes für die psychotherapeutische Behandlungsmethodik und die Neurosenlehre. Ärztl. Forschung, 14, 1960, 327-330.
16 DERS.: Körpertherapie und seelisches Geschehen. Vortrag 1962 in München (unveröffentlicht).
17 DERS.: Möglichkeiten der Psychotherapie von Angstzuständen durch Konzentrative Bewegungstherapie. Z. Psychother. und med. Psychol. 14, 1964, 107-111.
18 DERS.: Selbsterfahrung und Begegnung mit dem anderen durch Konzentrative Bewegungstherapie. In: *Friedemann, A.* (Hrsg.): Du und der andere. Basel: Institut f. Psychohygiene 1967.
19 WILHELM, R.: *Elsa Gindler* — Eine große Pädagogin besonderer Art. Heilkunde — Heilwege, 11, 1961.

Anmerkung des Herausgebers:

1 *Erste Veröffentlichung in diesem Band, siehe Seite 28 ff und Seite 43 ff.*

KONZENTRATIVE BEWEGUNGSTHERAPIE IM RAHMEN INTENSIVIERTER ANALYTISCHER GRUPPENTHERAPIE

Von Elga DILTHEY (1971)

Zu dieser Arbeit:
13 Jahre nach der Darstellung der KBT durch Stolze 1958 erschien, angeregt durch die seitdem durchgeführten Selbsterfahrungsgruppen, ein erster Bericht eines anderen Autors über die therapeutische Arbeit mit der KBT. Die Verfasserin hat sich hier (und auch später) besonders mit der Verbindung von verbal-analytischer mit KBT-Arbeit beschäftigt und dies auch in Seminaren vertreten (siehe z.B. den Bericht von Becker und Brand, S. 356 ff). Sie schildert die Bewährung dieser Verbindung bei der von Münch initiierten Alpbacher Intensiv-Gruppenpsychotherapie, und zwar anhand der Ausnützung von Regressionsvorgängen, der Veränderung der Realitätswahrnehmung und des Erlebens einer Ganzheit, die durch die KBT intensiviert werden konnten.

Seit Beginn der Intensiv-Gruppenpsychotherapie, die im Jahre 1968 von *Münch* in Alpbach initiiert wurde, gehört die Konzentrative Bewegungstherapie zu den Methoden, die neben Maltherapie und Psychodrama den verbal arbeitenden analytischen Gruppen angeboten und praktiziert werden.

Bei den Märzfahrten 1971 waren die Voraussetzungen besonders günstig, Erfahrungen über die Bedeutung der konzentrativen Bewegungstherapie (im folgenden konz. Bew.)[1] für die Gesamtarbeit zu machen. Im Unterschied zu früheren Fahrten arbeiteten diesmal zwei parallellaufende Gruppen mit drei Therapeuten. Die Effektivität der KBT wurde unseres Erachtens durch die Doppelfunktion des einen Therapeuten, der sowohl KBT als auch verbale Gruppentherapie durchführte, gesteigert.

Die Anzahl der Teilnehmer lag jeweils zwischen 12 und 14; teils handelte es sich um geschlossene Gruppen, deren Mitglieder meist schon mehrfach an einer Fahrt teilgenommen hatten, und teils um für diese Fahrt zusammengestellte Gruppen. Dadurch ergab sich auch in der KBT ein unterschiedlicher Erfahrungsgrad des einzelnen.

Während der je 12 Tage andauernden zwei Sessionen der Märzfahrten 1971 wurde mit den beiden Gruppen der ersten Session auf Wunsch je zweimal, in der zweiten Session je dreimal bewegungstherapeutisch gearbeitet. Das bedeutet zusammen mit den Sitzungen der Großgruppe 10 % der Gesamtzahl in der ersten und 14 % in der zweiten Session. Während beider Sessionen wurden die in der KBT gemachten Erfahrungen in den anschließenden Gruppensitzungen, die dann jeweils von dem gleichen Therapeuten geleitet wurden, eingehend besprochen und analysiert. Im Anschluß an die Alpbachfahrt abgefaßte Erfahrungsberichte von Teilnehmern lassen deutlich wer-

1.7. Dilthey

den, daß ein Bedürfnis nach noch weitgehenderer verbaler Vertiefung des Erlebten besteht.

(Hier folgt eine Beschreibung der KBT; siehe »Definitionen« S. 221 f.)

Zur Methode selbst sei noch erwähnt, daß die Vorschläge des Therapeuten an die Gruppe zum Einspüren in den Körper, in Bewegungsabläufe und in die Aktionen mit einem oder mehreren Partnern a-suggestiv und so neutral wie möglich gegeben werden sollten.

Da die Gruppenteilnehmer in der KBT nicht durch eine vorgegebene Plazierung (Kreisform) beeinflußt werden, jeder im Therapieraum seinen Platz nach seiner Vorstellung wählt, ergibt sich eine »Gruppengestalt«, die einmal der Strukturierung der Gruppe und zum anderen dem Platz, den der einzelne in der Gruppe im hic et nunc einnimmt, entspricht. So war etwa einem Patienten aus der analytischen Gruppenarbeit bewußt, daß er sich seit einiger Zeit entweder außerhalb oder in den Mittelpunkt der Gruppe stellte, ein Verhalten, das sich in der KBT in seiner Platzwahl widerspiegelte und ihm somit erlebnismäßig zugänglich wurde.

Mit dem Rollenwechsel, der in besonderem Maße in der KBT provoziert wird und geübt werden kann, und der damit verbundenen Umstrukturierung der Gruppe ändert sich jeweils die »Gruppengestalt«. An der Art der Platzwahl, dem Umgang mit der Decke und anderen Gegenständen werden Zwänge erkennbar. Ein beruflich sehr erfolgreicher, aber ständig unter Versagensängsten leidender Patient erkannte beim Vorgang des Beschenktwerdens mit einem Ball, wie sehr er unter dem Zwang stand, alles fortgeben zu müssen, und war tief erschüttert, als er erstmalig etwas weitergeben konnte, ohne das Gefühl, er müsse es tun.

Vielleicht zeigt folgendes Beispiel am eindringlichsten, wie Triebimpulse durch unmittelbares »Agieren« erlebbar und damit der Bearbeitung zugänglich werden:

Bei einer etwa 30jährigen depressiven Patientin mit Verwahrlosungstendenzen, seit 3 Jahren in Behandlung, spielte sich in der KBT folgendes ab: Mehrere Teilnehmer hatten sich mit geschlossenen Augen zusammengefunden. Diese von der Patientin als »gestaltloser Klumpatsch Menschen« empfundene Gruppe provozierte bei ihr Ekel und Wut, so daß sie »hineinfuhr und alles auseinandertreiben wollte«. Erst über diese Erfahrung und die anschließende Durcharbeitung in der verbalen Gruppe fand sie Zugang zu den überhöhten Forderungen ihres strengen Über-Ichs. Sie wechselte daraufhin im Gruppengefüge von der Omega- zur Alpha-Position (nach *R. Schindler*).

Nach den Alpbacher Erfahrungen sind wir versucht, zwei Wirkungsrichtungen der KBT hervorzuheben:

a) *Ausnützung von Regressionsvorgängen*

Durch gezielte und methodische Rückführung in ontogenetische Frühformen der Regression werden Objektbeziehungen wieder narzißtischer und ambivalenter.

1.7. Dilthey

Mit Zunahme der Besetzung des eigenen Körpers und des eigenen Erlebens wächst die Fähigkeit zur Einfühlung, zur Identifikation und Introjektion (2). Über die Einspürungsvorgänge und Bewegungsabläufe, z.B. beim Liegen, Sitzen, Kriechen, Krabbeln, Stehen und Gehen mit geschlossenen Augen, wird der Körper in seinen einzelnen Teilen und ihren Funktionen unreflektiert und unmittelbar wiedererlebt, worüber *Stolze* (3) berichtet hat. Als erniedrigend oder hilflos, erschütternd und dann befreiend, »wie auf einer frühen Entwicklungsstufe, die mir unnachholbar schien« (4).

Ähnliches gilt für die Erfahrung mit dem Raum in seiner Ausdehnung und der Zeit in ihrer Qualität. Die Kontaktaufnahme zu Gegenständen (z.B. Ball, Stab etc.) geschieht unter Ausschluß des visuellen Weges durch Tasten, Fühlen, Riechen, Hören, Greifen. Beim Annehmen, Behalten und Abgeben zeigen sich bereits deutlich an der Stärke der emotionalen Beteiligung Identifikations- und Introjektionsvorgänge. Das Einspüren in sich selbst sensibilisiert für die Begegnung mit dem anderen in der Gruppe. Beim Zugehen auf den anderen, beim Abgewiesen- oder Angenommenwerden erlebt der Patient Erwartungen, Befürchtungen, Hilflosigkeit, Zweifel, Ängste oder Befriedigung. Die Rückkehr aus dieser aktuellen Regression wird erfahren als »in das eigene Belieben gestellt und damit in den Kontrollbereich des Ichs gegeben« (5). Das Gruppenverhalten, zunächst kindlich-erwartungsvoll, wird zunehmend autonomer und differenzierter.

b) Veränderung der Realitätswahrnehmung

Prüfung der Realität ist an das Bewußtsein gebunden. Die Methode der KBT veranlaßt nun den Patienten, die Realität zwar motorisch wahrzunehmen, beschränkt aber zugleich seine Möglichkeiten durch Ausschließen der optischen Wahrnehmung und verweist ihn auf die übrigen sensorischen Apparate. In diesem Zustand starker Verunsicherung, gleich dem eines plötzlich Erblindeten, beginnt die therapeutische Arbeit mit Qualitäten des Raum-, Bewegungs- und Richtungserlebens, »einer gestaltlichen Ordnung, die auch dem Verdrängten zu eigen ist« (6). Vielleicht ist hiermit eine Schwächung von Gegenbesetzungen verdrängter Impulse verbunden. Jedenfalls erscheint das Hochkommen von reichlich verdrängtem Material und das Erkennbarwerden von Abwehrmechanismen früher Phasen überraschend.

Bei jeder psychischen Störung ist das Realitätskonzept gestört. In der KBT geschieht die Überprüfung dieses Konzepts zunächst körperlich am Raum, am Gegenstand, an sich selbst, am anderen und dem Umgang damit. Handeln oder Geschehenlassen, Annahme oder Ablehnung, Bestätigung von Erwartungen oder Befürchtungen oder ihr Ausbleiben werden immer wieder innerhalb der Gruppe nonverbal erfahren und geübt. Dabei geben körperliche Berührung und die Art des Umgangs mit dem anderen Vertrautheit und wecken zugleich Verantwortungsgefühl. Der Lernvorgang, aus mehreren Möglichkeiten die realitätsgerechteste auszuwählen, ist ontogenetisch im motorischen Bereich ein früher Schritt. Die Erkennt-

1.7. Dilthey

nis, an bestimmte Verhaltensformen fixiert zu sein, und die Fähigkeit, wieder Alternativen zu sehen, wird durch die Konfrontation mit der Realität auf diese spezifische Weise im Übungsfeld gefördert.

Eine Reihe von Nachteilen und Gefahren dieser Therapie, die für die zukünftige Gesamtarbeit in Alpbach wichtig sind, konnte erkannt werden. So besteht die Gefahr des Ausweichens, wenn Widerstände und Triebspannungen lediglich agiert und damit der Bewußtwerdung und Aufarbeitung entzogen werden. Außerdem wurden die analytischen Gruppen nicht im Hinblick auf die KBT zusammengestellt, so daß also eine spezielle Auslese und Indikation entfiel. Dadurch traten wegen der unterschiedlich ausgeprägten Sensibilität der einzelnen Teilnehmer vereinzelt Inferioritätsgefühle auf. Weiterhin können durch extreme Isolierungserlebnisse überstarke Spannungen entstehen, die besonderer Beachtung bedürfen.

Welche Bedeutung hat nun die KBT für die Intensiv-Gruppenpsychotherapie während der Alpbacher Wochen?

Unter den vielfachen Anregungen, die diese non-verbale Methode geben kann, fallen zunächst jene Impulse auf, die eine verstärkende Wirkung auf den Fortgang der gesamten Arbeit haben. Hierzu können in chronologischer Ordnung etwa gerechnet werden: die Lockerung des motorischen Staus mit schnellerer Reduzierung konventioneller Haltungen. Körperliche Berührung schafft ein Spannungsfeld, welches das Durcharbeiten von sexueller und Bemächtigungs-Problematik erleichtert. Das Einbeziehen des einzelnen in den Gruppenprozeß wird beschleunigt, scheinbare Gruppenkohäsion wird decouvriert, verbal Überdecktes erscheint unverstellt wie in einem Spiegel.

Außer dieser gruppendynamischen Effektivität scheinen gewisse intrapsychische Vorgänge mit Hilfe starker emotionaler Erschütterung beim Wiedererleben frühkindlicher Situationen beschleunigt abzulaufen, so etwa das Durchbrechen von Abwehrmechanismen, das Erkennen von Ambivalenzhaltungen. Vieles kann ausagiert[2] werden, was vorher nur verbal geäußert wurde. In einem entspannten, spielerischen Gruppenklima, das im Gegensatz zum durchgehenden Ernst der verbalen Auseinandersetzung steht, bieten sich Möglichkeiten, zur ursprünglichen Gebärdensprache zurückzufinden. Dieses unmittelbare Wiedererleben kann bis in irrationale Bereiche führen und bedarf besonderer Aufmerksamkeit.

Neben diagnostischen und therapeutischen Hilfen, die die KBT der Alpbacher Gruppenarbeit geben konnte, erscheinen uns zwei Beiträge für die Methode spezifisch zu sein. Zum einen die Unmittelbarkeit des Erlebens eigener Wesenseigenschaften in einer situativ herbeigeführten Regression mit relativ ungegliedertem Erlebnisfeld. Zum anderen das Erleben der Ganzheit: der auf ein Zentrum bezogenen körperlichen Einheit, der Korrelation zwischen psychischem und körperlichem Verhalten und den darin verborgenen Möglichkeiten zur Gestaltung.

1.7. Dilthey

Literaturhinweise:

1. STOLZE, H.: Möglichkeiten der Psychotherapie von Angstzuständen durch konzentrative Bewegungstherapie. Z.f. Psychotherapie u. Med. Psychologie, 3/64.
2. TOMAN, V.: Dynamik der Motive. Da 70, S. 316.
3. STOLZE, H.: in *Speer, E.* (Hsg.): Kritische Psychotherapie. S. 67-76. J. F. Lehmanns Verlag, München 1959.
4. Zitat aus Patientenbericht.
5. TOMAN, V.: l.c.
6. SCHUMACHER, W.: Gestaltdynamik und Ich-Psychologie. Psyche 3/71.

Anmerkungen des Herausgebers:

1 Da sich inzwischen die Abkürzung »KBT« eingebürgert hat, wird im folgenden »konz. Bew.« durch »KBT« ersetzt.
2 Daß dieses »Ausagieren« mehr ist als bloße Abfuhr in »Wiederholung« wird in den Beiträgen von Becker (1979), Seite 133, Stolze (1979), Seite 121 ff und Becker (1982), Seite 190, beschrieben und begründet.

SELBSTERFAHRUNG UND BEWEGUNG

Von Helmuth STOLZE (1972)

Zu dieser Arbeit:
An den Gestalt- und Regelkreisen von Wahrnehmen ⇌ Bewegen, Denken ⇌ Sprechen und den beide Kreise umfassenden des Begreifens werden die Zusammenhänge zwischen Ich- (Selbst-) Entwicklung und Bewegung dargestellt. Das Bindeglied zwischen Selbsterfahrung und Bewegung ist dabei das Bewegungserlebnis, wie es an einem Beispiel aus der Entwicklung des Kindes gezeigt wird. Die Bewährung von Bewegungstherapie als Psychotherapie wird abgehandelt an den 4 Punkten: 1. Förderung des Selbstverständnisses und Selbstbewußtseins, 2. Vermittlung von Sinnhaftigkeit, 3. Berücksichtigung psychodynamischer Faktoren und 4. Anregung von Lernprozessen im sozialen Feld.
In einer Erweiterung der bisher geschilderten Gestalt- bzw. Regelkreise wird ebenso die Beziehung: Einzelner ⇌ Gruppe in der Bewegungstherapie einsichtig gemacht; auch der Ort der Bewegungstherapie im Rahmen verbaler und anderer averbaler Psychotherapiemethoden und das (therapeutische) Zusammenwirken dieser Methoden kann dadurch anschaulich werden.

Ich finde mich in der Lage eines Menschen, der sich anschickt, etwas Widersinniges zu unternehmen: Ich versuche, Ihnen, dem ruhig sitzenden Leser, mit Hilfe des gedruckten Wortes etwas mitzuteilen, das Sie in der Bewegung an sich selbst *erfahren* müßten. Oder ist das vielleicht gar nicht so unmöglich und widersinnig, wie es zunächst den Anschein hat? Sind Sie denn unbewegt, auch wenn Sie sich nicht bewegen? Das wird davon abhängen, ob es mir gelingt, Sie zu bewegen, und ob Sie selbst erfahrungsbereit sind zum Aufnehmen, Wahrnehmen und Bewegt-Sein. Und damit sind wir schon beim Kern des Themas: Selbsterfahrung und Bewegung.
Bewegung und Wahrnehmung existieren niemals als gesonderte Vorgänge. Das hat schon 1939 Viktor *v. Weizsäcker* (9) in seiner Lehre vom Gestaltkreis gezeigt.

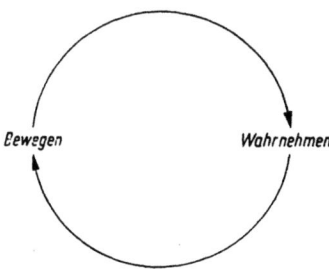

Abb. 1

1.8. Stolze

So betrachtet, ist es uns sogleich nicht mehr erstaunlich, die Bewegung als therapeutisches Agens dort zu sehen, wo es sich um Selbsterfahrung im Sinne von Einsicht in eigenes Sein und Verhalten handelt, um die tiefenpsychologisch fundierte Psychotherapie.

(Es wird hier gesagt, daß das gesprochene oder geschriebene Wort die Selbsterfahrung nicht ersetzen kann, um Einsicht in die KBT zu gewinnen.)

Wohl aber kann ich versuchen, einiges Grundsätzliche offen- und — wie ich hoffe — auch klarzulegen. Drei Fragenkreise bieten sich vom Thema her an, nach denen ich meine Ausführungen gliedere:

1. Welche Rolle spielt die Bewegung für die Entwicklung des menschlichen Ich oder Selbst?

> Dabei werde ich mich nicht auf die Diskussion der Begriffe »Ich« und »Selbst« einlassen, sondern sie synonym gebrauchen, davon ausgehend, daß »Ich« die zentrale Instanz der Persönlichkeit ist, die sich »selbst« fühlend, denkend und wollend erfahren kann.

2. Wie verhalten sich, vom therapeutischen Standpunkt aus gesehen, Selbsterfahrung und Bewegung zueinander?

Bei diesen beiden ersten Fragen werde ich mich möglichst kurz fassen, um *das* ausführlicher behandeln zu können, was hier besonders interessiert, nämlich:

3. Wie läßt sich eine Bewegungstherapie als *Psycho*therapie verstehen?

I.

Zur ersten Frage: Es ist eigentlich eine Binsenweisheit, wenn ich sage: Die Chance des Menschen, sich am Leben zu erhalten und sein Leben zu entfalten, gründet in seiner Fähigkeit, sich zu bewegen, zu atmen, zu saugen, zu schlucken, zu greifen. »Greifen« meint aber mehr als nur Zufassen, Zupacken, also das *Ergreifen*; es meint auch das *Begreifen*, also Wahrnehmen, Aufnehmen und Erfassen. So spricht *Piaget* (8) von einer sensu-motorischen Intelligenz als einer Vorstufe der Begriffsintelligenz des Erwachsenen. Sensorisch-motorische Leistungen stehen also am Ursprung des Denkens, sind seine — im wesentlichen noch vorsprachlichen — Voraussetzungen. Und auch Sprechen und Denken sind in einem Gestaltkreis[1)] aufeinander bezogen:

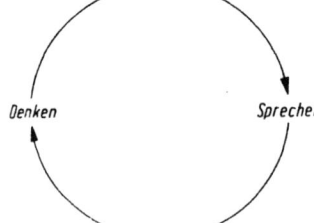

Abb. 2

Beide »Gestalten«, die averbale des Bewegens und Wahrnehmens und die verbale des Sprechens und Denkens, sind wiederum Teile eines größeren Gestaltkreises, dem des *Begreifens* (Abb. 3).

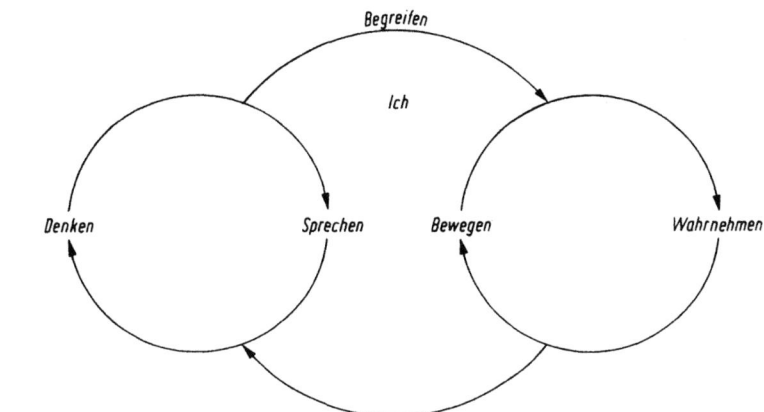

Abb. 3

Mit »Begreifen« können wir also umfassend die Leistungen der eigenständigen Ich-Sphäre bezeichnen, wie sie von *Hartmann* (7) in Erweiterung des *Freud*schen Persönlichkeitsmodells beschrieben worden sind. Das autonome Ich verfügt über eine eingeborene Ausstattung mit sensu-motorischen Verhaltensweisen, als deren wichtigste *Bowlby* (2) beschrieben hat: Schreien, Lutschen, Lächeln, Anklammern, Folgen. Sie ermöglichen dem kleinen Menschenkind, Realität und Selbst zu begreifen.

Auch bei diesen Verhaltensweisen haben wir Bewegen und Wahrnehmen als Einheit vor uns. Nehmen wir als Beispiel das Folgen: »Folgen« heißt: Nachgehen, im Bereich der schützenden Mutter bleiben, wie wir es beim Tierkind unmittelbar sehen, heißt: Daranbleiben, etwas sehend und tastend verfolgen, so wie wir etwa sagen: Wir folgen dem Zug der Wolken am Himmel, oder: Wir folgen mit den Händen dem Umriß und der Oberfläche eines Gegenstandes. »Folgen« heißt aber auch: Gehorchen, inneres Nachvollziehen, Sich-zu-eigen-Machen von Notwendigkeiten, die für die Erhaltung und Entfaltung des Ich unabdingbar sind.

Wir stoßen damit vor in den Bereich der von *Balint* (1) so genannten »Grundstörungen«.*) Denn von Grund auf gestört sind Menschen, die von vornherein ihre eigenen Organe und Funktionen als feindselig und als »draußen« erleben und ablehnen. Sie können Wahrnehmung und Bewegung nicht angemessen einsetzen zur Bewältigung der Eindrücke von außen und der Impulse von innen, die daher ständig

---

* Grundstörungen im Bereich der Motorik finden sich beispielsweise in dem expansiv-aggressiven Verhalten, das sich — behindert — später beim Infarktpatienten katastrophal auswirkt, wie das *Hahn* (6) gezeigt hat.

als überwältigend und störend erfahren werden. Solche Menschen sind, um es mit einem bildkräftigen, in der Psychologie allerdings nicht gebräuchlichen Wort zu bezeichnen, unzulänglich »inkarniert«.

Ich glaube, daß es wichtig ist, diese Unzulänglichkeiten in der sensu-motorischen Ausstattung als Bedingung einer gestörten Ich-Entwicklung zu sehen. Man muß sich vorstellen, wie *Erikson* (4, S. 202) einmal schrieb, »daß diese Kinder sehr früh und höchst subtil außerstande waren, den Blick, das Lächeln und die Berührung ihrer Mutter zu erwidern; eine initiale Zurückhaltung, die die Mutter ihrerseits veranlaßte, sich unbewußtermaßen zurückzuziehen«. Diese Einsicht ist auch von großer allgemeiner Bedeutung für unsere psychotherapeutische Strategie, denn aus einem Vorurteil unseres psychotherapeutischen Berufs heraus sind wir allzu leicht geneigt, »die ablehnende Mutter« für die Gestörtheit eines Patienten verantwortlich zu machen.

Ich fasse diese nur andeutenden Ausführungen über die Zusammenhänge von Bewegung und Ich-Entwicklung in drei Sätzen zusammen: Das Ich muß als eine von der späteren Triebentwicklung primär unabhängige Instanz gedacht werden. Angeborene motorische und sensorische Verhaltensweisen bilden, gestaltkreishaft miteinander verknüpft, die Grundlage für Selbstbewahrung, Selbsterfahrung und Selbstentfaltung des Ich. Übergeordnete Bezeichnung für die Funktionen dieser sensu-motorischen Ausstattung ist das »Begreifen«, womit gleichzeitig zum Ausdruck gebracht wird, wie die Gestalt »Bewegen und Wahrnehmen« mit der Gestalt »Sprechen und Denken« im Dienst der Ich-Entwicklung in einem umfassenderen Gestaltkreis zusammengeschlossen ist.

II.

Zur zweiten Frage, der nach dem Verhältnis von Selbsterfahrung und Bewegung unter einem therapeutischen Gesichtswinkel: Bewegung ist nicht nur das Ergebnis des Funktionierens eines Bewegungsapparates, einer Muskel- und Nerventätigkeit, wie uns das im medizinischen Unterricht gelehrt wird, sondern bedeutet stets auch ein Bewegungs*erlebnis*. In diesem Bewegungserlebnis liegt nach meiner Meinung im wesentlichen die Wirkung *jeder* Bewegungstherapie. Das gilt — ich nenne nur als Beispiele — ebenso für leistungssteigernde Übungen sportlicher und gymnastischer Art, für Terrainkuren, für alle Formen von Bewegungsbehandlung nach chirurgischen, orthopädischen, internen oder neurologischen Erkrankungen, wie für den Bewegungsanteil der Arbeits- und Beschäftigungstherapie; es gilt aber auch für das mehr inwendige Bewegtsein durch das Atemgeschehen, durch Musik und Rhythmus, und es gilt selbstverständlich für jede psychotherapeutisch gemeinte Bewegungstherapie.

Ich will die Bedeutung des Bewegungserlebnisses an einem einfachen Beispiel (erweitert nach *Erikson*, 4, S. 229 f) schildern:

Ein Kind hat entdeckt, daß es laufen kann. Seine motorischen Fähigkeiten sind bis zu diesem Schritt — in des Wortes unmittelbarster Bedeutung — gereift: Stützapparat, Muskulatur und Koordination sind so entwickelt, daß sie dem Kind die freie Fortbewegung im Raume ermöglichen. Die neu entwickelte Funktion wird das Kind nun zu vervollkommnen suchen. Wer aber das Kind dabei beobachtet, wird unmittelbar davon beeindruckt sein, daß diese neue Funktion auch ein neues Selbstbewußtsein bedeutet: »Ich bin einer, der gehen kann«. Wer ist nun »einer, der gehen kann«? Er ist einer, der auf eigenen Füßen steht, der aufrecht bleiben kann, aber noch mehr: Er ist einer, der auf Absicherungen verzichtet, es deshalb weit bringen kann, der aber auch vielleicht zu weit geht, wenn man nicht auf ihn aufpaßt. Er ist also einer, der neue Möglichkeiten und Gefahren des Lebensraums entdeckt hat. Nehmen wir dazu das Stehenbleiben und Hinfallen, den dabei erlebten Schmerz und das Heile-Heile-Segen der Mutter oder ihre Ermunterung zum Weitergehen und ihre Freude an dem Erreichten und ihr Lob dafür, so haben wir in etwa umrissen, was »Gehen-Können« als Erlebnis für das Kind alles bedeutet.

Die Erfahrungen, die wir aus dieser Kinderbeobachtung ziehen, lassen sich bei allen Formen der bewegungstherapeutischen Arbeit nutzbar machen. Denn wir können davon ausgehen, daß jede Krankheit oder Störung einen, allerdings sehr verschieden großen Verlust an Handlungsmöglichkeiten mit sich bringt, den Menschen also zurückwirft auf eine Stufe des Nicht-mehr-Könnens. Analog zum Kind muß der Patient deshalb angeregt werden, die Grenzen seines Einflußbereiches hinauszuschieben, sein Selbst handelnd zu entfalten, auf die »Welt« zuzugehen. Psychologisch gesagt heißt das: Die krankheitsbedingte Regression wird durch Förderung der Aggressivität (hier im Sinne des ad-gredi) überwunden.

III.

Für uns psychotherapeutisch Interessierte ist aber die Frage die wichtigste, zu der ich nun im dritten Abschnitt komme: Inwiefern kann eine Bewegungstherapie überhaupt *Psycho*therapie sein, bzw.: Wie muß eine Bewegungstherapie beschaffen sein, wenn sie sich als *Psycho*therapie versteht? Vier Punkte möchte ich hier ansprechen:
1. Förderung des Selbstverständnisses und Selbstbewußtseins;
2. Vermittlung von Sinnhaftigkeit;
3. Berücksichtigung psychodynamischer Faktoren;
4. Anregung von Lernprozessen im sozialen Feld.

Bei der Frage nach Förderung von Selbstverständnis und Selbstbewußtsein kann ich zunächst an das erinnern, was ich im ersten Abschnitt über die Bedeutung der Bewegung für die Ich-Werdung gesagt und im zweiten Abschnitt am Beispiel des Gehen-Könnens gezeigt habe. Ich möchte das aber jetzt noch etwas anschaulicher machen, und zwar wieder an Hand einer Kinderbeobachtung:

Ein Kind — elf Monate alt — sitzt am Boden, um sich herum eine Anzahl von Bauklötzchen. Die Mutter oder der Vater baut ihm aus den Klötzchen einen Turm. Mit

1.8. Stolze

einer raschen Handbewegung wirft das Kind den Turm um. Der Erwachsene baut, das Kind wirft um, usf., viele Male hintereinander. Oder: Das Kind sitzt auf dem Schoß der Mutter oder des Vaters am Tisch. Es greift nach einem Löffel und wirft ihn hinunter. Die Mutter oder der Vater hebt ihn auf, das Kind wirft ihn hinunter, immer wieder. Dabei ist das Kind höchst vergnügt und lacht, wenn der Turm umstürzt oder der Löffel auf den Boden fällt. Das Kind spielt. Was ist sein Spiel? In unserer Erwachsenensprache ausgedrückt: Es spielt »Gravitation«, Aufrichten — Umfallen, Hinunterfallen — Aufheben. Es erprobt spielend am und mit dem Objekt das eigene Stehen, Hinfallen und Sich-wieder-Aufrichten. In einer Welt handhabbarer Spieldinge »überholt« es sein Ich, so wie es jetzt ist, nimmt eine Zuständlichkeit, das freie Stehen und Gehen, vorweg, um eines Tages das zu können und zu sein, wovon der Erwachsene sagt: »Das Kind steht und geht«.

So ist »das Spiel die königliche Straße zum Verständnis des infantilen Ichstrebens nach Synthese« — wie *Erikson* (4, S. 204) sagt. Das heißt: Im Spiel, im spielerischen Bewegen, erkennen und verstehen wir in besonderer Weise das Ich, wie es geworden ist und wie es sich weiterentwickeln kann und will.[2] Und wir erkennen dies nicht nur am anderen, sondern wir erfahren uns darin auch selbst. Die »via regia« des Spiels führt also einmal über Selbsterfahrung zum Selbstverständnis, zum anderen über Selbstverwirklichung zum Selbstbewußtsein: Im Stehen kommt der Mensch zu einem Standpunkt, kann aber auch eine von ihm eingenommene Standbildhaltung erleben und das befreiende Loslassen im Zusammensinken, aus dem er dann wieder hinaufwachsen kann zu einem echten Aufgerichtet-Sein, zum Aufrechten. Im Gehen gewinnt er Raum, vielleicht größere Freiheit durch Verzicht auf übertrieben-ängstliche Absicherung. Im Umgang mit Gegenständen, etwa mit einem Ball, erfährt er unmittelbar sowohl das Bekommen und Behalten, wie auch der Hergeben und Trennen.

Ich denke, daß diese wenigen Hinweise genügen, um einen Eindruck davon zu geben, wie wir in der Bewegungstherapie mit dem gestörten Selbstbewußtsein eines Patienten umgehen können.

Sehr wichtig ist hier noch ein anderes Phänomen, das wir bei unseren erlebnisgestörten, neurotischen Patienten immer wieder beobachten. Wie oft hören wir: »Es geht nicht«, oder: »Ich kann nicht«? Wir können dies grundlegende Problem bewegungstherapeutisch übersetzen und mit dem Patienten in kleinen Schritten konkret an Bewegungsabläufen, die er entgegen seiner Überzeugung vollziehen kann, erarbeiten, wie es (doch) geht. Dabei erfährt der Patient nicht nur das Können einer Bewegung, wird nicht nur durch das allgemeine *äußere* Erfolgserlebnis ermutigt: Weil jeder Bewegung eine symbolische Bedeutung innewohnt, wird damit auch durch eine spezifische *innere* Erfahrung die Könnensmöglichkeit des Ich gegenüber den neurotischen Fixierungen gestärkt.[*]

---

* »Viele Analytiker sind der Meinung, daß reale Gefahren im physischen Geschehen unweigerlich in innere Gefahren umgesetzt werden, d.h. daß alle Angst letzten Endes Angst vor Inhalten des Es bedeutet. Für meine eigene Person zögere ich, ebenso weit zu gehen.

Was mir wahrscheinlicher erscheint, ist die Koexistenz von äußeren und inneren Gefahr- und

Der zweite Punkt ist die Vermittlung von Sinnhaftigkeit. »Sinn« meint hier gleichzeitig den Sinn als sensorisches Organ, mit dem wir sehen, hören, riechen, schmecken und tasten, und als Sinnlichkeit und Sinnenhaftigkeit, bis hin zu Besinnung und Besinnlichkeit, und meint ferner »Sinn« als Richtigkeit, Planmäßigkeit und Ordnung, auch auf einer überindividuellen, letzten Endes transzendenten Ebene.

Wir können uns einmal fragen, wie viele unserer tagtäglichen Bewegungen so gesehen unsinnlich und sinn-los sind, also eigentlich unbelebt und unbesonnen. Auch unsere Sinne gebrauchen wir häufig ohne Sinn: Wir hören und vernehmen nicht, wir sehen und nehmen nicht wahr, wir bewegen uns, ohne zu spüren, was wir tun und was geschieht. So leben und handeln wir weitgehend sinn-los, undurchlässig für »Sinn« in der umfassenden Bedeutung des Wortes. Mit den dadurch geschaffenen Problemen beschäftigt sich die psychotherapeutische Bewegungstherapie. Ungenügender und verbildeter Gebrauch der Sinnlichkeit spielt eine wesentliche Rolle bei unseren erlebnisgestörten Patienten — denken wir z.B. nur an eine häufige Form der »Grundstörung«, die Trennungsangst. Der neurotische Mensch leidet in erster Linie nicht deshalb unter der Angst vor dem Getrenntwerden, weil er in früher Kindheit das Verlassensein erfahren hat, sondern vielmehr, weil er von seiner eigenen Sinnlichkeit abgetrennt ist, ihrer nicht sicher ist als Instrument zur Aufnahme von Beziehungen.

Ich gebrauche hier mit voller Absicht das Wort »Sinnlichkeit«, um auf ein mögliches Mißverständnis aufmerksam zu machen, die Verwechslung mit »Sexualität«. Daß es sich *darum* in der Bewegungstherapie *nicht* handeln kann, geht schon aus der eingangs erwähnten Unabhängigkeit der sensu-motorischen Ausstattung vom libidinösen Triebgeschehen hervor.

Verstehen wir recht, was mit »sinnvoller Bewegung« gemeint ist, so kann auch einem oftmals geäußerten Einwand gegen die Bewegungstherapie begegnet werden. Es ist ein Axiom der psychoanalytischen Technik, das *Freud* (5) schon 1914 aufgestellt hat, daß bloße Abfuhr von Emotionen durch Agieren die »Erinnerungsarbeit« verhindert. Der Bewegungstherapie wird nun solches Agieren entgegengehalten. Bei diesem Einwand wird aber nicht differenziert zwischen — wie wir nun sagen — sinnloser und sinnvoller Bewegung. Eine mit allen Sinnen voll erlebte Bewegung kann eine erstaunliche Wirkung auf die Erinnerungsarbeit haben. Dazu ein Beispiel aus einem Bericht von *Juana Danis* (3):

> Zwei therapeutische Gruppen waren zu einer bewegungstherapeutischen Arbeit vereinigt. In einer der Gruppen befand sich eine Frau, deren Hauptproblem eine Sterilität war, in der anderen ein junger Mann, der unter einer Sexophobie litt. Beide saßen

---

Angstsituationen, mit fließenden Übergängen zwischen beiden. Was wir »Mut« nennen, beruht vielleicht auf der Fähigkeit, äußeren Gefahren auf ihrem eigenen Boden zu begegnen und ihr Zusammenfließen mit den aus dem Es auftauchenden unbewußten Ängsten zu verhüten.«
Diese Bemerkung von *Anna Freud* findet sich in ihrem Buch: »Kranke Kinder«.

nun nebeneinander; sie hatten sich vorher nie gesehen, kannten deshalb auch nicht die Probleme des anderen. Die von der Therapeutin vorgeschlagene Arbeitssituation war: die Hand des anderen zu ergreifen und zu erfühlen. Danach sagte der junge Mann plötzlich: »Ich weiß nicht, warum mir die Idee kommt, ein Ei in diese hohle Hand zu legen« — womit er, noch ohne sich dessen bewußt zu sein, das Problem beider angesprochen hatte.

Solche, nur scheinbar überraschenden Einfälle und Äußerungen sind in der bewegungstherapeutischen Arbeit nicht selten. Sie fördert und ermöglicht also durchaus auch im analytischen Sinn das Erinnern, Wiederholen und Durcharbeiten[3] — und dies mit intensiver therapeutischer Wirkung, weil es sich in einem zunächst noch vorbewußten Bereich vollzieht, in dem es für die spontanen seelischen Heilungskräfte eines Patienten oftmals leichter ist, die Abwehrfunktionen zu überspielen.

Damit komme ich zum dritten Punkt: Eine Bewegungstherapie muß, wenn sie sich als eine psychotherapeutische versteht, psychodynamische Faktoren berücksichtigen. Vor kurzem nahm ich an einer analytisch orientierten Arbeit zweier Gruppen als Beobachter teil. Aus dem Verlauf der beiden, jeweils nur 40 Minuten dauernden Sitzungen habe ich mir die folgenden Äußerungen einzelner Teilnehmer oder der Gruppenleiter notiert: »Wir tasten uns ab« — nämlich unsere Position in der Gruppe und die Vertrauenswürdigkeit des Gruppenleiters; »Wir grenzen uns ab« — aus Angst und Rivalitätsgefühlen; »Wir versuchen, uns einander zuzuwenden« — um Kontakt zu gewinnen; »Ich möchte Herrn X.« — einen noch Außensitzenden — »in die Gruppe hereinholen«; »Ich fühle mich von der Gruppe vergewaltigt«; »Ich möchte beschützt werden«. Alle diese Mitteilungen treffen nicht nur Feststellungen einer individuellen oder Gruppen-Befindlichkeit, sondern sind Ausdruck einer Psychodynamik auf der Ebene von Kampf und Flucht (fight and flight). Darüber hinaus enthalten sie unmittelbare Bewegungsangebote: abtasten, abgrenzen, zuwenden, hereinholen, vergewaltigen, beschütztwerden. Wünsche nach einem bewegungsmäßigen Vollzug der aufgetauchten Gefühle wurden auch geäußert, konnten aber nicht zum Tragen kommen, weil die Angst zu groß war; Angst vor der Unmittelbarkeit der Bewegung, Angst vor dem Verbot des Agierens und Angst vor dem Gebot, die analytische Arbeit in der Versagung durchzuführen. Sind diese Ängste berechtigt?

Die Angst vor der Unmittelbarkeit der Bewegung ist sehr verständlich. Die »Verborgenheit des Leiblichen« bietet dem Menschen, gerade auch als Patienten, einen oft durchaus notwendigen Schutz, den wir nicht einfach durch ein ungezieltes Bewegungsangebot durchbrechen dürfen. Zu der im Prinzip unberechtigten Angst vor dem Agieren habe ich mich vorhin schon geäußert. Was schließlich die Angst vor dem Gebot der Frustrationstechnik angeht, so schrieb *Balint* (1, S. 41), mit vollem Recht, wie ich meine, daß wir »in unserer (psychoanalytischen) Praxis doch ein recht schiefes Bild zu sehen bekommen und daß diese Entstellung durch unsere wohlerprobte Technik zustandekommt, die dem Patienten Versagung auferlegt und ihn zugleich in seinen Befriedigungen hemmt oder sie ihm nimmt«.

Was ich mit all dem sagen will, ist dies: In der Bewegungstherapie sind Patient und Therapeut hineingestellt in ein psychodynamisch hochgespanntes Feld von Kampf und Flucht, von Gewährung und Versagung. Übertragung und Gegenübertragung, Widerstand und Abwehr müssen also dem Therapeuten selbst erfahrbar sein, wenn er Bewegung psychotherapeutisch wirksam machen oder wenigstens damit nicht schaden will. Unter dieser Voraussetzung lassen sich dann aber gerade auch Übertragung und Gegenübertragung, Widerstand und Abwehr, wie es ja schon diese Worte sagen, ganz unmittelbar bewegungstherapeutisch handhaben, unmittelbar in dem Sinn, daß sie erfahren und bewältigt werden können, ohne daß sie verbal gedeutet werden müssen. Es ist daher bei entsprechender Selbsterfahrung des Therapeuten auch eine bewegungstherapeutische Deutungsarbeit möglich.

Damit werden dann — und das ist nun mein vierter und letzter Punkt — Lernprozesse in Gang gesetzt, und zwar hauptsächlich Lernprozesse im sozialen Feld, die zu Direktheit, Offenheit und Echtheit führen. Wir betreten dabei, bewegungstherapeutisch gesprochen, den »Spielraum«. *Winnicott* (10) hat sehr schön die Bedeutung des Spielraums an der Kind-Mutter-Beziehung dargestellt: Es ist der Raum, der um das ungestört spielende Kind entsteht, ungestört, weil die Mutter beständig, aber nicht beständig *da* ist. Läßt sie dem Kind auch im direkten Wortsinn seinen Spielraum, den Raum seiner Freiheit, den es sich allmählich erobert, so kann sie nach und nach auch ihre eigenen Bedürfnisse in diesen so geschaffenen Freiheitsraum einbringen.

Mir scheint, daß wir hier ein gutes Modell für die Entwicklung der Beziehungen des Einzelnen zu den Menschen seiner Umwelt vor uns haben. Und in der Bewegungstherapie haben wir die Möglichkeit, diesen Spielraum als sich allmählich erweiternden Freiheitsraum konkret zu gestalten. Das heißt aber, daß eine psychotherapeutische Bewegungstherapie danach verlangt, die Zwei-Personen-Beziehung: Patient — Therapeut auszudehnen auf die Mehr-Personen-Beziehung einer Gruppe. Bewegungstherapie, so wie wir sie verstehen, ist ihrem Wesen nach also eine gruppenpsychotherapeutische Methode.[4] Denn hauptsächlich im Feld der Gruppe kann jenes Erproben und Vergleichen stattfinden, durch das vom einzelnen Patienten in allmählicher Überwindung der neurotischen Fixierungen die Möglichkeit zurückgewonnen wird, zu wählen und zu entscheiden.

Wir müssen also unserem Schema noch einen weiteren Kreis hinzufügen, in dem wir das einzelne »Ich« in eine gestaltkreishafte Beziehung zur »Gruppe« setzen (Abb.4).

Das ganze Schema sollte man sich nun nicht als etwas Starres vorstellen — denn es wäre widersinnig, Bewegung fixieren zu wollen. Die gezeichneten Kreise mit den Pfeilen sind vielmehr als Darstellung eines ständig bewegten Kreisens, auch als Regelkreise im kybernetischen Sinn, zu verstehen.

1.8. Stolze

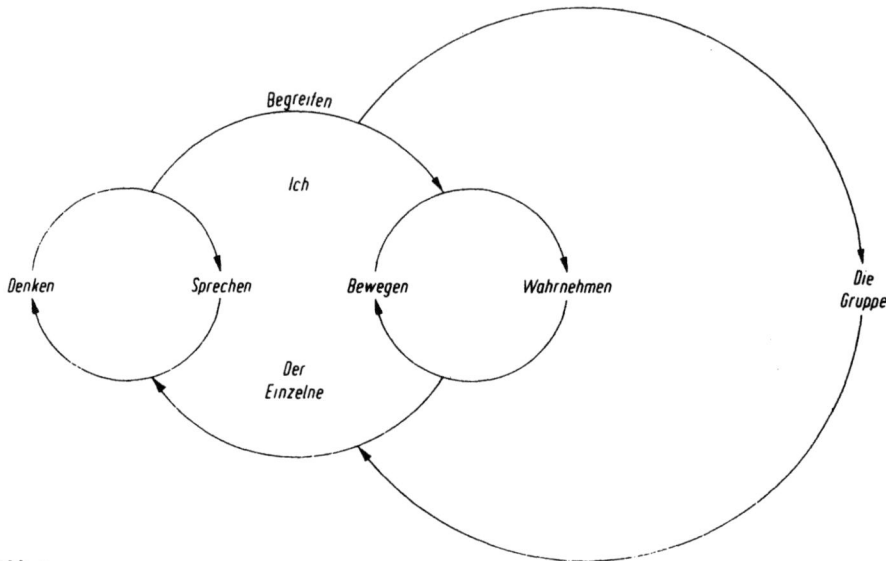

Abb. 4

Das Schema kann uns gleichzeitig den Platz anschaulich machen, den die Bewegungstherapie innerhalb der psychotherapeutischen Verfahren einnimmt (Abb.5).

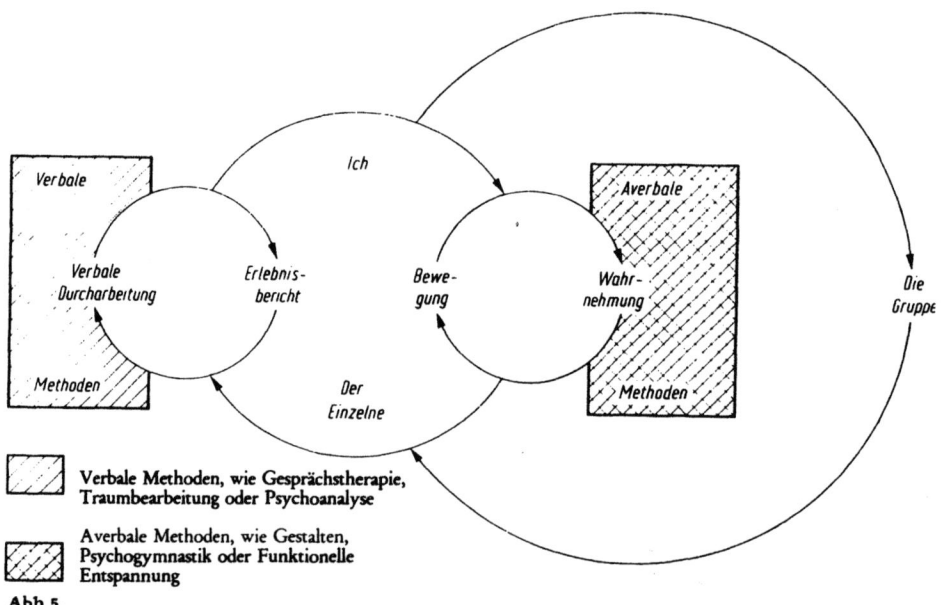

Verbale Methoden, wie Gesprächstherapie, Traumbearbeitung oder Psychoanalyse

Averbale Methoden, wie Gestalten, Psychogymnastik oder Funktionelle Entspannung

Abb 5.

Tragen wir nämlich auf der einen Seite kariert noch die Beziehung zu den averbalen, auf der anderen schraffiert die Beziehung zu den verbalen Methoden ein, so vermittelt es einen gewissen Eindruck von den psychotherapeutischen Möglichkeiten der Bewegungstherapie. Daß dabei die Kombination mit anderen Verfahren nicht ungezielte therapeutische Polypragmasie ist, können wir ebenfalls dem Schema entnehmen, besonders dann, wenn wir »Sprechen« durch »Erlebnisbericht« und »Denken« durch »Verbale Durcharbeitung« ersetzen. Denn nun können wir die therapeutischen Wege (auf den Kreisbögen) verfolgen: Probleme können in der Bewegung auftauchen und wahrgenommen werden, und diese Wahrnehmung kann wieder in der Bewegung verarbeitet werden. Das Bewegungserlebnis kann aber auch berichtet werden und dann über die Wahrnehmung des Gesprochenen zur Bewegungsverarbeitung zurückführen, wenn es nicht vorher verbal durchgearbeitet wird. Probleme können aber auch im verbalbewußten Bereich auftauchen und dann auf die eine oder andere schon gezeigte Weise im Feld von Wahrnehmung und Bewegung therapeutisch gestaltet werden.

Schließlich kann sich dies alles in und an *einem* Patienten oder in seinen Beziehungen zur therapeutischen Gruppe vollziehen.

In der täglichen Praxisarbeit stoßen wir ständig an die Grenzen, die unserem Erfahren und therapeutischen Wirken gesetzt sind durch Theorie und Methodik, durch die äußeren Umstände, aber auch durch eigene, innere Vorbehalte. Es entspräche ganz dem Wesen der Bewegungstherapie, wenn diese Ausführungen dazu dienten, die Grenzen ein wenig hinauszuschieben und den therapeutischen Spielraum zu erweitern.[5]

Literaturhinweise:

1. BALINT, M.: Therapeutische Aspekte der Regression. Ernst Klett, Stuttgart, 1970.
2. BOWLBY, J.: Critical phases in the development of social responses in man and other animals. New Biology, 14, 25, 1953.
3. DANIS, J.: Neue Formen der Gruppenerfahrung. Vortrag beim 3. Internat. Symposion über analytische Gruppentherapie 1971. Stelzerreut.
4. ERIKSON, E.: Kindheit und Gesellschaft. Ernst Klett, Stuttgart, 3. Aufl. 1968.
5. FREUD, S.: Weitere Ratschläge zur Technik der Psychoanalyse. II. Erinnern, Wiederholen und Durcharbeiten. Ges. W. Bd. 10.
6. HAHN, P. und K.D. HÜLLEMANN: Ambulante gruppentherapeutische Rehabilitation von Herzinfarktpatienten. Praxis Psychother. XVII, 1972, 96-103.
7. HARTMANN, H.: Ich-Psychologie und Anpassungsproblem. Internat. Zschr. Psychoanal.- Imago, 24, 62, 1939.
8. PIAGET, J.: Theorie der Intelligenz. Rascher, Zürich, 1947.
9. v. WEIZSÄCKER, V.: Der Gestaltkreis. Georg Thieme, Stuttgart, 1. Aufl. 1939.
10. WINNICOTT, D.W.: Die Lokalisierung des kulturellen Lebens. Psyche, XXIV, 260, 1970.

1.8. Stolze

Anmerkungen des Herausgebers:

1 *Heute würde man sagen: »In einem kinaesthetischen Regelkreis«, ebenso wie es im folgenden Absatz an Stelle von: »Gestalten« auch: »Regelkreise« heißen könnte. Siehe dazu auch den Text zu Abbildung 4.*
2 *Es ist vielleicht förderlich, dazu einen Blick auf die Betrachtungen Schillers über »Stofftrieb«, »Formtrieb« und »Spieltrieb« zu werfen (»Über die ästhetische Erziehung des Menschen in einer Reihe von Briefen«, 1794):*

    »Zur Erfüllung dieser doppelten Aufgabe, das Notwendige in uns zur Wirklichkeit zu bringen und das Wirkliche außer uns dem Gesetz der Notwendigkeit zu unterwerfen, werden wir durch zwei entgegengesetzte Kräfte gedrungen, die man, weil sie uns antreiben, ihr Objekt zu verwirklichen, ganz schicklich Triebe nennt. Der erste dieser Triebe, den ich den sinnlichen nennen will, geht aus von dem physischen Dasein des Menschen oder von seiner sinnlichen Natur und ist beschäftigt, ihn in die Schranken der Zeit zu setzen und zur Materie zu machen.«

    »Der zweite jener Triebe, den man den Formtrieb nennen kann, geht aus von dem absoluten Dasein des Menschen oder von seiner vernünftigen Natur und ist bestrebt, ihm in Freiheit zu setzen, Harmonie in die Verschiedenheit seines Erscheinens zu bringen und bei allem Wechsel des Zustands seine Person zu behaupten.«

    »Je vielseitiger sich die Empfänglichkeit ausbildet, je beweglicher dieselbe ist und je mehr Fläche sie den Erscheinungen darbietet, desto mehr Welt ergreift der Mensch, desto mehr Anlagen entwickelt er in sich; je mehr Kraft und Tiefe die Persönlichkeit, je mehr Freiheit die Vernunft gewinnt, desto mehr Welt begreift der Mensch, desto mehr Form schafft er außer sich.«

    »Dieses Wechselverhältnis beider Triebe ist im eigentlichsten Sinne des Worts die Idee seiner Menschheit. Daß er dieser Idee wirklich gemäß, folglich in voller Bedeutung des Worts Mensch ist, kann er nie in Erfahrung bringen, solange er nur einen dieser beiden Triebe ausschließend oder nur einen nach dem andern befriedigt: denn solange er nur empfindet, bleibt ihm seine Person oder seine absolute Existenz, und solange er nur denkt, bleibt ihm seine Existenz in der Zeit oder sein Zustand Geheimnis. Gäbe es aber Fälle, wo er diese doppelte Erfahrung zugleich machte, wo er sich zugleich seiner Freiheit bewußt würde und sein Dasein empfände, wo er sich zugleich als Materie fühlte und als Geist kennen lernte, so hätte er in diesen Fällen, und schlechterdings nur in diesen, eine vollständige Anschauung seiner Menschheit, und der Gegenstand, der diese Anschauung ihm verschaffte, würde ihm zu einem Symbol seiner ausgeführten Bestimmung. .... Vorausgesetzt, daß Fälle dieser Art in der Erfahrung vorkommen können, so würden sie einen neuen Trieb in ihm aufwecken. Es sei mir einstweilen, bis ich diese Benennung gerechtfertigt haben werde, vergönnt, ihm Spieltrieb zu nennen.«

    »Denn, um es endlich auf einmal herauszusagen, der Mensch spielt nur, wo er in voller Bedeutung des Worts Mensch ist, und er ist nur da ganz Mensch, wo er spielt.«
3 *Siehe dazu auch den Beitrag von Stolze über »Agieren« und »Erinnern« in der KBT, Seite 181 ff.*
4 *Siehe dazu aber die Ausführungen von Kost (Seite 477) zur Entwicklung der KBT von der Einzelarbeit zur Gruppenarbeit und wieder von der Gruppenarbeit zur Einzelarbeit.*
5 *Stolze hat die wichtigsten Punkte dieses Beitrags beim wissenschaftlichen Kongress der 6. Gymnastrada in Berlin 1975 unter dem Titel: »Bewegungserlebnis und Selbst-Erfahrung« nochmals vorgetragen (veröffentlicht in: Hahn, E. und W. Preising (Hrg.): Die menschliche Bewegung. Bericht des wissenschaftlichen Kongresses der 6. Gymnastrada Berlin 1975. Verlag Karl Hofmann, Schorndorf: 1976, Seite 105-113). Der Vortrag selbst ist nicht in die vorliegende Sammlung aufgenommen, da sich daraus nur Wiederholungen ergeben würden. Es folgt hier jedoch die Diskussion (Leitung: Franz Lotz, Berichterstatter: Erwin Hahn), weil sie Fragen und Antworten enthält, wie sie typischerweise bei solchen Gelegenheiten gestellt und gegeben werden. Ferner wird ein Versuch mit dem Plenum geschildert, wie er auch bei einer großen Zuhörerzahl in einem Vortragsraum durchgeführt werden kann (ähnliche Versuche dieser Art finden sich in den Beiträgen zu Teil 4):*

1.8. Stolze

›Diskussion:

Dieckert stellte die Frage, ob es angeborene sensomotorische Verhaltensweisen gebe oder ob nicht alle Verhaltensweisen mit Erfahrungen im sozialen Raum zusammenhingen.

Stolze erklärte, die Instinkthandlungen können als angeborene sensomotorische Verhaltensmuster angesehen werden, die ein Kind mitbringt, ehe es in Beziehung zu anderen tritt. Aus ethologischen Beobachtungen kann geschlossen werden, daß diese Ausstattung unterschiedlich ist. Eine klare Trennung kann jedoch nicht erfolgen, da wir Verhaltensweisen immer nur im sozialen Kontext wahrnehmen. So ist die Grundausstattung des Greifens vorhanden, das Kind ergreift von sich aus die Welt und entwickelt so die angeborene Verhaltensweise in der sozialen Umwelt weiter. — Eine bestimmte Grundausstattung von Bewegungsmustern bringt das Kind mit zur Welt, es ist auf das Funktionieren dieser Muster sogar angewiesen, um überleben zu können. Im Vergleich zu den Tieren ist das Menschenkind jedoch schlecht ausgerüstet und daher in hohem Maße auf die Zuneigung und die Zuwendung der Mutter angewiesen, was zugleich die Übernahme des kulturellen Systems der Mutter und der Familie bedeutet.

Die biologische Grundausstattung wird sofort in die kulturellen Verhaltensmuster der Familie integriert (*Grupe*). Die Bewegung darf nicht nur als physikalische Bewegung aufgefaßt werden (*Klug*), sondern als Bewegung innerhalb des Bewußtseins; von daher konstituiert sich auch ein Raum- und Zeitfunktion der Bewegung.

Auch die Sprache kann in dem Bereich der Bewegung als ein kompliziertes System verstanden werden (*Klug*). Nach *Stolze* ist das Begreifen das Übergeordnete, das Bewegung und Sprache lenkt und leitet. *Grupe* stellte die Sprache als eine sehr komplizierte Bewegung dar, an der viele Muskelgruppen beteiligt sind, um zu formulieren und zu artikulieren. Darüber hinaus aber erhält die sprachliche Formulierung ihre Bedeutungszuweisung durch den sozialen Kontext. So gibt es Untersuchungen, die zeigen, daß das kindliche Nein über fünfzig Bedeutungen haben kann. Diese unterschiedliche Bedeutungszuweisung ist in ähnlicher Form auch bei Bewegungshandlungen vorhanden.

Im Anschluß wurde eine Demonstration der Bewegungstherapie im Zusammenhang mit der Bewegung als Selbsterfahrung durchgeführt. Ausgehend von der inneren Erfahrung sollten Anregungen zur Körperwahrnehmung gegeben werden. Der Augenschluß stellt einen Verzicht auf äußere Eindrücke und eine Zuwendung auf den eigenen Körper und sich selbst dar.

Folgende Hinweise wurden gegeben:

1. Versuchen Sie wahrzunehmen, was Sitzen ist! — Wie habe ich einen Kontakt zur Sitzfläche? — Wo fühle ich eine Verbindung? — Wie schwer bin ich? — Kann ich etwas von mir an der Kontaktfläche wahrnehmen? — Welche Beschaffenheit hat die Kontaktfläche? — Wie fühle ich mich auf dem Stuhl? — Bei den einzelnen ist die Haltung sehr verschieden. — Wie ist das mit meinem Rücken, wie ist der Kontakt zur Rückenlehne? — Wie ist der Kontakt der Füße zum Boden? — Wie ist das nun: Wenn ich mich der einen Stelle zuwende? Der anderen? Kann ich das gleichzeitig oder geht mir die Seite, der ich mich gerade nicht zuwende, wieder verloren? — Gehen Sie dem innerlich nach, was Sie alles beobachten können! — Spüren Sie

1.8. Stolze

den Druck der Beine, wenn sie übereinandergeschlagen sind! — Kommt Ihnen das Bedürfnis, die Lage zu verändern, etwas zu verändern? — Warten Sie ein wenig, nicht sofort die Bewegung ausführen! — Erst einmal herausfinden, wo die Bewegung ablaufen wird, wo sie ansetzt, wo sie endet? —

2. Der Raum. — Wieviel Raum habe ich eigentlich in mir? — Um mich herum, vor mir, über mir, links und rechts von mir? — Kann ich etwas davon spüren? —
3. Während nichts verändert wird, wenden Sie sich einer Stelle im Körper zu, Ihrem rechten Arm! — Was vom rechten Arm kann ich wahrnehmen? — Wo liegt er auf? — Wie ist seine Beziehung zum Körper? — Nehmen Sie wahr, was vom rechten Arm da ist. — Da können vom Fühlen her ganz Stücke fehlen. — Wieviel ist von den Fingern erlebbar? — Von der Handfläche, vom Handrücken, vom Handgelenk, vom Unterarm, vom Oberarm, von der Schulter? — Vielleicht spüren Sie etwas von der Temperatur! — Gibt es Unterschiede zwischen Handfläche und Handrücken? —
4. Bitte eine einfache Bewegung vorbereiten: Den Unterarm aus der Lage herausbewegen, bis er senkrecht steht, ohne den Oberarm zu bewegen! — Bereiten Sie die Bewegung vor! — Wo wird die Bewegung beginnen? — Zeit lassen mit der Bewegung, so daß Sie innerlich folgen können! — Wo beginnt die Bewegung, wie läuft sie ab, wo ist sie zu Ende? — Und nun umgekehrt zur Ausgangslage zurück.
5. Die Beziehung zum Nachbarn. — Wenden Sie sich ihm zu. — Nehmen Sie einen Gegenstand und geben ihn dem Nachbarn. — Sie bekommen etwas, tauschen etwas aus. — Nehmen Sie wahr, was er Ihnen gibt, wie es sich anfühlt. — Reden Sie mit ihm, was sich da ergibt, was Sie alles an sich erfahren haben! —
6. Was haben Sie beim Versuch erfahren? Über sich, über Ihren Raum, die Bewegung, die Beweglichkeit, das Dabeisein, das Abgelenktwerden usw.?

Die Demonstration sollte ein Beispiel der Selbsterfahrung sein, jedoch wurde die Zeit stark gerafft. Die auf 10 Minuten zusammengedrängten Abläufe brauchen normalerweise mindestens 45 Minuten Zeit, was einen Einwand von *Trebels* beantwortete.

Dieser hatte die starke Lenkungsintensität kritisiert und ein spontaneres Verhalten für wünschenswert gehalten. *Stolze* betonte jedoch, daß bei der tatsächlichen Arbeit viel weniger strukturiert wird, weil es ja darauf ankommt, dem einzelnen die Möglichkeit eigener Erfahrungen zu eröffnen. Allerdings müssen dazu Hilfen gegeben werden, denn viele Menschen haben die Fähigkeit verloren, spontan etwas von sich wahrzunehmen, diese Wahrnehmungen zu formulieren und mit anderen auszutauschen. Bei zunehmender Selbsterfahrung kann dann mehr und mehr auf steuernde Hinweise verzichtet werden.

Frau *Haselbach* fragte den Referenten, ob eine methodische Folge in den Übungen stecke, da der Weg von der Konzentration auf sich selbst, zum Raum und dann über das Objekt zu einer Beziehung zum Partner geführt habe. *Stolze* erklärte, daß es sich nicht um Übungen im definierten Sinne handelt, sondern daß in der Arbeit mit Patienten Situationen hergestellt werden, die Anregungen bieten sollen und in den folgenden Situationen fortgeführt werden. Das Ziel der Zuwendung zu sich selbst ist nicht die Entspannung, sondern eine richtige Spannungsverteilung. Die Frage ist daher, wieviel Spannung man benötigt; an vielen Stellen ist der Krafteinsatz unökonomisch, zu viel oder zu wenig Spannung wird erzeugt. Die Menschen sollen erfahrungsbereit gemacht werden, sollen zum Zentrum kommen; dadurch werden sie konzen-

1.8. Stolze

triert. Die konzentrative (nicht: konzentrierte) Bewegungstherapie soll den Menschen zu sich zurückführen, zum Selbst, durch sich hindurch zum Raum, zum Gegenstand und dann zum anderen. Durch das Abheben vom Raum soll der Patient herausfinden, was sich ereignet, wie sein Verhältnis zu Gegenständen, zu Partnern und im größeren Rahmen der Bezug zur Gruppe ist.

Trebels fragte nach den Zielgruppen der KBT. Angesprochen würden Patienten mit unterschiedlicher Symptomatik. Vor allem aber seien es Patienten mit psychosomatischen Störungen, mit psychoneurotischen Störungen wie z.B. der Angst, bei phobischen Störungen und anderen Krankheiten psychophysischer Art.

Ob auch die Folgen einer spezifischen Kultur zu therapieren sind, da die Störungen des eigenen Körperbildes u.U. darauf zurückgeführt werden müssen (*Grupe*), konnte *Stolze* nicht abschließend beantworten, da er sich nur auf Erfahrungen im deutschsprachigen Raum stützt und die Therapie nur von westlichen Kulturkreisen adaptiert worden ist. Einzelerfahrungen jedoch deuten auch auf eine Kulturabhängigkeit von Störungen hin.

Die Methode der KBT ist tiefenpsychologisch und analytisch orientiert. Durch die Einbeziehung der Bewegungstherapie wird ein größeres Verständnis für die Probleme der Patienten erreicht. Die Bewegungstherapie kann darüber hinaus ein größeres Sachverständnis erreichen und Hilfen für die Bewältigung der Probleme geben.«

KONZENTRATIVE BEWEGUNGSTHERAPIE IN KIRCHBERG 1973

Von Ursula KOST (1974)

Zu dieser Arbeit:
Es wird über einen Arbeitsversuch einer Gruppe berichtet, deren Teilnehmer sich 10 Tage lang intensiv (ganztägig) mit der KBT zum Zweck der Weiterbildung auseinandergesetzt haben. Die zentrale Frage ist die nach der Rolle des Therapeuten (in dem Versuch vertreten durch eine Teilgruppe) und die Art seiner Angebote. Besonders diskutiert (und durch Berichte der Teilnehmer illustriert) wird, wie sich die Wahrnehmung des Therapeuten zu dem Erleben der Gruppenmitglieder verhält und welche Möglichkeiten der Rückmeldung der Teilnehmer es gibt. Überlegungen zur Lehrbarkeit der KBT werden abschließend angestellt.

Eine Gruppe von 23 Teilnehmern, zwischen 20 und 70 Jahre alt, aus verschiedenen therapeutischen Berufen kommend, arbeitet 10 Tage intensiv mit der Methode der KBT. In einem abgeschlossenen Raum, einem Kloster der Michaelsbruderschaft, ist das Leben der Gruppe bestimmt einmal durch die Gruppenaktivität, zum anderen durch die Ordnung dieses Hauses.

Die Gruppenmitglieder sind nicht nur während der Arbeit, sondern auch sonst weitgehend aufeinander angewiesen und im Gespräch miteinander. Ziel dieser Veranstaltung ist es, ungestört von anderen Aktivitäten über einen längeren Zeitraum mit einer Gruppe arbeiten zu können. Gedacht ist das Ganze als Versuch, ein Stück Ausbildung zu vermitteln und eine Systematik der KBT im Ansatz zu erarbeiten.

(Weggelassen sind hier der Abschnitt: »Kurzer Versuch der Begriffserläuterung« — siehe dazu: »Definitionen«, Seite 221 f, und die Hinweise auf die Ausführungen von Stolze (1972) über die vier Kriterien, unter denen eine Bewegungstherapie als Psychotherapie zu verstehen ist — siehe Seite 75 ff).

Zur Gruppensituation:

Die Gruppe befindet sich in der zweiten Hälfte ihrer Arbeitswoche. Intensive Arbeit in den ersten Tagen mit *Miriam Goldberg* hat ein starkes Gruppengefühl hervorgebracht, wobei die Gruppendynamik von den persönlichen Problemen einzelner Gruppenmitglieder, insbesondere dem Thema: Ablösung von der Mutter, bestimmt war. Durch den vorher bekannten Wechsel der Leitung kommt es zu schweren Spannungen in der Gruppe, die teils durch eine Gruppendiskussion, zum größeren Teil aber wohl durch die Fortsetzung der Diskussion in Form eines Malgesprächs bearbeitet werden konnten. Die Gefahr eines Auseinanderfallens der

Gruppe ist überwunden. In dieser Situation bietet die Therapeutin[1)] eine neue Aufgabe an, welche die Gruppenkohäsion stärken, regressive Tendenzen auffangen und den Bezug zur Realität wieder herstellen soll.

Aufgabenstellung:

Die Therapeutin macht den Vorschlag, drei Kleingruppen zu bilden, in jeder Gruppe ein Thema mit den Mitteln der KBT zu erarbeiten und dieses Thema der Gesamtgruppe als Aufgabe zu stellen.

Dieser Arbeitsversuch, der sich über beinahe zwei Tage hinzieht, ergibt eine Fülle von interessanten Beobachtungen. *Eine* Fragestellung, nämlich die nach der Rolle des Therapeuten in der KBT, soll hier herausgegriffen und beleuchtet werden.

Die Problemstellung:

Welches ist die Rolle des Therapeuten in einer Gruppe, die mit der KBT arbeitet? Auf Grund welcher Überlegungen macht er seinen Arbeitsvorschlag?

Welches ist seine Zielvorstellung — für die Gruppe, oder für ein einzelnes Gruppenmitglied?

Wo liegt seine eigene bewußte oder unbewußte Problematik?

Wie macht der Therapeut sein Angebot? Wie weit gehen eigene Erfahrungen, Erwartungen, Ängste in die Formulierung, in das Tempo des Angebotes mit ein?

Was führt zur Intervention des Therapeuten? Auf Grund welcher Wahrnehmungen, Empfindungen, Zielvorstellungen und Wertmaßstäbe, welcher Unsicherheiten und Ängste greift der Therapeut in den Übungsablauf ein?

Welchen Anteil hat der Arbeitsvorschlag des Therapeuten am Gruppengeschehen — was macht der einzelne, was eine Gruppe aus dem Angebot des Therapeuten?

Welche Möglichkeiten zur Beurteilung eines Arbeitsversuchs bieten sich dem Therapeuten
1. durch eigene Wahrnehmung
2. durch feed-back und Gespräche in der Gruppe (auch Einzelgespräche)
3. durch schriftliche Berichte der Teilnehmer?

Welche Überlegungen ergeben sich daraus im Hinblick auf die Ausbildung des Therapeuten und die Lehrbarkeit der Methode?

Im folgenden werde ich Beobachtungen, die ich in den einzelnen Kleingruppen machen konnte, als Beispiele für die verschiedenen Punkte heranziehen, d.h. die jeweiligen Kleingruppen mit ihren Empfindungen und Verhaltensweisen als Modell für Verhaltensmöglichkeiten des Therapeuten benutzen.

1.9. Kost

Zunächst der äußere Ablauf des Arbeitsversuches:

Mein Vorschlag, in drei Kleingruppen ein Thema zu bearbeiten und es der Gesamtgruppe als Aufgabe zu stellen, wird von der Gruppe sehr lebendig aufgegriffen. Nach kurzer Diskussion über die Frage, wie die Arbeitsgruppen zusammengesetzt sein sollten, einigt sich die Gruppe darauf, nicht nach Sympathie, sondern der momentanen Sitzordnung entsprechend in die Kleingruppen zu gehen. Die Raumverteilung zur Vorbereitung wird durch Zuruf geregelt, die drei Gruppen ziehen sich zurück, um ihren Arbeitsvorschlag auszuarbeiten.

Ich besuche die Gruppen nach einiger Zeit.

Gruppe A ist in der Bibliothek dabei, ihre Vorstellungen zu konkretisieren und durchzuspielen. Es ist für mich deutlich zu erkennen, daß die Gruppe ein Thema bearbeitet, das für einige in diesem Kreis emotional von großer Bedeutung ist. Es handelt sich um das Thema: »Verlassen und Verlassenwerden«. Gleichzeitig ist dies auch die Gruppenphantasie der Großgruppe. Vielleicht deshalb ist es dieser Gruppe möglich, kleine Schritte zu formulieren und sie dann mit ganz starker Beteiligung durchzuführen. Ich möchte ein Beispiel geben. Es wird probeweise formuliert: Wer möchte, kann jetzt aus dem Kreis heraustreten und sich einen neuen Standort suchen, so weit entfernt wie möglich. Die Gruppe arbeitet mit geschlossenen Augen. Ein Gruppenmitglied löst sich aus dem Kreis. Dies Weggehen wird von der Gruppe intensiv erlebt, schriftliche Berichte bestätigen hier meinen Eindruck. Der Versuch, durch leichtes Zupfen an der Kleidung einen der Beteiligten aus dem Kreis zu holen, wird von A. als ganz schwere Trennungsangst mit großer Erschütterung erlebt. Ein persönliches Problem wird aktualisiert.

Kommentar:

Gruppe A greift ein Gruppenthema auf — die neugewonnene Beziehung und Kohäsion der Gruppe und die damit verbundenen Trennungsängste. Zunächst wohl unbewußt auch Eigenprobleme einzelner Gruppenmitglieder. Das Ziel des Arbeitsvorschlags auf der bewußten Ebene ist die Bearbeitung der Gruppenphantasie, unbewußt wohl auch die Bearbeitung der Problematik des Therapeuten (Kleingruppe).

Gruppe B ist im großen Saal zurückgeblieben. Bei meinem Besuch empfinde ich den atmosphärischen Unterschied zu Gruppe A sehr stark. Ich gewinne den Eindruck, daß Gruppe B Mühe hat, ein Thema zu finden, daß unterschwellige Spannungen in der Gruppe sind, die das Gefühl einer gewissen Lustlosigkeit hervorrufen. Es zeigt sich dann, daß ein Gruppenmitglied ein Thema eingebracht hat, das als eigenes Problem bewußt geworden ist, aber gleichzeitig auch die zu diesem Zeitpunkt noch unbewußten Spannungen in dieser Gruppe aufgreift, nämlich das Thema: »Anpassung und Dominanz«.

Die Spannung wird aber noch nicht faßbar, so daß sie bearbeitet werden könnte, sondern führt zu einer gewissen Ratlosigkeit. Vorsichtige Hinweise von mir werden aufgenommen und in einen Übungsablauf mit einbezogen. Gruppe B kommt nicht auf den Gedanken, ihren Vorschlag selber durchzuspielen.

Kommentar:

Ein Gruppenmitglied schlägt ein Thema vor, das als eigenes Problem bewußt ist. Gleichzeitig wird ein latentes Problem dieser Kleingruppe angeschnitten. Es sieht so aus, als ob die latenten Spannungen dieser Gruppe die schöpferischen Impulse lähmten, so daß große Schwierigkeiten entstehen, einen Arbeitsablauf zu entwickeln. Innere Spannungen der Kleingruppe (Therapeut) führen zur Einengung der Wahrnehmungsmöglichkeiten.

Beim Besuch der Gruppe C bietet sich mir wieder ein vollkommen anderes Bild. Die Gruppe hat sich im Meditationsraum eingerichtet; mit den Köpfen in der Mitte sind alle Teilnehmer sehr engagiert, eigene Probleme werden besprochen, ein Thema kristallisiert sich heraus, das für alle wichtig ist: »Trennung — Vereinzelung — Abschied«. Zunächst stehen Überlegungen, die sich auf eigene Patientengruppen beziehen, im Mittelpunkt. Allmählich verlagert sich das Schwergewicht auf die hier anwesende Gruppe. Auch hier werden, wie bei Gruppe A, die einzelnen Schritte selbst erprobt und modifiziert. Die Frage nach dem Gruppensprecher wird so gelöst, daß jedes Gruppenmitglied einen Teil übernimmt. Diese Gruppe empfindet sich offenbar besonders intensiv als Einheit. Auftretende Spannungen werden verbalisiert und bearbeitet.

Kommentar:

Hier wird zunächst im Blick auf eigene Patientengruppen ein Thema gesucht, das rational als Problem dieser Gruppen gesehen wird, emotional das Problem der eigenen Gruppe sowie des einzelnen darstellt. Diese Übereinstimmung (von der Therapeutin auch als Lösung *innerlich* aufgetretener Spannungen erlebt) führt dann im weiteren Verlauf zum Ausarbeiten eines Vorschlags, der es der Großgruppe ermöglicht, das Thema »Abschied« so zu bearbeiten, daß die noch verbleibende Zeit als leises Ausklingen eines sehr starken gemeinsamen Erlebens empfunden und von der Gruppe gemeinsam gestaltet werden kann.

Nun zur Durchführung der Aufgabe der Gruppe A im Plenum.

Nach der vereinbarten Vorbereitungszeit kommt die Gesamtgruppe im großen Kapitelsaal zusammen. Gruppe A hat R. zum Sprecher bestimmt, weil sie sich von ihm Ruhe und Sicherheit verspricht. Die einzelnen Schritte sind genau überlegt, Gruppe A glaubt auf Grund ihres eigenen Erlebens in der Vorbereitungsphase, hier Möglichkeiten zur Bearbeitung ihres Themas anzubieten.

Die Mitglieder der Gruppe A verteilen sich im Raum, ihre Spannung ist für mich zu sehen und leicht zu verstehen. R. macht seine Vorschläge ruhig, so gewährend formuliert wie möglich. Es soll ja kein Zwang ausgeübt, jedem einzelnen innerhalb eines Arbeitsvorschlags Freiheit zur eigenen Entscheidung gelassen werden.

Der Vorschlag sieht etwa so aus:

1.9. Kost

Die Groß-Gruppe wird gebeten, zwei Kreise zu bilden, die den Gruppen B und C entsprechen. Zwei große Seile werden zu je einem Kreis geschlossen. Jeder faßt das Seil mit beiden Händen an, Augen geschlossen. »Probiert aus, wieviel Raum euch das Seil läßt.« Durch Entfernung voneinander wird das Seil zu einer straffen Verbindung der Gruppenmitglieder. »Versucht über das Seil Kontakt miteinander aufzunehmen.« Das Seil wird hin- und herbewegt. Durch Nachfassen mit beiden Händen verkürzt sich die durch das Seil bedingte Distanz, bis sich schließlich die benachbarten Hände berühren. »Wenn ihr es nicht mehr braucht, könnt ihr das Seil fallen lassen. Versucht, euch so weit wie möglich einander zu nähern.« Das Seil wird fallen gelassen. Durch Aneinanderrücken und Heben der Arme entsteht ein sehr enger Kontakt. Da sich alle Hände in der Mitte des Kreises berühren, sind nicht nur die unmittelbar benachbarten Gruppenmitglieder einbezogen. »Wer möchte, kann jetzt fortgehen und sich einen neuen Standort suchen, wenn er will möglichst weit von den anderen entfernt.« Ein Gruppenmitglied löst sich aus dem Kreis. Ohne verbale Ankündigung veranlaßt ein nicht im Kreis stehendes Gruppenmitglied durch leichtes Zupfen, beziehungsweise Ziehen an der Kleidung ein Gruppenmitglied nach dem anderen, sich aus dem gemeinsamen Kreis zu lösen. Bei Widerstand sollen keine weiteren Versuche gemacht werden. Schluß durch Augenöffnen, der Kreis soll nicht wieder hergestellt werden.

Im Verlauf dieses Arbeitsabschnitts wird die Therapeutenfunktion aufgeteilt, R. spricht, andere helfen den Gruppen B und C, das Seil zu finden und versuchen später die Loslösung einzelner aus den Gruppen herbeizuführen.

Ablauf:

Ein Mitglied der Gruppe A hat den Ablauf später so beschrieben: Alle Mitglieder suchen sich im Raum einen Standort. Die zum Kreis geschlossenen Seile werden den einzelnen Gruppenmitgliedern durch zwei von uns in die Hände gelegt. Bei C formiert sich spontan ein Kreis. Bei B sind einige vorsichtige Korrekturen nötig.

B hat das Seil sofort straff gespannt. Es kommt zu einem immer aggressiver anmutenden Gezerre. Die Gruppenmitglieder bewegen sich rasch im Kreis herum, sind laut, wirken angespannt.

C breitet das Seil langsam aus. Schwierigkeiten entstehen dadurch, daß die Gruppe einen ungünstigen engen Standort hat (Nähe der Tür und des Mobiliars). Gruppe A greift nicht ein. Die einzelnen bleiben fast am Platz, schwingen das Seil nur langsam hin und her. Auch C ist unruhig, gelegentliches Lachen, wirkt aber nicht aggressiv.

B zerrt weiter am Seil, so daß einzelne ins Stolpern kommen. Sehr rasch nähern sich die Mitglieder einander an, ohne eigentlich das Seil als Leitlinie zu nutzen, umklammern sich sofort an Schultern oder Hüften, dabei verbale, von Gelächter unterbrochene Kontakte.

C geht langsamer vor, einzelne verhalten sich passiv, bleiben einfach stehen, während andere das Seil zu sich heranziehen. Bei Erreichen des Körperkontaks umfassen sich alle Gruppenmitglieder wie bei B.

Beide Gruppen bewegen sich im ganzen weiter. B ziemlich lebhaft im Kreis herum, C wiegend hin und her.

Bei B löst sich keiner aus dem Kreis, bei C ein Mitglied. Dies entfernt sich aber nicht weit (räumliche Enge) und wird durch seinen Nachbarn sofort wieder in den Kreis hereingeholt.

Bei B wird durch das vereinbarte Zupfen an der Kleidung nicht erreicht, daß jemand sich von den anderen löst. Unvorhergesehen (und gegen die in der Gruppe getroffene Vereinbarung) wird R. vehement aktiv und versucht auch unter Anwendung von eigenen Körperkräften einzelne aus dem Kreis herauszubrechen. Dies gelingt aber nicht, weil die Gruppe sich um so enger aneinander festklammert.

Das Ganze wird fast zu einem Gerangel, die Gruppe ist laut, ruft und lacht.

Bei C wird die vereinbarte »Technik« eingehalten. Die ersten Versuche mißlingen. Schließlich reagiert ein Gruppenmitglied mit Ablösung aus dem Kreis (wegen des Arm-in-Arm sehr schwierig). Als der Kreis erst einmal durchbrochen ist, lassen sich auch noch zwei weitere Mitglieder fortführen. Da sie wegen der räumlichen Enge aber in der Nähe stehenbleiben, tasten sich andere wieder an sie heran. Der Kreis löst sich auf, statt dessen finden wir mehrere Gruppierungen von zwei und drei Mitgliedern, die den Kontakt aufrechterhalten.

Der Ablauf dieses ersten Versuchs zeigte in einem für uns alle erstaunlichen Maße, wie stark Erlebnisse einer Gruppe und auch eines einzelnen in einen Übungsversuch mit eingehen. Bei der anschließenden Diskussion stellte sich der Gesamtgruppe die Frage nach den Determinanten, die zu dem unterschiedlichen Verhalten der beiden Arbeitsgruppen geführt hatten. Vollkommen gleichartige Versuchsbedingungen, nämlich von einem Sprecher gemachte Angebote im selben Raum und zur selben Zeit, wurden von den beiden Gruppen ihrer jeweiligen gruppendynamischen Situation entsprechend aufgenommen. Zum Erstaunen der Beobachter entwickelte sich bei Gruppe B ein Ausagieren von Aggressionen, während Gruppe C den Vorschlag von Gruppe A aufnahm und bearbeitete. Ein Zusammenhang zwischen der Vorbereitungsphase der ve schiedenen Gruppen und ihrem Verhalten im Plenum wurde deutlich. Dies vor allem deshalb, weil wir es hier mit Arbeitsgruppen zu tun hatten, die sich *zufällig* und nicht nach der Sympathie der Teilnehmer gebildet hatten, womit eine gewisse Neutralität der Gruppe gewährleistet war. Die Frage nach dem Anteil des Therapeuten am Ablauf des Geschehens und dem Anteil der Gruppe läßt sich also zumindest in diesem Falle beantworten.

Gruppe A als Therapeut war sich klar darüber, wie stark sie selbst in der Stellung ihrer Aufgabe integriert war. Groß war ihre Enttäuschung, nun zu sehen, was die anderen daraus gemacht hatten. Nur ein Teil der Gesamtgruppe, nämlich C, hatte den Vorschlag so aufgenommen und zu bearbeiten versucht, wie Gruppe A auf Grund der eigenen Erlebnisse dies erwartet hatte. Die räumliche Enge, die auch in dieser Arbeitsgruppe verhinderte, daß das Trennungserlebnis voll vermittelt werden konnte, ließ auch den Versuch von C als unbefriedigend erscheinen. Das laute, aggressive Verhalten von Gruppe B sowie die heftige und aller Abmachung zuwiderlaufende Intervention von Teilnehmer R. machten die Gruppe beinahe bestürzt. Daß Gruppe B das Thema »Verlassen und Verlassenwerden« nicht erkannt und ihr eigenes aggressives Bedürfnis so intensiv ausgelebt hatte, bewirkte zunächst

1.9. Kost

eine gewisse Ratlosigkeit.

Die Reflexion über das Erlebte führte dann zu einer weit positiveren Beurteilung des Geschehens. Gruppe A gab zunächst ihrer Enttäuschung Ausdruck und diskutierte die Frage, ob der Versuch »richtiger« gelaufen wäre, wenn die Gruppen B und C nicht belassen, sondern gemischt worden wären. Diese Versuchsanordnung stellte sich jedoch nachher als besonders interessante Möglichkeit heraus, um zu studieren, was alles in einem Gruppenablauf zusammenfließt. Hier stieß die Gruppe auf einen wichtigen Punkt unserer Methode: Es gibt kein vorgegebenes Richtig oder Falsch. »Man muß mit der Situation arbeiten« (*Miriam Goldberg*).

Die zu diesem Zeitpunkt in der Gruppe bestehende allgemeine Abwehr gegen Trennung überhaupt führte zu erheblichem Widerstand. In Gruppe B lief zudem ein noch nicht zum Abschluß gekommener dynamischer Prozeß während der Aufgabe weiter und führte zu heftiger Aggression. Das in der Arbeitsgruppe A ungewöhnlich starke Trennungserlebnis war möglicherweise mit darauf zurückzuführen, daß sich im Rahmen der gedanklichen Auseinandersetzung mit dem Thema Trennungsängste aktualisiert hatten.

Bezogen sich die beiden bis jetzt angeführten Punkte vor allem auf das gruppendynamische Geschehen, so ließen schriftliche und mündliche Einzelberichte Erlebnisse von Gruppenmitgliedern deutlich werden, die bisher noch nicht beachtet werden konnten. Nicht selten bieten gerade für den Therapeuten enttäuschend verlaufene Arbeitsabläufe besonders wesentliche Erlebnismöglichkeiten für einzelne Gruppenmitglieder. Ich möchte deshalb hier zwei Ausschnitte aus Berichten anschließen:

> »Das Eindrucksvollste bei unserer ganzen Gruppenarbeit war für mich, wie sehr ich durch unmittelbar vorher Erlebtes vorprogrammiert und nicht in der Lage war, wirklich zu hören und zu verstehen. Ich war total blockiert und noch so befangen in dem, was sich kurz vorher in meiner eigenen Gruppe abgespielt hatte, daß ich überhaupt nicht begreifen konnte, was R. wirklich meinte. Ich habe nie vorher so deutlich erlebt, wie schwierig es sein kann, zu hören, was der andere meint, und ihn zu verstehen. Es war eindrucksvoll und fast beängstigend, aber es war für mich wichtig, es so klar erfahren zu haben.«

> »Der erste Partner war G., die ich bis zu diesem Zeitpunkt als äußerst aggressiv erlebt hatte und die ich ebenso besetzt hatte. Ihr war es mit mir ähnlich ergangen. Wir konnten nun durch den Umgang über das Seil mit geschlossenen Augen eine freundliche Beziehung zueinander finden und im Anschluß daran unsere Schwierigkeiten verbalisieren. Wir waren froh, nun zu einer anderen Beziehung gefunden zu haben. Hier wird deutlich, wie auf der üblichen verbalen Ebene weite menschliche Bereiche unbekannt bleiben und Voreinstellungen nichts taugen.«

Ich möchte nun einige allgemeine Überlegungen anschließen. Sicherlich handelt es sich bei der KBT, so wie ich sie verstehe, nicht um ein »therapeutenzentriertes gruppentherapeutisches Konzept«. Vielmehr sehe ich den Therapeuten in der Situation eines Gruppenmitgliedes, das wahrnimmt, wo die Gruppe steht, oder wo Einzelprobleme auftauchen. Er versucht, durch Angebote Aktivitäten der Gruppenmitglieder anzuregen, um Problembearbeitung zu ermöglichen. Omnipotenzübertragungen auf den Therapeuten sind damit meiner Meinung nach nicht zu erwarten.

(Weggelassen sind hier Hinweise auf die Psychodynamik und die Haltung des Therapeuten — siehe dazu u.a. die Beiträge von Stolze, 1960, Seite 43 ff, 1966, Seite 290 ff, und 1972, Seite 78 f).

Aus dem vorliegenden Bericht wird der Anteil der Gruppe am Geschehen deutlich. Deutlich wird aber auch, daß dem Gruppenleiter Grenzen gesetzt sind, wo seine Wahrnehmung, vorgeformt durch eigene Vorstellungen, eingeengt ist, oder daß die Gefahr besteht, eigene Erwartungen durchsetzen zu wollen, um Ängste zu vermeiden, wenn die Gruppe aus dem Vorgeschlagenen etwas vollkommen anderes macht. Enttäuschung über einen Versuch, der von außen betrachtet unglücklich verlaufen zu sein scheint, liegt nahe. Doch in den Berichten der einzelnen Gruppenmitglieder zeigt sich, daß auch bei einem sogenannten mißglückten Versuch Erfahrungen der verschiedensten Art für die Gruppenmitglieder möglich sind. Dies unterstreicht nach meiner Überzeugung die Notwendigkeit des *Gesprächs*, in der Gruppe, untereinander oder mit dem Therapeuten allein.

Die Fähigkeit, wahrzunehmen, und die Erfahrung mit Bewegungstherapie muß durch das Wissen um angstauslösende Situationen ergänzt werden:

»Die Angst vor der Unmittelbarkeit der Bewegung ist sehr verständlich. Die Verborgenheit des Leiblichen bietet dem Menschen einen oft durchaus notwendigen Schutz, den wir nicht einfach durch ein ungezieltes Bewegungsangebot durchbrechen dürfen.« (*Stolze*). Dazu ein Beispiel aus der Arbeit dieser Gruppe:

> Es werden Bewegungsabläufe im Liegen erarbeitet, woraus sich ein Summen entwickelt. Von einigen Gruppenmitgliedern wird dies später als ganz besonders intensives und beruhigendes Erlebnis geschildert. Ein Teilnehmer fällt der Therapeutin durch ängstlichen Gesichtsausdruck und gehemmte Bewegungen auf. Auf Befragen gibt er an, eine ganz schreckliche Angst zu empfinden, sich selbst an die Gruppe zu verlieren. Dies wird sofort angegangen durch den Vorschlag, jeder in der Gruppe möge sich irgendwo im Raum ein Haus bauen und sich dort so häuslich niederlassen wie irgend möglich, auch das Haus nach außen abschließen. Dieser Versuch entwickelt sich in der Form weiter, daß einzelne Mitglieder, die keine Angst empfinden, offene Häuser bauen, z.B. als Gasthaus, während der vorhin beschriebene Teilnehmer zunächst einen Ball im Netz über seinem Kopf herumwirbelt und als eine Abwehrmaßnahme einsetzt. Er baut sich ein kleines Haus und verbarrikadiert sich darin. Seine Angst wird dadurch so weit abgebaut, daß er später bereit ist, sein Haus aufzumachen, Gäste zu empfangen und selbst wieder herauszukommen, um andere zu besuchen.

Die sehr häufig zu beobachtende Angst, verlassen zu werden, ist bereits angeklungen. Hier stellt sich die Frage an den Gruppenleiter, inwieweit er dem Teilnehmer diese Angst abzunehmen versucht, wo er den Eindruck hat, daß sie ausgehalten und bearbeitet werden kann. Das aber impliziert die Frage nach der Sensibilität des Gruppenleiters, auch nach seinen eigenen Ängsten, die ja seine Grenze bestim-

1.9. Kost

men, nach seinem Wissen um tiefenpsychologische Zusammenhänge und um die Symbolkraft der Gegenstände, die wir zur Arbeit verwenden (etwa die Kugel). Auch die Frage nach der Größe einer Gruppe ist in diesem Zusammenhang wichtig. Ich selbst habe das Bedürfnis, eine Gruppe so klein zu halten, daß ich noch beobachten und feststellen kann, wo Ängste auftauchen, um Lösungsversuche anbieten zu können.

Die Interaktion der Gruppenmitglieder ist speziell bei der Bearbeitung von auftretenden Ängsten von ganz großer Bedeutung. Nach unserer Beobachtung sind dadurch Sympathiegefühle der Gruppenmitglieder untereinander sehr deutlich angestiegen.

Hierzu Gedanken eines Gruppenmitglieds, die mit meinen eigenen Beobachtungen übereinstimmen und daher hier einen Abschluß bilden mögen:

>»Eigene Erfahrungen als Kursteilnehmer, Berichte anderer Gruppenmitglieder und Beobachtungen haben mich davon überzeugt, daß die KBT ein unmittelbares Erlebnis der Selbst- und Fremdwahrnehmung, der nonverbalen Erfahrung eigener Möglichkeiten und Begrenzungen, der angst- und vorurteilsfrei erlebten Kommunikation mit dem Partner und in der Gruppe möglich macht.
>
> Das an die Aufgaben anschließende Gespräch über die eigene Erlebnisweise und das Erlebnis der anderen Partner ist von wesentlicher, unter Umständen ausschlaggebender Bedeutung. Auf diese Weise sind am erlebten Ablauf der gestellten Aufgabe eigene und andere Gefühle und Einstellungen konkret erfahrbar. Mit den im Gespräch gewonnenen vielfältigen Informationen ist eine reflektierte Auseinandersetzung unter anderen Aspekten möglich und damit fruchtbarer als allein durch Selbstreflektion. Darüber hinaus stellt sich im Gespräch ein Gefühl einer emotionalen Offenheit ein, dies hebt Kontaktbarrieren, Isolierungsgefühle und Ängste auf. Schießlich besteht durch den verbalen Bezug auf analoge oder assoziativ verknüpfte Erlebnisse aus der eigenen Biographie die Chance, daß ein Gruppenmitglied in der Aufarbeitung früherer Konflikte Unterstützung erfährt. Sehr deutlich wurde bei dieser Arbeit, daß aggressive und sexuelle Impulse in einer Weise frei werden, die dem einzelnen, dem Partner und der Gesamtgruppe häufig nicht bewußt sind. Es kommt zu verschiedenartigsten Reaktionen. Einen (individuell unterschiedlichen und partnerabhängigen) libidinösen Anteil im gegenseitigen Kontakt zu leugnen, liefe auf die Vernachlässigung eines wichtigen Faktums hinaus, das für viele eine große Bereicherung, für einige aber auch eine Gefährdung im Sinne der Ersatzfunktion einer solchen Gruppenarbeit bedeutet.«

Im Nachhinein stellt sich die Frage nach der Ausbildung eines Gruppenleiters. Das ist gleichzeitig die Frage nach der Lehrbarkeit unserer Methode. Manches in unserer Arbeit erscheint harmlos, leicht, spielerisch. So besteht die Gefahr eines Mißbrauchs, weil mögliche Auswirkungen nicht bekannt sind. Folgende Überlegungen seien hier zur Diskussion gestellt:

1. Der Ablauf eines Gruppengeschehens wäre psychologisch und theoretisch zu durchleuchten. Möglicherweise könnte der spontane Ablauf dadurch gestört werden, was in Kauf genommen werden müßte.

2. Das Spezifische dieser Methode wäre von anderen verwandten Arbeitsweisen abzugrenzen. Einzelne Elemente unserer Arbeit werden ja auch in anderen Methoden in einem anderen Sinnzusammenhang verwendet, z.B. Partnerübungen im Sensitivity-Training.[2]
3. Tonbandaufnahmen — noch besser Tonfilme — und Aufzeichnungen von Teilnehmern (die wohl jeder, der mit dieser Methode arbeitet, gesammelt hat) wären zu sichten und zu bearbeiten.
4. Bei allem Wissen um die Gefahr einer Einengung oder gar Verfälschung der Methode müßte versucht werden, typische Situationen, z.B. Liegen auf dem Boden, Gehen mit geschlossenen Augen usw., auf ihre Erlebnisinhalte zu überprüfen, wobei vielleicht auch Fragebogen weiterhelfen würden.
5. Darauf aufbauend müßte eine methodenkritische Erarbeitung eines lehrbaren und bei aller Freizügigkeit verbindlichen Gruppenkonzepts für Gruppenleiter erstellt werden.[3]

Anmerkungen des Herausgebers:

1 *Gemeint ist hier jeweils die Gruppenleiterin (= die Verfasserin).*
2 *Es kann aber garnicht genug davor gewarnt werden, nun einfach Elemente der KBT als »Übungen« isoliert therapeutisch verwenden zu wollen. Auf die hier liegenden Gefahren ist — am Beispiel des Blickkontakts — in der Anmerkung des Herausgebers 2 zum Beitrag von Peschke (siehe Seite 339) hingewiesen.*
3 *Was hier als Wunschbild skizziert ist, ist in der Zwischenzeit schon zum großen Teil verwirklicht, und zwar gerade durch die Bemühungen der Verfasserin durch Gründung des »Deutschen Arbeitskreises für KBT«, die Aufstellung von Ausbildungsrichtlinien für KBT-Therapeuten und -Ausbilder, sowie Ausführungsbestimmungen dazu. Daß hier noch vieles zu tun ist, ist keine Frage. Auf der anderen Seite wird die auch von der Verfasserin hier genannte »Freizügigkeit« (im Sinne des Individuell-Schöpferischen) einer Allgemeinverbindlichkeit von Richtlinien wohl immer Grenzen setzen.*

ÜBER MEINE THERAPIE-FORMEL IN DER KONZENTRATIVEN BEWEGUNGSTHERAPIE

Von Miriam GOLDBERG (1974)[*]

Zu dieser Arbeit:
Die Verfasserin schildert zuerst ihren eigenen Weg und die Entwicklung ihrer eigenen Arbeitsweise in Israel, die schließlich in eine Begegnung einmündete mit dem, was sich gleichzeitig in Deutschland unter dem Namen »Konzentrative Bewegungstherapie« entwickelt hatte.
Für die Theorie der KBT ist die folgende Darstellung der Therapieformel der Verfasserin bedeutsam. Sie schildert die Polarisierung eines »Problems« und den Weg, der beide Pole verbindet (= die Therapie). Eine sich als ganzheitliche Methode verstehende Bewegungstherapie wird dadurch um die Dimension des Auf-dem-Wege-Seins, bzw. des Auf-den-Weg-Bringens erweitert (siehe dazu auch »Definitionen«, Seite 223).

1. Mein Weg zur Konzentrativen Bewegungstherapie.

Ich hatte die erste Begegnung mit meinem Beruf im Jahre 1945. Damals lebte ich in einem Kibutz, in dem eine Kinderärztin war, die einen Kurs für orthopädische Gymnastik zusammenstellte. Man hatte mir angeboten, daran teilzunehmen, und — obwohl ich keine Ahnung hatte, worum es ging — sagte ich zu. Es handelte sich um einen dreimonatigen Intensivkurs, den *Vera Jaffe* leitete. Sie war ein ganz besonderer Mensch. Sie hatte eine Ausbildung in Gymnastik und Bewegungstherapie, war auch einige Jahre bei *Elsa Gindler* gewesen. Es waren sieben Teilnehmerinnen aus einigen Kibutzim in der Gegend. Der Kurs begann frühmorgens, und wir arbeiteten manchmal bis spät in die Nacht. Wir sammelten Bewegungserfahrungen mit uns selbst, arbeiteten mit Kindern, beschäftigten uns stundenlang mit dem »*Mollier*«, mit Anatomie, Muskeln und Knochen. Manchmal gab uns *Vera* eine Aufgabe — wie z.B. auf einer Stange zu stehen —, mit der wir uns ein bis zwei Stunden auseinandersetzten, während sie abseits in einem Buch las.

Von daher entwickelte sich mein Interesse für Bewegung; ich lernte, auf Bewegung zu horchen und sie zu begleiten. Ich sah Abläufe, bekam Interesse, die Menschen in ihrer Bewegung zu verstehen.

Wir arbeiteten mit Kindern aller Altersstufen, z.B. hatte jeder von uns einen bestimmten Säugling zu betreuen. Noch während des Kurses bekam ich meinen ersten Patienten, ein Mädchen von 14 Jahren, das nach einer Hüftgelenkoperation die Narkoselähmung eines Armes davontrug. Unter der Anleitung der Ärztin und *Veras* arbeitete ich mit ihr; ich war mir dabei selbst überlassen mit der Anweisung,

---

[*] *unter Mitarbeit von Gertrud von Peschke.*

durch Massage und Bewegung den Arm wieder aktionsfähig zu machen. Ich behandelte die Patientin täglich, gab ihr z.B. Plastillin in beide Hände — die gesunde Hand sollte die kranke lehren —, und so geschah es, daß nach einigen Tagen die Hand greifen konnte und nach drei Wochen wieder voll aktiv war. Das war mein erstes Erlebnis mit therapeutischem Gestalten. Daß dies sich so bildhaft vor mir ereignen konnte, war für mich von Bedeutung.

Als der Kurs zu Ende war, sollte ich in meinem Kibutz die Betreuung und Behandlung orthopädischer Fälle übernehmen. Ich arbeitete mit ausgewählten Kindern vom Kinderhaus und auch mit Erwachsenengruppen. Zu diesem Zeitpunkt suchte ich nach allen Büchern, die in diese Richtung wiesen, blieb auch in Kontakt mit anderen Teilnehmerinnen des Kurses, versuchte mich weiterzubilden, denn ich sah eine große Verantwortung darin, wie man Kinder in ihrer Entwicklung begleitet und fördert. Für mich war dieses Jahr ein Praktikum der Arbeit, wobei ich die Bewegung der Kinder studierte und beobachten konnte, wie Bewegung und Körper einander formen. Zu der Zeit begann ich zu spüren, daß Zusammenhänge zwischen Bewegung und Motivation bestehen und Haltungsstörungen mit Verhaltensstörungen verbunden sind in einem Maße, das mir unüberschaubar erschien.

Damals hatte ich das Gefühl, noch mehr lernen zu müssen; deshalb ging ich in ein Ausbildungsseminar für Gymnastiklehrer nach Tel Aviv. Diese Schule wurde von zwei Frauen geleitet; die eine, *Judith Binneter*, kam vom Tanz und nannte einen Teil ihrer Arbeit »Erzieherisches Tanzen«, was der heutigen Tanztherapie nahe kommt. Die Begegnung mit *Elsa Gindler* und *Heinrich Jakoby* in einem einmonatigen Intensivkurs hatte ihren Arbeitsweg beeinflußt. Die andere, *Lotte Kristeller*, lehrte Gymnastik und hatte einen ganz besonderen Zugang zum Menschen, der ebenfalls in Zusammenhang stand mit einer langjährigen Verbindung zu Frau *Gindler*. Hier lernten wir in Bewegung und Tun, in der Auseinandersetzung mit uns selbst, mit dem persönlichen Einsatz, mit Abwägen und Reagieren, etwas kennen, was für das allgemeine menschliche Handeln im Alltag wichtig ist.

Das übrige Programm des Seminars bestand aus Anatomie, Physiologie, Psychologie, Musiktherapie, Kunstgeschichte und anderem. Die Arbeitsmethode bestand darin, den Lernstoff durch eigenes Ausprobieren zu verstehen. Eine weitere Richtung eröffnete den Zugang zu Hygiene und Heilprozessen im Sinn der Naturheilkunde. Sie wurde durch Dr. *Jarus* vertreten.

Nach diesem Seminar arbeitete ich noch ein halbes Jahr zu Hause im Kibutz — es war Krieg —, nachher in Tel Aviv in einem Zentrum für Rehabilitation der Kriegsverletzten.

Danach beschäftigte ich mich jahrelang meist mit Gruppen von Kindern und Erwachsenen in Kibutzim und dann in einer Ausbildungsstätte für Lehrer und Kindergärtnerinnen sowie Gymnastiklehrer. Zu der Zeit begann ich meine Analyse bei *Julie Neuman*.

In diesen Jahren hatte ich noch das Gefühl, bei jedem lernen zu müssen; ich hatte

1.10. Goldberg

großes Interesse, meine Kenntnisse stets zu erweitern. Dadurch kam ich mit verschiedenen Methoden in Kontakt, wie z.B. den von *Feldenkrais, Alexander*/London, *Noa Eschkol* und anderen. Von besonderer Bedeutung war die Begegnung mit Frau *Meh*, die auch dazu beitrug, daß ich für einige Monate nach München ging. In München traf ich bei Freunden zufällig Dr. *Stolze*. Wir kamen ins Gespräch über Bewegungstherapie, was dazu führte, daß wir uns bei einer Stunde, die Dr. *Stolze* leitete, noch einmal trafen und das Gespräch mit *Christine Gräff* und Professor *J.E. Meyer* fortsetzten.

Einige Zeit nach unserem Treffen — als ich wieder zu Hause war — bekam ich eine Einladung von Dr. *Stolze*, an den 13. Lindauer Psychotherapiewochen mitzuarbeiten. Da erst erfuhr ich, daß Dr. *Stolze* diese Art von Arbeit unter dem Namen »Konzentrative Bewegungstherapie« ankündigte. Dies geschah in Anlehnung an Frau *Gindler* und Frau *Heller*/London; letztere hatte in Lindau in den vorhergehenden Jahren schon Gruppen durchgeführt.

Von da an begann ich, Gruppen in Lindau zu leiten, zum Teil gemeinsam mit Dr. *Stolze*. Die Arbeit erfolgte unter dem inzwischen eingebürgerten Namen »Konzentrative Bewegungstherapie«.

2. Meine Therapieformel.

Die Theorie in meiner Arbeit enthält eine Formel, von der sich Orientierungspunkte und Arbeitswege ableiten lassen. Die Theorie gründet sich auf diese Formel und auf das individuelle Gesetz des einzelnen, wobei ich zusammenfassend sagen könnte, *daß das individuelle Gesetz als Therapieformel gilt.*

Diese Therapieformel setzt voraus, daß eine Therapie nötig ist, daß eine Klage auftaucht oder ein Schmerz, oder daß ein Bedürfnis nach Entwicklung und Selbstbestätigung besteht, also »ein Problem«. Dieses Problem des Schmerzes, des Unbehagens oder der Klage betrachte ich als einen Pol und bezeichne ihn als *ersten Pol.*

Um diesen Pol kennenzulernen, muß eine Aussage kommen — oder er muß sich zeigen, kann gesucht und eingekreist werden durch Fragen: Wo ist der Schmerz? Seit wann besteht er? Wann tritt er auf? Wie äußert er sich? Ich sehe diesen ersten Schritt als eine Untersuchung der Klage an. Diese Untersuchung der Klage ist etwas allgemein Menschliches, das jedem irgendwann einmal begegnet; die anschließende therapeutische Frage geht dahin, ob es einen Pol gibt, an dem der Schmerz — die Klage — *nicht* besteht. Läßt sich ein solcher Punkt finden, so bezeichne ich ihn als *zweiten Pol.*

> Beispiel: Ein Patient kommt mit dem Problem, daß er seit einigen Tagen Schmerzen im Fußgelenk hat, die aber nur beim Stehen und Gehen auftreten. Durch diese Aussage ist der erste Pol fixiert: Schmerz beim Stehen und Gehen. Nun stelle ich die Frage nach dem anderen Pol: Gibt es eine Situation, in der er diesen Schmerz nicht empfindet? Der Patient antwortet, daß er beim Sitzen keine Fußschmerzen habe. Damit ist der zweite Pol beschrieben. Wir haben damit zwei Pole, die die Gegensätze

darstellen: gesund — krank, Schmerz — kein Schmerz, Problem — kein Problem. Durch diese Untersuchung haben wir zugleich die Frage angesprochen, wieweit das Problem fixiert oder veränderlich ist.

Zwei Pole kann man durch einen Weg verbinden, der nach beiden Richtungen begehbar ist. Man kann diesen Weg in Gedanken, im Spüren und im Tun beschreiben.

In unserem Beispiel: Ich führe den Patienten zu dem Pol »kein Schmerz«, veranlasse ihn also zum Sitzen und fordere ihn dann auf, aufzustehen (was bedeutet, sich zum anderen Pol zu begeben). Ich bitte ihn, den Punkt: Hier und jetzt ist der Schmerz aufgetaucht, durch einen Laut genau zu bezeichnen.

Als nächstes stellt sich die Frage: Wo ist das Auftrittsphänomen, wo ist der Übergangspunkt vom Bereich des einen Pols zu dem des anderen?

Nun gibt es zwei Möglichkeiten, die allgemein bekannt sind: die Möglichkeit des »Ja« und die des »Nein«.
1. Der Patient sagt aus, daß diesmal der Schmerz nicht aufgetreten sei. Dieses Ereignis sollte man sehr behutsam aufnehmen, damit der Patient nicht den Eindruck bekommt, man glaube ihm nicht oder glaube nicht daran, daß ein Schmerz bestand.
2. Der Schmerz tritt auf. Betrachtet man nun den Übergangspunkt, den Wendepunkt zwischen »kein Schmerz« und »Schmerz«, so kann man sehen, daß er zwei Komponenten enthält: Ereignis und Bedeutung. Diese treten gleichzeitig in Erscheinung, wobei das Ereignis auf Physisches, die Bedeutung auf Seelisch-Geistiges hinweisen.

Das Ereignis ist sehbar, spürbar und tastbar, zeigt sich in einem Stocken der Bewegung und des Atmens, meistens in beidem, in einem Anhalten, einem Druck, einem Fallen, einer Richtungsänderung usw. Die Bedeutung zeigt in Richtung auf Gewohnheit, Erziehung, Erfahrung und Vorstellung.

Nun gibt es verschiedene Wege, eine Änderung zu erreichen. Da Ereignis und Bedeutung untrennbar ineinander verflochten sind und sich durch Wechselwirkung beeinflussen, bietet sich hier die Lösung des Problems an, Lösung des Problems für einen Augenblick, für eine Minute. Die Wahrnehmung dieser einen Minute ist wichtig. Ist das der Anfang eines Therapieweges, daß *eine* Minute Gesundsein, *eine* Minute Problemlösung erlebt wird?

Für das Betreten dieses Therapieweges ist die Aussage des Patienten von großer Bedeutung. Sie enthält Orientierungspunkte als Wegweiser: *Zeit, Beschreibung und Beurteilung, Passiv-Aktiv, Arbeitssystem und Ruhesystem.*

Zeit

Die Aussage enthält eine Bezogenheit auf Vergangenheit, Gegenwart oder Zukunft. Wenn sich die Aussage auf die Vergangenheit bezieht, weist sie nach der

Richtung hin, daß ein Bedürfnis des Sich-Mitteilens und der Klage besteht, zum Beispiel: »Jetzt geht es mir gut, aber am Morgen hatte ich Schmerzen.«

Wird die Zukunft angesprochen, deutet das in Richtung auf Angst, zum Beispiel: »Ja, mir geht es jetzt gut, aber wenn ich aufstehe, kommen die Schmerzen wieder.«

Die Gegenwart in der Aussage weist darauf hin, daß die Realität angenommen wird und die Möglichkeit besteht, einen Schritt weiterzugehen.

Beschreibung und Beurteilung

Die Aussage enthält das eine oder das andere, manchmal beides zugleich. Es ist notwendig, zwischen Beschreibung und Beurteilung zu differenzieren, um einen Heilungsprozeß zu ermöglichen. Denn es geht nicht um Wertung, sondern um Unterscheidung. Die Unterscheidungsfähigkeit ist notwendig, um die eine Minute Veränderung wahrzunehmen. Ist die Unterscheidung nicht möglich, so wird die eine Minute der Gesundheit nicht angenommen, also weggeworfen. (Als ich das herausfand, sah ich, daß von diesem Punkte an die Therapie einen erzieherischen Weg einschlagen muß, um diese Unterscheidungsfähigkeit zu entwickeln.)

Passiv — Aktiv

Die Aussage über die Klage und das Befinden ist in Worten ausgedrückt, die einen Stellenwert zwischen passiv und aktiv haben. Es ergibt sich in Worten eine Skala, die sich vom »Opfer-Sein« zum »Verantwortung-Übernehmen« erstreckt. Dies zeigt sich in Sätzen wie: »Der Schmerz hat mich überfallen! — Da ist es passiert! — Was spielt sich hier ab? — Was tue ich hier? — Kann ich das vielleicht auch anders? — Kann ich mich hier anders versuchen, eine andere Richtung, einen anderen Krafteinsatz, ein anderes Tempo ausprobieren?«

Wenn wir diese eben beschriebene Auseinandersetzung nochmals durchgehen, können wir sehen, daß die Aussagen in Richtung vom Passiven zum Aktiven zunächst mit Ausrufezeichen und dann mit Fragezeichen versehen sind. Fragen aber heißt versuchen, und jedes Versuchen bedeutet Verantwortung-Übernehmen.

Die Entscheidung liegt darin, einen *anderen* Weg zu gehen oder *denselben Weg anders* zu gehen. Häufig hören wir vom Patienten: »Das kann ich nicht« — eine Äußerung, die das Fixiertsein deutlich erkennen läßt. Dagegen ermöglicht die Aussage: »So kann ich das nicht« einen Weg aus der Fixierung.

Arbeitssystem und Ruhesystem

Einen weiteren Hinweis gibt die Aussage in ihrer Bezogenheit zum Tagesablauf, zum Beispiel: »Ich wache am Morgen auf und habe keine Schmerzen, doch wenn ich aufstehe, beginnen die Schmerzen«. Oder: »Ich wache in der Früh mit Schmerzen auf, aber wenn ich aufstehe — im Laufe des Tages — gehen die Schmerzen weg.« Diese beiden Aussagen sprechen zwei Systeme an, das Arbeits- und das Ruhesystem. Aus dem ersten Beispiel kann man den Schluß ziehen, daß eine Störung des Arbeitssystems vorliegt, da der Übergang vom Ruhesystem (im Extremfall: des Schlafes) zum Arbeitssystem (des Sichbewegens) das Symptom Schmerz bringt, die Störung also mit dem Einsetzen der Bewegung auftaucht. Das zweite Beispiel deutet darauf hin, daß das Ruhesystem gestört ist und die Bewegung dann eine Erleichterung bringt.

Oft zeigt das Krankheitsbild eine Überkreuzung von Arbeits- und Ruhesystem, die sich darin ausdrückt, daß das eine gefordert, das andere aber vollzogen wird. Das tritt zum Beispiel bei Schlaflosigkeit ein oder, in der Umkehrung des Phänomens, bei unphysiologischer Ermüdung während der Arbeit.

Diese Orientierungspunkte, die ich aus meiner Arbeit entwickelt habe und die mich bei meiner Arbeit leiten, markieren die Richtung, in der eine Neuordnung, also eine Therapie, möglich ist.[1]

Anmerkung des Herausgebers:

1 *Bei vielen Neuroseformen spielt die Fixierung auf die Ambivalenz von Vor und Zurück, von Progression (Aggression) und Regression eine zentrale Rolle. Dies kann in der Bewegungstherapie aufgegriffen und, wie hier gezeigt, bearbeitet (= in Bewegung gebracht) werden. Auch andere Psychotherapieverfahren und gerade solche, die im Hier und Jetzt arbeiten wie die Themenzentrierte Interaktion (Ruth Cohn) oder die Gestalttherapie (Fritz Perls), machen von der Schaffung einer gesundenden Polarität (anstelle der immer erneut pathogenen Ambivalenz) durch Aufbau eines Spannungsfeldes Gebrauch.*

NONVERBALER THERAPIEANSATZ BEI PSYCHOSOMATISCHEN PATIENTEN

Von Hans BECKER (1976)

Zu dieser Arbeit:
Der Verfasser begründet den Einsatz der KBT aus einer kurzgefaßten Darstellung psychoanalytischer Theorien über die Entstehung psychosomatischer Störungen, deren Gemeinsames die Annahme einer Fixierung oder Regression auf eine frühe präverbale Entwicklungsstufe ist. Aus dieser Fixierung folgt häufig die Unmöglichkeit einer Verständigung zwischen Patient und Arzt auf der verbalen Ebene. Hier werden nun in der Initialphase der Therapie mit Erfolg die mehr averbalen Methoden der Gestaltungstherapie und der KBT eingesetzt, wobei die Therapeuten überrascht waren von der hohen Einschätzungsrate der Effektivität dieser Methoden durch die Patienten. — An kurzen Falldarstellungen wird gezeigt, wie die in der verbalen Psychotherapie auftretende — und behandlungsverlängernde — Abwehr in der KBT gleichsam umspielt werden kann dadurch, daß diese Therapie der vom Patienten gewählten und zunächst nur möglichen averbalen Ausdrucksform entgegenkommt. — Überlegungen zum Konzept der Alexithymie, die sich aus den Erfahrungen mit der KBT ableiten lassen, beschließen die Arbeit.

Betrachtet man die vorliegende Literatur auf dem Gebiet der Psychosomatischen Medizin hinsichtlich ihrer Theorien über Ätiologie und Pathogenese einerseits und ihrer therapeutischen Ansätze andererseits, so fällt ein erhebliches Mißverhältnis auf. Die Therapieansätze gehen kaum über eine modifizierte Neurosentherapie im Sinne einer analytischen Psychotherapie oder einer zweigleisigen Behandlung von Psychotherapeuten und somatisch orientierten Ärzten hinaus.

Wichtig war für mich nun, auf diese Hinweise der Art der vorgeschlagenen Modifikation einer analytischen Psychotherapie zu achten.

Ruesch schreibt in seiner 1948 veröffentlichten Arbeit: »Die infantile Persönlichkeit« von der Notwendigkeit einer Modifizierung in Richtung eines kinderpsychotherapeutischen Angebotes. Er hält es für bedeutsam, eine symbiotische Beziehung zwischen Arzt und Patient in der Initialphase der Therapie zu etablieren, dem Patienten zu erlauben, den Therapeuten zu imitieren, sich mit ihm zu identifizieren. Er vergleicht dies mit der symbiotischen Beziehung zwischen Mutter und Kind.

Max Schur weist bei der Entwicklung einer Metapsychologie der Somatisierung darauf hin, daß bei der Analyse von psychosomatischen Patienten deutlich wird, daß hier häufig eine Regression auf ein präverbales, vorichhaftes Entwicklungsstadium stattgefunden hat. Sein therapeutisches Vorgehen unterscheidet sich wenig von der klassischen analytischen Behandlung. Er spricht von der Notwendigkeit, den Patienten über die Verbalisierung möglichst schnell aus der tiefen Regression zu führen, erwähnt jedoch die Schwierigkeit psychosomatischer Patienten, zu verbalisieren oder sich an die Grundregel zu halten, auf verbale Deutungen des Analytikers zu reagieren. Eine ausgesprochen technische Anweisung für den Therapeuten, wie er den Desomatisierungsprozeß des auf verbale Deutungen vorwiegend resistenten psychosomatischen Patienten einleiten kann, ist nicht zu finden. Er erwähnt jedoch die von *Kaufmann* und *Margolin* beschriebene Behandlungstechnik der anaklitischen Therapie bei schwersten Fällen von psychosomatischen Störungen. Ansonsten empfiehlt er eine vorbereitende Therapie im Sinne einer Kombination somatischer Behandlung und stützender Psychotherapie.

Mitscherlich hält entsprechend seines therapeutischen Konzeptes der gleichen Entstehungsgeschichte von psychosomatischen Erkrankungen und Psychoneurosen einen gemeinsamen Therapieansatz für indiziert. Bei 11 bis 40 % der psychosomatisch Kranken komme jedoch aufgrund mangelnder Kommunikationsmöglichkeiten zwischen Arzt und Patient keine Behandlung zustande. Er schreibt, daß bei diesen Patienten das Abgewehrte sprachlos blieb, und spricht in diesem Zusammenhang von sogenannten Primitiv-Persönlichkeiten. Er empfiehlt hier medikamentöse Behandlung oder suggestive Verfahren.

In der Arbeit: »Verstehende Psychosomatik« (1973) sprechen *Mitscherlich* und *De Boor* von der Möglichkeit, daß unsere schon so langwierigen analytischen Behandlungen immer noch nicht weit genug in den non- und präverbalen Erlebnisbereich vorgedrungen sind. *Balint* hat in seinem theoretischen Modell von der Grundstörung die psychosomatischen Erkrankungen mit einbezogen. Er spricht von der Notwendigkeit, mit verbalen Deutungen zurückhaltend zu sein. Die Erwachsenensprache sei oft unbrauchbar und irreführend, da die Worte nicht mehr ihre konventionelle Bedeutung hätten. Deutungen würden oft als unbegründete Forderung, als Angriff, Kritik, Verführung oder Stimulierung empfunden. Er spricht von der Notwendigkeit, dem Patienten in der ersten Phase der Therapie Zeit und ein Milieu bereit zu halten, sich als primäres Objekt darzubieten. Auch er geht vorwiegend von einer präverbalen Kommunikation zwischen Therapeut und Patient aus.

Tobias Brocher erwähnt in seiner Arbeit: »Über averbale Kommunikation« (1967) *Freuds* Vorstellung, daß die verbale Kommunikation und der Dialog größte Bedeutung bei der Entstehung der frühesten Identifizierungen haben. Anderseits habe *Spitz* (1965) gezeigt, daß motorische und sensorische Identifizierungen in diesem Dialog dem Verbalen vorausgehen, und daß diese für die Entwicklung des Kindes in der Eltern-Kind-Beziehung unerläßlich sind. *Brocher* führt weiter aus, daß sich erst mit der Wendung des Interesses von der Triebanalyse zur Abwehranalyse die Einstellung gegenüber der averbalen, expressiven Kommunikation verändert habe. *Wilhelm Reich* (1948) habe darauf hingewiesen, daß sich die Abwehr sowohl im Bewegungsverhalten wie in der expressiven Gestik manifestiere. *Brocher* stellt neben der unbestrittenen Bedeutung der Inkognito- und Abstinenzregel für den Sekundär-Prozeß in Frage, ob bei der strikten Einhaltung dieser Regel die averbale Kommunikation des Analytikers vom Patienten wahrgenommen werden kann. Dabei macht er in Fallbeispielen deutlich, wie bedeutungsvoll diese Kommunikationsebene beim Patienten in tiefer Regression sein kann.

Aufbauend auf dem Theoriekonzept der Pariser Psychosomatischen Schule (*Marty, De M'uzan, David*) hat *Stefanos* ein stationäres analytisch-psychosomatisches Therapiekonzept entwickelt. Hier steht im Vordergrund die Real-Präsenz des therapeutischen Teams im Sinne eines guten Primär-Objekts. Dem regressiven Bedürfnis des Patienten nach primärer Liebe wird entsprochen und dem Patienten soll somit ermöglicht werden, von der oral-narzißtischen Regression zur Objektbeziehung überzugehen.

Versucht man nun, die oben skizzierten Therapieansätze bei psychosomatischen Erkrankungen zu rekapitulieren, so fällt auf, daß alle, wie verschieden sie auch sein mögen, vor allem zwei Hinweise gemeinsam haben: 1. Die Annahme einer Fixierung oder Regression auf ein sehr frühes Entwicklungsstadium, in dem eine präverbale sensomotorische Kommunikationsebene vorherrscht, 2. die Kommunikation zwischen Arzt und Patient scheint auf verbaler Ebene unmöglich oder zumindest sehr reduziert.

Einige Autoren (*Balint, Schur*) weisen daraufhin, daß diese Kommunikationsschwierigkeiten vor allem in der Anfangsphase einer Psychotherapie im Vordergrund stehen. Man kann wohl davon ausgehen, daß trotz Fortschreiten der Theoriebildung auf dem Gebiet der Psychosomatik dem notwendigen Ausmaß der Modifizierung der Therapietechnik ungenügend nachgegangen wurde. Es wurde versucht, im Sinne der klassischen analytischen Neurosentherapie auf der Ebene des Sekundärprozesses die Grundregel einzuhalten und damit auf der Verbalisationsebene eine Sprachlosigkeit oder eine präverbale Ausdrucksform des Patienten als Widerstand zu deuten. Daß trotzdem die Behandlungsergebnisse, nach allerdings häufig mehrjährigen Therapien, keineswegs unbefriedigend ausfielen, läßt vermuten, daß zwischen Arzt und Patient, oft von beiden höchstens im Sinne der Empathie bemerkt, eine Kommunikation auf präverbaler Ebene stattfand. Die wirklich abgelaufenen Phänomene blieben jedoch meist verschwommen und undurchsichtig.

Wir haben nun versucht, den oben getroffenen Feststellungen Rechnung zu tragen, indem wir mit der KBT in einer einleitenden Phase parallel zur verbalen analytischen Gruppentherapie einen vorwiegend präverbalen Kommunikationsraum geschaffen haben.

Diese Therapie ist in unserer Klinik eingebettet in ein stationäres psychoanalytisches Therapiemodell. Das Therapieangebot besteht aus einer analytischen Gruppentherapie, Ergo- und Gestaltungstherapie und der KBT, im Rahmen einer therapeutischen Gemeinschaft. In den geschlossenen Gruppen sind sowohl psychoneurotische als auch psychosomatische Patienten. Dem 3-monatigen stationären Therapieangebot als Initial-Phase schließt sich eine ca. 2-jährige ambulante analytische Gruppentherapie an. Die Bedeutung der KBT wurde uns vor allem bei der verbalen Bearbeitung in der analytischen Gruppe bewußt, aber auch nicht zuletzt durch Äußerungen der Patienten. In einer Befragung schätzten die Patienten die Effektivität dieser Therapie für uns zunächst überraschend hoch ein.[1]

(Kurze Hinweise auf die Entwicklung der KBT sind hier weggelassen.)

1.11. Becker

Der Schwerpunkt des therapeutischen Bemühens besteht vor allem in Wahrnehmung und Ausdruck im nonverbalen Bereich. Es soll ein Raum geschaffen werden, der eine individuelle Selbsterfahrung im vorwiegend präverbalen Bereich ermöglicht. Grundvoraussetzung ist die Selbsterfahrung des Therapeuten, um ausreichend einfühlsame Anweisungen und Deutungen geben zu können. Dem Therapeuten kommt eine deutlich aktivere Rolle als in der analytischen Psychotherapie sonst üblich zu. Er hat in der Einleitungsphase die Aufgabe, den Boden für die möglichen Antriebsbereiche im Intentionalen, Oralen, Analen, Aggressiven und Sexuellen zu bereiten. Er bietet sich als Real- und Identifizierungsobjekt an. Die Rolle des Therapeuten erinnert an *Ferenczis* »aktive Technik«, wo dieser empfiehlt, den Patienten an den Spannungszustand heranzuführen, um den verdrängten Triebdrang oder -wunsch ins Bewußtsein zu bringen. Dies stimmt zunächst mit *Freuds* Empfehlung überein, den Agoraphobiker der gefürchteten Situation auszusetzen.

In der KBT kommt dem Körpererleben in Wahrnehmung und Ausdruck eine besondere Bedeutung zu. Bei dem überwiegenden Teil der Sitzungen haben die Patienten die Augen geschlossen. Wir glauben, daß dem besondere Bedeutung zukommt, da hiermit der sonst vorherrschende Wahrnehmungsbereich, der meist einer gewissen Automatisierung und Gewöhnung unterworfen ist, ausgeschaltet wird und damit neuen, weniger eingefahrenen Wahrnehmungsbereichen Raum gibt. Ähnlich verhält es sich im Ausdruck, wo durch das Zurücktreten des vorwiegend bewußt gesteuerten Sprachausdrucks die mehr unbewußten Ausdrucksformen auf der Körperebene zum Tragen kommen.

(An dieser Stelle folgt eine kurze Beschreibung der KBT, soweit es das methodische Vorgehen betrifft.)

Diese Ausführungen sollen zeigen, wie hier ein Abstrahierungs- und Symbolisierungsprozeß — aber auch ein Prozeß der Erinnerung an genetisches Material — eingeleitet werden kann.

Ich will nun anhand weniger beispielhafter Szenen verdeutlichen, wie Patienten das — im Verbalen mehr als Abwehr Erscheinende — im nonverbalen Bereich als das dahinterstehende Abgewehrte darstellen und damit einer Bearbeitung zugänglich machen:

(Zwei der — hier gekürzten — Falldarstellungen: 39-jähriger Patient mit Ulcus-Anamnese, und: 21-jährige Patientin mit herzphobischer Symptomatik, sind hier weggelassen, da in dem Beitrag von Becker und Lüdeke ausführlich dargestellt; siehe Seite 319 ff und Seite 321 ff. Die hier wiedergegebenen 3 Fallskizzen fehlen in der englischen Fassung des Beitrags.)

Eine 27-jährige Patientin, mit rezidivierenden Cystitiden und von ihr beschriebenen Krämpfen in der Harnröhre und einer Anorgasmie, die in der verbalen Gruppe vor allem über ständig bestehende Minderwertigkeitskomplexe klagte, bringt sich in der

1.11. Becker

KBT in eine, wie ich meine, für das urethrale Antriebserleben typische Situation. Sie steht mit geschlossenen Augen in einem Kreis, wo sie mit der Gruppe über ein Seil verbunden ist. Sie gerät dabei immer mehr in Anspannung und zieht mit beiden Händen zunehmend heftiger am Seil, bis sie erschöpft zusammenbricht. Beim Verbalisieren wird deutlich, daß sie die Vorstellung hatte, alleine alle Gruppenmitglieder halten und stützen zu müssen (Ehrgeizhaltung).

Ein 26-jähriger Patient mit einer herzphobischen Symptomatik, Schweißausbrüchen, Appetitlosigkeit und Schlafstörungen, gibt sich in der verbalen Gruppe auffällig gefügig und selbstdestruktiv. In der KBT kommt von ihm folgender Vorschlag: Alle Gruppenmitglieder mögen sich im Kreis auf den Boden legen und er wolle versuchen, mit geschlossenen Augen über sie drüber zu laufen. Aufgabe sollte sein, so schonungsvoll wie möglich vorzugehen. Bei der anschließenden Verbalisation wurde deutlich, daß er im Vergleich zu allen anderen Gruppenmitgliedern am rücksichtslosesten vorgegangen war. Es wurde ihm erstmals sein Bedürfnis, zu verletzen und aggressiv zu sein, deutlich, was hinter der übermäßigen Gefügigkeit stand.

Ein 34-jähriger Patient mit multipler körperlicher Symptomatik, wie Rücken- und Nackenschmerzen, migräneartigen Kopfschmerzen, Taubheitsgefühl in beiden Händen, einer Ejaculatio praecox und herzphobischer Symptomatik, berichtet in der verbalen Gruppe vor allem von einer erheblichen Autoritätsproblematik Männern gegenüber. Aus der Anamnese ist bekannt, daß er als Kleinkind vom Vater früher in exzessiver Form bis zur Bewußtlosigkeit geschlagen wurde. In der KBT wendet sich ihm ein männliches Gruppenmitglied sehr zärtlich und umsorgend zu. Der Patient ist davon sichtlich überwältigt, beim Verbalisieren kann er erstmals für ihn selbst deutlich äußern, daß er hier das erlebt habe, was er sich vom Vater immer gewünscht habe.

Die jetzt mehrjährigen Erfahrungen mit dieser Therapie haben gezeigt, daß sowohl neurotische wie psychosomatische Patienten in recht kurzer Zeit ihren intrapsychischen oder interindividuellen Konflikt konstellieren können. Die Erlebnisqualität wird durch die Konkretisierung intensiver und fördert die Erinnerungsfähigkeit an genetisches Material. Bei Neurotikern kann hier in besonderer Weise die Abwehr des Intellektualisierens bearbeitet werden, bei psychosomatischen Patienten kann neben anderen Abwehrformen vor allem die Fixierung auf das körperliche Symptom sehr viel früher als im verbalen analytischen Prozeß aufgegeben werden, da einerseits der Körperbezug integriert ist und ein lebensgeschichtlicher Zusammenhang im Auftreten der Symptomatik situativ zugänglich wird. Bei psychosomatischen Patienten wie bei Unterschichtpatienten fällt hier eine enorme Diskrepanz zwischen Eigen- und Fremderleben auf.

Ich möchte nun zum Schluß noch einige aus meinen bisherigen Erfahrungen mit der KBT entstandene Hypothesen darstellen: Meiner Erfahrung nach begegnet man dem von *Sifneos* beschriebenen Phänomen der Alexithymie gehäuft bei psychosomatischen Patienten und Patienten der Unterschicht, seltener aber auch bei Neurotikern. Es bietet sich an, daß wir hier möglicherweise ein multifaktoriell bedingtes Phänomen vor uns haben:

1. Eine Fixierung oder Regression auf eine sehr frühe Stufe der Entwicklung, wo präverbale sensomotorische Intelligenz- (*Piaget*, 1947) und Identifizierungsprozesse (*Spitz*, 1965) und ein Angewiesensein auf die Realpräsenz der Objekte aufgrund mangelnder Internalisierungsfähigkeit vorherrschen.
2. Sozialisationsbedingte Faktoren. Hierfür gibt der von *Bernstein* (1972) beschriebene restringierte Code Hinweise, wo sich die in der Alexithymie beschriebenen Phänomene in ihrer überwiegenden Anzahl wiederfinden.
3. Mangelnde Kommunikationsmöglichkeit zwischen Arzt und Patient.
4. Die »Karriere« als Patient mit somatischer Symptomatik.

Bei dem kombinierten Behandlungsansatz von analytischer Gruppe und KBT in der einleitenden Phase scheint folgendes bemerkenswert: Man erkennt hauptsächlich zwei Verbalisationstypen von psychosomatischen Patienten und Unterschichtpatienten. Eine Gruppe neigt vermehrt zur verbalen Zurückhaltung, während eine zweite bei einer quantitativ unauffälligen oder vermehrten Verbalisation vorwiegend ihre Abwehr im Sinne der Konformität, Verleugnung oder Projektion und der Symptomfixiertheit zeigt. Die Bedürfnisseite, also das Abgewehrte, kommt hier vorwiegend im nonverbalen Ausdrucksbereich zum Tragen. Überdurchschnittlich häufig kommt es hier zu Kommunikationsschwierigkeiten zwischen Therapeut und Patient und zwischen den Patienten in einer gemischten Gruppe von neurotischen und psychosomatischen Patienten mit unterschiedlicher sozialer Schichtzugehörigkeit. Verbale Deutungsversuche des Therapeuten oder der Mitpatienten können vom Patienten ungewöhnlich lange nicht angenommen werden. Dies erweist sich als hemmender Faktor in verbalen analytischen Gruppen in der Initialphase — wovon sicher auch die lange Therapiedauer solcher Gruppen abhängt —, ein Faktor, der überraschenderweise zu keiner Zeit im nonverbalen Bereich in Erscheinung trat. Man könnte daraus hypothetisch schließen, daß dem non- oder besser präverbalen Ausdrucksbereich mehr Kollektives zukommt, und daß er weniger beeinflußt ist von Sozialisationsprozessen.

Die KBT versucht, wie ich meine mit Erfolg, diese Anfangsschwierigkeiten zu überwinden, indem sie der vom Patienten gewählten und möglichen Ausdrucksform entgegenkommt und den Patienten mit dem Konkreten in Handlung und Ausdruck konfrontiert, wobei die Realpräsenz der Objekte gegeben ist. Der Abstraktionsprozeß des Verbalisierens wird nicht vorausgesetzt, sondern schließt sich an. Dabei scheint der nonverbale Ausdruck stärker affektiv besetzt und dem Unbewußten und Primär-Prozeßhaften näher zu sein, unterliegt also weniger der Zensur, wird weniger vom Bewußtsein reguliert. Der Bewußtwerdungsprozeß kann zunächst ebenfalls im averbalen Konkreten geschehen. Dabei zeigte sich, daß die vorwiegend gebrauchten Abwehrprozesse der Verleugnung und Projektion durch konkret Wahrnehmbares am besten angehbar waren. Die Qualität der Erfahrung wird durch Konkretisierung vielmehr vertieft und die Fähigkeit, genetisches Material zu erinnern, wird erhöht. Die Beziehung zum Körper wird in die Therapie einbezogen, in Beachtung der Tatsache, daß das erste, das bei psychosomatischen Störungen in Erscheinung tritt, die körperlichen Symptome sind. So eröffnet sich ein Zugang zur Verbindung von Lebensgeschichte des Patienten und dem Auftreten der Symptome. Der notwendig sich anschließende Verbalisationsprozeß findet vorwiegend über eine Identifizierungshilfe durch den Therapeuten und die Mitpatienten statt und ermöglicht ein allmähliches Erlernen des Abstrahierens und Symbolisierens.

Literaturhinweise:

BALINT, M.: The basic fault (Tavistock, London: 1968).
BERNSTEIN, B.: Studien zur sprachlichen Sozialisation (Schwann, Düsseldorf: 1972).
DE BOOR, C. und MITSCHERLICH, A.: Verstehende Psychosomatik, Psyche 1973.
BROCHER, T.: Über averbale Kommunikation, Psyche 1967.
FERENCZI, S.: Technische Schwierigkeiten einer Hysterieanalyse. Int. Z. Psychoanal. (1919).
FREUD, S.: Wege der psychoanalytischen Therapie, GW 12 (1919).
DERS.: Das Ich und das Es, GW. 13 (1923).
GOLDBERG, M.: Über meine Therapie-Formel in der konzentrativen Bewegungstherapie. Prax. Psychother. 19 (1974).
KAUFMANN, M.R.: Problems of Therapy. In *Deutsch:* The Psychosomatic Concept (1953).
MARGOLIN, S.G.: Genetic and dynamic psychophysiological determinants of pathophysiological processes. In *Deutsch:* The Psychosomatic Concept (1953).
MARTY, P.; DE M'UZAN, M. et DAVID, C.: L'investigation psychosomatique PUF, Paris (1963).
MEYER, J.E.: Konzentrative Entspannungsübungen nach Elsa Gindler und ihre Grundlagen; Z. Psychother. Med. Psychol. 11, 116-127 (1961).
MITSCHERLICH, A.: Krankheit als Konflikt (Suhrkamp, Frankfurt: 1967).
PIAGET, J.: Psychologie de l'intelligence (Colin, Paris: 1947).
REICH, W.: Charakteranalyse (1948).
RUESCH, J.: The infantile personality. Psychosom. Med. 10: 134-144 (1948).
SCHUR, M.: Comments on the metapsychology of somatisation. In: The psychoanalytic of the child, vol. 10, pp. 119-164 (1955).
SPITZ, R.: The first year of life (International Universities Press, New York: 1965).
STEPHANOS, S.: Analytisch-psychosomatische Therapie. Jahrbuch der Psychoanalyse, Vol. 1 (Huber, Bern: 1973).
STOLZE, H.: Selbsterfahrung und Begegnung mit dem anderen durch konzentrative Bewegungstherapie (Institut für Psychohygiene, Biel: 1967).
DERS.: Selbsterfahrung und Bewegung. Prax. Psychother. 17, 165-174 (1972)

Anmerkung des Herausgebers:

1 Siehe dazu den Abschnitt: »Zur Einschätzung der KBT« in dem Beitrag von Stolze (1977), Seite 111f.

EINIGE GRUNDFRAGEN
DER KONZENTRATIVEN BEWEGUNGSTHERAPIE
(Deuten und Bedeuten. — Die Kombination
der KBT mit anderen psychotherapeutischen
Verfahren. — Zur Einschätzung der KBT. —
KBT als Persönlichkeitsbildung.)

Von Helmuth STOLZE (1977)

Zu dieser Arbeit:
Aus einem Beitrag zum Sammelband: »Psychotherapie und Körperdynamik« (herausgegeben von H. Petzold) werden hier nur die vier Abschnitte wiedergegeben, die gegenüber dem in anderen Arbeiten Gesagten Neues bringen:
Bei »Deuten und Bedeuten« steht in der KBT deren phänomenologischer und finaler Aspekt im Vordergrund, was aber eine »Kombination der KBT mit anderen psychotherapeutischen Verfahren«, insbesondere verbalen, psychoanalytisch orientierten Methoden nicht ausschließt; andere Kombinationsmöglichkeiten und -ausschließungen werden erörtert. In dem Abschnitt »Zur Einschätzung der KBT« werden die qualitative Verbesserung des therapeutischen Klimas und die sich auf verschiedenen Ebenen vollziehende Erweiterung des therapeutischen Raums hervorgehoben, wie diese von Patienten und Therapeuten übereinstimmend erfahren werden. Die »KBT als Persönlichkeitsbildung« beruht auf deren gestaltsymbolischem Aspekt.

Deuten und Bedeuten

Es liegt im Wesen der KBT, daß jede Arbeitssituation auch von jedem Teilnehmer immer wieder verschieden erfahren werden kann. Sind die Erlebnisse also vielfältig und in ihrer Bedeutung für die Übenden individuell getönt, so wird der Therapeut danach trachten, die Vielfalt zu ordnen und für sich nach einem bestimmten theoretischen Modell oder auf ein bestimmtes Menschenbild hin zu deuten. Die Verschiedenheit der Ansätze bringt Schwierigkeiten in der Verständigung zwischen den Therapeuten mit sich, die mit der KBT arbeiten. Es hat aber den Vorteil, daß der einzelne Therapeut die Deutungsarbeit jeweils seinem beruflichen Standort, seinen Kenntnissen und seinen Erfahrungen anpassen kann.

Entscheidend aber ist, wie sich das Deuten und Bedeuten in der KBT für den Patienten darstellt. Eine Patientin notierte dazu beispielsweise:

> »Das Üben hat mir *sichtbar* gemacht, was ich *wußte*: Mit der Verbindung zur Erde und zu den 'Wurzeln' stimmt es bei mir nicht. Daher kommen auch immer wieder Zeiten der Haltlosigkeit und des Zweifelns.«

Diese Patientin hat über das intellektuelle Wissen hinaus eine Einsicht gewonnen; es ist ihr etwas »bedeutet« worden, nicht durch Worte, sondern in einer leiblichen Erfahrung. Die sprachliche Formulierung dieser Einsicht ist erst das Ergebnis eines der Erfahrung nachfolgenden Denkens. Der Deutungs- und Bedeutungsvorgang in der KBT ist primär ein nichtverbaler. Wir gestalten Arbeitssituationen, an denen die Patienten etwas erleben können, das für sie eine Bedeutung gewinnen kann, also etwas »Meindeutiges« — wie wir es einmal formuliert haben. Wir beschreiben einen direkten Weg, auf dem das Erfahrene der bloß gedachten Einsicht vorausgeht. Praktisch machen wir zum Bedeuten aber auch in verschiedener Weise vom Wort Gebrauch. Das beginnt schon bei der Vorbereitung der Patienten, setzt sich fort über die Hinweise, die wir zum Üben geben, und schließt endlich die Aussagen der Patienten über ihre Erlebnisse ein:

»Die Art, an konkreten Situationen und den entsprechenden Erlebnisschilderungen der Gruppenmitglieder, ohne jede Wortdeutung seitens des Therapeuten, durch Rückfragen die tiefere Wirklichkeit und Wahrheit klar zu machen, war mir ein wesentliches Erlebnis«. (Ein Arzt in einer Weiterbildungsgruppe, die mit der KBT arbeitete.)

Am ehesten läßt sich diese Art des Deutens mit der in der Spieltherapie bei Kindern geübten vergleichen. Wesentlich dabei ist sein phänomenologischer und finaler Aspekt: Das Bedrängende einer Lebenssituation oder eines Symptoms wird im Hier und Jetzt erlebbar, und mit der »Besinnung« dieses Bedrängenden werden das bisher Ungelebte und damit die künftigen Möglichkeiten unmittelbar einsichtig. Das schließt ein psychogenetisches Deuten in einer parallel laufenden verbalen, tiefenpsychologischen oder analytischen Therapie nicht aus, erleichtert es vielmehr, da in der KBT dem Patienten der Zusammenhang seines Symptoms mit dem lebensgeschichtlich Früheren in ganz leibhaftiger Weise erfahrbar werden kann.

Die Kombination der Konzentrativen Bewegungstherapie mit anderen psychotherapeutischen Verfahren

Die Verbindung verbaler Methoden mit der KBT erweist sich daher in der Praxis als hilfreich: Beratung, Gesprächspsychotherapie, die verschiedenen Formen des tiefenpsychologisch oder analytisch orientierten Gesprächs, wie die biographische Analyse, das symptom-, situations-, und verhaltensanalytische sowie das konflikt- und problemlösende Gespräch und die Psychoanalyse können durch Kombination mit der KBT abgekürzt und vertieft werden. Diagnostische Erhellung und Durcharbeiten können auf den beiden Ebenen des Seelischen und des Leiblichen erfolgen und sich gegenseitig im Sinne einer psychosomatischen Therapie ergänzen. Voraussetzung dafür ist ein gutes Zusammenspiel der Therapeuten, wenn nicht die gesamte Therapie ohnehin in einer Hand liegt.

Aber auch mit anderen psychotherapeutischen Arbeitsweisen läßt sich die KBT verbinden. Keine Schwierigkeit bringt die Kombination mit allen gestalterischen Therapien: Die ordnende Kraft des Formens bedeutet vielmehr eine gegenseitige Förderung und Vertiefung der therapeutischen Ansätze. Gleiches gilt für Behandlungstechniken, die in manchem eine Verwandtschaft zur KBT erkennen lassen, wie die Gestalttherapie, die Themenzentrierte Interaktion oder die Bioenergetische Therapie.

Gegenüber organismischen Verfahren, wie der Funktionellen Entspannung nach *M. Fuchs* (3) oder der Eutonie nach *G. Alexander* (1), muß beachtet werden, daß der Patient nicht über den ähnlichen, aber doch unterschiedlichen Ansätzen in Verwirrung gerät; es empfiehlt sich hier keine gleichzeitige, sondern eine vorausgehende oder danach folgende Anwendung der KBT.

Was die Kombination mit Verhaltenstherapie angeht, so scheinen auf den ersten Blick starke Verbindungen zur KBT zu bestehen. Es darf aber nicht übersehen werden, daß die KBT viel mehr auf eine Veränderung des *inneren* Verhaltens abzielt als die verhaltenstherapeutischen Strategien. Von ihnen unterscheidet sich die KBT bei ihren Bemühungen um »Konditionierung« und »Desensibilisierung« durch das Fehlen jeglicher Dressur. Eine Kombination der KBT mit Verhaltenstherapie dürfte sich daher nicht empfehlen, es sei denn, daß diese in einer besonderen, modifizierten Weise eingesetzt wird (*A.A. Lazarus*, 5).

Bei psychotherapeutischen Verfahren, in denen das suggestive Element in Verbindung mit der Herstellung eines Hypnoids die Therapie bestimmt, ist eine Kombination mit der KBT ausgeschlossen. Eine Zwischenstellung nimmt die autosuggestive Methode des Autogenen Trainings ein: Es wurden schon Patienten in das Autogene Training eingearbeitet und dann — nach entsprechender Aufklärung über die Unterschiede — zur KBT weitergeführt, ohne daß es zu Schwierigkeiten gekommen ist. Umgekehrt kann aber auch die KBT als Einstieg in ein psychoprophylaktisches Interventionsprogramm benützt und vor das Einarbeiten in das Autogene Training gesetzt werden, wie das *M. Geyer, A. Kiesel* und *E. Teubner* (4) in einer experimentierenden epidemiologischen Studie über die Psychoprophylaxe des Myocardinfarkts gezeigt haben.[1]

Bei allen Verfahren, die sich mit der KBT kombinieren lassen, hat es sich als besonders förderlich erwiesen, wenn eine Einzeltherapie mit KBT als Gruppentherapie verknüpft wird.

Zur Einschätzung der Konzentrativen Bewegungstherapie

Zur Beantwortung der Frage nach der Effektivität der Methode können wir uns bis heute auf die Einschätzung durch die Therapeuten und Patienten stützen, die mit der KBT behandeln und behandelt worden sind.

Das übereinstimmende Urteil der Therapeuten geht dahin, daß mit der KBT psychotherapeutische Behandlungen durchführbar werden bei Patienten, die auf anderen Wegen keinen Zugang zur Psychotherapie finden,
in stagnierende psychotherapeutische Behandlungen wieder Bewegung gebracht werden kann, und
überraschende therapeutische »Durchbrüche« vorbereitet und eingeleitet werden können, die nicht nur die Behandlungszeit abkürzen, sondern auch zu befriedigenden Dauerlösungen führen.[2]

1.12. Stolze

Für die Einschätzung durch die Patienten kann das Ergebnis einer Befragung stehen (durchgeführt durch *H. Schepank* an der Psychosomatischen Universitätsklinik Heidelberg, dazu auch *W. Bräutigam*, 2): Die Patienten werteten allgemein die KBT als die wichtigste der an der Klinik praktizierten psychotherapeutischen Behandlungsmethoden. Aber auch aus anderen Kliniken und Praxen wissen wir, daß die Patienten die KBT hoch schätzen: sie fühlen sich nicht in einseitige therapeutische Schemata gepreßt und sehen sich ermutigt, »mit Leib und Seele« selbst an der Gestaltung ihrer Behandlung mitzuwirken. Und noch anderes ist für sie immer wieder eindrucksvoll, wie die drei folgenden Berichte (aus der eigenen Praxis) zeigen können:

(Die Berichte sind hier weggelassen. Sie finden sich in dem Beitrag des Verfassers: »Über die praktische Arbeit mit der KBT«, 1966, Seite 305 f)

Was an diesen Berichten deutlich wird, ist die qualitative Veränderung des therapeutischen Klimas, die wesentlich zu einer Verbesserung der Behandlungsergebnisse beiträgt. Dazu kommt die Erweiterung des therapeutischen Raums, die sich in verschiedener Weise und auf verschiedenen Ebenen vollzieht:
über Passivität und Unbewegtheit hinaus zu Aktivität und »Bewegung« (worunter hier nicht nur ein motorisches Geschehen, sondern auch ein Auf-dem-Weg-Sein und ein inneres Bewegt-Sein zu verstehen ist),
über die Wahrnehmung von Gedanken und Gefühlen hinaus auch zu der von Leibempfindungen,
über die ausschließliche verbale Verbindung zwischen Patient und Behandler hinaus zu therapeutisch gestalteten Situationen, die wirklichkeitsgerechter sind.

Konzentrative Bewegungstherapie als Persönlichkeitsbildung

Strebungen und Einstellungen, Tun, Verhalten und Haltungen werden dem Patienten in der KBT sinnfällig nahegebracht. Auf diesem Weg kann alles dies, was ja sein Leben ausmacht, eine neue Bedeutung für ihn gewinnen.
Damit aber überschreiten wir schon die Grenze der medizinischen und psychologischen Betrachtungsweise. Die Arbeit mit der KBT hat eine Seite, die zu einem solchen Schritt auffordert, das ist ihr gestaltsymbolischer Aspekt.[3] Die Richtungen des Raums (oben-unten, vorn-hinten, rechts-links), in die der Mensch hineingestellt ist und in denen er sich bewegt, die Zeitqualitäten (der willkürlich gewählte, ungeeignete und der gegebene, rechte Augenblick), die Gegenstände (z.B. der Ball als ein »Weibliches«, im Gegensatz zum Stab, der als »Männliches« erlebt wird), die Körpergestalt und -haltung und mit ihr in Verbindung die Körperempfindungen (z.B. leicht-schwer) haben für den Menschen auch eine symbolhaft-geistige Bedeutung.
Das Aufrechtstehen nach einem Hinaufwachsen beispielsweise ist eine Haltung und Bewegung des Aufrechtseins, der Aufrichtigkeit, des Hinaufstrebens, der denkerischen Leichtigkeit, der Klarheit und Kühle bei gleichzeitigem Verbundensein

mit der konkreten Wirklichkeit und Schwere des materiellen Daseins, also auch mit der dunklen Wärme und Tiefe des Gefühls. Hineingestellt durch die KBT in eine solche Polarität, kann ein Patient auch eine geistige Ausrichtung heilsam an sich erfahren und kann sein Leben in ein neues, ihm gemäßes, sinnvolles Gleichgewicht bringen.

Diese Erfahrung können aber nicht nur Patienten für sich nutzbar machen. Viele andere Menschen und speziell die sich psychotherapeutisch Weiterbildenden können aus der Beschäftigung mit der KBT Gewinn ziehen durch die Erweiterung und Vertiefung ihrer Fähigkeit zur (Selbst-)Wahrnehmung[4]. KBT kann daher auch überall dort angeboten werden, wo Menschen eine Persönlichkeitsbildung durch Selbsterfahrung anstreben.

Literaturhinweise:

1 ALEXANDER, G.: Eutonie. Kösel Verlag, München: 1976.
2 BRÄUTIGAM, W.: Pathogenetische Theorien und Wege der Behandlung in der Psychosomatik. Nervenarzt 45, 1974, 354-363.
3 FUCHS, M.: Funktionelle Entspannung. 2. Aufl. Hippokrates-Verlag, Stuttgart: 1979.
4 GEYER, M., A. KIESEL und E. TEUBNER: Die Stellung der Konzentrativen Entspannung in einem Trainingsprogramm zur Prophylaxe des Myocardinfarkts. Psychiatr. Neurol. med. Psychol. (Leipzig) 27, 1975, 542-549.
5 LAZARUS, A.A.: Angewandte Verhaltenstherapie. Klett-Verlag, Stuttgart: 1976.

Anmerkungen des Herausgebers:

1 Allerdings ist dabei zu beachten, daß in diesem Fall die KBT wesentlich mehr in ein System von Übungen strukturiert und auf die Entspannung großes Gewicht gelegt wird. So nennen die Verfasser ihre Arbeit auch »Konzentrative Entspannung« (KoE) — siehe dazu auch die Anmerkung des Herausgebers 7 zum Beitrag von Stolze (1958), Seite 27.
2 Siehe dazu ferner den letzten Abschnitt in dem Beitrag von Becker (1976), Seite 107 f.
3 Zur Bedeutung der Gestaltsymbolik für die Psychotherapie hat G.R. Heyer in seinen Schriften vieles beigetragen (siehe die Arbeit von Nina Kindler über G.R. Heyer in der Enzyklopädie: »Die Psychologie des 20. Jahrhunderts«, Bd. III, S. 820 ff, Kindler-Verlag Zürich und München: 1977). Stolze hat sich in seinem Buch: »Das Obere Kreuz« (J.F. Lehmanns Verlag, München: 1953, S. 81ff.) mit der Gestaltsymbolik von Hals- und Schulterpartie beschäftigt — was seinen Weg zur Entwicklung der KBT entscheidend mitbestimmt hat. Aus der »Symbolik der menschlichen Gestalt« — so lautet auch der Titel eines Buches von Carl Gustav Carus (1852) — sind tatsächlich viele Anregungen für die KBT-Arbeit zu gewinnen. Gestaltsymbolik hat ihren Niederschlag auch in zahlreichen Redewendungen gefunden, die — wörtlich genommen — Arbeitssituationen der KBT bezeichnen. Siehe dazu auch den Beitrag von Henning (1979), Seite 146 ff.
4 Der Verfasser hat in den letzten Jahren, methoden-übergreifend zusammen mit Bewegungs-, Musik- und Atemtherapeuten, im Rahmen der Lindauer Psychotherapiewochen Übungen mit dem Thema: »Leibliche Selbstwahrnehmung als Beginn oder Ergänzung der psychotherapeutischen Weiterbildung« als Einführung in einen solchen Selbstversuch durchgeführt.

DIE ASSOZIATION IN DER KONZENTRATIVEN BEWEGUNGSTHERAPIE IM VERGLEICH ZUR ANALYSE

Von Jörg GEHRMANN (1978)

Zu dieser Arbeit:
An einem Beispiel aus einer KBT-Weiterbildungsgruppe wird dargelegt, wie im Gegensatz zur analytischen Situation, in der sich die Assoziationskette durch die Sprache selbst entwickelt, diese sich in der KBT im betont sinnenhaften Erleben entfaltet. Es wird dann auf die Besonderheiten der sich anschließenden verbalen Bearbeitung in der KBT im Unterschied zur Analyse hingewiesen: Gedanken, Vorstellungen und Bewegungsimpulse werden auf der »Schiene der Bewegung« (nach einer persönlichen Mitteilung des Verfassers an den Herausgeber) »konkret, bildlich und damit darstellungsfähig« — wie Freud gefordert hat.

Freud war davon überzeugt, daß es keine sinnlose Rede gibt, und daß die Psychoanalyse sich darum bemüht, für den vordergründig sinnlosen Signifikanten, d.h. ein Schlüsselwort, das dazugehörige Signifikat, d.h., die unbewußte Bedeutung zu suchen und ins Bewußtsein zu holen.

Als Instrument bedienten sich *Freud* und alle Psychoanalytiker bis heute in erster Linie der freien Assoziation. Dabei beschränkt sich die Psychoanalyse auf die Sprache des Analysanden, mit gutem Grund, denn nur in ihr konstituiert sich das Unbewußte. Wir können zum Beispiel einen Ball in seinen Eigenschaften begreifen, als »Ball« kann er uns nur durch die Bezeichnung »Ball« bewußt und von anderen Dingen, die gleiche Eigenschaften haben, abgegrenzt werden. Bezeichnung ist aber nicht gleich Bedeutung. Was der Ball beim einzelnen von uns aber bedeutet, ist eine höchst persönliche, vom Gegenstand losgelöste Angelegenheit, und kann höchstens durch das Objekt »Ball« ins Rollen gebracht werden. Genau das versucht die KBT. Durch den zuerst aufgetauchten Bedeutungsinhalt können weitere angestimmt und bewußt werden, ähnlich einer Kette von Kugeln, die durch eine einzige angestoßen werden und in Bewegung geraten. Dazu ein Beispiel:

> Es handelt sich um eine KBT-Gruppe, deren Teilnehmer selber therapeutisch mit der KBT arbeiten und sich zur Weiterbildung und Supervision zusammengefunden haben. Es ist der vorletzte Tag der einwöchigen, ganztägigen Gruppenarbeit. Auf dem Boden des großen, lichten Raumes liegen ungeordnet und verstreut noch die Gegenstände aus der letzten Gruppensitzung vom Vortage: Holzkugeln, Holzstäbe und -rollen, Reifen, Gummi- und Stoffbälle ... Der Vorschlag des Gruppenleiters lautet: »Versuchen Sie, den Raum zu erfahren, versuchen Sie vielleicht auch, das, was außerhalb des Raumes ist, in Ihre Erfahrung einzubeziehen. Wenn Sie wollen, nehmen Sie die Gegenstände am Boden zu Hilfe. Gehen Sie ruhig dem nach, was Ihnen dabei einfällt.«

1.13. Gehrmann

In dem auf den nonverbalen Teil der KBT-Sitzung folgenden verbalen berichtet ein Gruppenmitglied:

»Ich nahm mir aus dem Haufen der Gegenstände, die ich am Boden sah, einen großen Gummiball und blieb stehen. Ich umfaßte kräftig den Ball mit beiden Händen, knetete ihn, betastete seine Oberfläche und roch schließlich auch an ihm. Der Gummigeruch gefiel mir ungewöhnlich gut, immer wieder schnüffelte ich an der Gummifläche, an irgend etwas erinnerte mich das. Ich blieb lange so stehen und hielt den Ball mit beiden Händen vor die Nase. Mein Blick wanderte durch den Raum und durch das gegenüberliegende Fenster nach draußen auf die Landschaft, in den Himmel. Und was sich dann abspielte, war wie ein Tagtraum:

Während mein Blick nach draußen ging, nahm ich in Gedanken die anderen Gruppenteilnehmer mit. Und plötzlich finde ich mich im Innern eines Großraum-Flugzeuges wieder — die Gruppenmitglieder als Passagiere, ich als Pilot. Wir fliegen über die Landschaft, die ich draußen sehe. Der Boden unter meinen Füßen schwankt. Ein angenehmes Gefühl. Das geht so eine Weile. Das Fluggefühl bleibt, während sich die Szenerie verändert. Ich bin nicht mehr im Airliner, sondern in einem Sportflugzeug, das ich als Privatpilot ja tatsächlich schon oft selbst geflogen habe. Der Geruch des Balles, den ich noch in den Händen halte, und der mich irgendwie fasziniert, ruft das Wort 'Flugzeugreifen' in mir wach. Ich blicke aus dem Seitenfenster des Sportflugzeugs nach unten und schaue auf das Fahrwerk mit den Flugzeugreifen, die sich leicht im Luftstrom drehen. Merkwürdig, mir fällt jetzt gerade dazu ein, daß man bei einem großen Flugzeug das Fahrwerk nicht sehen kann, weil es einziehbar ist. Bei der kleinen Sportmaschine dagegen kann es nicht eingezogen werden und ist sichtbar. Ja, und bei dem Blick nach unten auf die Flugzeugräder schießt mir plötzlich eine peinliche Kindheitserinnerung aus meinem sechsten Lebensjahr durch den Kopf:

Wir waren in den Sommerferien am Neuruppiner See, in der Nähe von Berlin. Zur Sommerzeit war es üblich, daß dort die Dorfjugend nackt herumlief. Für mich als Jungen aus der Stadt war das ungewöhnlich, ich machte aber mit. So ging ich auch nackt baden. Ich hatte zwei aufgeblasene Flugzeugreifen um die Arme — so ähnlich wie die Luftkissenärmel, die die Kinder heute tragen. Die Flugzeugreifen liebte ich über alles und wagte mich damit auch ins tiefe Wasser, obwohl ich noch nicht schwimmen konnte. Mit den Reifen konnte ich allerdings nur auf dem Rücken schwimmen, und ich hatte vorhin das Erlebnis vor Augen, wie ich einmal so im tiefen Wasser nackt auf dem Rücken paddelte. Am Ufer standen einige ältere Buben und lachten über etwas. Ich merkte, daß ihr Gelächter mir galt, wußte im ersten Moment nicht warum, schaute nach unten und verstand plötzlich: Durch meine Rückenlage ragte mein Penis gerade aus dem Wasser, tauchte bei den Ruderbewegungen der Arme auf und ab und wurde von den leichten Wellen hin und her bewegt, so daß es für die Zuschauer ein recht lustiges Spiel gewesen sein muß — für mich aber höchst peinlich.« Und dann setzte das Gruppenmitglied mit einem Schmunzeln hinzu: »Wie gerne hätte ich in dem Moment das 'Fahrwerk da unten' einziehen mögen!«

Wir haben es hier mit einer recht interessanten Erlebnis- und Assoziationskette zu tun: Großer Raum — Gruppe — Gummiball — Blick aus dem Fenster — Groß-Raum-Flugzeug — kleines Flugzeug — Blick aus dem Flugzeugfenster nach unten

1.13. Gehrmann

— Fahrwerk unsichtbar — und sichtbar — Flugzeugreifen — Blick der älteren Buben — eigener Blick abwärts auf die untere Körperpartie. In dieser Kette nimmt der »Blick« eine Schlüsselfunktion ein, d.h., er tritt als Signifikant auf, um den sich alles dreht.

Wie so häufig ist auch diese Assoziationskette überdeterminiert. Die sich zunächst anbietende Deutung wäre »Kastration durch den Blick«. Kein Analytiker aber würde bei dieser oberflächlichen Erklärung stehenbleiben. Denn das hieße allenfalls den manifesten Inhalt dieses Tag-Traumes berücksichtigen. Die unbewußte Wahrheit liegt aber bekanntlich im latenten Trauminhalt. Um dem auf die Spur zu kommen, müssen wir die unmittelbare Vorgeschichte dieser Gruppenstunde mit berücksichtigen:

> Es handelte sich, wie gesagt, um eine Supervisionsgruppe. Am Vorabend hatte es eine theoretische Kontroverse zwischen Supervisor und dem Gruppenmitglied um die Bedeutung des Blickes in der KBT gegeben. Dabei hatte der Supervisor — wie sollte er anders — die Forderung gestellt, daß ein KBT-Gruppenleiter möglichst »alles« sehen solle, um Gefahrensituationen begegnen zu können. Das Gruppenmitglied hatte den entgegengesetzten Standpunkt vertreten, ohne ihn aber in der Diskussion anhand von Beispielen belegen und demonstrieren zu können. Der beschriebene Tagtraum mit der peinlichen Kindheitserinnerung hat nun diese Demonstration in der lebhaftesten Form und als schlagenden Beweis nachgeliefert. Denn die Tatsache, daß diese Erinnerung überhaupt in der Nachbesprechung der Gruppenstunde, an der der Supervisor teilnahm, von dem Gruppenmitglied erzählt, d.h. ausgesprochen wurde, weist darauf hin, daß es hier offenbar nicht in erster Linie um die Erinnerung an sich geht, sondern um deren Bezug zum Gruppenleiter, insbesondere zum Supervisor. Denn jede Rede hat einen Adressaten, an den sie sich wendet. »Die Funktion der Sprache ist nicht Information, sondern Evokation. Was ich in der Rede suche, ist die Antwort des anderen. Was mich als Subjekt konstituiert, ist meine Frage« (*Lacan*).

In unserem Beispiel geht die Rede vom Gruppenmitglied aus und richtet sich an den Supervisor. Als Signifikant, d.h. Schlüsselwort, zwischen beiden steht der »Blick«, der Visus. Der Supervisor wird als Super-Visor, als Mensch mit einem Super-Visus, angesprochen und damit in Frage gestellt. Und es erstaunt nicht zu hören, daß aufgrund der psychoanalytischen Ausbildung sowohl des Gruppenmitgliedes als auch des Supervisors die ganze Beweisführung gegen den »alles« sehenden Blick in der KBT über ein Erlebnis der symbolischen Kastration läuft, d.h., über ein trächtiges psychoanalytisches Hauptthema, auf das der Supervisor spontan ansprach. In dieser verschlüsselten Form führte das Unbewußte des Gruppenmitgliedes den Beweis. Soweit zur latenten, unbewußten Bedeutung unseres KBT-Beispieles und dessen Überdeterminierung.

Wenden wir uns nun der Frage zu: Welche speziellen Angebote des Gruppenleiters und welche KBT-spezifischen Materialien haben die beschriebene Assoziationskette ermöglicht und ausgelöst?

1. Die Aufforderung des Gruppenleiters, das »Außerhalb« des Raumes mit einzu-

beziehen, ermöglichte und verstärkte eine über den engeren Gruppenrahmen hinausgehende phantastische Reise in die Vergangenheit, eine Abdrift in vor- und unbewußte Erlebnisse. Diese Aufforderung war gleichsam die plastisch formulierte Einladung zur freien Assoziation, die auch der Analytiker ausspricht, wenn er die analytische Regel erklärt.

2. Die Unordnung des Materials vom Vortage am Boden. Man kann diesen Satz Wort für Wort doppeldeutig hören und in übertragenem Sinne damit die seelische Unordnung des wie Sediment »auf den Boden« abgesunkenen vor- und unbewußten »Materials«, d.h. auch die vorabendliche Kontroverse, verstehen.

3. Der Gummiball, von beiden Händen gehalten und umfaßt, symbolisiert hier nicht primär, wie so oft, mütterliche Aspekte, sondern eher den Erdball, der überflogen wird. Die Flugphantasie wird außerdem noch durch den Geruch des Gummis hervorgerufen, der dann zum Flugzeugreifen führt, dieser wiederum zum Blick nach unten.

Mit Auftreten des Signifikanten »Blick« schießt die Kindheitserinnerung auf, die ihrerseits keinerlei Induktion mehr seitens der KBT braucht und erst wieder in ihren aktuellen Kontext während der Nachbesprechung eingereiht wird, indem sie sich als Blick-Erinnerung an den Super-Visor wendet.

Im Gegensatz zur analytischen Situation, in der sich die Assoziationskette durch Worte, Wortklänge und Sätze, d.h., durch die Sprache selbst entwickelt, wird sie in der KBT durch die Aufforderung des Gruppenleiters zum betont sinnhaften Erleben des umgebenden Materials und des eigenen Körpers angestoßen, zum Beispiel einen Gummiball in allen seinen Qualitäten wahrzunehmen: Größe, Gewicht, Oberfläche, Temperatur, Farbe, Geschmack, Geruch etc.

Daß durch derart intensives, sinnhaftes Erfahren eines Dinges tiefergreifende Erinnerungen und Gedanken ausgeklinkt werden, ist einer der großen Vorzüge der KBT. Es ist nun die Aufgabe des Gruppenleiters, dem Gruppenmitglied die nötige Freiheit und auch den Schutz zu gewähren, sich mit diesen auftauchenden Gedanken und Assoziationen zu beschäftigen. Das ist sicher nicht leicht, zumal jeder Gruppenteilnehmer seine eigene Assoziationskette hat. Gelingt dies aber, dann erhebt sich die Frage nach der verbalen Bearbeitung der in der KBT-Übung aufgetauchten Assoziationen. Zunächst ist es wichtig, daß sie ausgesprochen werden. Und das genügt vollauf. Die Bearbeitung ist meist bereits in der Assoziationskette und in dem nachfolgenden Aussprechen — einem Akt der Symbolisierung — abgelaufen.[1] Eine zusätzliche Deutung seitens des Therapeuten würde Gefahr laufen, Widerstände aufzubauen. Denn bekanntlich sollte die Deutung vom Patienten selber gefunden und ausgesprochen werden. Der KBT-Therapeut kann allenfalls seine eigenen Beobachtungen mitteilen, ohne aber verbal Rückschlüsse auf eventuell ursächliche Zusammenhänge zu ziehen. Nicht selten steht hinter der Bemühung des Therapeuten um eine auf gegenseitiges »Verstehen« abzielende Erklärung der abgelaufenen innerseelischen Vorgänge und der Sprache des anderen ein Widerstand des Therapeuten bzw. Gruppenleiters selbst, die Andersartigkeit seines Gegenübers wahrzunehmen. In diesem Zusammenhang sei auf die Gefahr hingewiesen, die in dem Deutungsverfahren liegt: »Ich habe das Gefühl, daß Sie ..., ich fühle ein Unbehagen dabei, wenn Sie ...«. Dieses Vorgehen hat seine Berechtigung, aber nur, wenn darin der spontane individuelle Eindruck des Therapeuten klar zum Ausdruck kommt. Sonst nämlich könnte der Therapeut in einer entsprechenden Formulierung Gefahr laufen, seine eigene Gegenübertragung mit allen ihren Verzerrungen und Projektionen als Maßstab für eine Deutung zu verwenden, und das unter dem Alibi zwischenmenschlicher Verständigung. Ein Vorgehen, bei dem der andere in seiner Eigenartigkeit nur in den Grenzen unserer eigenen Welt und Beschränktheit zugelassen und akzeptiert wird. In Kurzform etwa: »Du darfst nur so sein, wie ich dich mir denken und wie ich dich erfühlen kann.« Gerade dies blockiert die Neuerfahrung, die Überraschung und damit die therapeutisch dichtesten und fruchtbarsten Momente in der KBT wie auch in der Analyse.

Im seelischen Bereich ist für die letztliche Interpretation einzig und allein der Akteur, das heißt der Analysand bzw. das KBT-Gruppenmitglied zuständig; eine Aussage, gegen die, so bekannt sie ist, ebenso häufig auch verstoßen wird. Deshalb liegt die Aufgabe des KBT-Gruppenleiters — gleich der des Analytikers — darin, die Äußerungen des Patienten, vor allem die verbalen, da diese schon eine Deutung der nonverbalen Erlebnisse beinhalten, so wach wie möglich wahr-zu-nehmen und zu behalten.

Die Parallelen der KBT mit der Psychoanalyse wurden in groben Zügen dargestellt. Unterschiedlich zur Analyse werden in der KBT die Sinne direktiv angesprochen: »Fühlen Sie sich in den Raum ein!« »Versuchen Sie, das Außerhalb des Raumes mit einzubeziehen!« »Nehmen Sie, wenn Sie möchten, das angebotene Material zu Hilfe!«

Trotz der Nähe zur Materie und der konkreten sinnhaften Erfahrung kommt es in der KBT nun nicht darauf an, wie unser Beispiel gezeigt hat, die Assoziationen momentan hic et nunc in der Realität auszuleben. Dies geschieht zwar häufig, führt aber meist zur Bedürfnisbefriedigung, die ihrerseits die Quelle der Assoziationen zeitweise versiegen läßt. Denn in der realen Befriedigung macht der Wunsch — Quelle aller Gedanken, Phantasien und Träume und per definitionem unstillbar — durch illusionäre Verwechslung mit dem Bedürfnis diesem Platz; das Bedürfnis aber ist stillbar und verstummt nach seiner Absättigung.

Man kann also in etwa die gleichen Kriterien der Analyse — wie die Förderung des auftauchenden Gedankenmaterials ohne die Möglichkeit des Ausagierens — mit Einschränkung auch auf die KBT übertragen. Im Unterschied zur Analyse allerdings ist es in der KBT kaum möglich, daß die aufkommenden Assoziationen sogleich ausgesprochen werden. Denn die KBT bietet durch ihr Setting als vorwiegend praktizierte Gruppenmethode einerseits und durch ihr Material- und Bewegungs-bezogenes Arbeitsfeld andererseits nicht die Möglichkeit und den umfassenden Schutz für das spontane Aussprechen aller aufkommenden vor- und unbewußten Gedanken. Dies widerspricht nicht der oben betonten Notwendigkeit einer nachträglichen Verbalisierung.

Bei der Berücksichtigung der zentralen Bedeutung der Assoziation in der KBT profitieren wir von der Eigenart des Assoziationsmechanismus: Gedanken, Vorstellungen und auch Bewegungsimpulse, die zunächst farblos, abstrakt und von phantastischer Absurdität scheinen, werden aufgrund der »Verschiebung längs der Assoziationskette konkret, bildlich und damit darstellungsfähig« (*S. Freud*). Und gerade für eine Darstellung der Assoziation und auch für ihre Fortführung in der Bewegung bietet die KBT den günstigsten Raum.

Schließlich gewinnt nicht nur die Darstellbarkeit, sondern auch die Verdichtung beim Assoziationsprozeß. Hierin liegt vielleicht die Erklärung für die »Konzentration« in der Konzentrativen Bewegungstherapie.

Nachtrag (1983):
Der Verfasser sieht sich zu folgenden Bemerkungen genötigt:
Die vorstehende Arbeit sollte als analytische Intervention im Rahmen der KBT verstanden werden und Anstöße geben. Ihr Erscheinen lehrte, daß eine Intervention dieser Art auch im anderen Sinn des Wortes anstößig wirken kann: Heftige Einwände wurden von einigen Analytikern vorgebracht wegen der Veränderung des analytischen Settings durch die Hereinnahme motorischer Aktionen (sie verwechselten »Handeln« mit »Agieren«).[2] Von KBT-Therapeuten wurde der Artikel mißverstanden als »analytische Aufwertung« der KBT. Am verdächtigsten aber erschien dem Verfasser die große Resonanz in den Ostblockstaaten, weil darin der Versuch zu vermuten war, die Psychoanalyse in einer gleichsam »harmlosen Verkleidung« politisch salonfähig zu machen.

Alle drei Arten, den Artikel gegen oder für eine bestimmte (therapeutische) Ideologie auszuschlachten, gehen am Wesentlichen seiner Aussage vorbei.

Literaturhinweise:

FREUD, S.: Ges. Werke I 88, 249, 431-34; II/III 344 u. 43, 535-37, 624/625; IV 11, 28-50; V 49, 55, 68, 104; VI 107, 143; VII 388; VIII 28, 30; X 222; XI 104-106, 115, 316; XIII 140, 252, 256; XIV 149; XV 13. London: Fischer 1948.
GEHRMANN, J.: Halluzinationen. In: Drogenabhängigkeit bei Kindern und Jugendlichen. S. 71-83. Stuttgart: Enke 1973.
ISRAEL, L.: Le désir à l'oeil, Seminar 1977, Université de Strasbourg 1977.
DERS.: Le médecin face au malade. p. 197-203. Bruxelles: Dessart 1971.
LACAN, J.: Das Spiegelstadium als Bildner der Ichfunktion. In: Schriften I. S. 61-71. Olten: Walter 1973.
DERS.: Symbol und Sprache als Struktur und Grenzbestimmung des psychoanalytischen Feldes. In: Schriften I. S. 105-131. Olten: Walter 1973.
DERS.: Subversion des Subjekts und Dialektik des Begehrens im Freudschen Unbewußten. In: Schriften II. S. 165-205. Olten: Walter 1975.
DERS.: Vom Blick als Objekt, a. In: Die vier Grundbegriffe der Psychoanalyse. S. 73-129. Olten: Walter 1978.

1.13. Gehrmann

DERS.: La bascule du désir und La topique de l'imaginaire. In: Le séminaire. Livre I, p. 123-158. Paris: Edition du Seuil 1975.
DERS.: Ecrits. p. 215-337. Paris: Edition du Seuil 1966.
LECLAIRE, S.: Der psychoanalytische Prozeß. S. 72-85. Olten: Walter 1971.
MONTAGU, A.: Körperkontakt. S. 56-102. Stuttgart: Klett 1974.
PETZOLD, H.: Psychotherapie und Körperdynamik. S. 38-215. Paderborn: Junfermann 1974.
STOLZE, H.: Selbsterfahrung und Begegnung mit dem anderen durch Konzentrative Bewegungstherapie. In: *Friedemann, A.* (Hrg.): Du und der andere. Verlag Inst. f. Psychohygiene, Biel: 1967.
DERS.: Konzentrative Bewegungstherapie (Autorreferat). In: *B. Stokvis* und *E. Wiesenhütter*: Der Mensch in der Entspannung. 3. Aufl. S. 216-220 Stuttgart: Hippokrates 1971.

Anmerkungen des Herausgebers:

1   Siehe dazu auch die Anmerkung 3 des Herausgebers zur Arbeit Becker: »Konzentrative Bewegungstherapie« (1982) (Seite 193) und den Beitrag von A. Henning: »KBT — warum?« (Seite 146 ff).
2   Siehe dazu die folgende Arbeit von Stolze über »Agieren« und »Erinnern«.

»AGIEREN« UND »ERINNERN« IN DER KONZENTRATIVEN BEWEGUNGSTHERAPIE

Von Helmuth STOLZE (1978)

mit einem Auszug aus dem Protokoll einer Einzelbehandlung
mit Konzentrativer Bewegungstherapie bei einer
36-jährigen Patientin

Von Renate SCHWARZE (1979)

Zu diesen Arbeiten:
Bewegung im Rahmen therapeutischer Ansätze wie der KBT ist nicht gleich Agieren, wenn darunter die Be- und Verhinderung von Erinnerungsarbeit (im analytischen Sinn) verstanden wird. In Bewegungsabläufen kann vieles unmittelbarer, leibhaftiger und realitätsgerechter erinnert werden als in verbalen Assoziationen auf der Couch. Dies wird an einem Beispiel deutlich gemacht, das gleichzeitig das Schonende (für den Patienten) zeigt, wenn im Bewegungserlebnis erinnert wird — was von Bedeutung ist für die Arbeit am Widerstand.
Auf die (jedenfalls heute noch) bestehenden Hindernisse, die der Verwirklichung eines Gesamtbehandlungsplans unter Einschluß tiefenpsychologisch fundierter, bzw. analytischer Verfahren und KBT entgegenstehen, wird hingewiesen.
In dem folgenden Fallbericht (ein Auszug aus einem umfangreicheren Behandlungsprotokoll) wird ein Beispiel für das therapeutisch wirksame Durcharbeiten »von innen« gebracht. Die innere Belebung durch die KBT wird deutlich an dem Unterschied zwischen: »Manchmal am Tag überfällt mich ein dunkles Gefühl« (2. Stunde) und dem Erlebnis: »das Bewegen von selbst« (6. Stunde), zusammen mit der Bemerkung der Patientin: »Das Gefühl kam von Innen« (7. Stunde).

In der psychoanalytischen Behandungstechnik steht ein Begriff an zentraler Stelle, das »Erinnern« — Erinnern an einmal Gewußtes, dann wieder Vergessenes, bzw. Verdrängtes, Erinnern aber auch an noch nie Bewußtes, aber doch bedeutungsvoll Erlebtes, das durch die »Erinnerungsarbeit« der bewußtmachenden Therapie, der Einsicht zugänglich gemacht wird. Dem therapeutischen Vorgang der Erinnerungsarbeit hat *Freud* das »Wiederholen« als eine Form des Widerstandes gegenübergestellt, und zwar zuerst in seiner Schrift »Erinnern, Wiederholen und Durcharbeiten«:

»Halten wir uns zur Kennzeichnung des Unterschiedes an den letzteren Typus, so dürfen wir sagen, der Analysierte *erinnere* überhaupt nichts von dem Vergessenen und Verdrängten, sondern *agiere* es. Er reproduziert es nicht als Erinnerung, sondern als Tat, er *wiederholt* es, ohne natürlich zu wissen, daß er es wiederholt« (*Freud*, 1914).

1.14. Stolze

Dieser Ansatz hatte und hat u.a. das klassische analytische Setting und die Abstinenzregel für Patient und Therapeut zur Folge, die auch heute noch von vielen Analytikern streng gehandhabt werden. Und da tritt nun — unter manchen anderen neuen Behandlungsmethoden — eine »Konzentrative Bewegungstherapie« auf und behauptet, sie ließe »sich sowohl mit aktiv-klinischen als auch mit analytischen Methoden verbinden« (*Stolze*, 1977). »Bewegung« ist für den strengen Analytiker nicht vereinbar mit seinem therapeutischen Ansatz. Er sträubt sich dagegen, aber dieses Sträuben bringt Kontroversen mit sich, die auf dem Rücken des Patienten zu dessen Nachteil ausgetragen werden. Dabei beruhen diese Kontroversen im wesentlichen auf Mißverständnissen.

Einmal liegt ein sprachliches Mißverständnis vor, das daraus erwuchs, daß »handeln« mit »agieren« gleichgesetzt, ins Englische als »acting out« übersetzt und dann als »ausagieren« reimportiert worden ist. »Ausagieren« wird in der Nachfolge *Freuds* aber »als eine besondere Form des Widerstandes, ... im allgemeineren Sinne als 'unerwünscht', ... (als) sozial oder moralisch unerwünschtes Verhalten« (*Sandler, Dare* und *Holder*, 1973) verstanden. So bekam jedes Handeln, also auch die Bewegung, diesen haut goût, der ihm in streng analytischen Kreisen noch anhaftet.

Das zweite Mißverständnis entstand daraus, daß in der psychoanalytischen Betrachtung zunächst alle Menschen gleichgesetzt wurden in Hinsicht auf ihre Äußerungsweisen und -möglichkeiten im Denken und Handeln. Es traten aber bald so prominente Analytiker auf den Plan wie *Greenson* und *Anna Freud*, *Fenichel* und *Greenacre*, welche das Agieren nicht »als etwas gänzlich Unerwünschtes«, sondern »immer mehr als Informationsquelle und Sonderform der Kommunikations- oder Äußerungsweise« eines Menschen bezeichneten (*Sandler, Dare* und *Holder*, 1973). So definierte *Greenacre* (1950) das Agieren als »eine besondere Form des Erinnerns, bei der die alte Erinnerung mehr oder minder organisiert und oft kaum verhüllt wieder inszeniert wird«. Gerade die Verbindung zwischen Agieren (in diesem Sinn) und präverbalen Erlebnissen ist in den folgenden Jahren mehrfach hervorgehoben worden, speziell in der Schule *Melanie Kleins*. Dies ist von besonderer Bedeutung für das Verständnis und die Behandlung der jetzt so häufigen »Grundstörung« und spielt auch eine Rolle in der in den letzten Jahren geführten Diskussion um das Alexithymie-Konzept in der Psychosomatik.

Das dritte Mißverständnis hat seinen Grund darin, daß Bewegungstherapeuten verschiedenster Provenienz ihr therapeutisches Angebot unter dem Firmenzeichen »Ausdruck« machten, wobei sie selbst vielfach »Ausdruck« und »Gestaltung« verwechselten.

Für das Anliegen der folgenden Betrachtung, nämlich die Voreingenommenheit zu überwinden, daß Bewegen und Handeln in jedem Fall eine Erinnerungsarbeit verhinderten, ist *Greenacres* Satz wichtig: »Agieren« — und nun sagen wir wohl besser im Deutschen: Handeln — »ist eine besondere Form des Erinnerns«. Diese Feststellung ist entscheidend für das Verständnis der KBT als einer sich tiefenpsychologisch und in gewissem Umfang auch analytisch verstehenden Methode.

In den Jahren 1958 bis etwa 1965 habe ich mich in verschiedenen Arbeiten immer wieder mit der Bezeichnung »Bewegungstherapie« auseinandergesetzt (z.B. *Stolze*, 1959). Sie schien mir nicht adäquat zu sein, ging es doch ebenso um ein Erspüren, um die erspürte Bewegung. Heute frage ich: »Was ist 'Bewegung' in der KBT?«, und kann darauf antworten: »Dreierlei«.

(Die hier weggelassene Antwort ergibt sich aus der Definition von »Bewegung« in der KBT — siehe Seite 222 f).

So betrachtet, erscheint mir jetzt die Bezeichnung »Bewegungstherapie« als durchaus zutreffend. Und es ist nun zu betrachten, wie die »Bewegung« — und das ist ja auch die Handlung und das Handeln — das »Erinnern« (im psychoanalytischen Sinn) nicht nur nicht blockiert, sondern in spezifischer Weise fördern kann.

Sicher kommt es immer wieder vor, daß eine Bewegung, das Handeln in einer Situation oder das konkrete Umgehen mit einem Material und einem Gegenstand ein bloßes Aus-Agieren im analytisch unerwünschten Sinn einer Behinderung der Erinnerungsarbeit ist. Wenn Sie z.B. einem Menschen einen Ball zuwerfen oder in die Hand geben, so wird er ihn in der Regel bald in die Höhe werfen und wieder aufzufangen versuchen, er wird ihn gegen den Boden oder die Wand prellen, er wird ihn einem anderen zuwerfen oder einen anderen mit dem Ball treffen wollen. Daraus kann sich ein wildes Spiel entwickeln, das dann in Geschrei, Gelächter und vielleicht in Erschöpfung endet. Spielfreude, Gemeinschaftserlebnis oder Aggressionen sind durch den »Aufforderungscharakter« des Balls geweckt und entladen worden. Bedürfnisse wurden geäußert und gestillt. Wo bleibt da das Er-innern, also die »Innerlichkeit« dessen, was hier gehandelt wurde?

Versetzen Sie sich dazu in die Lage derer, die mit dem Ball umgehen: Was fällt Ihnen alles ein? Vielleicht »Kinderzeit«: Spielen — Werfen — Fangen; oder »Sport«: Weitwerfen — richtig Plazieren; oder »Wettkampf«: den Ball an sich bringen — den Gegner mit dem Ball treffen (abwerfen oder ins Tor treffen). Das sind allgemeinste Erinnerungen. Aber eine jede von ihnen kann wieder assoziativ weitere Erinnerungen wecken, die durch persönliche Erlebnisse gefärbt sind und damit die Prägung persönlicher Erfahrung tragen: etwa der Verlust des schönen bunten Balls, den ich gerade erst zum vierten Geburtstag geschenkt bekommen hatte — liegen gelassen — verloren gegangen — im Bach davon geschwommen — mutwillig von Spielkameraden kaputt gemacht. Oder: »Ich konnte Ballspiele nie leiden«; »Ich konnte nie werfen«; »Ich konnte nie fangen«; »Ich war im Sport immer ungeschickt«; »Ich habe nie getroffen«; »Immer bin ich abgeworfen worden und mußte als erster ausscheiden«, usw. usw.

Wenn wir hineinhören in solche Aussagen, so tut sich uns oft ein ganzes Stück innerer Welt auf; wir erfahren sehr schnell etwas über Geben und Nehmen, Bekommen und Behalten, über Zugehörigkeit und Isolierung; über Erfolg und Versagen, über (transaktionsanalytisch gesprochen) den »Gewinner« und den »Verlierer« in einem Menschen, über Zuversicht und Resignation. Dabei wird das, was *wir* erfahren, vom Patienten sehr unmittelbar leib- und sinnenträchtig erfahren. Das hat den Vorteil, daß der Widerstand in Form von Rationalisierungen umgangen, ich könnte in diesem Fall auch sagen: um-spielt werden kann, und zwar nicht nur der Übertragungswiderstand des Patienten, sondern auch der Gegenübertragungswiderstand des Therapeuten.

Das ist aber nur die eine Ebene, die der Erfahrung. *Im* Patienten, in seinem Gefühlsbereich, »spielt« gleichzeitig noch sehr vieles andere. Denn das, was ich jetzt gerade mit dürren Worten auszudrücken versuchte, »klingt« im Inneren des Patienten: Alle diese Erfahrungen haben für ihn ja eine spezifische Bedeutung. Durch einen aufgetauchten Bedeutungsgehalt werden weitere angestoßen und können wahrgenommen werden.[1] Das kann in jeder Lebenssituation geschehen; nur bedarf es meist des besonderen therapeutischen Settings — hier charakterisiert durch das Wort »konzentrativ« —, um die Bedeutungsgehalte wahrnehmbar werden zu lassen. Das ist die Ebene der Einsicht.

Der Leser wird bemerken, daß ich hier von »wahrnehmen« spreche und das Wort »bewußt« vermeide. Denn in der KBT wird vom Patienten vieles wahrgenommen, wird also im Gefühl realisiert, ohne daß es bis in die Sphäre des Bewußten aufsteigen muß.[2] Wir haben es dabei mit einem averbalen Erinnern zu tun — wie ich es nennen möchte; wir kennen dies alle aus Träumen, an deren Inhalt wir uns nicht erinnern können, deren Gefühl uns aber oft lange Zeit ausfüllt und bestimmt.

Neben diesem primären averbalen Erinnern gibt es in der KBT aber selbstverständlich auch das Aufsteigen des Erinnerten ins Bewußtsein: Das Erinnerte kann gedacht, d.h. verbalisiert und dann ausgesprochen werden. Hier bietet sich die Möglichkeit der Verknüpfung der KBT mit verbalen Methoden der Psychotherapie.

Das Auftauchen aber von Vergessenem und Verdrängtem in einem Handlungsablauf, wie wir ihn in der KBT konstellieren, in der Sphäre des Bewußten hat zwei Eigenheiten, die nach meiner Meinung therapeutisch vorteilhaft sind. Einmal: Es ereignet sich etwas den Sinnen und der Anschauung unmittelbar Gegebenes; das ist zuweilen von »umwerfender« Überzeugungskraft, auch in dem Sinn, daß es ein im Seelischen fixiertes Reaktionsmuster umwirft oder eine im Körperlichen fixierte Symptombildung aus den Angeln hebt.[3] Zum anderen aber schützt es gleichzeitig den Patienten durch die Beschränkung auf die Sachlichkeit des gerade jetzt gegebenen Handlungsablaufs. Das heißt analytisch gesehen: Ein Widerstand kann leichter aufgegeben und eine Einsicht vollzogen werden, weil der Patient sich und den Mitmenschen (auch dem Therapeuten oder den Mitpatienten in einer Gruppe) im Augenblick des einsichtsvermittelnden Ereignisses nicht *mehr* »zugeben« muß als das, was im jeweiligen Handlungsablauf gerade geschieht.

> Dazu ein kleines Beispiel (wieder aus dem Handeln mit dem Ball): Eine ältere Teilnehmerin einer Gruppe nimmt beim Rollen der Bälle durch den Raum einen Ball und setzt sich darauf, die Augen geschlossen und »selig lächelnd wie ein satter Säugling«.

1.14. Stolze

Ich sitze ihr gegenüber. Als sie die Augen öffnet, schauen wir uns an; und dann fällt — ich weiß es nicht mehr, wer es zuerst ausgesprochen hat — das Wort »Besitz«. Wir alle, die dies beobachtet haben, und auch die Teilnehmerin selbst, lachen vergnügt. Gleichzeitig aber spiegelt sich im Gesicht dieser Frau ein großes Erstaunen. Sie wiederholt einige Male das Wort »Besitz« in verschiedener Nuancierung, wie wenn sie es abschmecken wollte; dann holt sie den Ball unter sich hervor, betrachtet ihn von allen Seiten und rollt ihn weiter. Es war ihr, wie sich aus einem späteren Gespräch ergab, in diesem Moment verschiedenes klar geworden: Ihre Aneignungswünsche, ihr Festhalten, ihre dadurch bedingte Einschränkung der Beweglichkeit (ich »sitze fest«) und ihre Isolierung (ich »spiele nicht mehr mit«). Aber sie fühlte sich nicht bloßgestellt: »Ich saß ja nur auf dem Ball, den ich mir angeeignet hatte.« Die Wahrnehmung des Besitzens löste in ihr und den anderen Gruppenteilnehmern nur eine Vergnügtheit aus über dieses unmittelbare Erlebnis von »Besitz«; die mögliche Peinlichkeit durch die Decouvrierung eines Fehlverhaltens wurde dadurch erträglich. Es wurde nicht zusätzlich Widerstand aktiviert, was dann die weitere Erinnerungsarbeit erleichterte.

Mit der Darstellung dieser Bezüge ist der »Fall« dieser Teilnehmerin noch nicht ausgeschöpft:
Jeder Bewegung, jeder Situation, jedem Material und jedem Gegenstand sind auch Bedeutungen eigen, die sich zunächst aus den Eigen-arten, den Eigen-schaften ableiten. Man braucht sich bloß einmal abwechselnd auf eine Holzrolle und auf einen Gummiball zu setzen, um dann mit *Faust* sagen zu können: »Wie anders wirkt dies Zeichen auf mich ein!« Aber dies Zeichen wirkt noch weiter, denn es bedeutet — wie in der zitierten *Faust*-Stelle — etwas Symbolisches. Sind die Eigenschaften eines Gummiballs u.a. rund und weich, verformbar und wieder zur alten Form zurückkehrend, so symbolisiert er in seiner kugeligen Gestalt: »Vollendung« und »Ganzheit« und, in Verbindung mit der Geschmeidigkeit, »Das Weibliche«.

So hatte das Be-sitzen des Balls für diese ältere Frau auch noch eine andere Bedeutung: Das Festhalten-Wollen an der Weiblichkeit, und dann — mit der sichtbar werdenden Fragwürdigkeit des Besitzens — die Frage, in welcher Weise »Weiblichkeit« durch sie in ihrem weiteren Leben verwirklicht werden kann.

Umgang mit dem Symbolischen in Bewegen und Handeln, lebendiger, konkreter Umgang also, setzt eine Erinnerungsarbeit in Gang, die unter Umständen rasch sehr tiefe Schichten in einem Menschen erreicht.

Bewegung kann also sehr wohl in den Dienst des Erinnerns, der Erinnerungsarbeit gestellt werden. Jörg Gehrmann hat kürzlich in einer Arbeit (1978) »Die Assoziation in der Konzentrativen Bewegungstherapie im Vergleich zur Analyse« kasuistisch sehr lebendig und einprägsam dargestellt.[*]

---

[*] In einer Diskussionsbemerkung zur vorliegenden Arbeit führte *S.O. Hoffmann*, Freiburg (jetzt Mainz), aus, »daß es vielleicht der Faktor der Emotion ist, der als vermittelndes Glied zwischen der verbalen Interpretation des Therapeuten, dem 'Erinnern' des Patienten und der therapeutischen Änderung steht. Bei der KBT könnte man sich einen averbalen Zugang zur änderungsanstoßenden Emotion vorstellen. *Freud* hatte in der zitierten Arbeit von 1914 das Erinnern als eine besondere,

1.14. Stolze

Noch einige Worte über Bewegung im Zusammenhang mit »Wiederholen« und »Durcharbeiten«: *Freud* meinte — wiederum in der Arbeit von 1914:

> »Das Hauptmittel aber, den Wiederholungszwang des Patienten zu bändigen und ihn zu einem Motiv fürs Erinnern umzuschaffen, liegt in der Handhabung der Übertragung. Wir machen ihn unschädlich, ja vielmehr nutzbar, indem wir ihm sein Recht einräumen, ihn auf einem bestimmten Gebiete gewähren zu lassen. Wir eröffnen ihm die Übertragung als den 'Tummelplatz' bis es gelingt, beim Patienten die 'gemeine' Neurose durch eine Übertragungsneurose zu ersetzen, von der er durch die therapeutische Arbeit geheilt werden kann«.

Dieses klassische Behandlungsmodell mag in manchen Fällen anwendbar sein. Die Veränderung unserer therapeutischen Situation und unserer therapeutischen Technik, wie sie sich insbesondere in den (analytisch verstandenen) Kurztherapien und den zeitlich begrenzten stationären Psychotherapien spiegelt, macht es uns jedoch häufig unmöglich, die Übertragung zu einem so erwünschten Tummelplatz der Wiederholungszwänge, also des Agierens des Patienten als Ausdruck seines Widerstandes zu machen. Deshalb müssen wir Ausschau halten nach anderen »Tummelplätzen«. Hier bietet sich uns wieder die Bewegung an, und gerade dann, wenn eine Begrenzung des Agierens angestrebt wird, die nicht bloß Einschränkung sondern auch Erweiterung bedeutet. »Bewegung« heißt nämlich stets: Ausschöpfung aller Möglichkeiten, also auch der bisher noch nicht wahrgenommenen, im Rahmen dessen, was eine Bewegung zuläßt. Ich kann das hier nicht näher ausführen, aber der Leser kann sich vielleicht vorstellen, wie in einer Bewegungstherapie der »Tummelplatz« der Affekte gleichzeitig realitätsbezogen bleibt, wenn einerseits ständig erprobt und verglichen werden kann, andererseits dem Erproben und Vergleichen sachliche Grenzen durch die vorgegebenen Funktionsmöglichkeiten gesetzt sind.

Sowohl beim »Erinnern« wie auch beim »Wiederholen« wirkt einer realitätsfernen Ausuferung, etwa in Deckerinnerungen, in pseudologisches Phantasieren oder in sinnentleerte Aktionen, die Ökonomie einer Bewegung entgegen. Erinnern und Handeln »laufen«, wie wir sagen, »auf der Schiene der Bewegung«, und das heißt einer sachgerechten Funktion. Und gerade dadurch bleiben Erfahrung und Einsicht im therapeutischen Prozeß miteinander verbunden. Auch im Dienste des Durcharbeitens wird die so verstandene Bewegung ihre Wirkung entfalten: Immer wieder wird die utopische Erwartung: »Es muß gehen«, korrigiert durch das: »Es geht *so* nicht, aber es geht *so*«. Im »Es geht so nicht« wird ganz real Trauerarbeit geleistet — keiner kann immer den Ball fangen und immer mit dem Ball das Ziel treffen —, aber es wird auch Selbstvertrauen gewonnen: Jeder kann zuweilen treffen, und

---

emotional involvierte Form der Therapie beschrieben. Später ('Die endliche und die unendliche Analyse', 1937) beschreibt er, daß Interventionen, die keine emotionale Stimulierung des Patienten bewirken, sinnlos sind: 'Der Patient hört die Botschaft wohl, allein es fehlt der Widerhall'. Ohne diese Art von Widerhall kommt wohl keine Art von Therapie aus, die auch weitergehende Änderungen der Persönlichkeitsstruktur erreichen will — über welchen Zugang auch immer.«

zwar besonders dann, wenn er »es« geschehen läßt.[4] In diesem »Es« erkennen Sie nun wieder das Innen, das Er-innerte — hier nicht nur im Sinne eines pathogenen, sondern eines heilenden Faktors im Patienten.

Das Fazit meiner Ausführungen: Bewegung im Rahmen therapeutischer Ansätze wie der KBT ist nicht gleich Agieren, wenn unter »Agieren« die Be- oder Verhinderung von Erinnerungsarbeit verstanden wird. In Bewegungsabläufen kann vieles unmittelbarer, leibhaftiger und realitätsgerechter erinnert werden, als in verbalen Assoziationen auf der Couch. Beides hat seinen Ort und seine Bedeutung in der Therapie. Beide Ansätze schließen sich auch nicht aus, sondern können sich sinnvoll im Gesamtplan einer Psychotherapie ergänzen, die sich als tiefenpsychologisch fundierte oder analytische versteht. Der Verwirklichung dieses umfassenderen Behandlungskonzepts stehen einige Hindernisse entgegen, von denen nur diese genannt sein sollen: Die meist fehlende Ausbildung der Psychotherapeuten in KBT, bzw. die oft unzulängliche Zusammenarbeit zwischen Psychotherapeuten und Bewegungstherapeuten (meist -therapeutinnen), ferner die Ausführungsbestimmungen für die tiefenpsychologisch fundierte und analytische Psychotherapie in der kassenärztlichen Versorgung, durch die die gleichzeitige Anwendung dieser mit anderen Methoden, sowie einzeltherapeutischer mit gruppenpsychotherapeutischen Verfahren ausgeschlossen wird. Diese Behinderungen wirken sich besonders in der ambulanten Praxis aus. Um so mehr hat die KBT im klinisch-psychotherapeutischen Behandlungskonzept ihren Platz gefunden: Es gibt heute nur noch wenige psychotherapeutisch-psychosomatische Kliniken, die auf die KBT verzichten könnten und wollten. Auffallend ist dabei die positive Einschätzung des dadurch erweiterten Behandlungsplans nicht nur durch die Therapeuten, sondern auch durch die Patienten selbst (siehe dazu die Untersuchung von *Schepank* in der Heidelberger Psychosomatischen Universitätsklinik, mitgeteilt von *Bräutigam*): Diese erleben sich nicht in einseitige therapeutische Schemata hineingepreßt; vielmehr fühlen sie sich durch das im wirklichen Sinn psycho-somatische Behandlungsangebot ermutigt, »mit Leib und Seele« selbst an der Gestaltung ihrer Behandlung mitzuwirken.[5]

Literaturhinweise:

FREUD, S.: Erinnern, Wiederholen und Durcharbeiten. (1914) GW X.
DERS.: Die endliche und die unendliche Analyse. (1937) GW XVI.
GEHRMANN, J.: Die Assoziation in der Konzentrativen Bewegungstherapie im Vergleich zur Analyse. Prax. Psychother. 23, 227-231 (1978).
GREENACRE, Ph.: General problems of acting out. Psychoanalytic Quarterly, 19, 455-467 (1950).
SANDLER, J., Chr. DARE und A. HOLDER: Die Grundbegriffe der psychoanalytischen Therapie. Klett-Verlag, Stuttgart: 1973.
STOLZE, H.: Psychotherapeutische Aspekte einer Konzentrativen Bewegungstherapie. In: *Speer, E.* (Hrg.): Kritische Psychotherapie. Die Vorträge der 8. Lindauer Psychotherapiewoche 1958. J.F. Lehmanns Verlag, München: 1959, 67-76.

1.14. Stolze

Aus dem Protokoll einer Einzelbehandlung mit KBT

Anamnese:
Frau F. war 9 Jahre verheiratet; seit 1974 ist sie geschieden.
Sie arbeitete früher als Sprechstundenhilfe. Nach ihrer Schilderung hatte sie bei dieser Tätigkeit zu wenig Kontakt zu Kollegen und ging deshalb in ein Büro als Sekretärin.
Aufgrund einer Unsicherheit, die vor eineinhalb Jahren begann, wurde die Patientin zur KBT überwiesen.
Nach Angaben der Patientin:
»Vor dreiviertel Jahren fing es an auf einer Party. Ich wollte ein Sektglas greifen und fühlte eine Sperre; ich konnte das Glas nicht greifen. (Sie zeigt, wie sie ein imaginäres Glas greift.)
»Ebenso geht es mir mit kleinen Henkeln an dünnen Porzellantassen. Festere Gegenstände kann ich halten; essen macht mir nichts. Das Schlimmste ist die Angst vorher. Auch wenn ich beim Fernsehen sitze und jemand ein Glas greift, denke ich, das kann ich nicht. Es geht besser, wenn ich den Gegenstand festhalten kann. Ich bin voller Komplexe.«
Die Patientin schildert, daß die Angst sie bis in ihre Träume verfolgt. Schon allein die Vorstellung, eine Tasse oder ein Sektglas heben zu müssen, verursache eine solche »Panik«, daß sie kaum noch dazu in der Lage sei, an anderes zu denken. Sie äußert Bedenken über einen am 1. Juni beginnenden Intensivkurs in Englisch, der als Vorbereitung für eine Tätigkeit im Ausland dienen soll. Angst hätte sie am meisten vor Parties im Ausland, auf denen Tabletts mit Gläsern gereicht werden könnten.
»Jetzt sitze ich die Zeit im Büro ab.«
Sie sei immer »verspannt und verkrampft«.
Die Patientin ist sehr gepflegt, der Gesichtsausdruck starr, die Bewegungen sparsam, etwas hölzern. Die Sprache langsam, manchmal stockend.

Aus der 2. Stunde:
Mein Ziel ist, daß die Patientin die Bedeutung »in Anspannung sein, sich verkrampft fühlen« für sich erarbeitet.

>Ich mache ihr das Angebot:
»Wählen Sie sich einen Arm oder ein Bein, bauen Sie Spannung auf, lösen Sie die Spannung wieder.«
(Die Patientin wählt den rechten Arm. Die Spannung geht bis zum Ellenbogen, sie kippt ihr Handgelenk so, daß die Spannung abblockt, krampfig wirkt, strengt sich sehr an.)
Nach mehrmaligem Wiederholen sagt die Patientin: »Die Spannung fließt jetzt durch bis zum Oberarm.«

(Sie wundert sich, daß das jetzt ohne viel Anstrengung möglich ist.)
Ich sehe, daß sie in den Gelenken nicht mehr abblockt und deshalb der Durchfluß stattfinden kann. Ich spüre, daß sie viel Zeit braucht und kann ihr die Zeit lassen.
Angebot:
»Spannen Sie beide Arme, und lösen Sie die Arme wieder.«
Die Lösung erlebt die Patientin so: »Es tut anschließend so gut, sich gehen zu lassen, so richtig runter.«
Danach sagt sie: »Manchmal am Tag überfällt mich ein dumpfes Gefühl.«

Diese Aussage lasse ich stehen; die Zeit ist beendet. Mir fällt zu ihrer Art des Spannens ein, daß sie ihren Arm ähnlich bewegt, wie wenn sie das Sektglas hebt. Als sie das in der ersten Stunde zeigte, blockierte sie in der Beugung, kippte ihr Handgelenk. Sie bewegte sich nicht auf das Glas zu, sondern hielt sich zurück.

Die 6. Stunde:

Anschließend an die vorhergehende Stunde ist mir wichtig, weiter an dem Thema »Raum« zu arbeiten. Die Patientin kommt zum ersten Mal genau pünktlich an. Sonst war sie 5-10 Minuten früher da. Wir gehen gemeinsam in den Raum.

Angebot:
»Versuchen Sie herauszufinden, ob Sie sitzen, stehen, liegen möchten, vielleicht auch gehen.«
Sie nimmt die Matte und legt sich ausgestreckt auf den Rücken, atmet schnell.
Die Patientin: »Ich bin so abgehetzt.«
Frage:
»Wo sitzt die Hetze?«
Die Patientin: »Sie liegt im Magen, dort zieht sich alles zusammen.«
Angebot:
»Probieren Sie, wie es ist, wenn Sie die Stellung der Beine verändern.«
(Die Patientin beugt die Beine an; die Fußflächen stehen auf dem Boden.)
Angebot:
»Lassen Sie langsam einen Fuß auf der Unterlage entlang weggleiten.«
Die Patientin: »Es kommt ein Zittern, ein Beben, kurz bevor das Bein gestreckt ist.«
(Wir besprechen zwischendurch, daß dieser Vorgang dem ähnelt, wenn sie ein Glas greifen will: Zittern — Beben — Angst.)
Angebot:
»Probieren Sie mit einem Arm aus, wieviel Raum Sie haben, nach rechts, nach links. Ihr Freiraum, Spielraum.«
Die Patientin: »Wenn ich über ihn hinausgehe (Matte), wird mein Arm angespannt und dick.«
Angebot:
»Lassen Sie Ihren Arm tun, warten Sie ab, was geschieht.«
(Der Arm liegt eine ganze Weile regungslos da. Nach einiger Zeit bewegt er sich seitlich am Boden entlang.)
Die Patientin: »Jetzt tut der ganz alleine was, ich mache gar nichts.« (Sie öffnet die Augen, hebt ihren Kopf und schaut dem sich bewegenden Arm zu.)

1.14. Stolze

Die Patientin: »Ja gibt's denn das!«
(Wir besprechen, daß der Arm wenn er »sperrt«, nichts selbständig tut. Sie erfährt jetzt, daß er sich allein bewegt, ohne ihr willentliches Zutun. Durch das Gespräch ist der Arm in seiner Bewegung unterbrochen worden.)
Die Patientin: »Wenn ich mich ganz ruhig darauf konzentriere, fängt es wieder an.«
Angebot:
»Führen Sie den Arm zu sich her und in den Raum und wieder her.«
Die Patientin: »Das geht nur bis zum Übergang von meinem Raum in das Fremde.«
(Im anschließenden Gespräch spricht sie von ihrer Angst vor dem Intensivkurs in Englisch, »vor dem Neuen«. Sie wird dann auch von Montag bis Freitag außerhalb Münchens in einer fremden Umgebung wohnen. Bevor sie geht, sagt sie, das sei »ein großes Erlebnis« gewesen, »das Bewegen von selbst«. Die Bewegung ging von der Magengegend aus. Sie hatte ihre rechte Hand dorthin gelegt.)

Die Patientin hat erlebt, daß es von allein geht, wenn sie geschehen läßt, im Gegensatz dazu die Sperre, wenn sie unter Leistungsdruck steht. Sie war stark berührt von diesem Erlebnis und hatte einen weichen Gesichtsausdruck, als sie ging.

Aus der 7. Stunde:
Gleich zu Anfang berichtet die Patientin aufgelockerter als sonst, beim Fernsehen hätte sie zum ersten Mal seit langer Zeit gedacht: »Das kann ich auch«, als jemand ein Tablett mit Gläsern trug. »Das Gefühl kam von innen.« (Sie zeigt auf ihre Brustbeinspitze und Magengegend.)
Die Patientin: »Dort empfinde ich sonst häufig ein unangenehmes Druckgefühl«.

Aus der 8. Stunde:
Die Patientin berichtet, ihr gehe es jetzt gut: »Ich gewinne meine alte Fröhlichkeit wieder. Nach meiner Scheidung zog ich mich zurück mit der Vorstellung: »Wem kann man schon etwas erzählen«. Ich habe das, was mich beschäftigt, in mich hineingenommen, mit keinem Menschen darüber geredet. Ich werde jetzt wieder aufgelockerter, auch wenn ich mit anderen Menschen zusammen bin. Mir geht es besser seit der Stunde, als der Arm von alleine ging; das weiß ich genau.«
Die Patientin wirkt auch auf mich aufgelockerter und freier in ihrer Gestik und Mimik. Sie spricht mehr und lacht dabei. Bisher hatten wir nicht über ihr privates Leben gesprochen.
Meine Überlegung ist jetzt, sie vor schwierigere Aufgaben zu stellen und auch mit der Unsicherheit zu arbeiten.

+ + +

Die gesamte Behandlung umfaßte 16 Stunden zu je 45 Minuten innerhalb von zweieinhalb Monaten.

Anmerkungen des Herausgebers:

1 Siehe dazu die vorstehende Arbeit von Gehrmann, Seite 114 ff.
2 Siehe dazu auch »Definitionen«, Seite 223 f.
3 Das ist es, was Steger schon 1931 als Vorteil der »Bewegung des eigenen Körpers« in der Therapie bezeichnete (siehe den Beitrag von Stolze: »Zur Geschichte der KBT«, Seite 278).
4 Rilke hat diesen Ablauf in einem Gedicht so geformt:
   »Solang du Selbstgeworfnes fängst, ist alles
   Geschicklichkeit und läßlicher Gewinn —;
   erst wenn du plötzlich Fänger wirst des Balles,
   den eine ewige Mit-Spielerin
   dir zuwarf, deiner Mitte, in genau
   gekonntem Schwung, in einem jener Bögen
   aus Gottes großem Brücken-Bau:
   erst dann ist Fangen-Können ein Vermögen, —
   nicht deines, einer Welt. Und wenn du gar
   zurückzuwerfen Kraft und Mut besäßest,
   nein, wunderbarer: Mut und Kraft vergäßest
   und schon geworfen hättest, ... erst
   in diesem Wagnis spielst du gültig mit.
   Erleichterst dir den Wurf nicht mehr; erschwerst
   dir ihn nicht mehr ...«
5 Siehe dazu auch den Abschnitt: »Zur Einschätzung der KBT« in dem Beitrag von Stolze (1977), Seite 111 f.

THEORETISCHER ANSATZ DER KONZENTRATIVEN BEWEGUNGSTHERAPIE AUS DER ENTWICKLUNGSPSYCHOLOGIE

Von Hans BECKER (1979)

Zu dieser Arbeit:
Ausgehend von der These, daß neurotische und (mit Einschränkung) psychosomatische Störungen in Beziehung stehen zu einem frühkindlichen Konflikt im Sinne einer Fixierung und Regression auf Entwicklungsphasen vorwiegend der ersten sechs Lebensjahre wird in Erweiterung und Modifikation des klassischen analytischen Behandlungsmodells die konkrete Reinszenierung des frühkindlichen Geschehens begründet, wie sie durch die KBT ermöglicht wird. Denn Erinnerung geschieht auch durch Wiederholung in der Tat, nicht nur im »Probehandeln« (= Assoziieren auf der Couch). Die entwicklungspsychologischen Modelle Eriksons und Mahlers gestatten es, für die Fixierungen und Regressionen auf die einzelnen frühkindlichen Entwicklungsphasen spezifische KBT-Arbeitssituationen anzubieten. Die Folgerungen daraus für das therapeutische Vorgehen mit der KBT werden an einem Fallbeispiel eingehend verdeutlicht.

Von folgenden Thesen möchte ich ausgehen, die im entwicklungspsychologischen Konzept diskutiert werden sollen: Neurotische und mit Einschränkung psychosomatische Symptome stehen in Beziehung zu einem frühkindlichen Konflikt im Sinne einer Fixierung und/oder Regression auf eine Entwicklungsphase vorwiegend der ersten sechs Lebensjahre. Zum Ausbruch der Symptomatik kommt es über eine im lebensgeschichtlichen Zusammenhang stehende, auslösende Situation, die in einem Sinnzusammenhang zum frühkindlichen Konflikt steht und diesen reaktiviert. Die psychoanalytische Theorie geht davon aus, daß der hinter der Symptomatik stehende Konflikt nicht auf intellektuellem Weg, d.h. z.B. durch verbale Mitteilung des Diagnostikers über die Art des Konfliktes dem Patienten gegenüber, aufgearbeitet werden kann. Vielmehr gehört hierzu eine Wiederbelebung des frühkindlichen Konfliktes im Übertragungsgeschehen zwischen Patient und Therapeut im Sinne der Übertragungsneurose und damit der Möglichkeit einer korrigierenden emotionalen Erfahrung.

Was sollte es nun sinnvoll und notwendig machen, die Ebene des Verbalen im Initialstadium einer Therapie zu verlassen und wie ist das therapeutische Geschehen in der KBT zu verstehen? Übertragungsprozeß und korrigierende emotional Erfahrung sind auch in der klassischen Analyse im eigentlichen Sinne ein averbales Geschehen, d.h. das Wahrnehmen, Empfinden von Urvertrauen, Urmißtrauen, Nähe, Trennung, Autonomie usw. ist im Übertragungsgeschehen ein somato-psychisches Geschehen. Die klassische Analyse steht jedoch in dem Konflikt oder besser gesagt, sollte den Konflikt erkennen, daß sie vom Patienten einerseits das Ertragen einer wohlbegründeten Abstinenz des Therapeuten (z.B. Erweiterung der

Übertragungsmöglichkeit und Vermeidung von Agieren) verlangt, andererseits beim Patienten eine vorwiegend sekundärprozeßhafte Ich-Leistung im Sinne der verbalen freien Assoziation voraussetzt und damit in der Kommunikationsform schon eine Übersetzung des Geschehens, also auch eine größere Distanz vom emotionalen Erleben in Kauf nimmt. Erinnern und Bewußtwerden geht *auch, aber nicht nur* über die Sprache. Somatisches, besser psychosomatisches oder somatopsychisches Geschehen und konkretes Handeln (im Unterschied zu Denken als Probehandlung) muß nicht Agieren, d.h. Wiederholen als Tat statt Erinnerung, bedeuten. Das Vorgehen in der KBT ermöglicht die Annäherung an eine konkrete Reinszenierung des frühkindlichen Geschehens. Das Übertragungsgeschehen ist nicht auf die duale Beziehung zwischen Therapeut und Patient beschränkt, es ist erweitert auf Szenen und belebte und unbelebte Objekte. Erinnerndes Wiedererleben wird dadurch eher gefördert. Hier stehen wir im Widerspruch zu *Freuds* Vorstellung. *Freud* gibt folgendes Beispiel: »Der Analysierte erzählt nicht, er erinnere sich, daß er trotzig und ungläubig gegen die Autorität der Eltern gewesen sei, sondern er benimmt sich in solcher Weise gegen den Arzt. Er erinnert nicht, daß er in seiner infantilen Sexualforschung rat- und hilflos stecken geblieben ist, sondern er bringt einen Haufen verworrener Träume und Einfälle vor, jammert, daß ihm nichts gelinge, und stellt es als sein Schicksal hin, niemals eine Unternehmung zu Ende zu führen. Er erinnert nicht, daß er sich gewisser Sexualbetätigungen intensiv geschämt und ihre Entdeckung gefürchtet hat, sondern er zeigt, daß er sich der Behandlung schämt, der er sich jetzt unterzogen hat, und sucht diese vor allen geheimzuhalten usw.« (6) Freud beschreibt weiter — und dies spricht für den Ansatz eines Vorgehens mit KBT in der Initialphase einer Therapie —, daß diese Wiederholung gerade zu Beginn einer Kur auftritt. Die KBT gibt bewußt Raum »trotzig und ungläubig« in der Tat gegen den Arzt und die Mitpatienten in einer Gruppensitzung zu sein, »zu jammern«, »nichts zu Ende zu führen«, »geheimzuhalten«. Wir sehen diese Wiederholung nicht alternativ zum Erinnern, sondern glauben im Gegenteil, daß Erinnerung durch Wiederholung in der Tat, nicht nur im Denken als Probehandeln geschieht. Umgekehrt besteht einerseits die Gefahr, daß Probehandeln zum Widerstand werden kann, und andererseits kann Agieren, d.h. Wiederholung als Tat, nicht nur als Gegenkraft zum positiven therapeutischen Prozeß werden, sondern kann im Sinne der szenischen Assoziation unbewußtes Material zugänglich machen (3, 9).

Gehen wir zum Ausgangspunkt der Bedeutung entwicklungspsychologischer Modelle für das Geschehen in der KBT zurück. Wo die klassische Analyse Probehandlung als Ich-Leistung voraussetzt, führt die KBT die Möglichkeit im Sinne einer Reinszenierung ein, um damit näher an das frühkindliche Geschehen zu kommen, das sich vor allem in den frühen Phasen entsprechend der *sensomotorischen Intelligenz Piagets* (11) hier im präverbalen Ausdrucksbereich befindet.

Nehmen wir zunächst ein sehr krasses Beispiel, das dies verdeutlichen soll: Ein Patient mit einer *Körperschemastörung*, einer *mangelnden Körperbesetzung* findet oft wohl schwer allein über Probehandeln Zugang zu seinem Konflikt, geschweige denn zu einer korrigierenden emotionalen Erfahrung; hier setzt in der KBT die konkrete Förderung der *Funktionslust* des eigenen Körpers und der unmittelbare Körperkontakt mit belebten wie unbelebten Objekten ein, um Zugang zu seinem Grundkonflikt zu bekommen.

Ein anderes Beispiel: Eine ambivalent erlebte symbiotische Bindung an die Mutter wird emotional nicht nur durch Erinnern oder aktuelle Übertragung auf den Therapeuten reaktiviert, sondern auch und oft in der Intensität gesteigert und, wie ich meine, zu einem früheren Zeitpunkt und bei manchen Patienten nur auf diesem Wege, über ein handelnd konkretes Geschehen dem Emotionalen und der Erinnerung zugänglich. Das gilt nicht nur für den Prozeß des Aufzeigens und Konfrontierens, sondern auch für die korrigierende emotionale Erfahrung.

Eriksons und *Mahlers* entwicklungspsychologisches Modell

Insbesondere die auf *Freuds* entwicklungspsychologischen Studien basierenden Modelle von *Erikson* (5) und *Mahler* (10) können sowohl eine therapeutische Basis für das Geschehen in der KBT bilden, als auch dem Therapeuten die mögliche Bedeutung und Einordnung des aktuellen Geschehens in einen lebensgeschichtlichen Zusammenhang erleichtern (3) (Tab. 1 und 2).

Tabelle 1. Entwicklungspsychologisches Modell nach *Erikson* (5) als therapeutische Basis für das Geschehen in der KBT

Modell nach *Erikson*	KBT-Arbeit (Beispiele)
1. *Grundgefühl: Urvertrauen gegen Urmißtrauen* entsprechend der oralen Phase im ersten Lebensjahr. »Ich bin, was man mir gibt.«	Entspanntes Liegen, Sich-Verlassen-Dürfen, Nehmen, Einverleiben, Bekommen, Sehen, Tasten. Von anderen gehalten, gewärmt, angelächelt, angesprochen werden. Später über Identifikation selbst geben zu können. Liegen, Sitzen, Stehen.
2. *Autonomie gegen Scham und Zweifel* entsprechend der analen Phase im 2. und 3. Lbj.	Festhalten, Loslassen, Spannung — Entspannung, Ergreifen, Wegwerfen, Ablehnen, erster Umgang mit der Objektwelt, auf eigenen Füßen stehen, Dinge erforschen, Betasten, eigene Autonomie und Autonomie der anderen akzeptieren lernen, führen, freilassen.
3. *Initiative gegen Schuldgefühl* entsprechend der ödipalen Phase vom 4.-6. Lbj. »Ich bin, was ich zu sein mir vorstelle.«	Sich frei und kraftvoll bewegen, Laufen als Mittel zum Zweck, in den Raum, in das Ungewisse eindringen, Nachahmen, Identifizieren, durch Sprache verstehen und fragen, in das Ohr eindringen, Zuwendung zur Dingwelt, Begegnung, Leistung, Konkurrenz, Unabhängigkeit, Rücksichtnahme.

Tabelle 2. Entwicklungspsychologisches Modell nach Mahler (10) und KBT-Arbeit

Modell nach *Mahler*	KBT-Arbeit (Beispiele)
Vorläufer des Trennungs- und Individuationsprozesses *a) Normale autistische Phase:* Monadisches, geschlossenes System, dem intrauterinen Leben ähnlich. Physiologische Prozesse stehen vor psychologischen. Phase der beginnenden halluzinatorischen Wunscherfüllung. Das Gefühl, mit der Umwelt eins zu sein.	Gefühl, mit dem Raum und der Gruppe eins zu sein.
b) Symbiotische Phase: Absolute Abhängigkeit des Kindes von der Mutter. Entwicklung eines spezifischen Bandes zwischen Mutter und Kind. Erste Lächelreaktion, Holding Behavior der Mutter von großer Wichtigkeit. Besetzung des Körper-Ichs vor allem über Hautkontakt zur Mutter. Erste taktile und visuelle Erforschung durch das Kind.	Anklammern an Gruppenmitglieder. Angst bei Augenschließen (Trennungsangst). Körperkontakt zu anderen. Geborgenheitsgefühl. Tasten und Beschauen.
Erste Subphase der Trennung und Individuation (ca. 4.-6. Monat) Die Aufmerksamkeit des Kindes geht über die Symbiose zwischen Mutter und Kind hinaus. Erste Lösung aus dem passiven Schoßkinddasein. Erste Zeichen der Differenzierung zwischen eigenem und mütterlichem Körper. Erstes Fremdeln. Vertrautes wird mit weniger Vertrautem verglichen.	Erproben der Trennung.
Zweite Subphase, frühe Erprobungsphase (ca. 10.-18. Monat) Über Krabbeln, Klettern bis später zum freien aufrechten Gang, erstes Erforschen der Umwelt. Interesse über die Mutter hinaus an unbelebten Objekten, wobei der Kontakt zu ihr vor allem über Sehen und Hören bestehen bleibt. Allmähliches Wachsen und Funktionieren des autonomen Ich-Apparates. Erste Aspekte von Realitätsprüfung. Das Kind wird sich seiner Getrenntheit und Selbstwerdung bewußt. Laufen ermöglicht dem Kleinkind gesteigerte Realitätsentdeckung und selbständige Beherrschung der Welt, damit fällt die Möglichkeit zu zielgerichteter Aggressivität zusammen. In dieser Zeit muß die Mutter den Besitz des Körpers des Kindes aufgeben lernen. Mit dem aufrechten Gang wird die sensomotorische Intelligenz ergänzt durch die beginnende begriffliche Intelligenz. Symbolisches Denken und aufrechte, freie Fortbewegung kündigen die erste Stufe der Selbstidentität an, der Existenz als getrennte individuelle Einheit.	Vom Liegen zum Sitzen, Stehen, Gehen, Erforschen des Raumes, seiner Gegenstände. Handeln, Erproben, Beherrschen. Gegenstände als Symbol. Sich abgegrenzt von anderen erleben.

Modell nach *Mahler*	KBT-Arbeit (Beispiele)
Dritte Subphase, Wiederannäherungsphase (16.-24. Monat) Mit dem Höhepunkt des Autonomiestrebens kommt ein Wendepunkt im Sinne der Wiederannäherung. Das Kind muß Vorstellungen von der eigenen Größe und Allmacht der Eltern durch Erfahrungen mit der Realität aufgeben. Bei der Erprobung der Trennung wird eine Ambivalenz deutlich, einerseits die Mutter zurückzuweisen und autonom zu sein, andererseits sich ängstlich anzuklammern. Dabei wird auch eine Angst vor Wiedereinverleibung deutlich. Die Mutter soll in ruhiger Weise verfügbar sein. In dieser Phase spielen vor allem soziale Interaktion, Imitation, Vergleich mit den anderen, Entwicklung der Sprache, Internalisierung von Geboten und Verboten, symbolische Spiele eine Rolle.	Selbst etwas bewirken. Sich groß und mächtig, klein und unterlegen fühlen; Wechsel von Trennung und Annäherung; Gefühl, von anderen beherrscht, vereinnahmt zu werden.
Vierte Subphase, Individuation und Beginn einer emotionalen Objektkonstanz (bis 36. Monat) Die Etablierung einer emotionalen Objektkonstanz hängt von der schrittweisen Internalisierung eines konstant-positiven Mutterbildes ab. Die Trennung von der Mutter und Frustration werden über diesen Weg allmählich ertragen. Die Bildung von Ich-Grenzen wird möglich. Verbale Kommunikation, Phantasie und Realitätsprüfung, Aufspaltung in Gut und Böse, Geben und Nehmen wird erprobt und möglich.	Bei einem Partner bleiben oder ständiger Wechsel. Sich abgegrenzt von anderen Gruppenmitgliedern fühlen. Geben und Nehmen.

Eriksons und *Mahlers* Modelle können verdeutlichen, wie nah ein gezieltes »*Spielangebot*« des Therapeuten und ein spontaner »*Spieleinfall*« des Patienten der frühkindlichen Entwicklungsszene kommt (9). Gezieltes *Spielangebot* des Therapeuten dient der Überwindung der häufig auftretenden *Initialhemmung* und kann eine Vermeidungsstrategie im Sinne der Wiederholung angehen. Im Vordergrund sollte jedoch der spontane *Spieleinfall* des Patienten stehen, da hier ähnlich der freien Assoziation und dem Traum die »*via regia*« zum Unbewußten liegt. *Erikson* (5) hat in seinem Werk »Kindheit und Gesellschaft« deutlich zu machen versucht, wie z.B. das Spiel des Kindes, ähnlich dem Traum des Erwachsenen, eine eben so gute Gelegenheit gibt, Zugang zu Unbewußtem zu erlangen. Akzeptieren wir die Analogie des Geschehens der frühkindlichen Entwicklung mit dem im therapeutischen Prozeß der KBT, so eröffnet sich die Möglichkeit eines Zugangs zum frühkindlichen Konflikt und der therapeutische Prozeß impliziert auf gleicher Ebene eine emotionale korrigierende Erfahrung. Hier müssen jedoch nach Aufzeigen und Konfrontation Deuten und Durcharbeiten einsetzen. Deuten und Durcharbeiten sind dabei sowohl auf verbaler als auch auf nonverbaler Ebene möglich.

Körperlichkeit und Interaktion bei *Mahlers* entwicklungspsychologischem Modell

Ich möchte anhand zweier Fallgeschichten den Versuch machen, eine Verbindung zwischen unseren heutigen Kenntnissen der leib-seelischen Entwicklung mit besonderer Berücksichtigung der Bedeutung des Körpers und der Interaktion in den frühen Entwicklungsphasen, der Krankheitsentstehung und ihrer therapeutischen Relevanz für einen mehr nonverbalen Therapieansatz ziehen.

Fallgeschichte 1: Herr F., 39 Jahre alt, mit seit 10 Jahren auftretenden rezidivierenden Magenulcera (siehe den Beitrag: *Becker* und *Lüdeke*, Seite 319 ff).

Fallgeschichte 2: Herr S., ein 29-jähriger Lehrer für Biologie und Deutsch, war mit dem Beginn der Arbeitsaufnahme als Lehrer, also mit Abschluß des Studiums (Auslösesituation), nicht mehr arbeitsfähig, bis er nach mehrjähriger Krankschreibung aus dem Schuldienst entlassen wurde. Er klagte über extreme Kontakt- und Berührungsängste, Konzentrationsstörungen, Zwänge, zunehmende Suizidalität und totale soziale Isolierung. Daneben bestand eine mangelnde Geschlechtsidentität. Im Auftreten strahlte er etwas ausgeprägt Paranoides aus, ein Blickkontakt war nicht möglich. Er saß körperlich erstarrt und gebeugt in seinem Sessel. Im Gespräch lenkte er immer wieder auf Sachbezogenes, wo er kurz, prägnant und gefügig antwortete.

Wir stellten damals die Diagnose einer Borderline-Struktur.

Herr S. wuchs vor allem in seinen ersten Lebensjahren in Extrembedingungen auf, die zu einer hospitalismusähnlichen Symptomatik führten. Er verbrachte die ersten vier Lebensjahre mit seinem Bruder tagsüber von morgens bis etwa fünf Uhr nachmittags in einem Gitterbett in einem verdunkelten Raum. Nur zum Essen wurden die Kinder morgens und mittags von der Großmutter und abends von der Mutter aus dem Bett genommen. Dies führte zu Einnässen und Einkoten, Ausreißen der Haare und Schlagen des Kopfes gegen die Gitterstäbe. Im übrigen war die Familienatmosphäre von Strenge, Pflichterfüllung und Sachlichkeit geprägt. Der gesamte Familienverband lebte total isoliert von der Umgebung mit deutlich kollektiv paranoider Verarbeitung. Der Bruder des Patienten entwickelte eine schwere Zwangsneurose, lebt heute auch total abhängig zuhause. Herr S. sorgte wohl in Selbsthilfe für sein Überleben, indem er immer mehr aus dem gesamten Familiengefüge ausbrach, sich vor allem Tieren, der Natur und Musik zuwandte, sich später aufgrund seiner überdurchschnittlichen Begabung im sachlichen Leistungsbereich engagierte, wobei jedoch jeglicher mitmenschliche Kontakt von ihm gemieden wurde, da er dies als existentielle Bedrohung erlebte. Auslösend für die verstärkt auftretende Symptomatik war wohl mit Abschluß des Studiums der Kontakt als Lehrer mit den Schülern, wo er sich nicht mehr rein sachbezogen abgrenzen konnte, sondern im pädagogischen Bereich mit der Nähe und Emotionalität der Schüler konfrontiert wurde. Es folgten mehrere psychotherapeutische Ansätze, vor allem im stationären Bereich über viele Monate, die immer wieder teilweise mit Verstärkung der Symptomatik erfolglos abgebrochen werden mußten. Die Beurteilung war: »kaum behandlungsfähig, extrem kontaktgestört, in Gesprächen nur Frage und Antwort.«

Möglicherweise aufgrund der Vorerfahrungen in den vergangenen Psychotherapieversuchen entwickelte Herr S. bei uns auf der Station, trotz aller Ängste, Isolation und paranoiden Vorstellungen in der Einzeltherapie zu einer Therapeutin eine tragfähige, vorwiegend idealisierte Übertragungsbeziehung. Im Kontakt zu den Mitpatienten und Schwestern blieb er jedoch total zurückgezogen, es war ihm nicht möglich, mit einem anderen Patienten das Zimmer zu teilen. In einer Teambesprechung wurde beschlossen, dem Patienten nun neben der tragenden Einzeltherapie ein Gruppenangebot zu machen. Eine Umsetzung des in der Zweierbeziehung Erreichten über diese Beziehung hinaus war nicht möglich. In der Therapie wurde die Fixierung auf die Kontaktängste immer mehr zum Widerstand; es bestand außerdem die Gefahr, daß der Patient einen gewissen Gewinn aus seiner Isolation und der intensiven und erwartungsvollen Zweierbeziehung der Einzeltherapie zog. Neben der nun angebotenen analytischen Gruppentherapie bestand im Rahmen der gleichen Gruppe das Angebot von Gestaltungstherapie und KBT. Neben der Furcht, die Abwehr des Patienten und damit die Isolation würde sich noch verstärken, hatten wir die Hoffnung, daß er im geschützten Rahmen und unter »Erlaubnis und Bewachung« durch die Therapeuten (Über-Ich-Entlastung) erste Schritte in das Angstmachende wagen würde. In der analytischen Gruppe blieb er zunächst lange Zeit wie erwartet, auch in der Position seines Stuhles, in der Gesamtgruppe schweigender Außenseiter. Nur gelegentlich gab er einen sachlichen Hinweis zu Problemen anderer. Ein wirklicher Einstieg war vorwiegend in den nonverbalen Therapieansätzen möglich. Zunächst vorwiegend in der Gestaltungstherapie, wo er in eindrucksvoller Weise frühkindliche Erlebnisse gestalterisch wiedergab, diese mit narzißtischem Stolz und fast exhibitionistischen Tendenzen den anderen zeigte und erklärte.

In der KBT war er in den ersten Stunden fast starr vor Angst und verließ die Sitzungen schweißgebadet, so daß wir zunächst an einen notwendigen Abbruch dachten, da wir eine zu ängstigende Überforderung mit psychotischer Dekompensation befürchteten. Ein Augenschließen war nicht möglich, er beobachtete in Angst, aber auch mit langsam zunehmender Neugier das Geschehen, achtete dabei penibel darauf, daß niemand ihm näher kam.

Im Rahmen einer Nachbesprechung ergab sich dann die vom Patienten vorgeschlagene folgende Vereinbarung mit der Gruppe: Er wünsche sich einen abgegrenzten Bezirk (eine Ecke mit Fenster und Heizung), der von allen als sein abgesicherter Bereich akzeptiert werden sollte. Er behalte die Augen offen, bestimme selbst, wann er sich herauswage oder zurückziehe. Dies wurde von der Gruppe und dem Therapeuten akzeptiert. Der gewünschte Bezirk war wohl einerseits die Wiederholung des einengenden Kinderbettes, jedoch andererseits aktuell für den Patienten Schutz vor unkalkulierbarer Nähe. Fenster und Heizung stellten wohl einen Grundkonflikt dar, bedeuteten einerseits Raum für seine narzißtische Tendenz, Fluchtmöglichkeit, aber auch andererseits Wunsch nach Wärme und Geborgenheit.

In den folgenden Wochen schien sich äußerlich nicht viel zu ändern, er blieb in seinem geschützten Bereich, doch der Anteil an zunehmend neugieriger Beobachtung der anderen nahm zu und er machte auch allmählich zaghafte Versuche, aus seinem

Bereich herauszugehen, um zunächst immer wieder schnell zurückzukehren. Eine körperliche Berührung vermied er jedoch zwanghaft weiterhin.

Bei einer Therapiesituation, wo je zwei Gruppenteilnehmer ihre Hände ineinanderlegten, d.h. der eine versuchte, aus seinen Händen eine aufnehmende Schale zu machen, und der andere legte seine Hände hinein (wieweit nehme ich auf, an, trage ich, schütze ich; kann, will ich mich fallen lassen, tragen, aufnehmen lassen?), trat folgende Entwicklung ein:

Als Herr S. die anderen dabei interessiert beobachtete, jedoch alleine blieb, die anderen aus den bisherigen Erfahrungen mit ihm nur noch das Respektieren seiner selbstgebauten Grenzen sehen konnten, wurde er immer unruhiger, was der Therapeut als Signal und Aufforderung betrachtete. Dies ist eine Situation in der KBT, wo der Therapeut aus seiner sonst mehr abstinenten Rolle herausgehen kann. Oft kann der Therapeut hier gezielter mit Berücksichtigung der Belastbarkeit vorgehen als Mitpatienten. Wohl auf der Basis der guten Erfahrung aus der analytischen Zweierbeziehung (allerdings war der Einzeltherapeut nicht identisch mit dem Therapeuten der KBT) war es dem Patienten möglich, hier mit dem Therapeuten zusammen erste Berührungen über die Hände zuzulassen, wobei der Patient zunächst die Rolle des Aufnehmenden übernahm, d.h. in diesem Falle des mehr aktiv Gestaltenden. Trotz der Ängste war der Patient, wie er später berichtete, sehr überwältigt und stolz, den alten angstmachenden Bann zunächst in einem ersten Schritt angegangen zu haben. Durch weitere Schritte in dieser Richtung konnten bei ihm Körperbezug und Empfinden erstmals wieder geweckt werden, wo vorher alles »kalt und erstarrt« schien.

Gerade bei einem Patienten wie Herrn S., wo Störungen im Bereich der narzißtischen Körperbesetzung vorliegen, ist es von besonderer Wichtigkeit, daß ähnlich wie in der frühen Mutter-Kind-Beziehung auch vor allem körperlicher Kontakt mit anderen, eine positiv annehmende Körperbesetzung aufgebaut wird. Neben dem Angenommenwerden im Emotionalen steht auch die Notwendigkeit einer körperlichen Annahme z.B. über Hautkontakt. Eine Notwendigkeit, die in einer klassischen analytischen Behandlung mit narzißtisch gestörten Patienten im realen Leben draußen außerhalb der Therapie stattfindet, jedoch unbestreitbar wichtiger Bestandteil der Gesamtentwicklung ist.

Durch retrospektive empirische Studien, vorwiegend über Langzeitanalysen, also Einzelfallstudien (leider gibt es heute noch nicht in ausreichendem Maße prospektive Längsschnittstudien) können wir auf die frühkindliche Entwicklung und spätere Lebensbewältigung in mehr oder weniger »gesunder« oder pathologischer Form rückschließen. *Freud* (7) spricht davon, daß das Es und Ich beim Säugling zunächst vorwiegend ein körperliches ist. Vor allem *René Spitz* (12) und *Margret Mahler* (10) haben in unmittelbarer Beobachtung des Säuglings und Kleinkindes unter annähernd experimentellen Bedingungen die frühen Entwicklungsstadien mit besonderer Berücksichtigung der Mutter-Kinder-Interaktion erhellt. Die präverbale Kommunikation zwischen Mutter oder einer anderen Pflegeperson und Kind prägt die eigene Körperbesetzung des Kindes, die Entwicklung des Körperselbst zum Nicht-Selbst und auf dieser Basis die Hinwendung zur Objektwelt.

Wo sind nun entscheidende frühkindliche Entwicklungsschritte und wie schlägt sich dies auf die Interaktion mit der umgebenden Umwelt nieder, eine Interaktion, die wieder Hinweise auf unser therapeutisches Verhalten geben kann? Wir gehen dabei davon aus, daß pathologisches Erleben und Verhalten, insbesondere bezogen auf Körperstörungen und -kontakt entsprechend unserem Thema auf Traumen im Bereich der frühkindlichen Entwicklung zurückzuführen sind.

Grundsätzlich möchte ich noch einmal hervorheben, was wir von *Piaget* (11) gelernt haben, nämlich die Beobachtung, daß der Säugling und das Kleinkind in den ersten achtzehn Monaten (dies sind immer Durchschnittswerte) im Sinne der sensomotorischen Intelligenz mangels einer Sprache und einer Symbolisierungsfähigkeit sich vorwiegend auf Wahrnehmung und Bewegung beschränkt. Nach *Margret Mahler* (10) fällt in diese Zeit die autistische, symbiotische Phase, die Phase der Trennung und Individuation und die frühe Erprobungsphase, wo bei *Freuds* Phasenlehre vorwiegend die orale, aber auch die beginnende anale Phase und Aspekte des primären Narzißmus liegen.

Gehen wir zunächst von der autistischen Phase aus. Was hier *Mahler* (10) aufgrund ihrer Säuglingsbeobachtung beschrieb, entspricht dem Prinzip des primären Narzißmus von *Freud* (8) ähnlich dem foetalen Zustand.

Sie spricht von einer autistischen Schale, die einerseits einer biologischen Voraussetzung des Kindes entspricht (Anlehnung an den foetalen Zustand, Schlafbedürfnis, mangelnde physische Ausbildung der Wahrnehmung etc.) und wohl andererseits eine Reaktion auf den Geburtsschock darstellt, vor allem auf die unterschiedliche und gesteigerte Reizüberflutung vom intrauterinen zum extrauterinen Zustand.

Aufgabe der Umgebung, hier meist der Mutter, ist es nun, selbst ein Teil dieser autistisch schützenden Schale zu werden, vorwiegend durch Triebbefriedigung, Reizüberflutung zu vermeiden, insgesamt eine *Uterusfunktion* durch Schutz und Befriedigung zu übernehmen. Das bedeutet für die Haltung der Mutter, weder zu frustrieren noch zu dominierend überfürsorglich zu reagieren, da beides Reizüberflutung bedeuten würde. Es setzt bei der Mutter eine entsprechende Empathie voraus.

Die hier beschriebenen Phänomene der Reaktionsweisen des Säuglings erinnern, insbesondere was die autistische Schale und die Reizüberempfindlichkeit anbelangt, an psychotische und borderline-ähnliche Störungen. Unser Patient Herr S. schafft sich mit Respektierung der Umgebung in der KBT über seinen abgegrenzten Bezirk seine autistische Schale. Seine starken Berührungsängste, seine mangelnde Geschlechtsidentität sprechen für eine gestörte Ausprägung des Körperschemas, vor allem aber die panischen Ängste vor Berührung etc. sprechen für eine sich immer wiederholende Reizüberflutung mit ausgeprägt paranoiden Anteilen. Möglicherweise, und nach der Genese des Patienten wahrscheinlich, hat eine Traumatisierung bereits in der autistischen Phase (aber sicher auch in den folgenden Phasen der Symbiose, Trennung und Individuation) eingesetzt, im Sinne des Wechsels zwischen Verwahrlosung und unempathischen Übergriffen in der Interaktion zwischen Pflegeperson und Kind.

Was folgte nun für das therapeutische Vorgehen bei Herrn S. in der KBT? Wir können uns, meine ich, hier an den Forderungen von *Mahler* (10), *Spitz* (12), *Winnicott* (13) und *Balint* (2) an die Mutter auch als Therapeut leiten lassen. Die starke Neigung von Herrn S., die »Therapie« (gemeint vor allem der analytische Therapeut und der KBT-Therapeut) zu idealisieren, als gutes Objekt zu sehen und die Umwelt (Familie und Beruf) als böses Objekt zu sehen, also zu spalten, wurde bewußt stehengelassen, das heißt die therapeutische Basis bei dieser frühen Störung sollte eine positive, durchaus auch idealisierte Übertragung sein. Integration von Gut und Böse in *einem* Objekt ist hier noch nicht möglich. Der Therapeut in der KBT bietet sich bewußt stützend als Verteidiger der autistischen Schale, in unserem Fall der Respektierung seines Bereiches im Raum, den niemand betreten darf, an. Erst auf dieser Basis war eine erste, auch körperliche Berührung mit dem idealisierten Objekt (KBT-Therapeut) möglich. Interessant ist eine spätere Bemerkung des Patienten, daß er in dieser Zeit erstmals Gefühle (gemeint waren angenehme, zärtliche Gefühle und erste klarere Vorstellungen seiner Geschlechtsidentität) kennengelernt habe. In einer späteren Phase folgte dann in der parallel laufenden verbal analytisch orientierten Einzeltherapie eine längere Zeit der symbiotischen Verflechtung mit dem Therapeuten und erst anschließend eine allmähliche Zuwendung zur weiteren Umwelt, insbesondere wieder ein Interesse an einer beruflichen Orientierung mit starken Schwankungen, die der von *Mahler* (10) beschriebenen Erprobungsphase, aber dann auch Wiederannäherungskrise glich. Gerade Phänomene der Wiederannäherungskrise dürfen hier vom Therapeuten nicht als Agieren gedeutet werden.

Die Wiederannäherungskrise in der Wiederannäherungsphase folgt der Übungsphase, wo das Kind zunehmend die Umwelt erforscht, sich auch von der Mutter fortbewegt, über Getrenntsein, Eigenbewegungen zur Ausbildung des autonomen Ich-Apparates und ihrer Funktionen kommt. Das Erleben der Grenzen der Autonomie und Omnipotenz führt zu Ängsten, die sich in der Wiederannäherungskrise äußern. Die Krise zeigt sich in dem Konflikt zwischen Symbiosewünschen und Autonomiestreben. Das Kind hat Ängste vor dem Verlust des geliebten Objektes, aber auch Angst, seine Autonomie wieder zu verlieren. Dies führt zu erhöhter Verletzlichkeit, Aggressivität und Verweigerung, aber auch zu verstärktem Anlehnungsbedürfnis. Dieses Verhalten können wir auch bei erwachsenen Patienten in der therapeutischen Situation dem Therapeuten oder den Mitpatienten gegenüber beobachten.

Unser Verhalten als Therapeuten können wir erneut an den Empfehlungen *Margret Mahlers* zu mütterlichem Verhalten ablesen. Wir sollten zunächst das ambivalente Verlangen des Patienten akzeptieren, d.h. wir müssen die Ambivalenz aushalten, und wir dürfen uns gerade hier nicht unberechenbar verhalten. Das heißt jedoch nicht, daß die Situation nicht angesprochen werden sollte. Der Bewältigung der Wiederannäherungskrise wird besondere Bedeutung beigemessen, erst sie ermöglicht die Konsolidierung einer Individuation und emotionalen Objektkonstanz.

1.15. Becker

An diesem Verlauf im therapeutischen Angebot kann man sehen, daß unser Vorgehen in etwa dem Entwicklungsverlauf des Säuglings und Kleinkindes entspricht. Herr S. war in einem autistischen Rückzug begriffen; seine paranoiden Befürchtungen und seine Tendenz zur Spaltung in Gut und Böse standen im Vordergrund; er befand sich auf einer Fixierungs- und Regressionsstufe (man muß wohl meist von einer Kombination beider Mechanismen ausgehen), wo mehr präverbale Vorgänge und Interaktionen mit der Umwelt in der Entwicklung im Vordergrund stehen, also therapeutisch entsprechende a- und präverbale Angebote neben der verbalen analytischen Therapie einen Einstieg ermöglichen. Das heißt, das Therapieangebot entspricht dem Fixierungs- und Regressionsstadium des Patienten und ermöglicht dadurch, Primärprozeßhaftes zunächst anzunehmen, zum Beispiel Gut und Böse, Nähe- und Distanzbedürfnis zunächst widerspruchslos nebeneinander stehen zu lassen. Der Schwerpunkt der weiteren Therapie mündet dann entsprechend der Entwicklung in mehr Verbalem ein, wo sekundärprozeßhafte Kommunikation in der Interaktion, im Sprechen und Symbolisieren, und in der Integration von guten und bösen Objekten mehr möglich ist.

In der symbiotischen Phase nach *Mahler* (10), wobei sicher Elemente dieser Qualität bereits in der autistischen Phase anzunehmen sind, beginnt die autistische Schale zu bersten. »... wir glauben, daß das kontakt-perzeptuelle Erleben des ganzen Körpers, insbesondere die Tiefensensibilität der gesamten Körperoberfläche (der Druck, den die das Kind haltende Mutter ausübt) zusammen mit Bewegungsempfindungen ebenfalls eine wichtige Rolle bei der Symbiose spielt. Wir dürfen nicht vergessen, wie groß das Verlangen ist, das viele einigermaßen normale Erwachsene haben, zu umarmen und umarmt zu werden« (10).

Statt der autistischen Schale, mehr als Schutz vor äußeren Reizen, geschieht eine Besetzungsverschiebung auf ein positiv besetztes Reizschild (10). Dabei steht die Mutter-Kind-Einheit im Vordergrund; die Mutter wird als Teilobjekt vor allem über Wahrnehmungsbereiche wie Fühlen und Sehen, jedoch nicht getrennt vom Selbst wahrgenommen. Die symbiotische Phase bedeutet den Eintritt in eine bedürfnisbefriedigende Objektbeziehung, obwohl das Objekt noch als Teilobjekt in der Mutter-Kind-Einheit angesehen wird. *René Spitz* (12) beschreibt die nonverbale Kommunikation zwischen Mutter und Kind folgendermaßen: »Die Zeichen und Signale, die vom Kind während der ersten Lebensmonate aufgenommen werden, gehören folgenden Kategorien an: Gleichgewicht, Spannungen (der Muskulatur und anderer Organe), Körperhaltung, Temperatur, Vibration, Haut- und Körperkontakte, Rhythmus, Tempo, Dauer, Tonskala, Nuancen der Töne, Klangfarbe und wahrscheinlich noch viele andere, die der Erwachsene kaum wahrnimmt ...« (12).

Gerade in der symbiotischen Phase mit ihrer angenommenen Besetzungsverschiebung, Umwandlung und Öffnung von der autistischen Schale als Reizschutz zum positiven Reizschild entsteht über Hautkontakt das aufnehmende Erleben von körperlicher Unlust und Lust. Im Umgang mit der Mutter bildet sich die Basis für das Entstehen eines Körperselbst mit seiner notwendigen, oft fälschlich als pathologisch, narzißtisch verstandenen Besetzung und für ein erstes Erproben über eigene Körpergrenzen von der Abgrenzung hin zu einer Körperidentität, wenn auch hier noch in der Mutter-Kind-Einheit gesehen.

Störungen in dieser Phase können nach *Margret Mahler* (10) zu sogenannten symbiotischen Psychosen führen im Gegensatz zum frühkindlichen Autismus, der eine Traumatisierung in der autistischen Phase voraussetzt, wie wir bei Herrn S. gesehen haben.

G. Engel (4) geht bei psychosomatischen Patienten davon aus, daß bei ihnen eher als bei psychotischen Patienten die Möglichkeit bestand, eine Symbiose mit der Mutter herzustellen; die Mütter wenden jedoch nur dann Liebe zu, d.h. gehen eine symbiotische Beziehung ein, wenn sie dies kontrollieren können, ein Konfliktbereich also, der insbesondere während der Trennungs- und Individuations-, der frühen Erprobungsphase, aber auch der Wiederannäherungskrise zum Tragen kommen wird. Vielleicht können wir das oft ausgeprägte symbiotische und anpassungsbereite Verhalten mit Trennungsängsten und traumatisch erlebtem Objektverlust bei psychosomatischen Patienten als Fixierung und Regression auf die symbiotische Phase verstehen.

Kommen wir auf die Krankengeschichte von Herrn F.[1] zurück, bei dem möglicherweise aufgrund schwerwiegender Traumen in diesen folgenden Phasen ein regressives Verhalten auf symbiotischer Ebene zu beobachten war. Retrospektiv, belegt durch den Therapieverlauf, zeigte sich, daß die Mutter von Herrn F. entgegen seinen anfänglichen Beteuerungen zu ihm ein durchaus liebevolles, geradezu symbiotisches Verhältnis entwickelt hatte, was seine noch immer bestehende starke Fixierung und Bindung an ihre Person zeigte, wobei dieses Annehmen jedoch durch ein dominierend-strenges Regime eingerahmt war. Er selbst verhielt sich einerseits analog dem Kleinkind in der Wiederannäherungsphase und -krise, indem er einerseits den Verlust der Liebe von Mutter, Frau, Sohn ständig befürchtete und sich entsprechend anklammernd-ängstlich verhielt, andererseits jedoch fürchtete, vereinnahmt, zerstört zu werden und seine Autonomie zu verlieren, so daß er den Ausweg vorwiegend kompensatorisch in extremer Leistungsanforderung und, in annähernd philobatischer Weise (*Balint*, 2), über lang andauernde Trennungen inszenierte. Seine Mutter wurde mit heftigen Aggressionen und vorwiegend Verweigerung belegt.

Das erstrebenswerte Verhalten der Mutter in der symbiotischen Phase wird wohl am besten durch eine empirische Studie von *Ainsworth* und *Bell* (1) verdeutlicht. Sie beobachteten das Verhalten von Müttern und Kindern in den ersten Lebensmonaten der Kinder, speziell Unterschiede der Reaktionen der Mutter auf das Schreien der Kinder. Es zeigte sich nach dem ersten Lebensjahr, daß die Kinder, deren Mütter auf das Schreien der Kinder mit fürsorglicher Liebe eingingen, später mit weniger körperlichem Kontakt und Zuwendung auskamen, und daß Fortbewegung und

1.15. Becker

Trennung von der Muter von den Kindern erheblich besser toleriert wurden als bei den frühzeitig frustrierten Kindern, die in ihrer motorischen Aktivität, ihrem expansiven Verhalten, in Mimik, Gestik und vorsprachlicher Lautgebung deutlich retardiert schienen. Bei Trennungen reagierten die mehr frustrierten Kinder häufiger mit Schreien und Angstäquivalenten.

Dies zeigt erneut, daß eine adäquate empathische Zuwendung der Mutter ohne Verweigerung der Triebbefriedigung und ohne dominierende Überfürsorglichkeit in dieser frühen symbiotischen Phase nicht, wie zu befürchten, zu einer andauernden Abhängigkeit führen muß, sondern im Gegenteil erst die Grundlage zu einer größeren Selbständigkeit, nämlich zur Trennung und Individuation gibt. Ein wichtiger Hinweis für die Mutter-Kind-Beziehung ist im übrigen gerade auch in dieser Phase das Eigenbedürfnis der Mutter, was bei zu starker Ausprägung ebenfalls eine Traumatisierung in dieser Phase bewirken kann, ebenfalls, wie ich meine, ein wichtiger Hinweis für unser Verhalten als Therapeut.

Unsere Aufgabe in der Therapie war es nun, Herrn F., analog dem oben beschriebenen adäquaten mütterlichen Verhalten in der symbiotischen Phase, in einem ersten Schritt Dasein und Weggehenlassen, Autonomie und Symbiose zu gewähren, und zwar bei bestmöglicher Konstanz und Empathie. In einem zweiten Schritt sollte es ihm gerade im präverbalen Bereich möglich gemacht werden, den symbiotischen Anteil im therapeutischen Geschehen zu inszenieren im Sinne einer Regression von der Wiederannäherungsphase zur symbiotischen Phase, um damit eine korrigierende emotionale Neuerfahrung zu machen, die, wie oben in der frühkindlichen Entwicklung beschrieben, die Basis für Trennung und Individuation bietet. Bezeichnend ist auch hier, daß dieser regressive Zustand, der im Präverbalen anzusiedeln ist, vom Patienten auch vorwiegend im nonverbalen Therapieangebot angenommen wurde. Wir erinnern uns, daß er in der analytischen Gruppentherapie (im Verbalen) vorwiegend in der kompensatorischen Abwehr verharrte.

In der KBT haben wir es, bezogen auf die Akzentuierung im Prä- und Averbalen, vorwiegend mit Phänomenen der autistischen und symbiotischen Phase, der ersten (Trennung und Individuation) und zweiten (frühe Erprobungsphase) Subphase nach *Margret Mahler* zu tun. Insbesondere in der Wiederannäherungskrise und der folgenden Individuation kommt verstärkt, auch entsprechend der Entwicklung, die Ergänzung über eine mehr verbale Kommunikation und Bewältigungsform hinzu, d.h. Aussprechen des Geschehenen. Deutungen kommen hier mehr in den Vordergrund des therapeutischen Prozesses.

Literaturhinweise:

1. AINSWORTH, M.D.S., S.M. BELL: Some contemporary patterns of mother-infant interaction in the feeding situation. In: *Ambrose, A.*: Stimulation in early infancy. Proceedings of the centre for advanced study in the developmental Sciences, New York 1969.
2. BALINT, M.: The basic fault. Therapeutic aspects of regression. Tavistock Publications, London 1968. Deutsch: Therapeutische Aspekte der Regression. Klett, Stuttgart 1970.
3. BECKER, H.: A non-verbal therapeutic approach to psychosomatic disorders. In: *Bräutigam, W., M.v. Rad*: Towards a Theory of Psychosomatic Disorders. Karger, Basel 1978 (S. 16-22).
4. ENGEL, G.: Untersuchungen über psychische Prozesse bei Patienten mit Colitis ulcerosa. In: *Brede, K.*: Einführung in die Psychosomatische Medizin. Fischer, Athenäum Taschenbücher 1974 (S. 279-334).
5. ERIKSON, E.: Kindheit und Gesellschaft. Klett, Stuttgart 1974.
6. FREUD, S.: Erinnern, Wiederholen und Durcharbeiten. Ges. Werke X (1914). Fischer, Frankfurt/M. 1942.
7. DERS.: Das Ich und das Es. Ges. Werke XIII (1923). Fischer, Frankfurt/M. 1942.
8. DERS.: Hemmung, Symptom und Angst. Ges. Werke XIV (1926). Fischer, Frankfurt/M. 1942. 1942.
9. KLEIN, M.: Das Seelenleben des Kleinkindes. Rowohlt, Reinbek 1972.
10. MAHLER, M.S., F. PINE, A. BERGMANN: The psychological birth of the human infant. Basic books, New York 1974.
11. PIAGET, J.: La psychologie de l'intelligence. Colin, Paris 1947. Deutsch: Psychologie der Intelligenz. Kindler, München 1976.
12. SPITZ, R.: Vom Säugling zum Kleinkind. Klett, Stuttgart 1969.
13. WINNICOTT, D.W.: Playing and Reality. Tavistock, London 1971. Deutsch: Vom Spiel zur Kreativität. Klett, Stuttgart 1973.

Anmerkung des Herausgebers:

1 *Siehe dessen Krankengeschichte in dem Beitrag von Becker und Lüdeke, Seite 319 ff.*

KONZENTRATIVE BEWEGUNGSTHERAPIE — WARUM?

Von Anneliese HENNING (1979)

Zu dieser Arbeit:
Im ersten Abschnitt: »Leib und Seele« geht die Verfasserin einmal der Verwendung des Wortes »Leib« in unserer Sprache nach und bringt zum anderen religionsgeschichtliche und theologische Definitionen von »Leib«. Die Unzulänglichkeit der Worte für die Fülle des Erlebens macht sie an Zitaten aus den Büchern von Castaneda deutlich. An Schilderungen aus der praktischen KBT-Arbeit wird der Erfahrungshintergrund menschlichen Erlebens in den gebräuchlichen Redewendungen wieder in Erinnerung gebracht. Schließlich zeigt die Verfasserin am verbalen und nonverbalen Bearbeiten von Erlebnissen die verschiedenen Möglichkeiten, die der Therapeut in der KBT hat.

Seit 1959 wird die KBT bei den alljährlich stattfindenden Lindauer Psychotherapiewochen in Kursen zur Selbsterfahrung angeboten. Veröffentlichungen und Berichte von Teilnehmern vermögen wohl kaum, den wesentlichen Erlebnisgehalt zu vermitteln. Trotzdem möchte ich einige Aspekte der KBT dem Verständnis nahe bringen.

(Die Beschreibung der KBT ist hier weggelassen; siehe »Definitionen«, Seite 221 f).

Einheit von Leib und Seele

Unter Bewegung verstehen wir einerseits Körperbewegung, aber auch innere Bewegtheit. Wir sprechen davon, daß wir ein bewegendes Erlebnis hatten, aber wohl kaum jemand nimmt wahr, wo er diese innere Bewegtheit körperlich spürt. Dafür fehlt uns zumeist der Spürsinn. Vielleicht meinen wir auch, daß dieses innere Bewegtsein bloß seelisch sei und nichts mit dem Körper zu tun habe. Verschiedene psychosomatische Theorien versuchen den Zusammenhang von Psyche und Soma zu erklären — ein sicher unerschöpfliches Thema, da das Ganze des Menschen nie mit einer Theorie zu erfassen sein wird. Dennoch braucht der Therapeut, der seine Arbeit mit der KBT erklären und begründen will, einen theoretischen Hintergrund, auf den er seine Arbeitsweise beziehen kann. Manche Therapeuten arbeiten mit der KBT auf psychoanalytischem Hintergrund. *Stolze* (1) bezieht sich auf die Gestaltkreislehre von *Viktor von Weizsäcker.* Im Werk von *v. Weizsäcker* klingt immer wieder an, daß Psyche und Soma sich gegenseitig vertreten können und keines für sich alleine existiert. Für unser Thema heißt das, daß körperliches Geschehen immer auch die Seele erreicht. Bei *C.G. Jung* finden sich Hinweise, daß Körper und Seele letztlich eins sind und nur der erkennende Verstand eine Trennung vollzieht, um Aussagen machen zu können über die beobachteten Phänomene.

1.16. Henning

Für unser Thema erscheint es mir interessant, der Bedeutung des Wortes »Leib« nachzugehen. Was verbinde ich mit den genannten Begriffen? — Wir sprechen von Leibesübung, Leibeserziehung. Auch: Sein Leib wird zur letzten Ruhe gebettet. Es gibt Leibschmerzen und auch die Leibspeise. Den will ich mir vom Leibe halten! Das habe ich am eigenen Leibe erlebt, und ich glaube, wir alle kennen den »Leibhaftigen«.

Wenn wir jetzt die genannten Worte näher ansehen, wo Leib einfach synonym für Körper benutzt wird und wo etwas anderes gemeint ist, kommen wir vielleicht dem, was uns beschäftigt, nahe. Körperübung, Körpererziehung — ohne weiteres verständlich, auch: Sein Körper wird zur letzten Ruhe gebettet. Die Leibschmerzen sind Bauchschmerzen, aber schon die Leibspeise ist doch wahrscheinlich keine Bauchspeise, sondern eine Leibspeise. Oder: Den will ich mir vom Leibe halten — wir würden wohl nicht dasselbe meinen, wenn wir sagen: Den will ich mir vom Körper halten. Oder gar, wenn wir irgend etwas sehr deutlich sagen wollen, wie sehr es uns selber betroffen hat: Das habe ich am eigenen Leibe erfahren, könnten wir nicht ausdrücken mit: Das habe ich am eigenen Körper erlebt. Und der Körperhaftige: Ich glaube nicht, daß der jemanden in Schrecken versetzt; der Leibhaftige ist schon etwas anderes.

Im Althochdeutschen war Leib = Leben. Der Brockhaus unterscheidet religionsgeschichtliche, theologische, philosophische Aspekte des Begriffes »Leib« (2):

> »*Religionsgeschichtlich*: Die Naturreligionen verstehen den Leib in seiner numinosen Mächtigkeit als Ganzheitsseele. Leib und Seele sind hier noch nicht unterschieden. In den Religionen, die Leib und Seele unterscheiden, ist — wie etwa im alten Ägypten — der Leib und seine Erhaltung (Mumifizierung) die Bedingung der Existenz der Seele nach dem Tod.
>
> In asketisch-mystischen Religionen ist dagegen der Leib vielfach geradezu ein Hindernis des Heils, das überwunden werden muß durch Abtötung aller leiblichen Begierden.
>
> *Theologisch* finden wir einerseits die Leibfeindlichkeit, andererseits gibt es theologisch auch den Leib als 'Tempel des Heiligen Geistes'.«

Es wäre verlockend, den verschiedenen Bedeutungen in der Entwicklung des Wortes weiter nachzugehen — aber das würde hier zu weit führen. Mir lag nur daran, die Komplexität der Fragen zu umreißen.

Gott Eros, der große Zauberer und Dämon, der die Faszinationen der Verliebtheit bewirkt, ist auch im Leibe gegenwärtig. Wir beobachten oft, daß die Menschen merkwürdig fasziniert wirken von solchen Therapien, die mit dem Leib-Erleben arbeiten.*) Auch von der KBT berichten uns viele Menschen, daß sie sich nach der

---

* Wo Eros wirkt, werden möglicherweise auch sexuelle Regungen wahrgenommen und verlangen eine bewußte Stellungnahme des Ichs. Menschen, denen die Sexualität zum ungelösten Problem wurde, stellen u.U. erschreckt fest, daß ihre gewohnten Verdrängungsmechanismen nicht mehr ausreichend funktionieren, und wenn solche Menschen nicht bereit sind, sich der Konfrontation zu stellen, sollten sie besser der KBT fernbleiben. Von Menschen, die unter »Selbstverwirklichung« das

1.16. Henning

Stunde körperlich sehr wohl fühlen, richtig »pudelwohl«, eins mit sich selbst und voller Tatkraft. Patienten mit psychosomatischen Störungen klagen ja meist über eine Vielzahl von körperlichen Mißempfindungen. Etwa: Ein Dolch steckt im Bauch, ein Speer im Magen, ein Schwert in der Herzgegend, ein Dolch in der Schulter, ein Messer im Gesicht, ein Bohrer im Kopf. Daß Menschen mit solchen Beschwerden zutiefst beeindruckt sind, wenn sie sich auch einmal wohlfühlen können in ihrer Haut, ist nicht verwunderlich. Manche fasziniert das kaum gekannte Wohlgefühl ganz ungeheuerlich. Nach etlicher KBT-Erfahrung folgt aber nach der anfänglichen Euphorie meist die dringend notwendige Ernüchterung.

Trotzdem entsteht bei den Außenstehenden recht leicht der Eindruck, es handle sich bei diesen Therapien, die mit dem Leib-Erleben arbeiten, doch um so etwas wie Geheimbündelei, Sektierertum, auf alle Fälle irgendetwas Suspektes und Obskures.[1)]

Gewaltige Faszinationen lösten *Castanedas* Schilderungen der Lehre des indianischen brujo Don Juan aus. Leiberlebnisse und die damit verbundenen Erfahrungen bilden dort das Medium zur Wissensvermittlung. Don Juan weiß, daß wir die andere Wirklichkeit erleben können, wenn wir genügend Kraft angesammelt haben (wohlgemerkt *ohne Drogen*, wie die Erfahrungen immer wieder zeigen). Dazu gehört, daß wir die Beschreibung dieser Welt aufgeben. Wenn wir an den Begriffen dieser unserer realen Welt festhalten, verstellen wir uns den Weg zu einer anderen Wirklichkeit, die es auch noch gibt. Er bezeichnet die andere Wirklichkeit als »Nagual« und die Beschreibung unserer Welt als »Tonal«.

> Don Juan sagt zu Carlos, seinem Schüler, an einer Stelle: »Schau dich um, alles wofür wir Wörter haben, ist das Tonal ...« (3). An anderer Stelle sagt Carlos zu Don Juan:
> »Seit Jahren versuche ich aufrichtig, Deinen Lehren entsprechend zu leben. Offenbar ist es mir nicht gelungen. Wie kann ich es jetzt besser machen?«
> Don Juan erklärt:
> »Ich glaube, Du sprichst zu viel, Du mußt aufhören, mit Dir selbst zu sprechen ...
> Ich will Dir sagen, worüber wir mit uns selbst sprechen: Wir sprechen über unsere Welt. Tatsächlich halten wir unsere Welt mit unserem inneren Gespräch aufrecht ...
> Die Welt ist so und so, nur weil wir uns sagen, daß sie so und so ist ... Wann immer wir aufhören mit uns zu sprechen, ist die Welt stets so, wie sie sein sollte (4).«
> Don Juan erklärt noch:
> »Das Nagual ist der Teil von uns, für den es keine Beschreibung gibt, keine Wörter, keine Namen, keine Gefühle, kein Wissen ...« (5)

Am *C.G. Jung*-Institut in Stuttgart beschäftigte sich *Coerper* in einer zweisemestrigen Vorlesung mit den Schilderungen *Castanedas* unter dem Thema: »Der Weg des brujo — ein Weg der Individuation«. *Coerper* wies immer wieder auf die Schwierigkeit hin, Vorgänge in Worte fassen zu müssen, die eigentlich jenseits aller

---

umgehende Ausleben ihrer Triebe verstehen, wird die KBT gelegentlich als »Tätschelkurs« mißverstanden. Meist sind diese Menschen so in ihre Probleme verstrickt, daß sie alle anderen Angebote des Gruppenleiters überhaupt nicht wahrnehmen.

Worte liegen. Er formulierte für mich äußerst eindrucksvoll: »Innere Erfahrung ist etwas ganz anderes, als Wörter auszudrücken vermögen.«

Hören wir weiter Don Juan:
»Vom Augenblick unserer Geburt an fühlen wir, daß wir aus zwei Teilen bestehen, zum Zeitpunkt der Geburt und noch kurz danach sind wir nur *Nagual*, *dann fühlen wir, daß wir, um zu funktionieren, ein Gegenstück zu dem brauchen, was wir haben. Was fehlt, ist das Tonal.* Und dies gibt uns von Anfang an ein Gefühl der Unvollkommenheit. Dann fängt das *Tonal* an zu wachsen und es wird ungemein wichtig, so wichtig, daß es den Glanz des *Nagual* verdunkelt, es zurückdrängt. Von dem Augenblick an, da wir ganz *Tonal* sind, tun wir nichts anderes als jenes alte Gefühl der Unvollkommenheit zu verstärken, das uns seit dem Augenblick unserer Geburt begleitet und das uns beständig sagt, daß es noch einen anderen Teil braucht, um uns zu vervollständigen.

Von dem Augenblick an, da wir ganz *Tonal* werden, fangen wir an, Paare zu bilden. Wir fühlen unsere zwei Seiten, aber wir stellen sie uns immer nur anhand von Gegenständen des *Tonal* vor. So sagen wir, daß unsere zwei Teile Körper und Seele sind, oder Geist und Materie oder Gut und Böse, Gott und Satan. Aber nie erkennen wir, daß wir nur Gegenstände unserer Insel zu Paaren zusammenfassen, ganz ähnlich wie wenn wir Kaffee und Tee, Brot und Tortillas, Chili und Senf paarweise bezeichnen. Wir sind komische Wesen, sage ich Dir, wir tappen im Dunkeln und in unserer Torheit machen wir uns vor, alles zu verstehen (6).«

Auch hinsichtlich der KBT sollten wir ruhig zugeben, daß wir in diesem Sinne *letztlich* im Dunkeln tappen und eben nicht die Torheit begehen, alles verstehen zu wollen. Vermutlich nähern wir uns dem Wert und dem Ziel dieser Therapie viel besser, wenn wir uns statt mit der Theorie mit der *Phänomenologie* und *Empirie* befassen.

Praktische Beispiele und Sinnerfahrung

Versuchen Sie zunächst selbst, folgenden Fragen mit Ihrem Empfinden nachzugehen (Schließen Sie möglichst die Augen und lassen Sie sich reichlich Zeit für die einzelnen Fragen):

— Was spüre ich jetzt eben von mir? — Was geht in mir vor? — Wo überall habe ich Kontakt zum Stuhl? — Möchte ich irgendetwas verändern? — Wenn Sie irgendetwas verändert haben, wie fühlen Sie sich jetzt? — Wo habe ich Kontakt zum Boden? Kann ich den Fuß spüren? — Bewegen Sie dann die Zehen etwas oder schieben den Fuß über den Boden. Und wenn Sie wieder zur Ruhe gekommen sind, fragen Sie sich: Was spüre ich jetzt? — Was spüre ich vom Boden — vom Raum — wie fühle ich mich jetzt?

Einem Menschen, der sich, so wie Sie jetzt eben, nach sich selbst gefragt hat, nach dem, was ihn bewegt und was ihm sein Spürsinn vermittelt, könnte z.B. dann ein Ball gegeben werden mit der Aufforderung, mit einem Fuß Kontakt aufzunehmen mit dem Ball, mit der Fußsohle neugierig zu sein, was zu spüren ist von dem Ball. Gar nichts anderes interessiert mehr jetzt als: »Was spüre ich von dem Ball?«

1.16. Henning

(Meist wird dann der Ball ausprobiert mit Fußsohle, Zehenspitze, Ferse, mehr Innenseite des Fußes, dann Außenseite, oft recht spielerisch. Wird nach einem solchen Versuch der Fuß wieder auf den Boden gesetzt und jetzt nach dem Kontakt zum Boden gefragt und mit dem anderen Fuß verglichen, dann wird uns meistens gesagt: »Ich spüre den Fuß jetzt deutlicher, er hat mehr Kontakt zum Boden, ist lebendiger«. Auch mit dem anderen Fuß wird der Ball neugierig ausprobiert. Dann zum Stehen kommen und sich fragen: Was spüre ich jetzt? Füße? — Kontakt zum Boden? »Ich stehe fest, viel fester als sonst«. Oder auch: »Ich bin verwurzelt«, »Ich erlebe zum ersten Mal, daß ich Füße habe — natürlich weiß ich, daß ich Füße habe, aber ich habe es *so noch nie erlebt*«, können wir hören.)

Die eben geschilderten Versuche möchte ich jetzt hinsichtlich ihres möglichen Sinnes- und Bedeutungsgehaltes untersuchen. Wir hörten, die Füße werden deutlicher spürbar, werden wacher, werden munterer für das, was sie spüren; bisher wenig Bewußtes bekommt mehr Bewußtheit, aber natürlich keine intellektuell rationale Bewußtheit[2].

Mit den Füßen haben wir Kontakt zum Boden, zur Erde. Einem Menschen, der sich für unser Dafürhalten zu weit von der Realität entfernt, sagen wir: Bleib mit beiden Füßen auf dem Boden. Wir hoffen, daß unsere Kinder zur rechten Zeit auf eigenen Füßen stehen und nicht mehr die Füße bei uns unter den Tisch hängen. Wenn wir an einen neuen Ort kommen oder in einer neuen Situation sind, wollen wir erst festen Fuß fassen, ehe wir weitere Unternehmungen starten.

Wir können mit jemanden auf gutem Fuße leben oder auch auf schlechtem Fuß stehen.

Wenn wir jemanden den Standpunkt klar machen, sagen wir ihm eigentlich, wo er zu stehen hat, und vermutlich müssen wir selbst erst einen sicheren Stand haben, wenn unsere Rede genügend Überzeugungskraft haben soll.

Der vorgestellte Proband hat sich mit dem Ball beschäftigt; — Ball: das Runde, als Symbol der Ganzheit, auch des Weiblichen. Natürlich wird der Ball nicht nur dazu benutzt, den Fuß darauf zu stellen, sondern dient auch als Kommunikationsmittel. Zum Beispiel fliegen Bälle zwischen zwei Menschen oder auch zwischen mehreren. Oder ich kann jemandem einen Ball zuspielen, auch jemand abschießen mit dem Ball. Und beim Erspüren der Rundheit des Balles fällt vielleicht jemandem ein, daß wir eine besonders wohlgelungene, befriedigende Angelegenheit als eine »runde Sache« bezeichnen.

Allerdings möchten wir nicht, daß ein Mensch starr auf seinem Standpunkt verharrt. Unser Versuch mit der KBT könnte möglicherweise damit weitergehen, daß unser Proband aufgefordert wird, einen Stab zu balancieren. Ausprobieren, wie das geht. Sehr schnell wird dabei entdeckt, daß der Ehrgeiz, die Erwartung an sich selbst, es besonders gut machen zu wollen, nicht die Lockerheit und Gelassenheit und spielerische Leichtigkeit aufkommen läßt, die nötig ist, um den Stab balancieren zu können. Versuche mit der anderen Hand ergeben meist sehr eindrückliche Erlebnisse von der Verschiedenheit der beiden Seiten. »Mein linker Arm ist kleiner, stumpfer, viel weniger deutlich spürbar, unansehnlich« schilderte eine Patien-

tin ihre Erfahrungen.
Die linke Seite gilt als die unbewußte, die Schattenseite. Erkennen und Integration des Schattens gehören zu einer der wesentlichsten Aufgaben in der *Jung*schen Psychologie. Der Volksglaube betrachtet die linke Seite als die ungünstigere, die unglückbringende Seite. Und — wir können jemanden links liegen lassen.
Wenn jemand mit dem linken Bein zuerst aufgestanden ist, gehen wir ihm vermutlich lieber aus dem Wege.
Aber erinnern wir uns auch: Die Linke kommt von Herzen.
Gegensätze gehören zum Leben und zum Menschen. Wer immer sich näher mit sich selbst einläßt, wird sich genötigt sehen, die Kunst zu erlernen, nicht von den Gegensätzen zerrissen zu werden, sondern sie zu ertragen und einigermaßen in Balance zu halten.
Mit der Aufgabe, den Stab zu balancieren, ist auch die Frage nach der eigenen Balance gestellt und kann in der Auseinandersetzung mit der Aufgabe erlebt werden.

> Ein weiterer Versuch könnte sein: Zwei Partner stehen sich gegenüber, jeder einen Finger am Ende des Stabes. Geschlossene Augen. Und jetzt: Was nehme ich wahr von mir, vom andern? — Im Laufe des Ausprobierens kommt vom Gruppenleiter vielleicht noch die Frage: »Wer führt?«, und je nach dem, was zu sehen ist, u.U.: »Was möchte ich, was möchte der andere? Kann ich ihn spüren lassen, was ich möchte?«
>
> Dieses spürsame Umgehen mit dem Stab ergibt meist erstaunlich vielfältige Bewegungen, ohne daß irgend eine Anweisung vom Gruppenleiter gegeben wurde. Mehrmaliger Partnerwechsel eröffnet die Erfahrung, wie verschieden die eigenen Möglichkeiten mit den verschiedenen Menschen sind.

Entsprechend dem unmittelbaren und schöpferischen Miteinander-Umgehen ergeben sich anschließend lebhafte Gespräche zwischen den Partnern. Z.B.: »Du hast die ganze Zeit geführt, andauernd mußte ich tun, was Du wolltest«. Der Partner hat erlebt: »Du hast mich arrangiert, ich kam mit meinen Ideen gar nicht auf gegen Dich«. Oder ein anderes Gespräch: »Ich konnte Dich nicht spüren, Du warst wie nicht da, deshalb wußte ich nie, wie ich dran bin mit Dir«. Meist hat der andere Partner dann gar nicht viel erlebt hinsichtlich der Beziehung zum anderen und kann nichts sagen in diesem Moment. Aber möglicherweise hat er recht deutlich gespürt, daß er sich gar nicht beziehen kann, er den andern nicht wahrnimmt und er vor allem für den anderen nicht spürbar ist und nicht da ist. Nehmen wir an, es handelt sich hierbei um einen Patienten mit erheblichen Beziehungsschwierigkeiten, dann wird die KBT besonders fruchtbar, wenn solche problematischen Situationen im psychotherapeutischen Einzelgespräch im Hinblick auf die Hintergründe durchgearbeitet werden.
Natürlich darf man nicht von der einen Situation rückschließen auf Beziehungsschwierigkeiten, sondern zunächst ist es nur ein »Just-so-Phänomen«. Möglicherweise war der Patient jetzt gerade gar nicht in der Verfassung, sich zu beziehen oder er hat Schwierigkeiten mit dem Partner, oder es wird ihm zum Problem, sich über den Stock zu beziehen. Möglicherweise sind ihm die damit verbundenen Probleme

1.16. Henning

gar nicht bewußt. Der Stab — auch Stecken, Stock — kann mancherlei Bedeutung haben.

Als Symbol der Macht, des Phallischen, des Väterlichen, kann er manchen Komplex aktivieren. Im Erleben von Stütze, Halt, Aufrichten, Sicherheit durch Behütetsein — denken Sie an den Hirtenstab oder Bischofsstab[3] — werden positive Kräfte aus dem Unbewußten mobilisiert.

Gehen wir noch einmal zu unserem Beispiel — zwei Partner kommen über den Stab miteinander in Kontakt — zurück. Jeder von den beiden kann erleben: Der andere führt. Das Gespräch, in dem die eigenen Erfahrungen und Erlebnisse ausgetauscht werden, verhilft zu der Einsicht, daß wir oft wesentlich anders beim anderen ankommen, als wir es eigentlich gemeint haben.

Gerade das leibhaftige Erleben und der anschließende Erfahrungsaustausch relativieren zumeist recht schnell unrealistische *Vorstellungen* von den eigenen Möglichkeiten.

Meist werden in den Gesprächen auch die übertriebenen Erwartungen an den Partner deutlich. Z.B., daß er hätte merken sollen, was ich will, auch ohne spürbare Aktionen von meiner Seite. Manch einer erlebt in solchen Partnersituationen: Ich tue fraglos, was der andere von mir erwartet, ich spüre nicht einmal meine eigenen Wünsche und Bedürfnisse in dem Moment. Möglicherweise wird dem Partner recht bald langweilig, daß der andere fraglos tut, was er will. Bei dem Ausprobieren mit dem Stab sagte einmal ein Teilnehmer zu seiner Partnerin: »Ich brauche Deinen Widerstand, um Dich zu spüren«. Wir alle brauchen ein Gegenüber, jemanden, den wir in seinem So-sein antreffen können, um durch die Beziehung zum anderen mehr Bewußtsein über uns selbst zu erlangen.

Möglicherweise wird auch noch ganz anders erlebt. Mir lag nur daran, an dem einen Beispiel die verschiedenen Erlebnismöglichkeiten aufzuzeigen, die in einer solchen Situation erfahrungsgemäß auftauchen können. Natürlich sind die Erlebnisse wesentlich vielschichtiger als dürre Worte dies zu schildern vermögen. Immerhin wird vielleicht vorstellbar, daß in der KBT die bunte Vielfalt der Beziehungsmöglichkeiten erfahren und erprobt werden kann.

Verbales und nonverbales Bearbeiten der Erlebnisse hebt die vielleicht noch undeutlichen Erfahrungen ins Bewußtsein. Die Schilderungen der anderen Gruppenteilnehmer vermitteln meist sehr eindrücklich, wie verschiedenartig eine an sich gleiche Situation oder Aufgabenstellung erlebt werden kann.

Gerade hinsichtlich des Verbalisierens gibt es manche Variationsmöglichkeiten für den Therapeuten. Er kann es beim Erlebnisbericht belassen, vor allem, wenn er aufgrund seiner Kenntnisse über den Patienten darauf vertrauen kann, daß der Patient über genügend Einsichts- und Verarbeitungsmöglichkeiten verfügt.

Der Therapeut wird, entsprechend seinen Kenntnissen über Vorgeschichte und Schwierigkeiten des Patienten, u.U. bei einer für den Patienten typischen Situation genauer nachfragen, wenn ein bewußtes Erkennen der Probleme angezeigt erscheint.

1.16. Henning

Außerdem gibt es die Möglichkeit, die verbalen Äußerungen durch ein weiteres KBT-Angebot nonverbal zum Erleben zu bringen und weiter zu bearbeiten.

Wichtig erscheint mir überdies, daß immer wieder die Brücke zum Alltag hergestellt wird. Ist mein Verhalten typisch für mich? Bei Einzelbehandlungen stelle ich des öfteren die Aufgabe, bis zum nächsten Mal neugierig zu sein, ob das Verhalten, das in der Arbeit bei mir auftauchte, auch im Alltag vorkommt. So wurde z.B. einer Studentin bewußt, daß sie sich viel zu sehr unter Leistungsdruck setzt, obwohl sie rational durchaus sämtliche heute üblichen Vorbehalte gegen die Leistungsgesellschaft hat. Aber gerade dieser unbewußte, übertriebene Leistungsdruck bewirkte bei ihr, daß sie mit dem Studium in Schwierigkeiten geriet.

In Gruppen kann es vorkommen, daß jemand sagt: »Ich verhalte mich hier ganz anders als sonst«. Auch damit sollte der Therapeut umgehen können. Gediegenes psychotherapeutisches Wissen, reichliche Selbsterfahrung und damit Kenntnis der eigenen Reaktionen, Einfühlungsvermögen und intuitive Begabung sind die Voraussetzungen, daß der Therapeut selbst spürt, wann er welche nonverbalen Angebote machen will oder wann und auf welche Weise er die *verbale Verarbeitung* für richtig hält oder ob das Erleben überhaupt im Nonverbalen belassen werden soll. Denn das Formulieren birgt oft die Gefahr des Rationalisierens, und ein tiefgehendes Erlebnis kann schnell zerredet und auf ein »Nichts-als« reduziert werden. Worte können das eigentliche Erleben ohnehin nicht ausdrücken, wirklich wesentliche Erlebnisse entziehen sich meist der Mitteilung. Ich erinnere an *H. Coerper*: »Inneres Erleben ist etwas ganz anderes als Worte auszudrücken vermögen.«

Wir haben gesehen, daß Stäbe, Bälle jeder Art und Größe, Reifen, Seile, Holzrollen, Kugeln vielfältige Erahrungen eröffnen hinsichtlich Bewegungs-, Kontakt- und Beziehungsmöglichkeiten. Darüber hinaus mobilisieren die Geräte und der zunächst nonverbale, vom Empfinden ausgehende Umgang damit Erinnerungen an Kleinkinder-, Kinder- und Schulzeit, rufen *Assoziationen* wach, werden zu *Projektionsträgern* und wirken aufgrund ihres Symbolgehalts.

In der Gruppe bleiben die Aktionen und Reaktionen natürlich nicht auf die Partnerbeziehungen beschränkt, sondern die Frage nach den Beziehungen aller Teilnehmer untereinander ist ebenso gestellt. Außerdem ergeben sich auch gemeinsame Unternehmungen und gestalterische Aktivitäten. Spiele werden erfunden, spielend entstehen z.B. phantasiereiche, aussagekräftige Gebilde, die manchem Teilnehmer für lange Zeit unvergeßlich in Erinnerung bleiben. Das *unmittelbare Erleben*, das unter die Haut geht, über lange Zeit eindrücklich bleibt, oft über Jahre nicht vergessen wird, ist typisch für die KBT.

C.G. Jung schreibt bei der Auseinandersetzung mit dem schöpferischen Prozeß und der Wirkung der Phantasie:

»Die schöpferische Betätigung der Einbildungskraft entreißt den Menschen seiner Gebundenheit in »nichts als« und erhebt ihn in den Zustand des *Spielenden*. Und der Mensch ist — wie Schiller sagt — »nur da ganz Mensch, wo er spielt«[4]. Die Wirkung, auf die ich hinziele, ist die Hervorbringung eines seelischen Zustands, in welchem

1.16. Henning

mein Patient anfängt, mit seinem Wesen zu experimentieren, wo nichts mehr für immer gegeben und hoffnungslos versteinert ist, eines Zustandes der Flüssigkeit, der Veränderung und des Werdens.« (7)

Vielleicht ließen meine Worte doch vorstellbar werden, daß ein Mensch, der über etliche Zeit an der KBT teilnimmt, alsbald anfängt, mit seinem Wesen zu experimentieren und durch verschiedene Versuche allmählich auch neue Aktions- und Reaktionsmöglichkeiten entdeckt, die ihm helfen, problematische Situationen besser zu bewältigen. Vielleicht wird auch die eine oder andere Situation gar nicht mehr zum Problem!

Literaturhinweise:

1 STOLZE, H.: Selbsterfahrung und Bewegung. Prax. Psychother. XVII, 1972, 165-174.
2 Brockhaus Enzyklopädie in 20 Bänden, Wiesbaden 1972.
3 CASTANEDA, C.: »Der Ring der Kraft«, Frankfurt/Main S. 137, 1978.
4 DERS.: »Eine andere Wirklichkeit«, Fft/M. S. 186, 1977.
5 DERS.: »Der Ring der Kraft« S. 141.
6 DERS.: »Der Ring der Kraft« S. 142 ff.
7 JUNG. C.G.: Ges. Werke, Bd. 16, Walter Verlag, Olten: 1971, S. 49.

Anmerkungen des Herausgebers:

1 Das ist hauptsächlich als Ausdruck eines Widerstands gegen die Aufdeckung verdrängter leibfeindlicher Strebungen zu verstehen.
2 Siehe dazu auch »Definitionen«, Seite 223 f.
3 In einem KBT-Intensivkurs machten die Gruppenleiter (Miriam Goldberg und Helmuth Stolze) einmal den Vorschlag, einen Stab zwischen zwei Partnern hin und her zu reichen, immer begleitet mit dem Satz: »Ich gebe Dir den Stab« — dies über längere Zeit (10 - 15 Minuten) wiederholend. Sehr bewegt sagte danach ein Teilnehmer, ein katholischer Priester: »Dies sollten Bischof und Priester vor der Priesterweihe mit dem Bischofsstab eine Stunde lang machen. Ich glaube, dies würde viel verändern in der Kirche im Sinne einer christlichen Brüderlichkeit zwischen 'Vorgesetzten' und 'Untergebenen'«.
4 Siehe das ausführliche Zitat aus Schillers Schrift: »Über die ästhetische Erziehung des Menschen in einer Reihe von Briefen« (Anmerkung 2 des Herausgebers zum Beitrag von Stolze (1979), Seite 82).

DER »STUTTGARTER BOGEN« IN DER KONZENTRATIVEN BEWEGUNGSTHERAPIE
— EVALUIERUNG UND ANWENDBARKEIT —

Von Edith BADURA-MAC LEAN und Helmuth STOLZE (1979)

Ermann und Lermer glaubten in einer Untersuchung mit dem »Stuttgarter Bogen« (SB) ein Instrument gefunden zu haben, das eine quantifizierende Differenzierung zwischen psychoanalytischen und KBT-Gruppen erlaubt. In der vorliegenden Arbeit werden nun zunächst an einer größeren Stichprobe die Ergebnisse der Voruntersuchung von Ermann und Lermer über die dimensionalen Ausprägungen des SB in der KBT im Vergleich zu analytischen Selbsterfahrungsgruppen überprüft. Ferner werden Untersuchungen zur Anwendung des SB für die Effektivitätskontrolle in der KBT-Praxis angestellt und der Verlauf eines KBT-Kurses inhaltlich anhand von Einzel- und Gruppenprofilen diskutiert.

Abweichend von der vorangegangenen Untersuchung konnte die differenzierende Charakterisierung der KBT gegenüber analytischen Selbsterfahrungsgruppen nicht bestätigt werden. Auch zeigte sich, daß nach der vorliegenden Untersuchung der SB keine Effektivitätskontrolle bei KBT-Gruppen ermöglicht. Für die Anwendung in der KBT hat sich der SB jedoch als Instrument zur inhaltlichen Betrachtung des Gruppengeschehens als geeignet herausgestellt: Die Verfolgung der mit Hilfe des SB erstellten Einzelprofile können den Leitern Hinweise auf die Entwicklung von Gruppenteilnehmern liefern, die sich unter Umständen der direkten Beobachtung entzieht; sie bilden zudem eine geeignete Grundlage für die tiefenpsychologische Betrachtung des Geschehens in einer KBT-Gruppe. Dies ist inzwischen auch an Patientengruppen erwiesen worden.

Fragestellung

Die Entwicklung des »Stuttgarter Bogen« — in der Folge mit SB abgekürzt — war von der Absicht bestimmt, ein für therapeutische Forschung und Praxis gleichermaßen geeignetes Instrument zur Messung des Erlebens von den Teilnehmern in psychotherapeutischen Gruppen zu schaffen (*Ermann* u. *Lermer*, 1976/1977). Dieses sollte einerseits den Vergleich verschiedener Gruppentechniken untereinander ermöglichen, zum anderen die Grundlage für eine objektive Beurteilung der in der Gruppe stattfindenden Prozesse abgeben.

Der SB ist konstruiert mit fünfzehn Adjektiv-Polaritäten, die drei Subskalen zugeordnet werden können:
— Reaktive Emotionalität (RE),
— Aktivität (A),
— Selbststärke (S).

Bei den Vergleichen spezieller Gruppenmethoden ging es *Ermann* und *Lermer* um die allgemeine Fragestellung, ob sich Unterschiede der Gruppenverfahren anhand von Dimensionen des Erlebens in Gruppen nachweisen lassen (unterschiedliche Ausprägungen der Faktoren RE, A und S entsprechend den therapeutischen Gruppenkonzepten) und in einem nächsten Schritt speziell um die Frage, ob sich das subjektive Erleben in den verschiedenen Selbsterfahrungsgruppen (Psychodrama, Balint-Gruppe, Rollenspiel, Konzentrative Bewegungstherapie, Autogenes Training) gegenüber dem von Teilnehmern analytischer Selbsterfahrungsgruppen unterscheidet.

Der Vergleich zwischen analytischen Selbsterfahrungsgruppen und Gruppen in Konzentrativer Bewegungstherapie (KBT), die uns in dieser Arbeit besonders beschäftigen sollen, zeigte in den Untersuchungen von *Ermann* und *Lermer*: Teilnehmer an KBT-Gruppen gaben signifikant höhere Werte auf der Aktivitätsskala an als Teilnehmer an analytischen Selbsterfahrungsgruppen, während die Unterschiede bei den Dimensionen RE und S ganz geringfügig waren.

Diese an einer Gesamtheit von n = 37 erhobenen Daten haben wir in der vorliegenden Arbeit mit einer größeren Gesamtheit (n = 95) daraufhin verglichen,
— ob sich bei einer Befragung am Ende der letzten Stunde einer KBT-Gruppenarbeit die gleichen Durchschnittswerte für die einzelnen Dimensionen RE, A und S ergeben und
— ob sich in der Dimension »Aktivität« aufgrund der hier erhobenen Durchschnittswerte ebenfalls ein statistisch signifikanter Unterschied zu analytischen Selbsterfahrungsgruppen errechnen läßt.

Darüber hinaus sollen anhand der eigenen Untersuchung Antworten auf folgende Fragen gegeben werden:
— Ist der SB zur Beurteilung der Effektivität der Gruppenarbeit mit KBT geeignet?
— Wie verhält sich die Dimension »Aktivität« zu dem, was in der KBT unter »Aktivität« verstanden wird?
— Wie ist der Aussagewert der Einzelprofile im SB zu beurteilen für die Anwendung des SB in der KBT-Praxis?

Dazu muß vorweg überlegt werden, was »Reaktive Emotionalität«, »Aktivität« und »Selbststärke« im Hinblick auf das spezielle therapeutische Konzept der KBT bedeuten.

Die KBT als ganzheitliche psychotherapeutische Methode (*Stolze*, 1977) zielt in ihrem Behandlungsablauf auf die Erfassung und Einbringung der Gesamtpersönlichkeit, der Leib-Seele-Einheit, sowohl von Teilnehmern wie von Leitern ab. Im übenden Umgang mit Gegenständen, mit sich selbst und in der Gruppe sollen Einstellungen und Verhaltensweisen unmittelbar erfahren und Erproben neuer Verhaltensweisen ermöglicht werden. »Bewegungstherapie« und »Üben« dürfen hier jedoch keinesfalls mit Gymnastik oder Verhaltenstraining gleichgesetzt werden: Ziel ist nicht der Ersatz der als störend empfundenen Verhaltensweisen durch neu erworbene und übend perfektionierte, »angepaßte« Verhaltensschemata. Vielmehr soll vom »Spüren von außen« (der Selbstbeobachtung) hingeleitet werden zu einem

»Spüren von innen« (der Selbstwahrnehmung).

So bedeutet »Aktivität« in der KBT *nicht* bloßes Ausagieren von Impulsen, sondern aktives Erspüren und Selbstwahrnehmen, konzentratives »Bei-der-Sache-Sein«, was sich als Impuls in eine Handlung fortsetzen kann, aber nicht zwangsläufig muß. So verstanden könnte man die Dimension »Aktivität« bzw. die Aktivierung der Teilnehmer im oben beschriebenen Sinne als eine die KBT im Vergleich zu anderen Therapieformen in besonderem Maße kennzeichnende Eigenschaft betrachten. Inwieweit diese die KBT kennzeichnende Form der Aktivität innerhalb des Rahmens der im SB für die Dimension »Aktivität« vorgegebenen Items: selbstkontrolliert — impulsiv, nachdenklich — lebhaft, fliehend — kämpferisch, zurückhaltend — draufgängerisch, zögernd — spontan, ihre Entsprechung finden kann und welche Aufschlüsse sich für den Therapeuten durch eine Erhöhung oder Erniedrigung der Werte auf der Aktivitätsskala ergeben, sei es nun auf den einzelnen oder die Gesamtgruppe bezogen, soll hier untersucht werden.

Die »Reaktive Emotionalität«, im SB beschrieben durch die Items: resigniert — hoffnungsvoll, ausgeliefert — geschützt, unbehaglich — behaglich, fremd — vertraut, elend — pudelwohl, unverstanden — verstanden, steht vom therapeutischen Konzept der KBT mit der »Aktivität« in engem Zusammenhang. Das sind Erfahrungen aus der therapeutischen Praxis, die *M. Goldberg* (1974) unter die Feststellung subsumiert, »... daß Zusammenhänge zwischen Bewegung und Motivation bestehen und Haltungsstörungen mit Verhaltensstörungen verbunden sind...«.

Die »Selbststärke« ist im SB umschrieben durch die Items: unterlegen — überlegen, verwirrt — durchblickend, kindlich-hilflos — souverän, verunsichert — selbstsicher. Demgegenüber steht auf seiten der KBT die Hinführung zu der Erfahrung: »Wir Menschen haben nicht nur unseren Körper, wir sind auch unser Leib«, Überwindung der Geschiedenheit von Subjekt und Objekt, Erfahrung der Leib-Seele-Einheit. Diese Stabilisierung der Persönlichkeit bedeutet die Erfahrung, im Einklang mit sich selbst zu sein, den Schwerpunkt in sich selbst zu spüren, nicht »außer sich« zu sein.

Da jedoch nur in der Dynamik eine Weiterentwicklung möglich ist, bedingt Erlangen von Selbstsicherheit auch ein ständiges »Sich-selbst-in-Frage-Stellen«. So könnte ein niedriger Wert auf der Skala der »Selbststärke« im SB, vom therapeutischen Konzept der KBT her betrachtet, unter Umständen durchaus als positiv zu werten sein, insofern, als die individuelle Verunsicherung Anstoß zu persönlicher Weiterentwicklung bieten kann.

Die eigene Untersuchung

Der untersuchte Personenkreis

Dieser setzte sich aus Teilnehmern an Weiterbildungsgruppen zusammen (Psychotherapeuten, Psychologen, Sozialarbeiter, Ärzte, Physiotherapeuten und Medizinstudenten) und entspricht in dieser Zusammensetzung dem von *Ermann* und

1.17. Badura-MacLean, Stolze

Lermer untersuchten Personenkreis. Der SB wurde jeweils am Ende einer Sitzung von allen Teilnehmern — einschließlich der Leiter — spontan und ohne langes Überlegen ausgefüllt (vorgesehene Zeit: zwei bis fünf Minuten).

Insgesamt liefen für die vorliegende Untersuchung 820 »Stuttgarter Bögen« ein. Davon waren 687 Bögen verwendbar, wovon 621 auf Gruppenteilnehmer und 66 auf die Leiter der Kurse entfielen; 133 Bögen konnten wegen unsachgemäßen oder unvollständigen Ausfüllens nicht ausgewertet werden. Hierunter befindet sich auch ein vollständiger KBT-Kurs (Kurs Nr. 3) mit einer Gesamtheit von n = 22 bei 92 Bögen, bei dem von der Dokumentation wegen mangelnder Kennzeichnung nicht zwischen den von Gruppenteilnehmern und Leitern ausgefüllten Bögen unterschieden werden konnte, so daß das gesamte Material dieses Kurses hinsichtlich der speziellen Fragestellung dieser Untersuchung unbrauchbar war.

Für die Untersuchung der Daten der letzten Sitzungseinheiten der Kurse blieb eine Stichprobengröße von n = 95 (Gruppenteilnehmer) und n = 8 (Leiter der KBT-Gruppen).

Berechnet wurden Summenscore, Mittelwert, Standardabweichung und Varianz pro Dimension (RE, A, S) und Teilnehmer bzw. Leiter für jede Sitzungseinheit. Sodann wurden die dimensionalen Mittelwerte pro Sitzungseinheit für Gruppe und Leiter getrennt errechnet.

Für die spezielle Frage des Vergleichs der Stichprobe mit den Ergebnissen von *Ermann* und *Lermer* wurden entsprechend der von diesen angestellten Untersuchung die Mittelwerte für RE, A und S von allen Teilnehmern der letzten Sitzung herangezogen.

Bei Kurs 1 handelte es sich um einen 23stündigen Intensivkurs für KBT vor Beginn der Lindauer Psychotherapiewochen 1976. Der Kurs wurde von zwei Leitern geführt, die Zahl der Teilnehmer betrug 23. Für die Statistik verwendbar waren 142 Bögen von Teilnehmern und 13 Bögen der Leiter; davon entfielen 18 respektive 2 auf die letzte Stunde.

Die Kurse 2 bis 5 boten eine KBT-Einführung bzw. -Fortführung während der Lindauer Psychotherapiewochen 1976. Insgesamt konnten 254 Bögen von Teilnehmern und 22 von Leitern ausgewertet werden; davon entfielen 48 respektive 3 auf die jeweils letzte Stunde.

Der Kurs 6 setzte sich aus acht Medizinstudenten der TU München sowie aus sechs Teilnehmern des Münchener Weiterbildungskreises für Psychotherapie zusammen und hatte zwei Leiter. Dieser Einführungskurs erstreckte sich mit einer Kurseinheit von anderthalb Stunden pro Woche vom November 1976 bis zum Februar 1977 und umfaßte vierzehn Kurseinheiten. Es konnten 174 Teilnehmer- und 28 Leiter-Bögen ausgewertet werden; davon entfielen 12 Bögen von Teilnehmern und 2 von Leitern auf die letzte Stunde.

Der Kurs 8 war ein Wochenend-Intensivkurs für Fortbildung in KBT im Februar 1977 und umfaßte vierzehn Stunden, die in fünf Kurseinheiten untergliedert waren. 51 SB von Teilnehmern und 3 des Leiters konnten ausgewertet werden; auf die Befragung zur letzten Kurseinheit entfallen 17 Teilnehmer-Bögen und 1 Leiter-Bogen.[*]

---

[*] Wir danken Frau *Dilthey*, Herrn *Franzke*, Frau *Haschke*, Frau *Hilzinger*, Frau *Kost* und Frau *Schaffelder* für die Mitarbeit bei der Durchführung der Befragung.

Vergleich der Ergebnisse der eigenen Untersuchung mit denen von *Ermann* und *Lermer*[*]

Die Berechnung der Mittelwerte aller Gruppenteilnehmer und Leiter, die am Ende der letzten KBT-Sitzung einen SB ausgefüllt hatten, brachte für die Dimensionen »Reaktive Emotionalität«, »Aktivität« und »Selbststärke« die in Tabelle 1 aufgeführten Ergebnisse.

Tab. 1: Mittelwerte und Standardabweichungen der Gruppenteilnehmer und -Leiter in der letzten Stunde; Signifikanzniveau im t-Test-Vergleich

Dimension		Gruppenverfahren KBT-Gruppen (n = 94 — RE) (n = 95 — A/S)	Relation	Gruppenverfahren KBT-Leiter (n = 8)	Signifikanz
RE	M	27,23	—	27,13	n.s.
	s	4,88		4,19	
A	M	18,45	—	18,50	n.s.
	s	4,39		5,88	
S	M	16,87	<	17,75	n.s.
	s	3,09		3,92	

Auf keiner der drei Skalen des SB ließen sich im t-Test im Gegensatz zu den von *Ermann* und *Lermer* gefundenen Ergebnissen signifikante Unterschiede in der dimensionalen Ausprägung des Erlebens zwischen Gruppenleitern und -teilnehmern errechnen.

Der Vergleich der eigenen Untersuchung mit den Ergebnissen der von *Ermann* und *Lermer* durchgeführten an KBT-Gruppen zeigte zwar etwas höhere Werte auf

---

[*] Zur Frage der Vergleichbarkeit der untersuchten Gruppen findet sich in der Arbeit von *Ermann* und *Lermer* selbst folgender Hinweis: Vergleiche zwischen Kollektiven setzen den Nachweis voraus, daß die faktorielle Struktur des Fragebogens unabhängig von den befragten Kollektiven ist.
Bei Auswertung der Daten der verschiedenen von *Ermann* und *Lermer* untersuchten Gruppen wurde die faktorielle Struktur je Gruppenkollektiv ermittelt und mit Hilfe des Programms »FAST« für den Vergleich von Faktorenstrukturen bzw. Faktorenmatrizen (*Gebhardt*, 1967) auf ihre Ähnlichkeit überprüft. Die Ergebnisse zeigten, daß die Ähnlichkeitskoeffizienten der Faktorenmatrizen (r = 0,96; r = 0,93) methodisch die Werte der verschiedenen Kollektive einem gemeinsamen zuweist.
Die signifikante Ähnlichkeit der Dimensionsstrukturen wies also auf die generelle Anwendbarkeit des SB zur Erfassung des subjektiven Erlebens in Gruppen hin. Von daher ist u.E. die Vergleichbarkeit unserer Untersuchung mit der von *Ermann* und *Lermer* zusätzlich gegeben.
Es ist allerdings hervorzuheben — was schon *Ermann* und *Lermer* erwähnten —, daß es sich bei allen bisher untersuchten Gruppen (sowohl von *Ermann* und *Lermer* als auch von uns) um Lerngruppen handelte. Die Anwendbarkeit für therapeutische Gruppen ist noch weiter zu untersuchen. Darauf zielt gerade unsere Arbeit ab — siehe dazu auch die Anmerkung am Schluß.

der Skala der »Reaktiven Emotionalität« und leicht erniedrigte Werte auf der »Aktivitätsskala«, doch ließen sich diese Differenzen nicht signifikant absichern.

Tab. 2: Mittelwerte und Standardabweichungen der durchgeführten Untersuchung im Vergleich zur Untersuchung an KBT-Gruppen von *Ermann* und *Lermer* (1976); Signifikanzniveau im t-Test-Vergleich

Dimension		Eigene Untersuchung (n = 94 — RE) (n = 95 — A/S)	Relation	*Ermann/Lermer* (n = 37)	Signifikanz
RE	M	27,23	>	26,4	n.s.
	s	4,88		5,1	
A	M	18,45	<	19,1	n.s.
	s	4,39		5,0	
S	M	16,87	>	16,0	n.s.
	s	3,09		3,3	

Tab. 3: Mittelwerte und Standardabweichungen von KBT-Gruppen im Vergleich zu analytischen Selbsterfahrungsgruppen (*Ermann* und *Lermer*, 1976); Signifikanzniveau im t-Test-Vergleich

Dimension		Eigene Untersuchung KBT-Gruppen (n = 94 — RE) (n = 95 — A/S)	Relation	*Ermann/Lermer* analytische Selbsterfahrungsgruppen (n = 65)	Signifikanz
RE	M	27,23	>	25,0	p<0,01
	s	4,88		4,8	
A	M	18,45	>	16,5	p<0,01
	s	4,39		4,6	
S	M	16,87	>	15,8	p<0,05 ✱ 0,0
	s	3,09		3,2	

Während sich bei der von *Ermann* und *Lermer* durchgeführten Untersuchung im Vergleich von analytischen Selbsterfahrungsgruppen mit Gruppen der KBT deutlich signifikante Unterschiede auf der Aktivitätsskala ergaben, konnten sie in unserer Untersuchung auf dem 1 %-Niveau gerade eben noch bestätigt werden. Dagegen wurde in den Dimensionen RE und S, bei denen sich in der Untersuchung von *Ermann* und *Lermer* keine signifikanten Unterschiede zwischen KBT- und analytischen Selbsterfahrungsgruppen gezeigt hatten, nunmehr für die KBT-Gruppen eine stärkere Ausprägung festgestellt, die in der Dimension S auf mittlerem Signifikanzniveau abgesichert ist (p>0,01<0,05) und in der Dimension RE mit einer Signifikanz von p<0,01 eine deutlich stärkere Ausprägung aufweist.

Wenn man nur die Gruppen 2, 4 und 5 zum Vergleich heranzieht, die in ihrer Durchführung mit je einer Doppelstunde an vier bzw. fünf aufeinanderfolgenden Tagen den von *Ermann* und *Lermer* untersuchten Gruppen von den Rahmenbedingungen und der Zusammensetzung des Personenkreises her genau entsprechen, finden sich für die letzte Stunde (n = 48) folgende Mittelwerte: RE = 27,04, A = 19,29, S = 17,38. Für RE ergibt sich also praktisch kein Unterschied zu den Ergebnissen unserer Gesamtuntersuchung, während in der Dimension A die Werte höher sind, sich also den Ergebnissen von *Ermann* und *Lermer* angleichen. Allerdings ist auch der Mittelwert in der Dimension S deutlich höher, so daß hier die von uns und die von *Ermann* und *Lermer* untersuchten Gruppen noch stärker differieren.

Somit finden sich für die Gruppen in KBT im Vergleich mit analytischen Selbsterfahrungsgruppen signifikant höhere Werte in allen drei Dimensionen des SB mit der stärksten unterschiedlichen Ausprägung auf der Skala der »Reaktiven Emotionalität«. Der von *Ermann* und *Lermer* beschriebenen Abgrenzung der beiden therapeutischen Verfahren, gründend auf einer selektiven stärkeren Ausprägung der »Aktivität« der KBT-Gruppen im SB, wird damit widersprochen. Man muß sich jedoch die Frage stellen, ob ein Vergleich der Zahlen überhaupt sinnvoll ist; dies soll weiter unten noch erörtert werden.

Die Gruppenmittelwerte im SB und die Beurteilung der Effektivität der Gruppenarbeit mit KBT

Betrachtet man die Gruppenmittelwerte im Verlauf der Kurse, so haben sie — für sich genommen — keine Aussagekraft: Die Veränderungen der Mittelwerte sind geringfügig, wenn auch tendenziell meist ansteigend, die Streubreiten dagegen sehr groß. Es kann sich aber auch in der letzten Kursstunde im Vergleich zur vorletzten ein abfallender Wert in allen drei Dimensionen ergeben oder ein Wechsel im Kursverlauf von hohen und niedrigen Werten von Stunde zu Stunde. Angesichts der großen Streubreiten der Mittelwerte werden diese Veränderungen jedoch bedeutungslos. Innerhalb der Standardabweichungen würden sich über die Kursstunden hinweg sowohl aufsteigende, waagerecht verlaufende wie absteigende Linien ziehen lassen, womit der Aussagewert gleich Null wird.

Bei keinem der Kurse lagen die Gruppenmittelwerte der letzten Stunde signifikant über denjenigen der ersten Sitzung; dem stehen sehr positive Äußerungen von Gruppenteilnehmern über Änderungen ihres Befindens im Verlaufe eines Kurses gegenüber:

»Ich mag mich lieber. Ich wurde angenommen, so wie ich bin.« — »Erkenntnis, wie schwer mir Kontaktaufnahme fällt, vor allem im Körperlichen, aber den meisten anderen auch, wodurch es mir wieder leichter wurde.« — »Die Einsicht, daß auch Teile, die man nicht liebt, zum Körper gehören.« Als weitere Erfahrungen wurden das Gefühl größerer Übereinstimmung mit sich selbst, ein vertieftes Körpergefühl, stabileres Körperselbst, Öffnungsmöglichkeiten auf andere zu und Selbsterkenntnis hinsichtlich aggressiver und Vermeidungshaltungen betont.

Zur Beurteilung der Effektivität gruppentherapeutischer Verfahren scheint der SB nach den Ergebnissen unserer Untersuchung nicht verwendbar.

Diese Feststellung muß allerdings dahingehend relativiert werden, als es sich bei allen bisher mit dem SB untersuchten Gruppen um didaktische Gruppen mit vorher festgelegter Kursstundenzahl gehandelt hat. Die Ergebnisse in bezug auf die Verwendung des SB zur Feststellung einer therapeutischen Effizienz der KBT müssen daher an zeitlich nicht begrenzten Patientengruppen überprüft werden.

Die Gruppenmittelwerte als solche sind für die Praxis insofern auch nicht aussagekräftig, als sie die unterschiedliche individuelle Betrachtungsweise der Gruppenteilnehmer nicht wiedergeben.

Hierzu als Beispiel die Aussagen von Gruppenteilnehmern: »Die positiven Extremwerte kreuze ich auch nicht gerne an, jedoch eher als negative.« — »Ich fühle mich eigentlich nie so ausgesprochen »gut« oder »schlecht«, als daß ich auf dem Bogen einen der extremen Werte ankreuzen würde.« So kann für den einen eine Markierung auf mittlerem Niveau einem subjektiv positiven Befinden entsprechen, während für einen anderen dieselbe Markierung indifferenten Charakter hat.

Des weiteren geben die Gruppenmittelwerte die Vielfalt der Interaktionen innerhalb der Gruppe nicht wieder. Die starke Aktivität eines Gruppenmitgliedes kann bewirken, daß andere in ihrer Aktivität gebremst werden. Oder: Aufbrechen von Gefühlen auf der einen Seite (hohe RE) kann Angst und Sich-Zurückziehen andererseits (niedrige A) bedingen. Hier können unter Umständen Einzelprofile von Gruppenteilnehmern, im Verhältnis zueinander betrachtet, weiteren Aufschluß geben.

Für die Praxis erwies sich die Berechnung der dimensionalen Gruppenmittelwerte als sinnvoll für den betrachtenden Vergleich mit einer Einschätzung des mittleren Gruppenbefindens je Stunde und Dimension durch die Leiter.

Bei Kurs 6, der sich über einen Zeitraum von vier Monaten mit je einer Doppelstunde pro Woche erstreckte und sich in seinem äußeren Rahmen eher mit einer Kurseinteilung in der therapeutischen Praxis vergleichen läßt als ein Wochen- oder Wochenendkurs mit gleicher Stundenzahl, wurde der Versuch unternommen, das Gruppenbefinden sowohl im Bilde des SB als auch vom persönlichen Eindruck der Leiter her zu betrachten und auf Gemeinsamkeiten bzw. Abweichungen hin zu untersuchen. Nach Beendigung des Gesamtkurses gaben beide Leiter unabhängig voneinander anhand von Sitzungsprotokollen ihre Einschätzung des Gruppenbefindens bezüglich der jeweiligen Stunde auf der Skala des SB an. Als Orientierungshilfe diente hierbei eine Tabelle, in der gemäß den Dimensionen des SB der Rahmen für die Gruppeneinschätzung für RE mit 6 - 36, für A mit 5 - 30 und für S mit 4 - 24 vorgegeben war.

Die drei Dimensionen RE, A und S boten den Leitern Orientierungsmarken für die Wiedergabe ihrer Eindrücke des Geschehens in der Gruppe. Unterschiede zwischen der Gruppenselbsteinschätzung und der Einschätzung der Gruppe durch die Leiter sowie voneinander abweichende Beurteilungen der Leiter gaben Denkanstöße und Diskussionspunkte bezüglich der Vorgänge innerhalb der Gruppe. Hier kann der SB durch die Berechnung der Gruppenmittelwerte zu einer objektiveren Betrachtung des Gruppengeschehens beitragen.

Daß sich jedoch durch Zahlenskalen mit dem heimlichen Anspruch: »Je höhere Werte, desto besser«, das inhaltliche Geschehen in der Gruppe nicht erfassen läßt, zeigt ein Beispiel aus Kurs 6: In der 11. Kursstunde trat eine starke Verunsicherung der Gruppenmitglieder ein, die sich auch in einer negativen Selbsteinschätzung der Gruppe auf der Skala der »Selbststärke« niederschlug. Von den Leitern wurde die Gruppe in dieser Stunde ebenfalls als wenig selbststark empfunden, das Phänomen der Verunsicherung jedoch vom therapeutischen Aspekt her positiv beurteilt: Das In-Frage-Stellen wurde zur Voraussetzung für Weiterentwicklung und Veränderung, sich zu neuen Zielen zu bewegen, was in den folgenden Kursstunden auch sichtbar wurde.

Kritik der »Aktivität«

Die Erfassung der für die KBT kennzeichnenden Form der Aktivität durch den SB erscheint problematisch. Das »aktive Erspüren« und »konzentrative Bei-der-Sache-Sein«, die »Einengung des äußeren Bewußtseinsfeldes bei erhöhter innerer Bereitschaft, die Dinge an sich herankommen zu lassen«, »inneres Teilnehmen und In-Bewegung-Sein« müssen sich nicht zwangsläufig in äußerlicher Handlung fortsetzen bzw. von den Gruppenteilnehmern als »Aktivität« im Sinne des SB erlebt werden. Dies bringt zum Teil auch Interferenzen der drei Skalen mit sich. So kann die von den Therapeuten vermerkte innere Aktivität bei den Gruppenteilnehmern in der Dimension RE ihren Ausdruck finden.

Daß einem zahlenmäßig hohen Wert auf einer Skala keine Bedeutung an sich zukommt, zeigten die relativ hohen Eigenbewertungen der Gruppe bezüglich A und S in der 5. Stunde von Kurs 6, die von den Leitern aufgrund der Gruppensituation als Kompensationsmechanismus gedeutet wurden, mittels dessen über Agieren vermeintlich Selbststärke gewonnen worden sei.

Aussagegehalt der Einzelprofile und Anwendung des SB in der KBT-Praxis

In der Betrachtung von Einzelprofilen der Gruppenteilnehmer über den Verlauf eines Kurses fällt der in der Grundtendenz gleiche Verlauf häufig aller drei Dimensionen RE, A und S auf. Umrechnung der drei Dimensionen auf einen gemeinsamen Maßstab macht dies besonders deutlich. Dies könnte ein weiterer Hinweis auf die inhaltlichen Überschneidungen der Dimensionen des SB sein, die im therapeutischen Konzept und Praxis der KBT ihre Entsprechung finden.

Was oben in Zusammenhang mit innerem Dabei-Sein, äußerer Aktivität und ihrer Entsprechung im SB für den Gruppenmittelwert erörtert wurde, gilt entsprechend auch für den einzelnen Teilnehmer, desgleichen für die Mechanismen wie Kompensation, so daß auch hier ein hoher Wert auf einer Skala nicht mit einem »gesunden« Selbstbefinden korrelieren muß.

1.17. Badura-MacLean, Stolze

Der Wert der Skalen des SB ist relativ, da die intraindividuellen Bewertungsmaßstäbe differieren. Herangezogen werden können die Einzelprofile unter Berücksichtigung der eben genannten Vorbehalte zum qualitativen Vergleich des Kurvenverlaufs zwischen verschiedenen Teilnehmern (Fragestellung: Interaktionen) und zur Verfolgung der Entwicklung des Einzelnen im Verlauf des Kurses. Hier hat das Einzelprofil seine wichtigste Signalfunktion. Es kann Krisen des Individuums aufzeigen, die ansonsten vielleicht unbemerkt von Gruppe und Therapeut abliefen, so aber frühzeitig bemerkt und aufgefangen werden können.

So kann dem SB eine wesentliche Bedeutung in der therapeutischen Praxis mit der KBT als Grundlage für die Betrachtung von Einzelverläufen der Gruppenteilnehmer zukommen. Zwar läßt sich das inhaltliche Geschehen nur unzureichend durch die vorgegebenen Items charakterisieren, doch bildet der SB, wie es sich in der Diskussion eines KBT-Kurses gezeigt hat, eine geeignete Grundlage für die tiefenpsychologische Betrachtung des Geschehens in der Gruppe.

Um den Gruppenleitern eine Auswertung der SB unmittelbar nach der Kursstunde zu ermöglichen, wurde eine Schablone entwickelt, die die Items des SB in seine Dimensionen RE, A und S aufgliedert und durch die sich die Werte pro Item, der entsprechenden Dimension zugeordnet, direkt ablesen lassen. Für die Auswertung mittels dieser Schablone wurde aufgrund der Ergebnisse der vorliegenden Arbeit von uns eine Anleitung für Gruppenleiter zur Verwendung des SB in der Praxis erstellt.[*]

Zur Auswertung des SB werden die Itemwerte in der Reihenfolge ihres Ablesens für jedes Gruppenmitglied nach den drei Dimensionen geordnet in einem Auswertungsbogen aufgelistet. In der Waagerechten lassen sich sodann die Summenwerte der RE, A und S für jeden Teilnehmer der betreffenden Stunde errechnen. Daneben erhält man die dimensionalen Mittelwerte pro Teilnehmer, indem man die Summenwerte durch die jeweilige Anzahl der Items dividiert.

In der Senkrechten erhält man durch Addition der Einzelsummenscores die Summenscores der Gesamtgruppe, und darunter können nach Division durch die Anzahl der Gruppenteilnehmer die Gruppenmittelwerte für RE, A und S vermerkt werden.

Eine weitere Spalte ist für die Einschätzung des oder der Leiter hinsichtlich des durchschnittlichen Gruppenbefindens auf der Ebene der RE, A und S vorgesehen. Der Rahmen für die Beurteilung umfaßt gemäß der Itemzahl für RE 6 - 36, für A 5 - 30 und für S 4 - 24.

Für die Auswertung einer Kursstunde nach diesem Vorgehen ist etwa eine Stunde Zeit zu veranschlagen. In der Praxis empfiehlt es sich, die Einschätzung der Gruppe durch den Leiter *vor* der Auswertung der SB einzutragen. Differenzen zwischen der Bewertung durch den (die) Leiter und der Gruppenselbsteinschätzung können Ausgangspunkte für aufschlußreiche Diskussionen des inhaltlichen Gruppengeschehens bieten.

---

[*] Schablonen, Auswertungsbogen und Anleitungen können bei einem der Verfasser (*Stolze*) angefordert werden. (Anschrift siehe Anhang A1a: »Die Mitarbeiter«).

Ergebnisse

(1) Im Gegensatz zu den Untersuchungen von *Ermann* und *Lermer* fanden wir in einer breiter angelegten Nachuntersuchung von KBT-Gruppen signifikant höhere Werte in allen drei Dimensionen des SB (RE, A und S) im Vergleich zu analytischen Selbsterfahrungsgruppen. Die differenzierende Charakterisierung der KBT gegenüber analytischen Selbsterfahrungsgruppen aufgrund der Ausprägung auf der Aktivitätsskala des SB wird daher durch die vorliegende Untersuchung in Frage gestellt.

(2) Daneben konnte die Hypothese von *Ermann* und *Lermer* nicht gestützt werden, daß sich die Leiter, bedingt durch ihre therapeutischen Funktionen in der Gruppe, in ihren subjektiven Angaben des Befindens im SB von der Gruppe unterscheiden.

(3) In der Diskussion des Verlaufs eines KBT-Kurses stellte sich heraus, daß die metrischen Werte auf den Skalen des SB ohne tiefenpsychologische Hinterfragung des Gruppengeschehens keine Aussagekraft an sich besitzen. Insofern ist die Klärung der oben angeführten Diskrepanz der Ergebnisse nach unserer Meinung von untergeordneter Bedeutung.

(4) In der Betrachtung von Einzelprofilen von Gruppenteilnehmern in der KBT zeigten sich bei vielen Teilnehmern auffallend parallele Verläufe in den Dimensionen RE, A und S bzw. wechselweise korrespondierende Werte auf zwei Skalen des SB. Dies scheint für die therapeutische Praxis speziell der KBT auf eine Überlagerung der inhaltlichen Bedeutung der drei Dimensionen des SB hinzuweisen.

(5) Bei keiner der untersuchten KBT-Gruppen hat sich die im SB dargestellte Befindlichkeit am Ende des Kurses signifikant dem Anfang gegenüber verändert — im Gegensatz zu den subjektiven Aussagen der Teilnehmer. Für die Beurteilung der Effektivität von Lernen oder von Verhaltens- und Einstellungsänderungen durch die Methode der KBT erscheint demnach der SB als nicht geeignet.

(6) Für die Anwendung in der Praxis der KBT hat sich jedoch der anhand des SB errechnete dimensionsbezogene Gruppenmittelwert, einer Einschätzung des Gruppenbefindens durch die Leiter gegenübergestellt, als Ausgangspunkt für die inhaltliche Diskussion des Gruppengeschehens als sinnvoll erwiesen. Die Verfolgung der mit Hilfe des SB erstellten Einzelprofile können den Leitern Hinweise auf die Entwicklung von Gruppenteilnehmern liefern, die sich unter Umständen der Beobachtung entziehen; dadurch können sie ein wichtiges Korrektiv darstellen.

(7) Soweit erscheint der SB aufgrund unserer Untersuchung als ein für die therapeutische Praxis der KBT geeignetes Instrument, wobei die hier gefundenen Ergebnisse nun an Patientengruppen verifiziert werden müssen. Dafür wurden entsprechende Unterlagen erarbeitet.

Schlußbemerkung

Nach Abschluß der vorliegenden Untersuchung wurde erstmals mit Hilfe der hier erarbeiteten Unterlagen von Dr. *Detlev* und *Anne Richter*, Bad Bevensen, eine stationäre Patientengruppe an neun aufeinanderfolgenden KBT-Stunden mit dem SB befragt. Sie berichten darüber:

»Allgemein können wir die Ergebnisse, die gewonnen worden sind, bestätigen. Auch wir fanden deutlich höhere Werte in den Dimensionen RE und S als im Bereich A. Die Gruppenmittelwerte für RE lagen zwischen 24,9 und 27,5, für A zwischen 15,9 und 19,6 und für S zwischen 14,5 und 18,0. Wir hatten das zunächst als typisch für unseren Stil des Arbeitens angesehen, aber da in der vorliegenden Untersuchung die gleichen Ergebnisse gefunden worden sind, könnte das doch allgemein für die KBT zutreffen.

Wie aus den genannten Zahlen zu ersehen ist, war bei uns übrigens die RE am stabilsten. Versuchsweise würden wir das so interpretieren, daß die RE stärker vom allgemeinen Grundstil der KBT-Arbeit abhängt, während A ganz sicherlich, vielleicht aber auch S durch das jeweilige Angebot mehr beeinflußt werden.

Im übrigen haben auch wir beobachtet, daß der Verlauf der drei Dimensionen sowohl bei der Betrachtung von Einzelprofilen der Gruppenteilnehmer über mehrere Stunden hinweg als auch bei der Betrachtung der Gruppenmittelwerte meist die gleiche Grundtendenz hat.

Den hauptsächlichsten Gewinn hatten wir in der kritischen Reflexion unserer Arbeit und in den Erfahrungen, die wir über uns selbst als Leiter, über unser Verhältnis zueinander und über die Unterschiede in der Beurteilung der Gruppe durch uns gemacht haben. Gelegentlich haben wir Fehleinschätzungen der Gruppengefühle durch uns erkannt und die Interpretation als interessant und hilfreich angesehen.

Selten ist es geschehen, daß wir durch den SB etwas entdeckt haben, was wir bei unseren (stationären) Patienten übersehen hatten. Wir könnten uns aber denken, daß bei ambulanten Gruppen, bei denen die Teilnehmer ja längst nicht so intensiv in der Beobachtung durch die Therapeuten stehen wie bei uns, mehr Nutzen in dieser Hinsicht zu erwarten wäre. Auch könnte der SB viel nützlicher sein für KBT-Therapeuten mit weniger Erfahrung, als wir sie haben, um solche Erfahrungen schneller zu machen und auch um zu einer Bestätigung der schon möglichen eigenen Beobachtungen zu kommen«.

Literaturhinweise:

ERMANN, G. und St. P. LERMER: Erlebnisdimensionen in Gruppen. Gruppenpsychother. Gruppendynamik 11: 106-121 (1977).
GEBHARDT, F.: Über die Ähnlichkeit von Faktorenmatrizen. Psychologische Beiträge 10: 591-599 (1967).
GOLDBERG, M.: Über meine Therapieformel in der Konzentrativen Bewegungstherapie. Prax. Psychother. 19: 237-241 (1974).
LERMER, St.P. und G. ERMANN: Der Stuttgarter Bogen (SB) zur Erfassung des Erlebens in der Gruppe. Gruppendynamik 7: 133-140 (1976).
STOLZE, H.: Konzentrative Bewegungstherapie. In: *Eicke, D.* (Hrsg.): Die Psychologie des 20. Jahrhunderts, Bd. III. Kindler, Zürich 1977, 1250-1273.

VERGLEICHENDE DARSTELLUNG GRUPPENDYNAMISCHER
PROZESSE BEI KONZENTRATIVER BEWEGUNGSTHERAPIE UND
ANALYTISCHER GRUPPENTHERAPIE – ZUGLEICH EIN VERSUCH
ZUR FORMALEN BESCHREIBUNG DIESER PROZESSE *

Von Anemone CARL, Jan FISCHER-ANTZE, Hartwig GAEDTKE,
Sven Olaf HOFFMANN, Waltraud WENDLER (1982)

Zu dieser Arbeit:
Es wird über den Versuch berichtet, über einen Zeitraum von 14 Tagen Gruppenprozesse von zwei verschiedenen psychotherapeutischen Verfahren, der Analytischen Gruppenpsychotherapie und der KBT, miteinander zu vergleichen. Eine Gruppe von 8 Patienten, die mit beiden Methoden gleichzeitig, alternierend in je 4 Sitzungen in der Woche behandelt wurden, wurde zu diesem Vergleich herangezogen. Dieser wird einmal anhand inhaltlicher Protokolle vorgenommen. Die Auswertung, die durch Auszüge aus den Protokollen belegt wird, zeigt eine Tendenz zur Bestätigung der von den Verfassern aufgestellten Hypothese, daß eine Kontinuität und Komplementarität der Gruppenprozesse über Gruppensitzungen mit beiden Methoden hinweg besteht.
In einem zweiten Teil wird über eine formale Reduzierung der Protokolle berichtet, die eine operationale Skalierung von vier formalen Kategorien erlaubt. Auch deren Auswertung zeigt, daß die Prozeßverläufe bei KBT und Analytischer Gruppenpsychotherapie gleichsinnig sind. Für die Praxis bedeutet dies — wahrscheinlich —, daß man bestimmte psychodynamische Abläufe in der KBT zeitlich früher (vor der Sprache = präverbal) als in der Analytischen Gruppenpsychotherapie erfassen kann, was noch keine Aussage über ihre Bearbeitbarkeit beinhaltet.
Abschließend werden das reduzierende formale Protokollverfahren wegen seiner Praxisnähe diskutiert und dazu Verbesserungsvorschläge gemacht.

Auf der Psychosomatischen Station der Medizinischen Universitätsklinik Freiburg stellen die Methoden der Konzentrativen Bewegungstherapie (KBT) und der Analytischen Gruppentherapie (AGT) jeweils die »Standbeine« im stationären Psychotherapiekonzept dar. Alle Patienten haben 4 Sitzungen analytische Gruppentherapie und 4 Sitzungen averbale Gruppentherapie an 4 Tagen in der Woche. Teilweise folgen diese Therapieformen zeitlich kurz aufeinander, teilweise liegen mehrere Stunden dazwischen.

In unserem Verständnis der stationären Psychotherapie hatten wir angenommen, daß beide Therapieformen sich gegenseitig ergänzen. Diese Ansicht entspricht der von *Becker* (1981) in seiner Monographie über die KBT geäußerten. Wir gingen von

---

* Für eine kritische Durchsicht des Manuskriptes sind wir *H. Becker*, Heidelberg, und *H. Stolze*, München, dankbar. Ihre Hinweise und Vorschläge sind an vielen Stellen rezipiert worden.

folgender *Grundannahme* aus: Da es sich um die gleiche Patientengruppe handelt, läuft in beiden Gruppen ein gemeinsamer gruppentherapeutischer Prozeß ab. Die Gruppendynamik beider Therapieformen kann nicht unabhängig voneinander gesehen werden. Auf dieser Grundannahme basieren die *Leitfragen* der nachstehenden Untersuchung: Wie bilden sich Gruppenprozesse in der KBT und in der AGT ab? Ist die angewandte reduzierende Beschreibung (»formale Kategorie«, siehe unten) eine sinnvolle und berechtigte Methode zur deskriptiven und vergleichenden Erfassung verschiedener Formen der Gruppentherapie?

Einleitend soll noch einmal die Diskussion der geschilderten Grundannahme kurz weitergeführt werden. Zwei Überlegungen sprechen für die Berechtigung dieser Grundannahme. Zum einen die Übereinstimmung mit dem psychoanalytischen Gesetz der Überdeterminiertheit oder der Kausalität alles Psychischen. Dieses Gesetz besagt, daß zwischen allen psychischen Vorgängen erkannte oder unerkannte Zusammenhänge jeden Grades von Intensität bestehen. Genau genommen handelt es sich um eine Hypothese, die aus methodischen Gründen letztlich kaum zu verifizieren ist. Es wäre aber aus psychoanalytischer Sicht absurd, ein Konzept, dessen Validität sich in jeder psychotherapeutischen Sitzung erweist, aus methodischen Gründen zurückzustellen. Mit diesem Gesetz steht die Vorstellung von der inneren Verbundenheit der verschiedenen Gruppenabläufe in Übereinstimmung. Die zweite Überlegung lautet: Es besteht innerhalb ein und derselben gruppentherapeutischen Methode ein zeitlich erstreckter Gruppenprozeß über eine Reihe von Sitzungen. Das ist eine selbstverständliche Voraussetzung in der AGT. Wenn man diese Annahme jedoch für berechtigt hält, muß man auch einen dynamischen Zusammenhang zwischen zeitlich unmittelbar verbundenen Gruppensitzungen anerkennen, auch wenn sie verschiedenen Therapieformen zuzuordnen sind. Die Konsequenz solcher Überlegungen ist auch, daß man letztlich sämtliche Vorgänge auf der Station prozeßhaft aufeinander beziehen muß, wie wir das in unserer Konzeption von der Psychotherapiestation als dynamischer Einheit dargestellt haben (*Hoffmann* u.a., 1981).

Man könnte gegen diese Annahme einwenden, daß die Gruppen ungleich sind, weil die Therapeuten ungleich sind. Tatsächlich wird die AGT von zwei Kollegen (J.F.-A. und W.W.) in Co-Therapie geführt, während die KBT von einer Therapeutin allein geleitet wird (A.C.). Man könnte auch eine Tendenz in den Gruppen unterstellen, sich an die Sitzungen mit gleicher personeller Zusammensetzung (das hieße hier: Unterschiede auch der Methode, weil eben die Personen der Leiter wechseln) innerlich wieder anzuschließen. Also zwei parallel verlaufende, jedoch voneinander unabhängige Gruppenprozesse. Dem haben wir die These entgegengestellt, daß die Gruppe der Patienten die Personen der verschiedenen Leiter sehr wohl »überlebt« und ihre innere *Kontinuität* erhält, solange nur die Patientengruppe in beiden Methoden gleich bleibt. Aus diesen Überlegungen heraus erscheint es uns berechtigt anzunehmen, daß ein gleicher Gruppenprozeß in KBT und AGT abläuft. Daher war für uns die Frage vorrangig, wie dieser Prozeß beschreibbar und vergleichbar zu machen sei. Eine Erweiterung der Annahme eines gleichen Gruppenprozesses in beiden Verfahren scheint uns unsere Auffassung zu sein, daß auftretende Ungleichheiten beider Prozesse häufig als *komplementär* anzusehen seien. Das hieße, die Therapieverläufe wären ganz oder teilweise verschieden, ergänzten sich aber sinnvoll! Diese Annahme einer Komplementarität von KBT und AGT wird bei *Becker* implizit ebenfalls vertreten. Wo eine Komplementarität der Wirkung postuliert wird, kann auch eine solche des dynamischen Prozesses vermutet werden.

Methode

Unser methodisches Vorgehen bestand darin, daß wir zwei Wochen lang die AGT- und KBT-Sitzungen aufeinander bezogen (insgesamt jeweils 8) und miteinander verglichen. Grundlage des Vergleichs waren Protokolle, die unmittelbar nach den Sitzungen erstellt wurden. Die Protokolle gliederten sich in einen formalen und einen inhaltlich-dynamischen Teil auf. Sie wurden von den Leitern der AGT für diese Therapieform gemeinsam erarbeitet. Die Leiterin der KBT schrieb ihr Protokoll allein. Es bestand keine Kommunikation über das Protokoll zwischen den Leitern der methodisch verschieden orientierten Gruppen.

Zwei Vorgehensweisen müssen erläutert werden: Zum einen verzichteten wir darauf, eine weitergehende Kommunikationsabschirmung zwischen den Gruppenleitern herzustellen, das heißt, wir führten weiterhin, wie an anderen Tagen auch, gemeinsam Besprechungen über die Patienten durch. Grund für diese Maßnahme ist, daß wir nicht Laborbedingungen anstrebten oder auch nur zu erreichen glaubten, sondern daß wir von vornherein die Realität dieser Therapieformen im klinischen Alltag untersuchen wollten. Weiter bedarf es einer Begründung, daß wir auf Tonbandprotokolle verzichteten. Hier ließen wir uns von der Überlegung leiten, daß in der KBT ohnehin wegen der nonverbalen Vorgänge ein Tonbandprotokoll nicht möglich sei, daß also zwei mit verschiedenen Methoden dokumentierte Therapieabläufe miteinander hätten verglichen werden müssen. Wir entschlossen uns daher ausschließlich für das Verfahren des Gedächtnisprotokolls, auch wenn dabei eindeutig eine Vorselektion in der Richtung von gruppendynamischen Prozessen in den Köpfen der Protokollanten stattfindet.

Der Erörterung bedarf schließlich die Frage, inwieweit die protokollierten 16 Sitzungen für die Gruppenvorgänge in der Therapie in einem weiter erstreckten Zeitraum repräsentativ sind. Da wir ständig für sämtliche Sitzungen formale Protokolle führen (eine von uns erweiterte Fassung der »Records of group-analytic-sessions« nach *Foulkes*), läßt sich diese Frage leicht prüfen. Die prima vista-Auswertung zeigt, daß der Untersuchungsausschnitt von zwei Wochen in den erfaßten Dimensionen charakteristisch für einen ca. 3-monatigen Zeitraum ist. Diese Aussage gilt für KBT und AGT in gleicher Weise. Allerdings stellt dieser 3-monatige Zeitraum eine Phase mit für unsere Verhältnisse ungewöhnlich häufigen »Verlaufsaktionen« in der Gruppe dar, wie wir sie sonst kaum kennen. Es würde hier zu weit führen, die Gründe für diese Abweichungen von der Generallinie zu erörtern.

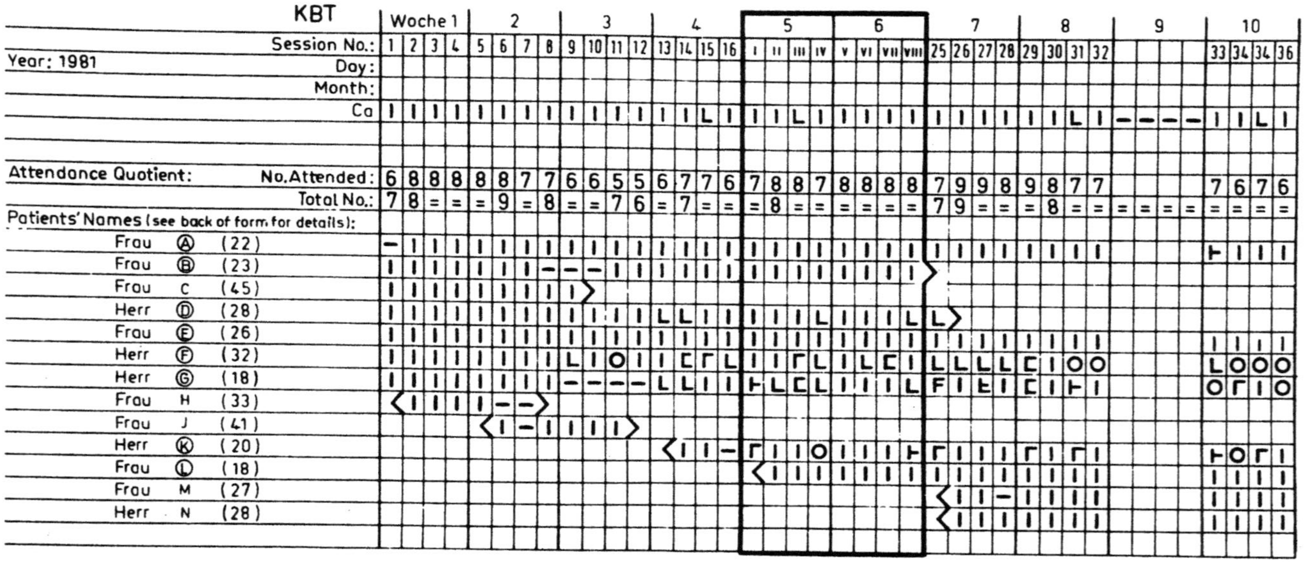

1.18. Carl, Fischer-Antze, Gaedtke, Hoffmann, Wendler

Abb. 1: Die KBT im modifizierten Gruppentherapie-Verlaufsschema nach *S.H. Foulkes* für einen Zeitraum von 10 Wochen (36 Sitzungen) im Jahre 1981.

Legende zu Abb. 1 und 2:
Eingerahmt ist der Untersuchungszeitraum von 2 Wochen; die 4 Wochen jeweils vor und nach der Untersuchung sollen zeigen, daß es sich um einen für diese Phase der Therapie typischen (insgesamt jedoch eher untypischen) Zeitabschnitt handelt. Die Rubriken oberhalb der Patientendaten erfassen die fortlaufende Nummer der Sitzung, das Datum, die Symbole der Therapeuten, sowie die erwartete und die vorhandene Zahl der Teilnehmer.

Mit Hilfe einfacher Symbole gibt das Schema Aufschluß über die formale Einhaltung des gruppentherapeutischen Settings bzw. über die wichtigsten »Settingbrüche«. Betrachtet werden kann der Einzelpatient (am linken Rand ist normalerweise der Name ausgeschrieben) oder die Gruppe als Ganzes. Erfaßt werden vom einzelnen Patienten die *Anciennität* (oben steht das »älteste«, unten das »jüngste« Gruppenmitglied), *Alter und Geschlecht* und auch der zeitliche Bezug zum *Aufnahme- und Entlassungstermin*.

Die verwendeten Symbole bedeuten im einzelnen:

- I = anwesend (keine »Verlaufsaktionen«)
- L = verspätet zur Sitzung
- ⊢ = zwischendurch hinaus
- Γ = vorzeitig hinaus
- — = fehlend nach Vorankündigung (die Therapeuten sind informiert)
- O = fehlend unvorangekündigt
- < = Aufnahme
- > = Entlassung

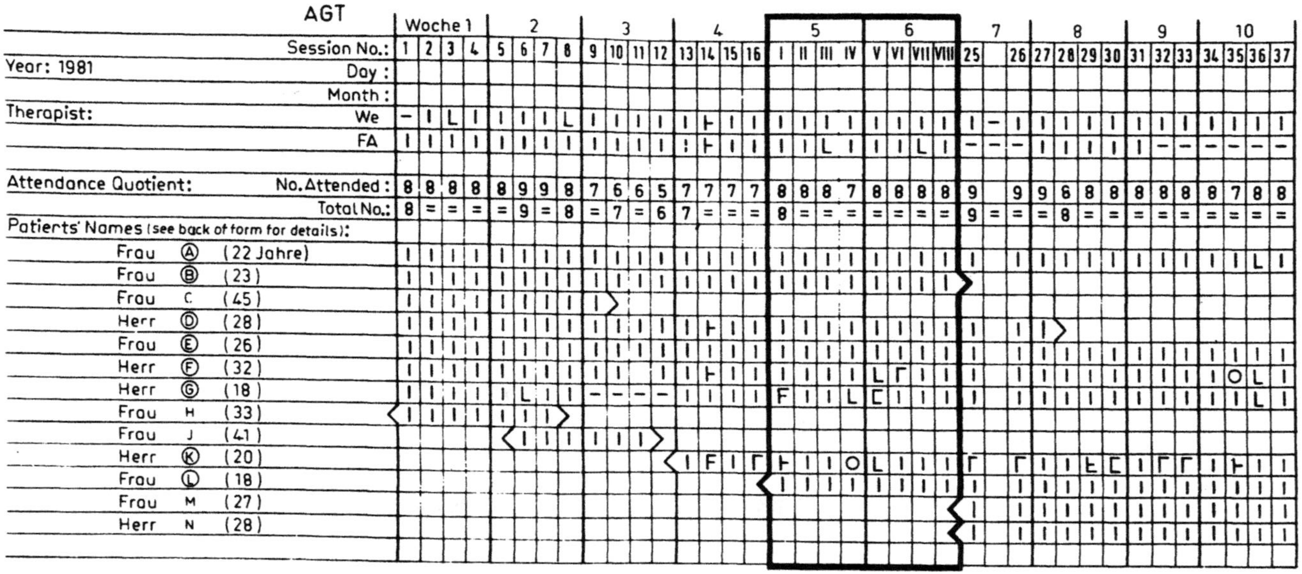

Abb. 2: Die AGT im modifizierten Gruppentherapieverlaufsschema nach *S.H. Foulkes* für einen Zeitraum von 10 Wochen (37 Sitzungen) im Jahre 1981.

Die Abb. 1 und 2 (S. 170 und 171) basieren auf unserer »Standarddokumentation«, die wir regelmäßig durchführen. Wir kommen darauf noch zurück. Für unsere Untersuchung fertigten wir zusätzlich Gedächtnisprotokolle von 16 Therapiesitzungen an, die innerhalb eines charakteristischen Verlaufsabschnittes paarweise aufeinander bezogen wurden. Wie erwähnt, war der erste Teil des Gedächtnisprotokolls (I) ein *formal* reduzierender, den wir nach vorher erarbeiteten Kategorien vornahmen.

Diese Kategorien waren die folgenden:

1. Vollzähligkeit.
2. Pünktlichkeit.
3. Sitzordnung: insbesondere gegenüber der vorausgegangenen Gruppensitzung veränderte Plätze.
4. Verlaufsaktionen: Verlassen der Gruppe, Verspätungen und ähnliche wichtige Ereignisse.
5. Gesamtverlauf summarisch und formal:
    a. Redner und Schweiger, Aktive und Passive,
    b. Aktivität oder Passivität der Therapeuten,
    c. insgesamt viel oder wenig Aktion in der Gruppe,
    d. Einbeziehung der Therapeuten oder selbstbezogene Vorgehensweise der Gruppe,
    e. Einzelfall-Darstellung in der Gruppe oder Gruppenprozeß,
    f. monothematischer oder polythematischer Sitzungsverlauf,
    g. Sachbezug oder Dynamik der Gruppe im Vordergrund,
    h. wahrnehmbare Bewegung oder Stase im jeweiligen Sitzungsablauf,
    i. Gruppe überwiegend arbeitsorientiert oder dominierende Wiederholungsbewegungen.
6. Gruppenatmosphäre (globale Wahrnehmung der Therapeuten): Produktiv, kooperativ, verschlossen, retentiv, undurchsichtig, gereizt, aggressiv, fordernd, regressiv, usw.

Demgegenüber wurde der *inhaltlich-dynamische Prozeß* (II) möglichst umgangssprachlich, phänomennah und unter Fortlassung theoretischer Begriffe beschrieben. Besonders wurde auf die Wichtigkeit der Eröffnung (»initiale Szene«) geachtet, auf die Protagonisten, die passiv Mitwirkenden und sonstige prägnante Rollen der Teilnehmer. Die allgemeine Fragestellung war: Was hat der Stunde die jeweilige Dynamik/Prozeßrichtung gegeben? Für die KBT wurde das initiale »Angebot«

und dessen Modifikationen im Sitzungsverlauf möglichst wortgetreu ausformuliert. In den Protokollen wurde weiter versucht, auf 3 Gesichtspunkte Bezug zu nehmen. Diese waren 1. die Ebene der Interaktionen: Konflikte, Bedürfnisse, Koalitionen, Pairing, Beziehungen, Verstehen, Austausch in Handlungen und Worten, positive und negative Affektbeziehungen, 2. die Ebene der Wünsche, 3. die Ebene der Ängste.

Als Drittes wurde schließlich ein *metapsychologischer Protokollversuch* (III) unternommen, den wir jedoch von vornherein skeptisch betrachtet haben. Die Gründe für diese Zurückhaltung sind zum einen das hohe Abstraktionsniveau und die damit zusammenhängenden Schwierigkeiten (*G.S. Klein* 1971), zum anderen das Problem der Übertragung der aus der Einzelanalyse stammenden Konzepte auf die gruppentherapeutische Situation (*Foulkes* 1964). Die Gesichtspunkte, zu denen Stellung genommen werden sollte, waren die Triebstadien (Regression), die Dominanz von Primär-und Sekundärprozeß, das Strukturmodell der Persönlichkeit, der Bezug auf die Konzeption vom Selbst (Narzißmustheorie). Alle Aspekte wurden weniger individuenbezogen als gruppenbezogen aufgefaßt. Schließlich sollten die Übertragungs- und Gegenübertragungskonstellationen und die Abwehrbewegungen ausformuliert werden.

Wie einleuchtet, war der formale Teil des Protokolls (Teil I) rascher zu erstellen (ca. 10 Minuten) als die ausführlichen inhaltlichen bzw. theoretischen Teile. Hier wurden für das Protokoll jeweils ca. 2 Stunden benötigt. Schon aus diesem Grund ergibt sich die Berechtigung der eingangs gestellten Leitfrage, ob ein so reduzierender Beschreibungsversuch, wie wir ihn im ersten Protokollteil unternommen haben, überhaupt als Vergleichsmaterial in Frage kommt. Wäre dies der Fall, und wir glauben, Hinweise dafür zu haben, daß unser Versuch sich in dieser Richtung als sinnvoll erweist, dann eröffneten sich Möglichkeiten der längerfristigen (weil weniger arbeitsintensiven) Beschreibung und Dokumentation paralleler Gruppenverläufe mit verschiedenen Methoden.

> Bei der ersten Erfassung, welche Kategorien in den Protokollen beider Verfahren in der Beschreibung übereinstimmen und welche nicht, wurden 6 Rubriken von der weiteren Auswertung ausgeschlossen oder umformuliert. Ursache waren meist Vieldeutigkeiten der Zuordnung. Im einzelnen handelte es sich um die Punkte (4.) »Verlaufsaktionen« — wegen der Vielfalt der erfaßbaren Phänomene wie Rauslaufen, Kissenwerfen, Streicheln usw. war eine Reduzierung auf 5 deutlich erfaßbare und vergleichbare Aktionen erforderlich. Diese waren »Verspätung«, »überraschendes Fehlen«, »angekündigtes Fehlen«, »früher hinaus«, »zwischendurch hinaus«. Die Kategorie »Pünktlichkeit« (2.) ging also hierin auf. Die Kategorie »viel oder wenig Aktion« (5 c) zeigte beim Versuch der Auswertung, daß ein auch nur annähernd einheitlicher Maßstab über »viel« und »wenig« nicht bestand. Grundsätzlich erscheint es uns jedoch möglich, bei ernsthafter Definition eines Aktivitätsstandards, welcher personen- und methodenbezogen ist, auch diese Kategorie auszuwerten, wie wir es durch operationale Definitionen der Skalierung z.B. für »Aktivität und Passivität der Therapeuten« (5 b) und andere Kategorien vermochten. Auch die Frage, ob ein Sitzungsverlauf mono- oder

polythematisch war (5 f) ließ sich anhand unserer Protokolle nicht befriedigend erfassen, obwohl auch dies bei entsprechend operationalisierten Skalen möglich sein sollte. Die Kategorie »Sachbezug oder Dynamik« (5 g) zeigte, daß reine Sachbezüge in den von uns geleiteten Gruppen selten waren, was wir auf unser therapeutisches Konzept zurückführen. In der Kategorie »Bewegung oder Stase« und »Arbeitsorientierung oder Wiederholungsbewegung« (5 h und 5 i) zeigte sich eine zu große interpretative Weite: Was vordergründig arbeitsorientiert erscheint, kann Ausdruck eines Widerstandes mit Wiederholungscharakter sein. Beim abschließenden Vorschlag einer Erfassung der Gruppenprozesse in bestimmten Kategorien (s.u.) sind diese Dimensionen zusammengefaßt und neu definiert — in unserer Auswertung aus den genannten Gründen jedoch nicht erfaßt. Auch die Kategorie »Gruppenatmosphäre« (6.) ist wegen der Subjektivität der Aussagen einheitlich nicht erfaßbar, selbst wenn man ein großes Maß an Subjektivität konzediert. Wir haben sie in unseren abschließenden Vorschlägen ersatzlos gestrichen. Grundsätzlich gilt für alle Kategorien, daß sie umso übereinstimmender beschreibbar sind, je deskriptiver und je weniger interpretativ sie ausformuliert werden.

Ergebnisse:

I. Inhaltliche Auswertung der Protokolle: Komplementarität und Kontinuität

Methodische Vorbemerkung: Es handelt sich nachstehend wohlgemerkt um *unsere* Interpretation und *unsere* Protokolle. Wer diese Art von Ergebnissen prinzipiell ablehnt, mag dies tun. Wer psychodynamisch und patientenbezogen zu denken und arbeiten gelernt hat, wird uns vermutlich folgen oder unseren Interpretationen widersprechen können. Dennoch empfinden wir die Begrenztheit unserer Aussagegültigkeit deutlich, was auch ein Motiv für die Versuche einer stärkeren Formalisierung ist. Für uns selbst, und das soll einmal betont werden, ergibt sich aus diesem Abschnitt die stärkste Evidenz der Ergebnisse — auch wenn diese in der dürren Niederschrift kaum kommunizierbar erscheint.

Das vielleicht überraschendste Ergebnis für die Autoren war, in welch' hohem Maß sich anhand der inhaltlichen Protokolle die eingangs aufgestellte These einer Komplementarität der AGT und KBT belegen ließ. Wir glauben, diese wechselseitige Ergänzung in eine Personenkomplementarität und eine Ausdruckskomplementarität aufgliedern zu können, wobei sich noch progressive und wiederholende (evtl. regressive) Gruppenbewegungen unterscheiden lassen.

Personenkomplementarität:

Beispiel: In den Sitzungen II - V der KBT verhält sich der Patient D. unauffällig, in den AGT-Sitzungen, die den entsprechenden KBT-Sitzungen zuzuordnen sind, ist er jedoch regelmäßig Gesprächsmittelpunkt. Ein weiteres Beispiel: Die Patientin L. ist in der gleichen Sitzungssequenz in der KBT ausgesprochen aktiv, hält sich jedoch in der zugehörigen Serie der AGT sehr betont im Hintergrund. Hier haben die beiden Therapieformen offensichtlich — zumindest für diese Patienten — eine ausgeprägte Ergänzungsfunktion.

Ausdruckskomplementarität (Unterform: Wiederholungsbewegung):

In der KBT-Sitzung II wollen alle Männer von der Therapeutin eine positive Reaktion erzwingen und werden, wie der Gruppenverlauf zeigt, letztlich stehengelassen, d.h. ihre Bedürfnisse werden nicht befriedigt. In der entsprechenden Sitzung der AGT ist es wieder ein Mann, der verbal die gleiche Zuwendung verlangt wie die Frauen; auch hier bekommt er sie nicht und wird stattdessen, jetzt zusammen mit den anderen Männern, von den Frauen wegen dieser Wünsche moralisch verurteilt (»zu fordernd, vereinnahmend...«). — Nach unserem Verständnis wiederholt sich der gleiche Bedürfnisvorgang in den verschiedenartigen Therapieformen einmal mit den averbalen Mitteln der KBT und einmal mit den verbalen Mitteln der AGT.

Die *progressive* Unterform von Ausdruckskomplementarität läßt sich an folgendem Beispiel aufweisen: In den Sitzungen IV und V der KBT kommt es zu einer massiven averbalen Darstellung von Passivität und Rückzug (die Patienten gehen so gut wie gar nicht auf die Angebote ein, verleiten die Therapeutin zu immer größerer Aktivität). In den zugehörigen Sitzungen der AGT jedoch wird diese Passivität verbalisiert und — was wichtiger ist — es kommt auch das Motiv zur Sprache: Es geht um die Abwehr der Destruktivität in der Gruppe. — Wenn Komplementarität dieser Prägung vorliegt, dann beinhaltet sie Fortschritte in der therapeutischen Arbeit, denn die verschiedenen Methoden ermöglichen in diesem Fall die Darstellung und das Verständnis von Abwehr in der KBT und Abgewehrtem in der AGT. Die weiteren Sitzungen bestätigen diese Interpretation: War in der KBT-Stunde V die Gruppendestruktivität als Ursache der vorausgegangenen Abwehr verstanden worden, so stellte die KBT-Stunde VI wiederum eine Inszenierung dieser von der Gruppe selbst gedeuteten Erkenntnis dar. Jetzt erfolgte keine Verweigerung mehr, sondern eine symbolische Darstellung: Aus Seilen werden Schlingen geknüpft, Mordphantasien werden dargestellt und teilweise in der Anschlußbesprechung auch verbalisiert. Hieran schließt sich wieder im Sinne einer wechselseitigen Ergänzung die AGT-Stunde VI an, wo es sozusagen zum »show down« kommt. Das Thema der Seile und Schlingen vom Vortag wird nachgearbeitet und jetzt wird berichtet, daß Patient G. auch eine »Morddrohung« unter der Toilettentür zugeschoben bekam. Der »Täter«, Patient K. beeilt sich dann sogleich, verneinend zu versichern: Er wolle doch aus der Station kein Krematorium machen! Wir unterstellen hier eine leicht nachvollziehbare Sequenz von Sitzungen verschiedener Methodik zum Thema »Aggression führt zu Destruktion« (der Gruppe): erst noch als aggressiver Impuls abgewehrt, dann als Konsequenz abgewehrt, schließlich als beides zugelassen und der verbalisierenden Bearbeitung zugänglich geworden: AGT und

KBT ergänzen sich hier sichtlich.

Um diesen Gesichtspunkt zu verdeutlichen, könnte man folgendes Schema versuchen: Agieren der Abwehr in der KBT (emotionale Erfahrung) → Interpretation der Abwehr und des Abgewehrten in der AGT (kognitive Erfahrung) → Agieren des Abgewehrten in der KBT → Durcharbeiten des Abgewehrten in der AGT.

Wenn dieses Schema eine allgemeine Gültigkeit hätte — einiges deutet für uns darauf hin —, dann wären zwei Hypothesen denkbar:
1. Phänomene der Abwehr stellen sich in der KBT früher und als weniger zu verleugnende dar.
2. Dem kognitiven Durcharbeiten in der AGT geht eine Phase emotionaler Erfahrbarkeit in der KBT voraus. — Wir kommen am Ende auf diesen Aspekt zurück.

Eingangs war neben dem Gesichtspunkt der Komplementarität der der Kontinuität erörtert worden. Wir hatten vorausgesetzt, daß jenseits der verschiedenen Techniken ein kontinuierlicher Gruppenprozeß abläuft. Auch hier stellten wir fest, daß diese Voraussetzung sich deutlich bestätigte, insbesondere in der Form der *Themenkontinuität*, die über Serien von Gruppensitzungen verschiedener Methoden sich durchsetzte. Mit »Thema« sind hier psychodynamische Inhalte, eine charakteristische Bewegung der Gruppe gemeint, und nicht ein deskriptiver Gesprächsinhalt.

Ein gutes Beispiel für eine solche Themenkontinuität stellen die Sitzungen KBT VI, AGT VI, KBT VII und AGT VII dar. Die beiden ersten waren bereits unter dem Gesichtspunkt der Ausdruckskomplementarität (progressive Form) in Teilen skizziert worden. Dennoch wollen wir sie noch einmal aufgreifen, um den Kontinuitätsaspekt zu verdeutlichen: Es geht um das Thema »Nähe und Distanz«, welches durchgängig auftritt.

> In der *KBT VI* ist das Angebot zunächst so formuliert, daß jeder Patient für sich bleibt; als die Therapeutin in einem zweiten Schritt vorschlägt, zu zweit oder zu dritt weiterzuarbeiten (Nähe-Angebot), reagiert die Gruppe mit passivem Rückzug und Distanzierung. Als daraufhin die Therapeutin mit einem direkten Nachfragen nach den Gründen für die Passivität interveniert, entwickeln sich erste vorsichtige Interaktionen zwischen den Patienten, zunächst verbal — später zunehmend nonverbal, was dann auch zu einer Aufnahme der zuvor unterbrochenen Arbeit am KBT-Angebot durch die weiblichen Gruppenteilnehmer führt. Der anschließende Gesprächsteil ist dann geprägt durch deutlich mehr Nähe und Anteilnahme zwischen den einzelnen Patienten.
> Die *AGT VI* wird eröffnet durch die Frage von Herrn G. an einen Therapeuten, deren Bestätigung ein hohes Maß an Nähe konstellieren würde. Derselbe Patient bringt dann das gerade aktuelle Thema »Zimmerverteilung« ein. Dies führt zu einer deutlichen Distanzierung, da jeder sein Einzelzimmer behalten will und dies auch teilweise aggressiv verteidigt. Hier geht wieder vor allem Herr K. verbal sehr auf Distanz — während Herr F. sich bereits vor der Stunde »distanziert« hat durch Einnahme eines

Schlafmittels. Ein anderer Patient, Herr D., übergeht die Distanzierung und konfrontiert Herrn F. direkt, und in der Folge übernimmt die Gruppe wiederum eine deutliche Wendung zu mehr Nähe in Form von intensiver Interaktion, auch wenn diese hochgradig aggressiven Inhalts ist. Hier distanziert sich wieder Herr K., indem er einen der Therapeuten attackiert, der durch ein wörtliches Aufgreifen einer Aussage über Herrn K. dessen Vornamen benutzte, was von Therapeutenseite bei uns unüblich ist. Andere Patienten äußern sich zu der Phantasie, von den Therapeuten mit dem Vornamen angesprochen zu werden, positiv — das verringere die Distanz und mache das Sprechen leichter. Im weiteren Verlauf tritt eine Veränderung der Nähe in der Gruppe dadurch auf, daß eine Patientin zum ersten Mal weint. Auch hierauf reagiert Herr K. wieder mit Distanzierung, greift nochmals die Vornamenthematik auf und konstatiert, daß das zuviel Nähe für ihn sei. Auch Herr F. ist offenbar von der jetzt deutlich spürbaren Nähe in der Gruppe überwältigt und verläßt den Raum vorzeitig.

In der *KBT VII* wird die »für jeden Patienten nötige Distanz« als Arbeitsthema angeboten; insofern stehen die Interaktionen auch ganz in diesem Zeichen.

Während die Patienten jedoch noch damit beschäftigt sind, eine Zweiteilung des Raumes herzustellen und sich so von den als besonders belastend empfundenen Patienten Herrn K. und F. zu distanzieren, deuten sich bereits Gegenbewegungen an. Dies vor allem bei Herrn D., der zu einzelnen Patienten immer wieder deutlich Nähe sucht, indem er ihnen behilflich ist, etwas bringt oder sich sonst nützlich macht. Diese Gegenbewegung verstärkt sich, als die Therapeutin den Vorschlag macht, vorübergehend den gefundenen Abstand zu einzelnen Patienten zu verringern. Nunmehr ergeben sich einige sehr intensive Kontakte zwischen den Patienten im einen Teil des Raumes. Und es ist auffällig, daß im Nachgespräch zunächst viel mehr von Nähe als von Abstand die Rede ist. Erst nach einer ganzen Weile taucht das Wort Abstand wieder auf und im weiteren Verlauf des Gespräches verläßt dann Herr F. die Gruppe, nachdem er zunächst mi seinem Gehen gedroht hatte und daraufhin von Frau E. aggressiv zum Gehen aufgefordert worden war. Als er die Gruppe verlassen hat, wendet sie sich abermals dem Thema Nähe zu, und es werden nochmals Wünsche nach Nähe ausgetauscht.

Zu Beginn der *AGT VII* zeigt sich die Gruppe in auffälliger Gemeinsamkeit um ein Problem von Frau E. bemüht. Eben diese Patientin bringt darauf abermals das Problem der Zimmerverteilung ins Gespräch, und in der Folge werden nun ein zweites Mal die Distanzwünsche durch die Gruppe betont, insbesondere auch durch Herrn K. Als die Bedürfnisse in dieser Hinsicht von den Therapeuten angenommen werden, deutet Herr K. plötzlich seine Bereitschaft zur Aufnahme eines Mitpatienten in seinem Zimmer an und nähert sich so der Gruppe wieder an. Dieser Bewegung schließt sich auch eine weitere Patientin an und signalisiert ihrerseits ihre Bereitschaft, jemand bei sich aufzunehmen. Herr G. bringt nun wieder die Distanzthematik ein, indem er darauf hinweist, daß Herr F. von Herrn K. räumlich abgerückt sei. In der Folge distanziert sich Herr F. auch verbal von Herrn K., was die Therapeuten dazu veranlaßt, auf das Verhältnis dieser beiden Patienten einzugehen. Hierdurch entsteht eine intensive Interaktion zwischen den Therapeuten und den betroffenen Patienten, die zwar aggressive Züge trägt, bei der aber insbesondere Herr F. viel von sich preisgibt. Auf diesen Umstand hingewiesen, versucht er schleunigst, sich durch das Ansprechen eines anderen Patienten der anteilnehmenden Aufmerksamkeit zu entziehen.

1.18. Carl, Fischer-Antze, Gaedtke, Hoffmann, Wendler

Wir unterstellen, daß die Kontinuität des Themas »Nähe-Distanz« über zwei methodenverschiedene Formen von Gruppensitzungen hinweg, deutlich wird. Damit soll die Darstellung des inhaltlichen Belegmaterials zu den Annahmen von Komplementarität und Kontinuität in der KBT und AGT abgeschlossen und der formal-reduzierende Ansatz betrachtet werden.

II. Formale Auswertung der Protokolle und des modifizierten *Foulkes*-Verlaufsschemas

Durch eine operationalisierte Skalierung, die aus Platzgründen hier nicht weiter ausgeführt und kommentiert wird, gelangten wir für die oben begründete Auswahl von formalen Kategorien zu den nachstehenden Darstellungen:

Operationalisierte Skalierung von 4 formalen Kategorien:
3. Sitzordnung
   Skalierung nach Anzahl der veränderten Sitzpositionen

5b. Aktivität und Passivität der Therapeuten:
0 Therapeuten deutlich passiver als gewöhnlich.
1 Therapeuten passiver als gewöhnlich.
2 Aktivität und Passivität der Therapeuten entspricht der üblichen.
3 Therapeuten aktiver als gewöhnlich.
4 Therapeuten deutlich aktiver als gewöhnlich.

5d. Einbeziehung der Therapeuten versus Selbstbezug der Gruppe:
0 »Selbständige« Gruppe.
1 »Selbständige« Gruppe mit gelegentlichen »Angeboten« (verbal und averbal) an Therapeuten.
2 Wiederkehrende Angebote an Therapeuten, Gruppe noch »selbständig«.
3 Zahlreiche Angebote an Therapeuten, Gruppe eher »unselbständig«.
4 Stark überwiegende Angebote an Therapeuten bei »abhängiger« Gruppe.

5e. Einzelfall-Darstellung oder Gruppenprozeß
0 Es überwiegen stark die Interaktionen verschiedener Teilnehmer.
1 Interaktionen überwiegen, daneben Einzelfall-Material.
2 Interaktionen und Einzelfall-Darstellungen sind ausgeglichen.
3 Einzelfall-Darstellungen überwiegen die Interaktionen verschiedener Teilnehmer.
4 Gruppensitzung wird von einer Einzelfall-Thematik dominiert.

Hinzu kommen die Graphiken, welche durch Auswertung unserer Routine-Protokolle nach *Foulkes* entstanden. Natürlich gibt es für die Auswertung eine größere Zahl möglicher bildlicher Darstellungen. Die von uns erstellten Graphiken sollen insbesondere zwei Aspekten nachgehen: Zum einen sollen sie dem punktuellen Vergleich von jeweils zwei aufeinanderfolgenden Sitzungen (KBT/AGT) dienen, zum anderen werden die prozeßhaften Verläufe der acht KBT- und acht AGT-Sitzungen miteinander verglichen.

Zum punktuellen Vergleich von KBT und AGT (Abb. 3):

Die Beziehung dieser Kurven zum ablaufenden Gruppenprozeß ist schwer eindeutig zu erfassen. Die Aufteilung in Sitzungspaare hat etwas Künstliches an sich: Der Gruppenprozeß schreitet ja in jeder Sitzung fort, man könnte also auch andere, zeitverschobene Paare bilden. Das macht sich etwa bemerkbar, wenn in KBT und AGT zwar gleichsinnige Gruppenprozesse ablaufen, jedoch relativ zueinander verzögert. Dann liegen die Werte auf den Kurven im Bereich von »ungleich«, obwohl in beiden Therapieformen Gleiches passiert.

Sieht man aber hiervon ab und setzt man einfach voraus, daß beide Teile eines Sitzungspaares von den gleichen Gruppenprozessen geprägt werden, so beschreibt diese Art der Auswertung so etwas wie die »Spannung« zwischen den beiden Therapieformen, das Ausmaß, in dem die Gruppe die beiden Therapieformen zu etwas anderem benutzt bzw. von den jeweiligen Therapeuten zu etwas anderem veranlaßt wird. (Stichwort: Komplementarität).

Ein Vergleich des Kurvenverlaufes für verschiedene formale Kategorien gibt Hinweis darauf, wie weit verschiedene Kategorien gleiche oder verwandte Gruppenprozesse beschreiben. Rein vom optischen Eindruck her haben z.B. die Kurven 5 b (Übereinstimmung in Bezug auf Aktivität/Passivität der Therapeuten) und 5 e (Übereinstimmung Einzelfalldarstellung versus Gruppenprozeß) ähnliche Verläufe. Daraus läßt sich nun nicht einfach ein bestimmtes Verhältnis ableiten, sondern nur — der unmittelbaren Beobachtung um einiges ferner —, daß die »Spannung« zwischen KBT und AGT in diesen beiden Kategorien einen ähnlichen Verlauf nimmt. Ein entsprechender, aber durchaus anderer Zusammenhang besteht zwischen den Kategorien in bezug auf die Übereinstimmung der »Pünktlichkeit« und der »Sitzordnung«.

Die »Spannung«, die Komplementarität zwischen KBT und AGT, bildet sich bei dieser Darstellungsform einmal auf der einen, das andere mal auf der anderen Dimension deutlicher ab, möglicherweise auf gewissen Dimensionen stets gleichsinnig. Insgesamt erscheint uns diese Form der Auswertung jedoch unbefriedigend.

Zu »Aktivität« versus »Passivität der Therapeuten« (Abb. 4):

Sowohl in der KBT als auch in der AGT ist das Aktivitätsniveau der Therapeuten im beobachteten Gesamtzeitraum insgesamt übernormal. (Dies entspricht formal der in den 16 Sitzungen sowohl in der KBT als auch in der AGT deutlich übernormalen Häufigkeit von Verlaufsaktionen — siehe Abb. 5).

1.18. Carl, Fischer-Antze, Gaedtke, Hoffmann, Wendler

Abb. 3: Punktueller Vergleich von KBT und AGT hinsichtlich ihrer Übereinstimmung in 5 formalen Kategorien

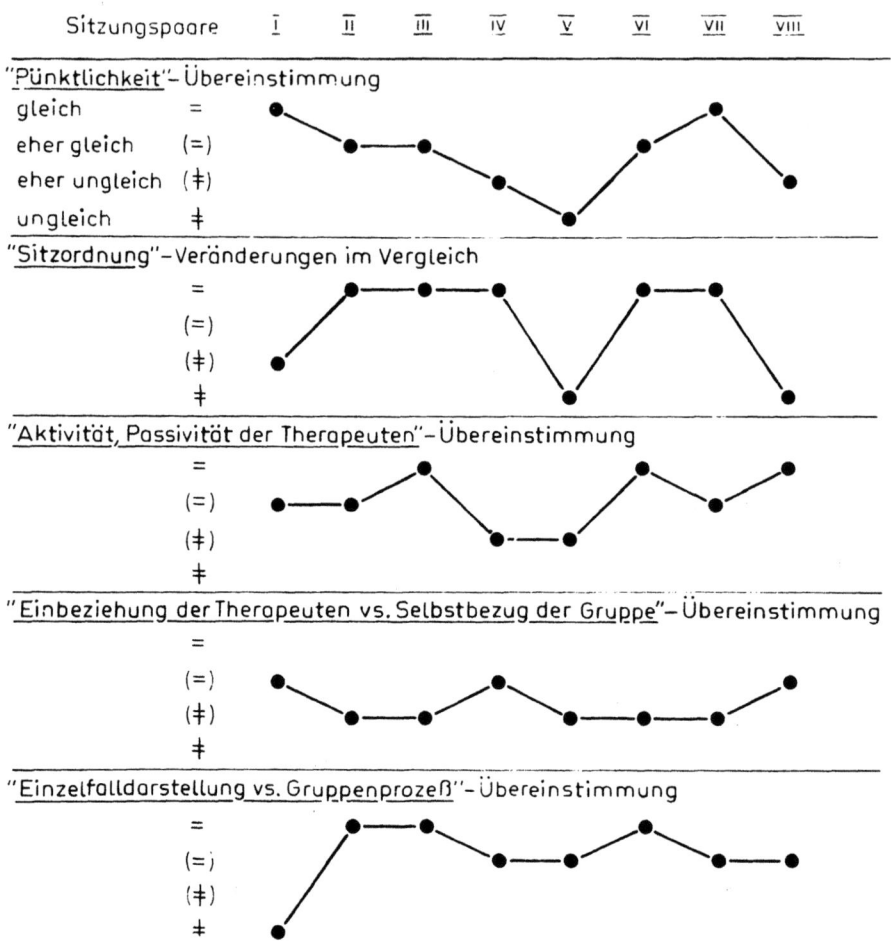

Legende zu Abb. 3:
Zunächst werden die am gleichen Tag erfolgten Sitzungen zu Sitzungspaaren (KBT/AGT) zusammengefaßt. Für jedes Sitzungspaar wird dann die Übereinstimmung in Bezug auf die angegebenen formalen Kategorien festgestellt (Ratings); entsprechend ergibt sich für jedes Sitzungspaar ein Wert zwischen »gleich« und »ungleich«. In dieser Abbildung ist der Verlauf der Übereinstimmung innerhalb der 8 untersuchten Sitzungspaare für 5 verschiedene Kategorien aufgetragen.

Abb. 4: Vergleich der prozeßhaften Verläufe von KBT und AGT in vier der formalen Kategorien

1.18. Carl, Fischer-Antze, Gaedtke, Hoffmann, Wendler

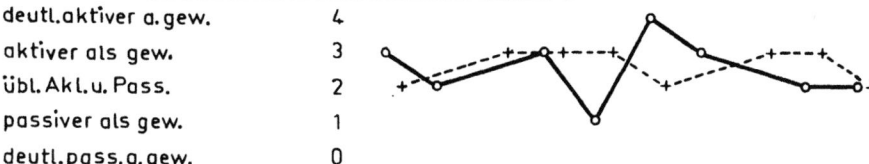

Aktivität – Pass. d. Therapeuten

deutl. aktiver a. gew.	4
aktiver als gew.	3
übl. Akt. u. Pass.	2
passiver als gew.	1
deutl. pass. a. gew.	0

Einbeziehg. d. Therap. – Selbstbez. d. Gruppe

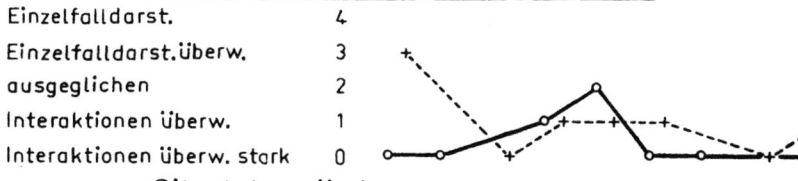

stark überw. Angeb.	4
zahlreiche Angeb.	3
wiederkehr. Angeb.	2
selbstbez. Gr., gelegentl. A.	1
selbstbezogene Gruppe	0

Einzelfalldarstellung – Gruppenprozeß

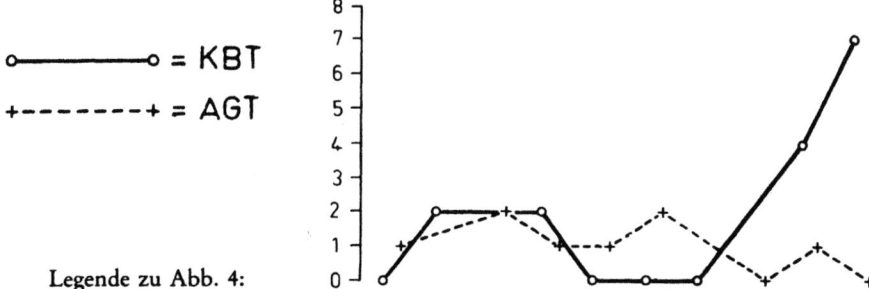

Einzelfalldarst.	4
Einzelfalldarst. überw.	3
ausgeglichen	2
Interaktionen überw.	1
Interaktionen überw. stark	0

Sitzplatzveränderung

o———o = KBT

+ – – – – – + = AGT

Legende zu Abb. 4:

Auf der Ordinate sind in einer 5-stufigen Skala die Intensitätsschwankungen der jeweiligen Kategorie aufgetragen. Lediglich bei der Kategorie »Sitzordnung« wurde auf der Ordinate eine höherstufige Skala verwendet, entsprechend der absoluten Zahl der Sitzordnungsveränderungen während einer Sitzung.

Um das zeitliche Nacheinander von KBT und AGT während eines Tages zu berücksichtigen, wurde das Symbol der AGT-Sitzung auf der Zeitachse jeweils etwas später eingetragen als das der KBT-Sitzung; die Sitzungspaare II und VI wurden entsprechend den realen Zeitverhältnissen wieder in die Tage Dienstag und Mittwoch »gestreckt«.

Zu »Einbeziehung der Therapeuten« versus »Selbstbezug der Gruppe« (Abb. 4):

In den ersten beiden Sitzungen richtet die Gruppe zahlreiche »Einbeziehungsangebote« an die KBT-Therapeutin, in den Sitzungen V-VIII dagegen nur gelegentliche. In der AGT sind die Verhältnisse genau umgekehrt. Die Hypothese wäre: Komplementarität beider Gruppenmethoden besteht insofern, als die Gruppe sich mit ihren Einbeziehungswünschen entweder auf die nonverbale oder aber auf die verbale Gruppenleitung konzentriert.

Diesen Aspekt — hier als »Komplementarität« bezeichnet — könnte man auch unter dem Gesichtspunkt der Spaltung (als Abwehrform) betrachten. Das Splitting der Übertragung, die Auffächerung des Übertragungsgeschehens also (innerhalb der stationären Psychotherapie ohnehin wohlbekannt) erweist sich hier als Gefahr und als Chance des kombinierten gruppentherapeutischen Settings. Als Chance sehen wir es besonders für den psychosomatischen Patienten, als Gefahr in erster Linie für den zum Agieren Neigenden. »Komplementarität« als Begriff meint natürlich zuerst die Chance.

Zu »Einzelfall« versus »Gruppenprozeß« (Abb. 4):

In beiden Gruppen überwiegen insgesamt deutlich die »Interaktionen« gegenüber der »Einzelfalldarstellung«. Dies dürfte mit unserem gemeinsamen gruppentherapeutischen Behandlungskonzept zu tun haben, innerhalb dessen wir bei unseren Interventionen sowohl in der AGT als auch in der KBT darauf achten, den Bezug zur Gruppe als Ganzer nicht aus den Augen zu verlieren.

Formale Betrachtung des Diagramms in Abb. 5:

Im Gegensatz zu unserer graphischen Verlaufsbetrachtung mit nur punktuellen Vergleichen (Abb. 3: Sitzungspaare jeweils eines Tages), ist aus dieser »prozeßhaften« Art der Darstellung eine deutliche Gleichsinnigkeit der Verläufe bei KBT und AGT ablesbar, auch wenn man die (aussagekräftigsten) Kategorien L und Σ heranzieht. — Die punktuelle Verlaufskurve notiert demgegenüber bei der Betrachtung der 8 Sitzungspaare bei Kategorie L 6 mal »ungleich« (bei Einbeziehung der Verlaufsaktionen der Therapeuten 4 mal »ungleich«), bei den »Verlaufsaktionen insgesamt« 5 mal »ungleich« (bei Einbeziehung der Therapeuten 3 mal »ungleich«).

Es fällt eine deutliche *Ähnlichkeit des Prozeßverlaufes* ins Auge, allerdings mit *zeitlicher Verzögerung* zwischen beiden Gruppenmethoden — die AGT folgt der Kurve der KBT! Die KBT-Kurve nimmt ihren Verlauf insgesamt auf einem höheren Niveau (häufigere Verlaufsaktionen).

> Die Mitberücksichtigung der Verlaufsaktionen der Therapeuten scheint bei der punktuellen Vergleichskurve eine Verschiebung in Richtung »gleich« zu bewirken. (Mögliche Folgerung: Bei den Verlaufsaktionen ist es sinnvoll, die Therapeuten nicht aus dem Gruppenverband auszuklammern, sondern sie als einen Teil der Gruppe mitzubetrachten).

Abb. 5: Vergleich der prozeßhaften Verläufe von KBT und AGT in sechs zusätzlich in die Auswertung aufgenommenen Kategorien aus den modifizierten Verlaufsschemata nach *S.H. Foulkes*.

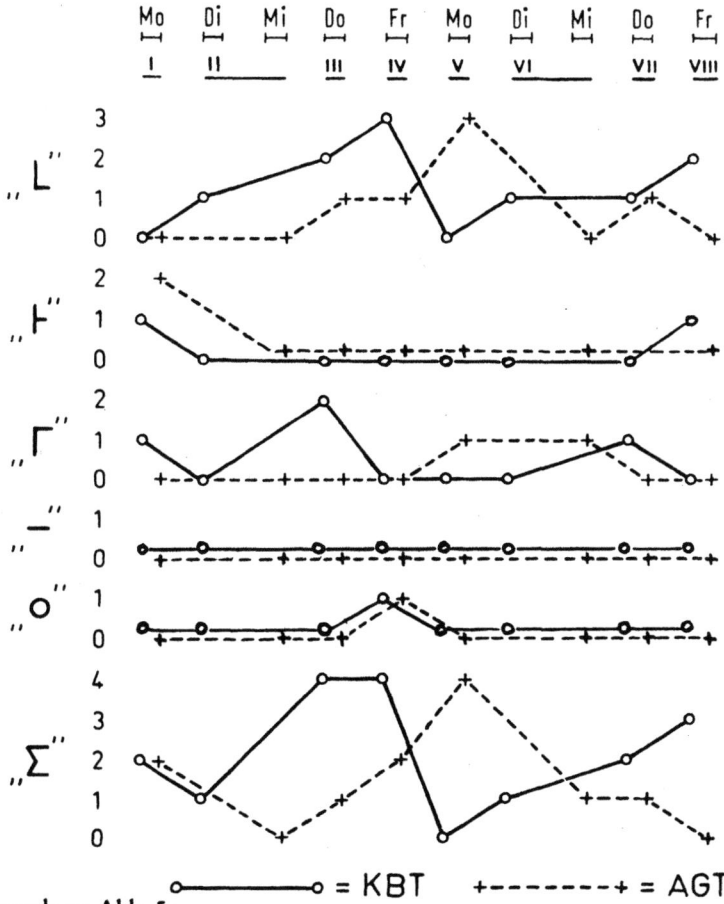

Legende zu Abb. 5:
Auf der Ordinate wurde für jede Kategorie jeweils die absolute Zahl der »Verlaufsaktionen« einer Sitzung (Therapeuten inklusive) aufgetragen. Zur Abszisse (Zeitachse) siehe Abb. 4.
Die verwendeten Symbole kennzeichnen folgende Verlaufsaktionen:

    L = verspätet zur Sitzung
    ⊢ = zwischendurch hinaus
    ⌐ = vorzeitig hinaus
    − = fehlend vorangekündigt
    O = fehlend unvorangekündigt
    Σ = Summe aller Verlaufsaktionen einer Sitzung

Die »Verlaufsaktionen« bei KBT und AGT lassen sich hiernach folgendermaßen interpretieren:

— Die Prozeßverläufe sind bei AGT und KBT gleichsinnig.
— »Die KBT geht voran«. Die AGT-Verlaufskurve folgt gleichsinnig mit einer zeitlichen Verzögerung (von einem oder mehreren Tagen).

Als Erklärung wären zwei Hypothesen denkbar: Zum einen ein inhaltliches Voranschreiten des gruppentherapeutischen Prozesses in der KBT, zum anderen der Umstand, daß die KBT bei uns relativ setting-anfälliger ist als die AGT und deshalb z.B. bei Gruppenspannungen früher und stärker mit Verlaufsaktionen reagiert. Man sollte in diesem Zusammenhang auch an die oben angestellten Überlegungen zur Erfassung von Abwehr und Abgewehrtem erinnern. Wir hatten den Eindruck gewonnen, daß die KBT im Agieren der Abwehr als emotionalem Vorgang der AGT im Durcharbeiten der Abwehr als kognitivem Prozeß voranginge. Sicher verhält es sich so, daß der KBT eine methodenimmanente Erlebnisnähe innewohnt, welche die unmittelbare szenische Darstellung unbewußter Inhalte als körperlich-seelisches Erleben fördert. Sprachliche und kognitive Prozesse hätten wohl generell eine Tendenz, dieser Art von Erleben zeitlich nachzufolgen. So verläuft ja auch der Entwicklungsprozeß beim Menschen: Körper- und handlungsbezogene Abläufe treten früher im Erleben auf als sprachliche und verstehende.

Wer diese Tendenz in der Therapie nutzbringend einzusetzen versteht, kann dies sicher mit Vorteilen für die Patienten tun. Das wäre ein praktischer Aspekt. Wenn KBT und AGT von verschiedenen Therapeuten durchgeführt werden, was wohl meist der Fall sein wird, ist ein nicht-rivalisierendes, sich respektierendes, kooperatives Verhältnis der Behandler natürlich die Voraussetzung zur Realisierung solchen Nutzens. Wir haben das Verhältnis der Therapeuten in AGT und KBT in unserem Falle nicht näher ausgeführt; es ist fraglos von der beschriebenen Art. Hinzu kommt, daß der gruppendynamische Gedanke allen Therapeuten gemeinsam ist. Es versteht sich von selbst, daß sich Kontinuität und Komplementarität der Gruppenabläufe in den verschiedenen Methoden natürlich nur da nachweisen lassen, wo die Grundorientierung der KBT — bei aller Unterschiedenheit von der AGT — ebenfalls gruppendynamisch ist.

Wie ist abschließend die reduzierende Beschreibung gruppentherapeutischer Prozesse mit Hilfe formaler Kategorien einzuschätzen, bzw. wie müßten bessere Kategorien aussehen?

Als brauchbar und aussagekräftig haben sich die sechs formalen Kategorien erwiesen, die wir aus dem von uns modifizierten Gruppenverlaufsschema nach *S.H. Foulkes* gewonnen haben. Diese, die »Verlaufsaktionen« sowohl der Gruppenteilnehmer als auch der Therapeuten erfassenden Dimensionen geben deutlichen Aufschluß über den Umgang mit dem gruppentherapeutischen Setting (siehe Abb. 5).

Brauchbar und interessant scheint uns auch die Kategorie »Sitzordnung« zu sein, wenngleich hier die Definition, was als »Sitzordnungsveränderung« gewertet werden soll, ungleich größere Schwierigkeiten bereitet. Die von uns in die Auswertung aufgenommene Kategorie »Aktivität und Passivität der Therapeuten« war in ihrer Skalierung (bezogen auf einen empirischen Durchschnittswert) hinreichend klar definiert. Für zukünftige reduzierende Beschreibungen von Gruppenprozessen erschien es uns jedoch sinnvoll, sie durch eine weitere, gruppenbezogene Kategorie (»Aktivität und Passivität der Gruppe«) zu ergänzen. Zu den weiteren, ebenfalls in Abb. 3 und 4 ausgewerteten Dimensionen würden wir für zukünftige Untersuchungen Modifikationen vorschlagen. Die Kategorie »Einbeziehung der Therapeuten oder selbstbezogene Vorgehensweise der Gruppe« könnte im Interesse einer eindeutigeren, wirklich formal-deskriptiven Definition und Handhabung besser »Aktivitätsausrichtung der Gruppe« (leiterorientiert bzw. gruppenorientiert) genannt werden.[1] Weiterhin wäre es sicherlich interessant, mit Hilfe einer »Aktivitätsverteilung« genannten und entsprechend skalierten Kategorie der Frage nachzugehen, wie sich die Aktivität der Gruppe innerhalb des therapeutischen Settings aufteilt: Gibt es sozusagen eine »breite« Aufteilung der Aktivitäten unter den Mitgliedern oder eher eine »Aktivitätsverteilungsstörung«? Welchen Anteil an der Gesamtaktivität der Gruppe hat ferner die männliche, welche die weibliche Seite? Auch unsere Dimension »Einzelfalldarstellung in der Gruppe oder Gruppenprozeß« würden wir in Zukunft abändern. In der gegenwärtigen Fassung erfordert diese Kategorie doch einiges an inhaltlicher Auswertung. Reduziert man sie in einer Neudefinition konsequent zu einer formal-deskriptiven Kategorie, so bleibt wesentlich die Frage übrig, wie groß der Anteil der an der Gruppeninteraktion beteiligten Mitglieder ist; damit nähert man sich schon wieder der obengenannten Frage der »Aktivitätsverteilung«. Eine andere Möglichkeit könnte die sein, diese Dimension ganz bewußt als eine inhaltliche zu verstehen, nämlich zur Beantwortung der Frage, ob es in der jeweiligen therapeutischen Sitzung eher eine thematische Ausrichtung am »Einzelnen« oder am »Wir« der Gruppe gibt. Eine weitere inhaltlich-interpretative Kategorie, die, mit den vorgenannten formalen Dimensionen parallel auszuwerten, zu interessanten Aufschlüssen führen könnte, wäre unserer Meinung nach schließlich: »Progression oder Stillstand des gruppentherapeutischen Prozesses«.

Literaturhinweise:

BECKER, H.: Konzentrative Bewegungstherapie. Thieme, Stuttgart/New York, 1981.
FOULKES, S.H.: Therapeutic Group Analysis. Verlag Georg Allen & Unwin Ltd., London, 1964.
HOFFMANN, S.O. et al.: Stationäre psychoanalytische Psychotherapie als eigenständige Behandlungsform, in: *Heigl, F.* u. *Neun, A.*: Psychotherapie im Krankenhaus. Vandenhoeck & Ruprecht, Göttingen/Zürich, 1981, 35-108.
KLEIN, G.S.: Psychoanalytic Theory — An Exploration of Essentials. Int. Univ. Pr., New York, 1976.

1.18. Carl, Fischer-Antze, Gaedtke, Hoffmann, Wendler

Anmerkung des Herausgebers:

1 Siehe dazu aber auch die Ausführungen von Badura-MacLean und Stolze zum Problem der »Aktivität« in der KBT, Seite 163.

KONZENTRATIVE BEWEGUNGSTHERAPIE (KBT) EIN NONVERBALES PSYCHOTHERAPIEVERFAHREN ZUR ERWEITERUNG DER INDIKATION

Von Hans BECKER (1982)

Zu dieser Arbeit:
Dieser Beitrag basiert auf dem Buch des Verfassers: »Konzentrative Bewegungstherapie. Integrationsversuch von Körperlichkeit und Handeln in den psychoanalytischen Prozeß« (1981). Er bringt eine eigenständige Definition und Beschreibung der Methode der KBT (ergänzt um eine Anmerkung des Herausgebers zum Verbalisieren in der KBT). Ausführlicher als in bisherigen Beiträgen werden die Indikationen und Kontraindikationen des Verfahrens abgehandelt. In einem weiteren Abschnitt wird die KBT gegenüber dem Autogenen Training, dem Sensitivity-Training, dem Encounter-, sowie den bioenergetischen Gruppen methodisch abgegrenzt. Die theoretische Einordnung der KBT schließlich wird über frühere gleichartige Versuche des Verfassers (siehe Seite 102 ff) hinausgehend erweitert durch Hinweise auf Formulierungen Freuds: »Das Ich ist vor allem ein körperliches«, und v. Weizsäckers: »Aus Es soll Ich, und aus Ich soll Es werden«, sowie auf die Entwicklungspsychologie bei Erikson und Mahler.

Die heute praktizierten psychotherapeutischen Verfahren fordern trotz einer Vielzahl von Modifikationen (dynamische Psychotherapie, Fokaltherapie, analytische Gruppentherapie) aufgrund ihrer strengen Indikationskriterien vom Patienten ein hohes Maß an Motivation, Krankheitseinsicht, Intelligenz, Introspektions- und insbesondere Verbalisationsfähigkeit. Hierdurch wurden eine Vielzahl von vor allem Unterschichtpatienten und Patienten, die vorwiegend auf ihr körperliches Symptom fixiert sind, von einer adäquaten Psychotherapie ausgeschlossen. *Mitscherlich* spricht in diesem Zusammenhang von der sog. »Primitivpersönlichkeit« bei Patienten, deren Abgewehrtes sprachlos bleibt, so daß eine Kommunikation zwischen Arzt und Patient kaum möglich ist. Aufgrund dieser mangelnden Kommunikation komme bei bis zu 40 % der Patienten keine Psychotherapie zustande. *De Boor* und *Mitscherlich* gehen von der Möglichkeit aus, daß unsere schon so langwierigen analytischen Behandlungen immer noch nicht weit genug in den non- und präverbalen Erlebnisbereich vorgedrungen sind.

Einerseits geht man bei prägenitalen Neurosen und psychosomatischen Erkrankungen pathogenetisch von einer Fixierung und/oder Regression auf eine frühkindliche Entwicklungsphase aus, wo gerade die prä- und averbale Kommunikation im Vordergrund steht und der Prozeß der Symbolisierung noch unvollständig geblieben ist, und andererseits wird in der therapeutischen Konsequenz eine Verbalisations-, Phantasie- und Symbolisierungsfähigkeit in der freien Assoziation in einem hohen Maße vorausgesetzt. Hierin liegt einer der Gründe, weshalb bei einem

Großteil der Patienten keine Psychotherapie zustande kommt. So ist unser Versuch zu verstehen, das primäre Ausdrucksangebot des Patienten, das häufig auf prä- und averbaler Ebene liegt, über die KBT insbesondere in der Initialphase einer Therapie anzunehmen, um so mit ihm in eine therapeutische Kommunikation treten zu können. Neben *Ferenczi* und *Reich* waren es vor allem *Balint* (2)[1] und *Winnicott*, die aus dieser Beobachtung eine therapeutische Konsequenz mit Akzentuierung im nonverbalen Bereich gezogen haben. Die KBT stellt hier eine konsequente therapeutische Erweiterung der Therapieansätze der o.g. Autoren dar: In der Psychosomatischen Klinik Heidelberg war es zu einem Großteil über diesen modifizierten Therapieansatz möglich, den Anteil von sog. Unterschichtpatienten von 38 auf 67 % zu steigern (7).

1. Historische Vorbemerkung

(Der folgende Abschnitt ist weggelassen, da in dem Beitrag von Stolze, 1981, ausführlich dargestellt. Siehe Seite 278 ff).

Von seiten der Psychoanalyse waren es *Ferenczi* und insbesondere *Reich*, die in Modifizierung der klassischen analytischen Technik neue therapeutische Ansätze durch Integration von Handlung und Körperlichkeit in den therapeutischen Prozeß vollzogen. *Reich* konnte deutlich machen, wie sich ein Konflikt sowohl im Seelischen als auch Körperlichen manifestieren kann und entsprechend vom Seelischen und Körperlichen therapeutisch zugänglich wird. Die Psychoanalyse stellt einerseits eine Hilfe bei der Theoriebildung des Verfahrens dar, und andererseits gibt die KBT die Möglichkeit, den nonverbalen Kommunikationsanteil in den therapeutischen Prozeß analytisch orientierter Verfahren miteinzubeziehen.

2. Definition

Die KBT ist eine tiefenpsychologisch fundierte Psychotherapie-Methode, die sich in der therapeutischen Kommunikation zunächst im prä- und averbalen Ausdruck bewegt.[*] Sie versteht sich in der Krankenversorgung einerseits als selbständige Methode und ermöglicht insbesondere in der Initialphase einer Psychotherapie als nonverbale Ergänzung und Erweiterung den Einstieg in mehr verbale therapeutische Methoden. Körpererleben, Raumerleben und Objektbeziehung, d.h. Selbst, Objektwelt und Kommunikation und deren vielfältige Beziehungen untereinander sind Schwerpunkte der therapeutischen Arbeit. Die Methode nutzt in besonderem Maße unser Wissen über die Bedeutung prä- und averbaler, d.h. sensomotorischer Anteile in der frühkindlichen Entwicklung. Durch Konzentration auf das körperli-

---

* Definition der Begriffe präverbal, averbal, nonverbal: präverbal = der vorsprachliche Ausdruck in der frühkindlichen Entwicklung, averbal = der nebensprachliche Ausdruck, z.B. Gestik und Mimik auch im Erwachsenenalter, nonverbal = alle prä- und averbalen Ausdrucksformen.

che Selbst wird eine Intensivierung des Körperraumbildes (Body Image) erreicht. Objekthaftes Körpererleben wird zum subjekthaften, d.h. es wird der Versuch gemacht, eigene Körperentfremdung aufzuheben mit dem Ziel einer größtmöglichen Autonomie auch im übertragenen Sinne (Anspüren des eigenen Körpers und seiner Funktionen). Über das Wahrnehmen der belebten und unbelebten Objektwelt soll eine Grundvoraussetzung zur gesunden Entwicklung eines Selbst und der Entwicklung einer Bezogenheit zur Umwelt geschaffen werden. Konkretes Wahrnehmen über taktile, manuelle, visuelle und motorische Erforschung des Raumes und seiner Gegenstände in Konzentration macht das Erleben eigener Körpergrenzen, Einssein und Getrenntsein, Abgegrenztsein von der Umwelt, Geben und Nehmen, Beherrschen, Beherrschtwerden, in den Raum Eindringen, Erforschen, Durchdrungenwerden, Zuwendung zu Gegenständen und Personen möglich. Über konkretes Erforschen und Wahrnehmen der Objektwelt werden Prozesse des Internalisierens, der Symbolisierung und der Realitätsprüfung angestoßen. Ein weiterer Bereich von Bedeutung ist die Kommunikation im Sinne der sozialen Bezogenheit zu anderen Gruppenmitgliedern. Nähe, Distanz, eigene Bedürfnisse, Bedürfnisse anderer, Anlehnung, Mittragen anderer, Führen, Geführtwerden und gemeinsame Verantwortung soll nur verdeutlichen, wie über konkretes Handeln im psychodynamischen Feld Prozesse der Imitation, Identifikation, sozialen Lernens und Realitätsprüfung angestoßen und bearbeitbar gemacht werden. Gerade die Bereiche der Zuwendung zur Umwelt und Kommunikation lassen einen Vergleich zu einer Kinderanalyse im Sinne einer Spieltherapie für Erwachsene zu.[2]

Das Fallbeispiel einer Patientin, die an der von uns praktizierten Kombination von analytischer Gruppentherapie und KBT teilnahm, soll aufzeigen, wie sich in der mehr verbal orientierten analytischen Gruppe vorwiegend die Abwehr aufbaut und in der KBT hingegen ein Zugang zum Grundkonflikt möglich werden kann.

(Die folgende Falldarstellung ist weggelassen, da sie ausführlicher gebracht ist in der Arbeit von Becker und Lüdeke, Seite 321 ff: Falldarstellung II — Fräulein R., 21 Jahre alt.)

3. Beschreibung der Methode

Die KBT findet als Einzeltherapie oder Gruppentherapie im ambulanten und stationären Bereich statt. Dem Therapeuten kommt eine deutlich aktivere Rolle zu, als sie beispielsweise in der analytischen Psychotherapie üblich ist. Er bemüht sich, einen vorwiegend prä- und averbalen Kommunikationsraum zu schaffen, indem er in der Einleitungsphase den Boden für mögliche Antriebsbereiche im Intentionalen, Oralen, Analen, Aggressiven und Sexuellen bereitet. Er bietet sich als Real- und Identifizierungsobjekt an, greift nicht nur verbal, sondern auch aktiv handelnd in das Geschehen ein. Die aktive Rolle des Therapeuten bedeutet jedoch nicht, daß er das therapeutische Geschehen von sich aus gestaltet. Vielmehr ist es seine Aufgabe, den therapeutischen Raum schützend zu bereiten, daneben ein Grundangebot gerade in der Anfangsphase einer Therapie zu machen, um dann den Patienten im

Sinne der freien Körperausdrucksassoziation eine individuelle Ausgestaltung im passiven und aktiven Erleben zu überlassen. Dies bedeutet, daß der Therapeut einerseits zur Überwindung der Initialhemmung, zum Durchbrechen des Wiederholungszwanges, zum aktiven Hineingehen in eine angstmachende Situation, zur Konfrontation und als Deutung ein Angebot macht, jedoch nicht im Sinne eines Übens mit Vorgabe und kollektiven Übungszielen. Unter diesem Grundangebot des Therapeuten verstehen wir z.B., den Patienten die Möglichkeit zu eröffnen, die Augen zu schließen, sich auf den Boden zu legen, bei ihrem Körper zu bleiben, sich dem umgebenden Raum zuzuwenden. Gerade über das Schließen der Augen wird den Patienten ermöglicht, sonst vorherrschende Wahrnehmungsbereiche, die meist einer gewissen Automatisierung und Gewöhnung unterworfen sind, auszuschalten und sich damit weniger eingefahreneren Wahrnehmungsbereichen zuzuwenden. Verbale Angebote des Therapeuten, die auf eine Wahrnehmungszentrierung auf das eigene Körpererleben, das Erleben des eigenen Körpers in der Beziehung zur Umwelt, das Erleben im Liegen, Stehen und Gehen, Erforschen des umgebenden Raumes und seiner Gegenstände gerichtet sind, stehen hier im Vordergrund. Der Therapeut verbalisiert im Geschehen sich aus der Situation ergebende Fragen wie: Wie ist meine Berührung zum Boden, fühle ich mich von ihm getragen, aufgenommen oder abgestoßen, öffne ich mich zur Umgebung oder schließe ich mich ab, wieviel Nähe will ich, wieviel Distanz brauche ich, wieweit kann ich mich anvertrauen, trage ich oder kann ich mich tragen lassen, führe ich oder lasse ich mich führen? Dem Körperselbstgefühl, den Prozessen von Bindung und Trennung kommen im therapeutischen Geschehen besondere Bedeutung zu. Gegenstände wie Bälle, Stöcke und Seile, die vom Therapeuten eingegeben werden, sind in ihrer möglichen Bedeutung als Übergangsobjekt, Symbol und Kommunikationsmittel, über ihre Form und ihr Material, über Geben und Nehmen ein wesentlicher Bestandteil, einen Abstrahierungs- und Symbolisierungsprozeß anzuregen. Das situativ im Handeln Erlebte regt den Erinnerungsprozeß an genetisches Material an und verstärkt mehr als beim Verbalisieren eine emotionale Erfahrbarkeit in der aktuellen Situation.

Dem im prä- und averbal Erlebten schließt sich regelmäßig ein Verbalisieren an.[3] Man könnte hier von Agieren und von Wiederholung als Tat im Gegensatz zum Probehandeln[4] sprechen. Wir haben die Erfahrung gemacht, daß die Reproduktion einer Tat in der therapeutischen Situation keineswegs die Erinnerungsarbeit vorwiegend hemmen muß, sondern daß im Gegenteil, wird das Geschehen verbalisiert, eine weit umfassendere emotionale Beteiligung hervorgerufen wird und sich so erste Schritte zur Erinnerungsarbeit eröffnen. Die Abstinenz im ausschließlich Verbalisieren birgt vor allem die Gefahr in sich, den Handlungs- und Körperbereich abzuspalten und eine emotional sterile therapeutische Atmosphäre zu schaffen, aber auch der Abwehr des Intellektualisierens und der scheinbar emotionsfreien Aktionsschilderung den Weg zu bereiten.

4. Indikation

Die Indikation ist abhängig insbesondere vom Schweregrad der Störung und der Möglichkeit des Therapeuten, aufgrund besonderer Qualifikation die therapeutische Technik zu modifizieren und zu ergänzen. Bei schweren Neurosen und psychosomatischen Störungen ist das ausschließliche Angebot der KBT nicht ausreichend. Jedoch gerade bei solchen Patienten sind nonverbale Therapieangebote als Ergänzung zu einer mehr verbal orientierten Psychotherapie indiziert.

4.1. Indikation:
Psychosomatosen
Funktionelle Beschwerden
Neurosen
Geistige und körperliche Behinderungen

Psychosomatische Patienten und Patienten mit funktionellen Beschwerden stellen den Hauptindikationsbereich der KBT dar. Ihr Krankheits- und damit Ausdrucksangebot an den Therapeuten ist primär ein körperliches. In einer verbalen Psychotherapie wird von diesen Patienten oft zu früh eine Übersetzungsarbeit vom Körpersymptom zum psychischen Leiden verlangt, in einem Stadium, wo der Symptomleidensdruck auch aufgrund der Krankengeschichte im Vordergrund steht. Der affektive Bereich ist bei psychosomatischen Patienten nicht selten zunächst sprachlos, nicht verbalisationsfähig. Der nonverbale Therapieansatz kommt dieser Tendenz zur Körperorientiertheit und »Sprachlosigkeit« entgegen und bietet trotzdem die Möglichkeit eines therapeutischen Einstieges.

Neurotiker stellen traditionell den Indikationsbereich der mehr verbal orientierten Psychotherapieverfahren dar. Patienten mit ausgeprägten Phobien, Beziehungsängsten und mit sog. frühen Störungsanteilen (prägenitale Störungen) gehören inzwischen zur klassischen Indikation der KBT. Bei einer ausgeprägten Angstsymptomatik, die in den üblichen verbalen Therapieverfahren oft zu Vermeidungsstrategien führt[5], wird in der KBT der Patient im Sinne der »aktiven Technik« *Ferenczis* mit der angstmachenden Situation im Schutz der Therapie konfrontiert. Neurotiker mit einem prägenitalen Störungsanteil finden im Nonverbalen ein Therapieangebot entsprechend ihrer oft präverbalen Fixierung.

Die Arbeit mit Behinderten zeigt, hat man nicht nur das Kompensationsbedürfnis mit dem Wunsch vor Augen, es Nicht-Behinderten gleich zu tun, wie entwicklungs- und ausbaufähig individuelle Funktionsmöglichkeiten werden können. Geistig Behinderten wird oft ein Kommunikationsbereich erschlossen, der ihnen im Verbalen zunächst nicht möglich ist. Bei körperlich Behinderten liegt fast ausnahmslos eine ausgeprägte Störung des Körperschemas, der Körperbesetzung vor, d.h. das therapeutische Vorgehen sollte zunächst ein Akzeptieren der körperlichen Veränderung erreichen, um dann aufbauend auf einer gelungeneren Körperbesetzung individuelle Funktionsbereiche zu entwickeln.

1.19. Becker

In der klinischen Praxis haben sich bei der Indikationsstellung von nonverbalen Therapieverfahren spezifische Abwehrmechanismen, die oft einen Einstieg in einen psychotherapeutischen Prozeß verhindern, als wichtig erwiesen: Eine ausgeprägte Verdrängung von Affekten, eine Tendenz zum Intellektualisieren, wo die Sprache oft Abwehrcharakter hat, und eine fast ausschließliche Fixierung auf das Symptom. Daneben zeigt sich, daß Schwierigkeiten mit Unterschichtpatienten, sowohl unter Mitpatienten unterschiedlicher Sozialisation als auch zwischen Therapeut und Patient, im Bereich der nonverbalen Kommunikation eine geringere Rolle spielen als im verbalen Bereich, der bildungsabhängiger zu sein scheint. *J.E. Meyer* spricht davon, daß sich in diesem therapeutischen Rahmen durch die Herauslösung aus dem Spannungsfeld unserer aktuellen und lebensgeschichtlichen Situation das Verhältnis zu den Mitmenschen insoweit verändert, daß man ihnen frei, unbefangen von den Beziehungen der Gesellschaftsordnung begegnen kann.

4.2. Erweiterte Indikation:
Psychosen
Krankengymnastik
Selbsterfahrung
(Weiterbildung, studentischer Unterricht)

Die Arbeit mit Psychotikern fordert eine Modifizierung des therapeutischen Vorgehens. Eigentlich bewegt man sich hier bereits im Bereich der Kontraindikation; trotzdem liegen sehr ermutigende Erfahrungsberichte vor. Der Therapeut hat aktiv zu strukturieren, d.h. er muß Ich-Funktionen übernehmen, Abgrenzung ermöglichen, ein offenes regressives[6] Angebot vermeiden.

Der Krankengymnastik insgesamt bietet sich die KBT im Sinne *Elsa Gindlers* zu einer neuen Sichtweise und Sinngebung der therapeutischen Arbeit über eine Mobilisierung der somatischen Funktionsabläufe hinaus an. Chronisch Kranke, lange hospitalisierte Patienten, Unfallpatienten etc. erfahren über die körperliche Berührung und ein körperliches Mobilisieren ein Angenommenwerden im Psychischen. Die Krankengymnastik weckt Hoffnungen, fördert Selbstvertrauen, kann jedoch auch über das Erfahren der Grenzen der Belastbarkeit mit Barrieren und Hemmungen konfrontieren. Ihr kommt oft unausgesprochen eine psychosomatische Funktion zu. Sie hat mit die Aufgabe, Patienten aus der krankheitsbedingten oder iatrogenen Regression hinauszuführen, eine Aufgabe, die über die Gesundung der somatischen Funktionabläufe weit hinausgeht.

Zur Selbsterfahrung im Rahmen der Weiterbildung und des studentischen Unterrichts eignet sich die KBT insbesondere als Einstieg zur Vermittlung psychosomatischer Zusammenhänge, die oft theoretisch kaum zu vermitteln sind. Das subjekthafte Erleben kann der rein objekthaften und objektiven Betrachtung sinnvoll vorgeschaltet werden.

4.3. Kontra-Indikation:
Im allgemeinen stellen schizophrene Psychosen und Borderlinestörungen eine

Kontraindikation für die KBT dar. Wir haben jedoch bei der erweiterten Indikation gesehen, daß eine Modifizierung der Technik einen Einbezug dieser Störungen ermöglichen kann. Die Modifizierung der Technik im Sinne von starker Strukturierung, Abgrenzung und Realitätsorientierung[7] ist jedoch nur im einzeltherapeutischen Rahmen oder in ausgesprochenen Psychotiker-Gruppen, nicht jedoch in gemischten Gruppen (Neurotiker, psychosomatische Patienten und Psychotiker) möglich. Die Grenze der Belastbarkeit im Sinne des individuell sinnvollen Freiraumes ist hier zu unterschiedlich.

J.E. Meyer sieht eine relative Kontra-Indikation bei hysterischen Syndromen, da das nonverbale Therapieverfahren den der Realität ausweichenden Tendenzen des Hysterikers entgegen kommen kann. Wir hatten in unserer klinischen Praxis ähnliche Befürchtungen bei Patienten, die eine ausgeprägte Tendenz zum Agieren zeigten. Diese Tendenz wird jedoch in den vorwiegend verbal orientierten Psychotherapieverfahren zwar innerhalb des streng gesetzten Therapierahmens zurückgedrängt, findet aber meist doch verdeckt in der Therapie oder vor allem außerhalb der Sitzung, oft unbemerkt vom Therapeuten, statt. So sehen wir heute gerade bei zum Agieren neigenden Patienten eine Indikation zur KBT, da hier das Agieren durch Einbeziehen in den therapeutischen Rahmen bearbeitbar werden kann.[8]

5. Abgrenzung zu anderen körperorientierten und nonverbalen Therapieverfahren

Es stellt sich die Frage nach Gemeinsamkeiten und Abgrenzung der KBT zu mehr übenden Verfahren, wie beispielsweise dem Autogenen Training und Gruppenmethoden wie Sensitivity-Training, Encounter- und bioenergetischen Gruppen. Das Autogene Training geht als übendes Verfahren von kollektiv vorgegebenen Übungen mit einem mehr oder weniger angestrebten kollektiven Übungsziel aus (ausgenommen die Oberstufe), während in der KBT zwar einerseits von seiten des Therapeuten zu Beginn des therapeutischen Prozesses Anstöße und Hilfen zur Überwindung einer Initialhemmung gegeben werden, andererseits der Fortlauf durch individuelle freie Körper- und Handlungsassoziationen bestimmt ist.[9]

Das Vorgehen in Encountergruppen und Sensitivity-Trainings scheint mir in wesentlichen Prinzipien grundverschieden zur KBT zu sein. Nach *Schmidbauer* (23) initiiert der Leiter von Encounter-Gruppen aufwühlende Interaktionen, bietet sich selbst als Vorbild für spontane Gefühlsausbrüche an und plädiert uneingeschränkt für das Privileg des Handelns vor dem Sprechen im Sinne eines Agiergebots. Die Übertragung des Erlebten und Erlernten auf normale soziale Situationen sieht er (*Schmidbauer*) hierdurch als besonders erschwert an. Sowohl bei Encounter-Gruppen als auch im Sensitivity-Training herrschen Katharsis und ich-syntones Agieren, im therapeutischen wie antitherapeutischen Sinne, vom Leiter selbst aktiv inszeniert vor. Gruppenaktivität und Realität klaffen weit auseinander. Durch »lärmende« äußere Aktivität tritt die Innenwahrnehmung im Gegensatz zur KBT in den Hintergrund.

Bioenergetische Gruppen nach *Lowen* (17) in der Tradition zu *Wilhelm Reich*, kommen dem Geschehen in der KBT noch am nächsten. Die Arbeit am Charakterwiderstand versucht analog zur KBT den Patienten vom körperlichen Ausdruck her anzunehmen. Grundsätzliche Unterschiede ergeben sich jedoch insbesondere im Umgang mit Aggressivität, negativen Übertragungsphänomenen und Abgrenzung. Dies sind Phänomene, die in bioenergetischen Gruppen mehr oder weniger ausgespart werden oder als zu überwindende postuliert werden. Der Transfer zur sozialen Realität wird auch hier eher erschwert als erleichtert, Produktivität und Kreativität von aggressiven Antriebsbereichen und Abgrenzung werden negiert.[10]

6. Theoretische Einordnung der Methode

Zwei Zitate seien an den Anfang eines Versuches einer theoretischen Einordnung der KBT gestellt: »Das Ich ist vor allem ein körperliches« (*Freud*) und »Aus Es soll Ich, und aus Ich soll Es werden« (27). Hieraus leiten sich zwei wesentliche Forderungen an den therapeutischen Prozeß ab. Einmal stellt die Körperlichkeit für alle psychophysischen Prozesse eine grundlegende Basis dar, und andererseits sollte das therapeutische Ziel nicht nur eine Desomatisierung, sondern auch eine Reintegration des Somatischen, Triebhaften, Primärprozeßhaften im Sinne der Resomatisierung sein. Für beide Forderungen finden wir einen therapeutischen Ansatz in der KBT.

6.1. »Das Ich ist vor allem ein körperliches«

Betrachtet man im Bereich der psychoanalytischen Theoriebildung die entwicklungspsychologischen Modelle, die die Basis für eine Krankheitslehre bilden, fällt auf, daß sie vorwiegend an körperlichen Phänomenen bleiben. *Freuds* Phasenlehre der psychosexuellen Entwicklung bleibt mit der Einführung der Begriffe oral, anal, genital im Bereich körperlicher Zonen. In Anlehnung und Erweiterung dazu führt *Erikson* den Begriff des Organmodus ein, wo entsprechend der einzelnen Phasen, z.B. der oralen Phase der Organmodus des Einverleibens, kaptativ Zupackens, der analen Phase der retentiv-eliminative, anpassende und entspannende Organmodus, der genitalen Phase der eindringende, umschließende Organmodus im Bereich der Körperzonen Haut, Muskulatur und Genitale beigefügt wird. *Erikson* ergänzt dies noch durch einen psychosozialen Modus wie atmosphärisches Fühlen, Hören, Sehen, Riechen, rezeptives Aufnehmen und sich Verschließen, sich Bewegen und Durchsetzen, Festhalten und Hergeben, Trotz und Fügsamkeit und ein entsprechendes Grundgefühl Urvertrauen gegen Urmißtrauen, Nähe gegen Trennung, Autonomie gegen Scham und Zweifel, Initiative gegen Schuldgefühle. *Margret Mahler* hat über empirische Studien der Mutter-Kind-Beziehung das entwicklungspsychologische Modell *Freuds* durch eine vorwiegend kommunikative Ebene erweitert. In der sog. normalen Entwicklung des Säuglings und Kleinkindes beschreibt sie

Phasen des Autismus (entsprechend dem primären Narzißmus bei *Freud*), der Symbiose, Trennung und Individuation, die über eine pathologische Ausformung im Erwachsenenalter einerseits eine Einordnung der Störung, deren möglichen Bedeutungsgehalt, aber auch ein therapeutisches Umgehen, z.B. auch in der KBT ermöglichen. Alle die hier genannten Begriffe zur Beschreibung einzelner Entwicklungsphasen stellen Ursituationen in der KBT[11] dar. Patienten mit frühen Störungen und psychosomatischen Erkrankungen zeigen in ihrer Lebensgeschichte, aber auch in der Auslösesituation ihrer Erkrankung, eine ausgeprägte Störung im Bereich des Körperselbst, der Kontaktfähigkeit und eine besondere Empfindlichkeit auf Objektverluste. Man geht heute von der Hypothese aus, daß hier eine Fixierung oder Regression auf einer präverbalen, d.h. vorsprachlichen, vorsymbolhaften Stufe der Entwicklung vorliegt. Nicht selten sind diese Patienten angewiesen auf die Realpräsenz eines Objektes. Eine Internalisierung der Objektwelt, eine Symbolisierungsfähigkeit ist mangelnd ausgeprägt. Das Angebot der mehr verbal orientierten Psychotherapie setzt jedoch bereits zu Beginn der Therapie ein hohes Maß an Abstrahierung über Sprache, Phantasie und Symbolisierungsfähigkeit voraus und so ist wohl auch *De Boors* und *Mitscherlichs* Forderung zu verstehen, daß unsere Therapien bei den oben dargelegten Indikationen noch nicht weit genug in den nonverbalen Bereich vorgedrungen seien.

6.2. »Aus Ich soll Es werden«

Bei pränatalen Neurosen und psychosomatischen Erkrankungen geht man von einer frühkindlichen Fixierung oder Regression auf eine vorwiegend präverbale Entwicklungsstufe aus. Die KBT entspricht mit ihrem nonverbalen Therapieangebot dieser Entwicklungs- und Kommunikationsstufe. Daneben versucht das Therapieverfahren im Sinne der Forderung *v. Weizsäckers* im therapeutischen Prozeß Phänomene der Körperentfremdung anzugehen.

Bei dem psychosomatischen Theorieansatz *Max Schurs* wird oft einseitig der Übergang von der Somatisierung zur Desomatisierung als ausschließlicher Reifungsschritt angesehen. Resomatisierung wird im Sinne der pathologischen Regression verstanden. Ähnlich, aber wie ich meine falsch verstanden, verhält es sich bei der psychoanalytischen Betrachtungsweise des Primärprozesses und Sekundärprozesses, wo der Schritt zur Reifung vorwiegend in Richtung Sekundärprozeß verlaufen soll. Dies entspricht im besonderen Maße unserer westlichen Zivilisation, wo Resomatisierung, primärprozeßhaftes Denken, Triebhaftigkeit im Sinne der Naturbeherrschung am Menschen (16) unserer Sozialisation scheinbar zuwiderlaufen. (*Brede*) Es geht jedoch gerade bei Neurotikern und psychosomatischen Patienten im therapeutischen Prozeß um eine Wiedergewinnung der Verfügbarkeit der eigenen Körperlichkeit im Sinne der Resomatisierung, des primärprozeßhaften Denkens und der Triebhaftigkeit und dessen Integrierung in die soziale Realität.

1.19. Becker

Literaturhinweise:

2 BALINT, M. (1972): Angstlust und Regression. Rowohlt Taschenbuchverlag, Hamburg.
7 BRÄUTIGAM, W.(1978): Verbale und präverbale Methoden in der stationären Therapie. Z. Psychosom. Med. Psychoanal. 24: 146-155.
16 LIPPE, R. zur (1974): Naturbeherrschung am Menschen. Suhrkamp, Frankfurt.
17 LOWEN, A. (1967): The betrayal of the body. Mcmillan, New York.
23 SCHMIDBAUER, W. (1973): Sensivitätstraining und analytische Gruppendynamik. Piper, München.
27 WEIZSÄCKER, V.v. (1949/50): Psychosomatische Medizin. Psyche 3: 331-341.

Anmerkungen des Herausgebers:

1 Bei den Literaturhinweisen am Schluß der Arbeit sind nur diejenigen Werke aufgeführt, die nicht schon in vorausgehenden Beiträgen des Verfassers (siehe Seite 108 und Seite 145) zitiert oder die nicht in die vorliegende Sammlung aufgenommen sind.

2 Diese Definition stellt eine Erweiterung der sonst üblicherweise gebrauchten dar (siehe »Definitionen« , Seite 221 ff).

3 »Regelmäßig« sollte nicht verstanden werden als ein Muß, sondern als ein Kann, und auch das »Sich-Anschließen« meint nicht ein Trennen von Erlebtem und Verbalisiertem. Eine Möglichkeit der verbalen Rückmeldung wurde schon in der im Beitrag von Stolze (1959): »Zur Bedeutung von Erspüren und Bewegen in der Psychotherapie« (siehe Seite 30 ff) wiedergegebenen Krankengeschichte gezeigt: Die Patienten können aufgefordert werden, das, was sie gerade erleben, durch Aussagen zu begleiten. Nicht alle Patienten sind gleich aussagewillig und -fähig; sie sind zudem oft gehemmt — mindestens anfänglich — durch die Vorstellung, etwas »Richtiges«, »Passendes«, »Erwartetes« sagen zu müssen. Es kann also nach jeder Arbeitssituation ein »Erfahrungsaustausch« unter zwei, drei oder mehr Übenden einer Gruppe angeregt werden. In diesem Austausch wird das Erfahrene, Erlebte »ins Wort gebracht«. In solchem Beschreiben (das der Therapeut oft gar nicht zu hören bekommt, weil er nicht gleichzeitig bei allen Untergruppen sein kann), wird mehr, als wir zunächst erfassen können, verbal be- und durchgearbeitet. (Siehe dazu auch die Beiträge von Henning, Seite 146 ff, Gehrmann, Seite 114 ff und Lechler, Seite 260 ff). Und schließlich gibt es dann die Möglichkeit, daß die Gruppe gemeinsam das Erlebte im Gespräch reflektiert und so zur verbalen Deutungsarbeit überleitet.

4 Im Sinne der Psychoanalyse gemeint = das freie Assoziieren im klassischen Setting auf der Couch liegend.

5 Siehe dazu auch die Arbeiten von Stolze: »Möglichkeiten der Psychotherapie von Angstzuständen durch Konzentrative Bewegungstherapie« (Seite 351 ff) und von Becker und Brand: »Die Behandlung von Angstsymptomen in der Konzentrativen Bewegungstherapie« (Seite 356 ff).

6 D.h. ein die »maligne Regression« beförderndes Angebot. Im Gegensatz dazu ist hier eine stärkere Strukturierung angebracht (siehe unten bei »Kontra-Indikation«).

7 Siehe dazu den Beitrag von Gräff (1981) über »Strukturierung in der KBT-Arbeit« und dort die zur Verdeutlichung in Anmerkung 3 wiedergegebene Fallschilderung, Seite 333.

8 Eine weitere Kontraindikation erwähnt Stolze in seinem Beitrag (1979): »Über die Erweiterung des therapeutischen Raums durch KBT« (siehe Seite 468), nämlich eine ausgeprägte Depersonalisations- und Derealisationssymptomatik.

9 Dazu kommt der unterschiedlich therapeutisch erwünschte Bewußtseinszustand: in der KBT »Wachheit«, im AT ein Hypnoid.

10 Weitere Abgrenzungen finden sich bei Stolze (1958), Seite 23, und (1977), Seite 111, ferner bei Brand (1982), Seite 198 ff, und Kirchmann (1979), Seite 404 ff.

11 Näheres dazu im Beitrag des Verfassers (1979) »Theoretischer Ansatz der KBT aus der Entwicklungspsychologie«, Seite 132 ff.

EUTONIE UND KONZENTRATIVE BEWEGUNGSTHERAPIE. EIN METHODENVERGLEICH

Von Rose BRAND (1982)

Zu dieser Arbeit:
Bei der Fülle neuer (oder neubenannter) körperorientierter Psychotherapieverfahren ist eine möglichst klare Abgrenzung der Methoden wünschenswert. Der vorliegende Beitrag versucht dies für die KBT in der Gegenüberstellung zur Eutonie (und ergänzt damit Bemerkungen über die Abgrenzung der KBT in anderen Beiträgen dieser Sammlung). Im zusammenfassenden Vergleich — auf die Darstellung der beiden Methoden im einzelnen muß hier verzichtet werden — werden nach der Schilderung einiger Gemeinsamkeiten die Unterschiede der Begriffe, der Arbeitsansätze, des Selbstverständnisses, des methodischen Vorgehens und der Indikationen und Gegenindikationen herausgehoben. Welche der beiden Methoden angewendet wird, wird nun aber nicht nur von diesen Unterschieden, sondern darüber hinaus von der persönlichen Eignung des Patienten wie des Therapeuten (der sogenannte Patienten- bzw. Therapeutenvariable) für die eine oder andere Art der Therapie abhängen.

(Die Abschnitte I und II, welche die beiden Methoden der Eutonie und der KBT schildern, sind hier weggelassen.)

III. Zusammenfassender Vergleich von Eutonie und KBT.

A. Eutoniepädagogik und Eutonietherapie im Vergleich zu Konzentrativer Bewegungstherapie

Eutoniepädagogik »soll zu einem in Haltung und Bewegung sichtbar werdenden psychosomatischen Spannungsgleichgewicht führen« (*Alexander*) und bezieht sich damit in erster Linie auf den Organismus des Schülers.

Der Begriff »Eutonietherapie« wird nicht im psychotherapeutischen Sinn gebraucht, sondern im Sinne von Rehabilitation organischer Störungen durch Behandlung mit Eutonietechniken.

Die Trennung zwischen Eutoniepädagogik und Eutonietherapie ist nach *Alexander* »nicht immer deutlich und auch weder sinnvoll noch möglich«.

In der KBT ist ein pädagogischer Ansatz möglich, wenn eine bestimmte Lernerfahrung vermittelt werden soll. Eine besondere KBT-Pädagogik gibt es jedoch nicht.

Erfahrungen der Eutoniepädagogik können aber auch für die KBT wichtig sein und mit in die Arbeit einbezogen werden. Ein Beispiel:

1.20. Brand

>»In der Eutoniepädagogik ist die Arbeitstendenz von unten nach oben fortlaufend ... Die Füße sind einmal der Ort unseres Standes, Ursprung des Aufrichtreflexes. Die tragende Bedeutung des Beckens und der Hüftgelenke braucht nicht ausgeführt zu werden. Die Ansprechbarkeit des parasympathisch gesteuerten Vegetativums ist in der unteren Leibeshälfte am größten. Stellt sich hier Ordnung ein, kann auch die Arbeit an den oberen Regionen des Körpers 'ertragen' werden. Und umgekehrt: Geschieht ein Durchbruch psychophysischer Art, muß und kann er von 'unten' aufgefangen werden. Der Therapeut kann den Patienten von den Füßen her wieder erden.« (1)

Die Verwobenheit mit individuellen Konflikten macht die Aufstellung allgemeingültiger Regeln für die KBT aber letztlich nicht möglich.

B. Gemeinsamkeiten der beiden Methoden

Beide Methoden stammen aus der frühen Gymnastikbewegung, die Körperbildung als Menschenbildung ansah, und haben ganz allgemein formuliert das gleiche Ziel: den »besseren Umgang mit sich selbst und mit anderen«.

Unbewußt verlaufende Vorgänge werden in beiden Methoden bewußt gemacht. Die Hinwendung zum Körper geht nicht in passivem, hypnoidem Zustand vor sich, sondern kommt durch Bewußtseinserweiterung zu sensiblerer Selbst- und Fremdwahrnehmung. Das Körpergefühl verbessert und entwickelt sich zum »Körperbewußtsein«.

Es wird keine Entspannung angestrebt. Der Atem wird gespürt und beobachtet, aber nicht willkürlich verändert.

Beide Methoden arbeiten nicht suggestiv, sondern mit neutralen Hinweisen (Körpergewicht — nicht: Schwere oder Leichtigkeit; Temperatur — nicht: Wärme oder Kälte).

Da die Therapeuten ein differenziertes Verhältnis zum eigenen Körper haben, kann durch »körperliche Gegenübertragung« Zugang zu verdeckten Vorgängen beim Patienten gefunden werden.

C. Unterschiede der beiden Methoden

a. Unterschiede der Begriffe:

Die Eutonie richtet ihr Augenmerk auf Vorgänge im Organismus und arbeitet mit physiologischen und anatomischen Begriffen: Ein Zwangsneurotiker wird als Mensch mit starken Tonusfixierungen gesehen. Tiefenpsychologische Begriffe erscheinen am Rande.

Die KBT setzt gleichfalls am Körper und seiner Bewegung an, ist aber nicht denkbar ohne tiefenpsychologische Sichtweise und analytische Begriffe. Sie arbeitet mit Regression, Übertragung und entwicklungspsychologischen Modellen. Anatomische und physiologische Begriffe erscheinen am Rande.

b. Unterschiede der Arbeitsansätze:

Bewußte Steuerung der Aufmerksamkeit, Arbeit mit exakten anatomischen Vorstellungen, fest umrissene Übungen, Aufgaben und Ziele, ein beträchtlicher rationaler Anteil strukturieren die Eutoniearbeit. Die Abwehrmechanismen des Schülers bleiben dadurch im allgemeinen eher intakt als in der KBT-Arbeit. Wenn emotionale Durchbrüche geschehen, werden sie als notwendige Krisen erlebt, nicht als das Material, an und mit dem weitergearbeitet wird. Hilfen werden vom Körperlichen her angeboten (Streckreflex üben u.a.).

In der KBT leitet das Bewußtsein gleichfalls die Arbeitssituation ein, kommt dann aber in einen Zustand breitgestreuter, »freischwebender« Aufmerksamkeit und Erfahrbereitschaft. Es muß nichts »erreicht« werden. Die Aufmerksamkeit kann dabei mehr auf körperliche Abläufe oder auf Gefühle und Phantasien gelenkt werden. Die Auswirkungen von Emotionen im Körper, Körpersprache und Körpersignale, werden beachtet.

»Ablenkungen« werden zugelassen und wichtig genommen. Sie können zu dem führen, was für den Patienten ausschlaggebend ist.

Die verschiedenen Schichten der Persönlichkeit, auch die unbewußten, und die gruppendynamischen Vorgänge werden mit einbezogen und (averbal oder verbal) weiter bearbeitet.

c. Unterschiede im Selbstverständnis:
Die Eutonie ist ein übendes Verfahren. Unbewußt verlaufende körperliche Vorgänge können durch Selbstübung bewußt gesteuert werden.

Gerda Alexander nennt die Eutonie »eine nüchterne psychosomatische Erziehung«, die »für jedermann erlernbar ist«, und spricht von »allgemeinen Richtlinien, die den Menschen in unserer Kultur zur Selbstwerdung führen können.« (2)

Die Veränderung psychischer Fehlhaltungen ist dabei nicht das Ziel, wohl aber ein Ergebnis.

Das übende Moment im Sinne von Wiederholen und Durcharbeiten ist auch in der KBT vorhanden. Der unempfindlich und unbeweglich gewordene Patient kann verändert wahrnehmen und sich anders bewegen lernen. KBT ist aber gewährender und geht mehr mit der Komplexität menschlichen Verhaltens um.

Die Veränderung des Spannungszustandes des menschlichen Organismus ist dabei nicht das Ziel, wohl aber ein Ergebnis.

d. Unterschiede im methodischen Vorgehen:
In der Eutonie ist sehr viel Erfahrung vorhanden, wie man regulierend auf den Organismus Einfluß nimmt. Die hochdifferenzierten Eutonietechniken arbeiten mit präzisen Vorstellungen, z.B. des exakten Knochenbaus. Sie verlangen beharrliche, qualifizierte Übung, die Ansprüche an die Konsequenz und das Einspürungsvermögen sind hoch.

Es sind klare Gesetzmäßigkeiten bekannt, z.B. Reaktionen des Körpers bei Verschiebung der Aufmerksamkeit vom Körpervolumen auf den Körperbau oder die Haut. Die physiologischen Auswirkungen sind genau umschrieben und meßbar.

Die Ebene der Bedeutung des Wahrgenommenen wird nicht durch die Gesprächsführung oder durch nonverbale Interventionen des Therapeuten erreicht, sondern — gegebenenfalls — spontan vom Schüler selber.

Unbewußte Aussagen werden im »Körperbildtest« miteinbezogen und zur Kontrolle gebraucht. Malen und Kneten sind aber nicht als »Sonderformen der Bewegung« mit in die Therapie einbezogen.

In der KBT sind die Übungsangebote strukturiert bei Anfängergruppen, bei Gruppen mit ich-schwachen Teilnehmern (schwere Neurosen oder Psychosen) und in den Fällen, in denen bestimmte Lernerfahrungen vermittelt werden sollen.[1]

Arbeitsvorschläge mit bestimmter Thematik (Rivalität, Abschied, Geben und Nehmen) geben nur Impulse, die vom Patienten aufgenommen und bearbeitet oder verändert werden können. Die Aufmerksamkeit kann dabei mehr auf die erfahrungsabhängige Erlebnisseite oder auf den körperlichen Ablauf gelenkt werden.

In solchen kaum strukturierten Situationen ist viel Raum für spielerisches Ausprobieren, für Spontanes, Unbewußtes, oft sogar Ungewolltes. Die Kindertherapieregel: »Das Kind findet das Spiel, das es braucht, wenn man ihm eine geeignete Situation schafft«, gilt auch für die KBT. Nicht die Aufgabe, sondern die Art, wie der Patient mit ihr umgeht und seine auftauchenden Gefühle und Phantasien sind wichtig. Über lange Strecken nonverbaler Arbeit mit Gegenständen, die als Symbol- und Projektionsträger dienen, und der Begegnung mit anderen wird der Zugang zum Unbewußten möglich.

Es läßt sich daher auch nicht voraussagen, was sich aus einem Angebot entwickeln wird, auch wenn es Weichen stellt und theoretisches Wissen und Vorerfahrung in eine bestimmte Richtung weisen. Es ist wie ein Dialog auf der Körper- und Bewegungsebene: Anfangs wird eine Frage gestellt — die Antwort ist unbekannt, und man weiß daher nicht, wohin das Gespräch führen wird.

Der Patient kann zwar in eingefahrene Verhaltensmuster ausweichen, er kann sich verweigern oder etwas »machen«, wenn ihm die offene Situation zu unbehaglich wird. Es kann aber auch aus dem Aktualkonflikt, der in einer Bewegungssituation sichtbar werden kann, zum Grundkonflikt des Patienten durchgestoßen werden[2]. — In Erlebnisberichten (Erfahrungsaustausch) der Patienten untereinander oder im (Gruppen-) Gespräch mit dem Therapeuten, aber auch nonverbal in der Wiederholung von Angeboten und deren verschiedenartigen »neuen« Lösungen, wird Deuten und Bedeuten des Erfahrenen (Erlebten) als wesentlicher Bestandteil der KBT-Arbeit angestrebt.

Phänomene wie Veränderung des elektrischen Hautwiderstandes, der Atemfrequenz oder Temperatur treten auch auf, spielen aber keine Rolle und werden als Erleichterung, Beruhigung o.ä. erlebt. Die Ergebnisse in der KBT sind nicht »meßbar«.

e. Indikationen und Gegenindikationen:
Eutonietherapie ist angezeigt bei neurologischen Leiden wie Poliomyelitis, spastischen und Querschnittslähmungen, Phantomschmerzen, psychosomatischen und

Streßerkrankungen, also bei Störungen, bei denen somatisches Kranksein vordergründig ist. Falldarstellungen von Patienten mit psychischen Erkrankungen fehlen. Gegenindikationen werden nicht angeführt.

Die Verfasserin dieser Arbeit, die einige Wochen mit *Gerda Alexander* gearbeitet hatte, hat mit 49 Jahren nach einem schweren Unfall mit einer Vielzahl von Brüchen, nachfolgenden Operationen, einer Osteomyelitis und Peroneuslähmung sehr bald im Krankenhaus begonnen, ihren Körper, der über Monate unbeweglich liegen mußte, mit eutonischen Übungen zu behandeln. Trotz eines von Jugend an schwachen Kreislaufs waren stützende Medikamente nie notwendig. Durch tägliches Üben war sie nach einem Jahr so weit, daß man ihrem Gang nichts mehr anmerkte, obwohl die Belastbarkeit des rechten Beines eingeschränkt geblieben ist.

KBT ist nach *Stolze* angezeigt bei psychosomatischen Störungen, bei somatischen Krankheiten, (Anorexien, Adipositas u.ä.) bei Angst- und Zwangsneurosen, bei leichten Sucht- und Verwahrlosungserscheinungen und — in stärker strukturierter Anwendungsform — bei Psychosen.

Eine Gegenindikation ist bei Neigung zu Derealisation und Depersonalisation vorhanden. Das Einspüren in den Körper kann dann so angstbesetzt sein, daß es dem Patienten schadet.[3]

Stark intellektuell orientierte Menschen können Schwierigkeiten haben, mit ihrem Körper in Kontakt zu kommen. Indolenz und Stumpfheit ohne jede Neugierde auf sich selbst können eine KBT-Therapie unmöglich machen.

Die KBT ermöglicht gleichzeitig unmittelbar anschauliche Erfahrungen auf der psychischen Ebene.

Eine Gruppenteilnehmerin berichtete nach einer Sitzung, in der das Thema »Ich hänge an Dir« in den verschiedensten Konstellationen erlebt wurde: »Dieses 'Sich einmal absolut an einen Hängen' war wie eine Verdichtung des Themas 'Abhängigkeit' (von der Zuwendung der Mutter), das für mich länger aktuelles Thema war. Daß ich die Verleugnung fallen lassen konnte und mich am Wochenende körperlich an E. dranhängen konnte, brachte die Loslösung und die Erleichterung.«

Die persönliche Eignung für die eine oder andere Art der Therapie wird sowohl beim Patienten wie beim Therapeuten eine Rolle spielen. In einigen Fällen kann die relativ überprüfbare, sorgfältig auf den Organismus gerichtete Eutoniearbeit eine gewisse Sicherheit bedeuten. Ist aber die Ausweitung in den psychotherapeutischen Raum angezeigt, dann kann die am Körper und seiner Bewegung ansetzende konfliktorientierte KBT-Arbeit zu wichtigen Lebensproblemen vorstoßen und zu ihrer Lösung beitragen.

1.20. Brand

Literaturhinweise:

1 STOKVIS, B. und E. WIESENHÜTTER: Der Mensch in der Entspannung. 3. Aufl., Kapitel IV B,h: »Eutonie nach *Gerda Alexander*«. Hippokrates-Verlag, Stuttgart: 1971.
2 ALEXANDER, G.: Eutonie. Kösel-Verlag, München: 1976.

Anmerkungen des Herausgebers:

1 Siehe dazu auch den Beitrag von Gräff: »Strukturierung in der KBT-Arbeit«, Seite 331 ff.
2 Siehe dazu u.a. den Beitrag von Hilzinger, Seite 340 ff.
3 Siehe zu Indikationen auch die vorausgehende Arbeit von Becker, Seite 191 f.

DIE BEDEUTUNG DES WIDERSTANDS IN DER KONZENTRATIVEN BEWEGUNGSTHERAPIE

Von Sophinette BECKER (1983)

Zu dieser Arbeit:
»Widerstand« ist in der KBT-Arbeit im gleichen Sinn zu definieren wie in der Psychoanalyse. Sie äußert sich aber in der KBT in besonderer Weise: In Ablehnung oder übergefügigem Annehmen des therapeutischen Angebots, in Einschlafen, im Mißverstehen der KBT-Ziele aus der Erwartung, sie bringe nur Entspannung und schöne Erlebnisse, im Handeln als ausschließlicher Wunscherfüllung, in Verspieltheit, in Vermeidung der negativen Übertragung und in Sexualisierung als Abwehr prägenitaler Wünsche. Es wird gezeigt, wie in der KBT die Möglichkeit besteht, diese Formen des Widerstands zu unterlaufen und den Patienten schrittweise aktiv in die Angst hineinzuführen.

»Widerstand« ist einerseits ein therapeutischer Begriff, andererseits ein Wort der Alltagssprache. Daraus entstehen viele Mißverständnisse wie etwa: »... ist mit Widerstand die ablehnende Haltung des Patienten gegenüber den vorgeschlagenen Maßnahmen des Therapeuten gemeint« (*Randebrock-Ormeloh*, 5). Eine andere, einfach klingende, aber häufig anzutreffende Verwechslung ist die, daß Widerstand wie in der Alltagssprache als ein äußeres Hindernis verstanden wird und nicht im therapeutischen Sinne als ein inneres psychisches Phänomen.

1. Definition des Widerstandes

Der therapeutische Begriff »Widerstand« stammt aus der Psychoanalyse (*Freud*, 3, *Greenson*, 4, *Sandler, Dare* und *Holder*, 6). Die Psychoanalyse versteht unter Widerstand diejenigen Elemente und Kräfte im Patienten, die dem Ziel des Behandlungsprozesses entgegengesetzt sind. Ziel der Psychoanalyse ist es vor allem, Unbewußtes bewußt zu machen. Dies bedeutet für jeden einzelnen ein unterschiedliches Ziel. Die Psychoanalyse hat, ebenso wenig wie die KBT, ein kollektives, für alle gültiges Ziel; es geht um die Bewußtmachung des persönlichen unbewußten Materials jedes einzelnen. Mit Widerstand ist also all das im Patienten gemeint, was sich diesem Ziel entgegen stellt. Widerstand entspricht auf therapeutischer Ebene der Abwehr oder anders gesagt: Die Abwehr (von Gefühlen und Impulsen) drückt sich in der Behandlung als Widerstand (gegen die Ziele der Behandlung) aus. Beide, Widerstand und Abwehr, sind sowohl unbewußt als auch eine Funktion des Ich, d.h. sie verteidigen die Neurose, haben aber auch eine Schutzfunktion für den Patienten, schützen ihn z.B. vor einer Überflutung durch unbewußtes Material. Das Motiv des Widerstands ist (ähnlich wie das der Abwehr) die Angst vor dem Wiederbeleben schmerzlicher, peinlicher, unangenehmer oder verbotener Vorstellungen und Affekte. Widerstand ist also auch notwendig, er ist ein Signal, das vom Therapeuten verstanden werden muß. Dies gelingt insbesondere durch das Bearbeiten seiner Motive. Bevor man den Widerstand bearbeiten kann, muß man ihn jedoch erkennen, und zwar im ganz individuellen Kontext der Lebensgeschichte des Patienten. Das Erkennen des Widerstands ist nicht einfach, weil alle Arten von Verhalten dem Widerstand dienen können.

> Der Widerstand richtet sich gegen die Ziele der KBT, nicht gegen die Vorschläge des Therapeuten.
>
> Der Widerstand ist unbewußt; er schützt die Neurose, kann aber auch eine Schutzfunktion für den Patienten haben.
>
> Der Widerstand entsteht aus der Angst vor dem Wiederbeleben schmerzlicher oder verbotener Vorstellungen oder Affekte.
>
> Jedes Verhalten kann Widerstand bedeuten.
>
> Der Widerstand kann durch das lebensgeschichtliche Verstehen seiner Motive bearbeitet werden.

2. Formen des Widerstands in der KBT

Bevor ich zu einzelnen Formen des Widerstands in der KBT komme, möchte ich nochmal daran erinnern, daß jedes Verhalten dem Widerstand dienen kann — oder auch nicht. Man kann also nicht bestimmte Verhaltensweisen als solche mit Sicherheit als Ausdruck von Widerstand verstehen, sondern nur in Bezug auf den therapeutischen Prozeß, bzw. das Ziel der Behandlung.

Widerstand kann sich sowohl im Ablehnen als auch im Annehmen eines Angebots äußern. Beim Ablehnen leuchtet das einem schnell ein. Deshalb für das Annehmen des Angebots als Widerstand zwei Beispiele:
a) Übergefügiges Annehmen jedes therapeutischen Angebots aus Angst vor aggressiven Impulsen.
b) Ein Angebot wird so schnell aufgenommen und ausgeführt, daß die dazugehörenden (und die entgegengesetzten) Impulse gar nicht erlebt werden können.

Bekannte Formen des Widerstands sind Versäumen der Stunden bzw. Zuspätkommen. Da diese Formen in der KBT besonders stören und vom Therapeuten leicht als kränkend erlebt werden, ist es oft für ihn schwierig, auch hier nach den Motiven zu suchen, um sie für den Patienten bearbeitbar zu machen.

Einschlafen ist ebenfalls eine bekannte Variante des Widerstands in der KBT, als Vermeiden des eigenen Erlebens und der Auseinandersetzung mit anderen. In einzelnen Fällen kann Einschlafen aber auch kein Widerstand sein, wenn z.B. ein sehr kontrollierter, überaktiver Patient erstmals Passivität bis zum Schlaf zulassen kann.

Ein dem Einschlafen verwandter Widerstand ist das häufige Mißverständnis von Patienten, Ziel der KBT sei nur die Entspannung, bzw. Angenehmes zu erleben.

Ein Beispiel hierfür: Nach einer »Reise durch den Körper« meinte ein sehr intellektualisierender Patient, der stets bestrebt war, alles »richtig« zu machen, im anschließenden Gespräch, er habe nichts zu berichten. Bei genauerem Nachfragen stellte sich heraus, daß er durchaus etwas erlebt hatte, und zwar etwas sehr Unangenehmes: Er hatte Teile seines Körpers gar nicht gespürt, andere als beschädigt erlebt. »Ich wußte gar nicht, daß das auch gilt. Ich habe immer verzweifelt nach dem positiven Gefühl in meinem Sonnengeflecht gesucht.« Im weiteren Verlauf konnte geklärt werden, daß der Patient in einer sehr symbiotischen Beziehung zu seiner Mutter gelebt hatte, in der es nur Harmonisches und Schönes geben durfte. An diesem Beispiel wird deutlich, daß nur in einem solchen lebensgeschichtlichen Zusammenhang die Aufarbeitung des Widerstands möglich wird.

Im Gegensatz zur Psychoanalyse, wo oft Handeln ausschließlich als Widerstand, also als »Agieren statt Erinnern« verstanden wird, zeigt sich in der KBT, daß sich viele Patienten nur handelnd erinnern können. »Agieren im Sinne des aktuellen Vollzugs (Tat), vollzieht sich nicht statt Erinnern, sondern kann der erste Schritt zur Erinnerungsarbeit sein« (*Becker*, 1, S.73). Einschränkend ist jedoch dazu zu sagen, daß dann, wenn das Handeln in der KBT ausschließlich der Wunscherfüllung dient, es auch zum Widerstand werden kann, da es dann den Patienten am Erleben, Erinnern und Bearbeiten von Konflikten hindert. Eine Form unnützen Agierens im Sinne des Widerstands kann Albernheit oder Verspieltheit sein. Dies richtet sich besonders gegen das »konzentrative« Moment der KBT.

Ein Patient entwickelte nach mehrfachem beruflichen Scheitern aufgrund nicht realisierbarer Größenphantasien diverse funktionelle Beschwerden und eine depressive Symptomatik. In der KBT machte er häufig Kopfstand, wackelte mit den Beinen dabei und brachte so die anderen zum Lachen. So auch bei dem Angebot, aus dem Stand Schritt für Schritt zum Gehen zu kommen. Durch den »lustigen« Kopfstand vermied er es, sich mit seinem »unsicheren Stand«, wenn er auf der Erde steht, zu konfrontieren.

Aber auch das scheinbar sinnlose Spielen kann in bestimmten Situationen die therapeutische Arbeit fördern und ist dann kein Widerstand: z.B. wenn es nach einer Strecke intensiver konzentrierter Arbeit auftritt, eine spielerische Entspannung nach starker Spannung bedeutet, und als solche eine Art Pufferfunktion erfüllt, die dann im Anschluß ein intensives Verbalisieren ermöglicht — oder auch die Fortsetzung der KBT-Arbeit in einem neuen Angebot, das m.E. anschließend jedoch auch wieder verbal bearbeitet werden sollte.

Ein weiterer wesentlicher Punkt ist der Widerstand im Zusammenhang mit der Übertragung. Die Übertragung entwickelt sich in der KBT anders als in der rein verbalen Psychotherapie. Dies hängt mit dem unterschiedlichen Verhalten des Therapeuten zusammen. Während der rein verbale Therapeut sich mehr abstinent verhält, verhält sich der KBT-Therapeut aktiver, eingreifender und zeigt sich damit auch mehr persönlich. Dieses unterschiedliche Therapeutenverhalten kann verschiedene Konsequenzen für die Übertragung des Patienten haben. So ist z.B. die Gefahr einer schwer aufzulösenden, stark idealisierenden Übertragung bei einem sehr abstinenten verbalen Therapeuten sicher größer als beim KBT-Therapeuten, der mehr real in Erscheinung tritt. Andererseits verhält sich der KBT-Therapeut eher strukturierend, gebend und auch aktiv helfend, weshalb die Patienten zumeist eine positive Übertragung entwickeln. Diese positive Übertragung ist als Basis für eine tragende Beziehung wichtig, in deren Schutz der KBT-Therapeut den Patienten auch in (für die Konfliktbearbeitung notwendige) Mißempfindungen führen kann.

> Ein Patient mit einer Verwöhnungsgenese entwickelte seine neurotische Symptomatik, als er sich vom Elternhaus ablösen und beruflich selbständig werden sollte. In der KBT wiederholte er stets nur Situationen, in denen er sich geborgen fühlte, vermied jede Handlung, die etwas Selbständigkeit verlangt hätte. Er schätzte die KBT-Therapeutin sehr als eine alles gewährende Mutter. Als diese ihm mehrfach Versagungen zumutete und ihn aktiv in selbständige Handlungen führte, wurde er eine Zeit lang sehr böse auf sie, beschimpfte sie auch. Das änderte sich erst, als er allmählich an den zunächst als unangenehm empfundenen Aktivitäten Spaß entwickeln konnte.

Nur wenn der KBT-Therapeut vermeidet, den Patienten auch aktiv in Konflikte zu führen, entstehen hartnäckige Idealisierungen, die dem Patienten letztlich die Ablösung vom Therapeuten unmöglich machen. (So wie auch ein Kind durch eine gesunde Mischung von Befriedigung und Versagung seitens der Eltern den Antrieb entwickelt, zu wachsen und sich abzulösen.) Um diesen Übertragungswiderstand erkennen und bearbeiten zu können, muß sich der KBT-Therapeut mit seinen eigenen Wünschen, nur geliebt zu werden, und seiner Angst vor Kritik auseinandersetzen. Denn durch die Konfrontation mit Mißempfindungen (wie im oben genannten Fall) wird er sich auch Ärger und Ablehnung seitens der Patienten zuziehen.

Ein oft zu beobachtender Widerstand in der KBT ist das Sexualisieren der Situation als Abwehr regressiver prägenitaler Wünsche.

> Ein Patient mit einer Heimgenese, der in seiner frühen Kindheit viele wechselnde Bezugspersonen hatte, zeigte bei Angeboten in der KBT, die das Thema »sich anvertrauen« hatten (z.B. geführt werden oder ähnliches) stets ein stark flirtendes Verhalten gegenüber weiblichen Mitpatientinnen. Auf diese Weise behielt er die Kontrolle über die anderen und konnte vermeiden, sein Mißtrauen und seine Angst zu erleben, die Angst, im anderen keinen Halt zu finden. Durch aktive KBT-Angebote und durch Ansprechen seines Widerstandes konnte er langsam wagen, sich doch in so »gefährliche Situationen« zu begeben, die dazugehörigen Ängste zu erleben — und sie erst dadurch allmählich zu überwinden.

Dieser zuletzt beschriebene Widerstand hängt wohl u.a. auch mit der Tabuisierung des Körperlichen in unserer Gesellschaft zusammen, d.h. daß Körperlichkeit unter Erwachsenen oft nur als Sexualität zugelassen wird.

> Ablehnen oder Annehmen des Angebots des Therapeuten.
>
> Versäumen der Stunden, Zuspätkommen.
>
> Einschlafen.
>
> Mißverstehen der Ziele der KBT, in dem Sinne, daß sie nur Entspannung und schöne Erlebnisse bringen soll.
>
> Handeln als ausschließliche Wunscherfüllung.
>
> Albernheit und Verspieltheit.
>
> Vermeidung der negativen Übertragung.
>
> Sexualisierung als Abwehr prägenitaler Wünsche.

3. Chancen und Gefahren der KBT im Umgang mit dem Widerstand

Wenn sich also der Widerstand gegen die Ziele der Behandlung richtet, was meint dies für die KBT? Rufen wir uns hierfür die Ziele der KBT in Erinnerung:

(Hier folgt die Beschreibung der KBT; siehe »Definitionen« Seite 221 f).

Für die KBT könnte man demnach sagen, daß sich der Widerstand des Patienten gegen das leib-seelische Erleben und die *dadurch* angestoßenen Prozesse und Konfliktbearbeitungen richtet. Ansonsten gilt für das Verständnis des Widerstands das gleiche, das oben über den Widerstand in der Psychoanalyse gesagt wurde.

Aufgrund der Besonderheiten der KBT ergeben sich aber nun für die konkrete Arbeit am Widerstand in der KBT besondere Chancen und Gefahren:

Ich hatte oben betont, daß der Widerstand u.a. auch einen notwendigen Schutz für den Patienten darstellen kann. Dessen muß sich der KBT-Therapeut stets bewußt sein, da die KBT (als Methode, nicht als »böse« Absicht des Therapeuten) den Widerstand unterläuft; d.h. ein Patient gibt in der KBT viel eher als in einer verbalen Methode latente bzw. unbewußte Inhalte preis, ohne daß er es merkt.[*] Dies ist zwar einerseits eine Chance der KBT, andererseits kann sie aber auch gerade dadurch zu einem potentiell gefährlichen Instrument werden, das äußerst behutsam gehandhabt werden muß.

Nicht nur in der Arbeit mit Patienten, sondern auch in zeitlich begrenzter Selbsterfahrung mit sog. »Gesunden« läßt sich das deutlich beobachten. Im Rahmen des Medi-

---

[*] Vgl. die Arbeit von *A. Carl, J.C. Fischer-Antze, H. Gaedtke, S.O. Hoffmann, W. Wendler* (2), in der gezeigt wird, daß bei gleichzeitiger KBT und verbaler Gruppentherapie das Gruppenthema in der KBT zeitlich früher auftritt.

zinstudentenunterrichts z.B. fällt mir immer wieder auf, wie allein schon durch das Augenschließen bei psychisch unauffälligen Studenten sehr frühe und dramatische Ängste vor Ausgeliefertsein und Überwältigtwerden ausgelöst werden. Hier ist es dann sehr wichtig, immer wieder darauf hinzuweisen, daß die Augen wieder geöffnet werden können. Gerade bei gut kompensierten, intellektualisierenden Patienten bricht durch die KBT die abgewehrte Seite oft schnell durch.

Eines der Motive des Widerstands ist Angst bzw. Hemmung. Die KBT bietet nun die Möglichkeit, den Patienten ein Stück weit durch Handlung aktiv in die Angst zu führen, also im Schutze der Beziehung zum Therapeuten durch neue Erfahrung die hinter dem Widerstand stehende Erwartungsangst zu relativieren und dadurch diese Schwelle zu übersteigen. (Gerade bei phobischen Patienten ist dies oft sehr wichtig.)

> Die KBT kann durch ihre besondere Methode den Widerstand unterlaufen.
>
> Die KBT ermöglicht ein aktives Hineinführen des Patienten in die Angst.

Für das Erkennen des Widerstands ist es in jedem Fall sehr wichtig, daß der Therapeut auf seine Gefühle achtet.[1] Für die Bearbeitung des Widerstands spielt das Verbalisieren in der KBT eine entscheidende Rolle, da hier die Motive des Widerstands durchgearbeitet werden können. Oft läßt sich auch erst in den verbal geäußerten Einfällen des Patienten erkennen, ob sich im Handeln ein Widerstand ausdrückte oder nicht. Oft kann der Widerstand in der KBT auch direkt durch ein neues Angebot handelnd bearbeitet und manchmal auch im Ansatz überwunden werden, die Notwendigkeit des anschließenden Verbalisierens erübrigt sich dadurch jedoch nicht.[2]

Es ergibt sich aus dem bisher Gesagten, daß Widerstand in der KBT für den Therapeuten nicht leicht zu erkennen und oft auch schwer zu ertragen ist. Er darf sich aber nicht dazu verleiten lassen, den Widerstand »brechen« zu wollen, statt ihn im lebensgeschichtlichen Zusammenhang zu bearbeiten. Widerstand ist letztlich kein störendes Hindernis, sondern ein Leitfaden für die Therapie.

Literaturhinweise:

1 BECKER, H.: Konzentrative Bewegungstherapie. Integrationsversuch von Körperlichkeit und Handeln in den psychoanalytischen Prozeß. Thieme, Stuttgart, 1981.
2 CARL, A., J.C. FISCHER-ANTZE, H. GAEDTKE, S.O. HOFFMANN, W. WENDLER: Vergleichende Darstellung gruppendynamischer Prozesse bei Konzentrativer Bewegungstherapie und

analytischer Gruppentherapie. — Zugleich ein Versuch zur formalen Beschreibung dieser Prozesse (in diesem Buch, S. 167 ff).
3   FREUD, S.: Zur Psychologie der Traumvorgänge. G.W. II/III (1900): Fischer, Frankfurt (Imago/Publishing London) 1942.
4   GREENSON, R.R.: Technik und Praxis der Psychoanalyse. Band 1, Klett, Stuttgart, 1973.
5   RANDEBROCK-ORMELOH, M.: Arbeit am Widerstand. KBT INFO 6/7, April 1982.
6   SANDLER, J., C. DARE, A. HOLDER: Die Grundbegriffe der psychoanalytischen Therapie. Klett, Stuttgart, 1973.

Anmerkungen des Herausgebers:

1 Christine Gräff bemerkt dazu in ihrem Buch »Konzentrative Bewegungstherapie in der Praxis«: »In der Arbeit mit Psychotherapeuten erlebe ich das 'Wissen um' und 'Reden über' als Widerstand gegen das spontane Gelebtwerden. Der mangelnde Zugang zu ihrem Körper veranlaßt ja in den letzten Jahren immer mehr Analytiker, sich der KBT zuzuwenden. Die lange Zeit ihrer eigenen Analyse und die Beschäftigung mit der Vergangenheit ihrer Patienten machen es ihnen schwer, am gegenwärtigen Geschehen zu bleiben. Das 'auf-gedeckte' Leben und das Wissen um Reaktionen auf Geschehnisse erschweren dem Analytiker, sich seinem emotionalen und leiblich zum Ausdruck gelangenden Anteil zu überlassen. Es entsteht ein Widerstand, sich aus dem Wissen ins Nicht-Wissen zu entlassen.« (Seite 132)
Wir haben es hier mit einem »Gegenwiderstand« des Therapeuten zu tun, der in der KBT-Arbeit beachtet werden muß. Natürlich hat das oben erwähnte »Reden über« nichts mit dem zu tun, was hier mit dem »Verbalisieren« gemeint ist.
2 Zu den verschiedenen Formen des Verbalisierens siehe Anmerkung 3 des Herausgebers zum Beitrag von Becker (1982): »Konzentrative Bewegungstherapie. Ein nonverbales Psychotherapieverfahren zur Erweiterung der Indikation«, Seite 196.

KONZENTRATIVE BEWEGUNGSTHERAPIE ALS TIEFENPSYCHOLOGISCH FUNDIERTE PSYCHOTHERAPIE

Von Helmuth STOLZE (1983)

Zu dieser Arbeit:
Der Verfasser orientiert seine Darstellung der tiefenpsychologisch fundierten Psychotherapie zunächst an der Auslegung der Psychotherapie-Richtlinien für die kassenärztliche Versorgung durch Heigl-Evers und Heigl, erweitert diese allerdings in dreifacher Richtung: Tiefenpsychologisch fundierte Psychotherapie ist für ihn auch Erlebnistherapie, schließt den interaktionellen Ansatz ein und berücksichtigt die neueren Auffassungen von der Bedeutung der sogen. »Therapeutenvariable« im psychotherapeutischen Prozeß.
Diesem Konzept der tiefenpsychologisch fundierten Psychotherapie werden dann — am Beispiel der Beschäftigung mit dem Thema »Hand« — Elemente der KBT gegenübergestellt. Dies zeigt die Übereinstimmung des bewegungstherapeutischen und des tiefenpsychologisch fundierten Psychotherapieansatzes. In 10 Punkten werden diese Übereinstimmungen tabellarisch nebeneinander gestellt.
Letztlich geht es dem Verfasser aber nicht so sehr um eine Klärung akademischer Begriffe oder berufspolitischer Positionen; für ihn ist vielmehr wichtig, daß durch ein solches Nachdenken über psychotherapeutische Konzepte neue therapeutische Räume zum Nutzen der Patienten erschlossen werden.

Das Ziel meines Vortrags ist es, die Konzentrative Bewegungstherapie als eine Methode der tiefenpsychologisch fundierten Psychotherapie auszuweisen.

I

Was »*Bewegungstherapie*« ist oder sein kann, haben Sie vielleicht im eigenen, mehr oder weniger intensiven Üben in Gruppen und Kursen oder andeutungsweise in Einführungen selbst erfahren. Das ist eine wichtige Voraussetzung für die weitere Erörterung meines Themas. Die Überzeugung erwächst — wie könnte es anders sein bei einer *Bewegungs*therapie — im Wesentlichen aus dem eigenen Tun, dann allerdings oft blitzartig in der Art eines Aha-Erlebnisses. Nun kann ich nicht bei allen von Ihnen ein solches Aha-Erlebnis voraussetzen; ich muß mich daher auf der Ebene des Nachdenkens fortbewegen.

(Es wird hier ausgeführt, daß KBT keine Gymnastik und keine Mototherapie ist und daß sie keine Übungen kennt. Die Einführung der Bezeichnung »konzentrativ« wird begründet und die damit verbundene Bewußtseinslage geschildert. Die dreifache Bedeutung von »Bewegung« als Voraussetzung der Anerkennung einer Bewegungstherapie als

Psychotherapie wird dargestellt. Siehe dazu »Definitionen«, Seite 222 f.
Es wird dann kurz auf die Arbeit Elsa Gindlers und den Münchener Arbeitskreis 1925-38 hingewiesen — siehe dazu Teil 2, insbesondere Seite 234 ff und Seite 278 f. Über die Erläuterung der für die KBT zentralen Bedeutung des »Begreifens« kommt der Verfasser zu folgender Feststellung:)

Bewegungstherapie hat also in der Praxis die Gestaltkreislehre von V. v. Weizsäcker (1939, 12) vorweggenommen, bzw. ihr Pate gestanden*⁾.

Die Erfahrungen des Münchener Arbeitskreises und die *Elsa Gindlers* und ihrer Schülerinnen gingen zunächst wieder fast völlig verloren; sie entglitten gleichsam wieder dem Bewußtsein der Psychotherapie. Der Grund dafür lag — einmal abgesehen von den Folgen der politischen Entwicklung — wohl in der zunächst alles andere überdeckenden Faszination durch die verbal-begriffliche Erfassung des Seelischen. Bis es in jüngerer Zeit zu einer Gegenbewegung kam mit ihren nicht stets erfreulichen Begleiterscheinungen einer ausufernden Emotionalisierung psychotherapeutischen Arbeitens. Hier setzte *Ehebalds* Kritik an den »psychotherapeutischen Sumpfblüten« ein, als die er alle Formen der Erlebnistherapien abqualifizierte, eine Kritik, die aber ebenso emotionalisiert vorgetragen wurde wie das von ihr Kritisierte (3). *Ruth Cohn* hat einmal — besser und ausgewogener — gesagt: »Das Verächtlichmachen von Wissen und Denken ist nicht weniger destruktiv als das Herabschauen auf Gefühle und Sensitivität« (2). Dieser Satz ist eine Leitlinie für den psychotherapeutisch orientierten Bewegungstherapeuten. Wenn wir ihn beachten, werden wir weder das eine verächtlich machen, noch auf das andere herabschauen, sondern das jeweils rechte Maß für Emotionales und Kognitives, für averbal-erlebnistherapeutisches und verbal-analysierendes Arbeiten finden können.

Soviel zur Ausgangssituation der KBT innerhalb der Psychotherapie. Hinzuzufügen ist: Die KBT arbeitet auf der Grundlage der Anerkennung

— des Unbewußten als einer psychischen Realität,
— der psychodynamischen Gegebenheiten von Übertragung, Gegenübertragung, Widerstand und Abwehr,
— der Zusammenhänge von Biographie (Entwicklung) und Symptom und
— der Notwendigkeit einer Durcharbeitung des psychophysischen Materials.

Dies alles sei hier nur angedeutet; es ist für den Therapeuten, der mit der KBT arbeitet, eine Selbstverständlichkeit**⁾.

---

*   Näheres dazu ist ausgeführt in der Arbeit des Verfassers: »Selbsterfahrung und Bewegung«[1]⁾ und in dem Vorwort von *Wiesenhütter* zu dem Buch von *Chr. Gräff*: »Konzentrative Bewegungstherapie in der Praxis« (5).

** Eingehend ist dies dargestellt in der Arbeit des Verfassers: »Konzentrative Bewegungstherapie« in der Kindler-Enzyklopädie: »Die Psychologie des 20. Jahrhunderts« Band III (10)[2]⁾, sowie in dem Buch von H. Becker (1)[3]⁾.

1.22. Stolze

II

Ich wende mich nun dem zweiten in meinem Thema genannten Begriff zu, dem der »*tiefenpsychologisch fundierten Psychotherapie*«:
Wir finden eine Definition der tiefenpsychologisch fundierten Psychotherapie in Ziffer 1.1.1. der Richtlinien für die kassenärztliche Versorgung:
> In der Vereinbarung über die Psychotherapie in der kassenärztlichen Versorgung in der Neufassung vom 27.1.1976 heißt es:
> »1.1.1. Die tiefenpsychologisch fundierte Psychotherapie umfaßt Therapieformen, die aktuell wirksame neurotische Konflikte behandeln, dabei aber durch Begrenzung des Behandlungszieles, durch ein konfliktzentriertes Vorgehen und durch Einschränkung regressiver Tendenzen eine Konzentration des therapeutischen Prozesses anstreben.« (Deutsches Ärzteblatt, 73, H. 24, 1976, 1634.)

Ich persönlich halte diese Definition für nicht mehr zureichend und den Kommentar dazu für ausgesprochen unglücklich (9). Die Kommentatoren und mit ihnen die Gutachter haben sich m.E. auf etwas festgelegt, das in der praktischen Arbeit ständig zu Widersprüchen führt. Das aber will ich hier nicht weiter diskutieren. Trotz dieser Widersprüche ist es für die praktizierte Psychotherapie ein Segen, daß es diesen Abschnitt über die tiefenpsychologisch fundierte Psychotherapie in den Richtlinien überhaupt gibt, denn so ist Raum geschaffen für vieles, was therapeutisch geschehen kann und muß, und damit für die Weiterentwicklung der psychotherapeutischen Methodik.

Sie haben — sofern Sie letztes Jahr schon hier in Langeoog waren oder in diesem Jahr in Lindau an der »Was ist .....?«-Veranstaltung teilgenommen haben (7a), gehört, welche Bemühungen Frau *Heigl-Evers*, Herr *Heigl* und die Kollegenteams der von ihnen geleiteten Kliniken in Düsseldorf und Tiefenbrunn unternommen haben (6), um die tiefenpsychologisch fundierte Psychotherapie eigenständig zu beschreiben. Von ihnen werden drei Ziele der tiefenpsychologisch fundierten Psychotherapie genannt:
— Fokussierung auf die die Symptomatik auslösende Situation;
— Fokussierung auf das pathogene Feld, in dem sich die auslösenden Konflikte immer wieder konstellieren;
— Fokussierung auf die interpersonellen Beziehungen zwischen Patient und Therapeut, in denen die inneren Konflikte des Patienten ihren Niederschlag finden.

Ich stimme diesen Zielsetzungen grundsätzlich zu, möchte das so definierte Therapiekonzept allerdings durch einige ergänzende Gedanken ausweiten:
1. »Konzentration« — einen Begriff, den ich jetzt lieber verwende als den technisch anmutenden der »Fokussierung« —, Konzentration auf das Hier-und-Jetzt (der die Symptomatik auslösenden Situation und des für die Konstellierung der auslösenden Konflikte pathogenen Feldes) bedeuten in Verbindung mit Konzentration auf die interpersonellen Patient-Therapeut-Beziehungen, daß der therapeuti-

sche Raum um eine Dimension erweitert wird, die Dimension des Empfindens und Erfahrens, also des Erlebens. Tiefenpsychologisch fundierte Psychotherapie ist daher für mich auch (ich betone: auch) Erlebnistherapie*).

2. Schon *Heigl* und *Heigl-Evers* (6) haben darauf hingewiesen, daß sich trotz Fokussierung auf den Aktualkonflikt zuweilen eine vergangenheitsgerichtete Regression nicht ausschließen läßt. Noch viel mehr gilt das für eine zukunftsgerichtete Progression, ohne die eine Veränderung zum Besseren nicht denkbar ist. Tiefenpsychologisch fundierte Psychotherapie schließt für mich also den Aspekt des Gewordenen und Werdenden des Menschen ein und damit den interaktionellen Ansatz. Dieser meint, kurz gesagt, Stützung und Begleitung des Patienten mit der Möglichkeit, eine Nachreifung defizienter Ich-Anteile zu fördern**).

3. In der interaktionellen Therapie (wo immer man sie konzeptuell ansiedeln will) spielt die sogenannte »Therapeutenvariable« eine besondere Rolle. *Enke* hat darauf wieder beim Forum der diesjährigen Lindauer Psychotherapiewochen hingewiesen (4). Das heißt einmal, daß sich heute eine Wandlung vollzogen hat in der Bedeutung und Bewertung der Haltung, die dem Therapeuten im psychodynamischen Prozeß der Therapie — selbst in der Psychoanalyse — abverlangt wird:
— Sie wird bestimmt durch größere Aktivität im Sinne innovativer Interventionen — was zu deutsch einfach heißt, daß der Therapeut häufiger Anregungen zu verändertem Verhalten gibt;
— sie ist ferner geprägt von größerem Einsatz des Therapeuten als Person, also von Beziehung anstelle eines, wie *Thomä* es nennt, »extraterritorialen Standorts« (11);
— hinzukommen vermehrte Hier-und-Jetzt-Deutungen (im Sinne von Verdeutlichung) und Anerkennung der aktuellen Wirklichkeit des Patienten, also ein veränderter Umgang des Therapeuten mit dem, was alles Realität sein kann.

»Therapeutenvariable« meint aber auch, daß es nicht gleichgültig ist, wer mit welcher Methode behandelt. Daraus folgt im Hinblick auf die Methoden der tiefenpsychologisch fundierten Psychotherapie die Notwendigkeit, den Therapeuten verschiedene Methoden an die Hand zu geben, unter denen sie die für sie und ihre

---

* Die pauschale und nicht sachgerechte Verdammung aller Erlebnistherapien durch *Ehebald* habe ich schon erwähnt und gesagt, wie ich »Erlebnistherapie« in das Gesamtkonzept der Psychotherapie eingeordnet sehen möchte.
Im übrigen ist die Frage zu stellen, ob nicht ebenso jede analytisch orientierte Psychotherapie auch »Erlebnistherapie« ist, insofern als das Erleben des Patienten Ausgangspunkt und Ziel der Therapie ist — zumindest sein sollte.

** Letzten Endes geht es dabei um eine Frage der Definition: Nach den Psychotherapie-Richtlinien soll ein »tiefenpsychologisch fundiertes« ein »konfliktzentriertes Vorgehen« sein. Ich bin jedoch der Meinung, daß Stützung und Nachreifung des Ich zu den Aufgaben der tiefenpsychologisch fundierten Psychotherapie gehören. Denn wo anders sollten sie sonst eingeordnet werden, nachdem es sich gezeigt hat, daß Grundstörungen, Borderline-Syndrome und gewisse psychosomatische Erkrankungen nicht im klassisch-psychoanalytischen Setting behandelt werden können — zumindest nicht im Beginn der Therapie?

erfolgversprechende Tätigkeit passenden wählen können — allerdings nur
— unter der Voraussetzung einer analytisch orientierten Selbsterfahrung,
— einer kontinuierlichen, die Therapie begleitenden und mitgestaltenden Reflexion der Patient-Arzt-Beziehung und
— dem Erwerb gründlicher Kenntnisse und Erfahrungen in den jeweils verwendeten Methoden.
Denn nur dadurch wird der Therapeut in den Stand gesetzt zu entscheiden, auf welcher Ebene er in der jeweiligen konkreten Behandlungssituation arbeiten kann und will. Es bestimmt also nicht nur (vielleicht sogar weniger) die jeweils angewendete Methode, sondern auch (vielleicht sogar mehr) noch der Therapeut, wie »tief« seine Psychotherapie ist.

Das ist kurz und komprimiert — und damit entsprechend mißverständlich — meine Auffassung von tiefenpsychologisch fundierter Psychotherapie. Nehmen Sie es trotzdem so hin ohne weitere legitimierende Zitate aus der psychotherapeutischen Literatur, damit wir unsere Gedanken nun der dritten, entscheidenden Frage zuwenden können.

III

Enthält die KBT Elemente, die in das hier geschilderte Konzept der tiefenpsychologisch fundierten Psychotherapie passen?

Nun muß ich Ihnen gestehen, daß es mir bei dem folgenden Versuch, die KBT und die tiefenpsychologisch fundierte Psychotherapie als zueinander passend darzustellen, nicht ganz wohl ist. Denn ich muß das Lebendige der KBT in das Prokrustes-Bett vorgegebener Begriffsbestimmungen pressen oder strecken. Aber diese Spannung zwischen Praxis und Theorie ist hier so wenig wie im gesamten ärztlichen Bereich zu vermeiden. Damit meine Darstellung nicht zu theoretisch-trocken wird, möchte ich sie an einem Beispiel entwickeln — mit dem ich an den Selbstversuch anschließe, zu dem Sie Frau *Schönfelder* im Rahmen ihres hier im letzten Jahr gehaltenen Vortrags angeregt hat[4]. Es geht um die Hand.

Nun habe ich dazu eine Bitte an Sie: Versuchen Sie, nicht nur »mit dem Kopf« zuzuhören, sondern mit ihrem ganzen Körper. Dazu ist es aber notwendig, daß dieser Ihr Körper — oder besser gesagt: Ihr Leib — wach, erfahrbereit ist. Versuchen Sie also diesen Ihren Leib, der in der Zeit des mehr oder minder unbewegten Zuhörens unlebendig geworden ist, erst einmal zu »erwecken«. Das kann geschehen durch Bewegungen, wie wir sie üblicherweise beim morgendlichen Erwachen machen, also durch Dehnen, Recken und Strecken. Es kann aber auch geschehen ohne äußerlich sichtbare Bewegung, indem Sie sich durch Ihren Leib durchspüren. Wollen Sie das einmal versuchen? Ich gebe Ihnen dazu ganz kurz einige leitende Fragen, denen Sie — mit geschlossenen Augen, wenn Sie mögen und können — nachgehen.

(Es folgen Anleitungen zum Erspüren der Sitzfläche, der Rückenlehne, eventuell der Armstützen, des Bodens, der Füße, der Beine, der Gesäß- und Rückenpartie, sodann der Wirbelsäule, des Halses und des Kopfes. Dann folgt eine Hinlenkung auf die Arme und zuletzt die Hände.)

Wir sind nun bei der Hand angelangt, die uns weiterhin beschäftigen soll. Versuchen Sie, im Zuhören auch immer Ihre Hand oder Ihre Hände »im Gespür« zu halten, also sie nicht über dem Zuhören, Mit- und Nachdenken zu vergessen.

Was war, als Sie vorhin versuchten, Ihre Hand zu erspüren, sie zu erfahren? Sie waren dabei, mehr oder weniger ganz »bei der Sache«. Ihre Aufmerksamkeit war konzentrativ eingeengt auf das Hier-und-Jetzt der Aufgabe. Sie sind den Erlebnisweg gegangen vom Erspüren über das Erfahren zum Wahrnehmen. Sogleich tauchen hier Fragen auf: Wie nehme ich das wahr, was ich meine »Hand« nenne? Dieses funktionierende Organ ist ja etwas anderes als die anatomisch gegliederte Hand. Wieso ist das *meine* Hand? Dies führt zu Fragen nach dem Körperraumbild und seinem Zusammenhang mit Ich-Identität.

Und indem Sie sich in dieser Weise mit Ihrer Hand beschäftigen, werden einige von Ihnen bemerken, daß sich damit »Probleme« verbinden: »Immer sind meine Hände kalt«; »Immer sind sie feucht«; »Meine Hände sind so steif, so ungelenkig«; »Mit meinen Händen bin ich ungeschickt«, usw.

Natürlich erleben Sie auch Positives und Angenehmes: Wärme, Weichheit, Festigkeit, Geschicklichkeit. Ich habe Sie zuerst nur auf die intrapsychischen »Konflikte« hinlenken wollen, in die ein Mensch hand-elend geraten kann.

Und nun fühlen Sie sich in die Aufgabe ein, mit der Hand eine andere zu ertasten. Das beginnt bei den eigenen Händen: Ist es das Gleiche, ob die rechte die linke oder ob die linke die rechte Hand zu ertasten versucht? Kann ich hier etwas von meiner »Hälftigkeit« begreifen, also auch von meinem Verhältnis zu rechts und links — und damit zu all dem, was das bedeutet?

Dann kommt die Hand mit der Hand eines anderen in Berührung: Ist das ein Ergreifen? Begreift sie den anderen? Sucht sie die Nähe? Oder geht sie auf Distanz? Nimmt sie den anderen wärmend und bergend an? Oder weist sie ihn kühl zurück?, usw., usf. Welche Fülle von Kontaktproblemen, von Fragen nach Befriedigung und Versagung, von Angriff und Abwehr, tut sich auf! In der scheinbar so einfachen Situation, ja der psychosozialen Allerweltssituation des Handgebens kann ein mögliches pathogenes Feld mit allen seinen Konflikten und den daraus hervorgehenden Symptomen erlebbar gemacht werden.

Gehen wir weiter! Wir sagen: »Ich gebe die Hand«. *Gebe* ich sie wirklich? Oder lasse ich sie schlaff in die Hand des andern fallen? Oder reiße ich die Hand des andern an mich? Oder bin ich vorsichtig im Geben meiner Hand, denn das Sprichwort sagt ja: »Wer dem Teufel den kleinen Finger gibt, von dem nimmt er die ganze Hand« — und was weiß ich, welcher »Teufel« gerade im andern steckt? Sollte ich nicht besser dem andern an Stelle meiner Hand nur einen Gegenstand anbieten? Die gesamte interpersonelle Problematik von Haben, Behalten, Lösen, Geben,

Hergeben und Bekommen, sowie die Bedeutung des »Übergangsobjekts« wird hier sichtbar und, im wahren Sinn des Wortes, begreifbar. Ich glaube, Sie können im Mit- und Nachfühlen solcher Situationen verstehen, warum wir von Patienten (und ebenso von Kollegen in der Weiterbildung) immer wieder hören: »Ach, *das ist es!* Was sich hier und gerade jetzt abgespielt hat, das habe ich noch nie (bzw. in den ganzen Jahren meiner Lehranalyse nicht) in dieser Leibhaftigkeit erlebt!«

Zurück zur Hand: Wenn wir uns in dieser Weise mit ihr befassen — hören Sie nebenbei einmal auf die leiblich-seelische Doppelbedeutung eines solchen Wortes, das hier wie andere schon benutzte, z.B. »erfahren«, »wahrnehmen«, »begreifen«, auftaucht —, wenn wir uns also mit (und in) der Berührung von Hand zu Hand befassen, so tauchen Erinnerungen auf: Welche Behandlung habe ich erfahren von Mutter, Vater, Geschwistern, Lehrern, usf. — nicht zuletzt von Ärzten? Streicheln, Schläge, Angenommen-oder Weggestoßen-Werden? Welche Verletzungen hat mir das zugefügt oder welche Wunden hat es geheilt? Ich will von den vielfältigen Möglichkeiten nur dieses Wenige andeuten. Mit dem Auftauchen der Erinnerungen »rutschen« wir auf der »vertikalen Achse« (*Heigl-Evers* und *Heigl*, 6), der unserer Entwicklung zurück. Und zwar hat diese Regression hier zwei Eigentümlichkeiten: Einmal wird sie sehr leibnahe erlebt, zum andern erschließt sie frühe Entwicklungsabschnitte, denn averbales Wahrnehmen und Bewegen geht ja in der Entwicklung dem verbalen Denken und Sprechen voraus. Aber — und das ist praktisch-, wie konzeptuell-therapeutisch wichtig — wir bleiben gleichzeitig mit dem Erinnern doch in Verbindung mit der konkret gestellten Aufgabe, hier: der Beschäftigung mit der Hand. Das bedeutet Schutz vor Überwältigung, vor (analytisch gesprochen) maligner Regression. Bewegungstherapeutische Angebote aktivieren einerseits die Phantasien, halten sie andererseits aber gleichzeitig in Verbindung mit der Wirklichkeit des Hier-und-Jetzt.

Hier beginnt nun der Weg des Versuchens, Vergleichens, Wählens und Entscheidens, der Weg der therapeutischen Progression. Der Patient, verstanden ebenso als gewordenes wie als werdendes, geschichtliches Wesen wird auf diesem Weg bewegt und geführt. Diese Führung erfolgt in der Bewegungstherapie in einer besonderen Form der interpersonellen Beziehung von Patient und Therapeut: Die Interventionen des Therapeuten geben Anregungen zum Handeln: »Wenn es *so* nicht geht, geht es vielleicht anders«. Der Patient bekommt keine Anweisungen, »wie« er es »richtig« machen könnte oder sollte, sondern er wird angeregt, eigene Wege zu suchen und zu gehen. Genaues Wahrnehmen, zu dem der Patient angeleitet wird, zeigt dabei, daß es immer irgendeinen Weg gibt. Er ist nur oft verstellt durch des Patienten: »Ich denke, daß ....«, »Ich stelle mir vor, daß ....«, »Ich erwarte, daß ....«. Dadurch, daß sich in der Bewegungstherapie der Therapeut als Mithandelnder, Miterprobender, auch als »gutes Objekt«, zur Verfügung stellt, seine »professionell-analytische« Schutzhaltung ablegt« (*Heigl*, 7b), kann die Schwelle des erwarteten Es-geht-Nicht, Ich-kann-Nicht überstiegen werden. In dem »Wahrnehmen«, für das der Therapeut eintritt, stecken nämlich auch die etymologisch verwandten Bedeutungen: achten, beachten, bewahren, warten (im Sinn von hegen), also die einer behütenden pflegerischen Zuwendung. Diese ermöglicht dem Patienten eine Korrektur seiner Vorerfahrungen und Vorurteile in Richtung auf ein *So-ist*-das.

Es wird dabei aber nicht nur die aktuelle Hemmschwelle überwunden; durch wiederholte Neu-Erfahrung kommt es vielmehr auch zur Entwicklung bisher defizienter Ich-Anteile, vorwiegend im Bereich der sogenannten primär-autonomen Ich-Funktionen. Denn ein »Ich-kann-nicht« und ein »Es-geht-nicht« haben häufig hier ihre Wurzeln. Frühgestörte Entero- und Sensorezeption führen zu Defekten des Körperraumbildes, die dann die gesunde, normale Ausbildung eines stabilen Ich-Kerns vereiteln — wie es *M. Mahler* (8) dargestellt hat.

Vieles wäre allein noch zur Hand zu sagen, und dabei ist dies nur ein ganz kleiner Ausschnitt aus den bewegungstherapeutischen Möglichkeiten. Die Aufgabe meines Vortrags besteht aber nicht darin, Ihnen die ganze Fülle dieser Möglichkeiten zu schildern. Was ich Ihnen an dem gegebenen Ausschnitt zeigen wollte, ist die Übereinstimmung des bewegungstherapeutischen und des tiefenpsychologisch fundierten Psychotherapieansatzes. Um diese Übereinstimmung zu verdeutlichen, will ich nochmals die 10 wesentlichen Punkte beider Ansätze, stichwortartig vereinfacht, nebeneinander stellen:

Tiefenpsychologisch fundierte Psychotherapie fordert im vom Verfasser erweiterten (s. S. 212 ff) Therapiekonzept nach *Heigl-Evers* und *Heigl*:	Konzentrative Bewegungstherapie ermöglicht:
1.	
Konzentration (Fokussierung) auf die die Symptomatik auslösende Situation.	Entwicklung und Vertiefung des Wahrnehmens. Fragen: Wie ist es jetzt? Wann hat es begonnen?
2.	
Konzentration (Fokussierung) auf das pathogene Feld, in dem sich die auslösenden Konflikte immer wieder konstellieren.	Fragen: Was teilt die jetzt gegebene Situation mit? Was wird an ihr erspürt, erfahren, erlebt, erinnert?
3.	
Konzentration (Fokussierung) auf die interpersonellen Beziehungen zwischen Patient und Therapeut, in denen die inneren Konflikte des Patienten ihren Niederschlag finden.	Therapeut als Mithandelnder, Miterprobender, auch als »Objekt«, an dem die Spaltung in ein »böses O.« und »gutes O.« leibhaftig erfahren und aufgehoben werden kann.

1.22. Stolze

Tiefenpsychologisch fundierte Psychotherapie fordert im vom Verfasser erweiterten (s. S. 212 ff) Therapiekonzept nach *Heigl-Evers* und *Heigl*:	Konzentrative Bewegungstherapie ermöglicht:
4. Erweiterung der therapeutischen Dimension um die des Erlebens (tiefenpsychologisch fundierte Psychotherapie als Erlebnistherapie).	Leibhaftigkeit der »Aha-Erlebnisse«.
5. Einschränkung regressiver Tendenzen.	»Gesteuerte« Regression durch Bindung an die konkret gestellte Aufgabe.
6. Konfliktzentriertes Vorgehen.	Konkrete Erfahrung des Konflikts im »Es geht nicht« ↔ »Es geht«.
7. Interaktionelles Vorgehen.	Ich-Stärkung durch therapeutische Führung zum »Ich-kann«.
8. Größere Aktivität des Therapeuten im Sinne innovativer Interventionen.	Anregung des Patienten durch den Therapeuten, eigene Wege und Lösungen zu suchen.
9. Berücksichtigung der aktuellen Wirklichkeit des Patienten.	Handeln in der therapeutischen Situation.
10. Konzentration des therapeutischen Prozesses.	Konkretisierung der psychodynamischen Gegebenheiten von Übertragung, Gegenübertragung, Widerstand und Abwehr. Dadurch verkürzte Behandlungsdauer.

In Anschauung dieser Gegenüberstellung kann ich nur sagen: *Konzentrative Bewegungstherapie ist tiefenpsychologisch fundierte Psychotherapie.*

Aber das ist zunächst *meine* Meinung — auch wenn inzwischen ein Deutscher Arbeitskreis für KBT mit über 200 Mitgliedern, ungezählte Therapieerfahrungen in vielen psychosomatischen Kliniken und Praxen, sowie zwei bereits veröffentlichte Bücher (1, 5) und ein im Erscheinen begriffenes[5] dahinter stehen. Ich will schon deshalb niemandem meine Meinung aufdrängen, weil — siehe wieder die »Therapeutenvariable« — nun keineswegs jeder Therapeut in dieser Weise handelnd und bewegend seine psychotherapeutischen Behandlungen gestalten muß. Für *mich* ist es so richtig — und das mag für andere Kollegen auch gelten —, weil es Wort und Tat als tiefenpsychologisch fundierte Psychotherapie in einer Einheit zusammenschließt[6].

Eine Frage mag sich Ihnen, den Hörern, nun stellen: Worum ging es eigentlich in diesem Vortrag? Einigen — und vielleicht gerade denen, die doch nur »mit dem Kopf« zugehört haben — ist er möglicherweise nur als akademische Begriffserklärung erschienen. Andere werden nur die berufspolitische Zielsetzung wahrgenommen haben. Ich bestreite nicht, daß beide Tendenzen die Wahl meines Themas und den Inhalt mitbestimmt haben. Aber entscheidend ging es mir bei der Darstellung der KBT als einer Methode der tiefenpsychologisch fundierten Psychotherapie um etwas anderes: durch ein Nachdenken über psychotherapeutische Konzepte neue therapeutische Räume zum Nutzen des Patienten zu erschließen.

Literaturhinweise:

1 BECKER, H.: Konzentrative Bewegungstherapie. Integrationsversuch von Körperlichkeit und Handeln in den psychoanalytischen Prozeß. Georg Thieme, Stuttgart: 1981.
2 COHN, R.: Von der Psychoanalyse zur themenzentrierten Interaktion. Klett-Cotta, Stuttgart: 5. Aufl. 1981, S. 102.
3 EHEBALD, U.: Vortrag bei den Norddeutschen Psychotherapietagen in Lübeck 1979, und: Hamburger Ärztebl. 3/80, 97-99.
4 ENKE, H.: Diskussionsbeitrag zum »Forum« der 33. Lindauer Psychotherapiewochen: »Körpererleben als Psychotherapie« am 17.4.83. Unveröffentlicht.
5 GRÄFF, Chr.: Konzentrative Bewegungstherapie in der Praxis. Hippokrates Verlag, Stuttgart: 1983.
6 HEIGL-EVERS, A. und F. HEIGL: Tiefenpsychologisch fundierte Psychotherapie. Eigenart und Interventionsstil. Z. Psychosomat. Med. Psychoanal. 28, 1982, 160-175.
7a HEIGL, F.: Was ist tiefenpsychologisch fundierte Psychotherapie? Vortrag und Diskussion bei den 33. Lindauer Psychotherapiewochen am 22.4.83. Z. Psychother. Psychosom. Med. Psychol., im Erscheinen.
7b DERS.: Der Umgang des Psychotherapeuten mit sich selbst. Vortrag bei den 33. Lindauer Psychotherapiewochen am 30.4.83.
8 MAHLER, M.S.: Symbiose und Individuation. Klett-Verlag, Stuttgart: 1972.
9 Psychotherapie in der kassenärztlichen Versorgung. Kommentar zur Neufassung der Richtlinien. Deutsches Ärzteblatt 73, H. 28, 1976, 1881-1888.

1.22. Stolze

10 STOLZE, H.: Konzentrative Bewegungstherapie In: *Eicke, D.* (Hrg.): Die Psychologie des 20. Jahrhunderts, Bd. III. Kindler-Verlag, Zürich und München: 1977.
11 THOMÄ, H.: Der Einfluß des Psychoanalytikers auf den therapeutischen Prozess. Vortrag bei den 33. Lindauer Psychotherapiewochen am 25.4.83.
12 v. WEIZSÄCKER, V.: Der Gestaltkreis. Georg Thieme-Verlag, Stuttgart: 1. Aufl. 1939.

Anmerkungen des Herausgebers:

1 Siehe Seite 71 ff.
2 Die für die oben aufgestellte Behauptung wichtigen Ausführungen dieser Arbeit finden sich in verschiedenen Beiträgen von Stolze zu diesem Buch (siehe insbesondere Seite 43 ff und Seite 121 ff).
3 Siehe dazu auch die Beiträge von H. Becker zu diesem Buch, insbesondere Seite 102 ff, Seite 132 ff und Seite 187 ff.
4 Siehe Einführung, Seite 3 ff.
5 D.h. die hier vorliegende Sammlung.
6 Dieser Hinweis ist auch in Verbindung zu setzen zur Frage nach dem Durcharbeiten in der KBT, das sowohl (begleitend oder anschließend) verbal als auch nonverbal durch Angebote bewegungstherapeutischer Arbeitssituationen erfolgen kann (siehe dazu Seite 8 und Seite 291; wie dort und Seite 338 dargestellt, leistet der Therapeut dabei eine Art »Übersetzungshilfe«).

Im übrigen hat der Verfasser bei einer Diskussion in Bern 1977, die sich um die Formulierung »Im Anfang war das Wort«, und »Im Anfang war die Tat« (in Anlehnung an Goethe: »Faust«, Erster Teil, Studierzimmer 1) polarisiert hatte, den Vorschlag gemacht, es doch bei dem Wort »logos« des Evangelien-Urtextes zu belassen: »Im Anfang war der Logos«. Denn dieses Wort meine das schaffende Wort, schließe also Wort und Tat in eins zusammen. So gesehen, erübrige sich ein psychotherapeutischer Prinzipienstreit: die Einheit von Wort und Tat in der Psychotherapie sei im Grunde eine »logische«.

Anhang zum ersten Teil:
DEFINITIONEN – BESCHREIBUNGEN – BEGRIFFSERKLÄRUNGEN

1. *Die Arbeitsweise der Konzentrativen Bewegungstherapie.*

Die folgende Beschreibung der KBT ist von verschiedenen Verfassern im Laufe von über 20 Jahren für die Ankündigung der KBT in den Programmen der Lindauer Psychotherapiewochen entwickelt worden. Um auch daran den Weg der KBT, den sie in dieser Zeit durchlaufen hat, deutlich werden zu lassen, wird die erste Ankündigung (für 1961) der letzten (für 1983) gegenübergestellt. Auch diese »letzte« Fassung stellt nach Meinung ihrer Verfasser nicht die einzig mögliche und zutreffende Beschreibung dar – die es vielleicht gegenüber einem Verfahren, das wie die KBT aus der Bewegung lebt, nie als eine endgültige geben kann.

1.1. *Ankündigung der KBT im Programm der 11. Lindauer Psychotherapiewochen 1961 (erster Versuch einer Beschreibung der Methode, die 1959 und 1960 nur unter ihrem Namen als Übung ausgeschrieben wurde):*

»Das konzentrative Sich-Erspüren und Bewegen ist eine psychotherapeutische Übungsmethode, die sich sowohl mit aktiv-klinischem als auch mit analytischem Vorgehen verbinden läßt. Es werden dabei keine Vorstellungen angeboten; der Patient wird vielmehr auf dem Weg des Sich-Erspürens in Ruhe und in Bewegung zum (psychotherapeutisch wirksamen) Erleben seiner selbst geführt. Die Anwendung dieser Methode ist nur möglich, wenn der Therapeut über eine gewisse Selbsterfahrung im konzentrativen Sich-Erspüren und Bewegen verfügt.«

1.2. *Ankündigung der KBT im Programm der 33. Lindauer Psychotherapiewochen 1983:*

»Das konzentrative Sich-Erspüren und Bewegen (die Konzentrative Bewegungstherapie) ist eine tiefenpsychologisch orientierte, einzel- und gruppenpsychotherapeutische Arbeitsweise. Sie läßt sich sowohl mit aktiv-klinischen als auch mit analytischen Methoden verbinden. Durch Sensibilisierung der Selbst- und Fremdwahrnehmung werden Assoziationsketten angestoßen, die zu produktiven Auseinandersetzungen mit dem eigenen Ich gleichzeitig auf den Ebenen der sensiblen und sensomotorischen Körpererfahrung, der Emotionalität und der reflektierenden Selbsteinsicht führen können. Die differenzierte Wahrnehmung ermöglicht ein Vergleichen eigener Einstellungen und eigenen Verhaltens zu verschiedenen Zeiten, in verschiedenen Situationen, im Umgang mit verschiedenen Gegenständen und Materialien, sowie mit verschiedenen Partnern, bzw. einer Gruppe. Das Erproben neuer Wege kann fixierte Haltungen und Fehlerwartungen abbauen; die Fähigkeit, zu wählen und zu entscheiden, wird wiedergewonnen und weiterentwickelt. Wesentlich ist dabei – in Abhebung von anderen psychotherapeutischen Methoden – , daß Leibliches nicht ausgeklammert wird; vielmehr bildet es Grundlage und Beziehungsfeld für individuell-eigengesetzliche physische, psychosomati-

sche und psychische Abläufe. Die aktualisierten Inhalte werden so konkret erfahrbar; die Problematik wird »begreifbar« und kann weiter bearbeitet werden, entweder mehr durch eine Bedeutung der Körpererfahrung im Hier und Jetzt oder mehr durch eine verbale Interpretation der aus der bewußten und unbewußten Lebensgeschichte aufgetauchten Inhalte. Auf beiden Wegen können neue Entwicklungen angeregt werden mit dem primären Ziel einer Besserung und Erweiterung der Lebens- und Erlebensmöglichkeiten kranker oder gestörter Menschen.«

1.3. Eine Erweiterung dieser (bei 1.2.) gegebenen Definition hat Becker (1982) vorgenommen. Diese ist in seinem Beitrag Seite 188 f nachzulesen.

2. Konzentration (konzentrativ) — Bewegung — Therapie.

Wird die Bezeichnung des Verfahrens: »Konzentrative Bewegungs-Therapie« in ihre einzelnen Bestandteile zerlegt, so lassen sich folgende Begriffsbestimmungen vornehmen:

2.1. »Konzentration« — »konzentrativ«.

J.E. Meyer (1961) definiert für die KBT (siehe auch Seite 56): »In der Konzentration engt sich die Beziehung zur Außenwelt auf einzelne Dinge ein, denen wir uns besonders intensiv zuwenden. Unsere aktuelle und lebensgeschichtliche Situation mit ihren Ängsten und Befürchtungen tritt zurück. Damit verblaßt das beunruhigende Gefühl der enteilenden Zeit, das Erleben vollzieht sich ganz im Präsentischen. Unsere Zuwendung gehört ungeteilt dem Hier und Jetzt, wir verweilen bei den Dingen ... Aus der konzentrativen Haltung gegenüber der Außenwelt, zu der auch der eigene Leib gehört, resultiert die Gelassenheit, die Fähigkeit zum affektiv neutralen 'Die Welt an sich herankommen Lassen', 'es darauf ankommen Lassen'. Es ist die Haltung, aus der heraus man die Dinge als Realität akzeptieren kann, weil man sich ihnen gewachsen fühlt.« Dabei bedarf das Wort »konzentrativ« noch einer Erläuterung. In der Literatur wird es erstmals in einer experimentellen Studie Herbert Binswangers zu den »autogenen Organübungen« (wie das Autogene Training damals noch genannt wurde) gebraucht (Nervenarzt, 2, H. 4, 1929, 193-207). Es sollten damit — in Abhebung von den allgemein suggestiven — die Erscheinungen der spezifischen Selbstumschaltung bezeichnet werden. (Das Wort »konzentrativ« ist dann von J.H. Schultz in den Untertitel des A.T.: »Konzentrative Selbstentspannung« aufgenommen worden.)

In der KBT meint »konzentrativ« — wie übrigens auch beim A.T. —, daß durch das Üben die Konzentration herbeigeführt wird. Der Übende ist vom Geschehen so »ergriffen«, daß er konzentriert wird. Insofern bezeichnet »konzentrativ« auch in der KBT ein Hineingezogensein, allerdings im Unterschied zum AT nicht in einer hypnoiden, sondern in einer erhöht wachen, »erfahrbereiten« Bewußtseinslage.

2.2. »Bewegung«.

In der KBT meint »Bewegung« dreierlei:
das Sich-Bewegen, also die gesamten motorischen Funktionen eines Menschen,
das Bewegt-Sein, also das Erlebnis der Bewegung und damit auch ein innerlich Bewe-

Anhang zum ersten Teil: Definitionen

gendes und Bewegtes,
das Auf-dem-Wege-Sein, also die Schritte eines Menschen in seiner Entwicklung und Entfaltung — auch in den kleinen Schritten der Überwindung tatsächlicher oder vorgestellter äußerer und innerer Behinderungen. (Siehe auch unten bei »Therapie«.)

2.3. *»Therapie«.*
Als therapeutische Methode läßt sich die KBT am besten so definieren:
»Die KBT ist eine körperorientierte, tiefenpsychologisch fundierte oder analytisch orientierte Methode, mit deren Hilfe versucht wird, das leib-seelische Geschehen als Einheit zu erfassen und dessen Störungen möglichst ganzheitlich zu behandeln.«
Hier darf noch darauf hingewiesen werden, daß sich die KBT im eigentlichen Sinn des Wortes als eine »Methode« versteht, d.h. als »ein Weg nach ...« — aus dem Griechischen μετ (met) = nach und όδός (hodós) = Weg.

3. *Üben — Übung — Arbeitssituation.*
Der Unterschied zwischen »Üben« und »Übung« ist für die KBT von prinzipieller Wichtigkeit. Zunächst gilt hier, was Stolze in seinem Beitrag: »Über die Verwendung der Worte bei den Arbeitsangeboten der KBT« (siehe Seite 327 f) über die Bedeutung des substantivierten Verbs für die KBT-Arbeit ausgeführt hat, daß es nämlich noch das Tätig-Sein, das Bewegende und Bewegte enthält — im Gegensatz zum Substantiv. Es ist also schon aus diesem Grund zutreffender, wenn in der KBT-Arbeit von »dem Üben« und nicht von »der Übung« gesprochen wird.
Nun vollzieht sich auch in der KBT der Lernprozeß in einem wiederholten Geschehen oder Tun; das nennen wir »Üben«. Dieses Geschehen oder Tun ist aber nicht in eine feste Form gegossen in der Weise, daß der Übende immer wieder den gleichen Ablauf zu vollziehen hätte, um dann in dessen allmählicher Beherrschung das Ziel zu erreichen; es gibt also auch von daher gesehen keine »Übungen«.
Es werden zwar immer wieder ähnliche oder gleiche »Arbeitssituationen« gestaltet, auch deshalb, um dem Übenden und dem Therapeuten eine Vergleichsbasis für unterschiedliches und sich veränderndes Erleben zu schaffen. Die Arbeitssituationen sind aber nicht mehr als die Ermöglichung subjektiver Erlebnisse, Erfahrungen und jeweils nach Person, Zeit und Ort einmaliger Lösungen.

4. *Bewußt — Bewußtsein — Wahrnehmen.*
Es wäre naheliegend, wenn bei der Arbeit mit einer Methode, die wie die KBT die Förderung der Einsicht zum Ziel hat, das Wort »bewußt« (oft) gebraucht würde, etwa in der Art: »Machen Sie sich bewußt, was gerade geschieht, was Sie gerade tun«. »Bewußt« entspräche auch der Forderung nach »gesteigerter Aktionsbereitschaft durch Intensivierung des Körperraumbildes« (Meyer, Seite 54).
Der Gebrauch der Worte »bewußt« und »Bewußtsein« leistet jedoch dem Mißverstehen Vorschub, daß Erfahrungen und Einsichten »intellektuell« zu machen und zu gewinnen seien. (Dies gilt besonders für diejenigen Patienten, die ohnehin »kopflastig«,

Anhang zum ersten Teil: Definitionen

»intellektuell überbelichtet« sind und zunächst ihren Ver-stand zum Wider-stand gebrauchen.)

Besser ist es also, in der KBT-Arbeit die Worte »bewußt« und »Bewußtsein« zu vermeiden und an ihrer Stelle von »Wahrnehmen« zu sprechen. Auch das Gewahrwerden (dem im Englischen »awareness« entspricht, was u.a. auch »Bewußtsein« bedeutet, allerdings ein anderes als »consciousness«) erfordert Wachheit und Bewußtheit, die allerdings viel weiter reichen können als der Intellekt. Im Für-wahr-Nehmen tritt an die Stelle von: »Ich denke, daß ...«, »Ich stelle mir vor, daß...«, »Ich erwarte, daß ...«, ein: »So ist das«.

Auch klingt in dem Wort »wahrnehmen« noch manches von den etymologisch verwandten Bedeutungen mit wie »(be-)achten«, »(be-)wahren«, »warten« (im Sinne von »hegen«), also von einer behütenden, pflegerischen Zuwendung, die u.a der KBT-Arbeit sehr angemessen ist.

ZWEITER TEIL:

HERKUNFT UND GESCHICHTE DER KONZENTRATIVEN BEWEGUNGSTHERAPIE

DIE GYMNASTIK DES BERUFSMENSCHEN

Von Elsa GINDLER (1926)

Zu dieser Arbeit:
Von Elsa Gindler ist uns nur eine gedruckte Arbeit überliefert, ihre Auffassung von »Gymnastik«, vorgetragen auf der großen Düsseldorfer Ausstellung: »Gesundheit, Sozialarbeit und Leibesübungen« 1926. In diesem (hier etwas gekürzt wiedergegebenen) Vortrag erläutert sie, was sie unter »Konzentration« und »Bewußtsein« versteht, wie Wachheit und Bereitschaft den Einsatz der Kräfte intensivieren und zugleich schonen, wenn sich Beweglichkeit und Fähigkeit zu reagieren im rhythmischen Wechsel vollziehen, und wie Entspannung und Spannung (im Gegensatz zu »Krampf«) im Zusammenhang mit Schwerkraft stehen.
Als Elsa Gindler einmal vor nahezu 3000 (!) Teilnehmern eines Kongresses des »Deutschen Gymnastikbundes« (dessen Vorstand sie seit der Gründung 1925/26 angehörte) sprach, da — so berichten ihre Schüler — war soviel Angst und Feindseligkeit im Saale zu spüren, daß sie nach dem Vortrag von ihren Anhängern »aus Gründen ihrer Sicherheit« über eine Hintertreppe aus dem Vortragsgebäude geschleust wurde. Elsa Gindler hatte mit ihren Ausführungen ja alles in Frage gestellt, was an »schöner«, »richtiger« und »gekonnter« Bewegung die Ziele der damaligen Gymnastikschulen war. Diese Situation muß man sich vergegenwärtigen, denn für uns sind viele von Elsa Gindlers Gedanken fast selbstverständlich — auch wenn ihr Grundanliegen auch heute noch oft mißverstanden wird.

Es ist für mich schwer, über Gymnastik zu sprechen, weil das Ziel meiner Arbeit nicht in der Erlernung bestimmter Bewegungen liegt, sondern in der Erreichung von *Konzentration*.

Nur von der Konzentration her kann ein tadelloses Funktionieren des körperlichen Apparates im Zusammenhang mit dem geistigen und seelischen Leben erreicht werden. Wir halten darum unsere Schüler von der ersten Stunde an, ihre Arbeit mit Bewußtsein zu verfolgen und zu durchdringen.

Es wird uns allen immer mehr fühlbar, daß wir mit unserem Leben nicht mitkommen, daß das Gleichgewicht der körperlichen, seelischen und geistigen Kräfte gestört ist. In den meisten Fällen erfolgt diese Störung schon durch die Schulzeit. Wenn es der Schule und der Pubertätszeit noch nicht ganz gelungen sein sollte, so bringen uns Familienverhältnisse, Beruf und vielleicht ein schweres Schicksal die unüberwindlichen Schwierigkeiten.

Wir hören auf, unser Leben denkend und fühlend zu gestalten, werden gehetzt und lassen alle Unklarheiten um und in uns so anwachsen, daß sie immer im ungeeigneten Moment Herr über uns werden.

2.1. Gindler

Die Unzulänglichkeit beherrscht uns im ganzen und im einzelnen. Täglich gibt es dieselben kleinen, unendlich wichtigen Malheure. Morgens sind wir nicht ausgeruht. Wir stehen also um *den* Bruchteil zu spät auf, der uns gestatten würde, unsere Körperpflege mit der Gelassenheit und Schnelligkeit zu verrichten, die uns mit Wohlgefühl und Kraft erfüllen würde. Man sagt nicht umsonst: ich »muß« mich noch waschen, ich »muß« mir noch die Zähne putzen (Kaffee trinken, ins Theater, in Gesellschaft gehen usw.), nicht: ich putze meine Zähne, usw. Und damit ist schon ein Wesentliches gegeben: wir machen alles, damit es fertig ist und das Nächste kommt. Wenn ein Zimmer gesäubert wird, damit es fertig ist, sieht es anders aus, als wenn es mit dem Sinn auf Sauberwerden geordnet wird. Und wie außerordentlich: man braucht nicht mehr Zeit dazu, trotzdem der Erfolg soviel größer ist. Im Gegenteil, wir kommen in die Lage, die Zeit für eine Arbeit immer mehr zu reduzieren und die Qualität der Leistung bedeutend zu erhöhen, und damit in eine Verfassung, die menschlicher ist. Denn immer, wenn eine Leistung durchdacht ausgeführt wird, wenn wir zufrieden mit uns sind, haben wir ein Bewußtsein. Ich meine damit das Bewußtsein, das immer in der Mitte steht, auf die Umwelt reagiert und denken und fühlen kann. Ich unterlasse es absichtlich, dieses Bewußtsein als Seele, Psyche, Geist, Gefühl, Unterbewußtsein, Individualität oder gar Körperseele zu definieren. Für mich faßt das kleine Wort »ich« dies alles zusammen, und ich rate meinen Schülern immer, ihr eigenes Wort, mit dem sie sich anreden, an die Stelle meines Wortes zu setzen, damit sie nicht erst einen Knoten in die Psyche bekommen und stundenlang darüber philosophieren, wie es und was nun gemeint ist, denn in derselben Zeit kann man immer etwas Nützliches tun.

Man findet es nun gewiß etwas anmaßend, dem eben angedeuteten Problem mit Gymnastik nahekommen zu wollen.

Gewiß, dem ist auch so! Und so sind wir immer in Verlegenheit, wenn man diese Arbeit als Gymnastik bezeichnet. Die meisten Menschen haben sich daran gewöhnt, unter Gymnastik bestimmte Übungen zu verstehen, und so ist die erste Frage an uns immer die nach den »typischen Übungen«. Da können wir nur sagen: die Gymnastik tut's freilich nicht, sondern der Geist, der mit und bei der Sache ist.

Im allgemeinen ist es so, daß man denkt: Wenn ich die Entspannungsübungen *gelernt habe*, bin ich entspannt; wenn ich die Atemübungen *kann*, kann ich atmen; wenn ich Schwungübungen *machen kann*, arbeite ich mit Schwung; wenn ich *gelernt habe*, wie man X- oder O-Beine korrigiert, sind sie gerade. Das ist nicht so, und wir sehen immer den Mißerfolg da, wo diese primitive Auffassung sich der Dinge bedienen will.

Denn es ist klar, daß das bloße Erlernen und Können der gymnastischen Übungen nicht zu dem Erfolg des einheitlichen Bewußtseins führen kann. Wie kommen wir *aber da heran?* Eben dadurch, daß wir all unsern Geist und unser Gefühl dazu benützen, unsern Körper mittels der gymnastischen Übungen zu einem gefügigen Instrument für unser Leben zu machen. Wenn unsere Schüler arbeiten, achten wir darauf, daß sie nicht eine Übung erlernen, sondern versuchen, durch diese Übung die Intelligenz zu vermehren. Wenn wir atmen, so erlernen wir nicht bestimmte Übungen, sondern bedienen uns dieser Übungen, um die Lunge zu kontrollieren, ihr Hemmungen zu geben oder Hemmungen zu beseitigen. Wenn wir uns bewußt werden, daß unser Schultergürtel nicht dort sitzt, wo er unsere Arbeit erleichtert, so korrigieren wir ihn nicht von außen an seine Stelle heran. Damit ist nichts gebessert, denn sobald der Mensch mit etwas anderem beschäftigt ist, vergißt er den Schultergürtel. Es gibt allerdings immer Menschen, die ihn an der »richtigen« Stelle ankrampfen können, aber es sieht auch danach aus.

Wir machen es nun meist so, daß wir bei Beginn einer Stunde fragen, was unsere Schüler sich erarbeiten wollen. Das Resultat ist am Anfang des Unterrichts erschreckend. Entweder sagt keiner etwas oder man sagt: »Sie sollen mir meinen Bauch wegbringen« o.ä. Da gibt es dann die erste Katastrophe, wenn ich antworte, daß ich gar nicht daran dächte, einem andern den Bauch wegzubringen, sondern daß es jeder selbst tun müsse.

Nehmen wir an, ein Kurs habe sich für die Durcharbeitung des Schultergürtels entschieden. Dann sehen wir uns zunächst einmal die Schultergürtel im einzelnen auf Form und Beanspruchung an. Wir stellen darauf im Skelett fest, wie er am besten seine Pflicht erfüllen kann, vergleichen uns damit und finden nun heraus, was wir selbst zu tun haben. In den meisten Fällen und in der ersten Zeit besonders lassen wir nun die Augen verbinden, und jetzt versucht jeder einzeln festzustellen, von wo das Festhalten einer falschen Lage ausgeht, dann, was den Schultergürtel verhindert, die richtige einzunehmen. Und so kommt es auf einmal, daß jeder Schüler in *seiner* Weise übt, d.h. die ganze Klasse arbeitet verschieden, und doch ist eine Konzentration und Stille da, um die uns manch Auditorium beneiden würde.

Der Leiter sieht nun bald, wo es hapert. Er sieht z.B., wie einige immer mit großem Talent das Schwerste und Schwierigste auswählen, und hat die Pflicht, Klarheit darüber zu schaffen, daß man immer versuchen muß, mit den einfachsten und leichtesten Formen ein Ziel zu erreichen. Jedenfalls aber arbeitet jeder Kurs mit völlig anderen Übungen und erfindet sich seine Übungen selbst.

Wir erreichen dadurch sehr Wesentliches. Der Schüler fängt an zu spüren, daß er selbst etwas mit seinem Körper anfangen kann. Er fühlt plötzlich, daß er, wenn er nur will, sich genau so, wie eben den Schultergürtel, den ganzen Körper erarbeiten kann. Sein Selbstbewußtsein wird erhöht. Das Stoffgebiet verwirrt ihn nicht mehr, er ist ermutigt. Das kann aber mit Übungen, und mögen sie noch so durchdacht sein, nicht erreicht werden.

Soviel über unsere Arbeitsweise. Nun zu den *Mitteln*. Unsere Mittel sind: *Atmung, Entspannung, Spannung*. Worte, die demnächst so mißbraucht sein werden wie alle schönen Dinge auf der Welt. Solange sie Vokabeln bleiben, stiften sie Unheil, und sobald sie mit Vorstellungen erfüllt sind, werden sie zu den großen Mittlern des Lebens.

2.1. Gindler

Eines der heikelsten und schwierigsten Gebiete unserer Arbeit ist die *Atmung*. Daß jede Bewegung die Atmung vermehren und vertiefen kann, können wir bei kleinen Kindern und Tieren beobachten. Bei dem erwachsenen Menschen jedoch, bei dem die körperlichen, seelischen und geistigen Kräfte nicht mehr von der Einheit des Bewußtseins dirigiert werden, ist der Zusammenhang zwischen Atmung und Bewegung gestört. Und in dieser Lage befinden wir uns fast alle. Ob wir etwas sprechen wollen, ob wir eine kleine Bewegung machen, ob wir denken, ja schon in der Ruhelage hindern wir die Atmung. Man denke einmal, wie frei bei den meisten Tieren der Hals aus dem Körper aufblüht, und man vergleiche damit den eigenen Hals, wenn man einmal Zeit und Ruhe hat. Man wird finden, daß der Hals von der Körpermitte, also etwa vom Zwerchfell aus, einen bedeutenden Zug nach innen erfährt. Wenn man diesen Zusammenhang längere Zeit beobachtet, findet man, daß diese Verkrampfung eine ganz willkürliche ist, man läßt nach und spürt plötzlich, daß der Hals sich viel freier halten kann. Die Einengung des Luftstroms, die bei fast allen Menschen im Halse stattfindet, fällt plötzlich fort, man fühlt sich frei. Wenn man dies jederzeit bewußt herstellen kann, fühlt man, daß auch alle Bewegungen die Atmung nicht nur nicht stören, sondern immer mehr vertiefen können. Man ermüdet nicht, sondern wird frischer durch die Arbeit. Und nun übertrage man dies auf das Leben: daß wir immer frischer und leistungsfähiger werden sollten, je mehr man von uns verlangt.

Eigentlich haben wir uns das Leben so vorgestellt, und wir können immer wieder sehen, daß Menschen mit Höchstleistungen frischer sind als diejenigen, die nichts tun. Und wenn wir die erfolgreichen Menschen beobachten, können wir oft sehen, daß sie die wundervolle Beweglichkeit des Reagierens, des steten Wechsels von Aktivität und Passivität haben. Sie haben den beweglichen Atem oder Atmung als Funktion. Leicht erreichbar ist das nicht. Unsere Schüler konstatieren jedenfalls immer wieder mit sehr geringer Freude, daß man nur eine Handlung zu denken braucht und schon spürt, wie man starr wird, wie man seine Leistungen behindert. Man ist so daran gewöhnt, daß es schwer fällt, diesen Unsinn zu lassen.

Bei schwierigen Situationen, etwa bei einem Streit zwischen Ehegatten oder beim plötzlichen Erscheinen eines Vorgesetzten, sehen wir, daß dieses Hochziehen des Atems und der Krampf in der Zwerchfell- und Magengegend beängstigende Dimensionen annimmt. Der Atem setzt aus oder wird hastig eingezogen, und die Lage, die wahrscheinlich die höchste Beweglichkeit von uns verlangt, ist rettungslos verloren. Wir kennen diesen Zustand wohl als Verlegenheit, Angst, Mißstimmung, Zerfahrenheit im Geistig-Seelischen und als verlegenes Spiel mit Armen und Beinen, als Zittern im körperlichen Zustand. Wenn man sich schon bewußt ist, wie man diesen Zustand der Verkrampfung aufhebt, sich also loslassen kann, so ist man plötzlich der Situation gewachsen. Der Atem fließt freier, die geistige Verwirrung läßt nach, und man kann sich dieser Fähigkeit wieder bedienen.

Es ist klar, daß wir nicht mit großen Bewegungen anfangen können, wenn schon die allerkleinsten Störungen des Zusammenhangs hervorrufen. Man muß sich mal beobachtet haben, um zu wissen, was man alles macht mit der Atmung, wenn man sich die Zähne putzt, Strümpfe anzieht oder gar ißt. So versuchen wir bei unseren Schülern erst einmal das Verständnis für diese Vorgänge zu wecken. Wir lassen irgendwelche Bewegungen machen mit dem Versuch, sie ohne Störung der Atmung auszuführen. Das gibt soviel Arbeit, daß man wahrscheinlich bis in die Unendlichkeit dabei bleiben könnte. Aber der Tummelplatz für die Übung ist nicht die Stunde. Hier läßt sich die Lösung der Atemverkrampfung verhältnismäßig leicht und schnell erzielen. Wir müssen aber im Leben darauf aufmerksam machen, bei welchen geringfügigen Anlässen die Atemverkrampfung einsetzt, und müssen sie hier bekämpfen. Das Bekämpfen geschieht einfach schon dadurch, daß wir daran denken, und je öfter wir daran denken und je mehr wir uns daran gewöhnen, gerade bei kleinen Anlässen, die uns ja viel eher Zeit dazu lassen als große, nachzuforschen, ob die Störung nicht in der Atmung liegt, desto leichter und selbstverständlicher wird die Abhilfe. Wir werden bald anfangen, die wohltätigen Folgen zu spüren: so wie wir den Atem losgelassen haben, merken wir sofort, daß uns die Starrheit verläßt. Das ist es, was wir erfahren und erleben müssen: wie in dem Augenblick, in dem wir den Atem zur Folgsamkeit gebracht haben, wir das Gefühl des Lebens in uns bekommen. Aber noch mehr: diese Atemverkrampfung steht in innerer Beziehung zur falschen körperlichen Spannung. Niemals können wir zur körperlichen Entspannung gelangen, wenn nicht zu gleicher Zeit die Atemtätigkeit von jeder Verkrampftheit befreit ist.

Diesen Zusammenhang zwischen Atem und körperlicher Bewegung müssen wir erkennen und erfühlen, die Übereinstimmung müssen wir gut durchführen. Damit schaffen wir uns die Erkenntnis, daß auch die vom Leben geforderten Leistungen nicht so überwältigend schwer sind und ausgeführt werden können unter großer Schonung der Kräfte, und nicht mit dieser uns gewöhnlichen höchsten Anstrengung und dem üblichen Getöse.

(Hier ist eine Passage weggelassen, die sich eingehender mit den vier Phasen der Atmung — Einatmung, Ruhelage, Ausatmung, Ruhelage — und deren Zusammenhang mit der Leistungsfähigkeit eines Menschen beschäftigt.)

Wir haben im Verlauf dieser Gedankengänge zu oft das Wort *Verkrampfung* benützt, so daß wir auch des näheren darauf eingehen müssen. Ich habe versucht aufzuzeigen, wie sehr die Verkrampfung an Atemstörungen und diese wieder an Störungen im Psychischen[1] gebunden sind. Lösungen oder Entspannungen sind also durchaus davon abhängig, daß wir imstande sind, eine lebendige Vorstellung davon in uns zu erzeugen und diese mittels geeigneter Übungen zu verwirklichen.

Entspannung ist für uns ein Zustand der höchsten Reagierfähigkeit, eine Stille in uns, eine Bereitwilligkeit, auf jeden Reiz richtig zu antworten. Wenn wir lesen, daß die Araber die Fähigkeit haben, nach stundenlangem Marsch durch die Wüste, sich 10 Minuten bewegungslos in den Sand zu werfen und sich in diesen 10 Minuten so

2.1. Gindler

zu regenerieren, daß sie stundenlang weitergehen können, so ist uns dies ein Beispiel für die Entspannung. Wenn wir hören, daß große Geschäftsleute oft einen Augenblick ganz bewegungslos verharren, während alle ihre Sinne nach innen gezogen sind, und daß sie auf einmal, wie aufwachend, Dispositionen treffen, die durchaus die einzig möglichen sind, so ist es klar, daß in diesem Augenblick des Abwesendseins eine Entspannung erfolgt ist. Diese Entspannung suchen wir. Sie läßt sich am leichtesten erreichen durch Empfindung der Schwerkraft.

Die Schwerkraft müssen unsere Glieder begreifen und fühlen lernen, ja jede Zelle in uns muß wieder die Fähigkeit erwerben, ihr folgen zu können. Wer von uns liegt zum Beispiel im Bett zum Schlafen richtig entspannt und, der Schwerkraft entsprechend, wie ein schlafendes Tier? Wenn wir versuchen, die Schwere überall im Körper zu fühlen, auch im Kopf, dann kommen wir in einen Zustand, wo die Natur die Arbeit für uns übernimmt: in dem Maße, wie wir uns in die physikalisch richtige Lagerung bringen, stellt sich die richtige Atmung ein, nicht die willkürliche Atmung mit großen Aktionen des Brustkorbes, sondern eine ruhige Atmung. Der Atem fließt unmerklich hin und her, und damit stellt sich der Schlaf ein.

Dann beim Stehen: wir müssen fühlen, wie wir unser Gewicht an die Erde abgeben, Pfund für Pfund, und wie dabei die Füße immer leichter werden. Es tritt das Paradoxon ein: je schwerer wir werden, desto leichter, ruhiger werden wir.

Beim Sitzen müssen wir uns aufrecht halten; solange wir krumm sitzen, stören wir den ganzen inneren Betrieb. Man kann fühlen, wenn man sich aufrichtet, wie der Atem sofort ruhiger und befriedigender wird. Man kann übrigens oft beobachten, daß ermüdete oder gelangweilte Menschen, um zu sich zu kommen, sich etwas zu erfrischen, sich aus der krummen Haltung aufrecken. Beim Sitzen müssen wir immer frei schwingen in den Gelenken, mit gestrecktem Bauch, gestreckter Wirbelsäule. Wenn wir dann vorschwingen, bekommen wir eine Dehnung der oberen Lungenteile. Das ist dieselbe Dehnung, die wir so wohltätig empfinden beim Schwimmen oder besonders beim Gehen gegen den Wind.

Als Wesentlichstes muß man festhalten: alles Korrigieren von außen her hat wenig Wert. Es muß eins mit dem andern so durchdacht, durchfühlt, mit den tausendfachen Vorkommnissen im Leben untrennbar verbunden werden, daß es jeden Augenblick instinktiv ausgeführt wird. Nicht das ist erworbener Besitz, was wir auf Kommmando ausführen können, sondern dasjenige, was bei plötzlicher Veranlassung ohne Überlegung sofort geschieht. Aber um so weit zu kommen, müssen wir noch allerlei beobachten, was nicht rein gymnastischer Natur ist. Nicht nur falsche Bewegungen müssen wir meiden, auch falsche *Speisenzusammensetzungen*, denn diese führen zu unerquicklichen Störungen im Innern, und auch daraus erfolgen Spannungen, die unsere Arbeit an uns wieder zerstören. Gute und verständige *Hautpflege* gehört dazu, d.h. nicht nur die Tätigkeit an unserer Haut, sondern auch das Verständnis für die Haut, so z.B. die Behandlung der Haut mit Öl. Wie überhaupt auch jeder versuchen muß, das Verständnis für die besondere Art seiner

Konstitution zu gewinnen, so daß er sich im weiten Maße selbst behandeln lernt.

Nun noch einige Worte über *Spannung*: Sie kommt scheinbar etwas schlecht weg in unserer Arbeit, aber ich muß sagen: nur scheinbar! In Wahrheit ist es so, daß nur, wer wirklich entspannen kann, auch Spannung haben kann. Darunter verstehen wir den schönen Wechsel der Energien, der auf jeden Reiz reagiert, der zunehmen, abnehmen kann nach der Beanspruchung. Wir verstehen darunter vor allem jenes starke Gefühl der Kraft, die Mühelosigkeit einer Leistung, kurz ein gesteigertes Lustgefühl. Spannung, wie wir sie verstehen, ist die Möglichkeit, die größten Widerstände mit einer gesteigerten Atmung zu überwinden. Spannung ist für uns der größte Gegensatz zum Krampf. Ausarbeiten wollen wir uns gern, aber nicht verarbeiten.

Anmerkung des Herausgebers:
1 Elsa Gindler versteht hier unter »Psychischem« die Unrast, das Nicht-abwarten-Können.

ELSA GINDLER
EINE GROSSE PÄDAGOGIN BESONDERER ART
19. JUNI 1885 bis 8. JANUAR 1961

Von Rudolf WILHELM (1961)[1]

Zu dieser Arbeit:
Der Verfasser versucht in seinem Nachruf eine Antwort zu geben auf die schwierige Frage: Was habt ihr eigentlich bei Elsa Gindler gemacht? — eine Frage, die auch immer wieder gegenüber der KBT gestellt wird und die hier gleichermaßen schwierig ist, einem Außenstehenden zu beantworten. Üben ohne Übung, Erfahrbereitschaft, Gehorsamwerden in der Bewegung vor dem »Es«, Umgang mit Schwerkraft und Rhythmus sind die Themen, um die dieser Versuch kreist, die Arbeit Elsa Gindlers zu beschreiben.
Hinweise auf Elsa Gindlers Lebenslauf, ihr Wirken in Berlin und ihre Begegnung und ihr Zusammenwirken mit Heinrich Jacoby runden die Darstellung ab.

Wenn ein Mensch, den man mit landläufigem Ausdruck unsportlich nennen muß, mit 38 Jahren lernt, auf dem Kopf zu stehen (was er früher nie für möglich gehalten hätte), so wird man annehmen, daß er eine Yoga-Schulung erhalten und viel Energie eingesetzt hat. In der Arbeit bei *Elsa Gindler* ergab sich mir das Kopfstehen beinahe von selbst, und sie wäre wahrscheinlich etwas böse, wenn sie hier lesen würde, wie bei einer Betrachtung ihres Wirkens gewissermaßen das Pferd vom Schwanze aufgezäumt wird. Denn sie lehnte es stets entschieden ab, etwas um des Effektes willen zu tun. Das hat ihre Arbeit mit wahrem Yoga gemeinsam: nicht die äußere Wirkung lohnt den Einsatz, sondern das innere Reifwerden.

Die Erwähnung des Kopfstehens sei hier erlaubt als »Aufhänger«, wie die Journalisten sagen, um für Fernerstehende eine Anknüpfung zu haben. Es ist nämlich schwierig, die Arbeit von *Elsa Gindler* zu beschreiben. Wohl jeder ihrer Schüler hat zuweilen die Not erlebt, daß er auf die Frage von Außenstehenden: »Was macht ihr bei *Elsa Gindler*?«, in Verlegenheit kam und keine klare Antwort geben konnte. Das führt an ein wesentliches Kennzeichen ihrer Persönlichkeit und ihrer Arbeit heran. Sie hat es zeitlebens abgelehnt, ihrer Arbeit einen Namen zu geben. Jede Fixierung hat die Gefahr der Erstarrung schon hinter sich stehen, und Erstarrung war ihr zutiefst zuwider. Lebendig und wach sein, in Finger- und Zehenspitzen genauso wie im Herzen und im Verstand. Aus ganzer Seele wach sein und bereit zu reagieren, das war ihr Wesen und das wollte sie lehren. Die Katze, die im schlafenden Hingestrecktsein wie auch geduckt zum Sprung wach ist bis über die Haarspitzen ihres Felles hinaus, war ihr ein Leitbild ebenso wie das Kleinkind, dessen rosige Farbe ein Zeichen seiner blutvollen animalischen Wachheit ist.

Jeder Name, auch wenn er noch nicht zum Stempel geworden ist, begrenzt und

2.2. Wilhelm

fixiert und ist ein Schritt vom Lebendigen hin zum Tode.*) Deshalb hatte *Elsa Gindler* von ihrer Warte aus recht, wenn sie sich wehrte gegen Namensgebung und formulierte Beschreibung ihrer Arbeit, die eine einengende falsche Vorstellung geben können.

Eine von *Elsa Gindler* ausgebildete Gymnastiklehrerin, die später teilweise eigene Wege gegangen ist, Frau Dr. med. *Lily Ehrenfried* (Paris) hat ihre Arbeitsweise in einem Büchlein beschrieben (*Elsa Gindler* ist es gewidmet) und ihr auch einen Namen gegeben (1), der nicht befriedigend ist. Die Verfasserin entgeht nicht der Gefahr, die Dinge in einer Klarheit zu beschreiben, die sie einfach nicht haben und nicht haben können. Das Büchlein ist nicht schlecht, es ist sogar empfehlenswert und kann manchen Menschen wach machen für diese Dinge, die sie teilweise sehr gut beschreiben kann. Aber sie beschreibt sie oft zu gut, zu klar, zu optimistisch. Gewiß ist es leicht möglich, wie *Ehrenfried* schildert, in wenigen Arbeitsstunden jeden einigermaßen aufgeschlossenen und intelligenten Menschen erleben zu lassen, *wie* und *wie sehr* sich an ihm etwas verändern kann in seiner leibseelischen Einheit. Der Krumme wird gerade, der Müde wach, der Steife gelenkig. Das läßt sich klar demonstrieren und kann sehr verblüffend sein. Aber damit ist noch kein neuer Mensch geboren. Wer hat nicht schon seine Sternstunden gehabt! — und jeder hat mindestens zuweilen seine »Sternsekunden«, und doch ändert sich im Grunde nichts an ihm. Genausowenig wie die Psychoanalyse, zu der *Ehrenfried* öfters Parallelen zieht, im Normalfall die Menschen in eine entscheidend neue und bessere Richtung bringt, so wenig ist mit der Methode *Gindler* die Gewähr für eine solche Änderung gegeben. (*Elsa Gindler* hat auch nie einen Anschein in dieser Richtung zu erwecken versucht oder gar Versprechungen gegeben. Dafür war sie viel zu weise und gütig und in der schwachen Menschenseele erfahren.) Den Gesetzen des Menschlichen entgeht keiner, und so ist das Wachwerden, das Sich-anstoßen-Lassen keine Frage des äußeren Schicksals und keine Frage der Methode, sondern eine Frage des inneren Schicksals, eine Frage der Selbstverwirklichung (*v. Dürckheim*). Im Dienste dieser Selbstverwirklichung, der Persönlichkeitsreifung kann diese Arbeit — richtig eingesetzt — allerdings Großartiges leisten. Sie kann die Voraussetzungen dafür schaffen, daß überhaupt etwas anderes werden kann. So mancher kommt an einen Punkt, wo er spürt oder auch intellektuell einsieht, daß er mit seinem Gesamtverhalten nicht richtig liegt und daß er anders werden müßte, lockerer oder straffer, fester oder weicher, offener, gerader, sicherer, und er weiß nicht, wie er es anfangen soll. Wenn keine schwere Neurose an solcher Stelle den Weg verbaut, dann kann *Gindler*-Arbeit entscheidend vorwärtsbringen.

Um nun an ihre Arbeit heranzuführen, seien einige Fragen aufgezählt, die alle um das Thema kreisen: Weshalb entzückt jeden erwachsenen Menschen, der noch

---

* Es gibt keine Erkenntnisleistung ohne Erstarrungstendenz, wie *Rudolf Steiner* gezeigt hat. E.G. kam es allerdings mit ihrer ganzen Arbeit nicht auf Erkenntnis an, sondern auf Ergebnis und Entwicklung.

2.2. Wilhelm

einigermaßen in Ordnung ist, der Anblick eines Kleinkindes? (Manchmal noch mehr eines Tierkindes?) Weshalb sind wir immer versucht, die körperliche Berührung solchen Kindes zu suchen? Was begeistert uns beim Anblick eines Bären oder einer Katze? Ein sich räkelnder Hund, was ist schön an seinem Anblick? Überhaupt das sogenannte animalische Wohlsein. Was hat es damit auf sich? Was ist der Unterschied von Gelassenheit und Lässigkeit, von Gelöstheit und Gespanntheit? Welche Vorgänge spielen sich hier ab? Von *Pandit Nehru* wird berichtet, daß er sich in Konferenzpausen auf den Kopf stellt und dabei sich in fünf Minuten erholt wie andere in mehrstündigem Schlaf; was geht da vor sich? — Weshalb kommt einer mit seinem Sprechen beim anderen an und weshalb der andere nicht? — Weshalb empfinden wir manche Tätigkeit als Erholung, und eine andere, die vielleicht viel weniger »Kalorien« verbraucht, erschöpft uns in kurzer Zeit? Weshalb und wie kann von einem guten Gedanken oder einer glücklichen Empfindung eine Erholungswirkung auf den ganzen Organismus ausgehen?

Es geht also um die unmittelbare Realität psychosomatischer Zusammenhänge. Wie kann man vom Bewußtsein her so auf die leibseelischen Abläufe einwirken, daß man die (buchstäblichen) Hemmungen beseitigt, die die Abläufe in ihrer natürlichen Zweckbestimmtheit stören?

Diese Fragen beantworten sich nicht mit rein intellektueller Überlegung, die vor solchen Problemen ohnehin kapitulieren muß, sondern mit der Erfahrung am eigenen Ich. — Das war ihre Arbeit und ist die Arbeit ihrer Schüler und Schülerinnen, Erfahrung am Ich, erlebt am Körper. Aha, also doch Yoga? Yoga ist ein Weg zum Reifwerden, ein indischer Weg, von dem wir Europäer einiges lernen können, aber als Ganzes übernehmen können wir es nicht, so wenig es uns ansteht, Buddhisten oder Hinduisten zu werden. *Elsa Gindler* lehrte *auch* das Reifwerden (eigentlich die Aufgabe aller Pädagogik!), aber ihre Arbeit unterscheidet sich vom Yoga und auch von allen Entspannungs- oder Meditationssystemen. Vor allem kennt sie keine »Übungen«. Unter Übung (lat.: exercitium) versteht man etwas klar Beschreibbares, was man mündlich oder schriftlich jederzeit an einen anderen weitergeben kann. Darin liegt der Vorteil der Übung, — und ihr Nachteil. Sie erhält ein gewisses Eigenleben und wird vom Übenden sehr leicht ohne die lebendige Beziehung getan, die ihn als Menschen erst weiterführt. Der Effekt gerät in äußere Bereiche. Der »Geübte« *kann* etwas, aber er muß dabei nicht innerlich weitergekommen sein. Eine wirkliche Meisterleistung ist nicht nur geübt und gekonnt, sondern auch total, eine Leistung des ganzen Menschen, von der Mitte her gespeist (s. *Herrigel*: »Kunst des Bogenschießens«, Graf *Dürckheim*: Hara).

Wie kann man üben ohne Übung? Das ist das Geheimnis, bzw. die geniale Leistung von *Elsa Gindler*: die Menschen so führen und ansprechen, daß sie die einfachsten Dinge (z.B.: Sitzen, Liegen, Stehen, einen Gegenstand tragen, eine alltägliche Hausarbeit) *ganz* tun, nicht nur mit vollem Bewußtsein, sondern mit einer totalen Präsenz der Person, was ganz wesentlich mehr ist.

Eine besondere Schwierigkeit liegt darin, daß der schlechthin Energische nicht weit kommen kann. Seine Energie ist ihm im Wege. Sie gibt ihm einen Druck nach vorwärts, und Druck ist gerade das, was das Offensein verhindert. Gelassen sein kann man nicht mit Energie im landläufigen Sinn, oder besser: in westlichem Sinn. Wir brauchen hier eine andere Energie, die der Geduld, des Wartenkönnens. Ungefähr das, was Graf *Dürckheim* als »Hara« der Japaner uns westlichen Menschen nahe bringt, und was *Herrigel* so großartig in der »Kunst des Bogenschießens« beschrieben hat.

Eine der wichtigsten Vokabeln von *Elsa Gindler* ist »erfahrbereit«. »Werden Sie erfahrbereit!« — Unsere Entwicklung vom Kinde zum Erwachsenen läuft im allgemeinen so ab, daß wir die Erfahrbereitschaft verlieren und dafür Routiniers werden. Wir empfinden die Entwicklung zum Erwachsenen als abgeschlossen, wenn wir ein genügendes Arsenal von Gewohnheiten haben, um uns zwischen den anderen Erwachsenen mit einer gewissen äußeren Sicherheit zu bewegen. Diese Gewohnheiten haben wir uns meist angezogen wie Konfektionskleider. Sie passen uns einigermaßen und lassen uns nicht auffallen. Das höhere Menschsein, das »sein wie die Kinder«, besteht aber darin, daß jede Handlung, ob klein oder groß, ein schöpferisches Tun und eine neue Erfahrung ist, gespeist vom Zentrum und getan vom ganzen Menschen. Ganz große Menschen (z.B. *Albert Schweitzer*) *haben* das einfach, die Reife des ganzen Menschen. Und sie strahlt dann aus jedem Blick, aus jedem Wort, aus jeder Handlung. Und sie kann ganz verschiedene Wurzeln haben: den Glauben, die Liebe, auch den Willen (bei den Zen-Meistern, wie sie uns *Herrigel* und *v. Dürckheim* beschreiben) oder auch die reine Gnade. *Elsa Gindler* ist diesen Dingen nachgegangen einerseits mit irrationalem weiblichen Spürsinn und andererseits mit ganz rationalem Erfahrungsdenken. Und sie hat es dann auch in eine — zwar schwierig, aber immerhin — lehrbare Form gebracht.

Sie kam ursprünglich von der rein gymnastischen Körperschulung her und gehörte führend zur deutschen Gymnastikbewegung, bis sie erkannte, daß mit mechanischem Üben, mag es noch so physiologisch aufgebaut sein, keine entscheidende Änderung im Gesamtverhalten zu erzielen war. 1924 hatte sie ihre Begegnung mit *Heinrich Jacoby* und seiner Arbeit. *Jacoby* kam von einer ganz anderen Seite zu einer ähnlichen Erkenntnis. Als Musiker und Musikpädagoge war ihm aufgegangen, daß unsere Begriffe von musikalisch und unmusikalisch unhaltbar und erstarrt sind. Daß die Vorstellung von Begabtheit und Unbegabtheit und von besonderen Anlagen des Menschen sich nur an Symptomen bildet, deren Entstehung anders als durch Veranlagungsunterschiede zu erklären sind. Bei der Auseinandersetzung mit diesen Dingen war *Jacoby*, von der Musik ausgehend, zu der Erkenntnis gekommen, daß in der biologischen Ausrüstung eines jeden Menschen die Voraussetzungen für produktive Leistungen auf sämtlichen kulturellen Gebieten gegeben waren. Musik ist nach seiner Erkenntnis eine menschliche Äußerungsfähigkeit schlechthin, so wie Laufen, Sprechen, Tanzen, Zeichnen usw. In unserem Kulturkreis sind wir gewohnt, Musik mit Kunst (Kunst = »etwas Höheres«) zu identifi-

2.2. Wilhelm

zieren, und erzeugen von Kind auf Scheu und Hemmung, die sich fixieren und die natürliche musikalische Äußerungsfähigkeit verschütten. Und die musikalische Eindrucksfähigkeit verderben wir dadurch, daß wir die Musik be-greifen wollen statt uns er-greifen zu lassen. »Die aktive Haltung am falschen Platz, das Aufnehmen-Wollen und Begreifen-Wollen — diese den Klangeindrücken entgegengesetzte Aktivität und Aufmerksamkeit ist uns so in Fleisch und Blut übergegangen, daß wir schon dem Säugling in der Wiege zurufen: »Hör mal hübsch zu« — wenn wir ihm eine Rassel vorm Ohr schütteln ... Und niemand scheint der groteske Unfug bewußt zu werden, der dahinter steckt ...« (*Elsa Gindler*).

So wie der menschliche Organismus zum Laufen angelegt ist und — wenn keine Organschäden da sind — ohne Hilfe laufen lernt und sein Leben lang laufen kann und diese Fähigkeit nur durch Hemmungen von der Psyche her (Platzangst verschiedener Grade) beeinträchtigt werden kann, so ist es auch mit den anderen Tätigkeiten und Äußerungsfähigkeiten: Zeichnen, Werken, Singen usw. Wir müssen nur — dem »Es« gehorsam — die Funktionsabläufe geschehen lassen. Dann »geht es«. Das Singen und Musizieren ebenso wie das Laufen, Springen und Tanzen. Jemanden, der nicht singen kann, unmusikalisch zu nennen, ist ein Vorurteil, welches *Heinrich Jacoby* tausendfach praktisch widerlegen konnte, schon bevor er *Elsa Gindler* kennenlernte. Seit Mitte der zwanziger Jahre haben beide in enger Zusammenarbeit (seit 1933 räumlich getrennt, weil *H.J.* in die Schweiz emigrieren mußte) an Tausenden von Schülern ihre Thesen unter Beweis gestellt. *Elsa Gindler* hatte in ihrer Arbeitsstätte in der Kurfürstenstraße eine große Menge Material für eine wissenschaftliche Beweisführung gesammelt, welches leider im Krieg durch totalen Bombenschaden verloren ging. Nach dem Krieg hat sie in Berlin-Dahlem mit ihrer Schülerin *Sophie Ludwig* eine neue Wirkungsstätte geschaffen, aber Mittel und Zeit reichten nicht, um schon aufs Neue Material für eine fundierte Publikation zu sammeln. Hoffentlich gelingt es *Heinrich Jacoby*, in nicht zu ferner Zukunft ein Werk zu verfassen, welches die Arbeit zu einer breiten Diskussion bringen kann[2)].

Jedes Hilfsmittel ist recht, doch einige Requisiten haben sich besonders bewährt. Zum Beispiel der Stock, mit dessen Hilfe die ersten Erfahrungen erarbeitet werden. Der äußere Vorgang ist sehr einfach zu beschreiben; man legt sich gut entspannt mit dem Rücken auf eine feste glatte Fläche (Fußboden mit Teppich) und schiebt sich einen Stock (Besenstiel usw.) unter, so daß alle Wirbel und Hinterkopf auf dem Stock liegen. Das Wesentliche des Vorganges ist mit dieser Beschreibung aber nicht gesagt, sondern eher verhüllt. Bis er möglich wird, so wie er gemeint ist und wie er zu einem echten Gewinn werden kann, ist viel Einführungsarbeit notwendig. Es muß vorausgehen zunächst die Erfahrung des eigenen Körpergewichtes, der Schwere, des Kontaktes mit der Last. In jedem Körperabschnitt muß bewußt erfühlt werden, daß und wie sehr die Erde ihn anzieht. Erst dann können wir liegen und ruhen. Sinn und Wesen des *Ruhens*: in jeder Faser, bewußt oder unbewußt, lebendig spüren, daß die Erde uns anzieht und *hält*. Voll Vertrauen sich der Schwerkraft überlassen. Schlaffheit ist ein totes Überlassen an die Schwerkraft, Ruhen ein lebendiges Überlassen. Der Unterschied ist spürbar im Anblick und noch mehr im Effekt: lebendiges Ruhen erfrischt ungemein schnell, Schlaffheit bringt auf langen Umwegen oder gar nicht die Erholung.[3]

Ist diese Veränderung geschehen, das Loslassen des Strohhalmes, an dem wir uns gewohntermaßen festkrampfen wie der Nichtschwimmer im tiefen Wasser, dann rollen wir den Stock mit dem geringstmöglichen Kraftaufwand unter die Körpermitte und bleiben dabei in jedem Moment bestrebt, nicht den Kontakt mit der eigenen Last zu verlieren. Wenn wir es »richtig machen«, dann ist uns der Stock an seinem Ort keine Qual, sondern im Gegenteil: wir erleben, wie die Wirbelsäule diese maximal harte und gerade Unterlage dazu benutzt, aus der gewohnten verbogenen Krampfhaltung sich der Geraden anzunähern und empfinden dies wohltuend. Umgekehrt wird dieses Liegen auf dem Stock in der »normalen« verkrampften Verfassung zum Martyrium. (Das stimmt überein mit der bekannten Erfahrungstatsache, daß ein Schmerz nachläßt oder aufhört, wenn wir uns ihm überlassen, in hingebender demütiger Weise überlassen, nicht in Selbstbemitleidung. — Das Liegen der Fakire auf Nägeln und Glasscherben und entsprechende Dinge sind wahrscheinlich im Prinzip eine Steigerung dieses Vorganges.)

Mit diesem einfach anmutenden Versuch leitete *Elsa Gindler* meist die Arbeit ein, und damit wird jeder im Körperlichen erfahrbereit, soweit er überhaupt bereit sein kann und will. Dann läßt sie von Anfang an gern im orientalischen Sitz auf dem Teppich sitzen. Er ist uns Europäern ungewohnt und zwingt uns zu erfahren, wieviel Verspannungen und Verkrampfungen wir im Becken- und Beinbereich gewöhnlich an uns herumschleppen. Wenn es dabei nun hier und da weh tut und man sagt: »Es geht nicht«, so versteht sie es mit Zureden und kleinen Hilfsmitteln, — nicht etwa den Schmerz aktiv überwinden (verkneifen) zu lassen, sondern den Schüler zur Verhaltensänderung zu bringen, daß »es« geht.

Überhaupt das »Es«! Diesem Es hat sie unbewußt nachgespürt ihr Leben lang. Ohne große historische und philosophische Überlegungen. Es hat etwas zu tun mit dem Tao (*Laotse*), mit der Entelechie (*Aristoteles*), mit dem »Sinn« (*Angelus Silesius*). Ist es etwas Geistiges, Psychisches, etwas Immanentes oder etwas Transzendentes? *Elsa Gindler* hat sich nicht entschieden. Aber sie hat ihre Schüler gelehrt, ihm nachzuspüren, ihm nachzulauschen, ihm zu gehorchen.

Beim Körpertraining Yoga, dem Hatha Yoga, wird — wenn einigermaßen vernünftig betrieben — auch Wert darauf gelegt, daß keine Übung mit Gewalt erzwungen wird. Doch soll es geschehen mit Geduld und Druck und ständiger Wiederholung. Aber *wie* es besser geht, bleibt außer acht, nämlich indem wir uns in unserem ganzen Verhalten vom Zentrum her so ändern, *daß* die Gelenke mit ihren Bändern und Muskeln nachgeben *können*. Wenn man einmal erlebt, wie während einer Stunde bei *Elsa Gindler* ein Mensch mit schwerer Arthrose, der seine Knie- und Hüftgelenke längst »versteift« glaubte, eine Beweglichkeit erreicht, die er vorher nicht für möglich hielt, so weiß man, daß tatsächlich wir selbst es sind, die die

2.2. Wilhelm

»Versteifung« verursachen durch unser Gesamtverhalten. Die sklerotisierende Veränderung im Gewebe, alles was wir zur Arthrose rechnen und noch mehr, kommt erst sekundär.

Von dieser Seite her muß auch das heute so brennende Problem der Wirbelsäulenschäden betrachtet werden. Der Arzt weiß, daß praktisch alle Menschen in den Weichteilen des Rückens Gelosen (Gerinnungszustände) haben, Verspannungen und Verkrampfungen, empfindlich oder nicht empfindlich. Sie sind die Voraussetzung für die Veränderungen an den Wirbelgelenken, die man mit dem Röntgenbild nachweisen kann. Umgekehrt sind diese sichtbaren Knochen- und Gelenkveränderungen kein Maßstab für den funktionellen Zustand der Wirbelsäule: auch bei stärksten osteochondrotischen Veränderungen, wenn nicht gerade Brückenbildung zwischen den Wirbeln stattgefunden hat, kann eine gute schmerzfreie Beweglichkeit vorhanden sein bzw. erreicht werden bei entlastetem Stoffwechsel (evtl. Fasten) und bei geeignetem übenden Verhalten im *Gindler*schen Sinn.

Die Verspannungen um die Halswirbelsäule sind auch die wichtigste Ursache für die meisten Kopfschmerzen. Bei uns kopfbetonten Abendländern muß sich gestörtes Verhalten auch besonders am Kopf auswirken. Und es ist kein Kunststück, solche Kopfschmerzen durch *Gindler*sches Verhalten (aber auch durch Entspannungsübungen anderer Art, z.B. Autogenes Training) zu beseitigen.

Aus dem geistig-seelischen Bereich kommt der Anlaß, unseren Bewegungsapparat, die Muskeln, Bänder und Knochen, festzuhalten. Festzuhalten wider das natürliche Erfordernis. Die Glieder möchten der Schwerkraft folgen und nur so viel Spannungsimpuls haben, wie nötig ist, um im Bewegungsablauf die Schwerkraft zu überwinden und ihr sofort wieder zu folgen. Aber der Spannungsimpuls ist fast immer überschüssig, und um so überschüssiger, je größer die Spannung im Seelisch-Geistigen ist. Dadurch erstarrt unsere Beziehung zur Schwerkraft, und zwar erstarrt sie buchstäblich. Ein Zu-viel an Spannung fixiert sich im Gewebe, stört die Abläufe im Mechanischen und die Abläufe in der Feinstruktur, vor allem die Durchblutungsverhältnisse. Das lockere »eutonische« Gewebe ist immer blutvoll warm, während kalte Glieder entweder schlaff oder verkrampft sind.

Wir sind an diese dauernde Überspannung, die sich vom Geistigen über das Vegetative auf das Organische auswirkt, so sehr gewöhnt, daß wir sie fast nicht bemerken. Erst die Auswirkung fällt uns auf, wenn die Verspannung zur lähmenden Versteifung führt, die Schäden von den Organen her, die wir nicht mehr als Auswirkung der Überspannung erkennen. Die Nervösen und vegetativ Überlabilen, die die Unruhe und Spannung unmittelbar spüren und darunter leiden, sind meistens hilflos gegenüber ihrem Zustand und führen ihn auf alle möglichen äußeren Ursachen zurück, damit sie sich frei von Verantwortung fühlen dürfen.

Gehorsam-Werden in der Bewegung war *Elsa Gindlers* Anliegen. Der Wille gehört zum Impuls und nicht in den Ablauf der Bewegung, wo er nur stört. Man denke an den sportlichen Wettkämpfer, der mit unmenschlich verzerrtem Gesicht am

2.2. Wilhelm

Ziel zusammensinkt; hier wirkt der Wille an falscher Stelle. (Wie selten ist im heutigen Sport der Wettläufer, der heiter und anmutig ankommt!) Aber auch der Alltagsmensch eilt mit verbissenem Gesicht über die Straße und reagiert mit kontaktloser Schärfe, wenn etwas Störendes in den Weg kommt. Wir bewegen uns heute im Straßenverkehr — und nicht nur im Straßenverkehr! — alle so, als könnten wir mit einem inneren Druck das Tempo vergrößern und die Zeit verkürzen. Wir verhalten uns so auch dort, wo wir das Tempo gar nicht beeinflussen können: der Autofahrer in einer Kolonne, der Mitfahrer neben dem Steuer, der Fahrgast im öffentlichen Verkehrsmittel, ja selbst der Kranke im Wartezimmer drückt ungeduldig auf einen geistigen Gashebel. Immer das Streben nach vorn und immer das Bemühen, bald am Ziel zu sein. Alles geschieht mit Druck, dieser Auswirkung eines falschen Willens an falscher Stelle. Und dieser Druck stört ganz empfindlich den natürlichen Bewegungsablauf. Wir erkennen es, wenn wir darauf achten: der Gang ist unschön, die Bewegungen sind nicht harmonisch, die Sprache ohne Klang und das Gesprochene oft ohne Sinn. Vieles ist aber nicht ohne weiteres zu erkennen. Die Bewegungsabläufe, die dem vegetativen (oder autonomen = selbständigen) Nervensystem zugehören, die rhythmischen Bewegungen des Magen-Darm-Kanales, des Herzens und der Blutgefäße, die Atmung. All das wird auch gestört. Die Auswirkungen können z.B. Magengeschwüre, spastische Verstopfung, Herzenge, Absterben der Glieder, Asthma, Emphysem u.v.a. sein.

Mancher wird entgegnen: es kommt öfters vor, daß ich ungeduldig und in Druck bin, aber es ist nicht die Regel. Wer für diese Zusammenhänge wach geworden ist, der weiß, daß wir normalerweise gar nicht in der Lage sind, die Spannung loszuwerden, selbst wenn wir wollen. Wir können sie verbergen vor anderen und vor uns selbst, aber wir können sie nicht aufgeben. (Die Lässigkeit ist nur wie ein Vorhang, hinter dem die Spannung verborgen wird.) Es ist die Krankheit unserer Zeit, daß wir den Rhythmus der Natur, den Wechsel zwischen Spannung und Entspannung, zwischen Arbeit und Feiern, zwischen Tag und Nacht, das gemäßigte Schwingen um die Mittellage nicht mehr haben. Die Schwingungskurve hat sich über die Abszisse erhoben und fällt nur noch dann und wann im erschöpften Zusammenbruch weit nach unten.

Die Arbeit von bzw. nach *Elsa Gindler* kann in verblüffender Weise zeigen, wie die gütige Natur in unglaublichem Maße bereit ist, die Folgen unserer Fehler wieder gutzumachen, wenn wir es ihr — *erlauben*. Gehorsam werden im Bewegungsablauf, die Glieder bewegen so wie Es will, vom Willen her nur den Impuls geben, — nichts weiter braucht es, um aus einem versteiften und verkrampften Nervenbündel (»Krampfkonserve« sagte sie) einen *Menschen* werden zu lassen. Aber das Einfache ist schwierig, bzw. es ist uns schwierig, uns einfach zu verhalten. *Elsa Gindler* konnte es lehren.

*

2.2. Wilhelm

Ihr äußerer Lebensgang zeigt nicht viel Bewegung. Sie wurde in Berlin geboren (der Vater war Grobschmied) und ist in Berlin gestorben. Sie verließ Berlin auch nicht in den Jahren der braunen Herrschaft, deren Unmenschlichkeit sie früh erkannt hatte. Sie half den Verfolgten, wo sie helfen konnte, mit Unterschlupf und Nahrung und guten Worten. Auch nach dem Zusammenbruch, als die Freunde draußen im Ausland ihr in Dankbarkeit zu helfen bereit waren, blieb sie in ihrer Heimatstadt und schuf aus den Trümmern eine neue Stätte echter menschlicher Bemühung.

Literaturhinweis:

1 Dr. med. L. EHRENFRIED: Körperliche Erziehung zum seelischen Gleichgewicht. 172 Seiten, Westl. Berliner Verlagsgesellschaft: 1957.

Anmerkungen des Herausgebers:

1 Ein anderer Nachruf findet sich in der Zeitschrift: »Bildung und Erziehung«, 14/1961, 65-69, den Franz Hilker verfaßt hat, ein langjähriger Mitarbeiter Elsa Gindlers im Deutschen Gymnastikbund. Da er sich mehr auf die pädagogische Seite des Wirkens von E.G. bezieht und seine wesentlichen Gedanken hier auch Ausdruck finden, wird auf eine Wiedergabe des Nachrufs von Hilker verzichtet — siehe aber das Zitat von Hilker aus dem genannten Nachruf in dem Beitrag von Lechler, Seite 272.
2 Dies zu tun, war H.J. (1889-1964) nicht gegeben. Sophie Ludwig hat in unendlich mühevoller Herausgebertätigkeit versucht, einiges von H.J.'s Arbeit festzuhalten in dem Buch von Heinrich Jacoby: Jenseits von »Begabt« und »Unbegabt«. Christians Verlag, Hamburg: 1981.
3 Einen lebendigen und einprägsamen Bericht aus der Arbeit bei Elsa Gindler bringt zu dieser Arbeitssituation einer ihrer »Schüler«, der Schriftsteller Robert Jungk in einem seiner Bücher (»Der Jahrtausend-Mensch«, 1973, im Kapitel: »Der wiederentdeckte Körper«):
   »Es ist schwer zu erklären, was in diesen Kursen eigentlich genau 'getan' wurde. Körperliche Übungen, die sich nur in kraftvollen, anstrengenden, aber letztlich äußerlich bleibenden Bewegungen erschöpfen, gab es in diesen ungewöhnlichen Stunden nicht. Man legte sich auf den Boden, schob einen Besenstiel unter die Wirbelsäule, bemühte sich, dieses störende Objekt ganz genau zu spüren, schob es wieder weg und versuchte nun, von der Störung befreit, sich ganz der tragenden Erde zu überlassen, zu fühlen, wie sie einen hielt, den ganzen Körper wahrzunehmen, von den Zehenspitzen bis in jede Fingerspitze hinein, vom Bauch in den Brustkorb, bis in die Schultern hinauf zum Kopf. Dann die Augen öffnen, das Licht empfangen, als sähe man es zum ersten Mal, nicht nach ihm »greifen«, nur aufgeschlossen sein, aktiv warten auf eine Begegnung mit der Umgebung, mit sich selbst. Während ich das niederschreibe, beginnt der vor Jahrzehnten »eingeübte« Mechanismus der erhöhten Wahrnehmung sofort wieder zu spielen. Bis vor einer Minute achtete ich gar nicht darauf, wie ich sitze, gingen die Fingerkuppen über die Tasten der Schreibmaschine, ohne daß ich den Gegendruck spürte. Jetzt berührt mich der leichte Wind, der vom Fenster her kommt. Er war sicherlich die ganze Zeit da, aber ich hatte ihn 'ausgesperrt'. Ich spüre Nacken, Rücken, Füße. Und in den beiden großen Zehen hat es zu kribbeln begonnen. Natürlich! Auf die 'Erweckung', das 'Lebendigmachen' der Füße hatte es Frau Gindler besonders abgesehen. Sie zeigte uns, wie man diese 'toten Klumpen' ohne eine einzige Bewegung, nur durch genaues 'Durchfühlen' in warme, pulsierende Teile des physischen Selbst verwandeln kann« (Seite 288).

ÜBER MEINE ARBEIT AM CRICHTON ROYAL HOSPITAL[1]

Von Gertrud HELLER (1949)

Zu dieser Arbeit:
Der Beitrag ist das Manuskript eines Vortrags am Maudsley Hospital in London — des einzigen, den die Verfasserin über ihre Arbeit je in größerer Öffentlichkeit gehalten hat.[2] Er setzt sich mit der allgemein üblichen Auffassung von Entspannung auseinander und zeigt, daß es nicht so sehr die muskulären Verspannungen sind als vielmehr die Störungen des allgemeinen und seelischen Befindens, welche die Patienten Entspannung suchen lassen. Es ist immer auch ein seelischer Konflikt, ein Nichtübereinstimmen von Gefühlen und gegebener Lebenssituation, welcher zu Spannungen im Körperlichen führt. Unzweckmäßige Lösungen der Konflikte bringen aber nur kompensatorische Übersteigerungen im Verhalten und besonders in den Bewegungen mit sich.

Als Hauptziel ihrer »Entspannungstherapie« wird von der Verfasserin genannt, den Patienten gewahrwerden zu lassen, welche Haltungen er, hergeleitet aus den emotionalen Konflikten, angenommen hat. So kann er aus dem Feld emotionaler und intellektueller Störmanöver heraustreten und wieder zu sich selbst finden. Der Weg dahin führt über die Identifizierung mit der Aufgabe, dem jeweils gerade gegebenen Tun. Erreicht wird dadurch nicht nur eine Besserung der Symptome, sondern die Wiedergewinnung des Selbstvertrauens. So wird es verständlich, daß diese Arbeit im Urteil von Patienten des Crichton Royal Hospital for Nervous and Mental Disorders eine der für sie wichtigsten Behandlungsmethoden dargestellt hat.[3]

Meine Kurse am Crichton Royal Hospital for Nervous and Mental Disorders sind bekannt als »Entspannungsklassen«. Dies ist mehr oder weniger nur ein Etikett, ein Name in Ermangelung eines besseren. Die Vorstellungen, welche die Menschen im allgemeinen von »Entspannung« haben, sind zahlreich und in der Regel ungenau. Nach weitverbreiteter Auffassung wird »Entspannung« verstanden als Nachlassen muskulärer Spannung, als Beseitigung von Verkrampfung und ganz allgemein als Befreiung des Körpers von allen Erscheinungen des Unbehagens und des Angestrengtseins. Dazu bieten sich bestimmte Übungen an, wie das Lockern aller Muskeln, entweder nach und nach, Glied um Glied, oder im ganzen Körper auf einmal, sodaß er zusammenfällt wie eine Marionette, deren Fäden man losläßt. Diese Art der Entspannung ist nur von begrenztem Wert; sie führt eigentlich in eine Sackgasse und ist als Versuch anzusehen, sich mit recht groben Mitteln mit einer komplexen und schwierigen Lage auseinanderzusetzen. Denn wenn wir es einmal überlegen: Kommt denn unser Bedürfnis nach Entspannung in erster Linie von den störenden Empfindungen, wie sie durch muskuläre Verspannungen hervorgerufen werden?

2.3. Heller

Ich frage meine Patienten vor Beginn unserer Arbeit, wofür sie Entspannung brauchen. Tatsächlich klagen nur sehr wenige über Muskelverhärtungen. Noch keiner hat gesagt: »Meine Bewegungen sind steif und plump«, aber fast jeder spricht von »Nervosität«, »innerlichem Aufgezogensein«, »Zappeligkeit und Unruhe«. Sie sagen: »Manchmal könnte ich schreien«; »Ich kann nicht entspannen; ich kann nicht ruhig liegen oder sitzen«, und als das Bezeichnendste von allem: »Ich falle ganz und gar auseinander«. Das ist es, was die Patienten meist fühlen und über sich aussagen. Und während sie ihre Klagen vorbringen, verraten ihre Stimmen die dahinterliegende emotionale Spannung.

Dies zeigt, daß sich die Patienten viel mehr einer Verfassung im ganzen bewußt sind als einzelner Symptome, wie z.B. Muskelverspannungen, obwohl natürlich Muskelverhärtung eines der Symptome einer allgemeinen Störung des Organismus ist. Muskelspannung ist ihrem Ursprung nach nervliche Spannung als Folge eines höchst komplizierten Zusammenspiels seelischer und körperlicher Prozesse. Aber nicht alle Spannung ist etwas Falsches; im Gegenteil: Spannung ist der Lebensstrom unseres Handelns, gibt ihm eine Zielrichtung und verleiht ihm dynamischen Schwung. Gleichzeitig ist sie der organische Träger dieses Schwungs und der Weg, auf dem spontane Selbstdarstellung durch Bewegung und Stimme vermittelt wird, sowohl im gewöhnlichen Leben wie auch in der Kunst. Funktionell-körperlich basiert dies auf der Gesamtaktivität des Nervensystems. Mit Hilfe unserer Nerven kommen wir zu Sinnesempfindungen und zur Wahrnehmung. Wahrnehmen heißt bewußt wissen, sich bewußt werden. Spontaneität des Ausdrucks und der Bewegung ist gegeben, wenn inneres Wahrnehmen und nervale Reaktion wirklich gleichzeitig und zweckmäßig erfolgen; Seele und Körper sind dann eins, sind fähig, die Bedeutung ihrer Erfahrung wahrzunehmen und abzuwägen. Diese unmittelbare Verbindung zwischen unserem Bewußtsein und unserer Sinneserfahrung gibt uns ein Gefühl von Sicherheit und körperlich-geistigem Wohlbefinden.

Unglücklicherweise aber klafft bei uns dieses harmonische und direkte Zusammenwirken körperlicher und mentaler Funktionen meist auseinander, bedingt durch unsere mechanisierte Zivilisation. Deren üble Wirkungen können leicht beobachtet werden in den unfreien — man könnte fast sagen: unnatürlichen — Bewegungen des Durchschnittsmenschen. Wenn wir beispielsweise seine Art zu gehen vergleichen mit der geschmeidigen, ungehemmten Bewegung eines Tieres oder eines Primitiven, so fühlen wir unmittelbar, daß wir die wirkliche Freiheit unseres Handelns eingebüßt haben. Obwohl unsere Füße gehen oder sogar schnell laufen, haben wir keine Empfindung für die Bewegung; wir verhalten uns ihr gegenüber vielmehr in einer etwas steifen und gehemmten Weise, mehr gegen die Bewegung ankämpfend als uns ihr überlassend. Wie wunderbar dient der Körper eines laufenden »Primitiven« seinem Bedürfnis nach Geschwindigkeit und überträgt sie in Dynamik, und wie bedauernswert ist im Vergleich dazu der Anblick des vorwärtsgetriebenen, keuchenden, überspannten Körpers eines modernen Durchschnittsmenschen, der einen Bus zu erreichen sucht. Der eine, der noch in eine primitive Gesellschaft eingebunden — oder noch nicht ganz aus ihr herausgefallen — ist, ist noch mit seinem Körper in Einklang, während der moderne Mensch sein vitales Bewußtsein irgendwie verschoben hat vom Körper in den intellektuellen Bereich; er überwacht, beobachtet und leitet seine Bewegungen durch seine Ratio. Dies bewirkt einen mechanisierten Bewegungsablauf, eine Routine und ein Gehabe, das nicht einem Lebenszentrum entspringt und nicht von dort gesteuert wird.

Verkrampftes Gehaben im Körperlichen entspricht dem seelischen Zustand: der emotionale Konflikt verhindert das einwandfreie Funktionieren des Organismus. Diese Erfahrung hat jeder irgendwann einmal gemacht, z.B. bei Prüfungen, bei künstlerischen oder anderen öffentlichen Auftritten, in jeder Situation, die mit einem emotionalen Konflikt irgendeiner Art verbunden ist. Dabei ist die Störung nicht auf die Bedingungen der gegebenen Situation als solcher zurückzuführen; es sind unsere Gefühle, die nicht mit der Situation übereinstimmen. Wir erleben bei solchen Gelegenheiten eine Veränderung im Körperlichen; wir spüren nicht allein die Verspanntheit in Muskulatur und Bewegungen; auch andere recht unangenehme Empfindungen überfallen uns: das Herz schlägt schneller; wir leiden unter Atemnot; es wird uns heiß und kalt; wir bringen nichts mehr hinunter; ja, wir können nicht mehr klar denken und sprechen. Kurz, wir spüren die Reaktionen unseres Körpers als eine höchst unbehagliche seelische Erfahrung, die wir, je nach dem Grad ihrer Intensität »Nervosität«, »Gereiztheit«, »Furcht« oder »Angst« nennen. Wir finden uns in einem Zustand widerstreitender Spannungen, d.h. in einem Widerstreit körperlicher und seelischer Aktivität, die wir unter Kontrolle zu bringen suchen, soweit uns dies bei unserer verminderten Wahrnehmungsfähigkeit möglich ist. Wir bekunden die unmittelbare Antwort auf Besorgnis; wir machen uns kompensatorische Haltungen zu eigen, mit deren Hilfe wir hoffen, die Folgen des emotionalen Konflikts zu neutralisieren. Wir zeigen eine rauhe Außenseite und übersteigern Bewegungen und Gebärden, die dann charakteristisch für nervöses Gehaben sind. Dies alles ist selbstverständlich eine große Belastung für Seele und Körper.

Das zeigt jedoch, daß alle seelischen Störungen, gleich ob zeitlich begrenzter oder dauernder Art, auch durch stärker oder schwächer ausgeprägte körperliche Störungen ausgedrückt werden. Die Folge davon sind verschiedenartige körperliche Maniriertheiten, z.B. die Art zu gehen, Eigenheiten der Sprache und des Verhaltens, sowie verschiedene neurotische oder zwanghafte Gewohnheiten.

Von der anderen Seite her gesehen kann jede körperliche Bereitstellung als Ausdruck einer seelischen Haltung betrachtet werden. Zum Beispiel kann eine Art schlaffen, durchhängenden Gangs Ausdruck einer apathischen oder depressiven Einstellung zum Leben sein, sei sie vorübergehend oder dauernd, während aggressive, gespannte Bewegungen oft einer Abwehr zuzuordnen sind, usw. Typisierte Gefühlshaltungen können entweder bedingt sein durch frühe persönliche Erfahrung oder erworben durch die Belastung des Lebens. Sie sind ein Teil der seelischen, aber auch ein Teil der körperlichen Verfassung eines Menschen. Sie drücken dem Organismus ihren Stempel auf. Unter ähnlichen Verhältnissen bildet der Organismus ähnliche Verhaltensmuster aus; habituelle emotionale Spannungen gestalten und formen den Körper im ganzen. Dies zeigt sich übrigens in der Kunst großer Schauspieler, deren inneres Bild sie instandsetzt, einen Charakter als ganzen zu erschaffen — als eine »Gestalt«, als vollständige Einheit von Körper und Geist.

Es ist Hauptziel unserer »Entspannungstherapie«, daß der Patient der angenommenen Haltungen gewahr werden kann, die sich von emotionalen Konflikten herleiten, und die daraus folgenden Spannungen zu lösen. Damit wird ihm eine Hilfe geboten, Seele und Leib, Gefühle und ihren Ausdruck, wieder aufeinander abzustimmen. Praktisch wird dies ermöglicht durch den ganz differenzierten Zugang, den ein Patient im Laufe unserer Arbeit zu seinen Schwierigkeiten findet. Er muß lernen, herauszutreten aus dem Bereich seiner emotionalen und intellektuellen Störmanöver. Und er muß sich eine psychische und physische Haltung aneignen, die ihn auf einen neutralen Grund hinlenkt, auf dem Selbstwahrnehmung möglich wird, ein Gewahrwerden der unmittelbaren Antworten seines Nervensystems. Die Natur liefert die Mittel dazu, und alle unsere praktischen Versuche zielen darauf ab, den Menschen wieder diesen Weg zu sich selbst und zu seiner Umwelt finden zu lassen. So ist Entspannung nicht mehr ein Zweck in sich, sondern dient dazu, alle Funktionen freizumachen für eine unbehinderte, integrierte Tätigkeit.

(In dem Vortrag folgen an dieser Stelle Falldarstellungen, die das Vorgehen und dessen Ergebnisse beschreiben, darunter verbesserten Schlaf, Nachlassen von Magenschmerzen, Hilfe bei unkontrollierten Bewegungsabläufen, wie auch bei zielloser, automatischer Gedankenarbeit und bei Angst. Es wird aber auch gezeigt, daß dabei noch mehr geschieht als nur eine Besserung von Symptomen.)[4]

Wenn es einem Patienten gelingt, sich auf seine einfache, sinnliche Erfahrung zu konzentrieren, kommt es zu einem wirklich funktionellen Zusammenspiel von Körper und Geist. Ein solches Zusammenspiel vermittelt ein Gefühl persönlicher Identität und einer Hier-und-Jetzt-Realität. Diese integrierte Selbsterfahrung ist besonders wichtig für Schizophrene, ist aber auch von größtem Wert für seelisch gestörte Menschen, ebenso wie für den Gesunden. Ein Patient, ein einfacher Mensch, der wahrscheinlich nie über solche Dinge gelesen oder nachgedacht hat, sagte: »Dies gibt dir ein starkes Gefühl von dir selbst«. Ich glaube, daß alle Patienten bald verstehen, daß die erwünschte Entspannung nicht allein eine äußere, muskuläre ist, sondern auch das Seelische ganzheitlich miteinschließt.

In diesem Zustand können wir uns leichter auf die Körpererfahrung einlassen, mit weniger geistiger — und in der Folge weniger physischer — Anspannung. Die Bewegung entsteht aus ungeteilter Absicht und ist ungestört durch äußerliche Einflüsse, wie dem Wunsch, zu gefallen, es recht zu machen, sich darzustellen, sich selbst zu bespiegeln, und all die anderen emotionalen Behinderungen.

Es geht uns nicht um den idealen Integrationszustand oder den perfekten Ausdruck der Bewegung. Die »Idee« eines idealen Standards, den man erreichen muß,

2.3. Heller

ist nur entmutigend und stellt sich zwischen den Patienten und sein Tun... Wirklichkeit sollte erfahren werden in der Herausforderung und dem Reiz des Hier und Jetzt, des Augenblicks, auf den wir Antwort geben ... So können wir mehr bei der Sache sein in allen unseren Bewegungen, mehr in Kontakt mit der Wirklichkeit der Situation, zentriert auf den Zweck und wach für die Mittel und Wege ...
Jeder hat Augenblicke, in denen Konzentration mühelos wird, in denen die ganze Persönlichkeit ergriffen zu sein scheint und ausgedrückt wird durch unsere Aufgabe — und tatsächlich Teil der Aufgabe ist ... Dies sind unsere »normalsten« Augenblicke. Wir können diesen Zustand mit dem gesammelten Spiel kleiner Kinder vergleichen, die stundenlang in Anspruch genommen sind durch ihr Spiel, darauf konzentriert ohne Anstrengung. Sowohl das tief Gesundende einer solchen Übereinstimmung mit der Aufgabe, die man gerade erfüllt, als auch das daraus folgende Selbstvertrauen, sind von großem Wert für alle Kranken, von den Gesunden gar nicht zu reden.
Im Crichton Royal Hospital stellt jede einzelne Krankheit ein spezielles Problem dar. Davon abgesehen habe ich aber als entscheidenden Faktor dafür herausgefunden, ob ein Patient etwas von dieser unserer Arbeit hat, daß es nicht sosehr vom Krankheitsbild abhängt — wie man denken könnte —, sondern von der Persönlichkeit, die natürlich auch von der Krankheit geprägt ist. Ich finde es sehr schwer, mit stumpfen, selbstzufriedenen und blasierten Leuten zu arbeiten ... Die meisten Patienten aber, die etwas von dieser Arbeit kapiert haben, fangen an, einen Weg zu gehen, auf dem sie mit ihren Schwierigkeiten fertig werden können, oder wenigstens mit einigen davon. Ein Patient mit einer akuten Angstneurose stellte nach einigen Sitzungen fest: »Wissen Sie, zuerst dachte ich, das ist alles nur Quatsch. Aber jetzt sehe ich es an als eine der für mich wichtigsten Behandlungsmethoden«.[5]

Anmerkungen des Herausgebers:

1 *Übertragung aus dem Englischen durch den Herausgeber. Dieser dankt Frau Veronika Hillebrand für die Mithilfe bei der Übersetzung.*
2 *Daß es überhaupt ein Manuskript dieses Vortrags gibt, wurde dem Herausgeber erst durch die Veröffentlichung im Charlotte Selver-Foundation Newsletter, Sommer 1982, bekannt. Mary Alice Roche von der CSF in Caldwell, N.J. (U.S.A.) erhielt das Manuskript von Gertrud Heller, als sie diese nach Vermittlung durch Stolze in London aufsuchte und mit ihr Gespräche über ihre Arbeit führte. Der Bericht über diese Gespräche ist im CSF-Bulletin Nr. 11, 3-8, 1983 unter dem Titel: »From Dance To Psychotherapy« erschienen. Im gleichen Heft findet sich auch eine englische Übersetzung eines Beitrags von Stolze über die KBT.*
3 *Gertrud Heller wurde nach diesem Vortrag aufgefordert, ihre Arbeitsstätte nach London an das Maudsley Hospital zu verlegen; sie entschied sich aber, am Crichton Royal Hospital in Schottland zu bleiben. Nachdem sie sich 1956 in den »Ruhestand« zurückgezogen hatte, begann sie mit Einzel- und Gruppenarbeit in London. Diese Tätigkeit übte sie bis zum Frühjahr 1983 aus. Am 4.1.1984 ist sie, 92 Jahre alt, in Hythe, Kent (England) verstorben. 1959 - 62 leitete sie, zusammen mit Stolze, die KBT-Kurse bei den Lindauer Psychotherapiewochen.*
4 *Diese Auslassung ist, wie auch die im folgenden Text mit ... gekennzeichneten, aus der amerikanischen Veröffentlichung übernommen.*
5 *Siehe dazu auch in dem Beitrag von Stolze (1977) den Abschnitt: »Zur Einschätzung der KBT«, Seite 111 f.*

EIN ANSATZ ZUR PSYCHOSOMATISCHEN ANALYSE

Von Ruth C. COHN (1955)

Zu dieser Arbeit:
Die Verfasserin hat — wie der Herausgeber — die Arbeit Elsa Gindlers nur mittelbar durch eine ihrer Schülerinnen erfahren. Zwei Jahrzehnte hindurch versuchte sie, die Wahrnehmung des eigenen Körpers mit der psychoanalytischen Technik zu verbinden, ja durch Hereinnahme der Wahrnehmung von Körpersensationen die Psychoanalyse wieder auf ihren ursprünglich ganzheitlichen Ansatz zurückzuführen.

Die »Körperliche Umerziehung«, wie die Verfasserin ihre Arbeit in Anlehnung an eine gelegentlich im Kreise der Gindler-Schüler gebrauchte Bezeichnung nennt, ist ihr Weg zur psychosomatischen Analyse. Diese und die »Konzentrative Bewegungstherapie« sind unabhängig voneinander, jedoch auf eine gleiche Wurzel zurückgehend und im gleichen Geist, entwickelt worden. Die vorliegende Arbeit brachte die Verfasserin und den Herausgeber später in Verbindung (und war dadurch ein Anlaß zur Rückkehr der Verfasserin nach Europa im Jahre 1968).

Der Beitrag schildert das psychosomatische Vorgehen der Verfasserin durch die Verbindung der Anregungen Elsa Gindlers — über Carola Speads (Spitz) — mit der Psychoanalyse: Die Überwindung der durch die westliche Zivilisation bedingten Leibfeindlichkeit, die Konstellierung und damit fruchtbare Verstärkung des (analytischen) Widerstandes, die Unmittelbarkeit der Übertragung und die Vertiefung der Assoziationen.

Am Beispiel der Magensymptomatik wird ferner gezeigt, wie das Wahrnehmen von Körpersensationen und ihr Beschreiben durch den Patienten die psychoanalytische Deutung und dadurch die psychoanalytische Theorie erweitern kann.

In diesem Aufsatz unternehme ich den Versuch, Prinzipien und Experimente im Rahmen psychosomatischer Analyse darzustellen, wie ich sie auf der Grundlage der Psychoanalyse entworfen und praktiziert habe. Da dieser Ansatz auf dem Axiom der psychosomatischen Ganzheit der Persönlichkeit beruht, steht er nicht im Gegensatz zur psychosomatischen Medizin, sondern ist ihr ergänzendes Gegenstück. Psychosomatische Somatologie und somatopsychische Psychologie sind die semantisch legitimen Namen für die wissenschaftlichen Stammeltern der angewandten psychosomatischen Therapien.

Wer sich ernsthaft mit den Humanwissenschaften befaßt, kennt die zeitgenössischen Studien über Psychoanalyse (*Reich*), psychosomatische Medizin (*F. Alexander*, 1950; *Alexander* und *Ross*, 1952) über Ganzheitstheorien (*K. Goldstein*, 1963 u.a.) und aus anderen Bereichen des Denkens, die den Hintergrund für den vorliegenden Aufsatz darstellen; eine der wesentlichen Grundlagen für die Bemühungen der Autorin war jedoch die Methode der *Gindler*-Schule, die während der mehr als

2.4. Cohn

dreißig Jahre ihrer Arbeit keine einzige gedruckte Veröffentlichung herausgebracht hat[1]. Deshalb muß ich die Methode der *Elsa-Gindler*-Schule für körperliche-Umerziehung beschreiben*), ehe ich meine Gedanken und Experimente zur psychosomatischen Analyse darstellen kann. Die Schule für körperliche Umerziehung, die in Deutschand entstanden ist, hat heute in *Carola Speads, Charlotte Selver* und *Else Henschke* in New York und in *Clare Fenichel* in Los Angeles vier praktizierende Vertreterinnen.[2]

Elsa Gindler gehörte zu einer Gruppe von Lehrern für Leibeserziehung (wie *Loheland, Mensendieck, Kallmeyer, Hollander, Dalcroze*), die mit den Methoden des sich ständig wiederholenden mechanischen Übens unzufrieden waren, wie sie damals in Schulen und auf Kasernenhöfen in der ganzen Welt praktiziert wurden und heute noch praktiziert werden. Diese Gruppe von Lehrern ersetzte den Drill durch die Arbeit an der natürlichen Bewegung: sie arbeiteten funktional und nicht mechanisch. Dieses eher auf Selbstausdruck denn auf schablonenhafte *Gedanken* oder Bewegungen gerichtete Interesse entwickelte sich gleichzeitig auf anderen Gebieten der Kunst und der Erziehung (z.B. drückt es sich in den Prinzipien von *Isadora Duncan, Mary Wigman, Martha Graham* und in der Schauspielschule von *Konstantin Stanislavski* sowie in den fortschrittlichen Schulen für Kinder wie z.B. den »Bank-Street-Schulen« aus).

Elsa Gindler fand vor etwa vierzig Jahren in Deutschland ihren eigenen Weg in gleicher Richtung durch den Kampf gegen ihre schwere Krankheit. Sie kam auf den Gedanken, sich auf körperliche Empfindungen und Abläufe sowohl im Zustand der Ruhe als auch im Zustand der Bewegung zu konzentrieren (ich weiß nicht, ob sie mit Yoga-Methoden vertraut war). Zu ihrem Erstaunen erlebte sie, daß schon durch bloße Bewußtmachung und die Bereitschaft zu einer Änderung verspannte Muskeln dazu neigen, sich zu entspannen, daß die eingeschränkte Atmung dazu neigt, tiefer und freier zu werden und daß Kreislaufstörungen meist nachlassen. Sie sah, daß die Beachtung eines Körperteils oder einer Körperfunktion meist alle anderen Körperteile und -funktionen beeinflußt. Wenn man zum Beispiel versucht, sich seiner verspannten Schultern bewußt zu werden, so kann das zu einem warmen, lebendigen Gefühl in den Füßen führen, aber auch zu einer tieferen Atmung. Das Gewahrsein des Atmens kann von einer Lockerung von Spannungen begleitet sein, die zuvor als Rückenschmerzen, Kopfschmerzen oder Menstruationskrämpfe wahrgenommen worden waren.

Elsa Gindler erlebte die Gesamtheit des menschlichen Körpers als unteilbare Einheit, deren Wiederherstellung — wo sie gestört war — nicht durch Üben, sondern durch die innere Erfahrung des Gewahrseins gefördert werden konnte. Körperbe-

---

* Ich habe *Elsa Gindler* weder persönlich gekannt, noch bei ihr gelernt. Der Bericht über die Entwicklung der Schule gründet sich auf die Darstellungen mehrerer Schülerinnen von *Elsa Gindler*, die unglücklicherweise nicht übereinstimmen. Hoffentlich wird *Elsa Gindler* oder ein von ihr autorisierter Schüler eines Tages eine umfassendere und genauere Darstellung ihrer Arbeit geben.

wußtsein in allen Situationen und bei allen Bewegungen wurde zur Grundlage und zur Methode der *Gindler*-Schule. Ihr Ziel war am Anfang, Menschen zu besseren Körperhaltungen zu verhelfen und Leiden wie Kopfschmerzen, Schlaflosigkeit, Kreuzschmerzen, Überanstrengung der Augen, schlechten Kreislauf usw. zu verhindern oder zu lindern. Am Anfang kam die Klientel der Schule weitgehend auf Empfehlung von Ärzten, vor allem von Chirurgen (zur postoperativen Behandlung) und Orthopäden. Später erweiterte sich der Kreis der Schüler. Während der letzten paar Jahre interessierten sich einige Analytiker und Therapeuten für die entspannende Wirkung der körperlichen Umerziehung und bedienten sich dieser Methode zur Steigerung ihres eigenen Wohlbefindens und zum Nutzen ihrer Patienten. *Elsa Gindler* interessierte sich zunächst nicht für die Psychoanalyse und die Struktur der Persönlichkeit. *Carola Speads* brachte ihre Sicht der *Gindler*-Schule in einer unveröffentlichten Vorlesung im Jahre 1944 zum Ausdruck: »Am konstruktivsten ist die körperliche Umerziehung im allgemeinen Bereich der Störungen und Dysfunktionen des Körpers, wie sie im Zusammenhang mit schlechten Haltungen und Gewohnheiten im Umgang mit sich selbst auftreten.« *Carola Speads*, die selber eine Analyse hinter sich hatte, fuhr jedoch in derselben Vorlesung so fort: »Die körperliche Umerziehung will ein Gewahrsein von Gewohnheiten und Abläufen, die jetzt unbewußt sind, ins Bewußtsein bringen, genauso wie die Psychoanalyse versucht, Verhalten und Motivationen bewußt zu machen. Die körperliche Umerziehung ist, wie die Psychoanalyse, in bestimmten entscheidenden Punkten eine gefühlsmäßige und keine intellektuelle Erfahrung. Sie muß durchlebt werden ... Sie ist keine Form der Indoktrination. Sie kennzeichnet das Bemühen um grundlegenden funktionellen und strukturellen Wandel des Körpers, ähnlich dem Wandel in der Charakterstruktur, wie er in einer erfolgreichen Analyse stattfindet.«

Ich war im Oberlyzeum in Berlin, als ich *Carola Speads'* Schülerin wurde. Ein paar Jahre später, während der ersten Sitzungen meiner Lehranalyse, war ich von der Ähnlichkeit der beiden Methoden überrascht. »Sag' mir, was du von deinem Körper spürst, von deiner Schulter, deinem Arm, deinem Bein, deinem Bauch, deiner Atmung. Versuche nicht, etwas zu beeinflussen; laß einfach alles so ablaufen, wie es will. Erwarte nichts Besonderes, aber sei für alles offen, was kommen mag.« Das war körperliche Umerziehung. »Sagen Sie mir, was Ihnen durch den Kopf geht, was es auch sei, Höfliches oder Unhöfliches, Wichtiges oder Unwichtiges, Zusammenhängendes oder Unzusammenhängendes; wählen Sie nichts aus.« Das war Psychoanalyse. Bei beiden Methoden war die Überzeugung zu spüren, daß durch das »bloße Geschehenlassen dessen, was geschieht« — in Körper oder im Geist — ein Gesundungswille dazu führen würde, daß man Einsichten gewinnt und das Leben zu meistern lernt.

Heutige Psychoanalytiker wissen sehr gut, daß das bloße »Geschehenlassen« nicht ausreicht, um einen therapeutischen Erfolg zu gewährleisten. Doch bleibt das bereitwillige Annehmen dessen, was man jeweils wirklich ist, unzweifelhaft für alle therapeutische Arbeit wesentlich. Auch die körperliche Umerziehung hat eine Vertiefung und eine Erweiterung erfahren. *Elsa Gindler*, die mit Siebzig noch ihr Interessenspektrum vergrößerte, hat die Ideen *Heinrich Jacobys* vom schöpferischen Ausdruck in den Künsten in ihre Arbeit integriert und sie ihrerseits beeinflußt; darüber hinaus hat sie psychodynamische Tatsachen und Theorien integriert. *Charlotte Selver* betont die schöpferische Seite ihrer Arbeit. Die Sensibilisierung der Sinne eines Menschen für das Gewahrsein seiner selbst bringt ihn auf den Weg, sein Leben tiefer zu erleben und seine wechselseitige Abhängigkeit, die ihn mit anderen Menschen und der Welt verbindet, zu verstehen. So nennt *Charlotte Selver* ihre Arbeit an der New York School for Social Research »Körper-Reorientierung«.[3]

> »Wir müssen lernen zu fühlen, zu spüren, zu sehen, zu riechen, zu sprechen, ohne daß irgendeine Autorität unseren Austausch mit der Welt zensiert ... wir müssen lernen, mit unserem eigenen lebendigen Selbst zu kommunizieren, mit dem anderen, mit dem Leben. — Körperlich geht es uns dann am besten, wenn unser Organismus bereit ist, auf unser Erleben zu reagieren. Wir stellen in unserer Arbeit fest, daß sich nichts wiederholt, wenn wir nur tief genug gehen« (*Selver*, unveröffentlichte Vorlesung, 1953).

Während der zwanzig Jahre meines Gebrauchs beider Methoden, der körperlichen Umziehung und der Psychoanalyse, habe ich versucht, Wege zu finden, wie man die Idee und die Methode des bewußten Körpererlebens innerhalb der psychoanalytischen Arbeit nutzbar machen könnte. Die Methode der körperlichen Umziehung war kein Versuch, eine Persönlichkeitsänderung durch das Aufdecken früherer Traumata zu erzielen oder Einsicht in die hemmende Kraft früherer Erlebnisse zu gewinnen. Ein Mensch kann auch durch einen steifen Arm behindert werden, und man kann ihm helfen, indem man die Funktionsstörung dieses steifen Armes und seine Beziehung zum ganzen Körper aufdeckt. Aber die Bedeutung der Steifheit dieses Armes — sein erstarrter Wunsch, zuzuschlagen, Geige zu spielen, den Daumen zum Mund oder die Hand zu den Genitalien zu führen — bleibt unbewußt und unanalysiert. In der körperlichen Umziehung werden unbewußte Motivationen, Triebe und Abwehrhaltungen in der ausdrucksstarken Sprache des Körpers freigesetzt; aber ihr früherer Sinn bleibt (grundsätzlich) unbewußt, obschon manchmal plötzliche Einsichten in psychodynamische Zusammenhänge »aufblitzen« können. Andererseits kann sogar der, der erfolgreich analysiert worden ist und der seinen unerfüllten Wunsch, um sich zu schlagen, Geige zu spielen oder Befriedigung durch Masturbation herbeizuführen, integriert hat, immer noch einen steifen, tauben, schwachen Arm haben. Jahre des gehemmten Gefühls und der verhinderten Bewegung lassen somato-psychische Narben zurück, die man akzeptieren und mit denen man leben kann (indem man auf andere Weise kompensiert), oder die man nach der Analyse durcharbeitet, um zu einem erweiterten Lebensgefühl zu gelangen.

Viele Jahre lang konnte ich die körperliche Umziehung für meine Analysanden nur ergänzend oder nach der Analyse verwenden. Die Antriebskraft einer Krank-

2.4. Cohn

heit und neu erworbenes Wissen über die frühe Kindheit wiesen mir einen gangbaren Weg.

Ich war schwach, lag im Bett (ich erholte mich damals von einer Unterleibsoperation), als ich bemerkte, daß ein Teil meiner Beinmuskulatur ohne Kraft und Gefühl war. Ich konzentrierte mich auf diesen Klumpen schlaffer Muskeln, bis sie etwas wärmer wurden und aufzuwachen schienen. Plötzlich klingelte das Telefon. Als ich zum Telefon ging, bemerkte ich, daß meine Zehen nach innen gerichtet waren. Gleichzeitig fuhr mir durch den Kopf: »Geh nicht übern großen Onkel«. Ich war von der unwillkürlichen Änderung der Gangart und von der freien Assoziation überrascht. Diese Worte waren mir, bis ich zur Schule kam, unaufhörlich immer wieder vorgesagt worden; ich hatte seither nie wieder an sie gedacht. Ich muß allmählich den Wunsch gehabt haben, mich diesen Worten zu unterwerfen, weil ich gefallen wollte. Eine funktionelle Änderung fand nicht statt. Die Muskeln waren nur durch Willenskraft gezwungen und nicht richtig geübt worden (so wie man tatsächlich seine Füße einbinden kann, um sich einem Brauch zu unterwerfen; später kann man auch nur noch schlecht gehen). Ich beschloß, mich auf alle Empfindungen zu konzentrieren, die in den Vordergrund meines Bewußtseins treten würden — auf die gleichsam »freien Empfindungen«, die »freien Assoziationen« parallel laufen. »Freie Empfindungen« fluteten von einem Körperteil zum anderen, sie bestanden aus allen Schattierungen gelinder oder schmerzhafter Spannungen, aus dem Gewahrsein tauber Phasen und Gefühlen strömender Lebendigkeit oder Empfindungen von Wärme oder Kälte usw. usw. Das Gewahrsein dieser Empfindungen paarte sich mit Assoziationen, die dabei halfen, die gegenwärtigen körperlichen Prozesse in ihren entwicklungsmäßigen Zusammenhängen zu verstehen.

Ich sah diese Entwicklungen nicht als »psychogen« in dem Sinne an, daß psychische Ereignisse organische Störungen *verursachen*, sondern ich erkannte diese Entwicklung als das dialektische Spiel zwischen der Erfahrung psychosomatischer Störungen und den auf sie folgenden Kettenreaktionen. Alle psychischen Reaktionen treffen im dynamischen Erlebnisfeld des Individuums mit den vorausgegangenen und gegenwärtigen somatopsychischen Störungen und Anpassungen zusammen.

Ein theoretisches Verständnis für diesen Ansatz einer psychosomatischen Psychologie kann man gewinnen, wenn man die Ganzheitstheorie ernst nimmt. Leib und Seele und jede ihrer besonderen Funktionen werden als Ausdruck der »ganzheitlichen Realität des Organismus« (*Goldstein*, 1934) angesehen. Alle Formulierungen, denen die Vorstellung zugrunde liegt, daß psychische Erfahrungen organische Leiden *erzeugen* oder daß körperliche Ereignisse psychische Störungen *verursachen*, sind nicht wirklich ganzheitlich. Die psychische Seite (der inneren Erfahrung und der Sinnhaftigkeit) und die physiologische Seite (meßbare Beobachtung der Gesetzmäßigkeit) sind zwei Perspektiven, die wir von einem Menschen haben; sie sind aber nicht zwei verschiedene Vorgänge. Die Persönlichkeit wird als eine sich stets ändernde Einheit angesehen; ihre physiologischen und psychologischen Aspekte kennzeichnen einen Wandel, sind aber keine alternativen Ausgangspunkte des Wandels. Die Tatsache, daß uns in einem bestimmten Augenblick entweder die psychische oder die physische Seite wichtiger oder bewußter ist, entkräftet die Hypothese nicht, daß im Grunde jede Persönlichkeitsstörung von beiden Perspektiven aus beschrieben werden kann. Das Scheinwerferlicht unseres Bewußtseins zu jedem gegebenen Zeitpunkt richtet sich nur auf einen schmalen Ausschnitt aller einschlägigen Ereignisse und ihrer verschiedenen Aspekte.

In der psychoanalytischen Tradition wird der Mensch als eine leib-seelische Einheit gesehen. Aber sowohl die Psychoanalyse als auch die psychosomatische Medizin haben auf dualistische Weise gearbeitet, obwohl sie in der Theorie ganzheitlich orientiert waren; sie sind an den Menschen entweder unter dem psychologischen oder unter dem physiologischen Aspekt herangegangen und haben nicht systematisch von der Fähigkeit des Menschen Gebrauch gemacht, seines Körpers bewußt gewahr zu sein. Ein derartiges Gewahrsein nennt man Körperempfindung oder Körperbewußtsein. (*Wilhelm Reich*, der außerhalb der Gruppe der Psychoanalytiker steht, scheint das therapeutische Hilfsmittel der Körperempfindungen in einem anderen Bezugsrahmen zu verwenden.)

Die verbalisierte Anregung des Psychoanalytikers: »Was geht Ihnen durch den Kopf?«, oder sogar »Wie und warum fühlen Sie sich so?«, steigert die Produktion der Assoziationen und Gedanken und unterstreicht den Sinn-Aspekt der Gefühle. Sie führt andererseits dazu, daß die Fähigkeit des Patienten abnimmt, sich seiner Erlebnisse auf der Ebene körperlicher Empfindungen bewußt zu sein und sie zu analysieren. (Mir scheint, daß diese Vernachlässigung der Körperempfindungen möglicherweise ein Ausdruck der allgemeinen für die abendländische Kultur charakteristischen Leibfeindlichkeit ist, die vielleicht deren Abneigung gegen die Sexualität noch bei weitem übertrifft. Es könnte sehr gut sein, daß der Leistungszwang dem bewußten Erleben von Empfindungen, das eine Haltung passiven Aufnehmens fordert, eher entgegensteht als aktives Tun. Eine Lebenseinstellung, die das *Dasein* und nicht das *Produzieren* betont, ist den Geistern fremd, die darauf getrimmt sind, etwas zu erreichen, zu leisten und zu konkurrieren.)

Der Analytiker wird dazu ausgebildet, nach einem Verständnis von Gefühlen zu suchen. Er verknüpft Ereignisse mit Gefühlen. Wenn er jedoch der sinnlichen Seite von Gefühlen aus dem Wege geht, vernachlässigt er die Tatsache, daß die Gefühle der Menschen leib-seelische Ereignisse sind. Wir erleben Gefühle als körperliche Empfindungen *und* als Werkzeuge zum Ausdrücken von *Bedeutungen*. Traurigkeit zum Beispiel kann man als Gefühl eines Druckes in der Brust empfinden, man kann sie spüren als flache Atmung, als Verlust eines Gefühls der Lebendigkeit, als Brennen um die Augen. Traurigkeit ist auch die unmittelbare Äußerung von »Ich habe den Geliebten verloren«, »Meine Mannschaft ist geschlagen« oder »Sie mögen mich nicht«.

In den meisten Fällen sind wir uns der körperlichen Aspekte von Gefühlen kaum bewußt, wir nehmen sie direkt als »Traurigkeit«, »Freude«, »Kummer«, »Liebe« usw. wahr. Eine solche »Unbewußtheit« ist für bestimmte Vollzüge ebenso zweckdienlich wie der Umstand, daß wir nicht wissen, was wir tun, wenn wir eine Trep-

2.4. Cohn

pe hinaufsteigen. Es könnte jedoch für uns wichtig sein, unser Treppensteigen zu analysieren, wenn entweder wir oder aber die Treppen in Unordnung geraten sind, oder wenn wir in künstlerischer Weise das Wesen der Steigbewegung ausdrücken wollen (z.B. durch Tanzen, Schreiben, Malen usw.). Die Analyse von Gefühlen ohne ein tiefes Wissen um ihre körperlichen Aspekte beruht auf einem unbewußten leibfeindlichen Vorurteil und entspricht einem Verzicht auf einen ihrer besten Wegweiser. Auch die psychosomatische Medizin, die wesentliche Tochter von Medizin und Psychoanalyse, hat bisher offensichtlich noch nicht von der Fähigkeit des Menschen Gebrauch gemacht, seinen Körper wahrzunehmen. Die psychosomatische Medizin hat daran gearbeitet, aus psychoanalytischen Fallgeschichten Daten zu ermitteln und sie mit Laborergebnissen zu kombinieren, die man durch Beobachtung und physikalische Methoden erhalten hat. Verschiedene psychosomatische Störungen sind in spezifischer Weise mit psychodynamischen Konstellationen in Beziehung gebracht worden, indem man die Berichte der Psychoanalytiker mit den Untersuchungsergebnissen der Ärzte verglichen hat. Vor kurzem wurde z.B. eine Studie von *Shagass* und *Malmo* (1954) veröffentlicht, die an die Muskeln von Patienten einen Elektromyographen angelegt und die in verschiedenen Körperteilen herrschenden Spannungen während psychiatrischer Interviews gemessen hatten. Sie untersuchten die Themen dieser Interviews und fanden heraus, daß sie zu muskulären Spannungen in Beziehung standen, wie der Elektromyograph sie gezeigt hatte.

Seit meinen ersten persönlichen Erfahrungen mit psychosomatischen analytischen Techniken (Integrierung der von der körperlichen Umerziehung verwendeten Technik der Bewußtmachung von Körperempfindungen in die Psychoanalyse) habe ich auf verschiedene Weise versucht, dieses Instrument bei meinen Patienten anzuwenden. Der Elektromyograph kann muskuläre Spannungen quantitativ messen, aber er reicht nicht an die Fähigkeit des Menschen heran, die Vielfalt qualitativ und quantitativ verschiedener Empfindungen wahrzunehmen, alle Arten von Spannungen und Schmerzen, Temperaturempfindungen, Gefühle von fließender Wärme und hemmender Kälte, von Schwindel, von Völle und Schlaffheit usw. usw. Und auch noch so sehr ausgearbeitete Tests können die Fähigkeit des Individuums nicht ersetzen, Sinn und Empfindung tiefster unbewußter Ebenen so zu kombinieren, daß sie sich auf ein bewußtes Verständnis zubewegen. Dieser psychosomatische analytische Ansatz scheint als therapeutisches Werkzeug von Nutzen zu sein und außerdem ein Hilfsmittel für die Forschung darzustellen.

Die verschiedenen psychosomatischen analytischen Techniken, die ich bei meinen Patienten angewandt habe, haben einerseits explosionsartige Ausbrüche unbewußter Inhalte ausgelöst und sind andererseits auf starke Schranken des Widerstandes gestoßen. Als wirksamste und am meisten abgewehrte Technik hat sich die Anregung des Analytikers erwiesen, sich über eine Zeitspanne von ein paar Minuten oder einer ganzen Sitzung ausschließlich auf das Gewahrsein von Empfindungen zu konzentrieren. Während dieser Zeit wurden Assoziationen durchaus akzeptiert, aber der Patient wurde aufgefordert, sich auch bewußt auf seine Empfindungen einzustellen. Diese Technik führte stets zu tiefen Erfahrungen und Einsichten in vorher unbewußte Zusammenhänge vergangener und gegenwärtiger Beziehungen, die unmittelbare Übertragungssituation eingeschlossen; oder der Widerstand gegen die Technik, der sowohl deren Neuartigkeit wie deren Wirksamkeit wegen besonders stark war, wurde fruchtbar für das Erkennen und die Analyse der Abwehrhaltungen und der negativen Übertragung des Patienten. Diese Technik, die vom Patienten verlangt, sich auf das zu konzentrieren, was er *empfindet*, kann sich auch auf Spannungen und Schmerzen richten, die manchmal als besonders peinigend erlebt werden. Gewöhnlich führt dieser Schmerz den Patienten dazu, daß er ihn überwinden will. Das kann er erreichen, indem er sich auf den Schmerz und die Spannung selber konzentriert, was beinahe immer schon eine symptomatisch-therapeutische Wirkung hat und Einsicht auslöst, oder aber es kann sein, daß die Einsicht auftaucht, noch ehe die Schmerzen nachlassen.

Eine andere hilfreiche Anregung ist, »bei der Empfindung zu bleiben, bis sie sich in Bilder übersetzt«; dies scheint Einsichten zu vermitteln, und zwar mit weniger großen Umwälzungen und dementsprechend weniger explosionsartigen Folgen verbundene Einsichten. Diese Technik eröffnet auch Einsichten in die Entwicklung von Traumsymbolen, denn die Übersetzung der Empfindungen in Bilder ereignet sich bei vollem Bewußtsein des »Träumers«.

Jedoch erfordert die Anwendung solcher spezialisierter Techniken unbedingte Vorsicht; der Analytiker muß außer seiner Erfahrung im psychoanalytischen Handwerk in der Bewußtmachung von Körperempfindungen ausgebildet sein. Meiner Meinung nach sollte jedoch in jeder Analyse eine *dritte Technik* praktiziert werden! Diese »Technik« ist die einfache Hinzufügung des Wortes »Spüren« zu den Fragen: »Was fällt Ihnen ein, was denken Sie? Wie ist Ihnen zumute?« Die Frage »Was spüren Sie im Augenblick?« scheint jeder psychoanalytischen Technik innezuwohnen, es scheint aber ein Überbleibsel unserer leibfeindlichen Kultur zu sein, daß man diese Frage nicht ausspricht und damit neurotische Tendenzen des Patienten in der Analyse verstärkt, die bekämpft werden sollten. Die Tatsache, daß körperliche Empfindungen *immer* akut und gegenwärtig sind, macht es dem Analysanden unmöglich, von Empfindungen zu reden, die nicht in Beziehung zu ihm selbst und seiner unmittelbaren Erfahrung stehen. (Träume dagegen können erzählt werden, ohne daß sie von unmittelbarer gefühlsmäßiger Bedeutung sind.) Assoziationen zu unmittelbaren Empfindungen führen fast unweigerlich zu unmittelbaren Konflikten, Träumen und anderem bedeutsamen Material.

Zwar läßt sich hier jetzt kein eindrucksvolles klinisches Material vorlegen, aber Beispiele solcher Kombinationen von Empfindungen und Assoziationen kommen in den meisten analytischen Sitzungen vor, sobald nämlich der Patient ebenso die Verwendbarkeit einer Empfindung wie die Verwendbarkeit aller flüchtigen Bilder und Empfindungen akzeptiert hat:

2.4. Cohn

»Ich habe heute nichts zu sagen, als das, was ich Ihnen schon erzählt habe — heute scheint nichts der Rede wert zu sein. Ich habe Ihnen alles erzählt ... Alles was ich spüre ist ein Rückenschmerz. Er zieht nach oben. Mein ganzer Körper ist wie ein Bogen, mein Körper nach oben gezogen. Die ganze Konzentration sitzt oben auf dem Bogen. Ich kann mir gar nicht vorstellen, was unterhalb des Bogens ist — nichts ist da, ich spüre nichts... Jetzt füllt es sich auf, wird groß, jetzt zieht es nicht mehr nach oben. Die Rückenschmerzen hören auf, ich kann auf der Couch ruhig liegen. Ich fühle mich groß, voll, so als ob ich schwanger wäre — es tut so weh — es ist wie ... (weint). Ich wollte Ihnen sagen, ich weiß nicht, warum ich es vergessen habe, ich möchte so furchtbar gern ein Kind haben ...«.

Bislang kann man meine alleinstehende, recht sporadische und behutsame Arbeit noch nicht als befriedigendes Forschungswerkzeug ansehen. Jedoch scheint die Methode sogar schon in diesem Anfangsstadium der Arbeit viele Hypothesen über psychosomatische Syndrome zu bestätigen und auch auf offene Fragen zeitgenössischer Theorien hinzuweisen. *Alexander* (1950; — und *Ross*, 1952) u.a. haben z.B. herausgefunden, daß eine Gruppe magenleidender Patienten ein ganz bestimmtes Muster der Fixierung an die oral-rezeptive Phase ihrer Kindheitsentwicklung zeigte. Dies ist durch psychosomatisch-analytische Techniken bestätigt worden; jedoch scheint die Sprache des Magens, die beschrieben worden ist als: »Ich bin hungrig, füttere mich, mein Magen will zu essen (und Liebe)« — womit die krankhafte Erscheinung einhergeht, daß die Magensäfte unaufhörlich an den Magenwänden fressen — von mehr als bloß von Hunger zu sprechen. Meine Patienten mit Magenstörungen haben Empfindungen und Gefühle geäußert, die man wie folgt zusammenfassen könnte: »Ich muß etwas an mich heranziehen — von außen (die Armbewegung des liegenden Patienten geht von senkrecht oben auf den Magen zu) — ich will mich an etwas festhalten, was außerhalb von mir ist; es gibt aber nichts, woran ich mich festhalten könnte. Ich kann mich an niemandem festhalten, damit er mich trägt. Ich fühle mich wie ein Gewicht, das nichts um sich herum hat. Der ganze Druck kommt von den Beinen und vom Kopf und von den Armen auf den Magen zu. Ich bin nichts als Gewicht und Magen. Ich muß mich selber halten oder ich platze.«

Der Magen wird also nicht nur als Organ des Aufnehmens von Essen und Liebe erlebt, sondern auch als Mitte und Kern des Individuums. Es kann sein, daß der Säugling schon zu einem Zeitpunkt gezwungen wurde, sich der symbiotischen oder (später) empathischen Beziehung zu seiner Mutter (oder deren Ersatz) zu entwöhnen, als er noch nicht genug Sicherheit und Stärke gewonnen hatte, um die Möglichkeit einer ausgewogenen Ich-Entwicklung zu haben. Er hat sich zu früh an sich selbst festhalten müssen. Das ist so, wie wenn ein Kind, das eben an der Hand oder mit Hilfe eines Möbelstücks ein paar Schritte gehen kann, gezwungen wird, allein zu gehen. Das Kind wird sich buchstäblich an seinen eigenen Haaren oder an seinem Gürtel festhalten. In der Fixierung kann sich das ausdrücken als: »Sich an der Mitte festhalten — am Magen.« (Ich will hier anführen, daß *alle* Patienten, die mit psychosomatisch-analytischen Techniken an sich arbeiten, wie Schizophrene wirken. Ihr Erleben kommt dem auf autistischem und präverbalem Persönlichkeitsniveau nahe. Es ist nicht schizophrener als es die Träume des Normalen sind. Es hat den Vorteil, bei voller Wachheit eine Brücke zu unbewußten Schichten zu sein.)

Die offensichtliche Tatsache, daß Bewußtmachung von Körperempfindungen ein sehr wirksames psychoanalytisches Werkzeug ist, läßt sich mit psychoanalytischen Theorien erklären. Die Psychoanalyse geht von der Interdependenz zwischen Individuum und Welt und von der tiefen Beeindruckbarkeit des Kindes aus. Geniale Hypothesen *Freuds* sind vor kurzem durch unmittelbare Beobachtung von Säuglingen und Studien über die Entwicklung des Kindes vor der Geburt bestätigt worden (*Phyllis Greenacre*). Geschehnisse formen einen zum Wohl oder zum Schaden um so mehr, je früher, je häufiger oder je affektbesetzter sie gewesen sind. So tief sind psychosomatische Ereignisse der Zeit vor der Geburt und kurz danach eingeprägt, »... daß jede psychische Erfahrung, die der Fetus und das Neugeborene bis zum Alter von drei Monaten gehabt haben mag, ein dem Organismus so zugehöriger Anteil werden kann, als habe es ihn geerbt.« (Dieses Zitat stammt von *M. Fries*, aus ihren Erläuterungen zu ihrem Film über »Integrierte Entwicklung«, 1952.) Der Säugling kann durch eine verfrühte Herauslösung aus der symbiotischen oder empathischen Beziehung zu seiner Mutter oder deren Ersatz so tief verletzt werden, daß er möglicherweise nach einem kurzen schmerzhaften Leben stirbt oder daß er auf einer vegetativen Entwicklungsstufe der Persönlichkeit weiterlebt, unheilbar verwundet (*Spitz*, 1950).

Von meiner holistisch-psychosomatischen Grundannahme ausgehend, nehme ich an, daß die psychische Entwicklung nicht erst beginnt, wenn Reflexe in utero prüfbar sind, sondern schon am Tag der Empfängnis. Es mag in fetalen »organismischen Gedächtnisspuren« (*Ferenczi*) verwurzelt sein und kann sicherlich beim Neugeborenen hypostasiert werden. Das Gewahrsein von Empfindungen geht offenbar dem Gewahrsein von Sinnzusammenhängen voran. Die bewußte Konzentration auf Empfindungen ist geeignet, tiefste unbewußte Erfahrungen auf präverbaler Ebene zu berühren und freizulegen — und zwar sowohl genetisch als auch strukturell.

Zusammenfassend:

(Ziff. 1. und 2. der Zusammenfassung sind hier weggelassen, da nur in anderen Worten das wiederholt wird, was oben im Text schon gesagt worden ist.)

3. Die Anwendung der psychosomatisch-analytischen Techniken begegnet genauso Übertragungsphänomenen wie jede andere psychoanalytische Arbeit. Mir scheint jedoch, daß die Tatsache der entwicklungsmäßigen Priorität von Empfindungen solche Übertragungsreaktionen fördert, die in der frühesten Kindheit verwurzelt sind. Gefühle völliger Bindung (Symbiose) einerseits und Gefühle der Ver-

lassenheit (Isolation) andererseits sind bei Konzentration auf die Analyse von Körperempfindungen häufigere Übertragungsphänomene als Gefühle von Liebe, Feindseligkeit, Konkurrenz usw.

4. Die »Sprengkraft« der Methode und der »Tiefgang« der Übertragungsphänomene haben mich veranlaßt, diese Methode nur äußerst behutsam anzuwenden. Erst wenn das Interesse der Psychoanalytiker und Psychosomatiker für diese Methode geweckt werden sollte, wird sie angemessen ausgearbeitet und bewertet werden können. Ich habe mich davon überzeugt, daß die Methode der psychosomatischen Analyse nicht nur in der Therapie, sondern auch in der psychosomatischen Forschung ein brauchbares Werkzeug ist, um Theorien über die Entstehung und die Besonderheit psychosomatischer Syndrome und Konstellationen zu bestätigen, zu verwerfen oder zu ergänzen.

5. Das Prinzip, die Bewußtmachung von Körperempfindungen in der Analyse zu verwenden, ist für die Psychoanalyse kein neues Konzept, weil es schon immer ihre Grundidee war, alle Einzelheiten des inneren Erlebens in den Prozeß des freien Assoziierens mit einzuschließen. Doch haben wir nach meiner Meinung unbewußt (wegen der leibfeindlichen Normen der abendländischen Kultur) unseren Patienten Fragen gestellt wie »Was geht Ihnen durch den Kopf?« oder »Wie denken Sie darüber?«, die meist dazu führen, daß Körperempfindungen aus dem Bewußtsein ausgeschlossen und nicht stärker bewußt gemacht werden. Die Fragen »Was spüren Sie von sich selbst?« oder »Welche Botschaften kommen von Ihrem Körper?« gehören in jede Analyse. Spezialisierte psychosomatisch-analytische Techniken verlangen jedoch, daß der Analytiker in der Bewußtmachung von Körperempfindugen ausgebildet wird. Ebenso wie er selber durch eine Analyse gehen muß, bevor er praktizieren darf, sollte er vielleicht selber die körperliche Umerziehung erleben, damit er diese speziellen Techniken sicher und sinnvoll einsetzen kann.

Literaturhinweise:

ALEXANDER, F. (1950): Psychosomatic Medicine. New York (W.W. Norton).
DERS. und ROSS, H. (1952): Dynamic Psychiatry. Chicago. (University of Chicago Press).
ENGEL, G. (1954): Selection of Clinical Material in Psychosomatic Medicine. The Need for a New Physiology. Psychosomatic Medicine, XVI, 5.
ESCALONA, S. (1953): Emotional Development in The First Year of Life. In: *Macy, Josiah*: Problems of Infancy and Childhood. New York (Jr. Foundation).
GOLDSTEIN, KURT (1934/deutsch: 1963): Der Aufbau des Organismus. Den Haag (M. Nijhoff).
GREENACRE, PHYLLIS (1952): Trauma, Growth and Personality. New York (W.W. Norton).
REICH, WILHELM (o.J.): Charakteranalyse. Köln (Kiepenheuer & Witsch).
SCHILDER, PAUL (1935): The Image and the Appearance of the Human Body. Psyche Monographs, 4. London (Routledge, Kegan & Paul).
SHAGASS, CHARLES und MALMO, ROBERT B. (1954): Psychosomatic Themes and Localized Tension during Psychotherapy. Psychosom. Med. XVI, 4.
SPITZ, RENE (1950): Anxiety in Infancy. A Study of its Manifestation in the First Year of Life. Int. J. Psychoanal., 31.

WOLF, KATHERINE M. (1953): Observation of Individual Tendencies in the First Year of Life. In: MACY, JOSIAH: Problems of Infancy and Childhood. New York (Jr. Foundation).

Anmerkungen des Herausgebers:

1 *Der Verfasserin ist erst in späteren Jahren die Arbeit von Elsa Gindler über »Die Gymnastik des Berufsmenschen« bekannt geworden.*
2 *Hinzuzufügen ist: in den USA.*
3 *Charlotte Selver nennt ihre mit Charles Brooks dargestellte Methode jetzt »Sensory Awareness« (in deutscher Übersetzung erschienen unter dem Titel: »Erleben durch die Sinne«, Junfermann Verlag, Paderborn 1979).*

DIE FUNDIERUNG DER KONZENTRATIVEN BEWEGUNGSTHERAPIE IN DER »BEWEGUNGSARBEIT« ELSA GINDLERS UND IHRE WEITERENTWICKLUNG

Von Heidi LECHLER (1982)

Zu dieser Arbeit:
Nicht nur dem, was sich in den Jahren der Erprobung der KBT an Wandlungen und Erweiterungen der »Bewegungsarbeit« Elsa Gindlers vollzogen hat, gilt das Interesse der Verfasserin, sondern gerade auch dem, was sich als Fundament der KBT erwiesen und erhalten hat. Dies wird durch einen Vergleich von Zitaten aus der Gindler-Schule mit Definitionen aus dem Bereich der KBT unterbaut und dann an Kasuistik aus der eigenen Praxis-Arbeit der Verfasserin belegt. Dabei werden Fragen der Konzentration, des Übens, der Behandlungszeit, des Zulassens, der Erfahrbereitschaft, des Erinnerns, des Begreifens und des Durcharbeitens berührt.

Während der achtziger Jahre des vorigen Jahrhunderts griff eine Amerikanerin, *Genevieve Stebbins* (1) die Gedanken *Delsartes* wieder auf, der in den Jahren 1850 bis 1870 ein System der Körperschulung für seine Schauspielschüler entwickelte, damit deren Bewegungen »mehr Ausdruck« gewännen. Er entdeckte, daß die körperlich-seelische Beziehung für die harmonische Gliederführung gesetzmäßig feststellbar ist.

Stebbins verband diese Erkenntnis mit ihren eigenen Beobachtungen, u.a. den Lebensgewohnheiten der durch die Zivilisation noch unverdorbenen Naturvölker, und verband diese zu einer Körpererziehung, die nicht nur das Ziel in der körperlichen Ertüchtigung des Menschen sah, sondern über Entspannung, rhythmische Bewegungsabläufe, Grundspannung und Atmung den Menschen zu seiner persönlichen Entfaltung, ja zu einer Einheit von Körper und Geist führen sollte.

Zwei dieser Schülerinnen entwickelten diese Methode in Deutschland weiter, nämlich *Hedwig Kallmeyer* und *Bess Mensendieck*. *Hedwig Kallmeyer* vertrat in ihrer Ausdrucksgestaltung mehr die künstlerische Seite. Ihre Vorbilder waren die griechischen Statuen, ihre Schülerinnen sollten in Ausdruck und Bewegung sich nach diesen ausrichten. 1910 trat *Elsa Gindler*, fünfundzwanzigjährig, dem von *H. Kallmeyer* geleiteten Seminar für »Harmonische Gymnastik« bei, welches sich mit Körperertüchtigung, Körperkultur und Atmung befaßte. Nachdem sie dort ihre Ausbildungsbefähigung erlangt hatte, leitete sie selbst die Ausbildung der Seminaristinnen. Doch bald entwickelte sie eigene Ideen und machte sich selbständig. *Clare Nathanson-Fenichel*, die bereits 1915 als Schülerin bei *E. Gindler* in Berlin arbeitete, berichtet (2):

»Sie lehrte uns, was sie selbst gelernt hatte, »schöne Bewegung«!... Sie zeigte uns, was wir zu tun hatten, und wir versuchten, es zu tun. Ich erinnere mich an Bewegungen, die mich an Figuren griechischer Reliefs und Skulpturen denken ließen.«

In den Jahren 1910 - 15 hat sich die Arbeit *Elsa Gindlers* gewandelt. Sie löste sich immer mehr von der sogenannten »schönen Bewegung« als Ziel. *Clare Nathanson-Fenichel* berichtet weiter, daß mit der Zeit Elsa Gindlers Interesse mehr und mehr am Menschen als Einheit, als Ganzes, wuchs und nicht mehr *nur* am menschlichen Körper und seinen Funktionen. Sie versuchte, die innere Bewegung in äußerer Bewegung auszudrücken, ja ganz in dem zu sein, was man tat.

Dann kam es zur Begegnung mit *Heinrich Jacoby*: Zwischen *Jacoby* und *Gindler* entstand eine fruchtbare Zusammenarbeit, die bis zum Tode *E. Gindlers* 1961 anhielt.[1].

Ihre zahlreichen Schüler(innen) haben ihre Arbeit fortgeführt und auch weiterentwickelt. Wichtig für die KBT war dabei *Gertrud Heller*.[2]

Die Arbeit *Elsa Gindlers* hat durch die Anwendung in der Therapie im Laufe der letzten drei Jahrzehnte eine Wandlung und Erweiterung erfahren und ist heute zu einem Begriff in der Psychotherapie geworden.

Aber nicht nur dem, was durch die Jahre an Wandlung und Erweiterung der »Bewegungstherapie *E. Gindlers*« vollzogen wurde, gilt mein Interesse, sondern auch dem, was für uns heute davon noch Gültigkeit hat, ja, was in den Jahren der Erprobung dieser — wie *E. Gindler* sagte — »Arbeit am Menschen« in unserer Praxis sich als Teil unserer Arbeitsgrundlage bzw. Wurzel oder

— ich möchte sogar sagen *Fundament* — erwiesen hat.

Diesem Fundament der KBT habe ich nachgespürt und versucht, es anhand von Aufzeichnungen der Schüler *E. Gindlers* zu erklären.

Durch die Gegenüberstellung dieser Aufzeichnungen und der Berichte der Therapeuten, die heute mit der KBT arbeiten und die aufgrund der Erkenntnisse von Tiefenpsychologie, spezifischer Gesprächsführung und Gruppendynamik die Arbeit *E. Gindlers* weiterentwickelt haben, sowie anhand von Beispielen aus meiner praktischen, teils klinischen Arbeit, möchte ich Arbeitsweise und Ziele der KBT als einer tiefenpsychologisch orientierten Therapieform aufzeigen und verdeutlichen.

Ich setze hier die Kenntnis der Begriffsbestimmungen der KBT (durch *Stolze*) und der Konzentration (durch *Meyer*) voraus[3] und auch das, was *Elsa Gindler* über »Konzentration« und »Bewußtsein« gesagt hat[4], und möchte anhand eines praktischen Beispieles aus meiner Arbeit mein Vorgehen zur Definition der KBT aufzeigen:

Wenn ich in einer Anfängergruppe den Namen »Konzentrative Bewegungstherapie« erkläre, versuche ich, mich in meiner Definition nicht allein auf Worte festzulegen, sondern versuche, die Konzentration, die ja ein abstrakter Begriff ist, spürbar werden zu lassen, etwa über einen Bewegungsvorgang oder durch Aufmerksam-Machen auf die Sitzhaltung, Sitzfläche usw., oder auf die Beziehung Füße-Boden. Zur Verdeutlichung des Beispiels Füße-Boden schlage ich dann vor, die Füße ganz »wach« in ihrer Beziehung zum Boden wahrzunehmen und zu erspüren: die Vielfalt der Be-

2.5. Lechler

rührungspunkte mit dem Boden anhand von Hinweisen auf Gewicht, Druck, Form, Temperatur usw., vielleicht sogar einmal dabei die Augen kurz zu schließen und sich ganz in diese Füße einzufühlen, sich dabei Zeit zu lassen. Im darauf folgenden Gespräch über das Erfahrene haben viele Teilnehmer es nicht als störend empfunden oder gar nicht bemerkt, wie z.B. ein Lastwagen inzwischen draußen vorbeigedonnert ist, oder ich das Licht gelöscht habe. Das, was sonst als Störung empfunden worden wäre, wurde durch das »ganz bei der Sache sein«, durch die »Konzentration« nicht oder kaum wahrgenommen.

Auf diese Weise haben die Teilnehmer das Wort »konzentrativ« nicht nur verbal aufgenommen, sondern gleich eine Erfahrung damit gemacht. Dann erkläre ich meist noch das Wort »konzentrativ« in seiner Bedeutung für mich, indem ich es zerlege in »con-zentrativ«, wobei dessen Bedeutung »mit dem Zentrum«, mit der Mitte, deutlich wird. Die Arbeit hat also etwas mit meinem geistigen Zentrum, meiner Mitte zu tun, mit dem, was ich in mir spüre und empfinde, mit dem, was etwas in mir in »Bewegung setzt«, mit meinem »ich bin« oder »ich bin so«.

Weiterhin erkläre ich, daß die Art und Weise, in der KBT eine Erfahrung mit sich und anderen zu machen, über die Bewegung geht, wobei der Begriff der Bewegung sehr vielschichtige Bedeutungsinhalte haben kann wie zunächst die Bewegung als Funktion: ich hebe z.B. den Arm, strecke das Bein usw., dann die Bewegung als emotionale Bewegung: ich bin bewegt, ich bin gelassen, ich zittere, bin angespannt, atme tief usw., oder schließlich die entwicklungsgeschichtliche Bewegung: ich bin in Bewegung, bin an verschiedenen Stationen meines Lebensweges, bin auf dem Weg zurück, oder ich bin auf einem neuen Wegabschnitt, dem Weg vorwärts.[5]

Über dieses *Wie*, die Art und Weise, wie *E. Gindler* mit ihren Schülern arbeitete, und worauf es ihr hierbei besonders ankam, worauf sie ihren Schwerpunkt legte, berichtet *Charlotte Selver*, ihre Schülerin: »Da gab es nur eines, das ihr wichtig war: daß wir fühlten, was *geschah*, nicht darüber zu urteilen, sondern nur es zu fühlen«. (2)

Dieser Grundsatz ist für uns heute noch von größter Wichtigkeit und Gültigkeit: keine Bewertung des Erlebten, kein Richtig und Falsch. Weiter zitiere ich, was *Charlotte Selver* über ihre Arbeit bei *E. Gindler* geschrieben hat:

»Es gab aber auch schwierige Zeiten. Sie nannte es »trockenes Brot essen«. Sie sagte: Manchmal gehen wir durch Zeiten, in denen wir glauben, daß wir keinen Schritt vorwärts kommen, vielmehr rückwärts gehen oder Umwege machen. Beunruhigt Euch nicht: so arbeitet die Natur. Man kann nicht alles sofort bekommen. Folge dem, was notwendig ist, und Schritt für Schritt wirst Du eine neue Einsicht gewinnen!« (2)

Heute sehe ich in unserer Arbeit u.a. auch den »Weg der kleinen Schritte«, oder so, wie es *M. Goldberg* auf ihre Weise über Schmerz und Schmerzfreiheit darstellt. Das Problem des Nicht-Könnens ist bewegungstherapeutisch darstellbar. Es läßt sich mit Patienten in kleinen Schritten konkret an Bewegungsabläufen, die sie entgegen ihrer Überzeugung vollziehen können, erarbeiten, wie es (doch) geht[6].

Ziel dieses »Übens« ist es, die Fixierung des Patienten auf sein Nicht-Können aufzulösen, sein »Ich kann nicht« auf ein »Ich kann nicht so, aber anders, auf meine

Art und Weise (my own way = auf meinem Weg), nach meinem Vermögen« umzupolen.

Weiter möchte ich noch als ein wesentliches Merkmal der KBT den Weg zurück, das *Erinnern*, erwähnen. Durch unsere Arbeit, das Liegen am Boden, das Sitzen, Gehen und Stehen, den Umgang mit Gegenständen wie Ball, Kugel, Stab, Würfel usw., Arbeit mit geöffneten und geschlossenen Augen, kommen Erlebnisinhalte aus früherer, ja oft frühester Zeit, aus dem Unbewußten in das Bewußtsein der Gruppenteilnehmer. Dies kann oft erstaunliche Reaktionen auslösen, von Freude bis hin zu tiefster Verzweiflung und Leid. Diese Inhalte sind für die KBT von Bedeutung, weil sie das Problem aus dem Irrealen, »Unfaßbaren«, ins Reale, »Faßbare« bringen. Oft geschieht dies eruptiv. Auch kommen, wie ich an folgendem Beispiel aus meiner Praxis aufzeige, teils unbewußte, verdrängte Inhalte von Erlebtem in die Gegenwart, ins Hier und Jetzt, und lösen schmerzliche Reaktionen aus.

Aus dem Gruppenprotokoll:

> Frau B. hatte aufgrund eines zwei Jahre zurückliegenden Autounfalls eine Bewegungseinschränkung ihres rechten Armes zurückbehalten, von der sie noch nichts bislang erzählt hatte, und die auch nicht auffiel. Bei der Aufgabe, die Arme in großen Bewegungen zu bewegen, wirkte sie sichtlich verstört, kämpfte mit den Tränen und zeigte Anzeichen von Ratlosigkeit. Im darauffolgenden Gespräch war sie sehr bewegt und voll Schmerz, ihre Stimme zitterte. Sie erzählte von ihrem Unfall und der dadurch entstandenen Bewegungseinschränkung ihres rechten Armes. Sie sagte, sie habe gemeint, sich mit dieser durch den Unfall verursachten Behinderung abgefunden zu haben, jedoch wohl nur vom Verstand her, denn ihr sei nicht nur die Bewegungseinschränkung ihrer verletzten Seite so richtig aufgefallen, sondern sie hätte außerdem jetzt eine Einschränkung des gesunden linken Armes verspürt. Das Ausmaß der psychischen Belastung der durch den Unfall erlittenen Behinderung wurde von der Patientin teilweise verleugnet. Verstandesmäßig hatte sie sich scheinbar damit abgefunden. Sie hatte den Vorfall rationalisiert, als Form ihrer Abwehr des Geschehens. Wie tief sie das Geschehen jedoch in ihrem emotionalen Bereich getroffen hatte, realisierte sie nicht. Ihr war bislang auch nicht bewußt gewesen, daß sogar der gesunde Arm bereits eine Einschränkung in der Bewegung erfahren hatte. Als nun durch die Bewegungsübung mit dem Arm ihr dies *bewußt*, d.h. »greifbar« wurde, war sie zutiefst betroffen und bestürzt, was auch ihre Tränen zeigten. Die Tränen zeigten aber auch an, daß die »Verhärtung« der verdrängten Inhalte »durchlässig« wurde für die Auseinandersetzung mit ihnen und die Bearbeitung. Dies zeigte auch ihre Bereitschaft, sich mittels eines von mir gewählten »Gerätes«, einer 180 cm großen Gummischlinge, in der Bewegung damit auseinanderzusetzen (siehe unten).

Die KBT gibt uns zwei Möglichkeiten zum Durcharbeiten der aufgetretenen Problemkreise während der Gruppenstunde, nämlich das verbale und das Durcharbeiten durch das *Tun*, das *Üben*. Dies unterscheidet sie wesentlich von anderen Methoden und gibt eine gute Möglichkeit, dem Patienten zu einer eigenen Lösung zu verhelfen. Er kann eigene, teils ungenutzte, teils vergessene Fähigkeiten entdecken und wieder einüben. Er kann mit Hilfe des Therapeuten den Mut finden und die Geduld, sich auf diesen Änderungsprozeß einzulassen. Der Therapeut begleitet ihn ein Stück auf diesem Weg und macht konkrete Arbeitsangebote. So kann der Patient die Bereitschaft entwickeln, sich mit Mut und Geduld auf diesen »neuen Weg« einzulassen. Ob es nun über eine Änderung der persönlichen Haltung und Einstellung zu seinem Leben, zu einer Veränderung im Physischen kommt, wie hier in diesem Beispiel mit der Patientin, oder über den physischen Änderungsprozeß, d.h. über die äußere Bewegung eine innere Bewegung entsteht, läßt sich nicht abgrenzen. Das eine bringt das andere in Bewegung; die äußere Bewegung empfängt die Impulse durch und von der inneren Bewegung und umgekehrt.

In dem Fall der Patientin bot ich über die äußere Bewegung eine Lösungsmöglichkeit an, mit Hilfe des Gummibandes, das ich zu einer Schlinge geknotet hatte. Es war mir wichtig, in diesem Lösungsversuch ihr durch die begrenzte Dehnungsfähigkeit des Gummibandes einen gewissen »Spielraum« zu geben für ihre Bewegungen, aber auch eine klare Grenze. Ich hatte hier mit einem Hilfsmittel, dem Gummiband, einen ihrem Ist-Zustand entsprechenden begrenzten Bewegungsraum geschaffen, der ja durch die Bewegungseinschränkung infolge des Unfalls real da war. Die Möglichkeit aber, sich innerhalb dieses begrenzten Raumes zu erfahren und dessen dehnbare Grenzen zu erspüren, waren meine Gedanken dazu.

Ich bot an, die Schlinge zwischen zwei Fixpunkten, Polen, in ihrer Spannung und Dehnung zu erfahren. Sie ging auf den Vorschlag ein und beschäftigte sich sehr intensiv damit. Mein Vorschlag, die Veränderung des Bandes an der Stelle des Festhaltens, dem Fixpunkt, zu erspüren, wurde von ihr aufgenommen und probiert. Am Fixpunkt entsteht durch die Dehnung ein Spannungszuwachs. Ich fragte sie, wieviel Bewegungsfreiheit das Band ihr ließe, obwohl es auch aufgrund seiner Begrenztheit wiederum in der Bewegung einschränke. Außerdem fragte ich, wie die Grenzen seien, starr oder fließend, oder wie sie es erlebe. Da das Material ja dehnbar ist, erscheint seine Begrenztheit nicht so starr wie z.B. bei einem Seil oder einem Reifen, außerdem ist auch der Wechsel von Spannen und Lösen gut nachzuempfinden, was mir für die Patientin wichtig erschien, die sich ja bereits im gesunden Bereich behindert fühlte.

Im darauffolgenden Gespräch ging es ihr sichtlich besser, was sie auch auszudrücken wußte. Sie meinte, einen Ausgleich zwischen ihren so unterschiedlichen Armen gefunden zu haben, indem sie entdeckte, wie groß doch noch der Bewegungsradius des verletzten Armes war. Sie habe auch die Einschränkung der gesunden Seite weniger gravierend empfunden, ja sogar gemeint, daß der gesunde Arm den kranken mitziehe.

Diese Aussage zeigte mir eine sehr wesentliche Veränderung ihrer Schau der erlebten Unfallfolgen. Zuerst hatte der Einfluß der kranken Seite überwogen, jetzt begann sich die gesunde Seite durchzusetzen und die kranke Seite positiv zu beeinflussen, ja, sie an ihren Bewegungsfluß quasi anzuschließen.

In den folgenden KBT-Gruppenstunden arbeitete die Patientin weiter an ihren beiden Armen und konnte mit der Zeit eine wesentliche Verbesserung der Bewegungsfähigkeit ihres verletzten Armes erreichen.

Der Weg zurück bzw. das Erinnern, ausgelöst durch ein KBT-Angebot, berührt oft tiefste Schichten der Persönlichkeit und kann bis in die präverbale, ja sogar bis in die pränatale Zeit wie im folgenden Fallbericht vordringen. Je früher das angstvolle Erleben stattfand, desto bedrohlicher ist es für die Existenz der betreffenden Person. Im Falle der Patientin, von der ich hier berichten möchte, handelte es sich um ein nicht bewußt erlebtes Angsterlebnis pränataler Art, welches durch ein KBT-Übungsangebot in die Gegenwart durchbrach und bei ihr große Angst auslöste.

Es handelt sich dabei um ein anscheinend »harmloses« Angebot, das Liegen auf der Seite und das Spielen mit dem Gleichgewicht, und zeigt deutlich, wie »gefährlich« ein solches KBT-Geschehen in seiner Auslösung sein kann, und wie wichtig es ist, daß der Gruppenleiter Kenntnisse in der Tiefenpsychologie besitzt, um dem Patienten zu einer möglichen und notwendigen Angstentlastung zu verhelfen.

Die Patientin hatte meine Arbeit während ihres stationären Aufenthaltes kennengelernt. So erschien sie in einer meiner ambulanten Abendgruppen, die einmal wöchentlich stattfanden. Sie machte auf mich einen munteren, aufgeschlossenen Eindruck, manchmal etwas hektisch und realitätsfremd. Sie redete viel über ihren derzeitigen Freund und freute sich über die Wohnung, die sie eben mit ihm bezogen hatte. Sie sah aber Schwierigkeiten in dieser Beziehung auf sich zukommen; alte Ängste waren aufgebrochen. Sie hatte eine gute Stelle als Sekretärin gefunden und schien soweit zufrieden zu sein. In der 5. Gruppenstunde bot ich das Liegen auf der Seite an und das Ausbalancieren des Gleichgewichts nach vorn und hinten. Mir fiel bei der Patientin lediglich eine große Unruhe und ein Zittern auf. Nach Beendigung dieses Arbeitsablaufes kauerte sie sich an die Wand und fing leise an zu weinen. Nachdem ich sie ansprach, fing sie erst mit leiser, schwankender Stimme, nach und nach jedoch mit lauter »hysterischer« Stimme an, die sich zum Schreien steigerte: »Ich habe Angst, ich habe Angst, ihr macht mir alle Angst!« Auf meine Frage hin, wo ihre Angst sitze, meinte sie, in ihrem Mund. Aus ihrem Mund komme Gift, wie Kröten springe dies aus ihrem Mund heraus. Sie schien immer mehr die Kontrolle zu verlieren, daher forderte ich sie auf zu sagen, wer ihr nun konkret aus der Gruppe Angst mache, und sich dabei jeden Teilnehmer genau anzusehen. Sie kam meiner Aufforderung nach. Alle Teilnehmer machten ihr Angst, ich alleine nicht. Das war sicher wichtig, damit ich weiter mit ihr arbeiten konnte. Sie sagte, daß sie mir dankbar sei, daß ich die Arbeit beendet hätte, denn sonst hätte sie geschrien und geschrien. Sie begann wieder erneut stark zu zittern und wirkte äußerst verstört.

Sie konnte jetzt jedoch auf meine Frage hin konkreter von sich erzählen. Sie berichtete, daß sie plötzlich beim Liegen auf einer Seite das Gefühl gehabt hätte, ihr Körper schwanke von einer Seite zur anderen. Sie habe sich dabei ganz klein und knochig gefühlt. Ihr Körper habe sich unter ihr verselbständigt. Vor ihr sei plötzlich ein Abgrund gewesen, und sie habe gewußt, daß sie da hineingestoßen werden sollte. Man wollte sie umbringen. Während sie berichtete, zitterte sie am ganzen Leib und konnte kaum mehr sprechen, da ihre Zähne aufeinanderschlugen. Sie begann wieder zu schreien, daß sie solche Angst hätte und daß sie weglaufen wolle. Ich fragte sie, ob es hier einen Platz für sie gäbe, wo sie sich sicherer fühle, und sie meinte, daß sie am liebsten ganz in die Wand hineinkriechen oder besser noch hinter die Wand und nur durch ein kleines Gucklock in den Raum schauen wolle. Ich bot ihr an, sich mit Gegenständen (Würfel, Rollen usw.) einen Schutzwall oder eine Wand zu bauen. Sie be-

2.5. Lechler

gann, dicht an die Wand gedrückt, hautnah um sich herum eine Mauer zu bauen. Danach meinte sie, daß sie sich etwas besser fühle. Das starke Zittern ließ auch nach, sie wurde ruhiger, baute und schob noch etwas hin und her an ihrem Schutzwall. Ich konnte mich den anderen Teilnehmern zuwenden, die teils verstört, teils geängstigt auf ihren Decken saßen. Nach einiger Zeit begann die Patientin von selbst, die Mauer etwas von sich wegzuschieben, ihre »Grenzen« etwas zu erweitern. Dabei entstanden kleine Öffnungen zwischen den Gegenständen. Sie meinte auch, daß die anderen Gruppenmitglieder jetzt nicht mehr so beängstigend für sie seien — nur vor einzelnen, die sie auch benannte, habe sie noch Angst. Auch hatte sie jetzt nicht mehr das Gefühl, daß sie böse sei und aus ihrem Mund giftige Kröten (Worte) kämen. Ich versuchte, ihr noch Kraft über das Erspüren des Bodens als etwas Tragendem, auf dem sie sich aufbauen könne, zu vermitteln, bevor ich die Stunde beendete.

Da mir jedoch hier nur die »Spitze des Eisberges« ihrer Problematik aufgetaucht schien, bot ich ihr Einzelstunden zur weiteren Bearbeitung an. Außerdem schien es mir nicht ratsam, daß sie weiterhin die Abendgruppe besuchte, wo die Zeit nur begrenzt und die Belastung der anderen Teilnehmer zu groß war. Dies erwies sich als richtig, und ich konnte es mit den anderen Teilnehmern in der nächsten Gruppenstunde durchsprechen.

Ich verschaffte mir Einblick in die Krankengeschichte der Patientin, die mir die Psychosomatische Klinik, in der vor zwei Jahren ihr letzter stationärer Aufenthalt stattfand, zur Verfügung stellte. Es ergab sich daraus folgendes Bild:

Zur Lebensgeschichte der Patientin:

Sie ist 35 Jahre alt, wirkt als Person jedoch sehr jugendlich, spontan. Beide Eltern verlor sie bereits als Kleinkind. Sie hatte dann mit den beiden jüngeren Schwestern keine feste Bleibe, wuchs bei verschiedenen Verwandten auf. Ihren ersten Selbstmordversuch machte sie mit 14 Jahren. Daraufhin folgten Aufenthalte in Landeskrankenhäusern, weitere Selbstmordversuche, den letzten beging sie zwei Jahre vor dem ersten Besuch der KBT-Gruppe. Der letzte Aufenthalt in einer psychosomatischen Klinik lag ebenfalls zwei Jahre zurück und fand im Anschluß an ihren letzten Selbstmordversuch statt. Sie hatte zwei gescheiterte Ehen sowie mehrere problematische Partnerbeziehungen hinter sich. Die Diagnose in der letzten Klinik lautete: Neurotische Entwicklung bei depressiver Persönlichkeitsstruktur, sowie Dependenzhaltung gegenüber Alkohol und Tabletten. Schwere Angstzustände.

Ich arbeitete einzeln mit ihr weiter, die erste Woche fast täglich, danach in mehrtägigen Abständen. Wir arbeiteten uns an den Kern ihrer Problematik heran, unterstützt noch durch einen Traum, den sie vor Jahren einmal gehabt hatte, als sie Bioenergetik machte, und der ihr aufgrund unserer Erinnerungsarbeit wieder ins Bewußtsein kam. In diesem Traum hatte sie sich als ein Wesen aus einer frühgeschichtlichen Zeit empfunden. Sie sei ganz klein und knochig gewesen und sei von Männern, die ebenso wie sie gebaut waren, mit Spießen verfolgt worden. Diese Männer hätten ihr nach dem Leben getrachtet, und sie sei in Panik davongerannt. Dabei sei sie gestrauchelt und hingefallen. Sie hätte genau gewußt, jetzt haben sie mich und töten mich. Als ihr das klar wurde, sei sie ganz ruhig gewesen. Hier endete dann ihr Traum.

Meine Vermutung, daß bei meiner Patientin ein Abtreibungsversuch gemacht wurde oder werden sollte, ließ sich aufgrund ihrer Aussage nicht klären. Sie habe daran auch schon gedacht, jedoch sei es für sie jetzt nicht mehr von Bedeutung, was damals geschehen sei, und ihre Eltern seien ja auch schon viele Jahre tot. So tasteten wir uns dann in den nächsten Stunden an ihren aktuellen Konflikt heran, nämlich die Beziehung zu ihrem derzeitigen Partner. Sie konnte klären, daß sie Mühe hatte, ihre Wünsche und Bedürfnisse ihm gegenüber zu äußern, sich in ihrer Rolle als Frau anzuerkennen und ihre weiblichen Anteile anzunehmen. Sie hatte große Verlustängste derart, daß sie sich nicht gestattete, Wünsche zu äußern aus der Furcht heraus, ihr Partner könne sich dann von ihr eingeengt fühlen und sie verlassen. Außerdem wurde sie mit der Entscheidung nicht fertig, vor der sie im Moment in ihrer Partnerschaft stand. Ihr Partner, ein Ausländer, der hier in Deutschland keine Arbeit finden konnte, erhielt ein Stellenangebot aus Spanien. Sie stand nun vor der Entscheidung, die relative Sicherheit, Stellung, Wohnung, Freundeskreis hier aufzugeben oder sich vom Partner zu trennen. Ginge sie jedoch mit ihm, wäre das zunächst ein Schritt ins Ungewisse; keine Arbeitserlaubnis, kein Heim, Ängste, ob die Beziehung tragfähig sei usw. Sie müsse sich auch auf eine gewisse materielle Abhängigkeit einlassen, was ihr große Angst mache, da sie nun, wie sie meinte, wieder mit ihren Verlustängsten zu kämpfen habe.

Neben den Gesprächen arbeitete ich viel mit ihr über den Körperbezug, zum Sitz, zum Boden, zum Raum, sowie ihrer Kraft und dem Geben und Nehmen. Ich wies sie häufig auf konkretes Hinschauen, Anfassen und Zufassen hin. Nach drei Wochen hatte sie sich soweit stabilisiert, daß sie die Entscheidung, ihrem Freund nach Spanien zu folgen, mit allen Vorbehalten zwar, treffen konnte. Ich nahm sie dann wieder in die Abendgruppe mit hinein, wo sie keine Mühe hatte, sich wieder zu integrieren.

»Alles, was ich so in der KBT erlebt habe, ging darauf hinaus, daß ich so langsam selbst merke bzw. erfahre, daß ich mir hier meinen Platz nicht erkämpfen muß, sondern daß ich diesen Platz tatsächlich habe, er mir zusteht, und ich da sogar ganz fest mit meinen Beinen drauf stehe. Zu wissen, daß ich meinen Platz habe, ihn also nicht erst stehlen oder mir erkämpfen muß, ist somit das Allerwichtigste, was ich hier erfahren habe. Und mit diesem neuen Gefühl merke ich auch, daß ich anfangen kann, mich in meine Weiblichkeit hineinzufühlen. Ich glaube, daß erst das eine da sein mußte, um das andere folgen lassen zu können. Ich fühle mich jetzt mehr im »Zentrum«, nicht mehr so draußen. Ich komme mehr und mehr von draußen nach innen und aus der Schwebe auf den Boden und schlage sogar ein bißchen Wurzeln dort.«

Bei dieser Patientin wäre ich ohne das Gespräch nie in dieser relativ kurzen Zeitspanne an den Konflikt gekommen. Auch seine Aufarbeitung sowie das Abbauen der damit verbundenen Ängste wäre ohne den verbalen Austausch nicht möglich gewesen. In der aktuellen Situation in der Gruppenstunde war es wiederum eine große Hilfe für die Patientin, daß durch das Tätigwerden, das Bauen ihres Schutzwalls, die Bedrohung durch ihre Ängste buchstäblich eingedämmt werden konnte. Sie konnte sich diesen nach und nach stellen, sie anschauen und annehmen.

Aufgrund der Vor- und Lebensgeschichte der Patientin wurden mir folgende Zusammenhänge klar:

Auch ohne nun Genaueres über einen möglichen Abtreibungsversuch zu wissen, schien sie jedenfalls als Kind ihren Eltern unerwünscht gewesen zu sein. Ihre frühe Mutterbindung ist offensichtlich stark gestört, außerdem noch durch den frühen Tod der Mutter unterbrochen. Die dadurch erfolgte Störung ihres Urvertrauens und des Vertrauens in ihre Umwelt sind die Ursache für ihr Gefühl, keine Wurzeln schlagen

2.5. Lechler

zu können und ihre gescheiterten Bindungen, wie Freundschaften und Ehen, sowie ihre Unfähigkeit, Wünsche und Bedürfnisse zu äußern. Durch den aktuellen Konflikt ihrer Partnerbeziehung, dem sie hilflos gegenüberstand, den sie verleugnete, d.h. sich ihm nicht stellen konnte und wollte, brach sie in ihre Ur- oder Primärängste ein, die sie verdrängt hatte, um überleben zu können. Daher hatte sie auch das Gefühl, daß der Boden unter ihr wegrutsche, und sie, wie in der KBT-Situation, ins Bodenlose oder, wie sie es ausdrückte, in einen Abgrund falle. Mir fiel nun die Aufgabe zu, die Verbindung herzustellen zwischen dem bislang verdrängten Primärkonflikt und dem aktuellen Konflikt in ihrer Partnerschaft, diese Problemkreise mit ihr anzusehen, durchzuarbeiten und ihr zu einer Entscheidung zu verhelfen.

Den wesentlichen Unterschied des Zeitraumes, während dem ein Schüler oder eine Schülerin bei *Gindler* arbeitete, und der Dauer einer einzel- oder gruppentherapeutischen Behandlung mit der KBT, ob klinisch oder ambulant, sehe ich im Anwendungsbereich und in der verbalen Aufarbeitung der Problemkreise der Teilnehmer durch das Gespräch.

Der Behandlungsverlauf wird durch das Gespräch intensiviert. Dadurch kommt viel biographisches Material an die Oberfläche, was für die Diagnose sowie den Behandlungsverlauf für den KBT-Therapeuten von großer Bedeutung ist und es ihm ermöglicht, in der Kürze der zur Verfügung stehenden Zeit der klinischen Behandlung des Patienten das Bestmögliche zur Bearbeitung seiner Störung mit Hilfe der KBT zu erreichen. Somit wird durch die Kombination von KBT und tiefenpsychologisch orientiertem Gespräch eine Verkürzung der Behandlungsdauer ermöglicht.

Bei *Gindler* nahm das Gespräch wenig Raum ein. Ihr Anwendungsbereich und der Personenkreis der bei ihr arbeitenden Menschen war ein anderer. Es handelte sich um Schüler und nicht um Patienten, und *Gindler* sah sich auch immer als Pädagogin und nicht als Therapeutin. Ihre Schülerin *Charlotte Selver* berichtet über *Gindler*: »Sie erklärte nicht viel, sie wollte, daß wir fühlten, was passierte. Sie selbst hatte unendliche Geduld, was uns ein großes Vorbild war.« (2)

Auch für die heute mit der KBT arbeitenden Therapeuten ist Geduld eine wichtige und notwendige Eigenschaft. Auch sie müssen die Bereitschaft haben zu warten, bis etwas »entstehen will«, denn Wachsen und Zulassen brauchen Zeit. Sie müssen Zeit lassen können zu diesem Wachsen. Hier eröffnet sich ein scheinbarer Widerspruch bei der Arbeit mit der KBT in einer Klinik, da ja aufgrund der Verweildauer des Patienten die Zeit, in der wir mit ihm arbeiten können, begrenzt ist. Welche Möglichkeiten ergeben sich daraus für den KBT-Therapeuten?

Bei der Arbeit mit der KBT im klinischen Bereich können wir Therapeuten nicht warten wie *Elsa Gindler* und einige ihrer Schülerinnen, bis in monatelanger Arbeit eine Veränderung im Verhalten des Teilnehmers sich »über den Leib« anbahnt. Wir müssen aufgrund unserer Kenntnisse der tiefenpsychologischen Zusammenhänge der Erlebnisinhalte der Gruppenteilnehmer, gruppendynamischer Prozesse sowie einer gezielten Gesprächsführung dem Patienten Hilfen anbieten, diesen Erkenntnis- und Lernprozeß so zu gestalten, daß der Patient in der zur Verfügung stehenden Zeit seinen Weg erkennt und ihn mit unserer Hilfe zu gehen lernt. Eine wünschenswerte Ergänzung ist eine ambulante Nach- bzw. Weiterbehandlung. Ein Wunschziel wäre es, jedem Patienten Adressen von KBT-Therapeuten in nächster Nähe des Wohnsitzes bei der Entlassung mit auf den Weg geben zu können (Nachsorge).

In bezug auf das Gespräch in der KBT erscheint mir die Frage wichtig: Wie gehe ich als Therapeut vor? Was sage ich dem Patienten von dem, was ich wahrgenommen und erkannt habe, ohne dem Erlebten dadurch eine bestimmte Richtung zu geben oder den Patienten festzulegen? Ich versuche, dem Patienten im Gespräch nur das zu erklären, was mir für seinen Weg notwendig zu sein scheint. Oftmals genügt es nach meiner Erfahrung, dem Patienten Worte, die er selbst gesagt hat, zu wiederholen, anders zu setzen oder sie gar als Frage zu formulieren, um ihm zu einer »Einsicht« zu verhelfen. Wichtig für den Therapeuten ist immer: Was ist nötig und möglich an Hilfe, um den Patienten zur Selbsthilfe zu bewegen? Was ist nötig und möglich an »Einsicht« für den Patienten, um sein Erleben zu verstehen, und wo ist eine notwendige Abwehr zu berücksichtigen? Was kann ich dem Patienten anhand von Arbeitsangeboten der KBT als Hilfe zur Bearbeitung anbieten? In wieweit ist hier ein einfühlendes Gespräch hilfreich nach dem *Nietzsche*-Wort, daß man das, wofür man Worte hat, schon überwunden hat (ich möchte für mich in bezug auf die KBT lieber sagen »überwinden kann«).

Oftmals kann es für den Patienten auch von Hilfe sein, seine Eindrücke aufzuschreiben, worauf ich in der Folge noch ausführlicher zurückkomme.

Aus meiner klinischen Arbeit mit der KBT möchte ich von einem Patienten berichten, dem ich mit dem »Wort« in Verbindung mit einem Arbeitsangebot eine Entlastung schaffen konnte von seinem angstvollen Erlebnis aus früher Kindheit, das durch den Kontakt mit dem angebotenen Objekt plötzlich aus dem Unbewußten ins Hier und Jetzt greifbar aufgetaucht war:

Aus dem Gruppenprotokoll:

> In einer Patientengruppe (6. Stunde) bot ich als Objekt des Übens mittelgroße Bachkieselsteine an und ließ die Patienten diese mit geschlossenen Augen erspüren. Die Patienten wußten also nicht, welchen Gegenstand sie erhalten würden. Mir fiel ein Teilnehmer meiner Gruppe, Horst G., sofort auf, der den Stein nur kurz in die Hand nahm und dann sogleich mit ausgestrecktem Arm von sich legte.
>
> Erst nach mehreren Angeboten, was man mit dem Stein probieren könne, entschloß er sich zögernd, den Stein mit den Händen zu umschließen, legte ihn aber kurz danach wieder weg und sagte unvermittelt in die Stille hinein: »Ich mag keine Steine«. Ich antwortete ihm, daß ich noch im Gespräch mehr von ihm darüber erfahren wolle.
>
> Gruppengespräch: Horst berichtete, indem er den Stein mit seiner Faust umschloß, daß er beim Ergreifen des Steines mit den geschlossenen Augen ganz plötzlich eine Faust mit einem Stein bedrohlich und groß vor sich gesehen habe. Auf meine Frage hin, welche Beziehung dieses Bild zu seinem Leben habe, erzählte er erst zögernd, dann immer schneller, wie von Angst getrieben, von seinem Erlebnis, das er als klei-

2.5. Lechler

ner Junge mit Steinen gehabt habe: er sei mit Freunden beim Spielen gewesen. Sie hätten am Wasser mit Steinen gespielt. Plötzlich sei da eine Faust mit einem Stein gewesen, die gleiche Faust, die als Bild eben wieder vor ihm aufgetaucht sei. Er habe den Stein in der Faust nicht sehen können, so wie eben, aber genau gewußt, daß er drin war, und habe die gleiche Angst wie damals empfunden. Auf meine Frage hin, was mit der Faust weiter geschehen sei, antwortete er sehr zögernd, er sei dann von den anderen Buben mit Steinen beworfen und wegen seiner Angst ausgelacht worden. Genau dieses Bild sei plötzlich wieder vor ihm gestanden! Er wiederholte erneut, er wolle keinen Stein und schob ihn dabei weit von sich weg.

Hier war durch den Stein ein sehr frühes Erlebnis, ein sehr angstbeladenes, aus dem Unbewußten in die Gegenwart, die Realität gekommen. Längst Vergessenes war plötzlich bedrohlich nah. Die geschlossenen Augen hatten dies sicher auch begünstigt. Seine Reaktion war Angst und Abwehr.

Ich forderte den Patienten auf, sich den Stein einmal anzuschauen, er sei doch so schön in den zwei grau-grünen Farbtönen. Er nahm ihn zögernd in die Hand, betrachtete ihn, konnte ihn auch etwas länger bei sich behalten, meinte dann jedoch, er könne ihn aber trotzdem nicht leiden!

Bei diesem ersten Versuch von mir, ihm zu einer momentanen, realitätsbezogenen Betrachtungsweise des Steins zu verhelfen, indem ich ihn auf die schönen Farben und die konkreten Eigenschaften des Steins aufmerksam machte, war es ihm nicht möglich, diese anzunehmen, da der starke Bedeutungsgehalt des Steins, infolge der schlimmen Erfahrung als Kind damit, für ihn überwog. Hierbei war für mich auch die deutliche Abwehr des Patienten zu berücksichtigen, da er sich konkret in der Situation mit dem Stein nur über einen sicheren Abstand auseinandersetzen konnte. Er ging, nachdem er den Stein nur kurz aufgegriffen hatte, auf »sicheres Gebiet« zurück, indem er ihn gut einen Meter von sich entfernt niederlegte. Dieser Rückzug erst ermöglichte es ihm, sich aus der Entfernung wieder mit dem bedrohlichen Stein zu befassen, in Form einer »Realitätsprüfung«. Ich schlug ihm daraufhin vor, den Stein so weit entfernt von sich zu legen, daß er ihn nicht mehr ängstige. Er legte ihn zögernd, indem er den Abstand immer noch ein wenig vergrößerte, etwa einen Meter entfernt vor sich hin und schaute ihn an. Dann meinte er, daß es jetzt besser werde mit der Angst. Nach einigen weiteren Minuten, wobei er den Stein fortwährend unverwandt beobachtend anschaute, meinte er, mit einem kleinen zaghaften Lächeln um den Mund, daß der Stein jetzt so weit weg sei, daß er schnell aufstehen und weglaufen könne. So könne er den Stein akzeptieren.

Hier war es dem Patienten nun möglich gewesen, zu einem ersten Schritt einer möglichen Lösung aus eigener Kraft und nach seinem Vermögen zu kommen, indem er durch den selbstgewählten Abstand die für ihn nötige Distanz zu dem früheren Angsterlebnis gewann, so daß er sich von der Angst nicht mehr so bedrängt und hilflos erlebte.

Über ein Gespräch allein wäre ein Lösungsversuch, wie hier in diesem Beispiel, sehr viel langwieriger gewesen. Die KBT gibt uns Therapeuten hier eine sehr effektive Möglichkeit, über das »Tätigwerden« in Verbindung mit dem »Wort« die aufgetretene Problematik zu bearbeiten.

Wir versuchen in der KBT mit unserem Arbeitsangebot, mit dem wiederholten Tun, dem Gruppenmitglied eine Möglichkeit zu geben, sich in seiner Veränderung zu erfahren. Für die Diagnose und den Therapieverlauf ist dies auch für den Gruppenleiter wichtig, da er den Weg, den der Teilnehmer nimmt, daran erkennen kann und durch dessen veränderte Reaktionen eine Vergleichsmöglichkeit hat, z.B. wie sich das Gruppenmitglied in der gleichen Situation in der Vergangenheit verhalten hat, wie in der Gegenwart. Außerdem ermöglichen wir dem Gruppenmitglied durch die Wiederholung — denn das gleiche »Problem« stellt sich ihm in verschiedenen Arbeitssituationen immer wieder neu — eine veränderte Haltung einzuüben.

Erst mit der *Dauer* der Erfahrung kann aber der Bedeutungsgehalt des Erlebten zum *Besitz* werden: *Herrigel* (3) schildert das, worauf es hier ankommt, so:

> »Bei einer ausführlichen Unterredung fragte ich einmal Herrn *Komachiva*, weshalb der Meister so lange zusah, wie vergeblich ich mich abmühte, den Bogen geistig zu spannen; weshalb er also nicht von Anfang an auf die rechte Atmung drang. 'Ein großer Meister', erwiderte er, 'muß zugleich ein großer Lehrer sein, dies gehört bei uns ganz selbstverständlich zusammen. Hätte er den Unterricht mit Atemübungen begonnen, so hätte er Sie nie davon zu überzeugen vermocht, daß Sie ihnen Entscheidendes verdanken. Sie mußten erst mit Ihren eigenen Versuchen Schiffbruch erleiden, bevor Sie bereit waren, den Rettungsring zu ergreifen, den er Ihnen zuwarf.'«

In der Sprache der KBT könnte dies bedeuten: Nicht nur wollen, da man sich so »verkrampft«. Wir sind dann zu sehr im Kopf. Im »Geschehenlassen«, im »Zulassen« sind wir, wie *Elsa Gindler* sagt, »erfahrbereit«, d.h. wach und bereit, etwas Neues aufzunehmen, neue »Eindrücke« zuzulassen, das heißt aber auch loslassen, alte Fixierungen aufgeben, wie der Zen-Schüler.

Zur Frage von »Spannung« und »Entspannung« hat *Stolze* ausgeführt:[7]

> »Der Verzicht auf ein vorweg gesetztes Ziel, das mit Anstrengung und Anspannung verfolgt wird, und die Haltung des Gewähren- und An-sich-herankommen-Lassens, welche die Konzentrative Bewegungstherapie auszeichnen, führen immer wieder zu dem Mißverständnis, es werde dabei 'Entspannung' angestrebt. *J.E. Meyer* hat gezeigt, daß es sich bei der Konzentrativen Bewegungstherapie nicht 'um eine muskuläre Entspannung... handelt, sondern gerade um eine gesteigerte Aktivitätsbereitschaft'. Bedeutsam ist also gar nicht die Frage Spannung oder Entspannung, sondern die Bereitstellung der jeweils benötigten Spannung und die sich daraus ergebende, verbesserte Ökonomie der Kräfte.« (5)

Beides ist in der KBT wichtig. »Bereit sein in der wachen Spannung«, gelöst und nicht verkrampft, um das, was auf einen zukommt, an sich heranzulassen, sich darauf einzulassen, als rechte Haltung, sich dem Leben zu stellen. *Elsa Gindler* formulierte es so: »Entspannung ist für uns ein Zustand der höchsten Reagierfähigkeit, eine Stille in uns, eine Bereitwilligkeit, auf jeden Reiz richtig zu antworten.«[8]

Der Realitätsbezug zum Lebensalltag gehörte bei *E. Gindler* unbedingt zu den Zielen ihrer Arbeit:

2.5. Lechler

»Pädagogik und Leben, Wachheit und Verantwortung gehörten für *E. Gindler* untrennbar zusammen. In den Jahren der politischen Beunruhigung und Bedrängnis hat sie vielen, die in Unsicherheit oder Angst lebten, Klarheit über Zeit und Situation gegeben und den Willen zum ehrlichen Durchhalten gefestigt. Es gelang ihr, nicht nur Schwankende zu stützen, sondern sogar mißgeleitete oder verirrte Idealisten in die Welt der Realität zurückzuführen. Sie half politisch und rassisch Verfolgten während des 2. Weltkrieges.« (*F. Hilker*, 4).

Ebenso berichtet *Charlotte Selver*: »*Elsa Gindler* ruhte nicht, bis wir so wach in unserem Alltag wurden, daß wir genau wußten, 'das gleiche passiert mir z.B., wenn ich den Tisch abräume oder wenn ich jemandem die Tür öffne'. Sie bestand darauf, daß es keinen Zweck habe, wenn wir im Übungsraum an etwas arbeiteten, egal wie gut es uns gelingen möge, wenn wir nicht in unserem täglichen Leben etwas änderten« (2).

Dazu gab *Elsa Gindler* ihren Schülern auch »Hausaufgaben«, in dem Sinne, daß sie in ihrem Alltag ähnliche Bewegungsabläufe aufspüren sollten wie beim gemeinsamen Üben im Studio, um diese dann für sie aufzuschreiben und sie ihr zu übersenden, so daß sie (*Gindler*) dann in den folgenden Übungsstunden darauf eingehen konnte.

Auch heute empfehlen einige mit der KBT arbeitende Gruppenleiter, daß die Teilnehmer ihre Gedanken und Eindrücke, ihr Erleben aufschreiben. Durch den schriftlichen Aus-druck wird eine reale Schau und eine Ordnung der Ein-drücke möglich. Das Gruppenmitglied gewinnt durch den besseren Überblick eine Klarheit und Vertiefung dessen, was sich oft nur auf der emotionalen Ebene abgespielt hat. Die ins Bewußtsein gekommenen Erlebnisinhalte erfahren eine Form der »Realitätsprüfung« und werden dadurch konkretisiert und faßbar.[9]

Ich möchte hier die Eindrücke und das Erleben einer Gruppenteilnehmerin aufzeichnen, die den ersten Kontakt mit der KBT während eines Wochenendkurses gewann und nach zwei Tagen begann, ihre Eindrücke und die an sich entdeckten Veränderungen aufzuschreiben. Über das Aufschreiben als solches berichtete sie: Über das Schreiben hätte sie Klarheit gewonnen. Ihr sei vieles anschaulicher und deutlicher dadurch geworden. Sie habe ihr Erleben in eine Bahn leiten können. Vorher sei alles so »unfaßbar« gewesen. Zitat: »Was fühle ich? Wertfreier Raum — ich darf ehrlich sein, ich darf meine Wünsche äußern, ich bin gekommen, so wie ich bin. Ich erlebe mich neu, anders. Es ist, als lernte ich mich erst jetzt kennen. Ich erfühle mich — ich habe neue Arme — Beine — Hände — usw. Ich darf Unlust äußern, Schmerz fühlen und annehmen. Man sorgt sich um mich und mein Befinden.«

Drei Tage später berichtet sie weiter:

»Erst spürte ich Widerstand, dann stellte ich erstaunt fest, ich erlebe mich neu, so kenne ich mich eigentlich noch gar nicht, wie fremd bin ich mir so noch. Was will ich — wer bin ich — ich muß so viel Neues erst verkraften. Es ist zu viel! Will ich hier lieber weg oder will ich weitermachen? Folge ich den Anweisungen — lasse ich mich fallen? Meine Gedanken sind oft weit weg. Es ist alles so viel — die neuen Eindrücke und Bezüge! Fühle ich mich nur in meiner vertrauten Ecke wohl? Ich suche nach Wärme. Ich beschäftige mich gerne mit mir — ich weiß von mir, über mich noch so wenig — ich hatte nie Zeit für mich. Ich fühle mich wie ein kleines Kind, das beginnt sich kennenzulernen. Ich darf so sein, wie ich mich gerade fühle, ich darf es äußern und man läßt mich so sein, wie ich mich fühle — kein Werturteil, keine Korrektur. Man zeigt mir: Stehe zu Dir! Nichts ist hier gut oder schlecht, richtig oder falsch. Wie viele Gefühle brechen in mir auf. Ich berühre das Papier beim Schreiben, ja, ich nehme das Papier das erste Mal richtig wahr. Alles um mich bekommt andere Dimensionen. Ich habe Freude an mir und meinem Körper.«

Nun wieder zu *Elsa Gindler*, dieser großartigen Frau, die von sich sagte, sie sei keine Therapeutin und die doch das pädagogisch-therapeutische Konzept verwirklichte von: Erkennen — Realisieren — Reflektieren — Verbalisieren — Aufschreiben — Korrigieren und durch das Üben eine veränderte Haltung, ein neues Bewußtsein werden und wachsen lassen.

Für die KBT, so wie ich sie verstehe, und auch für meine Arbeit damit kann ich diesen Weg bejahen! So ist durch die KBT für mich eine Möglichkeit eröffnet, mit Hilfe von Aufgaben, die auf die unterschiedlichste Art und Weise gelöst werden können (jeder auf seine Art und Weise und nach seinem Vermögen), die Haltung des Patienten dem Leben gegenüber (Verhalten) an der realen Situation im Hier und Jetzt zu erkennen und zu einer Änderung derselben zu kommen.

Nach und nach vermag ein kranker oder gestörter Mensch auf diesem Weg einen konkreten Bezug von den teils bewußten, teils unbewußten, bzw. verdrängten Inhalten seiner Lebensgeschichte zur realen Lebenssituation herzustellen. Dies kann sich in einem Akt des Bewußtwerdens vollziehen — manchmal sehr rasch in einem plötzlichen Erkennen (Aha-Erlebnis) —, kann aber auch unbewußt oder unverbalisiert bleiben. Mir kommt dabei oft der Gedanke an ein Puzzle, bei dem ein Stückchen, das noch gefehlt hatte, zur Verbindung des Ganzen entdeckt wird. Bei einem meiner letzten Kurse äußerte sich eine Teilnehmerin dazu folgendermaßen: Sie wollte spontan einen ihr schön erscheinenden Gegenstand ihrer Nachbarin weitergeben, diese jedoch war noch sehr mit ihrem eigenen Gegenstand beschäftigt und nahm nur widerwillig den ihr dargebotenen Gegenstand an und äußerte dies auch der anderen Teilnehmerin gegenüber im darauffolgenden Gespräch. Diese reagierte daraufhin spontan mit der Erkenntnis: So mache ich das immer, auch mit meinem Mann. Ich sehe in meiner Freude den andern und seine Bedürfnisse nicht, lasse ihm keine Zeit zum Überlegen und decke ihn voll ein!

Der Bezug zur konkreten Lebenssituation kann sich aber, und das ist häufiger der Fall, in langsamen, kleinen Schritten vollziehen, oft erst nach Tagen, Wochen, ja Monaten und Jahren »begriffen«, im Sinne von greif- und begreifbar geworden sein.

Hierzu wieder ein Beispiel aus meiner Praxis:

Inge, 42 Jahre alt, Teilnehmerin an meiner ambulanten Gruppe, stand vor der Aufgabe, sich zuerst einen, dann einen zweiten Gegenstand, der für sie eine Beziehung zum erstgewählten Gegenstand haben sollte, aus mehreren unterschiedlichen Gegenständen, die auf einer Decke lagen, auszuwählen. Inge sah sich die Gegenstände an und griff zuerst rasch und spontan nach dem Seidenschal, zögerte dann kurz und nahm sich dann die Holzkugel. Sie fühlte sich, wie sie sagte, sehr stark von diesen beiden Ge-

2.5. Lechler

genständen angezogen und geriet darüber so sehr in Spannung, daß sie starke Kopfschmerzen bekam. Sie meinte, daß sie nur noch nicht wisse, inwieweit diese beiden Gegenstände für ihre Entwicklung eine Bedeutung hätten. Daß sie jedoch *wichtig* für sie seien, habe sie sofort gefühlt. Sie nahm auf meine Aufforderung hin für ca. 3 Wochen diese beiden Gegenstände mit nach Hause, wo sie sie in ihrem Wohnzimmer auf ein Regal legte und mehrmals täglich in die Hand nahm. Nach und nach wurde ihr, wie sie sagte, der Zusammenhang klar zwischen ihrer abgelehnten Weiblichkeit und diesen Symbolen, was sie so sah: »Es war das Weiche im Tuch und das Runde in der Kugel, was ich bei mir nicht annehmen wollte, ja, was ich bei mir auch nicht zulassen konnte, es immer verdrängte. Durch dieses Verdrängen jedoch hat meine Partnerschaft gelitten. Ich habe meine Weiblichkeit abgelehnt, mich aber immer danach gesehnt. Weibliche Frauen haben mich immer angezogen, zugleich aber verunsichert. Daß ich dies erkannt habe, macht mich einerseits auch froh. Ich glaube, daß ich bei meinem Beruf (sie war Friseuse) endlich nach annähernd 30 Jahren zu meiner Frisur gefunden habe (sie hat jetzt einen hübschen Lockenkopf), ist schon ein erster Anfang, mich anzunehmen. Ich beginne auch, mehr Wert auf meine Kleidung zu legen. Auch meine Beziehung zu meinem Partner hat sich geändert. Ich kann mehr Zärtlichkeit zulassen.«

Inge hatte aufgrund des Symbolgehaltes dieser beiden Gegenstände (rund, weich, weiblich) ihre eigenen, abgelehnten weiblichen Anteile auf diese beiden Gegenstände erfühlt und gefunden: Zunächst war ihr ja nicht klar, was sie zu diesen Gegenständen gezogen hatte; im Verlauf von drei Wochen konnte sie sich damit identifizieren, so daß sie dann in der Lage war, die weiblichen Anteile bei sich anzunehmen.

Schon in der Kindheit hatte sie — nach ihrem Bericht — sich eher als Junge gefühlt und sich auch in Spiel und Kleidung mehr von der männlichen Art und Weise angezogen gefühlt. In wieweit dies auch durch Wünsche der Eltern (verlorener Sohn) verstärkt wurde, war nicht bekannt. Hier war mir die Möglichkeit gegeben, daß der Teilnehmerin im Kontakt und im Umgang mit den beiden Gegenständen diese teils unbewußten Inhalte ihrer Entwicklungsgeschichte bewußt werden konnten. Ihr wurde auch die nötige Zeit gegeben, indem sie die beiden Gegenstände mitnehmen konnte, dieses Auffinden und Sich-damit-Identifizieren schrittweise zu vollziehen. Bei vorschneller Deutung hätte sie sicher mit erheblicher Abwehr reagiert.

Inge beginnt, um mit *Elsa Gindlers* Worten zu reden, ihr Leben als Spielfeld ihrer Arbeit an sich selbst zu nehmen.

Ich möchte mich jetzt dem *Üben* zuwenden. *Elsa Gindler* sagt folgendes darüber[10]: »Die meisten Menschen haben sich daran gewöhnt, unter Gymnastik bestimmte Übungen zu verstehen, und so ist die erste Frage an uns immer die nach den 'typischen Übungen'. Da können wir nur sagen: die Gymnastik tut's freilich nicht, sondern der Geist, der mit und bei der Sache ist!«

Elsa Gindler kannte bei ihrer Arbeit keine »Übungen« — wie es diese auch in der KBT nicht gibt[11]. *Stolze* schreibt — unter Verwendung von Formulierungen *Meyers* — dazu:

»Die KBT ist ein Üben ohne Übung. Jedes menschliche Tun kann in das Üben aufgenommen werden, das nicht kontrapunktisch dem »normalen Leben« gegenüberstehen soll. Es wird vielmehr angestrebt, die Übungsstunde mehr und mehr dem Alltag anzugleichen oder, zutreffender gesagt, die Patienten durch die Übungsstunden vorzubereiten, den Alltag mit *den* Einstellungen zu leben, wie sie in der Arbeit mit der KBT erfahren worden sind« (6).

Dadurch kann der Patient Impulse empfangen, es auch einmal auf eine andere Art und Weise zu probieren. In der gemeinsamen KBT-Arbeit besteht in der Gruppe zudem die Möglichkeit der Identifikation mit anderen, was oft auch eine Entlastung bedeutet.

Hierbei stellt sich mir die Frage, welcher Einblick dem Therapeuten in der KBT durch das »Üben« in die Problematik des Patienten ermöglicht wird, und welche Schlüsse er daraus für den weiteren Therapieverlauf ziehen kann. Im Hinblick auf den »Realitätsbezug« in der konkreten Übungssituation erscheint mir für den Gruppenleiter wichtig, daß er sich allein aufgrund seiner subjektiven Beobachtungen kein Bild machen kann, was bei gleichem Angebot bei den einzelnen Gruppenmitgliedern an verschiedenartigsten Assoziationen ausgelöst wurde. Er erfährt erst über das *Gespräch* mit den Teilnehmern, was sie erlebten und was ihnen an Zusammenhängen bewußt wurde, sowie über den Bedeutungsgehalt der Übungsobjekte. So kann z.B. eine Begrenzung durch ein Band, Seil oder Reif für den einen Teilnehmer beim Üben Einengung, Begrenzung, Grenze usw. bedeuten, für den anderen geschützter Raum, überschaubarer Rahmen, Geborgenheit. Durch das Gespräch wird beim Patienten Angst abgebaut. Es kann also entlastend empfunden werden, da sich durch das »Üben« möglicherweise Emotionen angestaut haben. Häufig bekommt der Therapeut zu hören: »Ich bin voll bis obenhin — ich habe so viel erlebt, es tut mir gut, jetzt darüber reden zu können« oder auch: »Ich habe Schwierigkeiten, jetzt von mir zu reden, ich kann nicht reden, ich habe gehofft, daß niemand mich anspricht.«

Ebenso regt das Gespräch zu Vergleichen der Teilnehmer untereinander an. Dabei zeigt es sich, daß gleiche Situationen für verschiedene Patienten ganz Verschiedenes bedeuten. Damit regt der Therapeut zu Vergleichen an.

Die Bedeutung der Verschiedenartigkeit der Erlebnisinhalte des Einzelnen für die Gesamtgruppe hat einmal eine Patientin sehr fein »herausgespürt« und treffend so ausgedrückt: »Wir haben alle die unterschiedlichsten Dinge erfahren, die unterschiedlichsten Erlebnisse gehabt bei *gleichem Tun* — und doch ist das in einem Raum im Miteinander möglich gewesen. Ich erlebe diese Verschiedenartigkeit im Erleben nicht als etwas Störendes oder Trennendes, sondern ganz im Gegenteil, es ist, als wäre ich dadurch *reicher* geworden.«

Eine solche Einstellung schafft eine Atmosphäre des Annehmens und Tolerierens der eigenen Person sowie das Annehmen und Tolerieren des anderen und seiner Eigenart. Dies kann man bei fortgeschritteneren Gruppen, die eine gewisse Zeit zusammen arbeiten, erleben. Die Eigenart des anderen als eine Erweiterung seiner eigenen Persönlichkeit und seiner eigenen Möglichkeiten zu erleben, zuzulassen und zu akzeptieren, ist eine Möglichkeit der KBT, der Umwelt und dem Umfeld anders zu begegnen als bisher und dadurch eine Veränderung herbeizuführen.

2.5. Lechler

Hier möchte ich den Bericht einer ehemaligen Patientin anschließen, die eine Veränderung ihrer Arbeitswelt bzw. ihres Arbeitsalltags durch die Veränderung der eigenen Haltung und des eigenen Verhaltens erfuhr. Es handelt sich um eine einfach strukturierte Frau, keine Intellektuelle, um eine Arbeiterin am Fließband, die mich einige Wochen nach der Entlassung aus der Klinik besuchte und mir folgendes erzählte: Als sie nach ihrer Rückkehr am ersten Arbeitstag wieder in die Fabrik mit einigem Herzklopfen, wie sie meinte, gekommen sei und ihrer Nachbarin am Fließband einen guten Morgen gewünscht hatte, sei diese bei einer Arbeitspause auf sie zugekommen und habe gesagt, wie sehr sie, die Zurückgekehrte, sich verändert habe. Meine Patientin, die darüber sehr erstaunt war, da die Arbeitskollegin in den Jahren der Zusammenarbeit mit ihr nie ein persönliches Gespräch geführt habe, fragte nun, was sich denn wohl an ihr verändert habe? Darauf antwortete die Kollegin: »Du hast zwar jeden Morgen zu mir herüber gegrüßt, aber in all den Jahren, die wir nun zusammen arbeiten, nie dabei *gelächelt*. Weil Du jetzt gelächelt hast, habe ich den Mut gefunden, Dich einmal anzusprechen.«

Hierbei ist es mir wichtig, daß es keine großartigen Ereignisse waren, die den Alltag der Patientin veränderten, sondern ein kleines Lächeln oder ein kleiner *Schritt*, der in die jahrelange, monotone Zusammenarbeit am Arbeitsplatz Bewegung gebracht hatte und damit Offenheit schuf, so daß beide aufeinander zugehen konnten.

Sinngemäß waren dies auch die Ziele der Arbeit *Elsa Gindlers*, die ich mit meinen Worten so ausdrücken und damit erweitern möchte: Wach und bereit sein, offen für die Welt, in der wir leben, oder anders gesagt: die Verbindung zu unserem Selbst suchen, zu unserem *Ich*, zu unseren Mitmenschen, zum *Du*[12] und zur *Welt*, in der wir leben.

Literaturhinweise:

1. BÜNNER, G. und P. RÖTHIG: Grundlagen und Methoden rhythmischer Erziehung. Klett-Verlag, Stuttgart: 1971.
2. Bulletin CHARLOTTE SELVER Foundation, 32 Cedars Road, Caldwell, New Jersey 01006 (USA), Nr. 10, Vol. 1, 1978.
3. HERRIGEL, E.: Zen in der Kunst des Bogenschießens, Barth-Verlag, Weilheim: 1965.
4. HILKER, F.: Dem Andenken einer großen Pädagogin. Bildung und Erziehung, 14, 1961, 65-69.
5. STOLZE, H.: Konzentrative Bewegungstherapie. In: Die Psychologie des 20. Jahrhunderts, Bd. III. Kindler-Verlag, Zürich und München: 1977.
6. STOLZE, H.: Konzentrative Bewegungstherapie. Schweiz. Arch. Neurol. Neurochir. u. Psychiatrie, 124, 1979, 267-272.

Anmerkungen des Herausgebers:

1 Näheres dazu im Beitrag von Wilhelm, Seite 237 f.
2 Die weitere Entwicklung der KBT ist in den Beiträgen von Stolze (1981) und Kost (1983), siehe Seite 278 ff und Seite 473 ff dargestellt.
3 Siehe »Definitionen«, Seite 222.
4 Siehe im Beitrag von Elsa Gindler Seite 227 ff.
5 Siehe auch »Definitionen«, Seite 222 f.
6 Siehe den Beitrag von Goldberg, Seite 98 ff.
7 Siehe auch die Arbeit von J.E. Meyer, Seite 51 ff.
8 Siehe Seite 231.
9 Das während der KBT-Arbeit Erlebte wird in dem in der Regel folgenden »Erfahrungsaustausch« unter zwei, drei oder mehr Übenden schon »ins Wort gebracht« (siehe Anmerkung 3 zur Arbeit Becker: 1982, Seite 196). Das schriftliche Niederlegen des Erlebten kann dann eine zusätzliche Vertiefung mit sich bringen.
10 Siehe Seite 228.
11 Siehe dazu auch »Definitionen«, Seite 223.
12 KBT wird von Außenstehenden immer wieder mißverstanden als Beförderung einer narzißtischen Ichbezogenheit. Der Hinweis auf »Mitmensch« und »Du« ist daher besonders zu beachten, weil er unterstreicht, daß in der KBT eine Entfaltung von Ich und Selbst ohne ein gleichzeitiges Bezogensein auf den anderen nicht denkbar ist.

ZUR GESCHICHTE DER KONZENTRATIVEN BEWEGUNGSTHERAPIE

Von Helmuth STOLZE (1981)

Zu dieser Arbeit:
Bewegungstherapie ist die älteste psychosomatische Therapie, gesehen auch innerhalb der Psychotherapie des 20. Jahrhunderts. In diesem Rahmen wird die Entwicklung der KBT geschildert bis hin zur Gründung des Deutschen und Österreichischen Arbeitskreises für Konzentrative Bewegungstherapie (1975/1980). Gleichzeitig werden aber auch die Schwierigkeiten aufgewiesen, die der Verbreitung der Bewegungstherapie als psychotherapeutischer Methode bisher im Wege standen. Eine »Ahnentafel« zeigt graphisch die bewegungstherapeutischen Vorläufer der KBT.

Seit mehr als einem halben Jahrhundert wird Bewegung immer wieder »neu« entdeckt als psychotherapeutische Methode. Es kann daran erinnert werden, daß schon 1925 - 1938 *G.R. Heyer, M. Steger* und *L. Heyer-Grote* in ihrem Münchener Arbeitskreis das Bewegen psychotherapeutisch genutzt haben. Darüber berichtete *G.R. Heyer* beim VI. Allgemeinen Ärztlichen Kongreß für Psychotherapie in Dresden 1931 in einem Hauptreferat mit dem Titel: »Die Behandlung des Seelischen vom Körper her«. In seinem Koreferat formulierte *Steger:*

> »Eine der größten Schwierigkeiten jeder Psychotherapie ist es, dem Patienten das eigene Bild zu geben in einer Form, die er glauben kann. Die rationalen Methoden versuchen es mühsam unter Zuhilfenahme von Traum, Fehlhandlung und Zeichnungen des Patienten, die aber alle erst wieder brauchbar werden, wenn sie in die Sprache des Bewußtseins übersetzt sind. Auch dann noch hat der Patient die Möglichkeit, der Deutung seiner eigenen Produktionen auszuweichen und das Erlebnis abzulehnen ... Nicht so bei dem Erleben der eigenen Person in der Bewegung des eigenen Körpers. Der Fehler, der ja im Körperlichen immer der gleiche ist wie im Seelischen, wird an der Greifbarkeit des körperlichen Ausdrucks leichter verstanden.«

»Bewegung als Erlebnis« — das ist es, was Ärzte und Therapeuten aller Richtungen, für die die »Leib/Seele-Einheit« mehr bedeutet als nur ein Schlagwort, zur Bewegungsarbeit hinzieht. Und es läßt sich behaupten, daß die Bewegungstherapie die älteste, wahrhaft psychosomatische Therapie ist, älter noch als der Begriff »Psychosomatik« selbst.

Atmung, Stimme und Bewegung waren die somatischen Funktionsbereiche, die zu Beginn des zwanzigsten Jahrhunderts in ihrer Erlebnisbedeutung für den gesunden und kranken Menschen wieder entdeckt wurden. *Mensendieck, Jacques-Dalcroze, Bode* und *Laban* sind Namen, die im ergänzenden praktischen Bericht des Dresdener Kongresses 1931 über die bewegungstherapeutischen Versuche des Münchener Arbeitskreises zu lesen sind (*Heyer-Grote*). Diese Reihe kann ergänzt werden durch *Kofler, Schlaffhorst, Andersen, Delsarte, Kallmeyer, Langgaard v. Rhoden* (Loheland) und *Medau*. Die meisten der hier genannten Persönlichkeiten bildeten »Schulen« mit unterschiedlichen, meist künstlerisch-pädagogischen Zielen, die sich 1925/26 im »Deutschen Gymnastik-Bund« zusammenschlossen.

In diesem Sammelbecken fanden sich bald auch diejenigen, welche die Zwecklosigkeit mechanischen Übens für die Bildung des Menschen erkannten und Wege suchten, um anderen Bewegung als Erfahrung und Erlebnis nahezubringen — unter ihnen als hervorragende Erscheinung *Elsa Gindler*, die bis 1961 in Berlin lebte und wirkte und zahlreiche Schülerinnen und Schüler in alle Welt entließ.[1]

Elsa Gindler hatte bei ihren Bemühungen ursprünglich nur die Behandlung körperlicher Störungen im Auge: Durch Erspüren des menschlichen Körpers in seiner unteilbaren Ganzheit konnte sie dem Körper zur Regeneration verhelfen, nicht durch äußere Übungen, sondern durch innere Erfahrung.

(Es wird hier auf die Weiterentwicklung der Arbeit Elsa Gindlers hingewiesen, wie sie beispielsweise in dem Zitat von Charlotte Selver — siehe Beitrag von R. Cohn, Seite 251 — zum Ausdruck kommt oder in dem Beitrag von H. Lechler, Seite 260 ff dargestellt wird.)

Angesichts solcher Formulierungen, der Ausbreitung der psychosomatischen Forschung und der Vertiefung unserer Einsichten in die therapeutische Bedeutung von Kommunikation und Begegnung nimmt es wunder, daß die Bemühungen um eine solche leib-seelische Selbsterfahrung so wenig bekannt geworden sind und in psychotherapeutischen Kreisen eine so geringe Resonanz gefunden haben. Dies deutet auf besondere Schwierigkeiten der Verbreitung hin, die tatsächlich in mehrfacher Weise gegeben sind:

Erstens ist im Erspüren die distanzierende Reflexion zum eigenen Körper aufgehoben. Unsere zivilisierte Gesellschaft hat aber fast durchgängig eine schiefe Einstellung zum Körper, die daraus resultiert, daß der Körper objektiviert, d.h. zum bloßen Objekt intellektueller Reflexionen gemacht wird: Meist wird er entweder negiert oder maßlos überschätzt. Beide Einstellungen sind für das Anliegen der Bewegungstherapie gleichermaßen unbrauchbar und hemmend.

Zweitens: Da die objektivierende Einstellung aufgehoben ist, sind die Wahrnehmungen und Aussagen etwas rein Subjektives. Das ist aus dem Blickwinkel der heute meist noch üblichen Wissenschaftsbetrachtung gesehen ein Nachteil. Zwar kann keine Apparatur, keine Testbatterie die Vielfältigkeit quantitativ und qualitativ verschiedener Sensationen des erlebenden Menschen erfassen, nichts seine Fähigkeit ersetzen, die Bedeutung der tiefsten unbewußten Schichten zu erspüren, zu kombinieren und bewußt werden zu lassen — aber in den Augen des »exakten« Wissenschaftlers gilt dies wenig oder nichts.

Dahinter steht die dritte Schwierigkeit: Es fehlte an der Möglichkeit wissenschaftlicher Einordnung. Die lange vorherrschende Anschauung von der Leib-Seele-Dualität ließ einem »körperlichen« Verfahren keinen Platz in der Psychotherapie. Mit dem Fortschreiten der psychosomatischen Forschung und dem Ausbau anthropologischer

Auffassungen ist hier nun ein grundlegender Wandel eingetreten. Damit sind Gegensätze wie Objekt-Subjekt oder Leib-Seele überwunden und der Weg frei geworden für eine Neuordnung der psychotherapeutischen Methodenlehre.

Vierte Schwierigkeit: Alle, die sich mit dem Körper-Erspüren als Behandlungsweg beschäftigt haben, taten dies nicht nur gegen die Zeitströmung, sondern auch ohne zureichende wissenschaftstheoretische Untermauerung. Ausschließlich Frauen[2] — nur zum kleinsten Teil Ärztinnen — und Autodidakten, die sie waren, interessierte sie in erster Linie der einzelne Mensch und Patient, mit dem sie arbeiteten. Sie erprobten, verwarfen, versuchten aufs neue und sammelten in der Praxis viele Jahre lang Erfahrungen. Sie wollten sich über alles immer noch klarer werden, noch sicherer sein. So kamen sie kaum dazu, etwas davon einem größeren Kreis von Therapeuten zu vermitteln. Ihre Erfahrungen blieben weitgehend ungenutzt.

Dies war auch eine Folge der fünften Schwierigkeit, sprachlich gleichzeitig körperliche und seelische Bewegung darzustellen. Auch deshalb sind die früheren Erfahrungen kaum einmal schriftlich niedergelegt worden.

Und schließlich sechstens: Dieses Sich-Erspüren und Bewegen läßt sich als Behandlungsmethode nicht einfach in eine »narrensichere« Form bringen. Das ist ein Nachteil; es bleibt dadurch aber vor dem Zugriff unbereiter und nicht durch Selbsterfahrung vorbereiteter Therapeuten geschützt, was auf dem psychotherapeutischen Gebiet schließlich ein Vorzug ist.

So begann trotz mancher Anregungen durch andere jeder Therapeut praktisch wieder von vorne. Auch mir erging es nicht anders, nachdem ich durch eine *Gindler*-Schülerin, *Gertrud Heller*, die über ein Jahrzehnt unter *W. Mayer-Gross* in der schottischen Klinik Crighton-Hall mit neurotischen und psychotischen Patienten gearbeitet hatte, mit der »Bewegungstherapie« in Berührung gekommen war. Nach viereinhalbjähriger Erprobung in der ambulanten psychotherapeutischen Praxis habe ich 1958 zum erstenmal über die von mir so benannte »Konzentrative Bewegungstherapie« berichtet. Aufgrund der Beobachtungen in der therapeutischen und didaktischen Situation haben dann *J.E. Meyer* (1961) und ich (1960, 1972, 1977, 1978) versucht, die Methode wissenschaftlich im Ansatz zu begründen.[3] Seit 1959 wird die Konzentrative Bewegungstherapie von mir im Rahmen der Lindauer Psychotherapiewochen gelehrt, zuerst gemeinsam mit *Gertrud Heller*, dann mit *Miriam Goldberg*[4]; seit 1971 werden dort und im Rahmen vieler anderer psychotherapeutischer Fort- und Weiterbildungsveranstaltungen auch von unseren langjährigen Mitarbeitern und Schülern Kurse in KBT abgehalten.

Durch diese Kursarbeit hat die KBT zunehmend Eingang gefunden in psychotherapeutisch-psychosomatische Kliniken und Praxen. Da die Methode immer weiter an Boden gewann, wurde 1975 auf Initiative von *Ursula Kost* als Zentrum der vielfältigen therapeutischen und Ausbildungs-Bestrebungen ein »Deutscher Arbeitskreis für Konzentrative Bewegungstherapie e.V.« ins Leben gerufen; 1980 schloß sich die Gründung eines Österreichischen Arbeitskreises an.[5]

2.6. Stolze

Anmerkungen des Herausgebers:

1   Die folgende graphische Darstellung (modifiziert nach L. Ehrenfried: Körperliche Erziehung zum seelischen Gleichgewicht, Westl. Berliner Verlagsges. 1957, S. 51) zeigt diese Zusammenhänge. Von Elsa Gindlers Schülerinnen sind hier nur diejenigen berücksichtigt, die Lehrer oder Lehrer der Lehrer von Autoren der vorliegenden Sammlung sind. (Siehe dazu auch Anhang 1b, Seite 484). Eine graphische Übersicht über alle Schülerinnen und Schüler Elsa Gindlers findet sich im Bulletin Nr. 11, Winter 1983, der Charlotte-Selver-Foundation. (Anschrift siehe Seite 276, Literaturhinweis Nr. 2.)

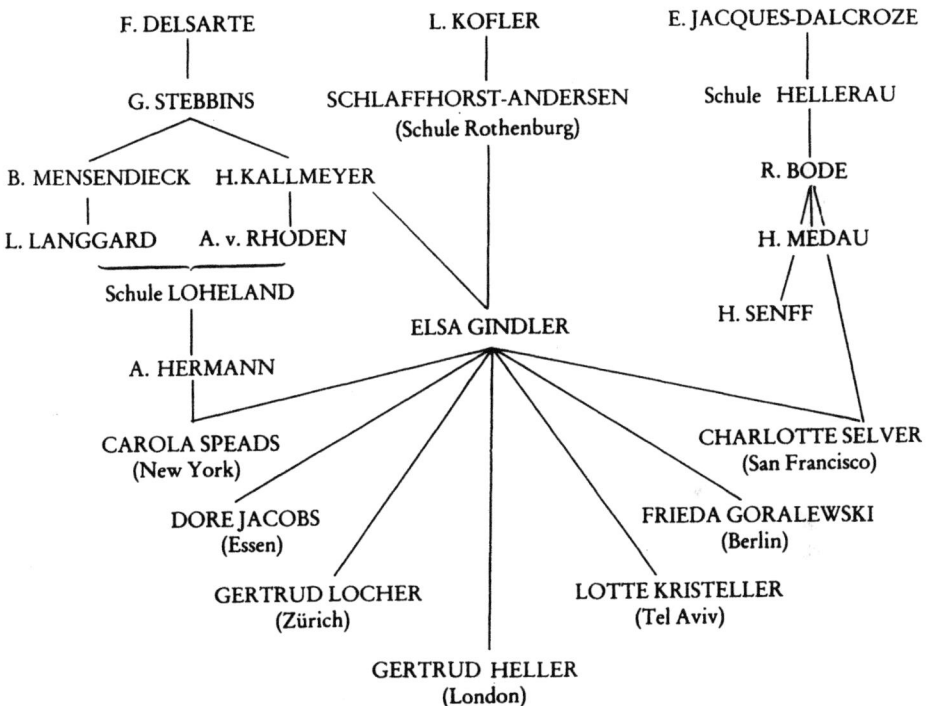

2   Gemeint sind hier Elsa Gindler und ihre Schülerinnen.
3   Ein wichtiger Beitrag zur wissenschaftlichen Einordnung der KBT ist das Buch von Hans Becker, für das der vorliegende Beitrag als Geleitwort geschrieben wurde.
4   Ihren Weg zur KBT hat Miriam Goldberg in ihrem Beitrag, siehe Seite 96 ff, einprägsam geschildert.
5   Zur Entwicklung des Deutschen Arbeitskreises für KBT siehe auch den letzten Beitrag (Kost, 1983), Seite 473 ff.

DRITTER TEIL:

PRAKTISCHE ERFAHRUNGEN MIT DER KONZENTRATIVEN BEWEGUNGSTHERAPIE

DIE PRAKTISCHE ARBEIT MIT DER KONZENTRATIVEN BEWEGUNGSTHERAPIE

Von Helmuth STOLZE (1966)

Zu dieser Arbeit:

In vielen Beiträgen dieser Sammlung finden sich Hinweise auf die praktische KBT-Arbeit, keiner aber bringt eine derart umfassende Darstellung praktischer Gesichtspunkte wie der hier folgende. Die Vorbereitung des Patienten wird eingehend geschildert, ebenso die äußeren Vorbedingungen und die allgemeinen Aufgaben und die Haltung des Therapeuten in der KBT. In einem weiteren Abschnitt wird der Versuch gemacht, typische Arbeitssituationen der KBT darzustellen — was aber nur als Anregung verstanden (und nicht als ein starrer Kanon von »Übungen« mißverstanden) werden soll. Eingehend wird schließlich durch wörtliche Zitate der Patienten und Therapeuten von den Erlebnissen berichtet, die bei (einer Auswahl von) KBT-Arbeitssituationen gemacht worden sind. Diese Erfahrungen lassen auch etwas vom therapeutischen Weg der KBT vom Wahrnehmen über Begreifen zum Bedeuten erkennen.

1. Die Vorbereitung des Patienten

Die Behandlung mit der KBT bedarf einer guten Vorbereitung, soll sie nicht gleich zu Anfang an Enttäuschungen des Patienten scheitern.[1)] Im allgemeinen denken Patienten, die etwas von »Bewegungstherapie« hören, zunächst an Sport oder Gymnastik. Dies löst bei ängstlichen und damit in Verbindung meist auch körperlich unsicheren Menschen verstärkte Hemmungen und Abwehr aus. Sie müssen darauf hingewiesen werden, daß keine Leistungen von ihnen verlangt werden. Daß es andererseits auch nicht damit getan ist, Leistungen zu erbringen, muß jenen Patienten deutlich gemacht werden, deren Lebensführung überkompensierend leistungsbetont ist. Einige Schwierigkeiten hat man mit *den* Menschen, die eine gymnastische oder tänzerische Vorschulung haben. Sie sind so sehr auf »Übungen« eingestellt, die man »richtig«, »schön« und »gut« ausführt, daß sie zu artistischen Darbietungen neigen. Bei ihnen macht es besondere Mühe, die unvoreingenommene Haltung gegenüber der Eigengesetzlichkeit der Bewegungsabläufe vorzubereiten.[*)]

---

[*] Hinter diesen Abwehrhaltungen — denn auch die »geleistete« und »gekonnte« Bewegung kann ebenso wie das ängstliche »Ich kann nicht« ein Ausdruck einer Abwehr sein — steht häufig ein Widerstand im analytischen Sinn. Dieser konstelliert sich in der KBT deshalb mit solcher Heftigkeit, weil sich die Patienten mehr durchschaut fühlen als in einer Gesprächssituation — zu Recht, denn im Einbeziehen des Körperlichen

3.1. Stolze

Eine weitere Aufgabe der Vorbereitung besteht darin, dem Patienten, der sich in eine *Psycho*therapie begeben hat, klarzumachen, wieso man mit ihm eine anscheinend *körperliche* Behandlung durchzuführen beabsichtigt. Dazu kann man ihm anhand einfacher Redewendungen den Zusammenhang zwischen seelischem und körperlichem Geschehen verdeutlichen, wie z. B. durch: »Es macht mir Kopfzerbrechen«, »Es liegt mir im Magen«, »Es bricht mir das Herz«, »Ich setze etwas hartnäckig durch«, usw.[2]

Da es sich bei der Vorbereitung zur KBT aber nicht allein, vielleicht sogar nur zu einem geringen Teil, um eine intellektuelle Unterweisung, sondern viel mehr um eine »Einstimmung« handelt, wirken Erlebnisse, die man dem Patienten durch eine Demonstration vermittelt, im allgemeinen überzeugender. Zwei Beispiele dafür sollen beschrieben werden:

a) Man gibt dem Patienten die Anweisung, in der eben eingenommenen Haltung unbeweglich zu verharren und die Augen zu schließen. Dann stellt man die Frage: »Haben Sie überhaupt ein rechtes Bein?« und ergänzt: »Natürlich wissen Sie verstandesmäßig, daß Sie ein rechtes Bein haben. Wenn Sie sich das Bein aber einmal nicht vorstellen, es nicht (auch nicht mit geschlossenen Augen innerlich) anschauen: Haben Sie dann auch noch ein rechtes Bein? Wieviel und was spüren Sie von ihm?« Der Patient wird nun meist erstaunt feststellen, daß kaum etwas von seinem rechten Bein vorhanden ist. Er spürt vielleicht (im Sitzen) den Druck des Beines gegen die Fußsohle, der Fußsohle gegen den Boden, bzw. des Bodens gegen die Fußsohle. Oder er kann die Belastung von Gesäß und Oberschenkel feststellen und erlebt eventuell ein Stück Wade oder das Knie. So erfährt er, daß er im Grunde sehr wenig in seinem Körper lebt. Er kann nun darauf hingewiesen werden, daß ein solches mangelndes Körpergefühl eine Unsicherheit zur Folge hat, die es ihm unmöglich macht, Angst- oder Belastungssituationen zu ertragen.

b) Man stellt dem Patienten die Aufgabe, auf eine runde Holzscheibe zu treten, die unten halbkugelig geformt ist. Er erlebt, daß dies nur möglich ist, wenn das ganze Gewicht des Körpers ins Becken und in die Beine verlagert ist. Alles Hochziehen in die Schultergegend oder »Balancieren« verhindert das Stehen auf dieser Scheibe. Der Patient steht anschließend viel fester auf dem Boden und fühlt sich im ganzen sicherer. Mit dem Erlebnis einer solchen verstärkten Verbindung mit dem »Unten« entkrampft und löst er sich. Dadurch werden schon gelegentlich »psychogene Symptome« verringert oder zum Verschwinden gebracht, besonders solche, die in der oberen Körperhälfte lokalisiert sind, wie Schulter-Arm-Schmerzen, Atem- und Herzstörungen.

Durch solche und andere Demonstrationen[3], die jeder Arzt aus der jeweiligen Situation heraus selbst erfinden kann, wird dem Patienten nahegebracht, wie sei-

---

und der Bewegungen kann der Therapeut mit einiger Schulung besser erschauen, wie es mit dem Patienten steht, als es im Rahmen anderer »aufdeckender« psychotherapeutischer Verfahren möglich ist.

ne Einstellung zu seinem Körper ist und wie eine Veränderung dieser Einstellung nicht nur seine körperlichen Symptome, sondern auch sein seelisches Befinden verändern und günstig beeinflussen kann: »Mein Lebensgefühl ist ganz anders, wenn ich so — in Verbindung zu Stuhl und Boden — sitze«.*)

Natürlich greifen bestimmte Patienten diese Hinweise nur allzu gerne auf. Es sind die gleichen, die dazu neigen, ihre Konflikte zu somatisieren. Sie vertreten die Auffassung, daß ihre Störungen »im Grunde doch eine organische Ursache haben« und erwarten sich eine Heilung durch körperliche Maßnahmen (Erholung, Sanatoriumskuren, Medikamente, physikalische Therapie, Operationen). Bei ihnen muß man dann von Anfang der Arbeit mit der KBT an darauf achten, daß sie nicht in ein Agieren mit ihren Körpersymptomen verfallen.

Eine besondere Schwierigkeit muß noch erwähnt werden: Heutzutage neigen viele Menschen dazu, sich alle Heilung von »Entspannung« zu erwarten. Ihnen muß nachdrücklich gesagt werden, daß nicht Passivierung, sondern im Gegenteil eine erhöhte Aktionsbereitschaft die Grundlage der geplanten Arbeit mit der KBT ist — wie *J. E. Meyer* gezeigt hat.

An die Vorbereitung, wie wir sie hier beschrieben haben, sollte sich nun zweckmäßigerweise auch bei der KBT, wie bei jeder längerdauernden Psychotherapie, eine Probebehandlung von einigen Einzelstunden anschließen. Auf diese Weise kann sich am besten der Patient selbst ein Bild von dieser Arbeitsweise machen.

2. Die äußeren Arbeitsbedingungen

Zwei Voraussetzungen sollten beachtet werden: 1. Es erleichtert die KBT-Arbeit, wenn die Patienten von selbst und nicht »geschickt« oder »überwiesen« kommen. Das heißt natürlich nicht, daß sie nicht auf eine Empfehlung hin kommen könnten, sei es eines Arztes oder eines anderen Menschen, der selbst schon Einblick in die KBT-Arbeit nehmen konnte. Am günstigsten ist es, wenn der Arzt, der die Indikation zur KBT stellt, selbst die Arbeit durchführt oder zumindest eng mit *dem* zusammenarbeitet, der die KBT-Arbeit macht. 2. Die Abhängigkeit von einer die KBT zahlenden Person oder Institution erschwert die Arbeit, denn sie steht dem Ziel der Gewinnung größerer Selbständigkeit entgegen. Das gilt selbstredend nicht für die Arbeit mit Kindern.

Eine besondere *Bekleidung* des Patienten ist nicht notwendig. Sie soll nur bequem sein. Weibliche Patienten sollen einen weiten Rock oder noch besser eine lange Hose tragen.

Straßenschuhe werden abgelegt. Wenn es warm genug ist, wird am besten mit

---

* Wenn Ausdrücke oder Beschreibungen in *......* gesetzt sind, so bedeutet das, daß sie entweder den Erfahrungsberichten der Weiterbildungskurse oder den Protokollen von und über Patienten — nicht nur meiner eigenen — entnommen sind.

3.1. Stolze

bloßen Füßen gearbeitet, sonst in Strümpfen, Socken oder Gymnastikschuhen mit ganz dünnen Sohlen. Dies ist wichtig, damit der Patient eine gute Fühlung mit dem Boden aufnehmen kann.

Brillen brauchen nicht getragen zu werden, zumal man anfangs viel mit geschlossenen Augen zu arbeiten versucht. Beim Partner- und Gruppen-Üben sollen nur diejenigen Patienten die Brille tragen, die sehr kurzsichtig sind.

Wenn möglich, so soll ein eigener *Raum* für das Üben vorhanden sein. Notfalls kann (bei Einzelbehandlung) aber auch im Ordinationszimmer des Therapeuten gearbeitet werden.

Voraussetzung ist, daß der Boden ganz sauber und der Raum so temperiert ist, daß der Patient auch bei längerem ruhigen Liegen auf dem Boden nicht friert.

Der Raum muß so groß sein, daß er für jeden Patienten einen Platz von 3—4 Quadratmetern bietet, d. h. bei der Einzelbehandlung 6—8 qm, da ja der Therapeut als Partner den gleichen Platz benötigt.

Auf dem Boden wird für jeden Patienten eine Decke ausgebreitet, auf der er liegen, sitzen oder stehen kann. In der Gruppe bringt jeder Patient am besten selbst seine Decke mit. Damit markiert er dann »seinen« Platz, der ihm ein gewisses *Heimatgefühl* vermittelt.

Als *Gegenstände*, mit denen wir üben, können uns alle Dinge dienen. Es hat sich jedoch als zweckmäßig herausgestellt, ein gewisses »Instrumentarium« bereitzuhalten.

Dies kann (aber muß nicht) bestehen aus:
a) für jeden Patienten
   1 Holzstab, der 2m lang ist und einen Durchmesser von 2 bis 2½ cm hat,
   1 Gummiball von etwa 15—18 cm Durchmesser,
   1 kleinen Vollgummiball von etwa 6 cm Durchmesser,
   1 leichten Holzstab mit ca. 1 m Durchmesser (z.B. Bambusstab) von etwa 120—150 cm Länge,
   1 Rolle aus Holz von 45—50 cm Länge und einem Durchmesser von 5 cm,
   1 Stuhl oder Hocker mit harter ebener Sitzfläche;
   1—3 Sandsäckchen, verschieden in Größe und Gewicht;
b) für die Gruppe
   2—3 Seile, wie sie zum Tauziehen verwendet werden, in einer Länge von je etwa 4 m, oder die doppelte Menge von Springseilen,
   einige Holzreifen, wie sie Kinder zum Spielen haben.

Darüber hinaus können die Arbeitssituationen mit allen Gegenständen gestaltet werden, die entweder vorhanden sind (z.B. Tische, Bänke, Leitern, Decken) oder mitgebracht werden. (Ich werde bei der Schilderung des Übens einiges erwähnen.)

Auch die jeweiligen räumlichen Gegebenheiten (z.B. Treppe, Schwimmbad) können ausgenützt werden.

Der eigenschöpferischen Phantasie des Übungsleiters sind hier keine Grenzen gesetzt. In allem kommt es »nur« darauf an, die Gegenstände und Gegebenheiten so einzusetzen, daß der Patient im Umgang mit ihnen bestimmte therapeutisch wirksame Erfahrungen machen kann.

Zu diesen »Objekten« gehören sehr wichtig auch andere Menschen. Die KBT sollte deshalb möglichst immer als *Gruppenarbeit* durchgeführt werden, um die vielfältigen Erfahrungen, die sich aus den wechselnden Partnerbeziehungen ergeben, auszunützen. Es empfiehlt sich allerdings so vorzugehen, daß die oben erwähnte »Probebehandlung« als *Einzelarbeit* durchgeführt wird. Dies ist dann unbedingt notwendig, wenn man die Gruppe als halboffene führt, was durchaus möglich ist. Wenn der einzelne Patient in einigen Stunden erste Erfahrungen im spürenden Umgang mit sich selbst gesammelt hat, kann man ihn ohne besondere Schwierigkeiten einer bereits bestehenden Gruppe zugesellen. Mit einer geschlossenen Gruppe ist es möglich, die Arbeit ohne vorbereitende Einzelarbeit zu beginnen.

Die Gruppen sollten nicht mehr als 9 bis 10 Teilnehmer haben, da sonst die Beziehungen der Teilnehmer untereinander unüberschaubar werden. Weniger als 5 Teilnehmer bilden keine Gruppe mehr; es entwickelt sich kein Gruppengefühl. Es liegen hier also die gleichen Erfahrungen vor, wie bei der analytischen Gruppenpsychotherapie, was auch nicht wundernimmt, da es sich bei der KBT um eine tiefenpsychologisch fundierte und analytisch orientierte Form der Psychotherapie handelt.

Bei didaktischen Gruppen haben wir die Erfahrung gemacht, daß unter 1 Leiter bis zu 15 Teilnehmer in einer Gruppe zusammengefaßt werden können; es bilden sich dann in der Regel in bestimmten Arbeitssituationen spontan meist zwei Halbgruppen mit je 7 bis 8 Teilnehmern. Hat die Gruppe 2 Leiter, so können es hier auch 20—25 Teilnehmer sein.[4]

Im Rahmen der Einzelarbeit kann man die *Dauer* einer KBT-Stunde auf 45—50 Minuten begrenzen. Bei der Gruppenarbeit soll die einzelne Zusammenkunft etwa 90—120 Minuten dauern. Kürzere Zeiten lassen dem Patienten zu wenig Möglichkeiten, erst einmal »da« zu sein, sich selbst zu finden, um dann mit seiner Umwelt (Gegenständen und Menschen) in Beziehung zu treten. Längere Zeiten führen leicht zu einer Überbeanspruchung und damit zu einem Nachlassen der erforderlichen inneren Wachheit.

Zur *Häufigkeit* der Arbeit mit der KBT ist zu sagen: In der ambulanten Praxis wird es sich kaum einrichten lassen, mehr als einmal in der Woche mit einer Gruppe zu arbeiten. Es hat sich auch gezeigt, daß das genügt, besonders dann, wenn die Patienten außerdem noch in psychotherapeutischer Einzelbehandlung stehen.

3.1. Stolze

Anders ist dies bei stationären Behandlungen: Hier sind 2 bis 4 Gruppenzusammenkünfte in der Woche möglich und auch deshalb zweckmäßig, weil solche stationären Behandlungen meist zeitlich begrenzt sind.[5]

Die *Regelmäßigkeit der Teilnahme* an der Gruppenarbeit mit der KBT stößt insofern auf gewisse Schwierigkeiten, als es — meist aus Gründen eines inneren Widerstandes — nicht jedem Patienten jedes Mal möglich ist, mitzuarbeiten. Trotzdem sollte er anwesend sein. Man fordert ihn dann auf, dabei zu sitzen und zu versuchen, alles was geschieht, was er wahrnimmt und was gesagt wird, innerlich mitzuerleben. So wird seine Anwesenheit nicht als störend empfunden.

Damit ist schon gesagt, daß außenstehende *Beobachter,* z. B. Therapeuten, die »nur einmal zuschauen wollen, um sich einen Eindruck von der Methode zu verschaffen«, störend sind und deshalb nicht zu der Gruppenarbeit zugelassen werden sollen.

Es ist immer wieder erstaunlich zu erleben, wie empfindlich und richtig hier eine KBT-Gruppe reagiert: Handelt es sich bei einem solchen, von außen kommenden Teilnehmer um einen Menschen, der selbst schon mit der KBT gearbeitet hat, sei es als Therapeut, sei es als Patient, so nimmt ihn die Gruppe fast immer ohne das geringste Widerstreben an, während andere Beobachter deutlich abgelehnt werden.[6]

3. Die allgemeinen Aufgaben und die Haltung des Therapeuten

Schon in einem Vortrag 1959[7] habe ich nach der Schilderung eines Behandlungsverlaufs gesagt, daß man nun nicht glauben solle zu wissen, wie KBT »gemacht« wird, weil sie nämlich immer anders sei. Dies ist, wie ich jetzt ergänzen möchte, so zu verstehen,
daß es keine Situation gibt, die sich in der KBT nicht zum Feld des Übens gestalten läßt, denn es gibt bei dieser Arbeitsweise keine definierten »Übungen«,
daß deshalb jeder Therapeut aus seiner persönlichen Lebens- und Praxiserfahrung heraus andere und immer wieder neue Situationen und einen eigenen Stil des Übens entwickeln wird und
daß der Therapeut in einer der gleichschwebenden Aufmerksamkeit des Analytikers analogen Haltung immer zuerst wahrnehmen muß, was ihm die Patienten entgegenbringen, um dann damit zu arbeiten.
Gerade daraus aber lassen sich für den Therapeuten, der mit KBT arbeitet, einige allgemeine Richtlinien ableiten:
Er soll den Patienten keine »Anweisungen« geben, was sie zu tun haben. Vielmehr soll er die Patienten nur auffordern, dieses oder jenes, wozu er sie anregen wird, zu versuchen. Seine Hinweise — am besten in der Frageform gegeben, ohne damit Fragen zu sein, die überhaupt oder gar sofort beantwortet werden müssen

— dürfen wohl Wahrnehmungen in Richtung auf eine Neuerfahrung stimulieren, dürfen sie aber nicht suggerieren. Es werden vom Therapeuten also immer nur Vorschläge gemacht, die beachtet werden, aber auch unbeachtet bleiben können.[8] Auf diese Art werden die Patienten am raschesten von der Fehlmeinung abgebracht, es seien Übungen auszuführen, von deren richtigem Vollzug der Erfolg der Behandlung abhänge.

Diese Freiheit des Geschehen-Lassens macht vielen Patienten schwer zu schaffen. Sie sind enttäuscht und unsicher, wenn ihre Erwartung nach »Übungen« und Anweisungen unerfüllt bleibt. Hier darf sich der Therapeut nicht drängen lassen und muß der Versuchung widerstehen, die Rolle des bestimmenden Führers übernehmen zu wollen.

Dazu gehört auch, daß er in einer KBT-Stunde nicht zu viele verschiedene Anregungen gibt. Er soll nicht glauben, er müsse seinen Patienten etwas »bieten«; deshalb soll er auch kein starres Programm abwickeln. Am besten kommt der Therapeut ohne vorgefaßtes Programm zu jeder Stunde und läßt sich von *dem* anregen, was er vorfindet. Dann muß er aber sogleich für sich eine »Arbeitshypothese« bilden. Das meint: Er wird versuchen, eine Situation zu konstellieren, in der ein oder verschiedene Probleme so in den Brennpunkt gerückt werden, daß jedem Patienten die Möglichkeit gegeben ist, es (oder sie) in seiner (ihrer) Bedeutung für sich selbst zu erfahren und zu gestalten.[9]

Zur Tätigkeit des Therapeuten gehört es also, Situationen zu schaffen, die von den Patienten beispielhaft oder symbolisch erfahren werden können für die Art der Beziehung zu sich selbst, zu ihrem Lebensraum, zu den Menschen ihrer nächsten Umgebung, zur Gesellschaft und zur Welt ihrer Arbeit. Seine (oft recht schwierige) Aufgabe besteht einerseits darin, die Probleme seiner Patienten in den geschaffenen Situationen zu erkennen; andererseits muß er die Probleme in einfache, jetzt und hier erlebbare Interaktionen der Patienten innerhalb ihrer eigenen Körperlichkeit und zwischen dieser und der Umwelt — gegeben durch Raum, Gegenstände und Mitübende — so übersetzen, daß sie für den Einzelnen eine zeichengebende Bedeutung gewinnen. In dieser Übersetzungsarbeit liegt seine hauptsächliche Leistung.

Gegenüber den einzelnen Patienten ist er zunächst Behandler, Leiter der Gruppe und Orientierungsfigur. Wenn er aber innerlich ganz dabei ist und mitübt, ohne etwas »vorzumachen«, wenn auch er »durchlässig« und »erfahrbereit« ist, so wird er zum Partner seiner Patienten. In dieser sachlichen — d. h. auf die Sache des Übens bezogenen — Haltung des Therapeuten erfahren die Patienten auch, daß eine Hilfestellung, die er bietet, nicht einem persönlichen Wohlwollen entspringt und daß andererseits ein Hindernis oder eine Hemmung, die er in den Ablauf des Übens einbaut, keine persönliche Schikane bedeutet. Das Überpersönliche des Übens tritt hervor; dadurch wird deutlich, daß die gesamten in der KBT geschaffenen Arbeitssituationen als Anregungen für eine Selbstgestaltung der Patienten zu verstehen sind. Das bleibt nicht ohne Rückwirkungen auf ihr Selbstbewußtsein, sofern der Therapeut die Geduld aufbringt, die Patienten selbst die Bedeutung einer Situation finden zu lassen.

Dabei zeigt es sich auch, daß gleiche Situationen für verschiedene Patienten ganz Verschiedenes bedeuten. Damit regt der Therapeut zu Vergleichen an. Dieses Vergleichen kann er weiter dadurch fördern, daß er die Patienten auffordert, über das zu berichten, was sie erleben (erspüren). Er muß nur darauf achten, daß mit diesem Beschreiben nicht sogleich Meinungen fixiert werden (insbesondere der Art: »Das ist richtig oder falsch«, »Das kann ich nicht«, »Das geht nicht«). In Protokollen über die Übungsstunden sollte der Therapeut seine und der Patienten Beobachtungen festhalten. Auch die Patienten kann er immer wieder dazu veranlassen, über einzelne oder mehrere hintereinander folgende Übungsstunden einen schriftlichen Bericht zu geben, denn er kann aus ihnen wichtige Hinweise für die weitere Gestaltung der Arbeit gewinnen.

4. Die Arbeitssituationen

Eine Darstellung der einzelnen Arbeitssituationen der KBT wird deshalb immer unzulänglich sein, weil nicht sie das therapeutisch Wesentliche sind, sondern die Erlebnisse und Erfahrungen, die sie den Patienten vermitteln. Es müßte also jede Arbeitssituation zusammen mit ihren Erlebnismöglichkeiten und ihren vielfältigen Bedeutungen für die einzelnen Patienten besprochen werden — ein Vorgehen, das ein Zerfliessen der Darstellung in eine unüberschaubare Breite zur Folge hätte und letztlich doch unzulänglich bliebe. Ich muß hier also lebendig Zusammengehöriges trennen und es der Einfühlung des Lesers überlassen, das Getrennte wieder zu verbinden bzw. zu ergänzen.

Da jedes Tun zur Arbeitssituation erhoben werden kann, wie ich schon erwähnt habe, genügt es, wenn ich mich bei der Schilderung des äußeren Geschehens des Übens auf einzelne Beispiele beschränke, um daran das Grundsätzliche des Vorgehens zu erläutern. *)

Wir beginnen die Arbeit mit der KBT [10] meist in der Rückenlage auf dem Boden, bei geschlossenen Augen. Diese Ausgangslage ist nur dann nicht ratsam, wenn die P.**) ermüdet zur Stunde kommen, da sie in dieser Position leicht zu

---

* Ich kann hier teilweise der ausgezeichneten Darstellung von *J.E. Meyer* folgen, zumal sie auch meine Erfahrungen bis zum Zeitpunkt des Erscheinens (1961) berücksichtigt. Allerdings habe ich — in Absprache mit *J.E. Meyer* — zahlreiche Abänderungen und Ergänzungen vorgenommen, die aus der Weiterentwicklung der KBT in den letzten Jahren notwendig geworden sind. Insofern ist es nicht möglich, Zitate aus der Arbeit von *J.E. Meyer* abgegrenzt wiederzugeben. Es ist kaum ein Satz wörtlich übernommen, da es oft notwendig war, trotz Beibehaltung des Sinns einzelne Formulierungen zu verändern.

** Mit P.(= Patient) sollen im folgenden alle Übenden bezeichnet werden, gleich ob da-

dösen anfangen, d. h. in eine für unsere Arbeit durchaus unerwünschte hypnoide Bewußtseinslage abgleiten. Der Th. fordert die P. nun zu einem »Anspüren« ihres eigenen Körpers auf. Diese Zuwendung beginnt bei denjenigen Wahrnehmungen, die am leichtesten festgestellt werden können. Dazu gehört in der Rückenlage das vom Boden Getragensein. Es wird verstärkt durch ein kurzes Liegen auf dem 2 m langen Stab. Die Härte dieses Stabes, die angenommen sein will, wirkt der meist verbundenen Innervationsausbreitung von Spannungen entgegen, so daß sich sehr rasch Verhärtungen und Versteifungen lösen. Dadurch wird das Gefühl für den Boden gestärkt und eine innere Belebung vermittelt.[11]

Das Anspüren der Extremitäten wird durch einzelne, einfache Bewegungen erleichtert, wie z. B. das Heben und wieder Senken eines Unterarmes oder das Anziehen und wieder Ausstrecken eines Beines.*) Stellt sich der P. vorher auf diese Bewegung ein, indem er sich innerlich bereit macht, so gelingt die Ausführung der Bewegung oft überrraschend leicht. Die vorher erspürte Aktion vermag also die Voraussetzung für ihre müheloseren Bewältigung ebenso gut zu schaffen wie eine vorausgehende Aktivierung der Motorik (z.B. durch Recken und Strecken). Man kann dies dem Patienten leicht zugänglich machen, indem man z. B. das Aufstehen nach längerer Bewegungslosigkeit bald auf die eine, bald auf die andere Art ausführen läßt.

Für das Ziel einer möglichst intensiven Wahrnehmung des Körpers ist es prinzipiell gleichgültig, ob es mit Hilfe von Bewegungen oder allein durch Zuwendung auf den unbewegten Körper erreicht wird. Man kann gleichsam eine »Tastreise« durch eine unbewegte Körperhälfte unternehmen, sich also um die Registrierung aller Wahrnehmungen, die von dort kommen, mit voller Konzentration bemühen. Die P. erklären dann, diese Körperhälfte sei ihnen nunmehr »näher«, »lebendiger« oder sie erscheine ihnen auch irgendwie »voller und schwerer«. Läßt man anschließend den Arm und das Bein der anderen Seite einige Male bei voller Konzentration bewegen, so gleicht sich der auffallende Unterschied in der Wahrnehmung zwischen rechts und links wieder aus.

Man kann dieses für unsere Arbeit wichtige Vergleichen auch dadurch anregen, daß Bewegungen auf verschiedene Art ausgeführt werden, etwa beim Drehen aus der Rückenlage auf die Seite oder beim Aufstehen vom Boden.

---

mit, in den therapeutischen Gruppen, die Patienten oder ob, in den didaktischen Gruppen, die Lernenden gemeint sind; Letztere werden in ihrer Weiterbildung ja nicht anders behandelt als die Patienten. Th. (= Therapeut) bedeutet im Gegensatz dazu sowohl den Behandler wie auch den Weiterbildungsleiter.

* Ich benenne hier diese Bewegungen der Einfachheit halber mit den üblichen Worten. Unsere Anweisungen geben wir aber so, daß wir möglichst den tatsächlichen Bewegungsablauf beschreiben, z. B.: »Nähern Sie die Ferse des rechten (linken) Beines dem Gesäß, bis es nicht mehr weiter geht; lassen Sie sie dabei auf dem Boden entlanggleiten. Das Knie wird dadurch hochgehoben.« »Nun führen Sie das Bein wieder vom Körper weg, soweit es geht.«

3.1. Stolze

Im Erleben des Körpers als *Ganzem* spielt die Atmung als verbindende Funktion eine wesentliche Rolle; auch die Erfahrung einer veränderten Beziehung zwischen Atmung und Gesamtkörper bei Rückenlage und bei Bauchlage hilft, den Körper als Ganzes anzuspüren. Gleiches gilt für den Wechsel zwischen Liegen am Boden als einem Sich-dem-Boden-Überlassen und Stehen unter Konzentration auf das labile Gleichgewicht. Die Wahrnehmung der lebendigen Spannung in Bein-, Becken- und Rückenmuskeln im Stehen, während Arme und Schultern locker bleiben, wird verstärkt durch eine Verlagerung des Gewichtes zum Boden hin.

Wir haben einige Hilfsmittel, um diese »Verschiebung nach unten« zu fördern. Der P. kann z. B. aufgefordert werden, zuerst nur »innerlich«, d. h. ohne sichtbare äußere Bewegung, das Gewicht auf ein Bein zu verlagern und dann diese innere Bewegung auch äußerlich zu vollziehen. Dazu geben wir dem P. die 5 cm dicke Rolle unter den belasteten Fuß. Nur wenn das Gewicht des Körpers intensiv auf diese Rolle verlagert wird, bleibt sie fest zwischen Fuß und Boden liegen. Es wird dann der Boden durch die Rolle hindurch gespürt und der P. steht auf ihr so fest wie auf dem Boden selbst. Ein intensives Bodengefühl wird auch dadurch erreicht, daß der P. nach einigen Minuten des Schwimmens langsam aus dem Wasser steigt; er erlebt dabei sehr ausgeprägt die Schwere des Körpers, insbesondere der Beine. Eine weitere Hilfestellung kann man dem P. dadurch geben, daß man ihm einen Gegenstand, z. B. ein Buch, ein Kissen, ein Sandsäckchen oder eine zusammengefaltete Decke auf den Kopf legt. Zuerst wird er stets versuchen, diesen Gegenstand auf dem Kopf zu balancieren. Man kann ihn nun auffordern, eine Verbindung zwischen dem Boden (den Füßen) und dem Gegenstand (dem Kopf) herzustellen. Das ruft zuweilen das Gefühl einer Achse hervor, die senkrecht durch den Körper verläuft und im Boden verankert ist; das Gewicht wird dann nicht mehr auf dem Kopf, sondern von den Füßen getragen.

Neben das zeitlich primäre Anspüren des eigenen Körpers tritt im Verlaufe der Arbeit auch das Raumerlebnis. Die Raumbeziehungen sind in den vier Hauptpositionen des Liegens auf dem Boden, des Sitzens, des Stehens und des Gehens gegeben. Anfänglich ist ein Raumgefühl bei geschlossenen Augen fast nicht vorhanden; die P. sind zunächst versucht, es mit einem Vorstellungsbild vom Therapieraum zu verwechseln. Später berichten sie, daß sie im Liegen den Raum über sich, manchmal auch über sich gewölbt erleben. Im Stehen wird der Raum als ein den stehenden Körper Umschließendes erfahren, wobei der Raum hinter dem P. meist weniger deutlich bleibt, manchmal so wenig, daß der P. mit dem Rücken an der Wand zu stehen meint. Im Sitzen wird diese frontale Raumorientierung regelmäßig erlebt, was damit zusammenhängt, daß das Sitzen mit erhobenem Kopf als ein Bereitsein für Entgegenkommendes erfahren wird. Auch im Gehen wird auf die Beziehung zum Raum besonderer Wert gelegt. Zu den wichtigen Raumerfahrungen im Liegen gehört ein Sich-Verschließen und Sich-Öffnen durch ein Seitwärtsdrehen mit gleichzeitigem Zusammenrollen und anschließendem Zurückdrehen in die Rückenlage mit Ausstrecken.

Zu den Bewegungen, mit denen wir unseren P. einige Erfahrungen über ihr Rückgrat und ihre verschiedenen Haltungen vermitteln, gehört das Sitzen, genauer gesagt der Wechsel zwischen Zusammengesunkensein und allmählichem Hinaufwachsen in die Sitzhaltung. Dieser Wechsel kann über die verschiedenen Sitzhaltungen hinaus weitergeführt werden zum Stehen (»Aufstehen«) und wieder Niederlassen (»Hinsetzen«). Dabei ist es möglich, das wache In-sich-Sein des P. zu fördern, indem immer wieder einmal unbemerkt der Stuhl weggenommen wird. - (Der Th. muß natürlich dann hinter dem P. stehen, um ihn halten zu können, falls er umkippt. Ruht der P. in sich, verläßt er sich nicht auf die Vorstellung: »Da ist ein Stuhl«, so wird er nicht umfallen, sondern einfach in die Hocke gehen und dabei erleben, daß ihm gar nichts passieren kann, wenn er immer bei sich ist: »Man fällt immer nur über seine Vorstellungen.«)

Eine besondere Form des Sitzens ist das Sitzen auf dem Boden, wobei die Beine angezogen und von den Armen umschlungen werden. Bei einer leichten Gewichtsverlagerung nach rückwärts lösen sich die Beine vom Boden und der P. sitzt freischwebend auf dem Gesäß und schaukelt leicht hin und her. Die Labilität dieser Sitzhaltung und die Aufforderung, sich dann durch weitere Gewichtsverlagerung nach hinten abrollen zu lassen, ruft häufig zuerst starke Gegenspannungen hervor. Aber auch hier erfährt der P., wie sich aus einem Nachgeben eine Bewegung entwickelt, die »wie von selbst« geschieht[*)].

Das Sich-von-der-Stelle-Bewegen mit geschlossenen Augen bringt zunächst meist eine starke Unsicherheit mit sich. Man beobachtet, wie viele P. mit den Händen vortasten. Man kann ihnen daran sehr gut zeigen, wie sie sich (im hellen Raum) trotz der geschlossenen Augen auf ein »Sehen« verlassen, daß sie sich also in einem vorgestellten Raum bewegen und ihre Hände statt der Augen zur Absicherung gebrauchen. Erst wenn sie — wie im abgedunkelten Raum — ganz auf das Schauen verzichten, entwickeln sie eine Be—sinnung (Sensibilisierung) ihres Körpers, was ihnen ein stärkeres Sicherheitsgefühl gibt als alle optischen Absicherungsversuche — die oft auch als Abwehr einer Begegnung zu verstehen sind.

Eine besondere Form des Gehens, an der die P. viele Erfahrungen sammeln können, ist das Treppensteigen. Es ist nicht nur ein sich einmal ganz dem einen, dann wieder dem anderen Bein Anvertrauen, sondern gleichzeitig ein Hinauf oder Hinunter, das dabei erlebt wird.

Der Th. wird bei diesen Bewegungen, die dem P. ja geläufig sind, darauf achten müssen, daß sie nicht routiniert ausgeführt werden. Er muß deshalb immer wieder Unbekanntes in das Üben einbauen. Das kann etwa dadurch gesche-

---

* Eindrucksvoll ist es für die Übenden, diese Situation mit einem Partner zu wiederholen, dergestalt, daß sie sich in dieser Schwebehaltung vom anderen bewegen lassen. Es kann hier vieles erfahren werden über sich und den anderen, ähnlich wie es weiter unten an der Arbeit zweier Übender mit dem Seil geschildert ist.

hen, daß während des Gehens Stühle in den Raum gestellt oder Bälle, Stäbe oder Rollen über den Boden verteilt werden.

Man kann auch (zusammen mit den P.) im Therapieraum ein Hindernis aufbauen. Man stellt Tische, Bänke, Stühle, Schachteln, Stäbe, Bälle und andere Gegenstände, die man sonst noch zur Hand hat, über- und durcheinander und breitet teilweise Decken und Matten darüber. Nun läßt man die P. mit geschlossenen Augen[*] sich durch dieses »Gebirge« ihren Weg suchen. Der P. erfährt daral einmal, wie er sich einem unerwarteten Hindernis gegenüber verhält. Dann aber beobachtet er auch, wie seine anfängliche Ängstlichkeit durch eine Lust am Spüren und Entdecken dieser unbekannten Situationen abgelöst wird.

Ein solches spielerisches, auflockerndes Element ins Üben hineinzutragen, ist auch deshalb notwendig, da die P. dazu neigen, bestimmte positiv in der KBT erlebte Situationen in immer gleicher Weise wiedererleben zu wollen. Diese Einstellung verhindert aber ein lebendiges weiteres Arbeiten. Eine ähnliche innere Starrheit ergibt sich zuweilen in einzelnen Stunden aus einem allzu bemühten Anspüren. Es ist daher notwendig, die P. immer wieder zu ganz »unbewußten« Bewegungen zu führen. Dazu eignen sich gut die dünnen, etwa 120—150 cm langen Stäbe, die senkrecht stehend auf der Hand »balanciert« werden. Hier führt dann der Stab, und der P. wird bewegt.

Die Umwelt, die der P. in den bisherigen Arbeitssituationen erfahren kann, bleibt im wesentlichen beschränkt auf seinen eigenen Körper und auf den Raum, in dem sich dieser sein Körper bewegt. Mit Gegenständen, die wir ihm zum Üben anbieten, ergeben sich nun neue Möglichkeiten der Erfahrung. Auch hier beginnt unsere Arbeit mit dem Erspüren der Qualitäten, die ein Gegenstand besitzt. Gewöhnlich ist der Akt, in dem die Beziehung zu einem Gegenstand aufgenommen wird, sogleich abgeschlossen, wenn der Gegenstand benannt werden kann. Der P. muß also auch hier dahin geführt werden, den Weg seines Wahrnehmens neu zu erfahren. Dazu eignen sich besonders gut Gegenstände, die unbekannt oder »zweckfrei« sind, z. B. ausgewaschene Holzstücke, wie sie sich in jedem Bachbett finden, Ansammlungen von Kristallen, Stücke von dornenbesetzten Zweigen, von Stoffen oder Pelzen, eigenartig geformte oder nach Gewicht besondere Steine — um nur ganz beliebig einiges zu nennen. Solche Dinge wecken in starkem Maße die Neugierde, sie kennenzulernen und ihre Qualitäten mit geschlossenen Augen zu ertasten. Auch die Sinne des Hörens (durch Beklopfen oder Fallenlassen), des Riechens oder Schmeckens können in den Wahrnehmungsvorgang einbezogen werden.

---

[*] Das ist unbedingt notwendig bei diesem Versuch, denn ihn mit offenen Augen zu machen, ist zu gefährlich. Nur wenn wir uns allein auf unseren Tastsinn verlassen, können wir sicher sein, daß die Stelle, auf die wir treten, auch trägt, oder der Gegenstand, an dem wir uns halten, auch hält.

3.1. Stolze

Jeder Gegenstand hat dabei noch zwei besondere Qualitäten, die ihm innewohnen, einmal, mit ihm etwas zu tun oder zu gestalten, und zum anderen, ihn zu besitzen. In der ersten Qualität sind Wahrnehmen und Bewegen so miteinander verbunden, daß jedes Erspüren sogleich ein Tun herausfordert, z. B. ein Ball das Werfen, Rollen- oder Springenlassen. Die vom Gegenstand gestellte »Aufgabe« wird nun häufig gehemmt durch die Vorstellung eines Leisten-Müssens. Der P. will z. B. mit dem Ball ein Ziel treffen und resigniert, weil *er noch nie Ballwerfen konnte*. Das Tun mit Gegenständen in der KBT versucht nun den P. über diese Vorstellungen hinauszuführen, indem die fertige, gekonnte Leistung ersetzt wird durch den Weg des Erprobens. In diesem lebendigen Umgang mit Dingen erfährt der P. gleichzeitig sich selbst und die ihn umgebende Welt. Die zweite Qualität des Gegenstandes (ihn besitzen zu wollen) stellt sich meist sehr schnell spontan ein. Gibt man verschiedene Gegenstände in eine Gruppe, so erfährt der einzelne Teilnehmer *den* Gegenstand, den er bekommt, sogleich als »meinen« Gegenstand, von dem er sich nur schwer trennen kann, »böse auf den Dieb« ist, wenn man ihn ihm wegnimmt, bzw. sich freut, wenn er ihn wiederbekommt. Die ganze Problematik des Bekommens, Behaltens, Hergebens, Verlierens und Wiederbekommens, also des Bereichs des Besitzstrebens, kann hier erfahrbar gemacht werden.

Alle Dinge können mit *allen* unseren Sinnen in dieser Art erfahren werden. Für jeden P. können wir daher individuell angepaßte Situationen neu »erfinden«, die geeignet sind, eine solche Be—sinnung der Gegenstände zu fördern. Hier entsteht eine Verbindung, in der die Welt der Objekte in ihrer Eigentlichkeit erkannt und anerkannt werden kann. Noch einige wenige Beispiele dafür: Das Eintauchen der Hände in Wasser verhilft zu Erfahrungen über Schwere, Benetzbarkeit, Hauttemperatur und innere Wärme, über die Hülle des Leibes und seine Grenzfläche. Sehen als ein die Augen Aufgehen- und Sich-von-den-Dingen-anblicken-Lassen, als beschauliches bei den Dingen Verweilen vermittelt manche neue »Welt-Anschauung«. Man kann auch das Sprechen in das Üben einbeziehen. Es geht dabei um eine ihrem Inhalt gedanklich und emotional angemessene Aussage. Gegenüber der Sache, »die sich selbst vorträgt«, treten der Sprecher (und der Angesprochene) ganz zurück; damit gewinnt der Sprecher jene Distanz, in der er sich frei fühlend auftreten, vortragen (oder z.B. eine mündliche Prüfung absolvieren) kann. Oder es wird ein Seil von zwei P. geschwungen, ein dritter P. läuft durch. Zwei wichtige Erfahrungen können dabei gemacht werden, einmal: Das Durchlaufen durch das schwingende Seil, ohne von ihm berührt zu werden, ist nur in bestimmten Augenblicken möglich, es bedarf also der Erfassung des richtigen Moments, d. h. einer Zeit*qualität;* zum anderen: Es braucht ein Einschwingen in einen Rhythmus, der drei Menschen zusammenschließt, die beiden das Seil Schwingenden und den Durchlaufenden. Hier konstelliert sich nun eine Umweltsbeziehung besonderer Art, die zu den mitübenden P.

Anfänglich nimmt der P. häufig nur die Anwesenheit des Th. wahr. Erst ganz allmählich realisiert er auch die anderen P. (wieder). Aus diesem Beginn wird nach und nach ein Tun miteinander und aneinander entwickelt: Der Ball wird hin- und hergeworfen; zwei stehende P. halten zwischen sich ein Seil gespannt und hängen sich langsam daran, so daß sie sich gegenseitig halten; zwei P. sitzen Rücken an Rücken aneinandergelehnt am Boden und versuchen, aus dieser Stellung heraus zusammen aufzustehen; ein P. läßt sich aus dem Stehen nach hinten kippen und wird von einem anderen aufgefangen; zwei P. gehen Hand in Hand oder in Verbindung durch den Stab im Raum.

Dieses Üben zweier P. wird allmählich auf die Gruppe ausgedehnt: Im engen Kreis beieinandersitzend wird ein Ball von Hand zu Hand (als Bekommen, Behalten und Hergeben) gereicht; dann läßt man den Ball immer schneller kreisen, bis er alle Zuwendung an sich reißt und so die P. als Gruppe miteinander verbindet. Das heißt nicht, daß der Einzelne sich selbst aufgibt, sondern nur, daß er sich mit seiner Person einer gemeinsamen Sache — in unserem Beispiel: dem Geben und Nehmen — unterstellt. Die Erfahrung eines Übergeordneten, das nicht zufällig oder beliebig ist, sondern einer notwendigen inneren Ordnung entspricht, bildet die Grundlage alles Übens in der Gruppe.

Schließlich wird der Einzelne der Gruppe gegenüber vorsichtig exponiert, z. B. indem er sich, auf dem Stuhl sitzend, »heraufwachsen« und wieder zusammensinken läßt, oder den Ball hochwirft und wieder fängt, während die anderen zuschauen. Man muß erfahren haben, wie schonungslos enthüllend eine Bewegung sein kann, um zu wissen, wie behutsam man hier vorgehen muß. Dazu aber gehört, daß die »Zuschauer« nicht kritisierend außenstehende Beobachter sind (siehe oben), sondern mitspürend den gerade übenden P. in seiner besonderen Weise akzeptieren.

Zwei allgemein warnende Hinweise sollen diesen Abschnitt über die Arbeitssituationen beschließen:

1. Bei der Gestaltung der Arbeitssituationen muß der Therapeut stets darauf achten, daß die KBT nicht den Charakter eines Behandlungswegs verliert und zum Selbstzweck wird. Die Verhaltenskomponente des Verfahrens kann manche P. dazu verführen, sich den Erwartungen des Th. und der mitübenden P. anzupassen, sich zu »arrangieren«. Nun kann ein Arrangement durchaus auch eine therapeutische Wirkung haben, besonders dann, wenn dadurch eine adäquatere soziale Adaptierung erreicht wird. Bei der KBT wird aber im Zuge einer bloßen Anpassung aus dem Selbsterspüren eine eitle Selbstbespiegelung und aus der Bewegung Artistik, ein, wenn auch kunstvoll, eingelernter Ablauf. Der Weg zu Erlebnis und Einsicht ist dann blockiert.

2. Eine andere Gefahr, in der ein Element der KBT zum Selbstzweck wird, muß hier erwähnt werden: Im Spiel, im spielerischen Bewegen, wie es die KBT ermöglicht, kann der Patient in besonderer Weise sein Ich erkennen und verstehen, wie es geworden ist und wie es sich weiter entwickeln will und kann. Das Spiel als »die königliche Straße zum Verständnis des infantilen Ich-Strebens nach Synthe-

se« (*Erikson*) unterliegt in der KBT aber zuweilen einem Mißverständnis, einem Abgleiten ins Verspieltsein. Dies gilt vorwiegend für die Gruppenarbeit. Verfallensein an die Objekte, ungezielte Kontaktsuche und Kontaktaufnahme mit Partnern, »kommunikatives Umeinanderwursteln« können solche Gruppenstunden bestimmen. Das Geschehen wird therapeutisch ineffektiv, obwohl äußerlich scheinbar viel geschieht, was die Patienten als durchaus angenehm empfinden können.[12] Es bedarf einiger Erfahrung des Therapeuten, um eine solche Gruppe durch Strukturierung der Arbeit — ohne einschränkende Behinderung — wieder zum produktiven, erprobenden Spielen zu bringen.[13]

5. Vom Erlebnis der Arbeitssituationen

Die bloße Schilderung typischer Arbeitssituationen bliebe nun allerdings rudimentär, würden ihr nicht Berichte der P. und Th. über das bei den Arbeitssituationen Erlebte zur Seite gestellt. Natürlich kann hier nur ein kleiner Ausschnitt gebracht werden, der aber vielleicht doch beispielhaft zeigen kann, was mit der KBT-Arbeit angestrebt wird. Dazu soll das Stehen und Gehen geschildert werden:
Dies beginnt schon im Liegen auf dem Boden. Der Th. gibt die Aufforderung, das Sich-Lösen vom Boden vorzubereiten und dann allmählich »hinaufzuwachsen«.

* Interessant war auch das Erlebnis des Liegens und des nicht Aufstehenwollens und die lakonische Feststellung des Th.: »Dann bleiben Sie getrost liegen.« Dieses völlige Jasagen zum Liegen auf der einen Seite und zum Aufstehen im rechten Zeitpunkt auf der anderen Seite war mir sehr hilfreich. Das Prinzip des »Von-unten-Heraufwachsens« hat mir sehr geholfen, meiner Tendenz des angstvollen Erreichen- und Handeln-Müssens entgegenzuwirken und mich viel getroster und sicherer den Wachstumskräften überantworten zu können. *

Im ruhigen Stehen mit geschlossenen Augen stellen die P. anfänglich meist eine Unsicherheit fest:

* Im Stehen mit geschlossenen Augen hatte der P. zunächst kein Gleichgewichtsgefühl; er fürchtete zu fallen. *

Beim weiteren Einspüren wird dann auch der Grund für diese Unsicherheit wahrgenommen, »die Gewichtsverlagerung« in die oberen Körperpartien, Schultern und Kopf. Wir versuchen deshalb, das Gefühl für die untere Körperhälfte zu entwickeln. Der Th. fragt etwa: »Wo ist der Boden zu spüren?«; »Wo halten Sie sich? In den Beinen, im Rücken, in den Schultern?« »Was macht die Knöchelgegend?« »Was nehmen Sie von Ihren Waden, ... von den Oberschenkeln, ... vom Becken wahr?« »Versuchen Sie einmal, spürend eine Verbindung vom Boden bis zum Becken herzustellen.«

Mit einer fortschreitenden Belebung der unteren Körperhälfte stellen die P. dann fest:

* Die Beine erscheinen kürzer; ich bin näher am Boden. *
* Ich habe das Gefühl, mit meinen Füßen im Boden zu stecken. *
* Das Stehen ist wie ein ständiges, feines Kreisen um einen Drehpunkt, der in der Knöchelgegend liegt. *

So gelangen die P. zu einigen für sie wichtigen Erfahrungen:
* Anfangs war das Stehen ausgesprochen unangenehm, wie immer seit einem Kollaps, den ich einmal erlebt hatte. Nach einigen Stunden des Übens hatte ich den Eindruck: So könnte ich stundenlang stehen bleiben. *
* In der nächsten Übungsstunde gab die P. an, daß der Oberkörper ganz leicht würde, während sich das Gewicht in die Beine verlagerte. Sie hatte das Gefühl des Wachsens und der Ausdehnung. Im Stand gewann sie eine solche Festigkeit, daß sie sich wie auf einem festen Sockel stehend erlebte, der gebildet war vom Boden und von den Beinen. Sie sagte: eine innere Ruhe und Ausgeglichenheit ist in mir, wie ich sie noch nie erlebte. Ich bin so glücklich über den gewonnenen Ruhepol. Mir kann niemand etwas antun. *
* Ich stehe jetzt eigentlich, als ob ich liege. *
* Da ist etwas, das Schwerpunkt hat. *
* Ich fühle mich im Kraftfeld der Erde. *

Dies führt oft unmittelbar zur Überwindung von störenden Symptomen:
* Außerdem machte ich mit Erstaunen die Erfahrung, daß der Schwindel am Rande einer Tiefe fast verschwunden ist, bzw. durch Hinspüren auf die Bodenfestigkeit leicht überwunden werden kann. *

In diesem Stehen gewinnt der P. also wieder einen Standpunkt, erlebt sich als gewichtig und ausgedehnt, entdeckt wieder einen Ruhepol — ich habe an anderer Stelle von einem archimedischen Punkt gesprochen, von dem aus er wieder die Welt bewegen kann.

Welche Bereiche diese Erlebnisse eröffnen, zeigt folgender Bericht:
* Das Erlebnis des Bodengefühls regte so etwas an wie ein Verwurzelungserlebnis; in dem Sinne der Beziehung zum »Mutter-Boden« sind noch unbewältigte Mutterbeziehungsstörungen zum verstärkten Austrag gekommen. *

Der Wechsel vom Stehen zum Liegen kann auch in der Weise des Zusammensinkens oder Fallens vollzogen werden.

(Hier ist die Beschreibung des P.: »Herr N. kam heute arrogant, spöttisch grüßend und tänzelnd zur Stunde...« aus dem Vortrag des Verfassers in Hamburg 1960, siehe Seite 45, weggelassen.)

Der P. hat hier konkret erlebt, wie »verdammt« er ist in seiner von ihm eingenommenen Standbild-Haltung, wie jämmerlich, aber auch wie befreiend ein Zusammenfallen, ein Sich-Loslassen sein kann.

Das Fallenlassen in der Art eines Hinstürzens ist für die P. meist etwas *Bestürzendes*; bei dem anfänglich harten Aufschlagen auf den Boden müssen auch Schmerzen angenommen werden. (Man darf es deshalb auch erst dann anregen, wenn die P. schon ein ausgeprägteres Gefühl für sich selbst entwickelt haben.) In

3.1. Stolze

der Ausführung einer solchen unlustbetonten »Aufgabe« werden aber in nachdrücklicher Weise Vorstellungen korrigiert, die ein P. von sich hat:
(Hier folgt die Schilderung der P., die sich »schmal, fragil und degeneriert« fühlte, aus der Arbeit des Verfassers 1958, siehe Seite 19.)
Aus dem Stehen und der wechselnden Gewichtsverlagerung auf das eine und dann wieder auf das andere Bein, wie es oben beschrieben worden ist, entwickelt sich ganz von selbst das Gehen. Das Sich-von-der-Stelle-Bewegen ist aber nicht nur ein erfreuliches Erlebnis:
* Am meisten strengte mich die Bewegung von der Stelle mit geschlossenen Augen an, oft so, daß ich schwitzen mußte. Oder es kam mir der Gedanke, daß ich das nicht mehr aushalten könnte. Ich mußte dann stehen bleiben, bis meine Füße wieder genügend fest auf dem Boden standen. Immer wieder dachte ich, daß ich nicht blind sein möchte. Das aber nötigte mich, mich genau auf jede meiner Bewegungen zu konzentrieren, sogar auch auf den Atem.*

Der Verzicht auf »sehende« Absicherung verändert aber das Erlebnis des Gehens völlig:
* Besonders das Gehen mit geschlossenen Augen ruft eine gewisse Gelassenheit, ein Gefühl des Sich-dran-Gebens, des Sich-Anvertrauens an das Unbekannte hervor. Nach der anfänglichen Erwartungsspannung wurde ich bereiter, mich überraschen zu lassen und auf eine neue Situation einzustellen. *
* Beim Gehen empfand die P. den Boden als etwas Belebendes, Anschmiegsames, das ihren Körper ganz aufnahm. Sie sagte: »Ich begegne heute zum ersten Mal dem, was ich schon seit meinen ersten Schritten täglich betrete.«*
* Bei diesem ersten konzentrierten Gehen nur Beine und Boden gespürt, aber keine Beziehung zum übrigen Körper: allmählich von selbst wie ein Gelöster-Werden in der Mitbewegung von Armen und Oberkörper. In den verschiedenen Übungsstunden wechselnde Reaktion auf Anstoßen: Anfänglich wenig, später stärkeres Erschrecken, besonders bei festen Gegenständen, weniger beim Zusammentreffen mit Menschen; dabei oft das Empfinden, nicht zu wissen, wie ich ausweichen soll; dann einfach abwarten, bis sich der andere entfernt haben könnte. Damit im Zusammenhang wohl auch wenig Empfinden für den umgebenden Raum und für das Eintreten eines Hindernisses in diesen. Beim Gehen mit horizontal gehaltenem Stock in der Hand verschiebt sich das Raumgefühl in die Breite, der Stock schafft etwas angenehm Distanzierendes, dagegen beim Anstoßen wieder stärkeres Empfinden des Eingeengtseins. *

Im Treppensteigen:
* Abwärts fand ich den Weg ohne Schwierigkeiten; ich konnte mich gut hinuntertasten. Doch nach oben überfiel mich nach einigen Stufen ein Zittern, so daß ich öfters stehenblieb. Bei der Wiederholung in dem begrenzten Raum von drei Stufen spürte ich mehr Sicherheit, und ich genoß, vorwärts und rückwärts die Stufen auf- und abgehend, die Berührung der Fußsohle mit dem Boden. Diese Empfindung hielt noch länger an. *

3.1. Stolze

Zu den Ursachen der bei dem Treppensteigen auftretenden Unsicherheiten, Schwierigkeiten und Probleme geben die beiden folgenden Äußerungen einige Hinweise: *)

* Am nächsten Tag beim Spazierengehen auf dem Burgberg, auf den reichlich vielen Stufen, immer wieder fast spontanes Augenschließen und Üben (entgegen meiner sonstigen Mutlosigkeit etwas nicht Gekonntem gegenüber). Dabei allmähliches Gespür für die Möglichkeit, durch Beteiligung des ganzen Körpers und damit durch Gewichtsverlagerung den Bewegungsablauf zu erleben und sicherer zu werden. Einsicht, daß das ruckartige, stolpernde Vorwärtstreten aus der Angst kommt, sich auf dem Standbein allein aufrichten zu müssen, bzw. aus dem schon seit einiger Zeit wahrgenommenen Angstgefühl, plötzlich nach hinten zu kippen; deshalb wohl auch beim Heruntergehen weniger Schwierigkeiten. *
* Sehr beeindruckend war auch das Erlebnis des Treppensteigens dieses sich selbstverständlich Hinunterlassen-Könnens und wieder Hinaufschreiten-Könnens im Sinne des *Goethe*'schen »Auf und Nieder«, dieses Kreislaufs, in den wir ja ständig hineingestellt sind. Ich kann jetzt ruhiger hinaufsteigen aus dem Wissen heraus, daß ich ja doch die Verbindung zum Boden durch die unter mir erlebte Bodensubstanz behalte, und gelassener hinabsteigen, wenngleich das Letztere für mich sehr viel schwieriger ist — sowohl vom äußeren Vollzug als von der sinngemäßen Bejahung her gesehen.*

Das Erlebnis des Miteinander-Stehens zweier P. kann durch Gegenseitig-Sich-Halten und -Gehaltenwerden durch ein sie umschlingendes Seil vermittelt werden. Was in dieser Arbeitssituation alles erlebt werden kann, läßt sich kaum schildern; es kann nur in Stichworten angedeutet werden: Konkurrenz (*Erinnerung an Tauziehen: Wer ist stärker?*) — Angst (*Ich kann den anderen nicht halten.*) — Mißtrauen (*Der andere wird mich fallen lassen*) — Verläßlichkeit (*Das Seil hält uns aus*) — Vertrauen (*Wir können uns gut gegenseitig halten*) — Beziehung (*Es spielt sich ein: Wir hängen aneinander*) — Gemeinsamheit (*Wir spüren, wann es soweit ist, so daß wir uns ans Seil hängen, d.h. uns dem anderen überlassen können, und wann wir wieder auf uns selbst gestellt sind.*)

* Sich gegenseitig am langen Seil halten: Besonders eindrücklich erlebt. Feinschwingendes Gefühl für den Partner, Gleichgewicht mit dem, dem man sich hingeben kann, im eigenen Halten und Nachgeben und wieder selbst Gehal-

---

* An dem ersten Bericht ist bemerkenswert, daß er nicht die Erfahrungen einer KBT-Stunde wiedergibt, sondern die eines »Übens« unter gewöhnlichen Lebensbedingungen. Was diese P. selbst versucht hat, können wir auch nach einiger Zeit des Übens anregen: »Versuchen Sie immer wieder einmal während des Tages, kurze Zeit Ihre Bewegungen ganz wach und zugewandt zu erleben, wenn möglich auch mit geschlossenen Augen, z. B. das Aufstehen vom Stuhl und das Gehen zur Tür, wenn Sie gerufen werden, oder das Hinauf- oder Hinuntersteigen von Treppen«.

tensein; Kontaktnahme mit den verschiedenen »Gegenübern« sehr unterschiedlich, zuweilen beunruhigend bei zu starkem Zug oder unfreundlich, aber eben auch als Bild für eine Partner-Begegnung in schöner Distanz. *
Ein dritter P. kann zwischen den beiden Übenden stehen, mit der Hand am Seil, aber dieses nicht festhaltend; so kann er das Geschehen zwischen den beiden miteinander übenden P. unmittelbar verfolgen:
* Auch beim Mitberühren des Seils in der Mitte sehr deutliches Empfinden für die jeweiligen Personen an den Enden des Seils. Unterschiede zwischen dem weich mitgehenden und doch gehaltenen und dem ruckartigen Hin und Her, Empfinden für das Entstehen einer echten, einfühlenden Beziehung zwischen beiden. Für mich bedeutete dies ein Erlebnis etwa im Sinne der freischwebenden Aufmerksamkeit und Zuwendung; sie verlangt Zuwendung zu dem anderen und gleichzeitig auch wache Kontrolle über sich selbst. Ich kann mir leicht vorstellen, in welcher Form ich mit den verschiedensten Menschen meiner Umgebung am Seil hänge.*

Diese Beziehung zwischen übenden Partnern ist wie ein Gespräch ohne Worte. Dieses dialogische Prinzip ist wichtig für alles Üben mit Partnern; es ist hier dem P. deutlicher erlebbar als im Umgang mit Gegenständen, obgleich es natürlich auch dort gilt.

Dieses »Gespräch« kann nun in noch größerer räumlicher Nähe geführt werden: Die beiden P. können sich in gleicher Weise wie vorhin aneinanderhängen, jedoch nun sich an den Händen fassend. Oder es läßt sich ein P. mit der Gesichtsseite, dann mit der Rückenseite gegen den anderen P. fallen, der etwa 30 cm von ihm entfernt steht und ihn mit seinen Händen auffängt. Dies bringt manche Haltungen und Einstellungen der P. sehr schonungslos ans Licht:

* Nach spielerischem Rücken an Rücken: Ganz offenbar habe ich nicht gewollt und habe mich unbemerkt gegen den Partner wie gegen eine Wand gelehnt. Von dessen Seite erfolgte für die Zukunft eine recht herbe Ablehnung (so erspürt!).*

* Beim Üben mit dem Partner sind mir meine Angst und die Unmöglichkeit, mich einem anderen anzuvertrauen, plötzlich erschreckend deutlich geworden. Geradezu erschüttert hat es mich zu fühlen, wie wenig ich zu einem anderen Du ja sagen kann, obwohl ich immer glaubte, einigermaßen der Realität angepaßt zu sein. *

Es empfiehlt sich nach jedem Bewegen und Üben mit Partnern die P. wieder kurz in die Ruhelage am Boden und in ein Bei-sich-Sein zurückzuführen. Dann sind sie aufzufordern, auf spontan auftretende Bewegungsimpulse in der Art eines Sich-Dehnens, Räkelns und Wälzens zu achten und ihnen zu folgen. Dies kann auch mit Lauten des Ächzens, Brummens und Stöhnens verbunden sein. Diese Bewegungen werden meist als »animalisch« erlebt: wenn sich anschließend der P. im Stehen noch selbst durchklopft an den Beinen, dem Gesäß, dem Bauch und der Brust —, so wird damit diese »animalische« Zuwendung zum eigenen Körper

3.1. Stolze

vertieft.

Das Durchklopfen kann dann weitergeführt werden zu einem Üben mit Partnern: Ein P. klopft einem anderen, der vor ihm steht, den locker gebeugten Rücken durch. Die Fragen, die der Th. dabei stellt, sind: »Was spüren Sie unter Ihrer Hand? Haben Sie beim Klopfen auch Verbindung zu sich selbst, zum Boden? Dringt Ihr Klopfen in den Partner ein? Hören Sie, wie dieses Klopfen klingt?« Die Erfahrungen, die hier gesammelt werden können, werden vertieft durch einen Wechsel der Partner. Es wird daran der besondere »Stil« eines P. deutlich; es wird von den Mitübenden in der Gruppe sehr rasch festgestellt, ob ein Klopfender dem anderen wohl- oder wehtut, das heißt, ob er auf den anderen eingeht oder nur in ich-bezogener Weise auf dem anderen herumtrommelt:

* Beim Sich-selbst-Beklopfen und gegenseitigen Rückenklopfen am Anfang überhaupt kein Erspüren — was mich beunruhigt, da ich von früherer Tätigkeit gerade im Tasten aller Qualitäten mich als sicher einfühlend erfahren hatte. In dieser Situation kam mir die Schwierigkeit wohl durch ein Empfinden eines aktiven Sich-Annäherns, die ich nur schwer überwand. Später spürte ich, daß es jetzt hier eher um eine in die Breite und Tiefe gehende Kontaktnahme geht, vielleicht mehr um ein intuitives »Begreifen«. Das eigene Empfinden für die Art des Geklopftwerdens ist leichter zu erfahren und zu verstehen: Sehr oft mehr oder weniger als teilnahmslos, ohne daß ich durch den anderen hindurch eine Bodenverbindung spüren konnte; dann wieder zwar zugewandt, aber doch so zwingend, daß ich mich dem überlasse, um es erträglicher zu haben; oder aber sehr sicher und zugewandt, zwar anregend und doch ruhig, so daß ich mich dem anderen zwanglos gleichsam von selbst überlasse und kein unangenehmes Nachempfinden habe. Aus der Erfahrung des Geklopftwerdens bestätigt sich mir ein Eindruck von dem anderen, der mich »behandelt« oder »bearbeitet«. *

Sobald in unmittelbarem körperlichen Kontakt geübt wird, taucht eine andere Frage auf, die der Berührbarkeit. Viele P. haben eine ausgesprochene Berührungsscheu, obwohl (oder häufig weil) sie ein starkes Bedürfnis nach Nähe und Kontakt haben.[14]

Aber allmählich wird auch hier die Scheu und Abwehr durch die Sachlichkeit, mit der die »Aufgabe« gelöst wird, überwunden:

* Ich hatte keine Angst, mein Partner könne mich fallen lassen; ich dachte auch an die Folgen, an das Hinfallen, aber es löste keinerlei Angst in mir aus. Beim Rückwärtsfallen war es ähnlich. Der Gedanke an ein Fallen war vielleicht etwas unangenehmer. Als ich meine Partnerin zu stützen hatte, weiß ich noch, daß sie am Anfang ängstlich war und sich nicht richtig losließ, sondern in der Mitte abknickte. Ich versuchte dann, ihr an den Schultern durch kräftigen Druck Halt zu vermitteln und habe mich dann gefreut, als sie am Schluß ziemlich ruhig und vertrauensvoll in meine Arme fiel. *

Beim Gehen in der Gruppe kann eine eindrucksvolle Arbeitssituation in der

3.1. Stolze

Weise geschaffen werden, daß alle P. auf der einen Seite des Raumes stehen und aufgefordert werden, einer nach dem anderen (mit geöffneten Augen) in den Raum zu gehen, sich irgendeinen Platz zu suchen und dort stehen zu bleiben. Es zeigt sich nämlich, daß nicht beliebig jeder Platz eingenommen werden kann, sondern daß aus der Empfindung für ein Spannungsgefüge nur bestimmte Anordnungen möglich sind:

* Obwohl doch viel Platz war, wo ich mich hätte hinstellen können, so konnte ich doch nicht in den Raum gehen. Es war keine Stelle mehr frei, die richtig gewesen wäre.*

In dieser Formulierung kommt das Empfinden für eine notwendige, sinnvolle Ordnung einer Gruppe von Menschen in einem Raum, wie es durch das Üben vermittelt worden ist, sehr gut zum Ausdruck.

Das Stehen, Niederlassen, Liegen und Sich-Erheben kann auch als Exponieren des einzelnen P. vor der zuschauenden Gruppe geübt werden:

* Zunächst machten mir die scheinbar noch leistungsbetonten Vorführungen etwas zu schaffen, und ich war nicht richtig bei mir oder bei dem, was ich tat. Diese Schwierigkeiten hatte ich nach einigen Stunden längst nicht mehr in dem Maße; mein Verhältnis zu meinem Körper war unbefangener, sachlicher und argloser geworden. Ich habe an sich bestimmte körperliche Hemmungen und Mißgefühle, die immer dann auftreten, wenn ich mich beobachtet fühle und mich vor den Augen anderer bewegen muß. Mein Körper kommt mir dann sehr schwer und ungelenk vor wie ein schwer zu steuerndes Schiff. Umso wohltuender empfand ich während des Übens, wie diese Spannung sich entschärfte, daß — was ich nie für möglich gehalten hätte — zumindest für mein subjektives Empfinden (worauf es ja zunächst ankommt) sich alles Quälende verlor. Mir wurde klar, daß diese körperliche Hemmung mit einem zu starken, falsch eingesetzten Bewußtsein zu tun hatte, nämlich mit Selbstbeobachtung und Selbstentlarvung, daß sie aber in dem Augenblick verschwand, in dem die Selbstbeobachtung rein sachlich wurde und der Gegensatz: Körper — Verstand praktisch wegfiel. Während des Übens war ich zugleich sachlicher und wacher, aber auch unbewußter als sonst beim Wachsein; es war weder eine Überhelle, noch ein Konzentrationsverlust, sondern das Gefühl, sich im Mittleren zu bewegen. *

Zu einer solchen Veränderung trägt auch noch etwas anderes bei:

* Mir war es eine besondere persönliche Erfahrung, mich annehmen zu lernen innerhalb der Gruppe, auch im eigenen Versagen, so daß ich ohne Widerstand mich in die Aufgabe fügen konnte, immer wieder anzufangen oder etwas Nicht-Gekonntes zu tun.[15] *

Hier hat sich eine akzeptierende Haltung entwickelt, und zwar in einem vertrauenden Miteinander-Tun in der Gruppe.

* Ich sah bei den anderen und wußte, daß es bei mir ebenso war, daß wir mit kleinsten körperlichen Bewegungen Entscheidendes über uns aussagten —

3.1. Stolze

auch über so gern versteckte Probleme . Und ich war nicht beschämt, sondern hatte das Vertrauen: Hier kann ich es wagen! Hier will keiner dem anderen etwas Böses. Dieses so schnelle, tief innere Vertrauen, das bis zum Schluß blieb und sich im persönlichen Näherkommen mit einzelnen P. noch verstärkte, hatte ich nie zuvor in einer Gruppe erlebt. *

An den gegebenen Beispielen konnten schon viele der in der KBT wichtigen Erfahrungen gezeigt werden. Sie bedürfen noch einer wesentlichen Ergänzung, die sich aus dem Umgang mit dem Ball ableiten lassen.

(An dieser Stelle folgen die Aussagen der Patientin, die sich auf die Arbeit mit dem Ball beziehen, aus dem Vortrag des Verfassers 1959 über: »Die Bedeutung von Erspüren und Bewegen für die Psychotherapie« im Abschnitt: »Ein Behandlungsverlauf«, siehe Seite 31 ff.)

Hier sind die Erfahrungen des Bekommens und Behalten-Wollens als Wertzuwachs, des Formens und Gestaltens, sowie des daraus hervorgehenden Teilnehmens durch ein Sich-Hergeben-Können deutlich ausgesprochen.[16]

Trennungsangst, Isolierung und Traurigkeit als Erlebnisse im Umgang mit dem Ball schildert ein anderer P.:

* Ich komme zu spät. Die anderen haben alle einen Ball. Es ist keiner mehr in der Schachtel. Ich stehe herum, bin traurig. Als ich das sage, kriege ich einen Ball zugerollt. Ich weiß nicht recht, ob ich ihn annehmen soll — lasse ihn liegen, bedanke mich nicht und nehme ihn nach einigen Minuten doch in Besitz. Mir fällt ein, daß ich mich eigentlich immer gegenüber Geschenken so verhalte. — Dann komme ich darauf, daß ich nicht der einzige bin, der keinen Ball hat. *

Hier ist die Traurigkeit des Leer-Ausgegangenen zum Ausdruck gebracht, der sich — ohne es nachzuprüfen — als der einzige erfährt, der benachteiligt ist. Seine Assoziationen machen ihn aber darauf aufmerksam, daß es seine Haltung des Nicht-Annehmen-Könnens ist, die ihm auch im Falle des Bekommens das Gefühl des Leer-Ausgehens gibt.

Beim Weitergeben des Balles (bei geschlossenen Augen) im Kreis in wechselnder Richtung erleben wir immer wieder, wie sich bei bestimmten P. die Bälle anhäufen. Es sind diejenigen, die im Leben ständig »überlastet« sind; sie erleben, daß es ihr Haben-Wollen und ihr Nicht-Hergeben-Können ist (ihre neurotischen »Riesenansprüche«), die sie in diese Überlastungssituation bringen.

Dazu ein Fallbeispiel:

> Eine verheiratete, berufstätige Akademikerin, die außer Mann und Kindern auch noch ihre Mutter zu versorgen hat, kommt zu jeder Stunde ein wenig zu spät, meist nur zwei bis drei Minuten. Einmal mache ich ganz allgemein die Bemerkung, daß jedes Zuspätkommen die Konzentration auf die Arbeit der Gruppe doch recht störe. Die Patientin, die sich (mit Recht) getroffen fühlt, braust auf: ob ich wüßte, wie

schwierig es für sie sei, überhaupt zu kommen? Den ganzen Tag sei sie in Hetze! Sie habe das und das (hier zählt sie alle ihre Belastungen auf) zu tun und wisse nicht, wie sie damit fertig werden solle!

Zwei Stunden später ergibt sich folgende Situation: Wir stehen alle in einem Kreis. Jeder hat (mit geschlossenen Augen) einen Ball in Händen. Ich gebe die Anweisung, jeder möge den Ball, wenn er ihn ganz erspürt habe, an seinen Nachbarn weitergeben. Da ich selbst mitübe, erlebe ich, daß ich meinen Ball zuerst nach links weitergeben will, daß mir aber von dort ein Ball entgegenkommt; so gebe ich meinen Ball und die folgenden nach rechts weiter. Das geht eine Weile, bis wir einen leichten Schreckensschrei hören und daraufhin alle die Augen öffnen. Da sehen wir unsere überlastete Patientin überhäuft mit allen Bällen der Gruppe. Die Situation löst sich in Gelächter auf. Es bedarf kaum mehr eines Hinweises an die Patientin: »Verstehen Sie nun, warum Sie immer überlastet sind?«, denn ihr selbst ist konkret einsichtig geworden, wie sie alles auf sich zieht und nicht in der Lage ist, abzugeben. (Im weiteren konnte diese Fehlhaltung in verschiedenen, für die Patientin gleichgearteten Arbeitssituationen durchgearbeitet werden.)

Solche Erlebnisse sind in der bewegungstherapeutischen Arbeit nicht selten. Sie fördern und ermöglichen auch im analytischen Sinn das «Erinnern, Wiederholen und Durcharbeiten« (*Freud*), wobei die Assoziationen in der KBT im Gegensatz zur Psychoanalyse »auf der Schiene« der Empfindungen und Bewegungen laufen. Können diese verbalisiert werden, so kann sich ein Durcharbeiten auf verbaler Ebene anschließen. Die intensive therapeutische Wirkung, die wir mit der KBT oftmals erzielen, rührt aber daher, daß sich die Einsicht zunächst in einem präverbalen, »vorbewußten« Bereich vollzieht, in dem es für die spontanen seelischen Heilungskräfte eines Patienten leichter ist, die Abwehr (im analytischen Sinne) zu überspielen.

Wer in konzentrativer Zuwendung alle diese Aussagen und Berichte in sich mitempfunden und bewegt hat — etwa so, wie es der Th. als Gruppenleiter tut —, der wird einige der vielfältig möglichen Erlebnis*bedeutungen* realisiert haben, auch wenn diese nicht eigens hervorgehoben worden sind. Aus der Gegenüberstellung von berichteten Schwierigkeiten und ihrer Überwindung konnte vielleicht auch andeutungsweise der therapeutische Weg abgelesen werden, den die P. übend unter der Anleitung des Th. gegangen sind. Es dürfte daraus deutlich geworden sein, daß es sich bei der KBT um eine «aufdeckende«, einsichtserweiternde Erlebnis-Therapie handelt, mit der »Störungen der Erlebnisverarbeitung« (= Neurosen), psychosomatische Störungen und — in eingeschränktem Umfang — auch Psychosen fundamental, d. h. vom Grund her richtiggestellt werden können.

3.1. Stolze

Anmerkungen des Herausgebers:

1 Siehe dazu auch den Beitrag von Lechler, Seite 261 f.
2 Weitere Hinweise dazu bringt der Beitrag von Henning (1979), Seite 146 ff.
3 Siehe dazu auch die Beiträge im Teil 4 und die Anmerkung 5 zum Beitrag Stolze (1972), Seite 83 f.
4 Die Leitung einer Gruppe durch zwei Leiter bietet Vorteile: Einer der Leiter kann sich z. B. mit einem Gruppenteilnehmer beschäftigen, wenn dies gerade notwendig ist, während der andere die Arbeit der Gruppe fortführt (wie z.B. in dem Beitrag von Stolze: »Von der Bahre bis zur Wiege« geschildert; siehe Seite 345 ff); oder die Gruppe kann geteilt werden und im gleichen Raum in zwei und mehreren Untergruppen an einer Aufgabe arbeiten: Was dabei an »Informationen« auftaucht, kann von zwei Leitern besser wahrgenommen werden; oder die Gruppe kann an zwei Leitern, die verschiedenen Geschlechts sind, familiäre Konstellationen (Beziehung des Kindes oder der Kinder zu den Eltern) nachvollziehen. Auch ergibt sich dabei die Möglichkeit, daß immer wieder einmal ein Leiter als Gruppenmitglied mitarbeitet — nicht nur beim Üben in Paaren bei ungerader Teilnehmerzahl — und dadurch selbst leibhaftig mit der Arbeit verbunden bleibt.
5 Siehe dazu z.B. im Beitrag von Becker und Lüdeke Seite 312 ff.
6 Dies gilt auch für den sogen. »Beobachter«, als der ein Weiterbildungskandidat in KBT eine zeitlang tätig sein muß. Über die Beobachtungsmethode in der KBT schreiben Ali Mausshardt und Dorothee Schmidt (KBT-Informationen Nr. 1, 1978):
»Da der Begriff des Beobachters in den Sozialwissenschaften ein feststehender ist, müssen wir in der Begriffsbestimmung den vorgegebenen Definitionen folgen. Bei der Beobachtung in der Konzentrativen Bewegungstherapie handelt es sich um eine freie Beobachtung: es soll ohne methodische Einschränkung umfassend beobachtet werden, d. h. gesehenes und gehörtes Verhalten soll beschrieben werden. (Vgl. v. Cranach M: und H.G. Frenz: Handbuch der Psychologie, Bd. 7/1, Göttingen: 1969, und C.F. Graumann: Grundzüge der Verhaltensbeobachtung, Frankfurt: 1973.)
Wichtig erscheint uns, daß wir uns zu diesem Zeitpunkt der Ausbildung auf Auge und Ohr verlassen und nicht vorschnell analytisches oder psychiatrisches Vokabular zu Hilfe nehmen in Situationen, wo es uns schwerfällt, zu beschreiben.
Beispiel: ›er weint‹, und nicht: ›er ist depressiv‹, oder: ›sie weint‹, und nicht: ›sie ist hysterisch‹, oder: ›ich sah einen angespannten Rücken‹, und nicht:›das Gruppenmitglied A. war sehr verkrampft‹.
Die Fähigkeit zu sehen und zu hören ist erste Voraussetzung für späteres therapeutisches Handeln. Eigener Verzicht ist dabei notwendig. Er kann teilweise in der Beschränkung auf das Beobachtete gelernt werden.«
7 Siehe den Beitrag des Verfassers (1959): Die Bedeutung von Erspüren und Bewegen für die Psychotherapie, Seite 34.
8 Siehe dazu aber auch den Beitrag von Gräff über »Strukturierung in der KBT-Arbeit«, Seite 331 ff.
9 Siehe dazu beispielsweise den Beitrag von Stolze (1982): »Von der Bahre bis zur Wiege«, Seite 345 ff.
10 Was nicht zu verwechseln ist mit: Beginn jeder KBT-Stunde.
11 Siehe dazu auch die Beschreibung von R. Jungk, Anmerkung 3 des Herausgebers zum Beitrag von R. Wilhelm, Seite 242.

3.1. Stolze

12 Siehe dazu im Beitrag von S. Becker über die Bedeutung des Widerstands in der KBT Seite 205, denn es handelt sich hier um Formen des Widerstands.
13 Auf eine dritte Gefahr macht Chr. Gräff in ihrem Buch (S. 73) aufmerksam: »Haben so starke Identifikationen oder Projektionen mit einem und in ein Objekt stattgefunden, ... ist es wichtig, die Personifizierung ... wieder aufzuheben.« Sie zeigt das an dem Bericht aus einer Gruppenstunde, in der intensiv mit Bällen gearbeitet wurde, und schreibt dazu: »Mir war klar, daß sämtliche ›Freunde‹, ›Freundinnen‹, ›Kinder‹, die sich hier im Raum in Form von Gummibällen befanden, wieder Bälle werden mußten.« Durch ein Zurollen von Bällen entstand ein schnelles Ballspiel, so daß die »Ballrealität« wieder hergestellt war; dann erst wurde die Stunde beendet und wurden die Patienten entlassen.
14 Siehe dazu die erste Falldarstellung im Beitrag von Franzke (1977), S. 366 f.
15 »Etwas Nicht-Gekonntes zu tun« scheint ein Widerspruch in sich zu sein. Diese Formulierung weist aber auf das Problem des »Ich-kann ↔ Ich kann nicht« hin (siehe dazu u.a. den Beitrag von Goldberg, Seite 98 ff). Wieviel wir (noch) können, während wir nur fixiert sind auf unser Nicht-Können, hat — nach einer persönlichen Mitteilung — besonders Gräff in den letzten Jahren in den Mittelpunkt ihrer KBT-Arbeit gestellt; sie hat darüber auch einiges in ihrem Buch geschrieben. Dies ist nicht nur wichtig für den P., sondern auch für den Th., der — berufsmäßig darauf geschult — vielzusehr nur auf die Pathologie, das Nicht-Können, hinschaut und die vielfältigen erhalten gebliebenen Könnensmöglichkeiten der P. allzu leicht übersieht.
16 Ein weiteres prägnantes Beispiel aus der Arbeit mit dem Ball findet sich in der Arbeit von Stolze (1979) über »Agieren« und »Erinnern« in der KBT, Seite 124 f.

ERFAHRUNGEN MIT DER STATIONÄREN ANWENDUNG PSYCHOANALYTISCHER THERAPIE

Von Hans BECKER und Helmut LÜDEKE (1978)

Zu dieser Arbeit:
Die breite Darstellung einer psychosomatischen Station und ihrer Patienten scheint auf den ersten Blick vom Thema abzuweichen. Es wird aber — und deswegen wird die Arbeit hier ungekürzt wiedergegeben — sehr gut sichtbar, wie die KBT im Rahmen eines psychotherapeutischen Gesamtkonzepts eingesetzt werden kann (auch wenn dies nicht das einzig mögliche Gesamtbehandlungskonzept ist). Die Verfasser geben selbst eine Übersicht über ihren Beitrag:
»Das in der Heidelberger Psychosomatischen Universitätsklinik entwickelte und erprobte Konzept der 'Stationären Psychotherapie' bietet die Möglichkeit, mit Hilfe von — der psychoanalytischen Gruppentherapie vorgelagerten — Therapien (Konzentrative Bewegungstherapie; Gestaltungstherapie) auch solche Patienten für eine aufdeckende Therapie vorzubereiten, die dafür zunächst als wenig geeignet erscheinen. An ihr Symptom fixierten, zum Agieren neigenden, wenig verbalisierungsfähigen Patienten (die häufig aus der Unterschicht kommen) wird ein 'therapeutischer Raum' geboten, der ihnen eine Chance zur Selbstinszenierung mit den ihnen verfügbaren Mitteln bietet. Die Möglichkeiten des Verfahrens werden durch zwei Fallskizzen illustriert.«

Eine gezielte Indikation für stationäre Psychotherapie

Der nachfolgende Bericht beruht auf Erfahrungen in der Anwendung der Psychoanalyse bei stationärer Therapie von neurotisch und psychosomatisch Kranken, wie wir sie im Laufe der letzten acht Jahre in der Heidelberger Psychosomatischen Universitätsklinik gemacht haben. Nachdem sich das stationäre Setting entwickelt hatte, ergab sich eine gezielte und positive Indikation für eine Therapie, deren Novum in der Einbeziehung des »Sozialen«, der Handlung und des Körperbezuges lag, wodurch das bisherige therapeutische Instrumentarium erweitert wurde.

In psychotherapeutischen Ambulanzen finden sich beunruhigend häufig bei Interviews die folgenden Feststellungen: Der Patient ist kaum oder nicht in der Lage zu verbalisieren, er erscheint phantasiearm, wenig introspektionsfähig und vorwiegend symptomfixiert, er neigt zum Agieren und bietet damit wenig Voraussetzungen für ein Arbeitsbündnis und eine aufdeckende Therapie. Diese Feststellung trifft man besonders häufig bei Patienten mit schweren körperlichen Krankheiten psychosomatischer Genese. Eine schichtspezifische Häufung dieser Charakteristika scheint gegeben, was bei *de Boor* und *Künzler* zu dem Begriff »Primitiv-Persönlichkeit« führte. Sie betonen die ungenügende Kommunikationsfähigkeit dieser Patienten und beschreiben die Schwierigkeiten, ihnen bei ihrer geringen intellektuellen und emotionalen Differenzierung zu vermitteln, wie sie mit ihrer Erlebniswelt umgehen können. In psychoanalytischen Termini läßt sich von einer Chronifizierung primitiver Abwehrmechanismen, wie Verleugnung, Projektion, und von mangelnder Ich-Stärke sprechen. Dies äußert sich in einem Initial-Widerstand dieser Patienten und in ihrer Schwierigkeit, zu einer Einsicht zu kommen. Schon bei *de Boor* und *Künzler* tauchte jedoch die beunruhigende Frage auf, ob der Begriff der Primitiv-Persönlichkeit nicht auch das Unvermögen der Ärzte spiegele, mit Angehörigen anderer sozialer Gruppen als der eigenen zu kommunizieren und deren besondere Möglichkeiten therapeutisch zu nutzen.

Nach unseren Erfahrungen kann die Breite des stationären Angebots und die zeitweilige Herausnahme aus den gewohnten sozialen Bezügen gerade diesen Patienten den Einstieg in einen therapeutischen Prozeß ermöglichen. Der therapeutische Raum der Station kann durch die zeitweilige Übernahme von Ich-Funktionen und durch spezifische therapeutische Verfahren sowohl den Abwehrpanzer lockern als auch Ansätze zum Sprechen und Phantasieren über sich selbst fördern. Über das Angebot des sozialen Milieus hinaus gibt es spezifische Therapien, wie Gestaltungstherapie und KBT, die einen erweiterten, körpernahen Einstieg anbieten.

Ziel unseres stationären Modells ist es, diesen Patienten ein Therapieangebot machen zu können, das ihren besonderen Einengungen des Sprechens und Phantasierens und ihren spezifischen Abwehrmustern so weit entgegenkommt, daß sie hier einen ersten Zugang zu ihrer konflikthaften Innenwelt finden können. In der Mehrzahl der Fälle verstehen wir diese stationäre Therapie als notwendige Initialphase einer dann erst möglichen ambulanten Therapie, meist einer analytischen Gruppentherapie von ein bis zwei Jahren Dauer. Dies nicht nur, weil therapeutische Entwicklungsprozesse ihre zeitliche Eigengesetzlichkeit haben und sich nicht beliebig verkürzen lassen; vor allem müssen die Entwicklungsansätze mit dem beruflichen und familiären Lehrgang des Patienten konfrontiert und artikuliert werden, soll diese klinische Zeit nicht eine schöne, vom übrigen Lebensgang aber isolierte Episode und damit wirkungslos bleiben.

Die Patienten der Psychomatischen Klinik Heidelberg

Die Gesamtzahl der von 1972 bis 1975 stationär behandelten Patienten betrug 331. Wir schlüsselten diese Zahlen nach folgenden Diagnosegruppen auf: Neurosen, funktionelle Störungen, psychosomatische Erkrankungen, Anorexien und Borderline-Fälle. Unter die Kategorie »Neurosen« fielen Patienten mit rein seelischem Krankheitsangebot, z.B. Phobien, Selbstwertproblematik, depressive Zustände. Zu den »funktionellen Beschwerden« zählten Beschwerden wie Kopfschmerzen, Schwindel, Herzphobie, sexuelle Funktionsstörungen. Unter »Psychosomatische Erkrankungen« fielen Patienten mit organdestruktiven Prozessen wie

3.2. Becker, Lüdeke

Colitis ulcerosa, Ulcus duodeni und ventriculi, Asthma bronchiale, Neurodermitis usw. Diese Aufteilung ergab folgendes Bild:

	♂	♀	Gesamt	%
Neurosen	65	87	152	46 %
Funktionelle Störungen	58	41	99	30 %
Psychosomatische Erkrankungen	24	17	41	12,3 %
Anorexia nervosa	1	29	30	9 %
Borderline	4	5	9	2,7 %
	46 %	54 %	331	

Tabelle 1: Häufigkeit der Diagnosegruppen stationärer Patienten der Psychosomatischen Klinik Heidelberg

Versucht man die Schichtzugehörigkeit anhand des Kriteriums »Schulbildung« zu fassen, so ergab sich, daß, ausgehend von den Neurosen über die funktionellen Störungen zu den klassischen psychosomatischen Krankheiten, der Abiturientenanteil fällt. In umgekehrter Richtung steigt der Anteil der Volksschüler. Zum Vergleich wurden hinsichtlich Diagnose und Schulbildung Daten von ambulant behandelten Patienten gesammelt. Die Mindestdauer der Behandlung bei den erfaßten Patienten mußte zwanzig Stunden betragen. Bei 113 erfaßten ambulanten Patienten ergab sich ein eindeutiges Überwiegen neurotischer Krankheitsbilder mit 70,5 % gegenüber 46 % im stationären Bereich. Die Dominanz der Abiturienten im ambulanten Bereich lag bei 62 % gegenüber 33 % bei den stationären Patienten. Die Indikation für ambulante Therapie wird also eher bei »Oberschichtpatienten« gestellt werden, und hier wird eine neurotische Symptombildung bevorzugt.

Formaler Aufbau der Krankenstation

Wir behandeln auf einer 24-Betten-Station innerhalb des Universitätsklinikums, die im 3. Stock eines Gebäudekomplexes gelegen ist, in dem drei weitere organmedizinische Stationen untergebracht sind. Die Nähe der anderen medizinischen Disziplinen führt zu manchen Konflikten, hat aber auch das Positive, daß sie unseren Patienten den Behandlungseinstieg erleichtert; sie sind zunächst einmal Kranke wie die anderen auch. Die Station ist von der (einige hundert Meter entfernten) Ambulanz der Abteilung getrennt, in der die Mehrzahl der Assistenten den Schwerpunkt ihrer Arbeit haben. Das behandelnde Team der therapeutischen Gemeinschaft besteht aus einem Stationsarzt, einem Medizinalassistenten, vier Schwestern, einer meist studentischen Nachtwache, einer Ergotherapeutin und einer Praktikantin. Dazu kommt ein Gruppentherapeut aus der Ambulanz. Die Station ist eine gemischt-geschlechtliche Station mit vorwiegend Zweibett-Zimmern, einem Aufenthaltsraum, einem Eßraum, Arzt- und Stationszimmern. Die Abteilung für Ergo- und Gestaltungstherapie liegt ein Stock höher. Es besteht eine Stationsordnung, die Ausgangszeiten, Alkoholverbot, Essens- und Küchendienste usw. regelt. Daneben gibt es feste Therapie- und Konferenzzeiten für das therapeutische Team und die gesamte therapeutische Gemeinschaft.

Ein Übersichtsplan zeigt die Einteilung der verschiedenen Therapien im Wochenverlauf:

Montag	Dienstag	Mittwoch	Donnerstag	Freitag
Gruppensitzung (60 Min.)	Visite (ca. 120 Min.)	Gruppensitzung (60 Min.)	Gruppensitzung (60 Min.)	Gruppensitzung (60 Min.)
Gestaltungs- und Ergotherapie (90 Min.)	Gruppensitzung (60 Min.)	Gestaltungs- und Ergotherapie (90 Min.)	Gestaltungs- und Ergotherapie (90 Min.)	Gestaltungs- und Ergotherapie (90 Min.)
kleines Teamgespräch (ca. 30 Min.)	Gestaltungs- und Ergotherapie (90 Min.)	große Teamkonferenz (120 Min.)	kleine Teamkonferenz (30 Min.)	kleine Teamkonferenz (30 Min.)
Visite (ca. 120 Min.)	kleine Teamkonferenz (30 Min.)	Stationsversammlung (60-90 Min.)	Sprechstunde (120 Min.)	
	Sprechstunde (120 Min.)		Konzentrative Bewegungstherapie (90 Min.)	
	Konzentrative Bewegungstherapie (90 Min.)			

Tabelle 2: Wochenplan für die Patienten und das Behandlungsteam

Der Übersicht halber möchten wir die auf dem Stundenplan fixierten Termine kurz erkäutern:

1. Die *Gruppensitzungen* werden im Sinne einer analytisch orientierten Gruppentherapie verstanden. Teilnehmer sind ca. 8 Patienten und 1 oder 2 Therapeuten. Diese Therapie wird in der gleichen personellen Besetzung nach dem dreimonatigen stationären Aufenthalt über ca. 1-2 Jahre ambulant fortgesetzt.

2. Eine *Ergo- und Gestaltungstherapeutin* arbeitet mit einer geschlossenen Gruppe von ca. 8 Patienten, wobei die Förderung der Kreativität, Phantasiebildung und Arbeitsfähigkeit im Vordergrund stehen. Es geht nicht um Beschäftigungs- oder Arbeitstherapie; durch freies Gestalten und Zeichnen werden präverbale Ausdrucksmöglichkeiten geschaffen.

3. Teilnehmer der *Konzentrativen Bewegungstherapie* sind ebenfalls die analytische Gruppe und ein bis zwei Therapeuten. Vor allem stehen averbale und szenische Ausdrucksmittel im Vordergrund. Hier bietet sich besonders die Möglichkeit des Einbeziehens der Körperlichkeit und der Bewegung. Für viele, gerade einfache Patienten bietet der Körperbezug ein Ausdrucksmittel, das ein emotionales Erfahren und Erinnern erst ermöglicht oder vertieft, woran sich ein verbales Durcharbeiten der Erlebnisse anschließt. Erfahrungsgemäß spielt die unterschiedliche soziale Schichtzugehörigkeit hier eine erheblich geringere Rolle als bei den verbalen analytischen Gruppen, wo die Sprachbarrieren oft als schwerer überwindbar erscheinen.

4. Die *Stationsversammlung* bildet das Forum der therapeutischen Gemeinschaft im Sinne der Selbstverwaltung, an der alle Patienten und das Stationsteam, aber nur ausnahmsweise die analytischen Gruppentherapeuten teilnehmen.

5. Bei der *Visite* und in den *Sprechstunden* des Stationsarztes wird vor allem das körperliche Krankheitsangebot der Patienten angenommen. Es geht dabei letztlich um ein gemeinsames Verstehen der Krankheit des Patienten. Hierbei wird versucht, die »Szene« zu verstehen, das Symptomverständnis in ein Beziehungsverhältnis umzuwandeln.

6. Die *Teamkonferenz* dient der Koordination und Integration der verschiedenen Therapien. An diesem Informationsaustausch nehmen alle therapeutisch tätigen Mitglieder teil.

Die Station als therapeutisches Milieu

Jede Krankenstation ist nicht nur eine technisch-funktionale Therapieeinrichtung, sie ist auch eine sozialpsychologisch zu interpretierende Einheit. Traditionsgemäß wird das Verhalten von Kranken und Nicht-Kranken vor dem Hintergrund der durch die Klinikhierarchie und die Stationsordnung vorgegebenen Rollenvorschriften verstehbar. Die tradierten stationären Einrichtungen basieren auf relativ festgeschriebenen Rollenverteilungen, insbesondere der strengen Rollenverteilung zwischen Kranken und Nicht-Kranken, Hilfsbedürftigen und Helfenden. Der Patient wird zum Regressiv-Hilfsbedürftigen, der seine Krankheit nicht im lebensgeschichtlichen Zusammenhang verstehen lernt, der Arzt zum helfenden Fachmann, der das entpersonifizierte Objekt »Krankheit« oder »Symptom« naturwissenschaftlich erfassen und sanieren möchte. Der Patient verschwindet mit seiner individuellen Leidensgeschichte hinter der institutionell geforderten und von ihm ängstlich eingehaltenen Patientenrolle. Die Möglichkeit analytischen Verstehens des Patienten kommt erst dann zum Tragen, wenn ein Freiraum zwischen dem faktischen Verhalten des Patienten und der institutionellen Forderung besteht. Denn erst dieser Freiraum zeigt den Patienten als unverwechselbares Individuum und nicht als den uniformen Rollenträger Patient. Patienten sollen deshalb auf der Station einen Handlungsfreiraum haben, worin sie sich als Person entfalten können. Dieser

»Freiraum der Selbstinszenierung« muß freilich auf den institutionellen Rahmen beschränkt bleiben.

Wir sehen die Station als modifizierte Reproduktion der Makrostruktur der Gesellschaft (als »sozialen Mikrokosmos« nach *Beese*): Sie ist ein psychosozial-psychotherapeutisch wirksamer Raum, in dem familiäre und soziale Konflikte der Patienten sich konstellieren können und sollen. Dies wird von dem institutionellen Rahmen her durch die Stationsordnung ermöglicht. Sie hat zwei Funktionen zu erfüllen: einmal dient sie durch die Festlegung der Ausgehzeiten, Therapiezeiten, Essenszeiten usw. einer minimalen und groben Strukturierung des Zusammenlebens auf der Station. Zusätzlich bietet sie durch diese äußere Grenzziehung Schutz für eine angstfreie Darstellung des Konfliktbereichs. Sie ist so weit gefaßt, daß jeder Patient seine eigenen, spezifisch neurotischen Arrangements in der Außenwelt auf der Station im Umgang mit den Mitpatienten und dem Team reproduzieren kann. Das analytisch geschulte und die Vorgänge reflektierende therapeutische Team verhält sich in dem entfalteten Beziehungssystem bewußt kommunikationsfördernd, aufzeigend, wenn nötig schützend und wenn möglich deutend. Wichtig ist dabei seitens des therapeutischen Teams, dem Patienten möglichst eine Empfangswelt zu bereiten, in der auf sein primäres Krankheitsangebot eingegangen wird. Man könnte dabei modellhaft an das Spielzimmer oder Therapiezimmer eines Kinderanalytikers denken, der auch zunächst auf die Ausdrucksmöglichkeiten des Kindes eingeht und damit erst eine Kommunikation zu erreichen sucht, um so ein tragfähiges Bündnis und später ein Verstehen zu erreichen. Diese »Einstimmung« auf den Patienten wird zusätzlich durch die neben der analytischen Gruppenpsychotherapie spezifischen Therapieangebote (Gestaltungs-, Ergotherapie, KBT) ermöglicht. In diesen soll jeder Patient seine Ausdrucksmöglichkeiten finden. In einer schwerpunktmäßig eher averbalen Kommunikationsform wie der KBT kann vor allem psychosomatisch Kranken eine Möglichkeit gegeben werden, ihre Körpersprache auch im interpersonalen emotionalen Bereich entfalten und verstehen zu lernen. Die Gestaltungs- und Ergotherapie zentriert sich auf den bildnerischen und gestalterischen Ausdruck. Der Patient setzt dabei anhand von freien und vorgegebenen Themen seine unbewußten, verdrängten Erlebnisinhalte ins »Bild« und in »Form«. Häufig bekommen Patienten gerade durch die visuelle Evidenz unbewußter Konflikte einen unmittelbaren Zugang zu sich selbst als in der verbalen Gruppentherapie. Dies haben wir besonders bei rationalisierenden, ihre Gefühle isolierenden Patienten festgestellt.

Wir sind also in unserem Modell bemüht, dem breiten Krankheits- und Ausdrucksangebot des Patienten Rechnung zu tragen. Nicht der Patient muß zur Therapie passen, sondern der Therapeut versucht, ein Milieu zu schaffen, in dem die Patienten trotz ihrer unterschiedlichen Sozialisation sich verständigen können. Unser Therapieangebot in dem unten beschriebenen breiten Spektrum bedeutet also, das primäre Angebot des Patienten, das im analytischen Prozeß häufig als Widerstand erscheint, nicht primär deutend als Widerstand anzugehen, sondern zunächst auf seiner Sprachebene, der der primär angebotenen Symptomatik, anzunehmen und mit dem Patienten verstehen zu lernen. Unser therapeutisches Angebot wird nach dem Sprachangebot des Patienten ausgerichtet.

Der therapeutische Prozeß auf einer Krankenstation

Der Patient wird durch die Aufnahme auf die Station aus seinen realen Lebensbezügen (Familie, Beruf) herausgenommen. Wir erleben häufig gerade zu Beginn eine kurze, aber intensive Krise des Patienten, der in seiner (durch die bisherige Erfahrung mit den klinischen Institutionen gebildeten) Erwartungshaltung enttäuscht wird. Er findet bei uns eine wenig strukturierte Station vor, was heißt, daß das therapeutische Team (Schwester, Arzt) nicht die klassischen, in Kleidung und Rollenverhalten sichtbaren, für den Patienten definierten, fest umgrenzten Funktionen wie auf traditionellen Stationen hat. Es gibt keine Probleme für den Patienten, die nur an den Arzt, nur an den Mitpatienten oder nur an die Schwester herangetragen werden dürfen. Jeder ist sozusagen vom Patienten zu »benutzen«.

Die geringe Strukturierung erzeugt im Patienten Angst. Jeder versucht nun auf seine Weise, die Angst zu bewältigen, d.h. er inszeniert auf der Station seine bewußten und unbewußten neurotischen, sozialen oder familiären Beziehungsmuster, mit deren Hilfe er sich bisher stabilisierte. Hierbei fließen auch unbewußte Erwartungshaltungen gegenüber der üblichen Schwestern- und Arztrolle ein. Da die Schwester Repräsentant in pflegerischer, fürsorglicher und damit mütterlicher Funktion ist, wird sie sicher mehr mit den entsprechenden unbewußten Einstellungen seitens des Patienten konfrontiert als der Stationsarzt. Zusätzlich kann der Patient in den verschiedensten Therapieformen sein persönliches Ausdrucksmedium finden, das ihn sowohl stützt als ihm auch einen ersten Zugang zu sich selber verschafft. Außerdem erlebt der Patient gemeinsam mit den Mitpatienten, daß seine Krankheit nicht nur ein individuelles Problem, sondern eines ist, das er mit anderen teilt, was ebenfalls seine Angst mindert. Diese erste Phase dient hauptsächlich dazu, den Patienten sich mit seinen neurotischen Möglichkeiten inszenieren zu lassen, wozu sich insbesondere die Station als Abschirmer gegen äußere Reize und Zwänge in hervorragendem Maße eignet. Das therapeutische Team versteht sich dabei als zeitweiliger Träger von Ich-Funktionen, als breiter, annehmbarer Boden für ein vom Patienten gewähltes Ausdrucksangebot, und ist bemüht, durch den Schutzraum der Station das Angstniveau zu senken, um dem Patienten eine therapeutisch produktive Regression zu ermöglichen. Die Regression erscheint uns deshalb als produktiv, weil sie kein Produkt der Entmündigung (wie auf üblichen Stationen) ist, sondern durch Herabsetzung des Angstniveaus die Ausdrucksfähigkeiten des Patienten stimuliert und in Gang setzt.

Im weiteren Verlauf der stationären Therapie ist es meist durch die vorsichtige Konfrontation des Patienten mit dem Team oder mit der Therapie möglich, ihm langsam seinen Wiederholungszwang als Wiederholung und damit seinen neurotischen Konflikt, den er auf der Station reinszeniert hat, zu verdeutlichen. Denn was ihm vorher z.B. als äußeres reales Problem mit den autoritären Vorgesetzten erschien, kann ihm nun in der Auseinandersetzung mit dem ähnlich erlebten Teammitglied auf der Station als seine neurotische Einstellung nähergebracht werden.

Der wesentliche Unterschied zur ambulanten Gruppe, in der sich natürlich auch die Wiederholungszwänge in der Übertragung auf den Therapeuten oder den Mitpatienten konstellieren, besteht darin, daß dieses neurotische Problem des einzelnen Patienten auch gemeinsames Erlebnis der Gruppe und der Station ist. Das gemeinsame Handeln im Lebensraum der Station führt für die Gesamtgruppe zu einer größeren emotionalen Evidenz als die Konfliktproduktion im vorwiegend verbalen Bereich der ambulanten Gruppe. Die Gruppe kann intensiver therapeutisch wirken, sofern sie dem Patienten seine neurotischen Wahrnehmungsverzerrungen zu verdeutlichen vermag. Wir haben gesehen, daß häufig gerade bei ich-schwachen, zum Agieren neigenden, symptomfixierten Patienten Übertragungsdeutungen in der Gruppe erst relativ spät aufgenommen und bearbeitet werden können. Sie schildern anfangs ihre neurotischen Probleme als äußere reale Probleme mit ihrer Ehefrau, dem Chef oder Kollegen. Die Station bietet dann eine zusätzliche Möglichkeit, den Widerstand des Patienten anzugehen, da sowohl für ihn als auch für die Mitpatienten die sog. äußeren realen Probleme im Zusammenleben auf der Station durch Reproduktion als innere Probleme sichtbar werden. Oft ist es erst über diesen Schritt möglich, auch die Gruppenprobleme als neurotische zu sehen und zu bearbeiten.

Agieren und stationäre Psychotherapie

Ein Problem stellt natürlich das sog. Agieren von stationären Patienten dar, da die Station immer auch ein Aktions- bzw. Handlungsraum von Patienten ist. Die Interaktion setzt sich zwischen den Patienten und Patient und Therapeut auf der Ebene des sozialen Raumes aus Agieren, realer Befriedigung, Lernen (Orientierung an verschiedenen realen Beziehungspersonen) und Reflektieren (kognitive und emotionale Einsicht) zusammen. In der psychoanalytischen Situation ist Handeln Widerstand; der Patient wiederholt das Verdrängte, statt sich zu erinnern. Man könnte es auch als ein Verbalisieren im Primärprozeß, als »Reden« im Dienste der Triebe bezeichnen, das keine Ich-Veränderung bringt. Wir betrachten in unserem stationären Setting nun das Agieren nicht nur als Widerstand, sondern auch als Ausdrucksmöglichkeit der frühkindlichen verdrängten sensomotorischen Einheit, z.B. in der KBT. Wir meinen, daß Erinnern sowohl im verbalen als auch im Handlungsbereich möglich ist, vielleicht sogar mit größerer emotionaler Evidenz.

Überdies ist der Unterschied zwischen dem Handeln, dem Lernen beim Handeln und dem Agieren schwer zu bestimmen. Im Agieren sind die unbewußten Anteile stärker. Möglicherweise steckt in dem häufigen und kritischen Gebrauch des Begriffes Agieren ein Gegenübertragungsproblem, sowohl ein technisches als auch ein normatives. Zum technischen Problem ist zu sagen, daß die agierte Handlung vom Patienten ich-synton erlebt wird, und dem Patienten deshalb zunächst Verständnis von seiten des Therapeuten engegengebracht werden muß. Erst dann wird es langsam möglich, das Agieren durch Konfrontation, Interpretation und Deuten ich-fremd zu machen, so daß es vom Patienten als Symptom erkannt werden kann. Das normative Problem liegt in der Bewertung des Handelns durch den Therapeuten. Dem Handeln wird als einem konstruierenden Element menschlicher Selbstentfaltung zu wenig Bedeutung beigemessen.

Während im klassischen psychoanalytischen Setting der Handlungsraum als äußere Realität (im Gegensatz zur neurotischen, inneren Realität) vernachlässigt oder als potentieller Raum des Agierens eher negativ betrachtet wurde, sehen wir mehr die darin enthaltene Möglichkeit handelnder Neuerprobung. Denn erinnerte und durchgearbeitete neurotische Verzerrungen werden nicht nur durch die Einsicht, sondern wesentlich durch eine daran sich anschließende, geglückte Verhaltensweise überwunden. Die Station stellt ein wesentlich geschützteres Medium dar, um praktische Neuerfahrungen auszuprobieren als die Außenwelt. Das Team hat einmal seine schützende Funktion (holding, handling, object presenting im Sinne *Winnicotts*), zum anderen ermöglicht es eine korrigierende Neuerfahrung dadurch, daß der Patient mit einem anderen Verhalten als dem der primären Beziehungspersonen konfrontiert wird. Die Station kann durch Identifikationsmöglichkeiten mit realen Beziehungspersonen bisher verzögerte Reifungsschritte einleiten und in Gang bringen.

Auf der Station besteht zudem die Möglichkeit, ein Agieren von Gruppenkonflikten früher anzusprechen und so den Widerstand der Patienten gezielter anzugehen. Bei der ambulanten Therapie tröstet man sich mit der Zeit, der Trägheit des psychischen Systems oder weiß einfach nichts vom Agieren des Patienten außerhalb der Therapie. Es geschieht ja häufig bei ambulanten analytischen Behandlungen, daß ich-schwache Patienten ihre Konflikte auf der Körperebene beim Hausarzt agieren, ohne daß das in der Analyse thematisiert würde. Diese mögliche Zweigleisigkeit wird durch eine stationäre Therapie früh unterbunden oder zumindest thematisiert.

Zusammenfassend ist zu sagen, daß der Schutzraum der Station, in dem eine fehlgeschlagene Probehandlung nicht so harte reale Konsequenzen hat wie außerhalb, dem Patienten die Möglichkeit der Neuerprobung im Handeln und damit den Vollzug von Reifungsschritten ermöglicht. Zum anderen kann gerade durch das gemeinsame Wohnen und Leben und die damit fehlende Ausweichmöglichkeit, z.B. ein Agieren zwischen Analytiker und niedergelassenem Arzt, verhindert werden.

Regression in der stationären Psychotherapie

Im Zusammenhang mit stationärer Psychotherapie wird häufig die Gefahr der Regression notiert. Die häufig und drohend ausgemalte Regression von stationär behandelten Patienten scheint Gegenaspekte und Gegenargumente zu überschatten. Die Befürchtung ist berechtigt für die traditionellen Stationen, wo eine Regression durch die stereotype Rollenaufteilung in Helfende und Hilfsbedürftige geradezu zwangsweise verordnet wird. Sie ist ein Produkt autoritär-hierarchischer Institutionen, der einzige Weg, der den Patienten offensteht, um mit der Bedrohung durch die Ordnungsrigidität der Klinik fertig zu werden. Die Patienten reagieren ängstlich, trotzig, verlangen Verwöhnung nach dem Motto: »Wenn ihr mich schon in strenge Verhaltensschablonen zwingt, unfrei macht, dann sorgt auch für mich.« Hierbei ist es schwer zu unterscheiden, inwieweit diese Regression aus der Sicht des Patienten eher ein sinnvoller Anpassungsmechanismus oder eine neurotische Reaktion ist. Auf jeden Fall wird sie ausgelöst durch die Angst vor Sanktionen seitens der Institution. Oft geschieht dies schon vor der Klinikeinweisung in Erwartung dieser »regressiven« Institution. Unsere Absicht ist es, der Regression durch Öffnung der Stationsstrukturen entgegenzuwirken, d.h. daß z.B. Stationsordnung nicht von einer unbekannten Autorität erlassen wird und zu befolgen ist, sondern auf den Stationsversammlungen diskutiert, modifiziert wird. Die Selbstbeteiligung (Mitbestimmung der Patienten an den Stationsregelungen) entwickelt Ich-Funktionen: Wahrnehmung von sozialen Problemen und Einsichten in die Notwendigkeit von Moral, Regelungen im Verhalten untereinander, die außerhalb verschüttet waren, unausgesprochen blieben oder zu angstvoll besetzt waren. Wir konnten also die allgemeine regressive Tendenz, die Stationen immer haben, dadurch vermeiden und sie sogar nutzbar machen, daß wir prospektive, kreative Ich-Leistungen durch die Selbstverwaltung der Patienten ansprachen, progressive Neigungen sichtbar werden ließen. Nicht immer blieben die dabei »erlernten« Ich-Funktion über die stationäre Zeit hinaus bestehen. Aber sie waren geweckt, erlebt und blieben potentiell mobilisierbar.

Zwei Falldarstellungen sollen das therapeutische Geschehen verdeutlichen:

Falldarstellung I

Herr F., ein 39jähriger Patient, mit einer seit dem 23. Lebensjahr (dem Jahr der Heirat) bestehenden Ulcus-Anamnese, bei dem vor 8 Jahren eine 2/3-Resektion des Magens vorgenommen wurde, kam in unsere Ambulanz mit folgendem Beschwerdebild: Wundheitsgefühl in der Magengegend, Einschlafstörungen, Arbeits- und Konzentrationsstörungen. Er beschreibt das Gefühl, eigentlich schon krank auf die Welt gekommen zu sein, beklagt die Gefühlskälte und mangelnde Hilfsbereitschaft seiner unmittelbaren Bezugspersonen.

Zur Anamnese: Er wurde als 5. von 9 Geschwistern geboren. Er habe bis zum 5. Lebensjahr fast keinen Kontakt mit seiner Familie gehabt, sei wegen Magen-Darm-Beschwerden ständig im Krankenhaus gewesen. Eigentlich habe er sich immer als unerwünschtes Kind erlebt. Die gesamte Familienatmosphäre beschreibt er als vorwiegend asozial. Der Vater sei Polizist gewesen, habe sich aufgrund heftiger Auseinandersetzungen mit der Mutter freiwillig zur SS nach Stalingrad gemeldet und sei dort ums Leben gekommen; er sei damals 7 Jahre alt gewesen. Der Patient macht seine Mutter ver-

3.2. Becker, Lüdeke

antwortlich für den Tod des Vaters, beschreibt dabei den Vater als einen Mann, der sehr viel Wärme ausgestrahlt habe. Die Mutter wird als kaltherzige, aggressive Frau geschildert, die ständig mit Weglaufen gedroht habe. Der Patient selbst hat sich über den zweiten Bildungsweg bis zum Architekten hochgearbeitet, hat beruflich nach seinen Angaben, da er sich stark engagierte, schnell viel Erfolg gehabt. Er habe sich politisch während der Studentenbewegung aktiv engagiert. Er selbst schildert sich als bisher sehr energisch und durchsetzungsfähig, er organisiere sehr viel für andere, sei beruflich immer sehr ehrgeizig gewesen. Der seit 16 Jahren verheiratete Patient hat damals, wie er meint, seine Frau wohl sehr überrumpelt. Die Frau erlebe er wie seine Mutter — vorwiegend als abweisend und gefühlskalt. 1974 hätten sie sich scheiden lassen, hätten jedoch beide die Trennung bis heute nicht überwunden. Seit einem Jahr sei er nun arbeitslos, habe selbst ein großes Projekt abgebrochen, da er durch die familiäre Situation überlastet gewesen sei.

Im Erstgespräch zeigt der Patient eine Fülle von theoretischem Wissen über psychodynamische Zusammenhänge seiner Störungen, das er teils durch Lesen von psychologischer Literatur, teils durch mehrere ambulante Therapieversuche erworben hat. Zu Beginn der stationären Zeit wiederholt er in sehr eindrücklicher Weise seine außerhalb gelebten Aktivitäten. Die Station wird zur versagenden Mutter, der Therapeut der analytischen Gruppe zum idealisierten Vater. Er schlägt eine völlige räumliche, architektonische wie inhaltliche Umstrukturierung der Station vor, fordert politisch-soziale Stellungnahmen von den Mitgliedern des Stationsteams, regt die Gründung eines Patientenclubs für ehemalige Patienten an. Das Stationsteam reagierte zunächst sehr geängstigt: es kam sehr deutlich der Wunsch nach strenger Begrenzung und nach Hinweisen auf die Realität. Der analytische Gruppentherapeut, dem die Lebensgeschichte des Patienten und die damit verbundene Grundstörung (*Balint*) am deutlichsten war, versuchte in den Teamkonferenzen zu vermitteln, daß dem Patienten Raum und Zeit gegeben werden müsse, seine bisherige neurotische Lebensbewältigung zu reinszenieren. Die Aufgabe des gesamten therapeutischen Teams wurde es nun, dem Patienten einerseits einen vertretbaren Raum des Agierens zu belassen, nicht zu früh durch Deutung des Wiederholungscharakters das Geschehen abzublocken und parallel dazu die gesunden Ich-Anteile des Patienten zu akzeptieren und zu bestärken, ihn aber gleichwohl auf die Möglichkeiten und Begrenzungen der Realität hinzuweisen. Dem Patienten selbst war intellektuell schon im Erstinterview deutlich, daß sein Handeln in seiner äußeren Realität auch Abwehrcharakter hat, d.h. in vorangegangenen Therapieansätzen wurde durch frühe Deutungen intellektuelle Einsicht vermittelt, was jedoch offensichtlich keine emotionale Neuerfahrung mit sich brachte. Das soziale Engagement, die sehr ausgeprägte Helferhaltung und die Anklage der Umgebung, vorwiegend im Sinne des Abwehrmechanismus der Projektion, waren also sowohl dem Team als auch in diesem Fall teilweise dem Patienten bald deutlich.

Hier wurde nun das korrektive therapeutische Verhalten der einzelnen Teammitglieder neben den einzelnen Therapieangeboten wichtig. Das Team stellte sich als Projektionsmöglichkeit zur Verfügung, gab dem Patienten jedoch bald den Kontrast zu seinen bisherigen Lebenserfahrungen zu verstehen, indem es beispielsweise nicht wie die Mutter mit Zurückweisung oder Rückzug reagierte und damit seine Projektion durch das reale Verhalten verstärkte. Weiter war der Patient nun mit verschiedenen anderen Therapieangeboten konfrontiert: die analytische Gruppe wurde für ihn, ähnlich wie im Interview und in der Konfrontation mit dem Stationsleben, ebenfalls ein Feld, wo er vorwiegend die Abwehrseite in Form von theoretischem Wissen, Helferhaltung, sozialem Engagement anderen Gruppenmitgliedern gegenüber demonstrierte und damit bald zum anerkannten Führer und Co-Therapeuten in der Gruppe wurde. Ähnlich war dies zunächst in der Gestaltungstherapie, wo er entsprechend seiner Begabung sozusagen im Dienste der Abwehr regressiver Wünsche eine gewaltige Plastik zu formen begann. Ein Einstieg zeigte sich für ihn — wie für die übrigen Gruppenmitglieder und den Therapeuten mit ihm — in der mehr auf averbaler und präverbaler Ausdrucksebene bleibenden KBT. Hier kam bald für ihn selbst deutlich die eher abgewehrte Seite, scheinbar in Kontrast zu seinem sonstigen Verhalten, im therapeutischen Prozeß zum Ausdruck. Herr F. rollte sich auf dem Boden zusammen, klammerte sich geradezu an Gruppenmitglieder. In einer anderen Situation, wo er mit einem anderen Gruppenmitglied Rücken an Rücken saß, war es dem Mitpatienten kaum möglich, sein Anlehnungsbedürfnis zu ertragen. In diesem Erleben wurde für den Patienten erste deutende Arbeit möglich, aber erst, nachdem er den ihn umgebenden Raum, gemeint ist das gesamte stationäre therapeutische Team und Setting, auf seine Tragfähigkeit und Sicherheit hin untersucht hatte (holding function).

Die Falldarstellung sollte mehrere essentielle Möglichkeiten des stationären Angebots zeigen. Ein Patient, der nach mehreren ambulanten analytischen Therapieversuchen zwar zu intellektuellen Einsichten kam, jedoch das Ausmaß seiner regressiven Bedürfnisse emotional nicht erfahren konnte, kam hier über das breite Spektrum des Handlungs- und Ausdrucksangebotes auf der Station zu einem neuen Ansatz.

Dazu waren folgende Vorbedingungen nötig:

a) ein Raum zur Reproduktion seiner Abwehr (der stationäre Raum als Mikrosozietät),

b) ein therapeutisches Team als Projektionsfigur, das zwar die Realität vertritt, jedoch Sicherheit und Annahme bietet,

c) die Möglichkeit, auf ein Therapieangebot zu stoßen, das die Abwehr über intakte Ich-Funktionen (Intellekt, Wissen, Begabung) nicht ausschließlich verstärkt, sondern den Patienten in einem Bereich sozusagen »überlistet«, wo spontaner Ausdruck ähnlich der freien Assoziation ermöglicht wird. Die eigentliche Bearbeitung des Konflikts konnte dann erst in der verbalen analytischen Gruppe einsetzen. Dort konnte der Patient seine Führerrolle im Dienst der Abwehr aufgeben und seine regressiven Bedürfnisse in die Gruppe einbringen.

Herr F. berichtete später in der ambulanten analytischen Gruppe, welche ungeheure Bedeutung für ihn die Tatsache hatte, daß er trotz seines Anlehnungsbedürfnisses und der für ihn damit verbundenen Schwäche und Kleinheit von der Gruppe gehalten worden war.

Falldarstellung II

Fräulein R., eine 21jährige Patientin, klagt im Erstgespräch über folgende Beschwerden: Vor ca. einem Jahr habe sie erstmals anfallartig in der Herzgegend starke krampfähnliche Schmerzen verspürt. Es sei ein regelrechter Herzanfall gewesen mit Herzrasen, Atemnot und Schmerzen zum Schreien, die in den linken Arm ausstrahlten. In der Folgezeit seien die Anfälle über ca. 4 Monate persistierend täglich aufgetreten. Es sei der Notarzt gerufen worden; eine internistische Durchuntersuchung habe keinen organischen Befund ergeben. Über 4 Monate sei sie fast nicht mehr aus dem Bett gekommen. Später habe sie den Hausarzt genau informiert, so daß dieser sofort im Notfall hätte eingreifen können. Zunächst wurde sie vom Hausarzt medikamentös behandelt. Weiter berichtet sie von einer seit langem bestehenden Gewitterangst und von Ängsten, mit der Straßenbahn zu fahren. Sie zweifelt im Erstgespräch und auch noch zu Beginn der Therapie an der Psychogenese ihrer Beschwerden, sieht jedoch, daß ihr bisher nicht geholfen werden konnte, obwohl sie ständig neue Ärzte aufgesucht hat.

Zur Anamnese: Fräulein R. stammt nach ihren Angaben aus einfachen Verhältnissen, der Vater sei Facharbeiter, die Mutter immer Hausfrau gewesen. Sie ist die jüngere von zwei Geschwistern (Bruder + 8). Die Mutter schildert sie als sehr fürsorglich und verwöhnend, sie stopfe noch heute alles vorne und hinten in sie rein, sie werde regelrecht von ihr bedient, bekomme alles hinterhergetragen. Die Mutter habe gleichzeitig immer versucht, sie sehr zu behüten und sie vor äußeren Gefahren gewarnt. Die Atmosphäre zuhause, wo Fräulein R. noch heute lebt, sei immer harmonisch gewesen, es habe nie Krach gegeben. Vom Vater berichtet sie spontan fast nichts; er sei früher mobiler gewesen, sei jetzt auch fast nur noch zuhause. Nach der Volksschule machte die Patientin zunächst eine Lehre in Verbindung mit dem Besuch der Handelsschule, brach diese jedoch ab, da es ihr angeblich nicht gefiel. Seither arbeitet sie als Fernschreiberin in einem Verlag. Seit ihrem 17. Lebensjahr habe sie einen Freund, mit dem sie heute noch gehe, der sei sehr anhänglich, mache alles, wie sie es wünsche, sei auch immer zur Stelle. Sie habe die Freundschaft vor allem geknüpft, um mal zuhause rauszukommen. Etwa ein halbes Jahr vor Beginn der Symptomatik habe sie in den Ferien einen Mann kennengelernt, in den sie sich verliebt habe und bei dem sie erstmals sexuell erlebnisfähig gewesen sei. Dieser Freund lebe in Bayern, und sie kämpfe seit längerer Zeit mit sich, von zuhause zu ihm zu ziehen (Auslösesituation). Sie könne dies jedoch den Eltern und dem langjährigen Freund nicht sagen.

Mit der stationären Aufnahme verstärkten sich die Ängste der Patientin deutlich. Anders als sie sich gegenüber den bisher behandelnden Ärzten eingestellt hatte, schien sie unserem Hilfsangebot auf der Station zu mißtrauen. Am Stationsleben nahm sie außer an den festgelegten Therapien zunächst nicht teil. Sie ließ sich entweder von ihrem Freund abholen oder verbrachte die übrige Zeit zuhause bei der Mutter. Das stationäre Team registrierte in den Konferenzen vor allem die Vermeidungsstrategie der Patientin. Die Patientin erreichte Symptomfreiheit nur, wenn sie in der Nähe der Eltern oder des Freundes war und erlebte die Gruppe und die Aktivitäten auf der Station als angstauslösende Herausforderung. An den Therapien — wie Gestaltungstherapie, KBT und analytische Gruppe — nahm sie zwar regelmäßig teil, blieb jedoch zunächst unnahbar stumm und erlebte jegliche Annäherung als Belästigung. Sie versuchte allen Gruppen- und Teammitgliedern klarzumachen, daß sie in alldem keinen Sinn sehe und sie keinen Grund habe, ihre jetzige Lebenssituation in Frage zu stellen. Sie blieb auf ihr Symptom der Herzbeschwerden fixiert, mit dem Anspruch, daß es ihr von ärztlicher Seite genommen werden müsse. Man konnte sagen, ihr Widerstand hatte sich seit dem Interview eher verstärkt. Die Ausgangssituation für eine analytische Psychotherapie war also vor allem hinsichtlich Motivation und Introspektionsfähigkeit extrem ungünstig, der Leidensdruck auf das Symptom fixiert.

Das stationäre Team und die Mitpatienten fanden den einzigen Anknüpfungspunkt darin, sie auf das von ihr dargebotene Handeln — das Meiden der Station und das tägliche Nach-Hause-gehen-Müssen — anzusprechen und ihr den Zusammenhang mit dem Auftreten ihrer Symptomatik im Sinne der Versuchungssituation aufzuzeigen. Dieser Deutungsversuch kam sicher erheblich zu früh, was sich auch in der Reaktion der Patientin zeigte. Sie selbst reagierte stereotyp mit der Antwort: sie sehe nicht ein, warum sie nicht zum Freund oder zur Mutter gehen solle, wo sie doch dort so verwöhnt werde. Die Mitpatienten, die infolge dieser Zurückweisung sehr verärgert und gekränkt waren, vereinbarten mit der Patientin zunächst ohne Wissen des Teams einen zweiwöchigen Versuch, den Kontakt mit zuhause abzubrechen. Die Patientin stimmte überraschenderweise bereitwillig zu, brach jedoch dieses Versprechen einige Tage vor Ende der Frist. Sie konnte später in der ambulanten Gruppe berichten, daß sie diese Zeit auch als Entlastung erlebt habe — befreit von der Bindung an Freund und Mutter. In dieser Zeit knüpfte sie erste Beziehungen zu Mitpatienten, wobei auch erstmals aggressive Aspekte offen gezeigt wurden. Parallel zu diesen beiden Wochen wurde vor allem in den eher averbalen Therapieformen der Grundkonflikt der Patientin deutlicher: In der Gestaltungstherapie malte sie kahle, graue Berge, die wie eine Schutzmauer wirkten, graue Gitter oder beispielsweise die Mutter als Stoppschild.

In der KBT nimmt in einer Sitzung ein Gruppenpatient über ein Seil Beziehung zu ihr auf, indem er es um sie legt. Die Sitzung wird durch heftiges Um-sich-Schlagen und Schreien unterbrochen, und beim anschließenden Durchsprechen der Situation wird deutlich, daß ihr Partner sie miteinbeziehen wollte, sie das jedoch als Fesselung und Einzwängung erlebte. Ihr selbst fällt in dieser Sitzung dazu ein, daß sie sich zu Hause immer nur angebunden und eingeengt gefühlt habe, und daß sie nicht, wie ihr 8 Jahre älterer Bruder, noch heute an die Mutter gefesselt sein wolle. In der Folgezeit hat sie sich erstmals auch in der analytischen Gruppe einbringen können, nahm selbst immer mehr am stationären Leben teil und knüpfte vor allem zu einem Gruppenmitglied eine enge Beziehung an. In der jetzt seit einem Dreivierteljahr bestehenden ambulanten analytischen Gruppe hat sich ihr Verhalten deutlich geändert. Wo sie vorher abweisend, nach außen fassadenhaft und im Verhalten infantil-abhängig auftrat, nahm sie jetzt eine sehr aktive und vor allem auch offen-aggressive Haltung ein und zeigte sich auf sexuellem Gebiet sehr kokett werbend. Sie selbst konnte im Laufe dieses Prozesses einen Zusammenhang zwischen der Symptomfreiheit und dem Zulassen ihrer aggressiven und sexuellen Bedürfnisse finden.

Das Beispiel zeigte, wie eine Patientin, die man primär als nicht-psychotherapiefähig einschätzen und bei der eine ambulante Therapie zuviel Gelegenheit für Vermeidungen geben würde, aber auch eine Verbalisierungsfähigkeit über mangelnden Zugang noch nicht besteht, in einer Initialphase diesen Zugang über eine stationäre Therapie erreichen konnte. Der Zugang wurde möglich durch eine Reproduktion ihres Grundkonfliktes im Handlungsraum der Station, und wo die Patientin in der verbalen analytischen Gruppe primär im Widerstand blieb, konnte sie auf averbaler und Handlungsebene ihre Ängste und Bedürfnisse, wenn auch zunächst unbewußt, darstellen.

Die Falldarstellungen sollen ein Stück weit den Weg der Patienten während der stationären Initialphase aufzeigen. Verkürzt kann man dies folgendermaßen beschreiben: Der in seiner Abwehr verhaftete Patient kann in einem zwar geschützten, aber realitätsnahen Raum im Sinn von *Winnicotts* »facilitating environment« seine Konflikte reproduzieren. Siehe bei Herrn F.: die Anklage gegen die inkonstante, frustrierende, kalte Mutter in Gestalt der Station, räumlich wie personell; bei Fräulein R.: Flucht in die alte Abhängigkeit zu Mutter und Freund vor der Versuchungssituation der Station. Die Teammitglieder der Station haben dabei nicht primär die Aufgabe zu deuten, sondern bieten als therapeutische Mittel die »Objektbeziehung« (*Balint*) und das Setting, das »facilitating environment« mit den drei Aspekten »holding«, »handling« und »object presenting« (*Winnicott*), wie *Loch* es beschrieben hat, an. *Loch* (1974, S. 449) schreibt — und so können wir die Aufgabe unserer Station begreifen: »In allen diesen Fällen geht es nicht um das 'Weganalysieren' (*Balint*) von Symptomen und Übertragungen, vielmehr kommt es primär auf die Ermöglichung einer Entwicklung, auf die Freilegung des Weges zur Entfaltung der Kreativität des Individuums an, was letztlich nur dem gelingt, der ein 'unaufdringlicher Analytiker' (*Balint*) ist.« *Loch* geht in diesem Zusammenhang auf den »nicht-klassischen« Rahmen psychoanalytischer Therapie ein. In diesem Rahmen haben die Patienten Evidenzerlebnisse nicht dort, wo im Sinne der Anpassung über eine relative Automatisierung des Verhaltens die Abwehr bestehen bleibt oder verstärkt wird, sondern wo durch (für den Patienten) neue Wahrnehmungs- und Ausdrucksbereiche (KBT, Gestaltungstherapie) der Konflikt im Sinne des freien Einfalls der Kontrolle entzogen ist. Der Einbezug des Handlungsbereichs verstärkt die Einsichtsfähigkeit und emotionale Erfahrbarkeit, ersetzt oder behindert sie nicht.

Vergleich mit anderen stationären Behandlungsmodellen

Abschließend noch einige Bemerkungen zu anderen stationären Behandlungsmodellen. Zu Beginn der stationären Psychotherapie hatte die Station wesentlich Aufenthaltsfunktion für den Patienten zwischen den analytischen Sitzungen, sie besaß mehr oder weniger Hotelcharakter. Hierbei wurde die analytische Haltung bei ambulanten Therapien im wesentlichen beibehalten, was zu einer strikten, meist auch räumlichen Trennung zwischen »analytischem Raum« und »realem Raum der Station« führte. Es wurde also den Schwestern nichts über die analytische Therapie mitgeteilt; die Analytiker wiederum interessierten sich wenig für das Verhalten des Patienten auf der Station. Mit der auch räumlichen Integration analytischer Therapie in die Station wurde das Feld zwischen »analytischer Haltung« und »alltäglichem Realitätsverhalten«, dem oft eine Dichotomie psychischer Bereich — körperlicher Bereich entsprach, zunehmend in der Diskussion thematisiert. Wir möchten nicht die verschiedenen Erörterungen und »Lösungen« dieses Problemfeldes wiederholen (vgl. insbesondere *Hau, Beese* u.a.), sondern unsere Position in Auseinandersetzung mit dem stationären Modell analytisch-psychosomatischer Therapie, das *Stephanos* entwickelt hat, erörtern.

Um die Dichotomie zwischen körperlichem und psychischem Bereich aufzuheben und die Übertragungsvielfalt auf der Station zu reduzieren, zentriert *Stephanos* das therapeutische Geschehen auf die »Visite«, die im Rahmen der Auffassung der psychosomatischen Störungen, wie sie die französische Schule entwickelt hat, interpretiert wurde. Der wesentliche therapeutische Prozeß soll sich zwischen den einzelnen Patienten und dem Stationsarzt vollziehen, der das Gespräch mit dosierter Nähe bzw. bei starken Abwehrstrukturen zu deren Labilisierung mit forcierter Nähe (»vorübergehende Psychodramatisierung«) lenkt. Ihn umgeben stumm die Schwestern, die der in seiner Abwehr irritierte Patient nach der Visite auf der Station als »gute Mutter« zwecks Ich-Stärkung »besetzen« kann.

Stephanos überträgt also in seinem Modell die »analytische Haltung« auf die gesamte Station. Dadurch gerät der soziale, reale Raum der Stationsgemeinschaft weitgehend aus dem Blickfeld und wird in seinen therapeutischen Möglichkeiten kaum berücksichtigt. Auch Übertragungen von Eltern-Imagines auf andere Mitpatienten werden nicht gesehen, da *Stephanos* die Beziehung der Patienten untereinander nur unter dem Aspekt der Geschwisterrivalität deutet.

Im Gegensatz zu *Stephanos* betrachten wir die stationäre Therapie ausgesprochen als Einleitung einer ambulanten analytischen Gruppentherapie, für die die Patienten erst vorbereitet werden müssen. Außerdem erscheint uns eine auf die Visite des Super-Therapeuten »Stationsarzt« zentrierte therapeutische Situation als zu karg und eng, um die Möglichkeiten stationärer Therapie nützen zu können. Gerade bei den auf ihre Symptome fixierten, wenig phantasiefähigen, psychosomatischen oder schizoid charakterneurotischen Patienten, von denen auch *Stephanos* spricht, sind die verhärteten Abwehrstrukturen primär oft schwerer analytisch interpretierend anzugehen als in den mehr »behandlungsorientierten« Therapien wie Gestaltungstherapie und KBT. Diese Therapien kommen den wenig frustrationstoleranten, zum Agieren neigenden Patienten entgegen. Durch Zeichnen, Modellieren, Gestalten, Körpererleben, Kontaktaufnahme wird der Patient direkt und zugleich für ihn annehmbarer als nur im Verbalen mit sich und seinen Abwehrmechanismen, insbesondere mit Verleugnung und Projektion konfrontiert. Die verbalisierenden Therapien werden dadurch nicht behindert, sondern wir konnten beobachten, daß die »Phantasiearmut« psychosomatischer Patienten gelegentlich Funktion des einseitigen therapeutischen Settings, nicht ein spezifisches Persönlichkeitsmerkmal war.

Nicht nur bei diesen, die analytische Gruppentherapie begleitenden Therapien, sondern auch auf der Station ähnelt die Therapie oft der von Kindern, bei denen »in den sozial-aktionierten Erlebnisstrom eingestiegen wird« (*Hau*). Viele Patienten können erst über die Reinszenierung ihrer häuslichen, beruflichen oder schulischen Situation auf der Station ihr Verhalten durch Gespräche mit den Schwestern und dem Stationsarzt als neurotisches erkennen, was ihnen in der verbalen Gruppe weniger oder gar nicht evident wird.

Obwohl wir uns viel mit der Aufsplitterung der Übertragung und deren Unübersichtlichkeit auf der Station beschäftigt haben, nehmen wir sie um verschiedener Therapieansätze willen sozusagen in Kauf. Natürlich bemühen wir uns, auf den gemeinsamen Teamsitzungen die Übertragungs- und Gegenübertragungsbeziehungen zwischen Patienten, zwischen Patient und Team und auch zwischen den Teammitgliedern zu verstehen und zu klären. Auf der Station mit vielen Mitarbeitern kann das immer nur der Versuch einer Annäherung an die tatsächlichen bewußten oder unbewußten Beziehungen sein. Wir sehen die Chance der stationären Therapie in einem Therapieangebot, das mehrere Ausdrucks- und Erlebnisformen des Patienten konkret anspricht, um ihn so auf mehreren Wegen den Zugang zu sich, zu seiner konflikthaften Innenwelt finden zu lassen. Erst wenn ich-syntones Verhalten als konflikthaftes Erleben sichtbar werden konnte, kann sich eine innere Motivation für eine psychoanalytische Therapie bilden. So gewinnt die analytische Gruppentherapie, durch die analytisch orientierte Nachbesprechung bei den sog. »averbalen Therapien« vorbereitet und verstärkt, während der stationären Behandlung für die Patienten zunehmend entscheidende Bedeutung.

Literaturhinweise:

BALINT, M. (1960): Primärer Narzißmus und primäre Liebe. Jb. d. Psychoanalyse, Bd. I. Bern/Stuttgart (Huber).
DERS. (1968): Therapeutische Aspekte der Regression. Stuttgart (Klett) 1970.
BEESE, F. (1975): Das Modell der therapeutischen Gemeinschaft und seine Anwendung auf psychotherapeutische Kliniken. In: Klinische Psychotherapie in ihren Grundzügen. Stuttgart (Hippokrates) und Göttingen (Vandenhoeck & Ruprecht).
DE BOOR, C. und E. KÜNZLER (1963): Die psychosomatische Klinik und ihre Patienten. Bern/Stuttgart (Huber-Klett).
BRÄUTIGAM, W. (1974): Pathogenetische Theorien und Wege der Behandlung in der Psychosomatik (mit Beschreibung einer Form stationärer und ambulanter Therapie). Nervenarzt, 45, 354-363.
FREUD, S. (1914): Erinnern, Wiederholen und Durcharbeiten. GW X.
HAU, T.F. (1975 a): Die klinisch-psychotherapeutische Situation. In: Klinische Psychotherapie in ihren Grundzügen. Stuttgart (Hippokrates) und Göttingen (Vandenhoeck & Ruprecht).
DERS. (1975 b): Die Abhängigkeit der Psychotherapieform von der Struktur und Gruppendynamik der Klinik. In: Klinische Psychotherapie in ihren Grundzügen. Stuttgart (Hippokrates) und Göttingen (Vandenhoeck & Ruprecht).
LOCH, W. (1974): Der Analytiker als Gesetzgeber und Lehrer. Psyche, 28, 431-460.
DERS. (1976): Psychoanalyse und Wahrheit, Psyche 30, 865-898.
MARTY, P., M. DE M'UZAN und C. DAVID (1963): L'investigation psychosomatique. Paris (PUF).
VON RAD, M. und A. RÜPPELL (1975): Combined inpatient and outpatient group psychotherapy: A therapeutic model for psychosomatics. Psychother. Psychosom., 26, 237-243.
STEPHANOS, S. (1973): Analytisch-psychosomatische Therapie. Bern (Huber).
STOLZE, H. (1972): Selbsterfahrung und Bewegung. Praxis Psychother., XVII, 165-174.
WIEGMANN, H. (1968): Der Neurotiker in der Klinik. Göttingen (Vandenhoeck & Ruprecht).
WINNICOTT, D.W. (1965): Maturational Process and Facilitating Environment. — Dt.: Reifungsprozesse und fördernde Umwelt. München (Kindler) 1974.
DERS. (1971): Vom Spiel zur Kreativität. Stuttgart (Klett) 1973.

ÜBER DIE VERWENDUNG DER WORTE ZUR GESTALTUNG VON ARBEITSANGEBOTEN IN DER KONZENTRATIVEN BEWEGUNGSTHERAPIE

Von Helmuth STOLZE (1982)

Zu dieser Arbeit:

In der KBT-Arbeit werden immer wieder Worte neu in ihrem Sinn erfahren. Die Frage dieses Beitrags ist aber umgekehrt gestellt: Wie können Worte sinnvoll zur Gestaltung der KBT-Arbeit eingesetzt werden? Zwei Antworten werden gegeben: 1. Das substantivierte Tätigkeitswort eignet sich in besonderer Weise für die Formulierung von Arbeitsangeboten, da es mehr als das Substantiv die Qualität des Tätig-Seins ausdrückt und so in seinem Bewegt-Sein der Bewegungs-Therapie mehr entspricht. 2. Unerschöpfliche Anregungen für die Gestaltung von Arbeitssituationen können dem ursprünglich bildhaft-konkreten Sinn von Tätigkeitswörtern entnommen werden, die durch die verschiedenen Vorsilben variiert sind. Dies wird an einer Aufzählung von Vorsilben in Verbindung mit einer Reihe von Tätigkeitsworten und am Beispiel der Verben: »stehen« und »greifen« deutlich gemacht.

Während der 31. Lindauer Psychotherapiewochen 1981 haben *Hans Becker* und ich eine Übung angeboten und durchgeführt mit dem Titel: »Leibliche Selbstwahrnehmung als Beginn oder Ergänzung der psychotherapeutischen Weiterbildung«. Wir verwendeten dabei — unserer »Herkunft« gemäß — Elemente der KBT. Auf unsere Rückfrage bei der letzten Zusammenkunft, was in dieser Übung vielleicht eine für den einzelnen Teilnehmer bedeutsame Erfahrung gewesen sei, sagte ein junger Arzt: »Ich habe erlebt, was Worte bedeuten«.

Diese Erfahrung machen wir in der Arbeit mit der KBT immer wieder: Staunend nehmen wir neu ein Wort wahr, das wir täglich im Munde geführt haben, ohne es »wahr« zu »nehmen«. KBT wird auf diese Weise zu einem Schlüssel, der uns Ursprüngliches in unserer Sprache wieder aufschließt.

Auf der anderen Seite müssen wir uns fragen: Wie können wir diese Worte verwenden in der KBT-Arbeit? Diese Frage zielt nicht auf das Beschreiben des Erlebten, den Erfahrungsaustausch oder das verbale Deuten, sondern auf die Art, wie wir unsere Arbeitsangebote formulieren, und auf die Gestaltung von Arbeitsangeboten, wie sie uns durch die Worte nahegelegt werden.

1. Zur Formulierung von Arbeitsangeboten

Unsere »Angebote« machen wir am besten in einer »offenen« Frageform, wobei solche Fragen mehr aufmerksamkeitslenkende und weniger zur Beantwortung auffordernde sein sollen. Darüber braucht hier weiter nichts gesagt zu wer-

3.3. Stolze

den, weil es oft genug beschrieben und an Beispielen gezeigt worden ist[1]. Eine besondere Möglichkeit soll hier aber angesprochen werden, die uns die deutsche Sprache für die Formulierung von KBT-Angeboten bietet. Es ist — wie der Leser unmittelbar nachvollziehen kann — ein Unterschied, ob ich beispielsweise jemanden auffordere:

»Berichten Sie mir über Ihre Erfahrungen«, oder
»Berichten Sie mir über das Erfahrene«.

»Ist es nicht eigentümlich, daß die Worte 'wahrnehmen' und 'erfahren', die scheinbar eine passiv-aufnehmende Haltung des Menschen bezeichnen, von den Tätigkeitsworten 'nehmen' und 'fahren' abgeleitet sind? Da ist etwas Handelndes, Bewegtes«. So sagte ich schon in meiner ersten Darstellung der KBT 1958[2]. Es ist daher einer *Bewegungs*-Therapie angemessen, von diesem Handelnden, Bewegten bei der Formulierung der Angebote Gebrauch zu machen. Und das wird uns ermöglicht — wie oben gezeigt — in der Form des substantivierten Verbs.

Nur einige wenige Beispiele, an denen deutlich werden kann, wie bei dieser Sprachform noch das Tätigsein im Wort weiterwirkt.

Das substantivierte Verb:	steht an Stelle des Substantivs:
das Liegen	die Lage
das Stellen	die Stellung
das Halten (Sich-Verhalten)	die Haltung
das Wahrnehmen	die Wahrnehmung
das Begreifen	der Begriff

Es ist also einmal wichtig, in der Formulierung unserer Arbeitsangebote dieses Bewegte und Bewegende stets zu bedenken und davon Gebrauch zu machen.

Es kommt aber noch etwas anderes hinzu: Der Form des substantivierten Verbs haftet eine Seins-Qualität an im Gegensatz zum Substantiv, dessen Qualität mehr die des Habens ist. Man könnte auch sagen: Je mehr Tätig-Sein und Bewegen im Wort erhalten sind, desto näher ist es dem Erleben des Subjekts. Die Form des Hauptworts (»Lage«, »Stellung«, »Haltung«, usw.) objektiviert das Geschehen zum Geschehnis, stellt es damit fest und rückt es vom erlebenden Subjekt ab. Da uns in der KBT aber primär gerade das Erleben des einzelnen Menschen (des Subjekts) interessiert, sollten wir auch im Formulieren unserer Arbeitsangebote diese subjekt-orientierte Seins-Qualität zu verwirklichen suchen.

2. Das Tätigkeitswort als Grundlage der Gestaltung von Arbeitssituationen

»Wie kann ich Arbeitssituationen gestalten, an denen der Patient in bestimmter Weise etwas von seinem Verhalten, seiner Haltung, seinen Schwierigkeiten, seinen Problemen erfahren und in veränderter Weise damit umgehen kann?« Diese Frage wird immer wieder von denen gestellt, die beginnen, mit der KBT zu arbeiten. Und es kann darauf eine erste, ganz einfache Antwort gegeben werden: »Horchen Sie darauf, was Ihnen die Sprache sagt«.

3.3. Stolze

In einem Seminar der Lindauer Psychotherapiewochen 1976 habe ich den Teilnehmern die folgende Liste von Vorsilben gegeben:

ab- (herab-)
an- (ange) (unan-)
auf- (darauf-) (hinauf-) (aufge-) (aufer-)
aus- (auseinander-((hinaus-) (unaus-)
be- (unbe-) (vorbe-)
bei- (dabei-)
da/dar- (dafür-) (dagegen-)
durch- (hindurch-)
ein- (einge-) (hinein-)
ent- (entgegen-)
er-
für-
ge- (unge-) (vorge-)
gegen- (gegenüber-)

her- (heraus-)
hin- (hinunter-) (hinzu-)
hinter-
mit- (miteinander-)
nach- (nacheinander-)
über-
un-
unter-
ver-
vor-
weg-
wider-
zer-
zu- (zueinander-)
zurück

Diesen Vorsilben habe ich eine Reihe häufig gebrauchter Tätigkeitsworte gegenübergestellt:
stehen — stellen — liegen — legen — sitzen — setzen — lehnen — fallen — kommen — gehen — laufen — geben — nehmen — greifen — halten.

Und nun kann jeder Leser, wie es die Teilnehmer des Seminars 1976 getan haben, die Verknüpfungsmöglichkeiten einmal durchspielen. Er wird feststellen, daß sich daraus eine Fülle von Worten ergeben, die konkret als Bewegung ge- und erlebt werden können.

Ich nehme hier als Beispiele nur die beiden Tätigkeitsworte »stehen« und »greifen«:
abstehen — anstehen — aufstehen — auferstehen — ausstehen — bestehen — beistehen — dafürstehen — durchstehen — einstehen — (sich) eingestehen — entstehen — entgegenstehen — erstehen — gegenüberstehen — gestehen — herausstehen — miteinander stehen — nachstehen — überstehen — (sich) unterstehen — verstehen — vorstehen — widerstehen — zustehen — zueinanderstehen — zurückstehen.
abgreifen (abgegriffen) — angreifen (unangreifbar) — aufgreifen — ausgreifen — begreifen (unbegreiflich) — durchgreifen — nachgreifen — übergreifen(d) — vergreifen — vorgreifen — zugreifen.

Die meisten dieser Worte lassen unmittelbar die ihnen innewohnende Bewegungssituation erkennen, die zur Gestaltung einer Arbeitssituation anregen kann, in der in und an der Bewegung alles das erfahren werden kann, was das Wort auch als Aussage über ein Erleben meint.

Als Beispiel das »Abstehen«:
Im Abstand von einer Wand oder einem Partner stehen. Immer gleichen Abstand halten. Allmählich immer größeren Abstand nehmen. Verschiedene Abstände (Di-

3.3. Stolze

stanzen) einnehmen. Sich ganz heraushalten. Einen Vorschlag nicht aufgreifen, Abstand davon nehmen, obwohl er gerne aufgenommen würde. Dem Bedürfnis, etwas zu tun, widerstehen (z. B. davon abstehen, eine Lage zu verändern), usw.

Ich möchte abschließend eine Behauptung wagen: Im (Wieder-)Auffinden des ursprünglichen bildhaft-konkreten Sinns solcher Worte läßt sich unser ganzes Leben, nicht nur das körperliche, sondern auch das seelische und geistige, als Tätigkeiten begreifen, die dann auch im Bewegen inszeniert (und im Dienste des Erinnerns und Durcharbeitens reinszeniert) werden können. Damit ist uns ein nahezu unerschöpfliches Arsenal an Anregungen für die Gestaltung von Arbeitssituationen in der KBT an die Hand gegeben.

Anmerkungen des Herausgebers:

1 *Siehe dazu die Fallberichte und Schilderungen von Arbeitssituationen in dieser Sammlung.*
2 *Siehe Stolze: »Psychotherapeutische Aspekte einer konzentrativen Bewegungstherapie, Seite 18.*

STRUKTURIERUNG IN DER KBT-ARBEIT

Von Christine GRÄFF (1981)

Zu dieser Arbeit:
Der Beitrag beschäftigt sich mit einer in der praktischen KBT-Arbeit häufig auftauchenden Frage: Wieweit und wieviel soll (kann oder muß) die Arbeitssituation vom Therapeuten strukturiert werden? Eine Weiterbildungsgruppe des DAKBT befaßte sich mit dieser Frage im praktischen Versuch, der dann reflektiert wurde. Für und Wider einer geringeren oder stärkeren Strukturierung werden erwogen und abschließend sechs Situationen genannt, in denen die KBT-Arbeit stärker strukturiert werden soll und muß.

»Strukturierung in der KBT« war eines der vier Themen, das auf der Herbsttagung 1981 des Deutschen Arbeitskreises für KBT in Esseratsweiler bearbeitet wurde.

    Meine Gruppe hatte 18 Teilnehmer. In den uns zur Verfügung stehenden 3 × 3 Stunden sind wir so vorgegangen, daß ich der Gruppe zuerst ein freies Angebot machte, das sehr wenig Struktur vorgab. Danach folgte ein dreiviertelstündiges Gespräch, in dem die gemachten Erfahrungen berichtet wurden. Im zweiten Teil der gesamten Einheit habe ich den gleichen thematischen Inhalt des ersten Abschnittes in ein strukturiertes Angebot gefaßt — z. B. Angebot »Gehen« und dann die Arbeit am »Gang«. Auch ihr folgte nach 30 Minuten der Erfahrungsaustausch. Am Ende zogen wir Vergleiche zwischen dem freieren und dem strukturierteren Angebot und haben versucht, uns darüber klar zu werden, was im ersten und was im zweiten Fall möglich war.

Zu Beginn der Arbeit wurden meine Vorüberlegungen, was unter »Struktur« zu verstehen sei, diskutiert und ergänzt.

Worüber wir uns sehr schnell einig waren, war die Tatsache, daß Strukturen immer gegeben sind, schon allein durch den Raum, durch die sich darin befindenden Menschen, die Konstellation von Gruppenteilnehmern und Gruppenleiter, die Zeit und die gegebenen Fakten. Diese Struktur ist also auch dann vorhanden, wenn der Gruppenleiter überhaupt nichts vorgeben würde. Das Angebot: »Legt euch auf den Boden« oder: »Geht im Raum umher und schaut, was sich dabei für euch ereignet«, enthält eine minimale Strukturierungsvorgabe. Wir würden vielleicht von einem Angebot sprechen, das einen großen Freiraum läßt für Erfahrungen über die *Art* zu liegen, zu gehen oder die Schwerkraft zu erleben.

Durch das stärker strukturierte Angebot[1] besteht die Möglichkeit, einen Wandel im Körperlichen oder im Verhalten zu erzielen. Es können z.B. neue Erfahrungen gemacht oder Gesetzmäßigkeiten kennengelernt werden, wie man sich an-

3.4. Gräff

ders eventuell freier oder leichter bewegen kann. Die konkrete Herausforderung erlaubt weniger Ausweichmöglichkeiten und konfrontiert mit dem körperlichen Vermögen. (Das, was uns Menschen binden und blockieren kann und von Möglichkeiten abtrennt, die in der Anlage gegeben sind, ist häufig die Unkenntnis oder Vermeidung von Naturgesetzmäßigkeiten.) Sehr positiv wurde erlebt, wie durch die Annahme der neuen Struktur bisher Ungekanntes kennen gelernt und neue Möglichkeiten in Gang gesetzt wurden.[2] Wenn vom Gruppenleiter die Strukturierung nicht fordernd ist, kann sie dem Übenden Sicherheit und das Gefühl des Geführtwerdens geben (u. U. schon durch des Gruppenleiters Präsenz in Stimme und Bewegung).

Bei den strukturierten Angeboten haben wir erlebt, daß durch die äußere Formgebung sich der innere Freiraum vergrößert hat. Affekte konnten eher zugelassen werden; es entstand durch die äußere Begrenzung so etwas wie eine Erlaubnis für Aggressionen, z.B. gegen die Gruppenleiterin, die ja diese Eingrenzung »auferlegte«. Andererseits trat beim einen oder anderen Eigenes durch die Vorgabe in den Hintergrund; man »paßte sich eben an«.

In der halben Stunde unserer Arbeit, in der nur eine minimale Struktur vorgegeben war, konnte sehr viel Momentanes und Spontanes aufkommen, wie z. B. auch Träume der vergangenen Nacht. Der Gruppenleiter überträgt hier sehr viel mehr an Eigenverantwortung an die Übenden, was einerseits positiv erlebt wird, andererseits auch ängstigt: Angst vor der Leere, Angst, daß einem nichts einfallen könnte. Nach dieser Angst tauchte dann häufig beim Übenden eine eigene innere Strukturierungsmöglichkeit auf, die den Gruppenteilnehmer weiterleitet. In solchen Augenblicken können alte Strukturen wirksam werden, um die Angst vor der Leere zu bannen; es können sich aber auch neue Wege zeigen. Das würde also bedeuten: Wenig Strukturierung von außen ermöglicht innere, eigene Strukturierung.

Zu erwähnen ist noch, daß bei dieser Art des Vorgehens eher die Gefahr besteht, auf einer phantasierten Stufe zu verharren. Aus der Runde tauchte der Gedanke auf, daß das minimal strukturierte Angebot eine Art Verwöhnung sei, denn kindliche Erinnerungen werden wachgerufen an alles erlaubende Eltern. Dem wurde allerdings wieder entgegen gesetzt, daß bei mehr Strukturierung der Übende geleitet würde, ihm Wege gewiesen werden, die ihm eigenes Suchen »ersparen«. Insofern sei der verwöhnende Charakter auch hier offenkundig.

Zum Abschluß haben wir Gedanken zu der Frage gesammelt, wann stärker strukturierte Angebote angebracht sind. Ohne Anspruch auf Vollständigkeit seien hier aufgezählt.
1. um die Anfangssituation in einer Gruppe zu erleichtern (angstfreieres Klima);
2. um es dem Therapeuten zu ermöglichen, besser mit seinen Ängsten umzugehen;
3. um durch Eingrenzung ganz bestimmte Ziele zu verfolgen;

4. um am Symptom oder einem Konflikt zu arbeiten;
5. um Depressiven und Verwahrlosten einen Halt durch einen vorgegebenen Rahmen zu bieten;
6. um bei Schizophrenen oder Schizophreniegefährdeten eine Überschwemmung durch ich-fremde Impulse zu vermeiden.[3)]

Anmerkungen des Herausgebers:

1 Aus den Ausführungen wird deutlich, daß zunächst, wenn von »Strukturierung der KBT-Arbeit« die Rede ist, die von außen gegebene Form und Ordnung gemeint ist. Daß auch Einfälle (Assoziationen, Erinnerungen) des Übenden die Arbeit »strukturieren« können, wird im übernächsten Absatz beschrieben.

2 An anderer Stelle (in ihrem Buch, Seite 143) weist die Verfasserin darauf hin, daß derart strukturierte Angebote zur Verfolgung bestimmter Ziele dann angebracht sind, wenn sich Patienten bereit zeigen, einen Lernschritt zu tun.

3 In ihrem Buch: »Konzentrative Bewegungstherapie in der Praxis« bringt die Verfasserin dazu das folgende Beispiel:
»Eine junge Schizophrene, die seit langer Zeit bei mir Einzelstunden nimmt, brachte ich mit diesen geometrischen Raumbildern von Wänden und aus den Ecken weg. Anfangs legten wir die Flächen mit Schnüren und Stangen aus und liefen auf ihnen. Dann bauten wir in die Figur (die immer eine geometrische Form hatte) Zwischenräume ein, um von Zwischenraum zu Zwischenraum zu springen, bis die sichtbaren mit den vorgestellten Linien vertauscht werden konnten. Den ersten Versuch, sich Raum 'einzuverleiben', startete ich mit der Fuß- und Schrittlänge, mit der wir den Raum durchmaßen. Eine größere Schwierigkeit war, die Körperlänge als Maßstab zu nehmen, denn dazu mußte sich die Patientin in den Raum legen. Als sie den 'Boden kannte', wie sie sagte, vollzog sich in ähnlicher Form die Erarbeitung des Raumes: Schnüre in Dreiecksform spannen, sich in ihnen bewegen, nach einiger Zeit auch mit Musik, Körperlänge in Beziehung zur Raumhöhe setzen usf. Dazwischen bildeten wir erneut mit dem Körper ein Dreieck oder einen Kreis und mit den Armen ein Quadrat oder Rechteck. Auch zeigte ich ihr in einem Anatomie-Atlas Bilder vom Knochengerüst. Die Zwischenrippenräume faszinierten sie; die anfängliche Angst vor diesem 'schrecklichen Zeug' in ihr und die Angst zu atmen verlor sie, je besser sie sich 'auskannte'. Das Verlassen der geometrischen Form fand von selbst statt. Sie begann Figuren zu erfinden, zunächst außerhalb ihres Körpers mit Gegenständen, die wir anschließend in Bewegung umsetzten.
Bei der beschriebenen Patientin wurde ich immer wieder mit einer großen Angst vor ihrer eigenen Körperlichkeit konfrontiert. Alles was 'da drinnen' war, war ekelhaft. Außerhalb ihrer selbst war es zwar nicht minder ekelhaft, aber sie konnte es sehen. Ich mußte in dieser Behandlung viel experimentieren. Quittungen für unterlaufene Fehler folgten mir stehenden Fußes, indem sich die Patientin zurückzog, unansprechbar wurde und selbst nichts mehr sprach. Fehler waren z. B. Überforderungen, wenn etwas nicht für sie überschaubar war. Sie brachte mir bei, das Angebot so zu gestalten, daß es einfach und klar war und außerhalb ihrer Körperlichkeit durchgespielt werden konnte, zunächst im beschränkten, allmählich immer größer werdenden Raum«.

ÜBER DAS AUFTAUCHEN UND BEARBEITEN VON ASSOZIATIONEN IN DER KONZENTRATIVEN BEWEGUNGSTHERAPIE BERICHT AUS EINER BEHANDLUNGSSTUNDE

Von Gertrud von PESCHKE (1977)

Zu dieser Arbeit:

Nach der Schilderung einer Arbeitssituation in einer KBT-Gruppe beschreibt die Verfasserin zunächst die »Choreographie« der Bewegung zweier Gruppenteilnehmerinnen. Sie zeigt am Umgang mit den Assoziationen dieser beiden Patientinnen die »Übersetzungsarbeit« des Therapeuten in der KBT, die zum Verstehen des Patienten führt. In diesem Lernvorgang des Verstehens kann der Patient (und die Gruppe) allmählich selbst diese Übersetzungsarbeit übernehmen.

Es ist die neunte Doppelstunde einer Gruppe, die mit KBT arbeitet. Die acht Patienten, die nacheinander eintreffen, legen sich auf ihre Decken.

Nachdem ich in den vorangegangenen Stunden durch geführte Aufgabenstellung die Bereitschaft zum »Spüren« anzuregen versucht habe, beschränke ich mich heute auf sparsamste Hinweise:

»Was kann ich von meiner augenblicklichen Lage konkret wahrnehmen? Wo und wie fühle ich mich mit dem Boden verbunden? Wie weit bin ich jetzt, hier im Raum anwesend?« — Nach einer Weile schlage ich vor, jeder möge sich einen Bewegungsablauf wählen, den er mehrmals in seinem eigenen Tempo ausführt, so langsam, daß er jede Veränderung, die in seinem Wahrnehmungsfeld spürbar ist, miterleben kann.

Eine Zeitlang verändert sich nichts. Bewegungslos liegen die Teilnehmer auf der Decke. Ich weiß nicht, ob mein Vorschlag aufgenommen und angenommen ist. Dann sehe ich, wie sich hier langsam eine Hand, ein Arm vom Boden löst, dort ein Wechsel aus der Rücken- in die Seitenlage erfolgt. Einer versucht die Annäherung und Lösung seiner Hände. Ich beobachte, daß sich ein Teil der Anwesenden sehr ernsthaft mit der selbstgestellten Aufgabe auseinandersetzt, bei einigen empfinde ich Abwesenheit, die sich in einem Dösen oder in sichtbarer Unruhe zeigt. Dies veranlaßt mich zu der Äußerung, jeder möge nur solange üben, als es für ihn interessant sei, und die Aufgabe selbständig zu Ende führen, wenn sie für ihn abgeschlossen sei.

Unmittelbar nach dieser Aufforderung schnellt eine Teilnehmerin vom Boden hoch, einige andere folgen und stehen, wenn auch langsamer, auf. Ungefähr die Hälfte der Teilnehmer lassen sich aber in ihrem Tun durch meinen Hinweis nicht unterbrechen, sondern nehmen sich die Zeit, die sie brauchen. — Allmählich gruppiert sich eine Gesprächsrunde.

Die Teilnehmerin, die durch ihr schnelles »Hochgehen« ihren Unwillen schon demonstriert hat — ich nenne sie hier Ute — sprudelt heraus: »Ich kann bei so was nichts erleben, ich langweile mich einfach. Soll doch unsere ›Gefühlsexpertin‹ einmal erzählen, was *sie* dabei empfindet!«

Die so Apostrophierte — ihr Name sei Ingrid — wird blaß und entgegnet mit leiser Stimme: »Warum nennst Du mich so? Ich bin hier nicht anders als alle. Ich kann mich tatsächlich bei solchen Aufgaben wohlfühlen!«

Schweigen — es lastet Spannung über der Gruppe. Nach einer Weile wende ich mich an Ute. »Du langweilst Dich. Hast Du eine Vorstellung von etwas, das Du gerne tun möchtest?«

»Ich möchte etwas Gemeinsames, etwas, an dem alle beteiligt sind!«

Da ich nicht mit einem Angebot reagiere, holt eine dritte Teilnehmerin einen Korb mit Bällen und kippt ihn in die Runde. Ein konfuses Ballspiel entwickelt sich, »Anschüsse«, Gelächter, der ungelöste Konflikt steht noch im Raum. Schließlich schlägt eine weitere Teilnehmerin vor: »Laßt uns doch die Bälle in einer Richtung im Kreis herumwerfen!« Mehrere Stimmen werden laut, die diesen Vorschlag ablehnen.

Nun fasse ich zusammen: »Ute wünscht sich etwas, an dem alle teilnehmen. Anne möchte offenbar Ball spielen und Erika hat das Bedürfnis nach mehr Ordnung, nach einer Regel, wenn ich sie recht verstanden habe?« Erika nickt zustimmend. »Vielleicht«, frage ich, »kristallisieren sich noch mehr Wünsche heraus, aus denen wir unsere Form finden können?«

Nun meldet sich wieder Ute mit dem spontanen Wunsch: »Ich möchte mich in die Mitte legen, und ihr sollt alle Bälle auf mir herumrollen!« Sie überrollt mit diesem Wunsch förmlich die Gruppe, indem sie sich, ohne auf Zustimmung zu warten, mit ihrer Decke in die Mitte begibt und auf den Bauch legt. Das hat so starken Aufforderungscharakter, daß sich tatsächlich keiner der Aufgabe entzieht.

Ich registriere für mich: Ute hat eine Vorerfahrung mit ähnlicher Ausgangsposition. Hände von Partnern auf ihrem Rücken veranlaßten sie in einer der vorangegangenen Stunden zu der Äußerung, sie habe das ekelhafte Gefühl von Ameisen, die über ihren Rücken krabbelten. Ich frage mich, ob der Zugang zum Fühlen für sie über negative Gefühle eher möglich ist. Offenbar hat sie den Wunsch, ein Erlebnis zu wiederholen. Sie scheint jedoch die Zuwendung zu genießen, äußert Wohlbehagen und: »Das ist viel angenehmer als mit den Händen!« Ich schließe daraus, daß sie eine indirekte Kontaktaufnahme besser annehmen kann als eine direkte, das veranlaßt mich nun zu folgendem Angebot:

»Ich möchte Dir vorschlagen, daß Du Dich auf den Rücken legst und die Augen schließt. Wir werden Dich mit der Decke hochheben und ein wenig im Raum herumtragen. Du mußt nichts fühlen, Du mußt nichts erleben und Du mußt kein Wort darüber sagen! Kannst Du — könnt ihr das annehmen?«

Alle sind einverstanden. Wir führen die Aufgabe in sehr langsamem Tempo aus, tragen Ute durch den Raum und legen sie schließlich auf der erhöhten Bühne unter einer hellen Lampe nieder. Sie bleibt noch eine Weile mit geschlossenen Augen liegen, gibt dann eine fast euphorische Schilderung ihres Erlebnisses: Sie sei geflogen, immer höher, der Sonne entgegen, habe sich ganz frei und leicht und glücklich gefühlt.

Nun fragt Ingrid mit zögernder Stimme, ob es möglich sei, daß man auch sie trage. Die Gruppe stimmt zu, prüft — als Ingrid auf der Decke liegt — halb spielerisch

3.5. von Peschke

das Gewicht von Armen, Beinen und Kopf. Man empfindet sie als merkwürdig schwer und kalt. Wir heben sie auf, sie wirkt klein und eingeengt in der Decke und springt, nachdem wir sie sehr sanft zu Boden gelegt haben, mit einem Satz aus der Decke. Kreidebleich berichtet sie, es sei schauerlich gewesen, sie habe sich im Sarg erlebt und das einzig gute Gefühl habe sie gehabt, als wir sie endlich »in die Erde« gesenkt hätten[1].

Wir sind bestürzt; der schwache Versuch eines Teilnehmers zu rationalisieren, daß der Weg aus der Helle ins Dunkel geführt habe, erstickt im Ansatz.

Ich frage Ingrid, ob ihr etwas einfalle, was ihr jetzt, in dieser Situation, gut tun könnte. Nach einiger Überwindung antwortet sie: »Ja, ich glaube, wenn ich sagen könnte, was ich jetzt fühle.« Dann spricht sie, anfangs stockend, dann ganz klar und ruhig:

»Ich habe mich hier wohlgefühlt, weil ich das Angebot wahrgenommen habe, ohne Forderung an mich, sein zu dürfen wie ich bin. Ich habe ganz große Schwierigkeiten im Kontakt mit Menschen. Die einzige Art, mich wohlzufühlen, die ich kenne, ist die, mich ganz auf mich zurückzuziehen. Daß ich dies hier innerhalb der Gruppe konnte, war mir viel wert. Nun hat Utes Bemerkung mich tief verletzt und hat mich wieder auf mich zurückgeworfen.«

Ute kann das nicht verstehen, so wiederhole ich Ingrids Aussage nochmal in anderen Worten. Ein Erstaunen geht durch die Gruppe, man hat Ingrid als sehr sicher und angstfrei erlebt und als »Gruppenexpertin«; einige haben nicht einmal wahrgenommen, daß sie durch Utes Angriff verletzt war.

Ich spreche noch einmal die Möglichkeit: »Sein-Dürfen wie man ist« an, leite aber hin zu der anderen, daß man hier im geschützten Raum der Gruppe auch riskieren könne, sich einmal anders zu versuchen als gewöhnlich. So frage ich Ingrid, ob es eine Möglichkeit für sie gebe, mit der Gruppe oder einem aus der Gruppe Kontakt aufzunehmen.

Schweigen. Dann sagt sie: »Ich möchte Euch ansehen!« — Wir tauschen Blicke in der Runde, ich spüre die Abwehr einzelner durch Unruhe und nervöses Lachen. So verändere ich die Aufgabenstellung, indem ich vorschlage, man könne sich im Raum bewegen, Begegnungen in Form von Blickkontakten suchen, prüfen, wie nahe man einander kommen oder auch wieviel Distanz man überbrücken könne, ehe die Verbindung abreißt. Ute setzt sich an den Rand, beteiligt sich nicht an der Aufgabe, die andern sind nun sehr engagiert.

Nachher entwickelt sich im Kreis ein lebhaftes Gespräch. Die Teilnehmer stimmen weitgehend darin überein, daß diese Art der Kontaktaufnahme derart »tabuisiert« sei, daß sie als unangenehm, ans Mark gehend erlebt wurde[2]. Nur Ingrid, die diese Form der Kontaktaufnahme gewählt hat, konnte sie positiv erleben. »Wenn ich Menschen anschaue«, sagt sie, »kann ich sie zu mir herholen!« — Sie liefert sich nicht aus, das Moment des Handelns bleibt bei ihr.

Rosemarie »kann die Traurigkeit in den Augen der anderen nicht ertragen«. Während sie das ausspricht, laufen ihr selbst die Tränen über die Wangen. Ruth — Brillenträgerin — meint, niemand habe sie ansehen wollen, weil sie schiele und ihr unkoordiniert herumirrendes Auge ein unerträglicher Anblick sei. Dazu kommen lebhafte Mitteilungen der anderen, es herrscht Übereinstimmung, daß *sie* den Blicken ausgewichen sei und keiner sie als schielend oder gar entstellt empfunden habe. — Ich verzichte darauf, diesen neuen Aspekt — den der Projektion —, der durch Rosemarie und Ruth angesprochen wird, aufzugreifen und speichere ihn für spätere Bearbeitung. Ich beschränke mich darauf, Ruth zu bitten, ihre Brille abzunehmen und den Versuch zu wagen, hier ohne Brille zu arbeiten.

Nun kommt Ute zum Kreis zurück und setzt sich neben Ingrid. »Ich möchte etwas sagen; ich habe etwas Wichtiges erlebt: Es passiert mir oft, daß ich Menschen verletze, ohne daß ich es weiß und ohne daß ich es will. Wenn mir dann jemand einen Hinweis gibt, bin ich selbst verletzt und ziehe mich zurück. Das habe ich auch hier getan. Ich habe mich in die Ecke gesetzt. Aber ihr habt hier im Kreis einen Platz für mich offengelassen, das hat mir möglich gemacht, zurückzukommen.«

»Und nun sitzt Du *neben* Ingrid«, füge ich hinzu. Wir rücken näher zusammen und schweigen.

*

Aus der Beschreibung dieses Ablaufs, den ich wiedergebe, wie ich ihn erlebt habe, möchte ich nun die »Choreographie« der Bewegung der beiden Hauptagierenden Ute und Ingrid nachzeichnen, um daran zu zeigen, daß äußere und innere Bewegung vielschichtig ineinander verwoben und kaum zu trennen sind:

Ute reagiert mit Abwehr, weil das Angebot, mit sich selbst zu arbeiten, ihrem gewohnten Verhalten fremd ist und Angst auslöst. Sie äußert ihren Unmut (Unmut = Angst) durch ihr »Hochgehen« und verbal, wobei sie die ihr gegenübersitzende Ingrid, »ohne es zu wissen und zu wollen« (unbewußt) verletzt. Dann wechselt sie (auch bewegungsmäßig) von der Außenseiterposition in die Mittelpunktstellung über, breitet sich aus, fühlt sich wohl. Die Verstärkung ihrer vertrauten Verhaltensweise (»Du mußt nichts fühlen, Du mußt nichts erleben und Du mußt nicht über Dein Gefühl sprechen«) ermöglicht ihr, ihren Widerstand aufzugeben. Sie erlebt einen »Höhenflug«. Dann rückt ihre Gegenspielerin in die Mitte, setzt ihr Schuldgefühle und verletzt sie durch ihre Aussage. Sie zieht sich »in die Ecke« zurück, kann aber dort ihr Verhalten reflektieren und durch das Angebot des offenen Platzes in die Gruppe zurückkehren, wobei sie ihren Platz jetzt neben Ingrid findet.

Ingrid benützt das Angebot des »Sich-selbst-Spürens« als legitime Möglichkeit, in der Gruppe sein zu dürfen, wie sie ist, nämlich auf sich selbst bezogen aus Angst vor Kontakten. Das »Herausgestelltwerden« verletzt sie; aber sie schweigt zunächst und zieht sich noch weiter zurück. Nach Utes Schilderung des »Höhenfluges« wagt sie in der Erwartung eines ähnlich positiven Erlebnisses, sich der Gruppe anzuvertrauen. Statt dessen erfährt sie ein Absinken; sie fühlt sich »zu Grabe getragen«. Jetzt erwacht ein vitaler Impuls: Sie springt auf und, indem sie ihr Erlebnis und Gefühl preisgeben kann, nimmt sie nun aktiv handelnd ihren Raum ein. Sie wählt eine ihr gemäße Form, die anderen sich näherzubringen, und wird nun voll in die Gruppe integriert.

Zum Ende der Stunde schließt sich der Kreis enger um die beiden Akteure.

*

3.5. von Peschke

Die Decke als Requisit der beschriebenen Stunde soll noch ein wenig betrachtet werden[3]. Sie bezeichnet den persönlichen Raum jedes einzelnen Übenden, seine »Unterlage«, auf der er sich ausbreiten, auf die er sich zurückziehen kann. Die Decke wärmt, verhüllt, grenzt ab, man kann sie sich auch, wenn nötig, über den Kopf ziehen. Im vorliegenden Fall wurde die Decke einbezogen, um die körperliche Wahrnehmung eines Gefühls zu vermitteln, das nicht im Rahmen unserer Routinebewegungen auftaucht.

Beide Patientinnen haben jedoch das »Getragenwerden auf der Decke«, das auch im wörtlichen Sinn als »Sich von der Gruppe getragen Fühlen« — Vertrauen vermittelnd — verstanden werden kann, mit ganz persönlichen Assoziationen verbunden, die aus ihren Vorerfahrungen und der augenblicklichen Verfassung resultieren. Die beiden extremen Erlebnisse vom Höhenflug bis zur Grablegung umreißen die weite Skala von Assoziationen, die sich auf einer anderen Ebene abspielen als das sinnlich wahrnehmbare Erlebnis.

Die Aufgabe des KBT-Therapeuten sehe ich darin, die Verwobenheit dieser Ebenen deutlich zu machen, dadurch, daß er sie ins Licht rückt, daß die Beteiligten sie erkennen können. Hierbei handelt es sich weniger um Interpretation als um Übersetzung. Oft macht die einfache Wiederholung dessen, was einer sagt, die Doppelsinnigkeit seiner Aussage deutlich. Zu verstehen, wie »es« gemeint ist, was immer sich in Gesten, Bewegung oder Konstellationen ausdrückt, sich daraus entnehmen können, was mit der eigenen Person in Beziehung gesetzt werden kann, ist ein Lernziel. Diese Übersetzungsarbeit kann dann allmählich von den Teilnehmern selbst übernommen und weitergeführt werden.

Es mag hier die Frage auftauchen, inwieweit bei der KBT Dinge an- und aufgerührt werden, die dann in diesem Rahmen nicht weiter bearbeitet werden können. Diese Frage steht in engem Zusammenhang mit dem therapeutischen Konzept, das sich für mich mehr in der Auseinandersetzung mit überpersönlichen, uns alle betreffenden Verhaltensweisen (wie »Geben und Nehmen«, »Nähe und Distanz«, »Angriff und Flucht«) darstellt als im Angehen individueller Konfliktsituationen. Diese tauchen natürlich auf, können aber doch immer wieder auf das Phänomen der Haltung und des Verhaltens zurückgeleitet werden.

Wo hier Störungen erkannt und als solche akzeptiert werden, kommt etwas in Bewegung. Der Betroffene steht vor der Entscheidung, ob er die bisherige Richtung beibehalten oder eine andere einschlagen will. Als Therapeut respektiere ich diese Entscheidung, auch dann, wenn der Patient die natürliche Schutzhaltung wählt, nämlich, nicht wahrzunehmen, wieder festzulegen, was nicht oder noch nicht in dieser Form ohne Gefahr veränderbar ist.

Je länger ich mit dieser Methode arbeite, um so vielseitiger erscheinen mir die Möglichkeiten menschlicher Bewegung, was bedeutet, daß die therapeutische Arbeit bei den eigenen »Vorstellungen« des Therapeuten beginnen muß, die es immer wieder aufzulösen gilt, um der Zuversicht Raum zu geben, daß der Patient »weiß«, welches sein Weg ist, und durch mein Vertrauen Zutrauen zu seinen eigenen Entscheidungen gewinnen kann.

Anmerkungen des Herausgebers:

1 Siehe dazu auch den Beitrag von Stolze (1982): »Von der Bahre bis zur Wiege«, Seite 346.
2 Diese »Tabuisierung« des Blickkontaktes hat eine sehr wichtige Schutzfunktion — siehe dazu Th. Hauschild (»DeroBöse Blick«, Verlag »Mensch und Leben«, Berlin, 2. Aufl. 1982), der u.a. auf Freuds Arbeiten (GW XII und GW XIII) hinweist: Freud hat den bösen Blick als Vorstellung dem Gebiet der »Allmacht der Gedanken« zugeordnet. Diese Schutzfunktion darf nicht einfach durchbrochen werden durch eine »Übung« dieser Art: »Stellt euch am Rande des Raumes auf, sucht Blickkontakt zu einem Gegenüberstehenden, geht dann aufeinander zu, bis ihr ganz nahe seid und schaut euch immer dabei in die Augen (so vom Herausgeber in einer »Kommunikationsübung« beim Sensitivity Training selbst erlebt). Wie tiefgründig bewegend ein solcher Blickkontakt sein kann, sei gezeigt an folgender Situation aus einer Patientengruppe des Herausgebers: Das Arbeitsangebot war so formuliert worden: »Bewegen Sie sich mit geschlossenen Augen im Raum. Wenn Sie wollen, bleiben Sie stehen, lassen die Augen aufgehen, nehmen auf, was sich Ihnen darbietet; schließen Sie dann wieder die Augen und gehen weiter.« Der Gruppenleiter übte selbst mit. Als er die Augen öffnete, stand ihm eine Patientin im Abstand von knapp 1 Meter gegenüber, die auch die Augen öffnete. Die Blicke begegneten sich. Später sagt die Patientin: »Wenn statt Ihnen jemand anderer da gestanden und mich angeschaut hätte — ich weiß nicht, was passiert wäre. Einen solchen Einblick konnte ich nur Ihnen (dem Therapeuten) erlauben. Ich glaube, einen anderen hätte ich ermorden müssen.« Das mag sich dramatisiert anhören. Erinnert es aber nicht an die Durchbrechung der Schamgrenze in der Sage von Gyges und seinem Ring und ihre Dramatisierung durch Hebbel?
3 In einer Anmerkung zu seinem Beitrag in der Kindler-Enzyklopädie: »Die Psychologie des 20. Jahrhunderts« schreibt Stolze (1977):
»Eine Decke, die der Patient zum Üben benützt, kann u.a. für ihn bedeuten,
ausgebreitet auf dem Boden: mein Ort (Raum, Bereich), einladender Ruheplatz, Wiese, Burg (Schutz), Insel, Isolation;
als Umhüllung: Mantel, Wärme, Wickelkind, Bei-mir-Sein, Geborgenheit, Haus, Höhle, Mutterleib, Beengtheit, Sich-Verbergen;
als Unterlage, auf der liegend er von anderen getragen wird: tragender Kontakt, Unterstützung, Sicherheit oder Unsicherheit?, Sich-Überlassen, Verantwortung abgeben, Anvertrauen oder Mißtrauen?, Mutters Arme, Wiegen, Schaukeln, Wellen, Schwerelosigkeit, auf Wolken schweben, Höhenflug, Niederlassen, Grablegung.
Alle diese Bedeutungen können in entsprechenden Empfindungen leibhaftig erfahren werden.«

TIEFENPSYCHOLOGISCHER DEUTUNGSVERSUCH EINZELNER KBT-ERFAHRUNGEN

Von Ilse HILZINGER (1978)

Zu dieser Arbeit:

An drei Beispielen aus der praktischen Arbeit wird gezeigt, daß die KBT sowohl einen direkten Zugang zum Grundkonflikt schaffen als auch im Aktualkonflikt therapeutische Tendenzen wecken kann. Die Verfasserin versucht, Erlebnisse in der KBT als Wegspuren zu deuten, deren Symbolgehalt Einsichten möglich macht, die einen Heilungsweg einleiten.

1. Beispiel

Arbeitsangebot:

Mit geschlossenen Augen sich mit seinem Platz auf der Decke vertraut machen, den Platz dann verlassen, durch den Raum gehen und wieder zur eigenen Decke zurückkehren.

Ablauf:

Frau A ist eine etwa 35-jährige Frau, unverheiratet, sehr tüchtig im Beruf. Sie geriet bei diesem Angebot in große Ängste. Sie konnte sich überhaupt nicht mehr orientieren und kam sich völlig verloren vor. Die ausgelösten Ängste waren so stark, daß sie nach der Gruppenstunde ihr in der Straße abgestelltes Auto nur nach langem Suchen, und nach der etwa 20 km weiten Heimfahrt ihre Garage nur mühsam wieder fand.

Das Gespräch

fand dann in der nächsten Stunde statt, zu der sie mit großer Angst kam. Sie berichtet, ganz große Orientierungsschwierigkeiten mit ihrem Auto zu haben, und sie schildert, wie furchtbar die Heimfahrt nach der letzten Stunde gewesen sei.

Deutungsversuch:

Die Stärke des Gefühls der völligen Hilflosigkeit und des Ausgeliefertseins deutet an, daß es sich nicht nur um einen Aktualkonflikt handeln kann. Die Desorientierung wird an zwei Stellen sichtbar:

1. Durch die Herabsetzung der rationalen, bewußten Möglichkeiten (geschlossene Augen). Offensichtlich sind die anderen Funktionen: Fühlen, Empfinden und Intuieren ganz wenig integriert und mit starker Angst besetzt.

2. Beim Autofahren. (Das Auto, ein Symbol für das eigene Ich). Das Auto nicht zu finden, sich mit dem Auto nicht zurechtzufinden, zeigt eine tiefe Identitätskrise an.

Die äußere und innere Situation von Frau A:

1. Der Aktualkonflikt — in dem allerdings schon der Grundkonflikt durchscheint:

Frau A hatte einen Beruf erlernt, den man zu den sozialen Berufen zählen kann. Sie fühlte sich bald dem mitmenschlichen Kontakt, den selbständigen Entscheidungen und den starken zeitlichen Anforderungen nicht gewachsen (sie konnte nie »Nein« sagen und mußte immer alles recht machen). Sie ging in die Verwaltung eines großen sozialen Unternehmens und erlebt nun dort dasselbe. Sie fühlte sich dauernd überfordert und ausgenutzt, konnte sich aber nicht wehren. Sie war permanent auf der Suche nach einer neuen Berufsmöglichkeit oder Fortbildung. Allerdings konnte sie sich für nichts entscheiden.

2. Die äußeren genannten Hinderungsgründe zeigten die Spur zum Grundkonflikt:

Sie habe kein Geld für eine Fortbildung, denn sie müsse das Haus mitbezahlen, das sie mit ihrer Mutter zusammen baue. — Und sie könne nicht weit von ihrer Mutter weg, da diese leidend sei.

Die Mutterbeziehung ist das große Problem ihres Lebens. Sie kann kein Wochenende für sich selbst gestalten, sondern *muß* zur Mutter, mit der es dann regelmäßig Streit gibt, oder — sie fährt mit großer Wut weg. Die Mutter ist liebevoll vergewaltigend; bei geringster Frustration wird sie krank und macht der Tochter laufend Schuldgefühle. Außerdem stützt sie sich ganz auf diese Tochter, da die drei übrigen erwachsenen Kinder alle krank sind. Ein Sohn ist schwer psychisch krank, eine Tochter hat eine unheilbare Krankheit und eine schlechte Ehe, der andere Sohn hat ein schweres Bandscheibenleiden.

Die Kindheit ist entsprechend gewesen. Frau A war die ungeliebte Tochter. Der Vater starb früh, die Mutter mußte arbeiten und hatte nie Zeit für die Kinder. Frau A konnte als Kind nur durch Rechtmachen, Sich-Überfordern, übertriebenes Pflichtgefühl und fast totale Selbstaufgabe überleben.

Die Desorientierung im eigenen Selbstgefühl, auch in ihrer weiblichen Rolle, und die panischen Ängste im Gefühlsbereich waren schon beim Üben sichtbar.

Dies ist ein Beispiel dafür, daß in vielen Aktualkonflikten der dahinterliegende Grundkonflikt sichtbar wird. Und daß dieser Grundkonflikt angegangen werden sollte, weil sich sonst im Aktualbereich nichts ändern kann. Bei dieser Störung reicht die KBT als alleinige Therapiemethode m.E. nicht aus.

2. Beispiel

Arbeitsangebot:

Wir hatten in der Gruppe mit dem Reifen geübt. Es ging im 1. Teil um die Beschäftigung damit im Liegen und mit geschlossenen Augen.

3.6. Hilzinger

Ablauf:

Herr B ist ein Mann Mitte 30. Er setzt sich sehr schnell auf, nimmt den Reifen vor sich. Dann versucht er durchzukriechen.

Das Gespräch:

»Für mich war es unmöglich, liegen zu bleiben. Deshalb setzte ich mich auf und der Reifen war das Lenkrad eines Lastwagens. Ich fuhr damit. Dann war der Reifen für mich ein Loch, durch das ich hindurch schlüpfen mußte.« »Jetzt muß ich ihn noch aufbrechen« —
und er nahm den Reifen und riß ihn auseinander.

Deutungsversuch:

Dieses Erlebnis mit dem Reifen — ich würde hier zwei Schwerpunkte sehen — hatte mit einer *akuten* Krise zu tun.

1. Das Lenkrad eines Lastwagens. Herr B war vor kurzem von seiner Frau verlassen worden eines anderen Mannes wegen.
Sie nahm die Kinder mit, an denen er sehr hing. Auch daß seine Ehe nach manchen ähnlichen Erlebnissen mit seiner Frau nun endgültig zu Ende war, hat ihn sehr belastet. Aber er kann Last-wagen fahren!
2. Und es geht nicht nur darum, daß er ihn fahren kann, sondern, daß etwas Neues durch dieses Leid geboren werden kann. Er schlüpft durch das dunkle Loch, und er kommt heraus. Dies ist ein Wiedergeburtssymbol, das ihm andeutet: Du wirst nicht nur mit der Last leben können, sondern du wirst im Durcharbeiten des Erlebens eine Wandlung, eine Reifung erfahren.
3. Das Sprengen des Reifens ist eine Andeutung dafür, daß Einengendes gesprengt und aufgehoben werden muß, daß er den Ehering nicht nur einfach ausziehen und weglegen muß, sondern daß er noch durcharbeiten muß, was diese Ehe für ihn bedeutet hat, daß er auch zu den schmerzlichen Einsichten stehen muß, und daß es für ihn ein Zerbrechen der Gemeinschaft sowohl, als auch einen »Aufbruch« (im doppelten Sinn des Wortes) bedeutet.
An diesem Beispiel wird deutlich, daß im Erleben eines Menschen im akuten Konflikt nicht nur diagnostische Zeichen vorhanden sind, sondern auch prognostisch Wege gezeigt werden, von denen vielleicht in der augenblicklichen Befindlichkeit noch nicht viel zu sehen oder zu spüren ist.

3. Beispiel

Arbeitsangebot:

Nach einem Üben am Boden, bei dem wir uns sehr mit dem Erfahren der eigenen Hände beschäftigt hatten (mit geschlossenen Augen), bekam jedes Gruppenmitglied ein Stück Knetmasse in die Hand mit dem Vorschlag, mit geschlossenen Augen einen liegenden oder sitzenden Menschen daraus zu formen.

Ablauf:

Frau C hat Mühe mit der Knetmasse, kann offensichtlich nichts damit anfangen. Es entsteht schließlich ein ganz flach gedrücktes liegendes Männchen mit einem großen Kopf.

Das Gespräch:

»Ich wollte zuerst keinen Menschen machen, nur einen Kopf. Das kam mir vor wie etwas Frevelhaftes. — Ich darf doch nicht sein wie Gott, der einen Menschen macht! — All das schoß mir durch den Kopf.«

Deutungsversuch:

Diese Aussage gibt aus tiefenpsychologischer Sicht zunächst drei Anhaltspunkte:
1. Der durch das Üben angesprochene Konflikt hat seine Wurzel vermutlich in der magischen Phase, in der das Allmachtserlebnis und die Unfähigkeit zu differenzieren zwischen Denken und Geschehen zu Hause sind. Es ist zudem die Phase, in der ein Kind erlebt, daß es vieles machen kann. (Es würde sich dabei etwa um das Alter 2—4 Jahre handeln. Die Entwicklungspsychologie und die tiefenpsychologische Sicht dieser Phase sind der Hintergrund für die Vermutung.)
2. Irgendwo im Bereich des Machen-Könnens, vielleicht der Phantasie, der Eigeninitiative müssen — aus irgendeinem Grunde — Blockierungen vorhanden sein.
3. Es muß wohl etwas mit einem Kind, vielleicht mit einem Geburtserlebnis zu tun haben.

Zu dieser Annahme kam ich durch das Aussehen des geformten Männchens: Riesenkopf, sonst fast nichts, und durch die Aussage: »Ich darf doch nicht sein wie Gott, der einen Menschen macht.«

Wenn ich einige Anhaltspunkte habe, überlege ich mir zunächst, welcher Punkt der am wenigsten affektgeladene sein könnte, um mich so vorsichtig wie möglich etwas näher an den Konflikt zu tasten. Es geht auch darum herauszubekommen, ob der Konflikt überhaupt jetzt ansprechbar ist.

Ich führte mit Frau C folgendes Gespräch:

Ich fragte, wie es ihr früher damit ergangen sei, wenn sie etwas selbständig gemacht habe. Ach ja, sie sei immer sehr eingeschränkt gewesen, vor allem von ihrer Mutter: »Ein Mädchen tut das nicht.« Aber es falle ihr eigentlich gar nichts ein.

Zwischenbemerkung:

Dies ist erneut ein Hinweis auf eine sehr massive Geschichte, wenn »eigentlich gar nichts einfällt«. Ich hätte es wohl zunächst dabei bewenden lassen, weil ich meine, Widerstände des Unbewußten seien, da sie auch Schutzfunktionen haben, zunächst zu respektieren.

Aber plötzlich setzte Frau C selbst das Gespräch fort und sagte etwa folgendes: »Ich war etwa 3¼ Jahre alt, mein Bruder 2, und meine Mutter lag gerade zu Hause im

3.6. Hilzinger

Wochenbett mit dem nächsten Bruder. Ich weiß noch, daß ich dachte: »Wieder ist die Mutter abwesend wegen so einem Kind. Ich hatte eine ständige Eifersucht auf meinen Bruder, der Mutters Liebling war. Deshalb habe ich immer Zuflucht gesucht bei meinem Vater. Ich hatte, ich weiß nicht wie, ein Rasiermesser erwischt und habe damit meinem Bruder das Gesicht zerschnitten. Ich sehe ihn noch auf dem Boden sitzen, an den Tisch gelehnt, und das Blut lief ihm über das Gesicht. Da kam mein Vater dazu und hat mich sehr verdroschen. Das war das Schlimmste.«

Frau C war sehr erschüttert, als ihr diese Geschichte einfiel. Hier war ein ganzes Bündel von sehr tiefen emotionalen Konflikten vorhanden: Geburt eines — schon wieder ein Kind — Geschwisterchens. Starke Eifersucht sicher bis zu Todeswünschen dem Bruder gegenüber. Die Liebe zum Vater und die Strafe verstärken das Schuldgefühl.

Es geht jetzt nicht darum, den Verarbeitungsweg anzudeuten, aber hier war ein wesentlicher Punkt, der im Schicksal dieser jungen Frau einiges blockiert hatte im Bereich des »Machens.« Sie kämpfte z. B. ihr ganzes bisheriges Leben mit der Vorstellung: »Ich kann nichts, ich bringe nichts fertig, ich bin unfähig.« (Sie hat Archäologie studiert und Theologie. Sie ist verheiratet mit einem Theologen und hat 2 Kinder. Damals spielten Fehlgeburten eine Rolle.)

Obwohl dies ein sehr tiefliegender Konflikt war, konnten doch mit Hilfe der KBT eine große Entlastung, ein wesentliches Stück Verarbeitung und neue Lebensmöglichkeiten erreicht werden. Dazu hat natürlich auch die große Reflexionsfähigkeit der Frau beigetragen.

Mir lag daran, an drei Beispielen zu zeigen, daß die KBT sowohl den Zugang zum Grundkonflikt direkt schaffen kann, als auch im Aktualkonflikt therapeutische Tendenzen durch das Erleben geschaffen werden. Es kommt darauf an, die Erlebnisse als Wegspuren deuten zu können, deren Symbolgehalt Erkenntnisse ermöglicht und einen Heilungsweg einleitet.

»VON DER BAHRE BIS ZUR WIEGE«
BERICHT VON DER BEARBEITUNG EINES TRAUMS IN EINER
KBT-GRUPPE*)

Von Helmuth STOLZE (1982)

Zu dieser Arbeit:

Es wird von der Bearbeitung eines Traums in einer Gruppe durch ein KBT-Arbeitsangebot berichtet und gezeigt, wie der »latente« Trauminhalt sehr rasch im Bewegen und Handeln »manifest« begreifbar wird — mit unmittelbaren Auswirkungen auf die Gestaltung aktueller Lebensprobleme. Es wird an einem Teilnehmerbericht aber auch deutlich gemacht, wie das gleiche KBT-Arbeitsangebot ganz anders erfahren werden kann, in einer Weise, die mit der Thematik des Traums nichts zu tun hat.

Die Ausgangssituation:

Dreieinhalb-tägiger KBT-Intensivkurs vor den Lindauer Psychotherapiewochen 1982. Leitung: *Miriam Goldberg* und ich. Am zweiten Tag fragte ich morgens nach der Befindlichkeit, nach Schlaf und Träumen. Eine Teilnehmerin (A) äußerte, sie habe etwas Wichtiges geträumt, wolle das aber nicht in die Gruppe (21 Teilnehmer) bringen (siehe aber weiter unten).

Am folgenden Tag begann die erste Zusammenkunft der Gruppe mit Sitzen im Kreis und meiner Frage, was vom Tag oder den Tagen vorher übriggeblieben sei, das jetzt besprochen werden sollte. Die 31-jährige Teilnehmerin B meldete sich zu Wort: sie wolle den Traum der letzten Nacht berichten.

Der Traum:

»Ich habe gesehen — und gleichzeitig als Gefühl erlebt: Ich bin es selbst —, daß ich von mehreren Leuten auf einer Unterlage getragen und in einer flachen Vertiefung in einen Raum gelegt wurde. Die Vertiefung war hell und gekachelt in der Art eines Schwimmbeckens. Mein Kopf wurde dabei so abgelegt, daß ich mit dem Hinterkopf auf einer Kante lag.«

Einfälle aus der Gruppe zum Traum:

Eine Teilnehmerin: »Wie in einem Kreißsaal.«
Die Träumerin B: »Wie auf einem Bild, das wir am Nachmittag vorher zusam-

---
* Der Verfasser dankt den Teilnehmern für ihre später mündlich oder schriftlich gegebenen Berichte und für ihr Einverständnis zu der Veröffentlichung.

men in der Gruppe angeschaut haben.«
Eine Teilnehmerin: »Ganz schön hart, der Kopf auf der Kante.«
Ein Teilnehmer: »Der Hals ist gequetscht; da kriegt man keine Luft und es geht nichts hinunter.«
Ein Teilnehmer: »Aber man behält auch den Kopf oben, behält die Übersicht über die Situation.«
Die Träumerin B: »Der Traum hat etwas mit meiner derzeitigen Lebenssituation zu tun. Ich fühle das, kann aber nicht sagen, wie die genauen Zusammenhänge sind, vermutungsweise besteht eine Verbindung zu meiner Arbeitssituation.«

> Bemerkenswert dazu ist, daß der Traum, den die Teilnehmerin A am Tag vorher nicht berichten wollte, auch vom Aufgeben der Arbeitsstelle gehandelt hat. Im Traum sei sie von dort weggegangen, weil sie gewußt habe, daß das ganze Haus explodieren würde. Dies habe sie in der Gruppe nicht erzählen wollen, weil »sie Angst gehabt hätte, den anderen Angst zu machen.«
> Dies erfuhr ich von der Teilnehmerin A schon am zweiten Tag. Ich wurde während der Arbeit, die von *Miriam G.* geleitet wurde, während eines Versuchs »zufällig« ihr Partner. Sie ging mit mir an den Rand des Raums. Wir setzten uns dort und nun brach es aus ihr heraus: der Traum, ein großes, für sie wesentliches Stück ihrer Biographie und die ganzen destruktiven Tendenzen in ihrer Familie. Dieser Bericht wurde so gegeben, daß währenddessen die Gruppe ungestört mit *Miriam G* weiterarbeitete. Auch die Träumerin B erfuhr — jedenfalls bewußt — nichts von diesem Traum der Teilnehmerin A.

Die Bearbeitung des Traums (Dauer etwas mehr als 2 Stunden):

> Ich mache den Vorschlag, daß sich drei Gruppen bilden, so daß jeweils 1 Teilnehmer sich auf eine Decke legt und die anderen 6 ihn behutsam mit der Decke aufheben, durch den Raum tragen und ihn dann so ablegen, daß sein Kopf auf die Stufe eines Podests im Übungsraum zu liegen kommt, daß es also der Traumsituation weitgehend entspricht. Ich weise ausdrücklich darauf hin, daß dieses Sich-tragen-Lassen nur ganz freiwillig geschehen kann, daß keiner den Versuch machen solle, der in sich dagegen ein Widerstreben fühle. Dies sage ich aus der Erfahrung, daß bei dieser Arbeitssituation vielfältige Erlebnisse mit Tod und Beerdigung erinnert werden.

Die Arbeit beginnt. Einige Teilnehmer äußern Ängste schon beim Tragen der anderen. Beim Wechsel ergeben sich spontan Erfahrungsberichte der Getragenen. Mehrfach sind Äußerungen über »Grablegung« zu hören. Dann erleben wir, daß die 33-jährige Teilnehmerin C in hemmungsloses Schluchzen ausbricht.

> Spätere Schilderung von C: »Der Bericht des Traumes machte mich sofort betroffen. Es rief in mir das Bild von Totenwaschung und Grablegung wach. Mir wurde eng und ein Druck legte sich auf meine Brust, schnürte mir den Hals zu. — Das Tragen der anderen (Abschiednehmen) konnte ich gerade noch schleppend mitmachen, wobei die Kraft mehr und mehr aus meinen Armen wich. — Das Ablegen (etwas Endgültiges, Unwiederbringliches, auch Unbegreifliches für mich) war jedoch

am schwierigsten, erschütterte mich, ließ mich weinen. Der Druck in meiner Brust löste sich etwas.«

Miriam G. kommt zu dieser Gruppe und fragt nach einiger Zeit die Teilnehmerin C, ob sie etwas darüber sagen wolle, was in ihr vorgehe. Diese nickt und berichtet, zuerst stoßweise unter Tränen, dann allmählich ruhiger werdend, vom Tod ihres Vaters, als sie 12 Jahre alt war. Er sei plötzlich an einem Herzinfarkt im Krankenhaus gestorben, während sie mit eitriger Angina zuhause gelegen sei. Er sei beerdigt worden, ohne daß sie ihn noch einmal gesehen habe. Der Vater sei für sie *die* bergende Figur ihres Lebens gewesen. Seinen Verlust habe sie eigentlich noch nicht überwunden; damals habe sie auch gar nicht trauern können.

Ich frage sie — wieder nach einiger Zeit —, ob sie sich zutraue, sich einmal auf die Decke zu legen, den Boden und seine Härte und die Decke und ihre rauhe, doch weiche Oberfläche wahrzunehmen. Sie zögert, nickt dann aber und legt sich auf die Decke. Die anderen 6 Teilnehmer und ich sitzen um sie herum auf dem Boden. Nach einiger Zeit, nachdem sie eine Schilderung von Boden und Decke gegeben hat, frage ich, ob sie wohl ein leichtes Abheben mit der Decke ertragen könne. Sie meint, man könne es ja versuchen.

> Spätere Schilderung: »Das Umgebensein, wie auch die Erlebnisberichte der anderen, machten mir Mut, mich selbst der Erfahrung auszusetzen. Allerdings konnte ich nur im Liegen (in fester Verbindung mit dem Boden) beginnen. Ein Gefühl von Erhabenheit, ein Bild ägyptischer Pharaonen, kam mir beim Liegen mit erhöhtem Kopf. Das Erspüren des Bodens brachte das Bedürfnis, mich ganz zu bergen, und führte zur Bauchlage. Nur aus dieser heraus war es mir möglich, das Getragenwerden zuzulassen.«

Sehr behutsam heben die anderen Teilnehmer dieser Untergruppe die Decke mit ihr etwas an und setzen sie wieder ab. Das gehe schon, meint C; sie möchte den Versuch wiederholen.

> Spätere Schilderung: »Ich erlebte das Angehobenwerden wie ein Getragensein von einer Welle, auf dem Mutterleib ruhend. Erst diese Erfahrung und die Ermutigung der Gruppe, sowie meine wachgewordene Neugier ließen es mich wagen, das Gleiche in Rückenlage zu versuchen.«

Sie wird angehoben, etwas durch den Raum getragen. Aus dem Tragen wird ein Wiegen. Das Gesicht der Getragenen löst sich, ein Lächeln zieht über ihre Züge. Schließlich wird sie abgelegt; sie wirkt entspannt, aber erschöpft. Ich schlage die Decke um sie. So bleibt sie noch längere Zeit im Raum liegen, während die anderen weiterarbeiten.

> Spätere Schilderung: »In Rückenlage kam erst wieder das Gefühl von Erhabenheit, auch Feierlichkeit, beim Anheben das Emporgetragenwerden (Bilder von Himmelfahrt), ein Gefühl der Weite. Beim Übergehen ins Schaukeln durchströmte mich ein Glücksgefühl. Tief in mir wurde etwas berührt, ein Begreifen, an etwas Großem teilzuhaben, angeschlossen zu sein an einen Kreislauf, der über den Einzelnen

3.7. Stolze

hinausgeht, was mich weit macht und mit anderen verbindet. Wärme durchströmte meinen Bauch und meine Beine. Eingehüllt in tiefe Beglückung und das Gefühl von Verbundenheit durfte ich noch ruhen und genießen.«

In kleinen Schritten hat sich diese Teilnehmerin auf den Weg gemacht, den sie zuerst nur angstvoll abgewehrt hat. Drei Wochen später schrieb sie mir: »Dieses Eingehülltsein und die beglückende Erfahrung von Verbundenheit begleitete mich bis in meinen Alltag. Es hat wohl auch ermöglicht, daß ich zu meiner Mutter, die die letzten drei Wochen bei mir weilte, große Nähe zulassen und sie auch körperlich akzeptieren konnte, ohne mich schützen zu müssen (wie ich es sonst nur kannte) — ein Geschenk für uns beide.«

Die Träumerin B, die dies mitbeobachten und im eigenen Getragen-Werden miterleben konnte, äußert auf meine im Vorübergehen gestellte Frage, ob ihr die Arbeit zum Verständnis ihres Traumes etwas gebracht habe: »Ja.« Später meint sie: »Ich weiß jetzt, was mir der Traum mitteilt: Etwas ist abgeschlossen und wird abgelegt. Im Getragenwerden erlebte ich das Gefühl, daß der 'Tod', dieses Abgelegtwerden und Ablegen, sehr befreiend ist. Wenn Sterben so ist, dann ist es ganz toll. Das ist wie eine Grablegung und gleichzeitig wie eine Geburt. Es ist nicht zu Ende: Aus dem Grab ist eine Wiege geworden. Es ist ein Neubeginn.«

In der Woche nach dem Kurs hat die Träumerin B einen entscheidenden Schritt getan zur Veränderung ihrer Arbeitssituation.

Zu ihrer Beziehung zur Gruppe bemerkt die Träumerin: »Die andere Teilnehmerin C hat etwas von meinem Schicksal übernommen. Ich habe viel Raum in der Gruppe eingenommen und bin doch befriedigt, daß die anderen meine Probleme bearbeitet haben.«

Damit ist wohl nicht nur die Teilnehmerin C gemeint, sondern auch A. Diese hatte (nach einer 4 Wochen später schriftlich gegebenen Schilderung) den Traum der Teilnehmerin B so gehört:
»Wir haben ein Gruppenmitglied in einer Decke weggetragen in einen anderen Raum, der weiß gekachelt war, und dort in eine Badewanne gelegt. Ob Wasser drin war, weiß ich nicht; der Kopf war so nach unten abgeknickt.«
»Mir (A) ging dieser Traum körperlich durch und durch. Es war das Wort ›ausgesondert‹ gefallen. Ich hatte das Gefühl, als sei ich gemeint.
Beim Bearbeiten des Traums von B spürte ich in mir: Ich mache diese Arbeit nicht mit; ich hatte Angst vor dem Gefühl, ausgesondert zu werden. Das wäre es für mich gewesen und das wollte ich nicht spüren.
Tod und Beerdigung waren nicht erschreckend für mich; dazu habe ich, wie ich glaube, ein ziemlich natürliches Verhältnis. Diese Themen habe ich innerlich nicht mit dem Traum verbunden. Für mich war es die Angst, nicht dazugehören zu dürfen — ›ausgesondert‹ zu werden — und das wollte ich nicht so hautnah fühlen. (Es war die Situation in meiner Familie und auch in meiner Arbeitsstelle.)
Mir ging an diesem Tag aber ein Erlebnis durch Kopf und Körper:

3.7. Stolze

Es war im Frühling, ich war etwa 6 Jahre alt, hatte eitrige Mandelentzündung und lag mit hohem Fieber im Bett. Ich fühlte mich sehr alleine. In solchen Situationen bekam ich meist nur die Mahlzeiten gebracht. Mein Zimmer war im zweiten Stock. Wenn ich nach der Mutter rief, hörte sie meist nicht oder gab an, gleich zu kommen, vergaß es aber meist. An diesem Tag konnte ich meine Einsamkeit nicht mehr ertragen und habe mich einfach angezogen und bin zu den Kindern auf eine nahegelegene Wiese gegangen. Ich habe mich nur dazu setzen können und konnte auch nicht lange bleiben, weil ich einfach zu geschwächt war. Dort habe ich mich aber wohlgefühlt, ziemlich aufgetankt und konnte dann auch wieder alleine in meinem Zimmer liegen.

Auch bei dem Kurs in Lindau habe ich mich sehr hilflos gefühlt, war auch körperlich so geschwächt, daß ich manchmal die Arbeit gar nicht mitmachen konnte. Ich habe mich aber doch vom ersten Tag an in meiner Schwachheit beschützt gefühlt; das hat mir sehr gut getan.

Es bewegt mich alles noch sehr, wenn ich darüber schreibe; ich muß noch ein paar Tage stark sein, um den Abschluß in der Arbeitsstelle durchzustehen.«

Ergebnisse:

Der Beobachtung des Ablaufs und den Erlebnisberichten der Teilnehmer läßt sich m. E. gut ablesen, wie durch das Angebot, den Traum zu handeln,
1. höchst spezifische Erinnerungen an unverarbeitete frühere Erlebnisse wachgerufen werden,
2. die damit verbundenen Emotionen in eine Form gebracht, gestaltet, also nicht bloß inflationär überschwemmend freigesetzt werden,
3. in der geschützten therapeutischen Situation leibhaftig die Selbsterfahrung vertieft und das Selbstgefühl gestärkt werden,
4. nun die bestehenden Blockierungen (Fixierungen auf »Botschaften« und »Muster« aus Vorerfahrungen) in kleinen Schritten angegangen werden,
5. der latente »Stirb- und-Werde«-Inhalt des Traums manifest und konkret faßbar wird,
6. im KBT-Gruppenprozeß teils auf der bewußten Ebene, teils hintergründig gemeinsam das Problem bearbeitet wird, und zwar so realitätsnah, daß
7. dieser (innere) Neubeginn unmittelbare Auswirkungen auf die aktuelle Lebensgestaltung einzelner Teilnehmer hat.

Schlußbemerkung:

Nicht geschildert wurde, was sonst noch alles bei den Teilnehmern während dieser Traumbearbeitung abgelaufen ist, beispielsweise das Erleben, auf dem Bauch auf der Decke liegend im Vergleich zur Rückenlage getragen zu werden, oder das Kopf-oben-Behalten beim Ablegen, während der Rumpf und die Gliedmaßen »eintauchen« oder »beerdigt« werden.

3.7. Stolze

Nur eine Schilderung einer Teilnehmerin (aus einer der beiden anderen Untergruppen) soll hier wiedergegeben werden, weil sie zeigt, wie gleichzeitig mit anderen Horizonten und Zielen ganz anderes erfahren werden kann:

> »Einiges von dem, was die anderen erlebt haben, habe ich vage wahrgenommen; es war nur wie ein Hintergrund zu meinem eigenen Erleben. Ich erlebte es so: Ich legte mich als Erste in meiner Gruppe auf die Decke. Die anderen baten mich, selbst nichts zu tun. Dann spürte ich, wie nacheinander verschiedene Gegenstände unter meinen Kopf geschoben wurden: harte, weichere, verschieden hohe. Ich erfuhr dabei jedesmal eine neue Beziehung von Kopf und übrigem Körper. Die Gruppe war überrascht, daß ich keine Lage als extrem unangenehm empfand. Das anschließende Getragenwerden genoß ich sehr.
>
> Bei der nächsten Teilnehmerin versuchte ich dann, deren Kopf mit meinen beiden Händen in recht verschiedene Lagen zu heben und zu halten. Meine Absicht war, dies sehr distanziert zu machen (mit 'wissenschaftlichem' Interesse). Für mich und auch die anderen Gruppenmitglieder war es wieder überraschend, daß dies nicht als unangenehm empfunden wurde. Der anderen Teilnehmerin brachten diese Versuche eine differenzierte Erfahrung von Kopf — Hals — Rumpf. Ich hatte damit gerechnet, daß diese 'Versuche', mit wenig 'Nähe' und 'nur' Interesse ausgeführt, befremdend wirken müßten. Mir wurde dabei deutlich, daß nicht immer die ganz 'herzlich warme Nähe' bei der Arbeit gefordert ist, sondern eine große Aufmerksamkeit mit gutem Kontakt zu sich selbst und zum Grund, auf dem man steht. Das vermittelt Klarheit und eine gute Arbeitssituation.
>
> Zuletzt arbeiteten wir an den unterschiedlichen Empfindungen beim Getragenwerden in Bauch- und Rückenlage. In Rückenlage war das Empfinden des Getragen- und Gehaltenseins dominierend — in Bauchlage war es das Schweben und Schwimmen, auch Tauchen, das erlebt wurde.«

MÖGLICHKEITEN DER PSYCHOTHERAPIE VON ANGSTZUSTÄNDEN DURCH KONZENTRATIVE BEWEGUNGSTHERAPIE

Von Helmuth STOLZE (1964)

Zu dieser Arbeit:

Auf Grund der beiden Hypothesen:
1. Leiblich-körperliche Erscheinungen der Angst sind auch die Angst selbst,
2. Eine fundamentale (= gründliche) Psychotherapie der Angst kann deshalb auch im körperlichen Bereich ansetzen,
wird geschildert, wie ein Mensch in Angst seine veränderte Beziehung zum Raum erlebt. Daraus ergeben sich Hinweise für die körperorientierte psychotherapeutische Methode der KBT. Die Erfahrung eines Standortes (Selbstvertrauen) kann den Patienten aus dem Gefühl der Nicht-Existenz in der Angst durch Be-Sinnung wieder in eine Beziehung zu sich und zu seinem Lebensraum führen. Mit der »extraversiven Leistung« der Bewegung (und nicht durch Ruhigstellung) kann der der quälenden angstvollen Unruhe oft zugrundeliegende Stillstand überwunden werden.

Es ist auch in den Vorträgen dieser Tagung (der Allgemeinen Ärztlichen Gesellschaft für Psychotherapie im September 1963) wieder verschiedentlich zum Ausdruck gebracht worden, daß die Angst stets an ein körperliches Geschehen gebunden ist. Die vorwissenschaftliche Erfahrung des Zusammenhangs dieser besonderen Art der Gemütsbewegung mit leiblich-körperlichen Funktionen ist wissenschaftlich längst erhärtet, etwa durch die grundlegenden Experimente von *W. R. Hess*, wenn man auch noch nicht von einer *Untermauerung* sprechen kann. Nun wird aber dieser Zusammenhang meist so aufgefaßt, als seien die körperlichen Erscheinungen nur Epiphänomene eines dem »Wesen« nach seelischen Geschehens. Es wird nicht Ernst gemacht mit der Tatsache, daß dieser Zusammenhang nichts weniger bedeutet, als daß die leiblich-körperlichen Erscheinungen der Angst gleichzeitig auch die Angst selbst *sind* — oder anders ausgedrückt, daß das Erlebnis »Angst« wesensmäßig *auch* im Leiblich-Körperlichen gründet. »Gründet«, das heißt: dort seinen Grund hat, wobei dieser »Grund« nicht unbedingt »causa« ist, wohl aber »fundamentum«. Und deshalb ist auch eine im leiblich-körperlichen Bereich ansetzende Korrektur der Erlebensweise »Angst« durchaus eine fundamentale, gründliche Psychotherapie — sofern wir definieren: »Psychotherapie ist gestaltetes Umleben des kranken Menschen.« Damit werden die anderen uns bekannten Betrachtungsweisen der Angst natürlich nicht ersetzt, sondern nur ergänzt. Denn selbstverständlich machen wir auch jeden nur möglichen Gebrauch von dem gesamten Rüstzeug, das uns die psychologische Forschung an die

3.8. Stolze

Hand gegeben hat. Ich meine nur, wir sollten über der ätiologischen Bemühung um Ursache und Motivation, Erhellung und Aufdeckung *seelischer* Zusammenhänge nicht das Phänomenal-*Leibliche* der Angst übersehen.

Wir fragen hier also: Was erlebt der Mensch leiblich-körperlich, wenn er Angst hat? Sie wollen mir erlauben, daß ich nun — stark vereinfachend — die Befindensweisen des Menschen in Angst nur unter einem der möglichen, mir aber wesentlich erscheinenden Aspekt betrachte, dem der veränderten Beziehung zum Raum: Da ist einmal die Empfindung der Instabilität. Der Boden ist nachgiebig. Die Dinge, die ja auch unseren Lebensraum gliedern und ordnen, sind nicht wirklich da, erscheinen eigentümlich ferngerückt. Ganz allgemein sind die Objekte unbestimmt, vage, insbesondere in ihren Qualitäten der Ausdehnung und des Gewichts. So ist nichts mehr da, an das man sich fest und sicher halten könnte. Kein noch so krampfhaftes Anklammern, auch nicht an sich selbst, vermag der Empfindung eines allgemeinen Standortverlustes entgegenzuwirken.

Die andere Form gestörter Raumbeziehung in der Angst ist die Enge. Alle Begrenzungen, alle Objekte rücken bedrohlich nahe heran und behindern die freie Beweglichkeit. Gesteigerte, nach allen Seiten wirkende und deshalb ungerichtete Aktivität ist aber auch nicht mehr in der Lage, das Gefühl der unerträglichen Beengung aufzuheben.

Vieles uns aus der Beobachtung von Angstzuständen Bekannte läßt sich in dieser knappen Schilderung wiederfinden. Was bedeuten — um nur einiges herauszugreifen — nachgebender Boden, Grenzenlosigkeit und Beengung? Ich will kurz darstellen, was sie an Erleben enthalten:

Die Erde vermittelt dem Patienten nicht mehr das Gefühl der Festigkeit und Sicherheit. Das kann soweit gehen, daß der Boden — Wände, Häuser, Bäume usw. — als schwankend erlebt werden. Jedenfalls ist der Patient von der Gewißheit erfüllt, daß jederzeit die Erde zu beben beginnen, sich auftun kann, um alles zu verschlingen. Wir kennen ferner die Patienten, die jeden Abend von neuem überzeugt sind, die Sonne, die jetzt untergegangen ist, werde nie mehr aufgehen. Im ganzen genommen bedeutet das, daß die Weltordnung durcheinandergeraten ist oder — in ein Bild gefaßt —, daß die Schöpfung, der »schutzgebende Kosmos« *(Kulenkampff)*, ein Loch gekriegt hat, durch das der Patient in ein unendliches Nichts hinausfliegen kann.

In dieser Welt der Ungeborgenheit läßt sich auch nichts mehr fassen und umgreifen, was ja auch heißt: *er*fassen und *be*greifen. So erlebt sich der Patient als gestaltungsunfähig, verurteilt zur Wirkungslosigkeit. Es ereignen sich auch keine mitmenschlichen Begegnungen mehr und die so ersehnte Hingabe an Menschen und Welt ist blockiert durch das Gefühl: »Wenn ich loslasse, werde ich mich selbst verlieren.« Und in diesem Stillstehen und Sich-Festhalten wird der Lebensraum eng. Mit dem Verlust der richtigen Distanz ist ja nicht nur das Erleben der Entfernung und Entfremdung verbunden, sondern auch — oft gleichzeitig — das der allzu großen Nähe, der Beschränkung und Überwältigung. Diese Beengung erlaubt dann auch keine Weiterentwicklung, keine Wandlung mehr, die ja von dem Erlebnis bewegten Lebens abhängig sind.

In diesem Referat kann nicht dargestellt werden, wie die geschilderten Befindensweisen des Menschen in Angst einzelnen Krankheitsbildern, Persönlichkeitsstrukturen oder -entwicklungen zugeordnet werden können. Um von den »Möglichkeiten der Psychotherapie von Angstzuständen« auf die »Konzentrative Bewegungstherapie« zu kommen, soll vielmehr nochmals hervorgehoben werden, daß sie — die geschilderten Befindens- und Erlebensweisen — ganz konkret an den Leib, bzw. an den bewegten und auf den Raum bezogenen Leib, den Körper, gebunden sind. Wenn ich vorhin mit dem Erlebnis der gestörten Weltordnung die existentielle Bedrohung eines Menschen geschildert habe, so hat hier das Wort »Existenz« bzw. »Nichtexistenz« keine philosophische, sondern eine klinische Bedeutung. Der Patient ist nicht mehr ganz da, insofern als er nicht oder nur noch in Ausschnitten die Welt und sich selbst als einen Teil dieser Welt fühlt, sieht, hört, schmeckt und riecht.

Was ist nun diese »konzentrative Bewegungstherapie«? Es kann hier natürlich die Methode nicht dargestellt werden, zumal man dieses Verfahren mit Worten kaum beschreiben, sondern nur selbst übend an sich erfahren kann.

(An dieser Stelle wird auf Elsa Gindler und Gertrud Heller verwiesen und dann die Definition der KBT gebracht, wie sie zuerst für das Programm der Lindauer Psychotherapiewochen entwickelt wurde — siehe »Definitionen« S. 221 f.)

Das ist natürlich nur eine durch den knappen Platz bedingte Kürzestformulierung. Etwas weiter und auf unser spezielles Thema bezogen, die Angst als gestörte Beziehung zum Lebensraum, läßt sich dazu ausführen:

Wir beginnen mit einer Zuwendung zum eigenen Körper, fordern den Patienten auf, die Augen zu schließen, auf alles, auch innere Hinschauen und Sich-etwas-Vorstellen, zu verzichten und nur das zu registrieren, was ihm der Körper mitteilt. Die ersten dieser Mitteilungen beziehen sich meist auf die Angst. Gleichzeitig aber werden diejenigen Partien des Körpers wahrgenommen, in denen der Übende den Boden spürt. Daraus entwickelt sich nun eine neue, nicht-reflektierende, nicht-intellektuelle Beziehung zum Boden, das Erlebnis eines Getragen- und Gehalten-Werdens. Dies führt im weiteren zu einer Schwerpunktserfahrung: Der übende Patient fühlt sich wieder im Kraftfeld der Erde, erlebt sich als gewichtig, gewinnt wieder einen Standort. Und dieses Erlebnis erlaubt es ihm auch, die leiblich-körperlichen Empfindungen der Angst ohne Ausweichen anzunehmen, so daß hier eine Auseinandersetzung mit der Angst beginnt.

Daneben entwickeln wir aus dem Anspüren der Extremitäten, zuerst in Ruhe und dann während einfacher Bewegungen, ein Gefühl für die Eigengesetzlichkeit dieser Körperpartien und ihrer Funktionen. Die aus solcher Vorbereitung vollzogenen Bewegungen vermitteln die Erfahrung der Echtheit: Das ist *meine* Art, mich zu bewegen, zu halten, zu verhalten. Und aus diesem Erlebnis »Ich-Selbst«, aus einem neuen Selbstvertrauen ergeben sich wiederum zahlreiche Korrekturen der Erlebensweise, besonders in bezug auf den Raum — Erfahrung des Oben/Unten, Vorn/Hinten, Rechts/Links, der Nähe und Ferne und der eigenen Ausdehnung im Liegen, Sitzen, Stehen und Gehen —, in bezug auf die Objekte — Erfahrung ihrer Qualitäten, des Sich-zu-eigen-Machens und Wiederhergebens — und in bezug auf die Mitmenschen, die mitübenden Mitpatienten, die nach und nach in die neue Erfahrung und Erlebnisweise einbezogen werden.

Über diese Andeutungen kann ich hier nicht hinausgehen. Es wäre nun im einzelnen darzustellen, wie die verschiedenen Befindensweisen des Menschen in Angst in der KBT aufgenommen und umgestaltet werden. Da das im Rahmen dieser Arbeit nicht möglich ist, möchte ich nur noch zwei mehr allgemeine Hinweise geben:

Ich sprach, erstens, vorhin von der Bedrohung der Existenz, von dem Sicherungsbedürfnis gegen das Gefühl der Verlorenheit und dem damit verbundenen verkrampften An-sich-Halten. Diese körperliche Haltung müssen Sie nur einmal versuchen nachzuvollziehen, dann werden Sie erleben, wie Ihnen die Beziehung verlorengeht zu dem Stuhl, auf dem Sie sitzen, dem Boden, auf dem Sie stehen, zum Bett, auf dem Sie liegen, zum Gegenstand, den Sie in der Hand halten, zur Landschaft, die um Sie herum ausgebreitet ist, und zum Menschen, mit dem Sie sprechen. Umgekehrt ist beispielsweise die Frage: »Wie spürt sich das Ding eigentlich an, das ich in der Hand halte?« geeignet, den Weg zu bisher nicht oder nicht mehr wahrgenommenen Empfindungen zu öffnen. Diese Wahr-Nehmungen mit unseren Sinnen bedeuten auch ein Be-Sinnen, das uns sowohl Sinn als auch Besonnenheit vermittelt. Das klingt vielleicht nach Wortspiel, ist aber eine therapeutische Realität. Es zeigt sich, wie recht schon *Carus* hatte, als er die Sinne als »Wecker der Seele« bezeichnete und von der »unendlich wichtige(n) Bedeutung einer gesunden Sinnlichkeit zur Förderung der Seelenentwicklung« sprach. Denn tatsächlich gelingt es auf dem Weg eines solchen Be-Sinnens den Patienten aus dem Gefühl der Nicht-Existenz in der Angst wieder in eine Beziehung zu sich selbst und zu seinem Lebensraum zu führen. Aus der so erlebten neuen Einordnung wird die Überwindung der Angst möglich — oder wird zum mindesten angebahnt.

Etwas scheint mir dabei so bedeutungsvoll zu sein, daß ich es als zweites noch erwähnen möchte: Wir kennen die quälende Unruhe der Menschen in Angst und wir wissen, wie wenig es hilft, ja die Angst noch steigert, wenn man solche Menschen ruhigstellen will. Das hat zunächst schon rein physiologische Gründe. Wenn wir uns darüber hinaus vergegenwärtigen, welche Rolle der Verlust an Wirksamkeit und das Gefühl des Stillstehens für das Zustandekommen der Angst spielt, daß also die Unruhe als Versuch der Abwehr des Wirksamkeitsverlustes und des Stillstandes aufzufassen ist, so wird uns sofort klar, warum wir über Bewegen und Tun, über eine »extraversive Leistung« *(Christian)* also, die Angst besser in den therapeutischen Griff bekommen als über Passivierung.

Dabei ist an das zu erinnern, was ich schon am Anfang gesagt habe: Es ist nicht, jedenfalls in der Regel nicht so, daß die KBT als einziges psychotherapeutisches Verfahren bei einem Patienten eingesetzt wird. Meist wird die analytische Einzelbehandlung mit KBT in der Gruppe verknüpft. So ist diese ein Teil einer aktivanalytischen Psychotherapie, wie wir sie heute als Fortentwicklung psychotherapeutischer Methodik anstreben.

Daß bei einem solchen Kurzreferat mehr Fragen aufgeworfen als beantwortet werden, daß man oft grob vereinfachen muß und doch im Fragmentarischen steckenbleibt, ist nicht zu vermeiden. Mehr als eine Anregung konnte ich Ihnen deshalb auch nicht geben, eine Anregung dazu, Ihren therapeutischen Raum zu erweitern, indem Sie Angstzustände von den leichten Formen der ängstlichen Selbstunsicherheit bis zum qualvollen Überflutetsein von Angst immer auch von der körperlichen Befindensweise des Patienten her ansehen und behandeln.

DIE BEHANDLUNG VON ANGSTSYMPTOMEN IN DER KONZENTRATIVEN BEWEGUNGSTHERAPIE (KBT)

Von Hans BECKER und Rose BRAND (1981)

Zu dieser Arbeit:
Einer Schilderung von Menschen in Angst, wie sie im Rahmen eines Seminars bei den Lindauer Psychotherapiewochen 1981 eingehend besprochen worden sind, wird eine Darstellung und Ordnung von Angstformen vorausgestellt. Der therapeutische Ansatz mit der KBT wird bei den vier Fallbeispielen aufgegliedert nach: Therapiesetting, Psychodynamische Hypothese und (mögliche) Therapiestrategie. Grundsätzlich ist bei therapeutischem Vorgehen mit der KBT gegenüber Angstsymptomen zu empfehlen: 1. Annehmen des angstmachenden Konflikts bei gleichzeitiger Reduzierung des Angstlevels, dadurch Reduzierung des Widerstands, um überhaupt einen therapeutischen Zugang zu ermöglichen; 2. Stärken von gesunden Ich-Anteilen; 3. Durchbrechen des Wiederholungszwangs durch zunehmende Konfrontation mit dem angsterzeugenden Konflikt.

Angst ist ein ubiquitäres Phänomen, ein Affekt sowohl im sog. »gesunden« als auch im psychopathologischen Bereich. Angst hat z. B. im Sinne der Real-Angst (Angst vor einer realen äußeren Gefahr) eine unentbehrliche Schutzfunktion, dient einer notwendigen Realitätsanpassung und -bewältigung, kann also durchaus progressiven Charakter haben. Sie ist u. a. eine Grundvoraussetzung zur Sublimierung.

Daneben gibt es psychopathologisch bedeutsame Angstformen, die zu einer Hemmung, Einschränkung und Symptombildung führen können. Man unterscheidet sog. gerichtete Angst (Phobie — z. B. Angst gebunden an ein Objekt oder eine Situation) und ungerichtete, frei flottierende Angst.

Wo liegen nun die möglichen Quellen der Angstentstehung? Es gibt hierzu eine Fülle von Literatur, die sich teilweise widerspricht, aber auch ergänzt. Wir möchten uns im folgenden vor allem an die beiden wichtigsten Angsttheorien *Freuds* halten, die sich in der Praxis als besonders relevant herausgestellt haben.

1. Die automatische Angst ist eine frühe, mehr primitive, körpernahe Form der Angst, die bei einer Reizüberflutung in »unlustvoller Höhe«, d. h. bei einem Unbefriedigtsein auftritt. Das Ich ist hier aufgrund der Unreife oder Schwäche nicht in der Lage, die anflutenden Reize zu integrieren, was das Gefühl der völligen Hilflosigkeit mit sich bringt. Eine sehr umstrittene, spekulative Annahme ist, daß beispielsweise das Geburtstrauma das erste Erleben automatischer Angst darstellt (2, 5, 7).

2. Die Signalangst setzt ein reiferes Ich voraus, d. h. das Ich muß in der Lage sein,

eine drohende Gefahr über ein Angstsignal vorauszuschauen. Gelingt es dem Ich nicht, über das Angstsignal die anflutenden Gefahren und Reize von innen und außen zu integrieren, kommt es zu psychopathologischen Formen der Angst. Hier wird eine Ich-Reife vorausgesetzt, die einen Abstrahierungs- und Symbolisierungsprozeß ermöglicht. Die einzelnen Gefahrensituationen entsprechen einer der psychosexuellen Entwicklungsphasen (2, 7).

Wir haben es also mit einer mehr unreifen und einer reiferen Form der Angst zu tun. Ein Schema von *Haas* und *Knebusch* (8) soll diese beiden wichtigsten Angstformen näher erläutern.

	»frühe Angst«	»späte Angst«
Angsttyp	automatische Angst	Signalangst
Angstinhalte	Verschmelzung, Verlassenheit	Kastration, Strafe, Schuld
Art der Störung	Erregungsüberflutung (ökonom. Krise)	Triebkonflikt
Entwicklungsphase	Symbiose und Individuation	ödipale Phase
Objektbeziehungen	symbiotische Mutter präödipaler Vater	ödipales Dreieck (Liebe zumgleich-, Rivalität zum gegengeschlechtlichen Elternteil)
Ichstruktur	defektes Ich	konfliktfähiges Ich
typ. Krankheitsbilder	Bereitstellungskrankheiten (verselbständigte Funktionsabläufe), z. B. psychosomatische Krankheiten	Ausdruckskrankheiten (symbolische Konfliktdarstellung), z. B. Psychoneurosen

Nach *Haas* u. *Krebusch* (8)

Für unsere therapeutische Arbeit in der KBT scheint uns ein wichtiger Hinweis zu sein, daß die Autoren bei ihrer Einteilung in »frühe« und »späte« Angst bei einem Patienten mit mehr psychosomatischen Symptomen eher eine Angstqualität der unreifen Form annehmen, wo das Ich zu einem Abstrahierungs- und Symbolisierungsprozeß, wie bei der Signalangst als reiferer Form, nicht in der Lage ist.

Betrachtet man die verschiedenen Angstformen in ihrer Beziehung zu den psychosexuellen Entwicklungsphasen, so gehört zu den mehr frühen, präödipalen Ängsten vor allem die Trennungs- und Verschmelzungsangst, zu den späten Ängsten die Kastrations- oder Verletzungsangst (ödipal), die Angst vor Schuld und Strafe zur Über-Ich-Angst (Latenz).

Grundsätzlich gehört zu dem Affekt »Angst« immer ein körperliches Korrelat, die Angst drückt sich also auch regelmäßig im Körperlichen aus (9). Die Angst kann in motorischer Unruhe, in muskulärer Anspannung, Erstarrung, in Herzklopfen, schneller forcierter Atmung, Schwitzen, in fast allen vegetativen Symptomen in Erscheinung treten. Auf der Beziehungsebene findet Angst oft Ausdruck in Anklammerungstendenzen oder extremem Distanzbedürfnis als Vermeidungsstrategie.

In der KBT werden Patienten oft sehr massiv schon gleich zu Beginn mit ihren Äng-

3.9. Becker, Brand

sten konfrontiert. Eine Vermeidungsstrategie und damit ein Schutz im Sinne der Abwehr ist im mehr Sprachlichen kontrollierbarer und damit besser gegeben. Dies bedeutet, daß wir als KB-Therapeuten eine besondere Verantwortung im Umgang mit Ängsten haben (1).

Das Liegen auf dem Boden kann z. B. im Sinne einer »frühen« Angstform Symbioseängste oder als »späte Angstform« Hingabeängste mobilisieren, das Schließen der Augen Verschmelzungsängste, Trennungsängste, Fragmentierungsängste (psychosenah), daneben paranoide Ängste und die Angst vor dem Verlust der Autonomie. Bei der Aufnahme von körperlichem Kontakt zeigen sich nicht selten Berührungs- und Verschmelzungsängste (frühe Angst) oder genital-sexuelle Ängste, Angst vor Schuld und Strafe (späte Ängste).

Die mobilisierte Angst in ein und derselben therapeutischen Situation ruft also abhängig von der neurotischen Fixierung und/oder Regression beim einzelnen Patienten, abhängig von seiner individuellen Lebensgeschichte, unterschiedliche phasenspezifische Ängste hervor.

Hinter der neurotischen Angst stehen regelmäßig libidinöse und aggressive Impulse, die z.B. mit Hilfe der Verdrängung abgewehrt werden können. Unsere Aufgabe in der KBT ist es nun, die durch Angst oft chronifizierte Vermeidungsstrategie zu durchbrechen, wobei von seiten des Therapeuten Bedingungen geschaffen werden müssen, im geschützten Rahmen der Therapie das Angstlevel so zu reduzieren, daß die hinter der Angst stehenden libidinösen und aggressiven Impulse zum Vorschein kommen können, d. h. nicht mehr abgewehrt werden müssen (1).

Der therapeutische Ansatz einer mehr »aktiven Technik« im Umgang mit Ängsten, insbesondere bei Phobien, wie es die KBT darstellt, hat in der Geschichte der Psychoanalyse seine Vorläufer. *Ferenczi* (4) beschreibt bei der Erläuterung seiner »aktiven Technik«, daß Patienten, »trotz genauer Befolgung der 'Grundregel' und trotz tiefer Einsicht in ihre unbewußten Komplexe, nicht über tote Punkte der Analyse hinwegkommen konnten, bis sie nicht dazu gedrängt wurden, sich aus dem sicheren Versteck ihrer Phobie herauszuwagen und sich versuchsweise der Situation auszusetzen, die sie ob ihrer Peinlichkeit ängstlich gemieden hatten«. Durch das aktive Heranziehen des Patienten an »unlustvolle Handlungen«, d.h. mit einem Durchbrechen der Vermeidungsstrategie des Phobikers, ist nach *Ferenczi* ein akutes Aufflackern der Angst zu erwarten. Doch indem sich der Patient diesen unlustvollen Affekten aussetzt, überwindet er zugleich den Widerstand, allerdings zunächst ohne Bearbeitung desselben, wodurch unbewußtes Material über Einfälle und Reminiszenzen der Analyse zugänglich wird.

Am Beispiel der Agoraphobie geht *Freud* (6) auf eine aktive Technik des Analytikers über die klassische Technik hinaus ein. Bei einer schweren Form von Agoraphobie, wo der Patient sich vor der Angst schützt, indem er z. B. inzwischen vermeidet, ohne Begleitung auf die Straße zu gehen, führt passives Zuwarten des Therapeuten nicht zum therapeutischen Erfolg. Erst durch aktives Hineinführen in die angstmachende Situation durch »Forderung des Arztes«, »wird jeder Kranke jener

Einfälle und Erinnerungen habhaft, welche die Lösung der Phobie ermöglichen.«
An diesen Ausführungen *Freuds* wird deutlich, welche Aufgabe und Bedeutung der therapeutischen Technik der KBT im Umgang mit Ängsten zukommt, um die therapeutische Kur nicht unnötig lang werden zu lassen.

Die folgenden Fallbeispiele*) sollen einen möglichen therapeutischen Umgang mit Angst aufzeigen. Das Therapiesetting, Motivation des Patienten, Erfahrungshintergrund des Therapeuten und therapeutischer Rahmen sind bei den einzelnen Fällen sehr heterogen.

Fallbericht A

Das Therapiesetting besteht aus einem KBT-Angebot innerhalb eines Kuraufenthaltes in einer offenen Gruppe.

Aus der Krankengeschichte der Patientin wissen wir, daß sie selbst ihre Ängste (Claustrophobie, Raumangst) mit der Beziehung zu ihrem Vater in Zusammenhang bringt, der als Alkoholiker die Patientin früher häufig geschlagen hat. Bei der therapeutischen Arbeit fällt auf, daß sie sich nicht frei im Raum bewegen kann, sich an den Wänden entlang tastet, sich regelmäßig einen Platz in einer Ecke nahe der Tür sucht, um jederzeit fliehen zu können. Berührung oder von Mitpatienten geführt zu werden, lehnt sie ängstlich ab. Trotz der massiven Ängste scheint sie sehr motiviert, kommt regelmäßig zu den Sitzungen.

Psychodynamische Hypothese

Die Patientin hatte wohl einerseits das Bedürfnis sich anzulehnen, kommt sehr motiviert in die sie eigentlich ängstigenden Sitzungen und zeigt auf der anderen Seite massive Fluchtimpulse. Hypothetisch könnte man davon ausgehen, wie oft bei Alkoholikerbeziehungen, daß zwischen ihr und dem Vater sehr viel Nähe, Anziehung bestand (Inzestangst), die in massive Übergriffe wie Schlagen (Näheängste mit Fluchtimpuls) übergingen — ein Konflikt, eine Ambivalenz, die möglicherweise hinter der Claustrophobie steht.

Therapiestrategie

1. Annehmen der Vermeidung: Eine zu abrupte Annäherung würde im Sinne der Wiederholung den Widerstand erhöhen, da die Ängste zunehmen. So sollte man der Patientin zunächst die Gestaltung ihrer Ambivalenz überlassen.

2. Der Therapeut könnte darüber hinaus den Selbstschutz der Patientin noch verstärken, indem er die Leistung anspricht, die darin liegt, sich seinen Platz zu sichern. Statt die Patientin aus ihrem geschützten Bereich herauszulocken, kann der Therapeut ihr vorschlagen, sich mit Decken und Gegenständen wohnlich einzurichten. Einerseits kann sich die Patientin dadurch angenommener fühlen, die Beziehung zum The-

---

* Die Fallbeispiele sind dem gleichnamigen Theorieseminar in Lindau 1981 entnommen (Leitung des Seminars: *Hans Becker, Elga Dilthey, Helmuth Stolze*).

3.9. Becker, Brand

rapeuten wird tragfähiger, andererseits bedeutet es ein Aufzeigen ihres Schutzbedürfnisses, ein erster Schritt zur Konfrontation mit ihrem Konflikt.

3. Durchbrechen der Vermeidungsstrategie, des Wiederholungszwanges: Aus dieser wachsenden Sicherheit heraus, die das Angstlevel erniedrigt, kann eine Konfrontation mit der angstauslösenden Situation möglich werden. Als Arbeitsangebot könnte man der Patientin vorschlagen, zunächst mit offenen Augen durch den Raum zu gehen und dabei einen ihr vertrauten Gegenstand mitzunehmen im Sinne der Anlehnung an ein Übergangsobjekt. Obwohl zur Wahrnehmungsintensivierung in der KBT häufig mit geschlossenen Augen gearbeitet wird, sollte die Patientin zunächst zur Angstreduzierung die optische Kontrolle behalten.

Fallbericht B

Ein 35jähriger Patient mit einer herzphobischen Symptomatik und gastritischen Beschwerden beendet bei seinem Therapeuten nach Besserung der Symptomatik die Therapie und wechselt zur Frau des Therapeuten über, die ihm in einer KBT-Gruppe zehn Doppelstunden anbietet. Er wirkt sehr sportlich, gewandt, meint zu Beginn: »Ich will endlich ein Mann sein und nicht mehr spielen.« In der vierten Sitzung kehren seine alten Beschwerden zurück. Er selbst berichtet, daß er sich eigentlich vor den Stunden drücken wolle, er spüre Widerstände dagegen in sich, habe aber keine richtige Angst davor. Er kommt jedoch weiter zu den Stunden, ist auch bereit selbst zu zahlen, meint, er wolle etwas für sich nacharbeiten, ihm kämen Kindheitserinnerungen, die er in der Analyse vorher nicht gehabt habe. Er schlafe nach den KBT-Sitzungen ohne Schlafmittel »wie ein junger Gott«. In einer der Sitzungen, wo angeboten wurde, einmal auf einer Treppe zu gehen, hält sich der Patient nicht am Geländer fest, schließt jedoch nicht die Augen, kontrolliert die Situation ganz genau. Er meint dazu: »Beim Runtergehen habe ich Angst wie vor einem Loch. Rauf war es schön.« Als bei einer anderen Sitzung weiche formbare Säckchen angeboten werden, spürt er beim Greifen der Säckchen so etwas wie Wut, meint dazu: »Ich kann es gar nicht greifen.«

Psychodynamische Hypothese

Aus der Schilderung des Fallberichtes könnte man annehmen, daß die nicht zu greifenden Säckchen, die im Patienten Wut erzeugen, die nicht greifbare konturlose Mutter war, die ihn anzog, wo aber keine Abgrenzung möglich war, was in ihm Wut erzeugte. Ähnlich die Situation auf der Treppe, wo es dem Patienten wichtig ist, die Kontrolle zu haben, Konturen zu erhalten und die Treppe hinaufzugehen, wo das Augenschließen und die Treppe Heruntergehen eine Regressionsgefahr und damit Regressionsangst mobilisierte. Er sagt, er wolle ein Mann sein, und geht wohl daher zunächst zum männlichen Therapeuten (Vater), von dem er sich mehr Kontur, mehr Rationales, mehr Greifbares erhofft. Man könnte es als einen Therapieerfolg ansehen, daß er sich nun, wenn auch mit Ängsten, mit diesem väterlichen konturierten Schutz in das mehr Irrationale, Mütterliche, weniger Greifbare hineinwagt. Bei diesem Patienten liegt vorwiegend eine Trennungs- und Regressionsangst als frühe Angstform vor.

Therapiestrategie

1. Annehmen der Vermeidung und Stärkung der gesunden Anteile: Zulassen der Kontrolle bei geöffneten Augen, z. B. aktive Bewegung bis zu einem gewissen Grad fördern. Statt der nicht zu greifenden Säckchen feste konturierte Gegenstände anbieten, die er »in den Griff kriegen« kann.

2. Durchbrechen der Vermeidungsstrategie, des Wiederholungszwanges: Arbeit an der Trennung und Aggression, z.B. von Objekten, z.B. Wegstoßen eines Balls usw. Später evtl. auch ein regressiveres Angebot, z. B. Liegen auf dem Boden mit geschlossenen Augen und dann wieder Zurücknehmen der Situation, Erspüren der Grenzen, der Möglichkeit, die Situation autonom zurückzunehmen.

Fallbericht C

Eine etwas über 30jährige Patientin kommt zur KBT mit einem Weiterbildungswunsch zum Kennenlernen der Methode und zunächst ohne ausgesprochenen Leidensdruck. Nach einem Schwangerschaftsabbruch war sie etwa über drei Jahre sehr depressiv. Zur Genese: Sie wuchs mit zwei Geschwistern auf dem Lande auf, hat aus ihrer Kindheit sehr positive Erinnerungen über die Natur, Barfußlaufen etc. Als sie 6 Jahre alt war, starb ihr Vater und sie wurde zu einer Tante in die Stadt gegeben, die sie an Kindes Statt annahm. Diese Tante habe ihr die Botschaft mitgegeben: »Was Du auch tust, Du wirst es nie jemandem recht machen.« Auf die Therapeuten wirkt die Patientin kompakt, starr und gleichzeitig sehr weich, ohne Halt, wie eine Puppe. Beruflich ist sie sehr erfolgreich, beteuert, daß sie Freunde habe, daß es auch im Sexuellen »gut gehe«, daß sie trotzdem immer isoliert sei. In der therapeutischen Situation bleibt sie ganz am Rande, weicht Partnerbeziehungen aus, kann eigentlich nur in aggressiver Weise Kontakt aufnehmen.

Psychodynamische Hypothese

Ganz im Vordergrund steht in der Genese der Patientin der Verlust des Vaters und dann der gesamten Familie (Mutter und Geschwister) auf dem Höhepunkt der ödipalen Entwicklung. Dieses Trauma führte möglicherweise zu dem sehr kontrastreichen Bild ihres Auftretens, wo sie einerseits sehr starr und kompakt und dann wieder sehr weich und konturlos wirkt. Die starke Verunsicherung bewirkte sicher einerseits eine Regression in Form von starker Abhängigkeit von der Tante und auf der anderen Seite eine frühe Überforderung in Richtung Selbständigkeit, Sachbezogenheit, was heute die stabilen Anteile der Patientin ausmachen. Nach dem Trennungstrauma konnte sie sich wohl nicht mehr emotional einlassen, was sich heute in der massiven Beziehungsstörung und Beziehungsangst ausdrückt. Nur über aggressive Beziehungsaufnahme kann sie ihren Beziehungswunsch annehmen und sich gleichzeitig abgrenzen. Möglicherweise hat die Schwangerschaftsunterbrechung die alte Trennungs- und Beziehungsangst wiederbelebt; man könnte sagen, sie selbst ist von ihrer Mutter »abgetrieben« worden. Daneben scheint uns wichtig, daß sie über die Abhängigkeit von der Tante wohl ein »falsches Selbst« entwickelt hat, möglicherweise auch auf dem Boden einer gestörten Mutter-Kind-Beziehung, denn es bleibt zu fragen, warum die Mutter sie gerade im Trennungsschmerz vom

Vater abgegeben hat. Diagnostisch handelt es sich um eine sog. frühe Angstform (Trennungsangst) und eine späte Angstform (ödipale Beziehungsangst). In Erscheinung tritt jedoch vorwiegend ein kompensatorischer gesunder Ichanteil als Regressionsabwehr. So kommt die Patientin mehr mit einem Weiterbildungs- als mit einem Therapiewunsch.

Therapiestrategie

1. Annehmen der Vermeidung und Stärkung der gesunden Anteile als sichere Ausgangsbasis: Zunächst sollte der Therapeut bemüht sein, der Patientin zu erleichtern, sich eine abgegrenzte konturierte Situation zur Angstentlastung zu schaffen. Als Arbeitsangebot könnte sie sich zunächst Grenzen und Barrieren mit Decken und Gegenständen schaffen. Der Therapeut sollte möglichst vermeiden, ihr etwas anzubieten, was sie im Augenblick überfordert, d.h. der Therapeut sollte immer den Satz der Tante als einen wichtigen Leitspruch der Therapie im Kopf haben: »Was Du auch tust, Du wirst es nie jemandem recht machen«. Als weiteres Arbeitsangebot könnte man auf den positiven Erinnerungen der ersten 6 Lebensjahre aufbauen, sie beispielsweise barfuß laufen lassen, Gegenstände aus der Natur anbieten und entdecken lassen. Im ersten Kontakt mit anderen könnte man anbieten, daß die Gruppe durch den Raum geht, sich beispielsweise gegenseitig »rempelt« im Sinne der erlaubten Aggression, aber auch der Möglichkeit, sich selbst und andere zu spüren, kurze Kontakte zu haben und dies zuzulassen.

2. Durchbrechen der Vermeidungsstrategie, des Wiederholungszwanges: Arbeitsangebot: Z. B. auf einem Stab liegen, das eigene Rückgrat, Körperkonturen zu erleben.

Sich selbst behindern: Z. B. im Gehen einzelne Körperteile anspannen und wieder lösen oder selbst die Füße mit einem Seil binden und sich wieder befreien. Hiermit könnte ihr deutlich werden, wieweit sie sich auch selbst behindert, die Behinderung nicht nur von außen kommt, sie dies möglicherweise ohne inneres Dabeisein in der Beziehung mitgestaltet und hier das Gefesseltsein selbst lösen kann.

Fallbericht D (Umgang mit Angst in einer nicht-therapeutischen Gruppe)

Im Rahmen der katholischen Erwachsenenbildung nimmt ein Ehepaar an einer kurzdauernden KBT-Gruppe teil, mit dem Wunsch, »sensibler zu werden für sich und andere.«

Diagnostik und Körperausdruck

Die Frau ist zart und wirkt ängstlich. Beim Versuch, mit geschlossenen Augen durch den Raum zu gehen, zieht sie die Schultern hoch und verdeckt ihre Augen fast ganz mit ihren geballten Fäusten. Als ihr Mann ihr zu Hilfe kommt und sie begleitet, geht die Angst zurück. Beim passiven und aktiven Bewegen der Hand- und Armgelenke ist sie erstaunt, wie das funktioniert, erlebt das aber eher fremd. Der Mann wirkt locker, ist groß und kräftig, sehr beteiligt, freut sich am Entdecken und teilt dies auch mit.

Psychodynamische Hypothese

Bei der Frau bestehen wohl Ängste vor innerer Wahrnehmung, Körperlichkeit, Emotionalität, Triebhaftigkeit und Expansivität. Die Fäuste vor den Augen deuten auf Abwehr ihrer Neugier und Expansivität hin, sie läßt weder die Wahrnehmung nach innen noch die Sicht nach außen ganz zu, erlaubt sich nicht das zentrale, sondern nur periphere Sehen. Die Faust selbst weist möglicherweise auf eine gehemmte Aggressivität, aber auch auf Abwehr gegen die eigene Triebhaftigkeit hin. Passives Bewegen bedeutet auch, daß der andere ein Stück Verantwortung übernimmt, und so kann sie möglicherweise über eine Über-Ich-Entlastung etwas Funktionslust zulassen. In der Paarsituation hat die Frau möglicherweise ihre Bedürfnisse an den Mann delegiert. Diagnostisch liegt bei ihr eine Angst vor Emotionalität, Triebangst, Trennungsangst vor.

Therapiestrategie

1. Bei unausgelesenen Gruppen, die nur kurze Zeit zusammen arbeiten, sollte das Therapieangebot eher strukturiert bleiben. Der Therapeut könnte das Angebot machen, die Augen zunächst geöffnet zu lassen, evtl. mit geöffneten Augen alleine oder zu zweit durch den Raum zu gehen, wechselnd beides auszuprobieren. Beim Alleingehen durch den Raum mit geöffneten Augen einen Gegenstand anbieten, als Medium dazwischen (Übergangsobjekt).

2. Aktive Beschäftigung vor allem im manuellen Bereich mit Gegenständen oder Formen von Ton, um auf der äußeren Ebene der Wahrnehmung zu bleiben und gleichzeitig die Anspannung in den Händen zu lösen, möglicherweise dabei auch den aggressiven Anteil des Körperausdrucks Faust anzugehen.

3. In diesem nicht-therapeutischen sehr begrenzten Setting ist das aktive Angehen oder Sensibilisieren für eine innere Wahrnehmung nicht indiziert, in einer therapeutisch gesicherten Situation wäre der nächste Schritt das Anbieten zunächst einer passiven Bewegung und dabei Wahrnehmung, wie oben beschrieben.

Einschränkend sei zu den einzelnen Fällen gesagt, daß aufgrund der unterschiedlichen äußeren Arbeitsbedingungen der einzelnen Therapeuten und deren Therapiesetting ein unterschiedliches therapeutisches Vorgehen angezeigt ist. Bei Selbsterfahrung, kurzzeitigen Seminaren an Volkshochschulen etc., 6- bis 8wöchigen Kuraufenthalten oder im Gegensatz dazu einem kontinuierlichen langfristigen Therapieangebot klafft idealtypisches und pragmatisch sinnvolles Arbeiten in der KBT weit auseinander.

Grundsätzlich eignet sich die KBT sowohl als diagnostisches als auch als therapeutisches Instrument bei Angstsymptomen in hervorragender Weise. Angst drückt sich als Affekt auch immer im Körperlichen aus und ist von dieser Seite therapeutisch angehbar.

Die Fallbeispiele sollten zeigen, welches therapeutische Vorgehen bei Angstsymptomen zu empfehlen ist:

1. Durch Annehmen des angstmachenden Konfliktes, der Hemmung, Reduzieren der Angst, um im Bereich eines »optimalen Angstlevels« den Widerstand, die

Abwehr soweit zu reduzieren, daß überhaupt ein therapeutischer Zugang möglich wird.

2. Stärken von gesunden Ich-Anteilen im geschützten therapeutischen Raum, Schaffen einer tragenden therapeutischen Beziehung.

3. Auf dieser Basis zunehmende Konfrontation durch Aufzeigen des Konfliktes und Hineinführen in die angstmachende Situation zum Durchbrechen des Wiederholungszwangs, der Vermeidung im Sinne der aktiven Technik *Ferenczis* (3, 4, 6).

Literaturhinweise:

1 BECKER, H. (1981): Konzentrative Bewegungstherapie. Integration von Körperlichkeit und Handeln in den psychoanalytischen Prozeß. Thieme, Stuttgart.
2 BOWLBY, I. (1961): Die Trennungsangst. Psyche 15: 411—464.
3 FERENCZI, S. (1920): Weiterer Ausbau der aktiven Technik in der Psychoanalyse. Int Z Psychoanalyse VII: 233—251.
4 DERS. (1927): Bausteine zur Psychoanalyse, Bd. II. Internationaler Psychoanalytischer Verlag, Leipzig Wien Zürich.
5 FREUD, S. (1895): Über die Berechtigung, von der Neurasthenie einen bestimmten Symptomenkomplex als »Angstneurose« abzutrennen. Gesammelte Werke, Bd. I. Imago, London, S. 313—342.
6. DERS. (1917-1920): Wege der psychoanalytischen Therapie. Gesammelte Werke, Bd. XII. Imago, London, S. 183—194.
7 DERS. (1926): Hemmung, Symptom und Angst. Gesammelte Werke, Bd. XIV. Imago, London, S. 111—205.
8 HAAS, E. und R. KNEBUSCH (1981): Das Problem der Angst. Nervenarzt 52: 1—11.
9 STOLZE, H. (1964): Möglichkeiten der Psychotherapie von Angstzuständen durch Konzentrative Bewegungstherapie. Z Psychother Med Psychol 14: 107—111.

ÜBER DEN UMGANG MIT KRITISCHER NÄHEGRENZE, MIT VORURTEILEN, MIT BEHALTEN UND HERGEBEN, MIT HINDERNISSEN UND BEHINDERUNGEN IN DER KONZENTRATIVEN BEWEGUNGSTHERAPIE

Von Erich FRANZKE (1977)

Zu dieser Arbeit:

Dieser Beitrag, der aus verschiedenen Kapiteln eines Buches des Verfassers (»Der Mensch und sein Gestaltungserleben«) Abschnitte über die KBT zusammenfaßt, bringt zur Beschreibung des Verfahrens einige Fallbeispiele: Die kritische Nähegrenze; Vorurteile; Behalten und Hergeben; Hindernisse und Behinderungen. Die eingehenden Beschreibungen zeigen das Vorgehen des Therapeuten (seine Gestaltung der Arbeitssituationen); die wiedergegebenen Aussagen der Patienten und Übenden lassen den Erlebnisweg nachvollziehen, den diese durchlaufen.

Zuletzt wollen wir uns einem »Vorgehen« zuwenden, das vom Körpererleben ausgeht. In seinen Ursprüngen geht es auf *Elsa Gindler* zurück, die Krankengymnastin und Bewegungstherapeutin in Berlin gewesen ist. In psychotherapeutischer Hinsicht hat sich besonders *Stolze* um dieses »Verfahren« verdient gemacht, der auch die Zusammenhänge zwischen Bewegen und Erleben mit Hilfe des Gestaltkreismodelles dargestellt und die Beziehung zu Scheidts Inbild-Theorie und damit zur Neurophysiologie aufgezeigt hat[1].

Als ich die Arbeit von *J.E. Meyer*[2] gelesen hatte, war ich darüber verwundert, daß er diese Arbeitsweise — nach einer guten Schilderung mehrerer Aspekte — bloß als »Entspannungsübungen« deklariert. Zweifellos spielen übende und entspannende Elemente eine wichtige Rolle. Sicher ist auch, daß es sich bei der KBT nicht ausschließlich oder überwiegend um »kreative« Gestaltungstherapie handelt. Durch ihren hohen Freiheitsgrad ermöglicht und begünstigt aber die KBT das Einbringen und praktische Durchprobieren eigener Einfälle und Ideen, die ihrerseits oft dem Erleben von Bewegungen und Berührungen des eigenen Körpers während des »Übens« entstammen. Es liegt also kein mehr oder weniger festgefügtes Übungsprogramm vor, wie dies bei vielen Entspannungsübungen zweckmäßig ist.

Es ist sehr schwierig, das weitgehend averbale Vorgehen auch nur annähernd anschaulich in Worte zu fassen. Dies fängt schon bei der Bezeichnung an, die immer wieder in Frage gestellt wurde und auch jetzt nur bei bestehendem Verstehenswunsch *vielsagend* sein kann.

(Hier ist eine kurze Auseinandersetzung mit den Begriffen »konzentrativ«, »Bewegung« und »Therapie« weggelassen, ebenso die Beschreibung der Methode — siehe »Definitionen« Seite 221 ff.)

Bei Patienten, deren Beziehung zu den Objekten (im üblichen und im psychoanalytischen Sinne) nicht-emotional getönt oder sonst früh gestört ist, empfiehlt sich eine — manchmal recht lange dauernde — Einzelbehandlung, die im günstigsten Falle in einer kleineren und schließlich auch größeren Gruppe fortgeführt werden kann. Es braucht manchmal Wochen (bei 2 bis vielleicht sogar 5 Stunden pro Woche), ehe von Berührungen von Gegenständen zum bewußten und absichtlichen Anspüren des eigenen Körpers übergegangen werden kann. Oft sind weitere Wochen nötig, ehe es anzuraten ist, auch einen Partner direkt — und nicht nur über Gegenstände (kurzer Stab, Ball oder Sprungschnur) — anzufassen. Viele »Schizoide« sind natürlich von vornherein imstande, was und wen auch immer zu berühren. Meist ist es dann aber ein für sie emotional »bedeutungsloser« Akt, der somit auch keinen Zugang zu breiteren und »ergreifenden« Erlebnisqualitäten bringt. *Gräff* hat vor Jahren besonders wertvolle Erfahrungen bei Anorexia nervosa gemacht, und ich selbst habe mit der Hineinnahme von »Elementen« der KBT in die Einzelbehandlung einige psychotische Patienten manchmal »besser verstanden«. Auch deren Selbstgefühl (sowohl wie man sich und was bei sich selbst fühlt und spürt als auch als Selbstgefühl) hat sich dabei erhöht und wurde sicherer.

Die kritische Nähegrenze

Eine 21jährige Patientin, die im Gefolge von wahnhaften Vorstellungen, Weltverbesserungsideen und schuldgefühlbesetzten Versündigungsideen einen ernsthaften Suizidversuch verübt hatte, brachte gleich im ersten Gespräch — wohl noch unter dem Einfluß des Gerettetwerdens gegen den eigenen Willen — ihre Absicht zum Ausdruck, nichts sagen zu wollen. Nach meiner kurzen Antwort: »Sie bestimmen, ob Sie etwas sagen wollen ... und auch was«, wurde es still. Die Patientin saß mit untergeschlagenen Beinen und ganz gespannt auf der Couch, ich selbst etwa 2 Meter davon entfernt, ihr zugewendet und mit dem Rücken zum Schreibtisch. Nach zwei bis drei Minuten kroch die Patientin noch mehr in sich zusammen und drückte sich an die Wand. Ich schaute sie ruhig an, rückte langsam mit meinem Sessel die wenigen Zentimeter bis zum Schreibtisch von ihr weg und nickte ihr ganz leise lächelnd zu. Sie schaute mich kurz prüfend an, ich reagierte mit einem andeutungsweisen Nicken, und sie ließ ihren Blick durch mich hindurch »in die Ferne« bzw. »nirgendwohin« gehen. Nach einigen Minuten schaute sie mit ausdruckslosem Gesicht in meine Augen. Ich blieb ruhig sitzen. Nach einer »sehr langen« Minute löste sich ein Teil ihrer Gespanntheit, die Schultern sanken herab, die Fäuste lockerten sich ein wenig, sie überließ deutlich ihr Gewicht der Unterlage und der Wand. Ich gestattete mir einen — bestimmt auch sichtbaren — Seufzer der Erleichterung. In den restlichen 20 Minuten der »Sitzung« wurde nicht mehr gesprochen.

Beim nächsten Gespräch, 2 Tage später, schaute ich unverwandt und etwas fragend auf die Patientin, während ich meinen Sessel vom Schreibtisch weg- und ihr zudrehte und dabei den Abstand zur Couch abwechselnd verkleinerte und vergrößerte. Beim Unterschreiten ihrer (augenblicklichen) »kritischen Nähegrenze« nahm ihre Spannung deutlich zu, auch drückte sie sich mehr gegen die Wand. Ich nahm betont den Platz ein, der ihr gerade eben gestattete, sich nicht bedrängt, eingeengt oder vielleicht bedroht zu fühlen. Erst viele Wochen später war am leise bedauernden Gesichtsausdruck und (noch später) gelegentlich auch an einem angedeutet ironischen Lächeln, die jeweils maximale Distanzgrenze »ablesbar«. Abgesehen davon, daß die Patientin auch bei der Abmachung der Frequenz der Gespräche ihre eigenen Wünsche zuerst spüren, dann äußern, später in realitätsgerechtem Ausmaß durchsetzen konnte, ermöglichte unser »Spiel« mit Nähe und Distanz nicht nur den Aufbau ihrer »Berechtigungsgefühle«, der Selbstbestimmung *ihres Raumes,* das Bemerken des — jeweiligen — *Abstandes zwischen uns,* sondern auch das — nach und nach verläßliche und dann auch warme, gefühlsbesetzte — Respektieren des anderen in und mit seinen Eigenarten.

Für die Zielsetzung und diesen Respekt mag stehen: »Ich möchte Dir helfen, das, was Du erebt von Deinen Vätern hast ... zu erwerben ... um es zu besitzen (= verwenden zu können).« Zu obigem Vorgehen des Therapeuten passen zwei Zeilen eines »Gedichtes« von *Virginia Satir* (hier in umgekehrter Reihenfolge):
»Invite You, without demanding
Join You, without invading.«

Das Verständnis und die Einfühlung des Lesers kann auch dadurch erleichtert werden, daß hier gebrauchte Worte in ihrer »Grundbedeutung« erfaßt werden. Nehmen wir gleich das eben erwähnte Verb: *erfassen.* Im eben gebrauchten Sinne bezeichnet es einen Aufnahme- und Verstehensakt, der über das Sehen (beim Lesen) bestimmte Teile unseres Gehirns in erhöhte Aktivität setzt, was schließlich dazu führt, daß wir es »begriffen« haben. Wir haben es »gepackt«. Es erübrigt sich sicher, diese Rückführungen auf das Packen (mit den Händen), das Begreifen (mit den Fingern) usw. mit weiteren Beispielen zu belegen. Unsere Vorstellungen werden aber nicht nur lebendiger, sie werden auch *körpernäher,* wenn wir uns gestatten, zum Beispiel vor unserem inneren Auge ein kleines Kind zu sehen, das (vielleicht erstmals) etwas durch Begreifen *begreift.* Verbal ist »das Prinzip« der KBT ohnehin bestenfalls nur andeutungsweise zu »beschreiben«. *Selbsterleben* ist hier eine ebenso unabdingbare Voraussetzung, wie die Eigenanalyse bei der psychoanalytischen Ausbildung. *Vor-Urteile* — besonders solche, die ausschließlich vom »Kopf her« kommen — sind zwar verständlich (oft im Sinne der Abwehrmechanismen), aber deswegen doch nicht relevant. Es erscheint mir deshalb auch sinnvoller, bei Beschreibungen zu bleiben und die Darstellung der Arbeitsweise mit weiteren Beispielen zu belegen.

Vorurteile

Eine der wichtigen Möglichkeiten der KBT ist ja, *von der Be-* (oder gar Ver-)*urteilung,* dem *Vor-Urteil weg zur Beschreibung* zu kommen (*Goldberg*). Also zum Beispiel anstatt vorneweg zu sagen: »Ich kann mein Knie nicht weiter abbiegen, weil .....« wird vorsichtig gebeugt und beschrieben: »Jetzt spannt es ein wenig unter der Kniescheibe und jetzt zieht es hier hinter dem Knie ....« usw.

Es ist im Grunde das gleiche Vorgehen, wie wenn wir bei Gesprächen statt Bedingungs- und Folgesätzen Aufzählungen verwenden, also das »weil« und »wenn« durch ein vorläufiges »und« ersetzen.

3.10. Franzke

Während einer Übungs-Doppelstunde in KBT beschäftigten sich die Teilnehmer einmal mit ihrem Erleben beim *Sich umrollen-Lassen* aus gestreckter Seitenlage. Dabei liegt der untere Oberarm unter dem Kopf und wird in Verlängerung der Körperachse gerade nach »oben« gerichtet. Der Übende kommt dadurch in ein labiles Gleichgewicht zwischen Vornüber- und Nach-hinten-Rollen. Der obere Arm kann mit der Hand leicht vor dem Leib aufgestützt werden, um Wackeltendenzen, Unsicherheitsgefühle und unnötige Verspanntheiten vorerst zu verhindern.

Dieses labile Gleichgewicht wurde höchst verschieden erlebt. Manche »spielten« mit dem Punkt, bis zu welchem *man sich selbst bewegt* und ab welchem dann *etwas mit einem geschieht*. Andere versuchten zu erspüren, *wie und wo man ankommt*. Bestimmte Abschnitte des Bewegungsablaufes waren für den einen lustvoll, für den anderen beunruhigend. Dann wurde am erlebnismäßigen Unterschied zwischen *Sich-selber-umrollen-Lassen* und *Umgestupst-Werden* gearbeitet. Die Mehrzahl der Teilnehmer war von den vielen Möglichkeiten verschiedener Erlebnisweisen überrascht und beeindruckt. Diese Einsicht konnte dazu beitragen, vielfältige Spielarten von Erlebnisweisen und (Re-)Aktionsformen als solche zu akzeptieren und weniger rasch als »richtig« oder »falsch« einzuordnen. Man kam also ein kleines Stück vom *Vor-Urteil* weg.

> Ein etwa 40jähriger Teilnehmer gab an, daß ihn das »Gestupst-Werden« sehr gestört habe, daß er in Erwartung des leichten Stoßes sehr gespannt war und den Augenblick, als der »Schubs« kam, immer als »falsch« erlebt habe. Er übertrug dies spontan auf seinen Arbeitsplatz und auf den Kontakt mit seiner Familie. Er »entdeckte«, daß er leicht »sauer« reagierte, wenn andere seine »Anstöße« nicht willig und erfreut aufnahmen, und fragte sich nun, ob er vielleicht *deren* richtigen Augenblick verfehlt haben könnte. Er beschäftigte sich dann weiter mit der Frage: »*Wann* ist *mir* — und *anderen* — *was* recht, passend und angenehm?« Zwei nebeneinanderliegende Kolleginnen besprachen ihre Empfindungen und Eindrücke während des Übens. Die eine sagte, es wäre wunderbar, einen »Stups in die richtige Richtung zu kriegen und dann einfach alles geschehen lassen zu können«, wogegen es ihr unverständlich gewesen sei, daß die andere sich völlig gesperrt habe. Darauf erwiderte die zweite: »Ich kann mich doch nicht einfach umwerfen lassen ohne zu wissen, was ich selbst tue.« Im Gespräch kamen beide zur Erkenntnis, daß sie nicht nur unterschiedlich erlebten, sondern sich bei diesen einfachen Versuchen in jeweils typischer Weise verhalten hatten. Sie kamen darauf, daß es ihnen unangenehm bzw. unmöglich war, den Bewegungsablauf und die Erlebnisweise des anderen zu übernehmen. Die gegen das Umgestupstwerden gesperrte Kollegin lehnte schließlich jede weitere Diskussion über Vorteile des »Sich-fallen-lassen-Könnens« bei entsprechender Gelegenheit ab. Sie war aber bereit, zusammen mit ihrer Kontrahentin weiter zu probieren, und empfand das Überlassen eines Beines und auch des Kopfes »schön und Vertrauen schaffend«. Aber bei der Arbeit an beiden Beinen zugleich (anheben, beugen, strecken, abwinkeln usw. durch den aktiven Partner) traten wieder Spannungen auf. In der weiteren Folge arbeiteten beide mit »ihren Punkten«: »Bis

wann ist etwas angenehm, von wo an ist es unangenehm, wann wird es unerträglich?« So gewann z.B. die »gesperrte Kollegin« Einblick in das Ausmaß und die Intensität ihrer »Abwehr« bei verschiedenen Bewegungsabläufen und sie berichtete später, daß sie diese Sperrungen mit (Er-)Lebensvorgängen verglichen habe, die ihr verschlossen waren und zum Teil von ihr abgelehnt wurden.

Behalten und Hergeben

Dies ist ein in der KBT-Arbeit häufig auftretendes Thema. Übergänge von leisesten »Behaltenwollen-Ansätzen« bis zum massiven Festhalten sind zu beobachten.

10 Teilnehmer mit je einem Ball sitzen im Kreise und sollen mit geschlossenen Augen die Bälle weiterreichen. Nach einigen ungeordneten Runden (manche gaben nach rechts, andere nach links weiter) sitzt ein Teilnehmer mit 6 Bällen im Schoß und in den Händen, andere Teilnehmer sind »ohne«. Auf das Stopsignal des Therapeuten und seine Aufforderung, sich die augenblickliche Ballverteilung anzusehen und — falls möglich — die eigenen Gefühle und Eindrücke zu schildern, kommen folgende Reaktionen:

»Ah! Darum kommt kein Ball zu mir!« (Mit vorwurfsvollem Blick auf den »Bällehalter«).

»Ist ja allerhand.«

»So schön, einmal zur Ruhe zu kommen und nicht ständig entgegennehmen und weiterreichen zu müssen.«

»Da kann ja kein regelmäßiges Weitergeben zustandekommen!«

»Ich finde das hochinteressant!«

»Das ist ganz typisch. Wie mit den Schüsseln beim Mittagessen, die stehen auch immer bei ihm.«

Bällehalter: »Ich bitte doch nur darum . . .«

Ein anderer: »Ja, und gibst nie etwas weiter oder ab!«

Es stellt sich heraus, daß unser Patient mit all den Bällen gar nichts anzufangen wußte, daß er keine Ahnung hatte, wie viele er schon bei sich liegen hatte: ». . . . . sie sind gekommen und ganz einfach liegengeblieben«. (Daß eventuell ein besonderer Anspruch oder ein etwas überdimensioniertes »Berechtigungsgefühl« vorliegen könnte, ist ihm völlig fremd.)

Bei anderer Gelegenheit und ähnlicher Entwicklung reagierten die jeweils betroffenen Patienten aber in ganz andere »Richtungen«, z. B. »Es ist so schön, Ball auf Ball zu legen, sie alle zu spüren und zu halten« (Freude am Sammeln und »Haben«); oder: »Ich konnte mich von keinem trennen, ich hätte nicht gewußt, welchen ich hergeben hätte sollen« (Besitzfreude, Verlustangst und vielleicht Gerechtigkeitsideen); oder (mit hilflosem Tonfall): »Die Bälle kamen so schnell, ich kam gar nicht mit dem Weggeben nach« (Überforderungsgefühl, vielleicht auch Verlangsamung unter Zeitdruck); oder: »Ich wußte nie, ob ich nach links oder nach rechts weitergeben sollte« (Entscheidungsschwierigkeiten). Eine Patientin sagte: »Ich bekam die Bälle von links und von rechts und meine Nachbarn wollten keine Bälle annehmen« (Durchsetzungsschwäche?). Darauf sagte ein Nachbar: »Ich glaubte immer, Du willst meine Bälle nicht, das hat mich gekränkt, ich wollte, daß Du

3.10. Franzke

sie annimmst«, der andere Nachbar meinte: »Ich habe Dich angeschaut, Du sahst aus wie eine Marktfrau, die nicht wußte, an wen sie ihre Äpfel loswerden konnte.«

In den obigen Klammern sind die jeweils offenkundigen Aspekte angeführt, die neben der Tatsache des Behaltens aktuell sind. Es erschien mir wichtiger, anhand zweier Teilaspekte (des Kaptativen und des Retentiven) etwas genauer auf angedeutete Kategorien einzugehen, als *jede* der Möglichkeiten innerhalb des Besitzstrebens zu streifen[3].

Hindernisse und Behinderungen

In einer Selbsterfahrungsgruppe für Ärzte, Psychologen, Sozialarbeiter und Krankengymnasten haben sich während des 3. Treffens (jeweils knappe 2 Stunden) Schwierigkeiten ergeben:

a) *äußere:* »Die anderen Teilnehmer (ihre Anwesenheit, Plazierung im Raum, Tätigkeit, Lautstärke usw.) behindern mich«;

b) *innere:* »Ich kann doch nicht einfach...«, »man darf das nicht *so* machen...« usw. (also Dinge und Handlungen, die der betreffende Teilnehmer bei oder für sich — und vielleicht auch andere — »tabuiert« hat).

Die Leiter der Gruppe entschließen sich deshalb zu folgendem Arrangement: Vor Beginn des nächsten Treffens (einen Tag später) bauen sie im Turnsaal Hindernisse auf (siehe Skizze) und fragen die nach und nach ankommenden Teilneh-

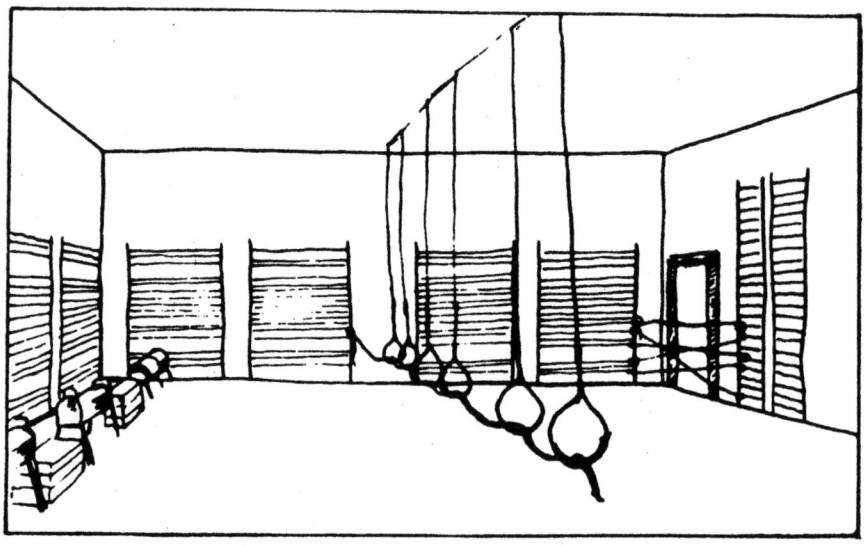

Skizze

mer einzeln, ob sie bereit sind, mit geschlossenen Augen den Turnsaal zu betreten und bis zur anderen Schmalseite hin zu durchqueren. Dabei sollte jeder versuchen, auch auf sein eigenes Erleben zu achten.(Hier werden nur drei Beobachtungen und die zugehörigen Erlebnisschilderungen wiedergegeben.)

Frau A kommt an das Strickhindernis direkt hinter der Eingangstür, zuckt überrascht zusammen, schüttelt den Kopf, wie wenn sie sagen wollte: »Was, jetzt schon?« Dann sucht sie mit beiden Händen nach einem Durchschlupf, findet eine »Masche« von etwa einem halben Meter Durchmesser und schlüpft hindurch, ohne die Schnüre und Stricke zu verschieben.

Herr B stößt an die Stricke, grinst (Leitereinfall: »Diese Hunde, hätte ich mir ja denken können.«), zieht an der ihm zunächstliegenden Stelle eine »Masche« kräftig auseinander und zwängt sich durch.

Frau C berührt einen Strick ganz links (vom Eingang aus gesehen), folgt diesem mit der Hand bis zur Befestigungsstelle, dann zurück nach rechts, untersucht alle Verknüpfungen, kommt bis an die Längswand, spürt auch dort nach, sucht geduldig die größte Öffnung und geht dort gebückt durch, indem sie zugleich über die in Knöchelhöhe gespannte Schnur steigt.

(Ein Teilnehmer, dessen Erleben wir hier nicht weiter folgen wollen, knüpft einfach einen Strick los, geht durch und bindet ihn wieder an. Ein anderer Teilnehmer macht das Seil nur los und kümmert sich nicht mehr darum, den alten Zustand wieder herzustellen.)

Auf dem Wege bis zur Mitte des Turnsaals ist bei unseren drei Teilnehmern folgendes zu sehen:

Frau A geht ganz vorsichtig, streckt die Hände — gleichsam abwehrend — vor sich hin und bewegt sich mit zunehmender Verunsicherung auf die Mitte zu, wo nur ein dickes Tau quer über den Saal gespannt und zweifach durch die bis in Brusthöhe gesenkten Ringe gezogen ist. Da sie ihre Arme ganz steif gestreckt in Gesichtshöhe vor sich hält, stößt sie ganz leicht mit der Brust gegen das Tau, zuckt zusammen, flüstert zugleich »na endlich« und geht darunter durch.

Herr B geht zuerst ein wenig vorsichtig, dann zunehmend »forsch« und kommt an das Tau, schiebt es einfach hoch und geht weiter (Leiteridee: »der hat geschaut«).

Frau C »tastet« sich mit den Füßen langsam vor, bewegt auch die Arme vorgestreckt auf und ab. (Co-Leiter zum Leiter: »Sie sucht ja«) Nach 6 bis 7 Schritten geht die Teilnehmerin seitwärts, zuerst nach links, dann nach rechts, was zusammen mit ihren Fuß- und Armbewegungen den Eindruck des Suchens noch verstärkt. Als sie — endlich — mit einer Hand das Tau berührt, bleibt sie stehen, »atmet auf« und untersucht nun dieses Hindernis über die ganze Saalbreite ebenso interessiert wie vorher die Schnüre.

Bis zur letzten Barriere zeigt sich:

Frau A wird diesmal zuerst sicherer (vermutet sie ein »System?«) und paßt erst nach einigen Schritten wieder mehr auf. Sie kommt an die ganze Reihe aus Böcken, Pferden, Barren, Kästen, findet bald einen bequemen Weg (unter dem Pferd durch), erreicht kurz dahinter die Wand und läßt sich dort mit einem Gesichtsausdruck nieder, der sagt: »So, es ist geschafft und glücklich überstanden.«

Herr B setzt hinter dem Tau rasch und »sicher« seinen Weg fort. Er stößt mit der großen Zehe des rechten Fußes ziemlich hart gegen den Kasten, läßt ein unterdrücktes: »Au, verdammt...« hören (Leitergedanke: »doch nicht geschaut«), stemmt sich hoch und dreht sich über den Kasten. Sobald er die Wand erreicht, überprüft er durch Entlanggreifen, daß er auch tatsächlich angekommen ist, öffnet dann die Augen und schaut den anderen interessiert zu (er war ja einer der Schnellsten gewesen).

Frau C »sucht zweifelnd weiter«, kommt schließlich an einen Bock, der nahe der Fensterbank steht und wendet sich nach links, bis sie die Wand erreicht und geht dann, alle Geräte betastend bis an die gegenüberliegende Längswand. Dort »entdeckt« sie die Sprossenwand, folgt dieser wieder Richtung Saalmitte, wendet bei der Befestigungsstelle des Taues (die sie offensichtlich wiedererkennt), geht ziemlich geradlinig zum Barren, schlüpft durch und erreicht die »Zielwand«. Auch mit dieser macht sie sich in deren ganzen Ausdehnung vertraut, geht dann wieder durch das Gerätehindernis bis zum Tau und probiert dort verschiedene Schwingmöglichkeiten durch. Sie »spielt« noch immer damit, während die anderen Teilnehmer schon eifrig über all die Erlebnisse sprechen, die sie unterwegs hatten.

Frau A berichtet: »Ich war ganz überrascht, daß so schnell ein Hindernis kam, und dann war die Strecke bis zum Tau furchtbar lang für mich. Ich erschrak, als mich das Ding am Körper berührte, obwohl ich die Hände vorgestreckt hatte. Zugleich war ich froh, daß endlich die Erwartungsspannung von mir genommen war. Beim zweiten Mal machte mir der Abstand viel weniger aus, da war ich schon darauf gefaßt. Dafür hat mich dann die Nähe der Wand recht gewundert. Ich war aber froh, angekommen zu sein.« (Die raschen »Gewöhnungstendenzen«, vor allem aber ihre »Vor-Eingenommenheit« und deren Auswirkung auf ihr Verhalten, wurden ihr im Gespräch evident.)

Herr B erzählt: »Das *ging* ja gleich los und ich *denke:* ›Die haben uns was Schönes eingebrockt‹. Ich bin ganz überrascht, daß dann ganz einfach nichts kommt und denke: ›Die wollen uns reinlegen ... bei mir aber nicht!‹ ...und gehe los, bin dann auch einer der Ersten.« Leiter: »Tut die große Zehe noch weh?« Herr B (bewegt die Zehen): »Ach wo, nicht der Rede wert.« (Herr B wird erst nachdenklich, als er aus den fülligen Berichten der anderen Teilnehmer versteht, daß er selbst *vom Weg kaum etwas erlebt* hat und hauptsächlich auf das Ziel ausgerichtet gewesen ist. Mehrere Parallelen aus seinem Leben fallen ihm dazu ein.)

Frau C meint: »Es war wie eine Entdeckungsreise und so viele interessante Sachen und Kleinigkeiten. Ich habe doch noch nie gesehen oder gemerkt, wie das Leder an einem Bock festgemacht ist. Schon die Knoten bei den ersten Schnüren waren ganz verschieden geknüpft .. (es folgt ein langer, sehr detaillierter Bericht, der an die ausgedehnte Such-Wanderung während der ›Übung‹ erinnnert) ... es war *so* interessant, ich konnte gar nicht aufhören ... und zuletzt das Tauschwingen war besonders schön.«

Herr B: »Mich hat am meisten überrascht, daß Du gar nicht am ›Ziel‹ geblieben bist.«

Frau C: »Ich war doch dort, aber die Sprossenwand und dann das Tau waren viel interessanter.« (Herr B und Frau C kommen in ein Gespräch über Vor- und Nachteile des Ziel- bzw. Weg-Orientiertseins).

In der allgemeinen Nachbesprechung tauchen noch Fragen nach dem »richtigen, leichtesten, schnellsten, interessantesten, gefährlichsten und schönsten« Weg auf. Die individuellen Erlebnisweisen und -verarbeitungen wurden allen Teilnehmern evident, ohne daß dies auch noch extra verbalisiert werden mußte. Dies führte bei der weiteren Arbeit von vorurteilhaften Feststellungen weg zu interessiertem Schauen, Probieren und Fragen, etwa im Sinne: »Bei mir ist das so, wie ist das bei Dir?«, »Was erlebst Du wenn...?«, »Komisch (lustig, toll, interessant), bei mir war's ganz anders (ähnlich).«

Auch während einer 9 Tage langen Weiterbildungsveranstaltung in KBT begrenzte eine räumliche Gegebenheit die Arbeit. Der große, schöne und helle Raum in einem ehemaligen Kloster war fast in jeder Hinsicht geeignet. Nur zwei wunderschöne und wertvolle *Kristallkronleuchter* erlaubten ganz einfach nicht, daß Bälle geworfen oder die zwei Meter langen Rundstäbe mit geschlossenen Augen durch den Raum bewegt wurden. Auch ein Seil wagte niemand zu schwingen. So wurden expansive und aggressive Impulse schon in jedem Einzelnen gar nicht geweckt, früh unterdrückt oder doch rechtzeitig abgefangen. Nach zweieinhalb Tagen wurde die Stimmung schlechter, einige Teilnehmer waren gereizt, andere zeigten Tendenzen zu Blödelei. Bald darauf kam es zur Entladung während einer Diskussion. Da flogen dann statt Bällen scharfe und kränkende Sätze durch die Luft. Typischerweise waren die verbalen Angriffe und Ausfälle weit weniger der Durcharbeitung zugänglich als die am nächsten Tag im ehemaligen Klostergarten erlebten Ball- und Lauf»spiele«. In diesen ging es ja nicht in erster Linie um ein Abreagieren, sondern um ein Erleben- und Spürenlassen, um ein »Anschaulichmachen« der bisher unterdrückten Impulse.

Anmerkungen des Herausgebers:

1 Siehe die Beiträge von Stolze: »Zur Bedeutung des Leib-Inbilds für die psychotherapeutische Behandlungsmethodik .....«, Seite 39 ff, und: »Selbsterfahrung und Bewegung«, Seite 71 ff.
2 Siehe den Beitrag von Meyer: »Konzentrative Entspannungsübungen nach Elsa Gindler und ihre Grundlagen«, Seite 50 ff.
3 Siehe dazu auch das Fallbeispiel in dem Beitrag von Stolze: »Die praktische Arbeit mit der KBT«, Seite 306.

BEWEGUNGS- UND ATEMTHERAPIE IN DER PSYCHOTHERAPEUTISCHEN PRAXIS

Von Helmuth STOLZE (1963/1970)

Zu dieser Arbeit:

Anhand eines Fallberichts einer Kollegin geht der Verfasser nochmals auf die Überwindung der Dualität in der Medizin (Körper-Haben und Leib-Sein) durch die Verfahren der Atemtherapie (Funktionelle Entspannung) und der KBT ein. Es werden die besonderen Möglichkeiten des Sich-selbst-Annehmens in der Atemtherapie geschildert. Die Verbindung von körperorientierter Therapie und Analyse wird an einem weiteren Behandlungsbericht gezeigt. Eine dritte Fallschilderung (hier weggelassen, da schon im Beitrag des Verfassers: »Das Erspüren des eigenen Körpers als psychotherapeutisches Agens« 1960 gebracht) verweist auf die Notwendigkeit des Selbstversuchs des Therapeuten, der Atem- und Bewegungstherapie praktizieren will.

Die neuere Seelenkunde, gerade in ihrer speziellen Form der phänomenologisch-medizinischen Psychologie, hat uns eine Einsicht geschenkt — vielleicht sollten wir besser sagen: wiedergeschenkt —, die von *Buytendijk* (1) im Anschluß an die Arbeiten von *Marcel* und *Merleau-Ponty* so formuliert worden ist: »Wir Menschen *haben* nicht nur einen Körper, wir *sind* auch unser Leib.« Von der praktischen Bedeutung dieser Erkenntnis ist die Rede, sobald wir von Bewegung und Atmung als gezielter Psychotherapie in der ärztlichen Praxis sprechen.

I

»Praktische Bedeutung« meint nun allerdings nicht die Schilderung des methodischen Vorgehens in Atem und Bewegungstherapie. Das ist schon deshalb im Rahmen eines Vortrags nicht möglich, weil nicht intellektuelle Belehrung, sondern nur erlebte Selbsterfahrung einen Eindruck von diesen Arbeitsweisen vermitteln kann. Damit meine Darstellung, die sich auf das Grundsätzliche beschränken muß, aber doch Fleisch und Blut bekommt, will ich sie möglichst auf den praktischen Fall beziehen. Ich bringe zuerst einen kurzen Behandlungsbericht, der nicht meiner fachpsychotherapeutischen Praxis entnommen ist, sondern den ich einer Kollegin verdanke, Frau Dr. *Groesch* in Offenbach/Main, die als praktische Ärztin im Rahmen ihrer sonstigen ärztlichen Tätigkeit auch psychotherapeutisch arbeitet:

»Seit 6 Jahren litt die 36-jährige Frau Erika H., die mich im Oktober 1961 erstmals aufsuchte, an Wirbelsäulenbeschwerden, die jahrelang ergebnislos mit allen möglichen medikamentösen, mit chiropraktischen und balneologischen Methoden, mit monatelangem Tragen eines Gipskorsettes und mehreren Sanatoriumsaufenthalten behandelt worden waren. Die steten Schmerzen würden als so heftig empfunden, so erzählte die Patientin, daß sie sie zur Mutlosigkeit und Verzweiflung geführt hätten. Mit einem Sperrholzbrett unter dem Arm berichtete Frau H., sie könne sich nicht weich setzen, weshalb sie sich ihre eigene Sitzunterlage mitgebracht habe. Seit Jahren könne sie sich nicht mehr bücken; ihre ›Kreuzgegend‹ sei starr und angeschwollen; bei Bewegungen käme es zu einem abschnürenden Gefühl in den Beinen, so daß sie sich aus Angst vor den unerträglichen Schmerzen fast zu keiner Arbeit mehr entschließen könne. Sie müsse oft weinen und finde kaum Schlaf, obwohl sie sich ein Brett unter die Matratze gelegt habe. Allmählich fange sie schon an, ihren Körper zu hassen, weil er nicht so funktionieren wolle, wie sie es brauche.

Zuerst arbeitete ich mit Atemtherapie nach *Fuchs*[1]. Vor allem galt es, der Patientin eine gute Beziehung zu ihrer unlebendigen Rückseite zu vermitteln, so daß sie es wieder wagen konnte, sicher und vertrauensvoll darauf zu sitzen und zu liegen. Nur ganz allmählich gelang es, mehr Blut und Leben in diese starre Partie hineinzubringen.

Nach 6 atemtherapeutischen Sitzungen eröffnete die Patientin dann spontan Dinge, über die sie noch mit niemandem gesprochen und auch sich selbst nicht eingestanden hatte. So erkannte sie ihren Haß gegen den Vater, in dessen finanzieller und geschäftlicher Abhängigkeit sie lebte, da sie mit ihrem Mann in seiner Fabrik arbeitete und in einem vom Geld seiner Firma erbauten Hause wohnte. Schon als Kind hatte sie vor dem strengen und lieblosen Vater gezittert — seine Befehle führte sie immer noch ohne Widerrede unverzüglich und genau aus —, und bis in die Träume hinein verfolgte sie das oft und hart gesprochene Wort: ›Was wäret ihr ohne mich, mein Geld und mein Haus?‹

Es ging also um das Wagnis sich durchzusetzen, denn nur der Sichere und Vertrauende kann sich gelassen und fest setzen. Nun hatte die Patientin mit Hilfe der Atemtherapie und der sich anschließenden Gespräche die eigentliche Aufgabe, die ihr gestellt war, verstanden. Im übenden Loslassen und Einspüren in die leibseelischen Zusammenhänge lernte sie begreifen und verarbeiten, was in den Erscheinungsformen steckte, wegen derer sie in Behandlung gekommen war. Sie erfuhr, daß es zu Mißerfolgen kommen mußte, solange sie von ihrem Körper nur fordern wollte, ohne überhaupt zu wissen, worum es ging. Das war der erste und wichtigste Schritt.

Die Patientin fing nun an, ihren Körper zu pflegen und zu ›lieben‹ und eine finanzielle Unabhängigkeit vom Vater anzustreben. Mit der Wandlung, die ihr die Therapie ermöglicht hatte, war sie nach einem halben Jahr von ihren sie zuvor jahrelang quälenden Symptomen befreit. Sie besorgt ohne Schwierigkeiten wieder ihren Haushalt und arbeitet sogar mit häufigem Bücken in ihrem Garten.«

Ich habe diese Fallbeschreibung auch deshalb gewählt, weil sie ungemein charakteristisch dafür ist, was bei diesen Therapieformen immer wieder geschieht und berichtet wird. Die Patientin sagt, dem Sinne nach: »Ich habe einen Rücken, der nicht so tut, wie er soll und wie ich will. Ich habe ein Kreuz, das tut weh, wenn ich sitze. Ich habe alles getan, was mir zur Bekämpfung der Beschwerden geraten wurde. Alles vergeblich. Jetzt kann und mag ich nicht mehr; ich habe den Mut verloren und bin einfach verzweifelt. Ich mag meinen Körper nicht mehr.«

Es dürfte unmittelbar einsichtig sein, wie diese Frau (und sehr viele unserer Patienten) zu ihrem Leib steht: Sie *hat* einen Leib und sie hat an ihrem Leib Beschwerden. Sie hat mehr und mehr ihren Leib zum Objekt gemacht, ihn von sich selbst abgerückt, den Leib und dessen Störung entfremdet, die sie dann wie ein Objekt dem Arzt zur Behandlung überläßt, damit dieser die »objektive« Störung wegnehme. »Der Leib«, so formulierte es *Christian* (2), »wird zum Präsentations- und Repräsentationsfeld der zunächst erlebnishaften Störung.«

Und wie bei ihr, so rollt in diesen Fällen nun die ganze Tragödie der vergeblichen therapeutischen Versuche ab mit ihren immer erneuerten Hoffnungen und wiederholten Enttäuschungen bei Patient und Arzt, die »therapeutische Odyssee«, wie sie auch genannt worden ist (*Clauser*). Bis sich eines Tages ein Arzt daran erinnert, daß es eine Psychotherapie gibt, die hier vielleicht helfen könnte. Das sei ihm hoch angerechnet — wenn auch gar nicht so selten die Irrfahrt damit noch nicht zu Ende ist.

Denn was wird gewöhnlich unter »Psychotherapie« verstanden? Die andere Seite, die seelische, sei gestört. »Hinter« den leiblichen Störungen stünden Konflikte, ungelöste Probleme, Komplexe usf. Diese müßten festgestellt, aufgelöst oder zugedeckt werden. Das im Rationalen gründende Gespräch, die durch Setzung von Vorstellungen verdrängenden, suggestiven Methoden und die im Emotionalen umstrukturierende Analyse seien die Wege dazu. Das ist gewiß nicht falsch gedacht, nur zu einseitig — jedenfalls nach meiner Auffassung vom Wesen der Psychotherapie.

Nehmen wir in unserem vorhin geschilderten Beispiel an, die Kollegin hätte, wissend um die Bedeutung dessen, was psychologisch »Haltung« und »Haltungsstörung« bedeutet, nicht mit Atemtherapie begonnen, sondern gleich nach bestimmten Konflikten gefragt: Was wäre wohl geschehen? Im besten Fall gar nichts! Die Patientin war zu Beginn der Behandlung ja noch ganz Ich-fern, so daß sie Fragen, die ihr Selbst betroffen hätten, vermutlich gar nicht wahrgenommen hätte. Was seelisch an ihr und mit ihr festgestellt worden wäre, die Mutlosigkeit und Niedergeschlagenheit, hätte sie als Folge der Beschwerden deklariert — und man hätte ihr diese Erklärung abnehmen müssen. Das Ergebnis eines solchen Gesprächs wäre ein Krankenblatteintrag etwa folgender Art gewesen: »Die Patientin ist über ihre Störung verzweifelt. Sie hat keinen Mut mehr, etwas anzufangen. Sonst psychisch o. B.«

Unter Umständen aber hätte es bei solchen Fragen nach den seelischen »Hintergründen« der Störungen auch passieren können, daß die Patientin brüsk erklärt hätte: »Wenn Sie glauben, daß meine Störungen nur seelisch, nur eingebildet sind, dann ist es besser, ich gehe gleich!«

Warum muß das so sein, bzw. warum muß der Patient so reagieren? Deshalb, weil wir etwas Entscheidendes vernachlässigt haben, nämlich seinen Leib und seine leibhaftige Erlebensweise. »Wir haben nicht nur unseren Körper, wir sind auch unser Leib.« Daher ist es notwendig, nicht nur »hinter« den leiblichen Störungen etwas Immateriell-Seelisches, Gedanken, Gefühle, Konflikte, usw. zu suchen als »Grund« der Störung, sondern die leibliche Störung selbst zu verstehen und dem Patienten zu helfen, sich *in* dieser seiner leiblichen Gestörtheit zu akzeptieren und zu korrigieren.

Trotz allem, es fällt nicht leicht, sich eine Psychotherapie vorzustellen, die über den Leib wirksam wird. Schuld daran ist die alte, doch recht tief verwurzelte Vorstellung einer Leib-Seele-Dualität. Sie klingt sogar in dem Beitrag im *Frankl-v. Gebsattel-Schultz*schen Handbuch der Neurosenlehre und Psychotherapie über Bewegungs- und Atemtherapie von *Lucy Heyer-Grote* (3) an, einer der besten Kennerinnen dieses Gebietes, der man gewiß nicht unterstellen kann, sie wüßte nicht genau, was mit diesen Verfahren psychotherapeutisch erreicht werden kann. Der Beitrag beginnt mit dem Satz: »Mit Bewegungs- und Atemtherapie bezeichnen wir zwei Übungsverfahren, die bei der Neurosen- und Psychosentherapie Anwendung finden, sei es in Verbindung mit der Psychotherapie, sei es an Stelle derselben.« Ich möchte die Aufmerksamkeit lenken auf das »in Verbindung mit ... sei es an Stelle« der Psychotherapie. Sind Bewegungs- und Atemtherapie also keine Psychotherapie?, so fragt man sich. Einige Sätze weiter heißt es dazu: »Sie sind zwar eine Arbeit am *Körper*, an seiner Haltung und Bewegung, erheben aber den Anspruch, eine *psychologische* Heilweise zu sein.« Also sind es doch psychotherapeutische Heilweisen, wenn es auch, gleichsam entschuldigend, heißt: ».....zwar am Körper.« Wieso aber soll eine am Körper ansetzende, also somatische Behandlung eine psychologische sein? So begegnen wir auch in diesen Formulierungen noch der Trennung in die »seelischen« Verfahren einer »eigentlichen Psychotherapie«, als welche die analytisch-aufdeckende und gegebenenfalls noch die suggestiv-zudeckende anerkannt wird, und in die »körperlichen« Verfahren, die zu »Hilfsmethoden« gestempelt werden.

Kommen wir wieder auf unser Beispiel zurück: »Nur ganz allmählich gelang es (mit der Atemtherapie) mehr Blut und Leben in diese starre Partie (der Rückenseite) hineinzubringen«, so war gesagt, »so daß sie (die Patientin) es wieder wagen konnte, sicher und vertrauensvoll darauf zu sitzen und zu liegen.« Hier begann nun das Gespräch über die Durchsetzungsproblematik, ein Wagnis für die Patientin, für das erst ein Rückhalt (also ein Rücken-Halt) geschaffen werden mußte. Was ist nun das »Eigentliche« *dieser* Psychotherapie gewesen: die Atemtherapie oder das Gespräch? Es wird wohl deutlich, daß es um kein Entweder-Oder geht, auch nicht um eine Rangordnung der Methoden im Sinne der eigentlichen und der Hilfs-Methode, sondern um ein gegenseitiges Sich-Ermöglichen: Das Leiberleben ermöglicht das Annehmen aller mit dem Aussprechen verbundenen Emotionen und das Verarbeiten der Emotionen im Aussprechen die Entlastung des Leiberlebens.

Von hier aus läßt sich auch ein weiterer Einwand entkräften, der gegenüber

3.11. Stolze

Methoden wie der Bewegungs- und Atemtherapie ins Feld geführt wird: Es handele sich um eine reine Symptombehandlung, die vom Grunde her nichts ändere; das vermöge nur die analytisch-genetische Aufarbeitung der Konflikte. Das stimmt einfach nicht! Auch Bewegungs- und Atemtherapie sind *fundamentale* (d. h. vom Grunde her ansetzende) psychotherapeutische Behandlungsweisen, wenn wir das: »Wir *sind* unser Leib« richtig und in seiner ganzen Bedeutung verstehen.

II

Es gibt zahlreiche Schulen und Richtungen der Atem- und Bewegungstherapie. Hier kommt es mir nur darauf an, das Gemeinsame und Wesentliche dieser Arbeitsweisen als psychotherapeutischer Behandlungsmethoden herauszuheben. Wir können dazu die Frage so stellen: Wenn wir Psychotherapie als gestaltetes Umerleben bezeichnen (*Stolze*, 6), welche der die Erlebnisweisen der Patienten umgestaltenden Erfahrungen können speziell durch Bewegung und Atmung vermittelt werden?

Dazu muß zuerst einmal gesagt werden, was mit diesen Methoden *nicht* erreicht werden soll, wenn sie als psychotherapeutische Verfahren eingesetzt werden: Es handelt sich nicht um ein sportliches oder gymnastisches Training, an dessen Ende ein Mensch »fit« ist, seine »Kondition verbessert hat«, etwas schöner, richtiger oder besser macht. Und damit ist etwas für alle diese Methoden und Richtungen gleichermaßen Wichtiges gesagt: Sie leiten den kranken Menschen an, sich selbst, das je-eigene, unverwechselbare, einmalige Selbst an ihrem Leib aufzufinden. So formuliert, werden die psychotherapeutischen, ja analytischen Möglichkeiten dieser Verfahren sofort deutlich. Zu den »klassischen« Fragen des Analytikers: »Was fällt Ihnen ein? Was fühlen Sie?«, treten nun ergänzend die Fragen: »Was spüren Sie gerade jetzt? Was nehmen Sie von sich selber wahr? Was teilt Ihnen Ihr Leib mit?«

Sehr richtig verweisen *Stokvis* und *Wiesenhütter* (5) in diesem Zusammenhang auf den Begriff der »kinästhetischen Bewußtmachung«, d. h. darauf, daß es keineswegs nur um Bewegung geht, sondern zunächst um das Erspüren dessen, was da ist und was sich bewegt — mit anderen Worten: nicht so sehr um Bewegung als um Bewegtsein. Insofern ist die Bezeichnung »Bewegungstherapie« irreführend. Es müßte richtiger heißen: »Therapie durch erspürte Bewegung«, und zwar »der *eigenen* Bewegung«, nicht einer vorgegebenen.

Hier kann ich noch etwas anderes und Wesentliches hervorheben: Vorgegebene Bewegungen, also bestimmte Übungen, die auszuführen und zu erfüllen sind, wie in der allgemeinmn sportlichen Gymnastik oder in bestimmten Schulen, etwa der von *F.M. Alexander* oder in der *Steiner*schen Eurythmie, haben unbestritten einen umerziehenden, also pädagogischen oder psychagogischen Effekt. In dem aber, was unter gezielt-psychotherapeutischer Bewegungs- und Atemtherapie zu verstehen ist, kommt es nicht auf *Vorgegebenes*, *Vorstellungen* oder umschriebene

Übungen an, sondern darauf, daß der Patient findet, was an Eigenem jeweils da ist, was in ihm geschieht und was notwendigerweise jetzt aus ihm selbst heraus zu geschehen hat.

Wie sieht das bei unserer Patientin aus? Was wird sie sagen, wenn sie sich spürend ihrem Leib zuwendet? Vermutlich: »Meine Kreuzgegend tut mir weh. Ich mag gar nicht daran denken. Vom Rücken ist gar nichts da, außer dem Schmerz.« Und hier kommt unser erster psychotherapeutisch wichtiger Hinweis: »Dann nehmen Sie einmal Ihren Rücken an, so wie er ist; nehmen Sie auch den Schmerz an.« Sie muß lernen, sich auch mit allem dabei erlebbaren Unbehagen anzunehmen. Denn nur aus diesem Akzeptieren ihrer selbst kann die weitere Erfahrung erwachsen, daß es auch noch etwas anderes in ihr gibt als den schmerzenden Rücken. Wir müssen also die Patientin zunächst wieder in eine Dialektik zwischen dem verabsolutierten, dabei aber gar nicht wirklich erlebten Teil und dem Ganzen ihres erlebbaren Leibes bringen. Das führt zu der Erfahrung: Ich bin ja noch etwas anderes als nur mein schmerzender, gestörter, schlecht funktionierender Körperteil; es funktioniert außerdem noch vieles, ja das meiste, sehr gut«.

Das ist der erste Schritt zu einem neuen Ich-Vertrauen.

Hier kann nun eine Besonderheit der Atemtherapie innerhalb der hier geschilderten Therapieformen hervorgehoben werden: Ich *muß* — beispielsweise — meinen Arm oder mein Bein *nicht* bewegen. Ich kann auch bei völliger Immobilisation dieser Gliedmaßen leben. Aber ich *muß* atmen, wenn ich weiterleben will. Hier ist meinem Wollen, meiner Willkür eine Grenze gesetzt durch die Notwendigkeit meines Leibes. Diese Notwendigkeit des Atmens — psychologisch gesprochen, sein autonomer Funktionsanteil — muß in der Atemtherapie vom Patienten erkannt und anerkannt werden. Das bedeutet als Erlebnis, daß das Leben nichts Willkürliches, auch nichts »Zufälliges« ist, sondern etwas Gelenktes. Wer dies annimmt, der läßt los, läßt geschehen, und aus diesem Nachgeben ergibt sich Entfaltung, aus der Lösung echte, lebendige Spannung. Das Ich-Vertrauen weitet sich in diesem Annehmen zum Selbst-Vertrauen und zum Vertrauen in die Welt als etwas Sinnvoll-Geschaffenem, das mich als Ich einschließt, hält und trägt.

Dieses Erlebnis mußte unserer Patientin erst zuteil werden, bevor sie es sich überhaupt erlauben konnte, ihre persönlichen Probleme zu sehen und auszusprechen.

Besondere Erlebensmöglichkeiten der Atmung sind in deren einzelnen Phasen gegeben: In der Ausatmung das Sich-Lassen, Sich-Öffnen, in der Atempause das gesammelte Warten, Austragen bis zum notwendigen Empfangen, in der Einatmung die Spannung, die Bedrängnis bringen kann und nach Lösung verlangt.

Es geht also bei diesen Therapieformen keineswegs um das Entspannen allein, viel eher um ein entspanntes Gespanntsein — aber hier überschlagen sich unsere Begriffe, weshalb wir sie in der praktischen Arbeit lieber ganz weglassen. Die 1961 verstorbene *Elsa Gindler*, deren Arbeit ich entscheidende Impulse verdanke, gab den Übenden auf die Frage nach der »richtigen« Einstellung und Haltung im-

3.11. Stolze

mer den Hinweis: »Werden Sie erfahrbereit« (*Wilhelm*, 7). Erfahrbereit für das Annehmen, Abwarten, Austragen, für Schwerpunkt, Getragensein, Standpunkt, für Raum und Richtung, für sich selbst und für den anderen als die wesentlichen Erlebnisbereiche, die hier erschlossen werden können.

III

Bewegung und Atmung können also keineswegs nur bei den sogenannten Organneurosen und psychosomatischen Erkrankungen, also bei Vorliegen einer *körperlichen* Symptomatik, therapeutische Verwendung finden. Gerade auch bei den sogenannten Psychoneurosen, bei denen Angst, Unruhe, phobische und Zwangssymptome, allgemeine Unsicherheit und Kontaktstörungen auch in der Art der Depersonalisation und Derealisation[2] das Bild beherrschen, kann eine Bewegungstherapie äußerst wirksam sein.

Nun bin ich nicht der Meinung und meine Erfahrung geht nicht dahin, daß im Regelfall Bewegungs- und Atemtherapie allein als psychotherapeutische Maßnahmen einzusetzen seien. Die Verbindung mit Methoden, wie Gespräch, Traumarbeit und verbal-analytische Therapie, sei es gleichzeitig oder zeitlich nacheinander, ist vielmehr wünschenswert — und möglich. Denn richtig gehandhabt, schließen sich diese Therapieformen gegenseitig nicht aus, sondern ergänzen sich auf das Glücklichste[3].

Ein Beispiel möge das erläutern, das ich wieder nicht aus meiner eigenen Praxis gewählt habe, sondern das von der Leiterin des Instituts für rhythmische Erziehung in München, Frau *Hoellering* (4) mitgeteilt worden ist:

> »Eines Tages wurde ein älterer Herr von einem namhaften Psychoanalytiker an mich gewiesen. Dieser Herr X hatte im letzten Weltkrieg als aktiver Offizier in jahrelangem schweren Einsatz gestanden. Es folgten fünf Jahre Gefangenschaft — und danach war er zusammengebrochen. Er litt an Herzanfällen und Angstzuständen.
>
> Eine etwa halbjährige Analyse hatte eine wesentliche Besserung der Störungen erbracht, aber noch keine Einstellungsänderung des Herrn X zu seiner Lebenssituation. Die Arbeit bei mir wurde zur weiteren Entspannung und Pflege empfohlen.
>
> Ich ließ Herrn X sich auf den Boden legen und massierte ihn. Dadurch bekam ich seine körperliche Verfassung, den Grad der Gespanntheit und Furcht, aber auch sein Alter in den Griff. Er selbst fühlte sich dabei wohl und atmete allmählich besser durch. Dann begannen wir mit der rhythmischen Arbeit:
>
> Aufrecht stehen, die Augen schließen, langsam die Arme ausbreiten und wieder senken — dabei ruhig weiteratmen. (Anfängliches Schwindelgefühl ließ nach.)
>
> Sich einmal langsam um sich selbst drehen und wieder ruhig stehenbleiben. Vorsichtig ein Bein vom Boden heben, nur so hoch, wie es ihm angstfrei möglich war.
>
> Das gleiche, aber dabei einen Ball auf dem Handteller liegen lassen. Der Ball darf nicht herunterrollen usw., usw.
>
> Es folgten einfache Sinnesübungen (Horchen, Tasten, Sehen), Konzentrations-Koordinations-Übungen, Reaktions- und Improvisationsübungen.

Herr X besuchte mich zweimal wöchentlich. Es dauerte gar nicht lange, da arbeitete er schon aktiv mit, d. h. er ging ans selbständige Erfinden von Aufgaben. Nach vier Monaten meldete er strahlend: ›Ich glaube, wir haben's geschafft. Ich schreibe jetzt, habe schon eine Zeitung, die mir das Zeug abnimmt. Auch schlafe ich viel besser und habe manchmal richtig Lust, etwas zu tun.‹

Er kam nur noch selten und meldete sich schließlich ab: ›Haben Sie vielen Dank! Ich bin erst durch diese Stunden in den Gewinn meiner Analyse gekommen — dabei haben wir kaum geredet!‹«

Erklärend schreibt Frau *Hoellering* zu diesem Behandlungsbericht:
»Der Patient war nicht nur nach außen abgeschnitten gewesen in seiner Situation als Spätheimkehrer und Erwerbsloser, er war vor allem zu sich selbst ohne Beziehung, ohne Bewegung. Er hatte in der Analyse seine Neurose, d. h. die Konflikte wohl verstehen und durchschauen gelernt und als intellektuell geschulter älterer Mann im *Kopf* alles schön aufgeräumt. Die gewonnenen Einsichten mußten sozusagen nur noch ›in den *Bauch*‹ fallen, um wirksam werden zu können. Seinem Verhalten nach war er zuerst wie ein verschüchtertes kleines Kind gewesen, das kaum einen Schritt zu tun wagte und sich auch keine selbständige Handlung zutraute. Auf die alte militärische Tour ging es nicht mehr (das war sein Glück); er mußte in einer ganz bestimmten Weise von vorne anfangen, stehen, gehen und sich bewegen lernen, mit sich und seinen Möglichkeiten vertraut werden, die altersbedingte körperliche Gegebenheit nicht als Begrenzung und Einschränkung, sondern als Basis für sein Handeln wahrnehmen. Nicht nur der Patient, sondern auch ich waren beeindruckt, wie diese kurzdauernde rhythmische Arbeit den entscheidenden Durchbruch herbeiführen konnte.«

IV

In den beiden bisher gebrachten Beispielen wurden Atmung und Bewegung als Einzeltherapie eingesetzt. Das ist bei der Atemtherapie meiner Meinung nach auch die richtige Form des Vorgehens. Die KBT dagegen sollte, wenn möglich, in der Gruppe durchgeführt werden. So jedenfalls mache ich es in meiner Arbeit, und ich erweitere damit um ein Wesentliches den Raum meiner therapeutischen Möglichkeiten. Hier kann sich auch die gesamte Dynamik entfalten, wie sie uns aus der Gruppenpsychotherapie bekannt ist.

Ich will noch einen kurzen Bericht über einen Patienten aus solch einer Gruppenstunde bringen, der zugleich einen kleinen Ausschnitt aus meiner eigenen Arbeit mit der Bewegungstherapie zeigt:

(Hier weggelassen, da schon im Beitrag des Verfassers: »Das Erspüren des eigenen Körpers als psychotherapeutisches Agens«, siehe Seite 48 f, gebracht: »Der Patient leidet, wie ich aus der tiefenpsychologischen Anamnese weiß, unter dem Gefühl, von allen übrigen Menschen nicht angenommen zu werden und abgelehnt zu sein ...«)

3.11. Stolze

V

Gerade an diesem Bericht wird noch etwas anderes, sehr Wichtiges deutlich: Wer in der Psychotherapie glaubt, sich mit Hilfe eines »Verfahrens« der Auseinandersetzung mit dem Patienten entziehen zu können, der wird bald Enttäuschungen erleben. So wird auch nur *der* Therapeut Bewegung und Atmung als gezielte psychotherapeutische Maßnahmen richtig einsetzen können, der selbst »mit Leib und Seele« dabei und darinnen ist. Ohne eigene Erfahrung, ohne Erleben dieser Vorgänge am eigenen Leibe kann man mit Atem- und Bewegungstherapie nichts am Patienten bewirken.

Es ist daher notwendig, daß sich der Therapeut einem Selbstversuch unterzieht, d. h. unter der Leitung eines Geübten lernt, seine eigene leibliche Erfahrbereitschaft zu entwickeln. Aus diesem Eigenerleben — das ja ein wichtiger Teil der psychotherapeutischen Ausbildung in allen ihren Zweigen ist — werden dann allerdings Atem- und Bewegungstherapie zu unentbehrlichen Behandlungsmethoden sowohl der »allgemeinen Psychotherapie« des praktizierenden Arztes als auch der »speziellen« des Fachpsychotherapeuten.

Literaturhinweise:

1 BUYTENDIJK, F. J. J.: »Allgemeine Theorie der menschlichen Haltung und Bewegung.« Springer-Verlag, Berlin — Göttingen — Heidelberg 1956.
2 CHRISTIAN, P.: »Die Vorschriften des Gesprächs für den praktischen Arzt«. Vortrag im Rahmen des Boerhaave-Kurses, Leiden 1963.
3 HEYER-GROTE, L.: »Bewegungs- und Atemtherapie«. In FRANKL-v. GEBSATTEL-SCHULTZ (Hrg.): »Handbuch der Neurosenlehre und Psychotherapie«, Bd. 4, 299—311. Verlag Urban und Schwarzenberg, München 1958.
4 HOELLERING, A.: »Rhythmische Erziehung in der Psychotherapie«. In: KRAUSE, H. (Hrg.): »Rhythmisch-musikalische Erziehung« Remscheid 1959.
5 STOKVIS, B., und E. WIESENHÜTTER: »Der Mensch in der Entspannung«. Hippokrates-Verlag, Stuttgart 1961, S. 217.
6 STOLZE, H.: »Der Psychotherapiebegriff im Spiegel der sogenannten psychotherapeutischen Hilfsmethoden.« In: »Arzt im Raum des Erlebens«, Festschrift für E. Speer, S.25—28. J. F. Lehmanns Verlag, München 1959.
7 WILHELM, R.: »ELSA GINDLER — Eine große Pädagogin besonderer Art.« Heilkunde — Heilwege, 11, H. 5 (1961).

Anmerkungen des Herausgebers:

1 Dieses sich ebenfalls als körper-orientierte Psychotherapie verstehende Verfahren wird heute »Funktionelle Entspannung« genannt.
2 Bei diesen beiden letztgenannten Zustandsbildern ist aber nach unseren heutigen Erfahrungen Zurückhaltung bei der Anwendung der KBT angezeigt — siehe dazu u.a. den Beitrag von Stolze: »Über die Erweiterung des therapuetischen Raums durch KBT«, Seite 468.
3 Über die Verbindung von Atemtherapie und KBT findet sich mehr in dem Beitrag von A. Henning: »Atemtherapie als Psychotherapie«, in »Die Psychologie des 20. Jahrhunderts, Bd. III, 1274—1294. Kindler-Verlag, Zürich und München: 1977.

ZUR THERAPEUTISCHEN FUNKTION DER MAL- UND BEWEGUNGSTHERAPIE

Von Hannelore KORN, Heide MÜLLER-BRAUNSCHWEIG und Hans MÜLLER-BRAUNSCHWEIG (1981)

Zu dieser Arbeit:
Mal- und Bewegungstherapie erleichtern die Annäherung an verdrängte Inhalte. Sie geben den Therapeuten zusätzliche Informationen. Ihre therapeutische Funktion kommt den wesentlichen Bedürfnissen des Menschen nach Darstellung, Ausdruck, Abfuhr, Stimulation, Entlastung und Integration entgegen. Gleichzeitig werden in der Gestaltung (in Bild und Bewegung) angstbesetzte Situationen »formuliert« und werden dadurch einer weiteren Bearbeitung zugänglich. Diese Feststellungen werden durch Fallbeispiele illustriert.

Die Psychoanalyse und die von ihr abgeleiteten angewandten Verfahren bringen den Patienten in eine offene Gesprächssituation, in der er seinen Einfällen folgen darf. Der Therapeut versucht, die zunächst verborgenen Themen im Fluß der Einfälle zu erkennen und gegebenenfalls zu interpretieren.

So kann beispielsweise die Erwähnung folgender Themen einen Zusammenhang haben: die unangenehme Fahrt in einem überfüllten Zug, der Eindruck, daß im Zimmer des Therapeuten zu viele Möbel stehen, die Partnerprobleme, die nach dem Zusammenziehen mit einer Freundin aufgetreten sind. Dazu kommt (als »Handlung«) das leichte Abrücken des Stuhles vom Platz des Therapeuten zu Beginn der Therapie. Das gemeinsame Thema »bedrohliche Nähe« und damit verbundene tiefergehende Ängste können im folgenden interpretiert und weiter bearbeitet werden.

In der gleichen Weise kreisen die Einfälle einer therapeutischen Gruppe häufig um derartige zunächst verborgene (und hier vereinfacht dargestellte) Themen. Auch bei der Bearbeitung des Traumes wird bekanntlich versucht, die latenten Inhalte zu entschlüsseln, die sich hinter der manifesten Darstellung verbergen.

Der Umgang mit Symbolik — gerade der bildhaft dargestellten — ist der Psychoanalyse also vertraut. Sie hütet sich allerdings davor, starre Verbindungen, etwa nach Art eines Traumbuches, vorzunehmen, sondern deutet nur unter Beachtung des jeweiligen Umfeldes.

Die psychoanalytische Theorie und Praxis läßt sich deshalb mit Verfahren verbinden, in denen in einem Bild oder einer körperlichen Handlung ebenfalls Hinweise auf den »dahinter« verborgenen Inhalt deutlich werden — sofern der Sprung vom »klassischen setting« der Psychoanalyse zum Behandlungsraum einer psychotherapeutischen Station vollzogen wird.

Mal- und Bewegungstherapie liefern im Verlauf einer stationären Behandlung eine Fülle zusätzlicher Informationen über den Patienten. Diese Information läßt sich etwa mit der Rolle der projektiven Testverfahren vergleichen, die zur Ergänzung des Erstgesprächs oder zur Erhebung zusätzlicher Befunde über den Therapieverlauf eingesetzt werden können. Diese zusätzliche Einsicht, etwa durch gemalte Bilder des Patienten, würde den Einsatz der Maltherapie bereits in vielen Fällen rechtfertigen. Doch erschöpft sich das Ergebnis damit glücklicherweise nicht. Die *therapeutische* Funktion von Mal- und Bewegungstherapie erscheint wichtiger, eine Funktion, die offensichtlich in der jahrtausendealten Existenz von Malerei und Tanz immer schon wirksam war, weil sie wesentlichen Bedürfnissen des Menschen, wie Darstellung, Ausdruck, Abfuhr, Stimulation, Entlastung und Integration, entgegenkommt.

Können wir aus der klinischen Erfahrung mit den genannten averbalen Verfahren Schlüsse auf therapeutisch wirksame Faktoren ziehen? Eine kasuistische Darstellung soll als Ausgangspunkt dienen.

Es handelt sich um den Fall eines neununddreißigjährigen Patienten mit einem psychogenen Anfallsleiden, der fünf Monate auf der Station der Gießener Psychosomatischen Klinik zubrachte. Die Patienten erhalten hier dreimal wöchentlich Gruppentherapie unter Leitung des Stationsarztes, jeden Vormittag etwa drei Stunden Gestaltungstherapie, einmal wöchentlich anderthalb Stunden Bewegungstherapie — eine eigentlich zu geringe Zahl von Stunden, was durch äußere Gründe bedingt ist —, die tägliche Gelegenheit zu Gesprächen mit den Schwestern und außerdem zweimal wöchentlich therapeutische Visite. In mehreren Konferenzen pro Woche trifft sich das gesamte Behandlungsteam.[*]

Der Patient berichtete, daß er seit elf Jahren an den anfallsartigen Zuständen leide. Er werde dann bewußtlos und stürze zu Boden. Einige Male habe er sich dabei verletzt. Anschließend wisse er nicht mehr, was passiert sei. Man habe ihm erzählt, daß er heftig mit Armen und Beinen um sich schlage. In der Voruntersuchung ergaben sich keine Hinweise auf einen organischen Befund.

Der anfangs wie erstarrt wirkende Patient wurde im Verlauf der stationären Psychotherapie zunehmend lockerer. Während er sich im Erstgespräch und in den ersten Wochen auf Station äußerst zurückhaltend verhielt und keinerlei Emotionen zeigte, konnte er dann zunehmend häufiger über Gefühle sprechen und auch bedeutsame Ereignisse aus seiner Vorgeschichte erinnern: Vom dritten bis zum zehnten Lebensjahr war er alleine bei der Mutter aufgewachsen, weil der Vater wegen Militärdienstes und Gefangenschaft nicht zu Hause war. Diese Mutter war einerseits kontrollierend und verbietend, andererseits auch verführerisch, stimulierend und eifersüchtig auf jede andere Beziehung. So sah sie sich zum Beispiel mit dem pubertierenden Patienten einen Pornofilm an und drang später, nach der Heirat des Patienten, in dessen Wohnung ein und klopfte so lange an die Tür des ehelichen Schlafzimmers, bis sie eingelassen wurde. Ein acht Jahre älterer Bruder habe sich ge-

---

[*] K. *Möhlen* als Stationsarzt verdanken wir wesentliche Informationen über die Entwicklung des Patienten während des stationären Aufenthalts. Er ist Mitautor einer detaillierten Darstellung dieses Falles in: Psyche 12, 1980.

gen diese Mutter besser durchsetzen können. Mutter und Vater hätten insgesamt wenig Wärme und Geborgenheit vermittelt.

Während des stationären Aufenthaltes wurde langsam deutlicher, daß die Anfälle Ausdruck einer ohnmächtigen Wut waren, die sich unter anderem gegen die mangelnde Zuwendung und gegen die Einengung von seiten des Elternhauses — besonders von seiten der Mutter — richteten. Sie waren auch Ausdruck triebhafter (aggressiver und libidinöser) Wünsche, die nur in bewußtlosem Zustand geäußert werden »durften«. Während des stationären Aufenthaltes verstärkten sich die Anfälle erst dramatisch und hörten dann auf. Sie sind auch in der folgenden Beobachtungszeit nicht mehr aufgetreten.

Sieht man die in der Gestaltungstherapie entstandenen Bilder zunächst unter dem erwähnten Aspekt der »Illustration« des psychischen Verlaufes auf der Station, so ist die langsame Auflösung der Erstarrung und das Sichtbarwerden einer inneren Bewegtheit auffällig.

»Bewegung« war bis dahin vorwiegend als ein den Patienten überraschend »überfallender« Zustand (in Form des Bewegungssturmes) aufgetreten, der als ichfremd empfunden wurde. In der Abfolge der Bilder zeigte sich die langsame Annäherung an verdrängte Impulse oder auch das Zulassen von verdrängten Impulsen, die in der Folge in anderer Form erlebt und in die Persönlichkeit integriert werden konnten:

So zeichnete der Patient zu Beginn vorsichtig und präzis ein Haus auf Millimeterpapier[1]. Es folgten eine Reihe relativ ausdrucksloser, unbewegter Tierdarstellungen, die dann in Bewegung übergingen, aber im Vergleich zu den späteren Darstellungen doch unpersönlich sind. Dann konnte er erstmals lockerer mit Fingerfarben arbeiten, kehrte aber noch in der gleichen Stunde zu einer geometrischen Darstellung zurück. Als sie ihm nicht gleich präzis gelang, lief er hinaus und bekam einen Anfall. Sein Versuch, die sonst abgewehrten, aber jetzt durch das Fingerpainting stimulierten Impulse wieder unter Kontrolle zu bekommen, schlug fehl — sie setzten sich im Anfall durch.

Das Verhalten des Patienten in dieser Zeit ist durch wachsende Unruhe, eine sich steigernde aggressive Gespanntheit und häufige Anfälle gekennzeichnet. Er zeichnet das erste Mal Menschen in Form von Strichmännchen. Dabei fühlt er sich wohl. Auffällig sind aggressiv wirkende Mund- und Zahnpartien. Dann zieht er sich für zwei bis drei Wochen völlig zurück und ist unzugänglich. In der Gestaltungstherapie drückt sich diese Phase in »harmlosen«, idyllisch wirkenden Landschaftsdarstellungen aus, daß heißt, er möchte Ruhe haben und der Konfrontation mit seinen Impulsen ausweichen. Das steigert sich bis zum Fortbleiben von der Station und anschließend heftiger Angst, dafür bestraft zu werden. Die Darstellung lockert sich dann wieder, Gefühle werden offener gezeigt, beispielsweise in einer »Hyäne, die Hunger hat und sich einsam fühlt«. In diesen Zeichnungen und seinen Äußerungen zu ihnen spiegeln sich direkte Versagungen der Kindheit, Trauer und Wut, die er jetzt selber fühlen kann. »Angst und Aggression« treten unter anderem als Inschrift in einer Collage auf, ebenso in symmetrischen Klecksbildern, in denen die gespannte Beziehung zur Mutter zum Ausdruck kommt. Starke Farben zeigen seine heftige innere Bewegtheit in dieser Zeit. Dann entstehen Collagen mit erotischen, betont männlichen Inhalten, hier auch die Darstellung eines brüllenden Mannes, dem eine Faust aus dem Mund kommt, aggressiv hackende Vögel, ein offenbar mit Angst verbundener Kampf und seine Auseinandersetzung mit dem Stationsarzt kurz vor der Entlassung.

Affekte, Emotionen, Triebimpulse, die er bisher nur im Anfall ausdrücken konnte, können jetzt beherrschter und erlebbarer gestaltet werden. Die in der Gestaltungstherapie dargestellten Themen: von der anfänglichen Erstarrung zur zunächst verhüllten Darstellung von Wünschen und Affekten und im folgenden immer weitergehenderen und ichnäheren Darstellung seiner starken Impulse zeigen sich auch in seinem Verhalten in der verbalen Gruppentherapie, in den Gesprächen mit den Schwestern und im Verhalten auf der Station. Allerdings war der Ausdruck von Liebe und Aggression in der Mal- und Bewegungstherapie und im sonstigen Verhalten häufig früher und ausgeprägter sichtbar als in der verbalen Gruppentherapie[2].

Die Veränderung der Gesamthaltung zeigt sich eindrucksvoll in der Bewegungstherapie. Erscheint er auch dort zu Beginn kaum beweglich und wie erstarrt, mimisch völlig unbeteiligt, so kann er schon nach zwei Wochen — also wesentlich früher als in den anderen Behandlungsangeboten — mehr an Bewegung zulassen. Allerdings muß die Leiterin in der Nähe sein und ihm bestätigen (»erlauben«), daß er es richtig macht. Es folgen dann auch in der Bewegungstherapie heftigere aggressive Ausbrüche. Gegen Ende haben sich seine Bewegungs- und Darstellungsmöglichkeiten sichtlich erweitert.

Die sich in diesem Prozeß eindrucksvoll abzeichnende Annäherung an die eigenen zunächst angstbesetzten und deshalb verdrängten Impulse, die nur im Anfall zum Ausdruck kommen können, wurde offensichtlich durch die Mal- und Bewegungstherapie wesentlich erleichtert: Es geht beim Zeichnen um ein zunächst vorsichtig ausgeführtes »Probehandeln«, um ein erstes »Vortasten« auf dem Papier, also auf dem relativ geschützten Raum der Zeichenfläche. Auch ein Strich ist ja eine ausgreifende Bewegung in die umgebende Realität. Damit wird der Bewegungsimpuls auch der Gruppe und dem Leiter unmittelbar sichtbar gemacht. Es ist dasselbe, als wenn eine spontane Geste oder ein überraschter Laut eine Gefühlsregung »verrät«. Die weiter ausgeführte Zeichnung ist dann auch inhaltlich mit einer verbalen Äußerung, einem Einfall zu vergleichen, den man akustisch den Mitmenschen zur Kenntnis bringt. Ausdruck erfolgt in diesem Fall aber nicht als Anfall, also nicht ichfremd, nicht als ein zwanghaft sich aufdrängendes und destruktives Geschehen, sondern als eine relativ in die Persönlichkeit integrierte (zumindest im Ansatz integrierte) Mitteilung.

Es wurde oben das Wort »verraten« gebraucht. Sehen wir einen Augenblick von unserem Fallbeispiel ab und erinnern wir uns an die Ängste, die früher oft in der Schule erlebt wurden, wenn etwa ein Lied vorgesungen werden sollte. Man kann eine ähnliche Irritation und spontane Abwehr auch bei Psychotherapeuten beobachten, die sich in einer verbalen Methode heimisch fühlen, aber dann plötzlich aufgefordert werden, sich an einer Mal- und Bewegungstherapie — oder anderen averbalen Verfahren — selbst als »Patient« zu beteiligen. Es geht bei dieser Abwehr dann offenbar nicht nur um die Tatsache, daß man zeichnerisch oder tänzerisch ungeübt ist und sich deshalb »blamieren« könnte. Vielmehr ist es auch die Unmittelbarkeit, in der die eigene Persönlichkeit, mit ihren verborgeneren Seiten, über dieses ungewohnte Medium zum Ausdruck kommen könnte. Verbal kennt man sich sozusagen aus und kann (bewußt oder unbewußt) verhüllen, kann seine Abwehr aufrechterhalten. Selbsterfahrungsgruppen mit einschlägig vorgebildeten Akademikern brauchen deshalb häufig eine längere »Anlaufzeit« oder werden zweckmäßigerweise von vornherein mit »echten« Patienten und Laien gemischt.

In der Mal- und der Bewegungstherapie kann sich der augenblickliche Zustand, die Abwehr und das Abgewehrte im gleichen Sinne häufig rascher und unmittelbarer als in der verbalen Äußerung manifestieren.

So wird im Strich mit Pinsel und Bleistift die sich darstellende Bewegung in der Maltherapie sozusagen »gewagt«. In welchem innerpsychischen Spannungsfeld das geschehen kann, zeigt die oben beschriebene Episode des ersten Malens mit Fingerfarben und die anschließende sofortige Rückkehr zur geometrischen Darstellung. Einer nach den Erfahrungen der Kindheit als »unkontrolliert«, »schmutzig« und deshalb auch als »böse« und »schlecht« empfundenen Handlung folgt die sofortige Kontrolle. Aber die gerade partiell ausgelebten Impulse stören offenbar diese erzwungene Rückkehr zur übermäßigen Kontrolle — die Darstellung wird nicht »ordentlich und sauber genug«, und es folgt ein Anfall, in dem nun einerseits sowohl der stimulierte Impuls weiter ausgelebt werden kann und andererseits gleichzeitig auch eine Bestrafung erlebt wird. (Ein großer Teil dieser Ausdeutungen ist durch verbale Äußerungen des Patienten belegt, die hier nicht im einzelnen aufgeführt werden können.) Aber mit diesem Vorgang ist auch eine erstmalige Annäherung an einen bisher unzugänglichen Bereich der Psyche vollzogen worden, der bislang nicht zum Ausdruck kommen konnte. Wiederholungen dieses ersten »Ausgreifens« zeigen dann, daß die befürchtete Strafe nicht erfolgt, die nach den verinnerlichten Geboten der Kindheit unbewußt erwartet wird.

Der freie Ausdruck durch ein ungewohntes Medium erleichtert also die Annäherung an verdrängte Inhalte. Hier besteht kaum ein Unterschied zu der freien Assoziation der Psychoanalyse. Ebenso wie in der analytischen Psychotherapie geschieht das in einer gewährenden und zugewandten Umgebung.

Ein weiterer therapeutischer Faktor ist die Angstreduktion durch Gestaltung. Wird ein bisher unbewußter Inhalt gestaltet, geformt, so wird er auch sozusagen aus dem Dunkeln — in dem er unkontrolliert wirkte — ans Licht geholt. Im zeichnerischen oder malerischen Umgang wird er auch »handhabbar« — zumindest im Ansatz. Die Gestaltung von angstbesetzten Situationen oder Emotionen wie Trennung, Rivalität, Schuld, Isolation und anderem »formuliert« das Problem, grenzt es ab, macht es dadurch der weiteren Bearbeitung zugänglich.

3.12. Korn, Müller-Braunschweig, Müller-Braunschweig

Im Bereich des Wortes kennen wir die magische Bedeutung der Benennung. Ein Gegenstand wird durch das Wort auch »berührt« und »ergriffen«. In manchen primitiven Kulturen gibt es deshalb Verbote, bestimmte Worte auszusprechen. Auch der zunächst unerkannte Gegenstand, auf den wir im Nebel stoßen, verliert nach dem Erkennen und der möglichen Benennung seinen Schrecken, ebenso die rätselhaften Symptome einer Krankheit, die für den Betroffenen und seine Angehörigen weniger bedrohlich erscheinen, wenn sie einen Krankheitsnamen bekommen. Der Nennung des Namens entspricht ein Gefühl der möglichen Beherrschung.

Das Sichtbarwerden einer Gestalt in der Maltherapie, das nachträgliche deutende Aufarbeiten grenzt nun, wie oben schon angedeutet, diesen bisher diffusen inneren Komplex ab und macht ihn faßbarer. Es kann damit an ihm gearbeitet werden. Ähnliches wird im Feedback der Gesprächstherapie versucht; es gilt auch für die Konfrontation und Deutung im psychoanalytischen Prozeß. Allerdings ist es wohl unumgänglich, daß zu der averbalen »Formulierung« auf dem Papier im Rahmen einer Therapie die Sprache hinzukommen muß, um die therapeutischen Möglichkeiten voll auszuschöpfen.

Die Voraussetzungen für die erwähnte Annäherung an ängstigende und bisher abgewehrte Themen liefert wesentlich die Anwesenheit eines akzeptierenden Leiters und einer tragenden Gruppe. Das läßt sich am Beispiel des Symptoms unseres Patienten demonstrieren. Er konnte, wie schon erwähnt, nur im Anfall Triebimpulse abführen, die ihm im Wachzustand von einer verbietenden verinnerlichten Instanz nicht gestattet wurden.

Im bewußtlos-hilflosen Zustand konnte er aber sozusagen »nichts dafür«. Die Funktion dieses verbietenden Über-Ichs übernahm vorübergehend die Gruppe: So träumte er, daß er während der Gruppentherapie einen Anfall bekommt und hinfällt. Die ganze Gruppe sagt zu ihm: »Stell dich nicht so an, steh' wieder auf!« Als ihm das nicht gelingt, erschlägt ihn die Gruppe. In der Realität zeigte sich aber sowohl die Therapiegruppe als auch die gesamte Stationsgruppe gewährend und begleitete seine zunehmend direkten Äußerungen in den verschiedenen Therapieformen wohlwollend. Damit konnten auch frühere Eindrücke korrigiert werden.

Stützend erlebte Kommunikation mit der Gruppe und dem jeweiligen Leiter, spontaner Ausgriff in einem neuen Ausdrucksmedium und die dadurch mögliche Annäherung an bisher angstbesetzte Inhalte sowie ihre zunächst unbewußte »Formulierung« auf dem Papier und schließlich die sprachliche Benennung — diese Momente wurden bisher als therapeutische Faktoren der Maltherapie genannt.

Das entstehende Bild selbst kann nun in manchen Fällen zu eine Art »Übergangsobjekt« werden, mit dem ein relativ angstfreier Umgang möglich ist. Es kann in gewissem Ausmaß die direkte Beziehung zu den Mitmenschen ersetzen, bis — und das ist gerade bei früh gestörten Patienten wichtig — die Beziehung zu den realen Partnern weniger mit Aggression und Angst verbunden und damit auch weniger bedrohlich ist. Dafür ein Beispiel aus einer weiter zurückliegenden Einzelbehandlung:

> Eine Patientin begann nach einer vorübergehend verwirrten und psychotisch anmutenden Episode spontan zu malen. Nach dieser Episode blieb etwa für die Dauer eines halben Jahres der Wahngedanke bestehen, durch »Fernhypnose« vom Therapeuten gequält zu werden. Obwohl dieser zumindest partiell zu einem Verfolger geworden war, konnte diese Behandlung ambulant weitergeführt werden. Neben einer gewissen medikamentösen Dämpfung durch ein Perazinpräparat hatten daran einen großen Anteil die Ölbilder, die die Patientin nach einer intensiven Entwicklung ihrer malerischen Möglichkeiten produzierte. Sie litt — neben der Wahnidee — an depressiven Verstimmungen, konversionsneurotischen Symptomen und peripheren psychosomatischen Störungen. Aber beim Malen ging es ihr gut. Das Malen wurde zu einer Insel, auf der sie sich nicht bedroht fühlte. Ihre gesunden Ichanteile konnten sich hier ein Objekt schaffen, mit dem ein intensiver Umgang möglich war und das ihr, indem sie am Bild malerisch arbeitete, häufig eine positive und sozusagen freundliche Rückmeldung über den Erfolg ihrer Bemühungen gab. Im Prozeß des Malens fühlte sie sich mit dem Bild eng verbunden (fast so wie mit einem guten mütterlichen Selbstobjekt in der frühen Kindheit). Diese »gute Beziehung« zu den Bildern wurde vom Therapeuten respektiert, der lange Zeit hindurch keine Deutung gab, sondern sich lediglich ihrer malerischen Tätigkeit gegenüber interessiert und zugewandt zeigte. Er tastete die Bilder also nicht an. Sie wurden damit auch zu einer Art »Puffer«, der die pathologischen Ängste vor dem Therapeuten in der Zeit der Wahnidee vermindern konnte.

Diese Funktion des Bildes als »frühes Objekt« oder als »Ersatzpartner« wurde auch in der Arbeit mit einem anderen Patienten sehr deutlich. Dieser zeichnerisch geübte Patient berichtete im Verlauf einer psychotherapeutischen Behandlung, in der er seine Begabung ausbauen konnte, wie befriedigend das stundenlange Schraffieren seiner Federzeichnungen für ihn sei. Das Schraffieren bedeutete — wie in den Stunden langsam deutlicher wurde — die »zarte Berührung« dieses selbstgeschaffenen Objektes, zeitweilig auch den »wütenden Umgang«, der den gezeichneten Gegenstand in Dunkelheit hüllen oder ihn auch bedrohlich erscheinen lassen konnte. Das Schraffieren war also sowohl Streicheln als auch Angriff. Gleichzeitig belohnte das entstehende Bild durch sein Gelingen und schuf das Gefühl von Beherrschung und Meisterung der Umwelt durch eigene Kraft — auch wenn das nur auf der Zeichenfläche passierte.

So kann auch die malerische Einzeltätigkeit daran mitwirken, einen Zugang zur Umwelt zu finden, die eigene Identität zu erleben und gerade bei schwereren Störungen eine Form der Annäherung an die mitmenschliche Umwelt bieten.

> Der gleiche Patient konnte sich auch über längere Zeit hinweg mit der Darstellung einer alten Mauer beschäftigen und versuchen, die vielfältigen Nuancen ihres Materials und ihrer Hell-Dunkel-Schattierungen graphisch differenziert wiederzugeben. Er sagte dazu: »Diese Mauer hat etwas ungeheuer Reizvolles. Ich könnte mich

stundenlang damit beschäftigen!« Jede Nuance, die er durch »liebevolle Schraffierung« erreichte, vermittelte ihm den Eindruck, diese Mauer immer mehr zu »beleben«. In einer späteren Behandlungsphase erinnerte er sich auch an Kinderträume, in denen er die Mauer seines Elternhauses seltsam verändert und leblos in kaltem Mondlicht gesehen hatte. Er erlebte dabei starke Angst. Er versuchte im Traum, den Eingang zum Elternhaus zu finden, konnte ihn jedoch nicht mehr entdecken.

Der sich in diesen Träumen ausdrückende frühe Objektverlust (in diesem Fall durch eine sich zurückziehende Mutter) konnte offensichtlich durch den Umgang mit der Mauer erstmalig ansatzweise wieder erlebt werden. Der Patient hatte es bei dieser Tätigkeit sozusagen »in der Hand«, der Mauer Leben zu geben und damit diesmal auch den Objektverlust nicht ohnmächtig erleben zu müssen, sondern aktiv damit umzugehen. Man erinnert sich in diesem Zusammenhang auch an Aussprüche wie: »Ich redete wie gegen eine Wand« oder »Sein Gesicht war versteinert« — Redewendungen, die auf die Unzugänglichkeit eines Gesprächspartners hinweisen.

Das Objekt »Mauer« oder »Wand« wurde hier auch unbewußt gewählt. Es wurde gewählt, weil es spezifische Eigenschaften hatte, beziehungsweise Assoziationen auslöste, die die Annäherung an die beschriebenen Erlebnisse der frühen Kindheit anregten und erleichterten. Ähnliche Abläufe kennen wir auch aus der Bewegungstherapie, etwa wenn ein bestimmter Gegenstand (Decke, Ball, Stab) während der Therapiestunde vom Patienten innerhalb einer bestimmten Situation spontan gewählt wird.

In der Bewegungstherapie ist es unter anderem der motorische Ausdruck und die Wahl bestimmter Gegenstände oder auch eine bestimmte Interaktion mit anderen Mitgliedern der Gruppe, die es erleichtern, sich den unbewußten Inhalten anzunähern und sie auszudrücken. Dafür ein Beispiel, das inhaltlich engere Beziehungen zu dem eben Beschriebenen hat:

Eine Patientin sagte zu Beginn einer Stunde: »Ich habe das Gefühl, ich stehe mit dem Rücken gegen die Wand.« Sie meinte damit, daß sie sich in die Enge getrieben fühlt. Die Leiterin schlug vor, daß sich die ganze Gruppe mit dem Thema »Wand« beschäftigt. Die Patientin, die hinzugefügt hatte, sie könne ihre Hände nicht gebrauchen, stieß sich dann später aktiv mit der Hand von der Wand ab. Sie »handelte« also im wörtlichen Sinne. Im Mittelpunkt dieses Beispieles steht aber eine andere Patientin, die in der gleichen Stunde mit der Wand ein ganz anderes Erlebnis hatte: Sie hatte Stirn und Oberkörper an die Wand gelehnt. Nach einiger Zeit begann sich die Wand zu »verändern«. Sie wurde »unangenehm weich« . . ., »so als ob man in sie hineinfallen könne«. Dieser Eindruck war stark und angsterregend. In einem anschließenden Gespräch fiel ihr plötzlich ein, daß sie als Fünfjährige einmal kopfüber in einen tiefen wassergefüllten Brunnentrog fiel. Sie hätte sich alleine nicht daraus befreien können. Ein zufällig vorbeikommender Erwachsener zog sie heraus und rettete ihr damit das Leben. Sie erlebte bei dieser Erinnerung aber keinen Affekt. Erst in einem späteren Gespräch tauchten weitere Assoziationen auf, die sich aber nun mit der Person ihrer Mutter beschäftigten, die aufgrund einer eigenen schweren Problematik häufig unheimlich bedrohlich wirkte. Wenn sie wütend war, war es besser, sich heimlich davonzustehlen. Die Patientin lief dann weit über das Land oder sprang über Eisenbahnschwellen die Schienen entlang und hatte dabei das Gefühl von Weite und Freiheit — »es war wie ein Rausch«. Zur weichwerdenden Wand kamen ihr nachträglich auch Assoziationen wie »Gummizelle« oder »Verrücktwerden« und anderes mehr.

Während die zuerst genannte Patientin ein vorübergehendes Ohnmachtsgefühl durch eine aktive, Distanz schaffende Handlung überwinden konnte und sich von der bedrohlichen Nähe einer als »Partner« empfundenen Wand aktiv abstieß, dominierte im zuletzt genannten Fall das Gefühl der »Bodenlosigkeit« und der Bedrohung durch ein unheimliches Gegenüber, das keinen Halt gibt und damit auch kein Abstoßen, keine Auseinandersetzung erlaubt. Dafür suchte die Patientin dann die »freundlichen Weiten« (im Sinn *Balints*).

Auch das Erlebnis mit der Wand führte, wie bei dem zeichnenden Patienten, zu einer Auseinandersetzung mit wichtigen Aspekten der frühen Mutterbeziehung.

Ein letztes Beispiel, in dem sich die innere Situation eines Patienten unmittelbar am eigenen Körper zeigt:[3]

Es wird in der Bewegungstherapie die Aufgabe gegeben, den eigenen Schwerpunkt zu erfühlen. Ein Patient bewegt daraufhin den Oberkörper hin und her und hält den Kopf auffällig tief nach vorne gebeugt. Kurz darauf richtet er sich betont gerade auf. Er äußert später, er habe seinen Kopf plötzlich sehr schwer und lastend erlebt. Das sei für ihn ein ganz neues Erlebnis gewesen.

Dieser Patient war auf der Station, besonders in der analytischen Gruppentherapie, durch sein starkes Intellektualisieren und — wie die anderen Patienten sagten — »cooles« Verhalten aufgefallen. Er sprach meist mit einer relativ hohen »Kopfstimme« und hielt sich dabei sehr gerade. Sein Kopf schien auf einem relativ unbelebten Körper wie »aufgeschraubt«. Der depressiv-schizoide Patient hatte im Sich-Vorbeugen erstmals bewußt seine »Kopflastigkeit« und, wie sich später zeigte, auch die dahinter liegende Depression gespürt. Seine Gefühlsabwehr, die ständig in der geschilderten Kopf-Körpertrennung deutlich wurde, konnte er damit zumindest im Ansatz erspüren.

Nach diesen Beispielen lassen sich die vermuteten gemeinsamen therapeutischen Faktoren wie folgt formulieren. Wesentlich erscheint:
1. die Gegenwart eines gleichmäßig interessierten und zugewandten Leiters und die Gegenwart der Patientengruppe,
2. das Angebot einer Ausdrucks- und Darstellungsmöglichkeit, die für den Patienten häufig neu und ungewohnt ist (und deren Ausübung in einem Umfeld erfolgt, das wenig Angst macht),
3. die Möglichkeit des Ausdrucks bisher verdrängter Inhalte und
4. ihre Konfiguration, die die

5. weitere Bearbeitung und vielleicht auch Integration möglich macht.
6. Die Reaktionen des Leiters und der Gruppe sind dabei wichtig. Sie können ermutigend wirken und stellen das tragende Umfeld dar, in dem neue Erlebnisse gewagt werden.

Das neue Medium, die Ausdrucks- und Darstellungsmöglichkeit, waren in den beschriebenen Fällen die Zeichenflächen, der eigene Körper oder bestimmte Gegenstände. In beiden Therapieformen war es darüber hinaus auch die Interaktion mit Leiter und Mitpatienten.

Betrachtet man die Punkte eins bis sechs, so zeigen sich Übereinstimmungen mit den psychoanalytisch orientierten Verfahren: die Anwesenheit des zugewandten und interessierten Therapeuten (1), das Angebot einer (ungewohnten) Ausdrucksmöglichkeit, die der Aufforderung zum »freien Einfall« entspricht (2). Dadurch können (3) verdrängte Inhalte auftauchen. Ihre Konfiguration durch Konfrontation und Deutung (4) und schließlich die weitere Bearbeitung (5) werden möglich. In den averbalen Verfahren kann sich das Durcharbeiten beispielsweise auch in fortgesetzten Variationen eines Themas vollziehen[4].

Auf das Wort mit seinen präzis kennzeichnenden und differenzierenden Eigenschaften kann dabei, wie schon angedeutet, nicht verzichtet werden. Die erwähnte Übereinstimmung zwischen verbaler Psychotherapie und averbalen Therapieformen soll auch nicht bedeuten, daß diese austauschbar sind. Über die jeweiligen therapeutischen Möglichkeiten der averbalen Therapie und ihre Indikationen müssen wir noch wesentlich mehr wissen, als dies gegenwärtig der Fall ist[5]. Doch sind die erwähnten Übereinstimmungen zunächst als ein Hinweis auf die wichtige ergänzende Funktion zu betrachten, die diese Therapieformen einnehmen können.

Anmerkungen des Herausgebers:

1 Die Originalarbeit bringt 19 farbige Wiedergaben der im Text beschriebenen Bilder, auf die verzichtet werden kann im Zusammenhang mit einem auf die Bewegungstherapie zentrierten Text.
2 Diese Beobachtung wird durch die Ergebnisse der Untersuchung von Carl u.a, siehe Seite 176 ff, bestätigt.
3 Die Verfasser haben die Fallskizze der Originalarbeit hier gegen ein anderes gleichsinniges Fallbeispiel ausgetauscht.
4 Siehe dazu auch den Abschnitt: »Deuten und Bedeuten« in dem Beitrag von Stolze (1977), Seite 109 f.
5 Siehe dazu aber besonders in den Arbeiten von H. Becker die Seiten 107 f, 137 ff und 191 ff.

BEHANDLUNG EINER BORDERLINE-PATIENTIN MIT KONZENTRATIVER BEWEGUNGSTHERAPIE UND GESTALTUNGSTHERAPIE

Von Christine BREZOWSKY (1977)

Zu dieser Arbeit:

Die Therapiebeschreibung einer Patientin (Einzel- und Gruppentherapie) zeigt einmal den Weg vom nonverbalen Einstieg über das Erleben der Leibsymbolik zur Verbalisierung und Integrierung der die Patientin überflutenden Wünsche und Ängste. Zum anderen lassen sich dem geschilderten Verlauf zahlreiche praktische Hinweise auf die Gestaltung von Arbeitssituationen in der KBT entnehmen.

Die dreißigjährige Patientin wurde mir überwiesen, nachdem sie bereits eine ambulante analytische Einzeltherapie von 80 Stunden und einen stationären Aufenthalt in einer psychotherapeutischen Fachklinik hinter sich hatte. Bei mir fanden bis jetzt 135 Einzelstunden statt — nach 30 Stunden Einzeltherapie zusätzlich Gruppe ca. 2 Jahre lang. Die Gruppe in KBT besteht aus 7 Mitgliedern, mit mir 8.

Die Patientin ist groß, wirkt kompakt und ziemlich männlich, und rigide in ihren Bewegungen. Ihr intelligenter Gesichtsausdruck und die sensiblen Hände sprechen mich an. Sie schaut aus angstvollen braunen Augen, die hilflose Verwirrung ausdrücken können. Ich habe den Eindruck, daß ich eine Beziehung zu diesem musischen Menschen aufbauen kann.

Zur Lebensgeschichte der Patientin ist zu sagen, daß die Ehe der Eltern sehr belastend für sie gewesen war. Sie wurde als Partnerin mißbraucht und zurückgestoßen. Der Vater war Kaufmann, die Mutter stammte aus einer Akademikerfamilie. Das Milieugefälle, das zwischen den Eltern bestand, wurde von der Mutter gegen den Vater ausgenutzt und zugleich auf die Tochter übertragen. Die Patientin hat 5 Geschwister, sie ist 4. Kind und einzige Tochter.

Die Klagen der Patientin beinhalten Lebensangst und die Unmöglichkeit, in irgendeiner Form eine Arbeit durchzuhalten. Sie leidet unter ständigen Milieukonflikten und fluchtartigen Abbrüchen ihrer Beziehungen, in denen sie sich vollkommen unterwirft. Sie fühlt sich ballonartig aufgeblasen und hat früher oft viel zuviel gegessen. Mein stärkster Eindruck ist die Überschwemmung durch innere Bilder, d. h. ihr triebhaftes Überflutetwerden von Wünschen und Ängsten, die sich der Patientin in phantasiereichen Bildern aus dem Unterbewußten symbolisch darstellen. Durch diese chaotischen Zustände ist sie oft den einfachsten Alltagsanforderungen nicht gewachsen. Sie sagt aus, daß sie sich immer mehr verschwimmend erlebt, daß sie gerne wieder eine Therapie beginnen möchte, daß sie aber zugleich fühlt, wie sie vor sich selber ausweicht.

Eine kurze Zeit nach der Anamneserhebung, durch die der Beziehungsbeginn eingetreten war, schickt sie mir eine Postkarte mit einem erbärmlich nackten

3.13. Brezowsky

Kuckuck, der allein im Nest sitzt. Sie gibt mir damit das Thema der Therapie. Später wird sie sich immer wieder mit dem Kuckuck identifizieren, den sie auch Lemure nennt.

Therapieverlauf:

Es ist meine Absicht, die Zustandsbilder, die die Patientin kennzeichnen, verbal so wiederzugeben, daß die nebulose und symbolträchtige Atmosphäre, die die Patientin schafft, wahrgenommen werden kann.

Die erste Stunde beginnt sie mit Malen. Sie fühlt sich damit am sichersten. Es entsteht ein großer Apfel, der verloren im Meer schwimmt, von Zweigen umgriffen, die ihn hinunterziehen könnten. Sie spricht von ihren Tendenzen zu verschwimmen, und daß sie einen Halt sucht. Ich erwäge in dieser Stunde noch einmal, ob ich sie annehmen kann.

2. Stunde: Im Therapieraum liegen große und verschiedenfarbige wie auch nicht gefärbte Holzkugeln, Stäbe aus Holz und verschiedene Bälle, die als symbolische Objekte erlebt werden können. Ich frage, ob sie etwas nehmen könne. Sie sitzt am Boden, erfühlt mit geschlossenen Augen (soweit ihr das möglich ist) die um sie herumliegenden verschiedenen Gegenstände, nimmt sie in beide Hände, legt weg, was ihr zu groß oder zu schwer ist, und behält einen mittelgroßen weichen Ball — mag ihn nicht wieder weglegen.

In der nächsten Stunde redet sie nicht, möchte wieder den weichen Ball nehmen. Sie kann sich auch damit hinlegen — auf den Bauch, den Ball im Arm. Da sie über Rückenschmerzen klagt, frage ich, ob ich sie im Rücken anfassen darf. Es mache sie ruhiger für eine kurze Zeit. Dann kommen starke Gegenreflexe = ihre Angst, sie könne versinken. Der Wunsch, körperliche Nähe spüren zu können, in dem Sinne wie »ich fühle mich geborgen in dem Maße, wie ich gut, wärmend, schützend angefaßt werde«, ist noch viel zu sehr angsterregend. Aber sie kann ihrerseits das Warme, Weiche nehmen und halten als Ruhe spendend*). Ein Gefühl von Ruhe — vermittelt durch den weichen Ball — bleibt bis zum nächsten Tag. Daß sie dieses Erleben jedoch nicht verinnerlichen kann, zeigt sich deutlich nach einigen Monaten (siehe den Verlauf), während derer sie den »Montag« (Tag ihrer Therapie, zunächst eine Stunde wöchentlich) als Ruhepunkt erlebt. Sie hat in dieser Zeit einen Traum von Eltern, die einig miteinander sind. Sie nimmt Beziehungen zu einem Mann auf, wobei sie Sexualität benutzt, um Nähe zu haben.

Im weiteren Verlauf der Therapie wird wieder größere Angst erlebt, bedingt

---

* Eine vorwiegend depressive intellektuelle Patientin nahm innerhalb einer der ersten Stunden den weichen Ball immer näher zu sich — und schließlich immer wieder zum Gesicht und an den Mund hin. Sie sagte: ich möchte gern ein Kind haben. Als sich in der nächsten Stunde das Bedürfnis wiederholte, begann sie zu erleben, daß es war wie eine ungestillte Sehnsucht, ernährt und gepflegt zu werden. Der Ball wurde ihr bewußt als Symbol für die Mutterbrust (von der sie sich im Laufe der Therapie absetzen mußte).

durch den Wunsch, sich bei mir ganz »hineinfallen zu lassen«, wobei sie sich auflösen könnte! Wenn sie besuchsweise zu Hause bei der Mutter ist, erlebt sie immer wieder deren ambivalente Beziehung zur Tochter. Die Mutter verwöhnt sie, um eigene Bedürfnisse abzusättigen, und kann gleichzeitig die Belastung durch die Tochter nicht ertragen. Sie erlebt die Tochter ähnlich wie den nicht akzeptierten Ehemann. In diesem Zusammenhang äußert die Patientin, daß sie sich nur dann einigermaßen im Gleichgewicht fühlen könne, wenn sie die Mutter zufriedengestellt habe. Als Kind habe sie völlig erstarrt am Bett der Mutter sitzen müssen, um diese zu trösten nach den Wutausbrüchen gegen den Vater, obwohl sie sich innerlich ihm näher gefühlt habe. Sie habe die Mutter dann nicht anfassen können, die von ihr gestreichelt werden wollte.

Es gibt anfangs ständig Schwierigkeiten mit den Zahlungen an mich. Ein Versuch, sich von eigenen künstlerischen Produktionen zu trennen, um die Therapie zahlen zu können, mobilisiert viel Angst. Sie möchte mich zwar zufriedenstellen, damit ich sie tragen kann, erlebt aber die Trennung von ihren Arbeiten als Ich-Verlust und fühlt sich zerrissen. Es entstehen Fluchttendenzen (was immer wieder als ständiges Oszillieren zwischen nah und fern auftaucht) aus der Wohnung und aus dem Beruf, wo sie sich angegriffen fühlt und auch die Arbeit mit Kindern nicht mehr aushält, weil sie ihre Wünsche nach Geborgenheit und uneingeschränktem Angenommensein auf die Kinder projiziert und sie als ständig fordernd erlebt. Es besteht ein Gefühl, sich zerreißen zu müssen, um ihre Umwelt zufriedenzustellen, insbesondere mich. Dem entspricht, daß sie sich einmal als Auffangbecken zwischen den Eltern bezeichnet. Sie hat sehr viel Angst, mich zu verlieren, weil sie nicht zahlt, andererseits probiert sie aus, ob ich »dableibe«, wenn sie nicht ständig ausgleichen und hergeben muß. In dieser Zeit kommt ein Anruf von ihr, daß sie sich fühle wie im luftleeren Raum — ein Zustand, wie sie ihn am Bett der Mutter erlebt hatte. Um ihr eine Überbrückung zu geben, versuche ich, sie an den weichen Ball zu erinnern und frage, ob sie dergleichen in die Hände nehmen könne, um sich wieder zu fühlen und auch zu erinnern, was sie damit erlebt hatte. In der darauffolgenden Stunde sagt sie, sie habe Wut gehabt: wie ich ihr so etwas Dummes vorschlagen könne. »Dumme Ziege«, habe sie gedacht. Sie geht aus der Stunde, ohne mir die Hand zu geben. Etwas später fragt sie jedoch telefonisch an wegen einer zweiten Stunde in dieser Woche. Sie kommt dann eine Viertelstunde später in die zusätzliche Stunde und gibt an, daß sie lieber ins Café gegangen wäre. Sie spricht dann wieder von den Situationen am Bettrand der Mutter. Sie habe lieb sein müssen, ihr helfen müssen, obwohl sie erstellt, der die sexuellen Forderungen der Mutter nicht verkraften konnte, und den sie ja eben auch für sich haben wollte. Wegen ihrer Abwehr gegen die Mutter und der Identifizierung mit dem Vater habe sie auch so viel Wut, wenn die Periode käme.

3.13. Brezowsky

Nach dieser durchlebten Phase von Wut, wobei sie die Wut auch direkt gegen mich richten konnte, zeigt sie erstmals Bereitschaft dafür, auch leibliche Empfindungen in die Zusammenarbeit mit dem Therapeuten einzubeziehen. Sie fühle sich manchmal wie in der Mitte abgebrochen. Der Versuch, Verbindung von oben nach unten herzustellen, sich durchgängig zu fühlen, löst den Wunsch aus, bei mir ein warmes Bad zu haben. Sie wiederholt, daß sie mit 13 Jahren neben dem Vater im Bett gelegen habe, völlig bewegungslos und frierend.

Bei dieser Patientin hat sich als günstig erwiesen, daß Einzel- und Gruppentherapie parallel laufen. Sie kann in der Gruppe, in der sie sich nicht unmittelbar mit mir konfrontieren muß, unter weniger Angst Versuche machen, ihre körperlichen Nähewünsche etwas zu befriedigen und kann auch etwas an Frustration ertragen lernen. Allerdings bleibt sie anfangs oft ganz draußen aus dem Gruppengeschehen. Sie versucht, durch Rückzug oder Flucht ihrer Angst auszuweichen. Zweimal zieht sie sich mehr und mehr zurück in Richtung Tür, um dann den Raum zu verlassen. Sie wirkt starr und weint verkrampft, als ich sie vom Flur zurückzuholen versuche, was sie beide Male zuläßt und wohl auch ein bißchen als Befriedigung erlebt. Nach und nach — unter viel Geduld von ihrer Seite und zurückhaltender Aufmerksamkeit von meiner Seite — gelingt es ihr, sich abgrenzen zu können, ohne sich außerhalb der Gruppe zu fühlen. Sie versucht, im Raum zu bleiben, ohne sich am Gruppengeschehen beteiligen zu »müssen«. Die Gruppe akzeptiert ihr Bemühen um den eigenen Raum und bezieht sie nur ab und zu ins Gruppengeschehen ein, dann, wenn sie ihre Bereitschaft zeigt. Sie kann sich besser einbringen, als einmal nur vier Gruppenmitglieder da sind. In dieser Stunde erfindet sie ein Spiel, indem sie vor sich mit Hilfe von Stäben eine Barriere baut. Zwei andere Mitglieder (ein männliches, ein weibliches) versuchen, kleine Bälle oder Glaskugeln unter der Barriere durch oder darüber hinweg zu ihr hin zu bewegen. Es entsteht ein Hin und Her, wobei sie auch mit ihrer ganzen Person allmählich näherrückt, offener wird, so daß sich die Entfernung zu den anderen verringert, ohne daß sie sich gleich überwältigt fühlen muß.

Allmählich wird sie freier, wirkt nicht mehr so verkrampft. Ab und zu versucht sie jetzt, sich offen zu widersetzen (»ich will nicht«), ist leicht ironisch, auch verbal aggressiv gegen mich, probiert aus, was ich aushalte, wie stark ich bin. Als sich einmal die Gruppe in zwei Teile trennt, wobei eine andere Patientin versucht, die Mehrzahl der Gruppenmitglieder auf ihre Seite zu bringen, gerät die Patientin in große Angst. Sie erlebt dieses Geschehen wie den Machtkampf ihrer Eltern und wirkt erstarrt in Gesicht und Körper. Auch dabei versucht sie zu erfühlen, wie ich das aushalte, was man mir zumuten kann. In einer folgenden Stunde haut sie mit einem Stab strahlend vor Lustgefühl auf einen sehr großen Ball ein und sagt: das wünsche sie, mit ihrer Mutter zu tun, nur sei diese nicht so elastisch. Sie äußert, sie fühle sich sicherer, ihr Gesicht sei freier. Die Äußerungen von Wut werden abgelöst von mehr Nähewünschen, wie »in der Gruppe mit den anderen unter einer Decke liegen«. Die kleine Gruppe sucht immer wieder diese Situation des Gemeinsam-unter-einer-Decke-Liegens. Einer der zwei männlichen Mitglieder bleibt manchmal abseits sitzen, weil er sich »bei so viel Nähe verlieren könnte«. Die anderen liegen manchmal ganz still, manchmal geben sie sich kleine Glaskugeln von Hand zu Hand. Die Patientin nimmt diesmal wahr, ab wann ihr die Nähe bedrohlich wird, sie läßt sich nicht versinken, sondern schafft es, aktiv zu werden. Sie steht auf, um sich selbst wieder mehr zu erleben. Diesen Vorgang nennt sie ihre schöpferische Tat. In einer ähnlich nahen Gruppenkonstellation (nicht unter einer Decke) ensteht ein Spiel mit Lauten, die überraschend bezeichnend werden für ungelebte Bedürfnisse der einzelnen. Sie kommen aus einer ungeordneten, nur erahnten Tiefe und zeigen Möglichkeiten auf. Ähnlich überrascht wird die Patientin einmal vom Zerbeißen eines Bonbons, was sie plötzlich symbolisch erlebt. Sie sagt, es komme ihr vor wie ihre Lebensaufgabe (sich Raum zu schaffen — ihre Körperfülle als Ausdruck von aggressiver Stauung). Ich gebe ihr die Möglichkeit, sich innerhalb der Gruppe ihren Raum zu nehmen. Sie probiert sitzend, liegend und stehend, wieviel Raum sie für sich braucht, wie weit sie sich ausbreiten kann (mit geschlossenen Augen wird das Gefühl dafür intensiver). Sie kann sich dann auch in der Einzelstunde Rücken an Rücken an mich lehnen und wieder ablösen. Immer wieder beobachte ich, daß sie anschließend mit mir versucht, was ihr in der Gruppe gelungen ist. Sehr störbar und aggressiv reagiert sie, wenn ein gegengeschlechtliches Paar in körperlicher Nähebeziehung Befriedigung erlebt, z. B. Hand in Hand mit geschlossenen Augen geht oder sich in irgendeiner Form berührt. Manchmal stört sie dann diese Gemeinsamkeit, und sie bekommt gleichzeitig Angst vor ihrer Aggression. Immer wieder wird sie auf sich zurückgeworfen und erlebt sich wieder als aufgeblähte Masse. Sie spricht von frühen Onanien und Verführung zu Sexualspielen durch die Brüder und andere ältere Kinder, in die sie sich stumpf hineinziehen ließ. In der Stunde nach diesen Geständnissen äußerte sie, sie sei »abgestürzt« aus Angst, ich könne sie nicht mehr annehmen. Es drängt sie jedoch, an diesem Thema zu bleiben. Beim Kneten mit Plastillin entsteht unbewußt ein Gebilde, das sie als ihr Genitale erlebt.

Zu Hause bei der Mutter gerät sie stets von neuem in Panik, gerät in die alte Abhängigkeit und möchte gleichzeitig weg — was oft fluchtartig geschieht. Sie formuliert ihre Abhängigkeit von der Familienerwartung dahingehend, daß sie vor der Familie sowieso nicht bestehen könne und auch nicht mehr vor ihr bestehen wolle, sich aber trotzdem abhängig fühle, weil sie allein überhaupt nicht existieren könne.

Nach ca. 50 Stunden äußert die Patientin ab und zu, daß sie den Therapieweg als den für sich richtigen erlebe. In der Einzelstunde versucht sie jetzt, dazusein, ohne sich zu sehr auf mich einstellen oder mich zufriedenstellen zu müssen. Es beginnt eine intensivere Einzelarbeit mit zwei Wochenstunden — ausgelöst durch

3.13. Brezowsky

eine Erfahrung in der Gruppe: Sie hatte gewagt, sich in die Mitte zu setzen, die anderen Patienten um sich herum, wobei sie deren Abstand zu sich bestimmen konnte. Dabei erlebte sie sich als Kuckuck, der ständig fetter gefüttert werden will, weil er sonst in ein Loch fallen würde. Sie müsse sich aufblähen, um überhaupt existent zu sein. In der Einzelstunde danach sagte sie, daß sie etwas im Halse würge, was sie auskotzen möchte. In der darauffolgenden Stunde deutet sie an: sie fühle lediglich, daß es tief blau sei (wie der Pullover, den sie trägt). Als sie »es« malt, wird es ein schreiender, hilfloser schwarzer Vogel mit rotem aufgerissenem Schnabel und engem Hals, der die grüne, rotgetupfte Wiese in sich eingeschlossen hält, auf der er eigentlich hüpfen möchte.

Eine Woche später malt sie eine Mutter mit ihrem Baby auf dem Schoß. Der breite weite Rock der Mutter wirkt wie ein großer Ball (aus der Gruppenstunde), auf dem man »hüpfen und auch mal frech sein kann«. Er hat die roten Tupfen der Wiese. Auf einer grünen Kommode steht ein Futternapf mit Brei, neben dem der durchgehend schwarze Vogel sitzt. Sie sagt, daß sich das Baby einen Löffel Brei selber nehmen möchte. Durch dieses intensive Erleben wird die Beziehung zu mir dichter. Sie erinnert sich an einen Jungen aus ihrer Heimat, der später schizophren geworden ist. Er hatte die Dächer der Häuser so erlebt, als ob sie bis zur Erde heruntergezogen wären. Sie macht ein Gipsmodell von bis zur Erde heruntergezogenen Dächern. Ihr Vogel kann darüber fliegen. Im Traum erlebt sie das Sterben ihrer Mutter und träumt von Kinderspielzeug, das sie aus der Odelgrube rettet. Dann malt sie einen Traum: Es erscheint ihre Person in Schwarz, etwas nach vorn gebeugt. Aus dem Rückenmark, da, wo sie eine alte Wunde fühlt, kommt ein rundes, rotes blasenartiges Gebilde, aus dem ein dünnes, grünes Bäumchen wächst. Das Bäumchen topft sie ein, es steht rechts neben ihrer Person.

Sie fährt zu einer Arbeitstagung weg, hat sehr viel Angst, weil in der Zwischenzeit jemand in ihre Wohngemeinschaft aufgenommen werden soll, den sie nicht mag. Am Tage ihrer Rückkehr entwickelt sie eine Konversionssymptomatik. Über ihre Wohngemeinschaft läßt sie mich bitten zu kommen, weil sie nicht mehr sprechen könne und beide Arme Lähmungserscheinungen zeigten. Es sei ihr beim Tischabwischen ein Teller vom Tisch gefallen und danach habe sie nicht mehr artikulieren können. Dieser Vorfall erinnert mich an eine Situation, in der sie mit einem Mann Kontakt aufgenommen hatte, der sie sexuell erregt hatte. Sie hatten zusammen in einem Biergarten gesessen und waren in eine übermütige Stimmung gekommen. Dabei hatte sie bemerkt, wie sie beim Tischabwischen mit ihrem Taschentuch ihren Nasenschleim breitgeschmiert hatte. Sie hatte diesen Vorfall teils geniert, teils lachend — ziemlich affektiv und wichtig — in der Gruppe erzählt.

Als ich in ihr Zimmer der Wohngemeinschaft komme, umarmt sie mich einen

Augenblick. Sie kann nichts Verstehbares artikulieren. Bei einem Versuch zu malen, fällt ihr ständig der Pinsel aus der Hand, und sie kann auch nicht schreiben. Ich sage, daß »sie wohl hatte umarmen wollen« (ich unterließ ausdrücklich die gezielte Benennung einer Person). Sie nickt und zeigt mir ein Bild, das sie auf der Tagung gemalt hatte. Mir geht auf, daß sie versucht haben könnte, sich erotische Nähe zu nehmen, ohne gleich von beziehungslosen sexuellen Wünschen überflutet zu werden. Auch zu diesbezüglichen Andeutungen nickt sie und kann mich nach ca. einer Stunde gehen lassen. In ihrem Zimmer hängt das Gipsmodell der bis zur Wiese heruntergezogenen Dächer. Ein Arzt aus der Wohngemeinschaft gibt ihr eine Spritze, damit sie schlafen kann. Am anderen Tag geht es bereits besser. Die neurologisch-psychiatrische Untersuchung bestätigt, daß ein organischer Ausfall sowie ein schizophrener Schub auszuschließen sind. Nach einer Woche kommt sie wieder in die Einzelstunde. Die sprachliche Hemmung ist nur noch leicht und drei Wochen später beseitigt, wie auch die Lähmung in den Armen.

Von der Tagung erzählt sie, daß sie »forciert« gewesen sei bei zu wenig Schlaf und ohne Verarbeitungsmöglichkeit. Sie wären oft stundenlang mit Luftballons zugange gewesen. Als sie einen männlichen Teilnehmer gefragt habe, ob er einen mit ihr zerplatzen möchte, hätte er ein konkretes Angebot lieber gehabt. Am Abend aß sie vorbeugend eine Zwiebelscheibe, um nicht unkontrolliert den sexuellen Wünschen eines zweiten Teilnehmers zu erliegen, von dem sie ihrerseits so gern Nähe und Umarmung gehabt hätte. Sie will nicht mehr Sexualität benützen, um Nähe haben zu können, sondern wünscht sich sehr, eine echte Beziehung finden zu können. Beim Abschied beeindruckt sie der schwarze Handschuh dieses Mannes, der seinerseits Angst hat vor ihren Wünschen nach Nähe. (Die schwarze Farbe steht in Beziehung zum Vater.)

In einer der ersten Stunden nach der Tagung kann sie verbalisieren, daß sie sich mehr auf die Beziehung zu mir einlassen könne, seit sie mich um unmittelbare Hilfe hatte bitten können. Sogar in der Wohngemeinschaft könne sie die vermehrte Zuwendung genießen. Auch die Männer der Wohngemeinschaft verhielten sich ihr gegenüber jetzt fürsorglich und liebevoll pflegend (wodurch sie nicht gefährlich sind). Sie könne sich jetzt schwach zeigen, ohne sich aufgeben zu müssen wie bei der Mutter, die sie dann mit ihrer Fürsorge vollkommen bestimmte und von sich abhängig machte. Sie schafft es, der Versuchung zu widerstehen, sich von der Mutter »heimholen« zu lassen. Sie wehrt sich, von der ganzen Familie als krank abgestempelt zu werden; erstmals hat sie sich selber davor schützen können. In der Gruppe kann sie sich einbringen, obwohl noch eine leichte Sprachhemmung besteht. Sie hat aber Angst, zuviel Zeit für sich zu beanspruchen. Ihr Offensein löst aus, daß ein anderes weibliches Gruppenmitglied mehr von sich mitteilen kann.

Daß ich zu ihr gekommen bin, ohne daß sie dafür »zahlen« mußte, hat der Beziehung zu mir mehr Raum gegeben. In der Einzelstunde nimmt sie sich einen Teddy, geht damit bei geschlossenen Augen im Raum und sucht, wo sie bleiben kann. Es ist eine Ecke, in die sie später immer wieder geht. Sie bleibt dort stehen und sagt, ihre rechte Seite verweigere etwas. Ihr Vater fällt ihr ein, neben dem sie 12/13-jährig in einem Bett habe liegen müssen. Ich soll näher kommen. Sie setzt sich zwischen mich und den Bären. Ich soll mich dort an sie dranlehnen, wo die wunde Stelle im Rücken ist (aus dem vorher gemalten Traum, aus der aus einer roten kugeligen Blase allmählich ein Bäumchen wird). Sie äußert, ich solle sie vor sexuellen Übergriffen schützen. (Der ältere Bruder hatte ihr einmal auf sadistische Weise eine Feder in den Rücken gestochen). Die immer wieder auftauchende schwarze Farbe (Mann mit Handschuh, Umrisse ihrer Person im Traumbild) ordnet sie dem Betterlebnis mit dem Vater zu, wobei sie sich nicht bewegen konnte und sich völlig erstarrt und nicht existent erlebt hatte. In der Pubertät hatte sie nur schwarze Kleider getragen.

In der nächsten Stunde setzt sie sich diesmal mit dem Bären in die Ecke. Ich soll mich neben sie setzen. Dann kann sie selber weggehen, muß nicht starr abwarten, bis ich gehe. Sie sagt, die schwarze Farbe weiche jetzt. (Später träumt sie von einem hübschen bunten Rock.)

In der Gruppe hat sie ein starkes Erlebnis von Getragenwerden durch einen männlichen Patienten. Sie läßt sich auf den Boden niederlegen, bis sie völlig liegend, sich dem Boden überlassen kann. Sie kann so einen Augenblick bleiben. Danach war es ihr in der gleichen Stunde erstmals möglich, die Hände dieses Mannes zu erfühlen, länger im Kontakt mit seinen Händen zu bleiben und diese Berührung zu genießen, wobei ein Miteinander für beide bestand. Am Ende der Stunde macht sie Purzelbäume, weil sie sich freut.

In der Einzelstunde fasziniert sie wieder die Ecke. Sie wird symbolisch für die Beziehung zum Vater und ihre fehlgeleitete Sexualität. Dort erinnert sie, wie mit 4/5 Jahren nach dem Weggang des Vaters (Krieg) das In-sich-zurück-geworfen-Werden angefangen habe. Daß sie sich dort losreißen muß, fühlt sie körperlich. Sie bezeichnet die Ecke aber auch als den einzigen Ort, an dem sie unbemerkt habe existieren können vor den Forderungen der Mutter. Ich soll dann zu ihr in die Ecke kommen, in der sie sitzt, und sie nimmt meine Hand (was sie vorher mit einem Gruppenmitglied versucht hatte). Immer mehr läßt sie Wünsche nach Nähe zu mir durch. Sie versucht, die Identifikation mit dem Vater zu ersetzen durch die Identifikation mit mir. Einmal äußert sie Angst, daß mein Bauch gluckern könne, wenn sie ihren Kopf da hineinlegen würde. Vielleicht könnte sie sich noch immer ganz verlieren wollen. Ich lasse sie suchen, wieviel Raum sie im Augenblick für sich braucht und wie sie diesen eigenen Raum begrenzen kann. Sie macht den Raum überraschend groß, fühlt sich aber allein darin. Ich rolle ihr eine Holzkugel, einen Ball hinein. Daß ich selber mit hineinkäme, wäre zuviel. Ich soll aber nahe an ihrer Grenze bleiben.

Immer wieder ist es die Ecke, in der sie ihre frühen Erinnerungen ausgräbt und mit sich umgeht mittels ihrer Leiberfahrung. Der Bär, der teils für das Übergangsobjekt steht, das sie 4/5-jährig bei einem Spaziergang mit den Eltern verloren hatte, teils für den Vater, sitzt dabei. Sie hatte als Kind schmerzlich gesucht nach ihrem Teddy, aber die Eltern ließen ihr nicht Zeit, sondern versprachen einen neuen. Dieses Ereignis ist insofern von ganz besonderer Bedeutung, als in der gleichen Zeit der Verlust des Vaters eintritt, der ihr für 5 Jahre durch den Krieg entschwindet. Sie erlebt diesen Zeitpunkt als das entscheidende Zurückgeworfenwerden (Beginn von Onanie und Masse-Werden). Ihre Träume und Phantasien hatten sich ständig mit ihm beschäftigt, der dann zur großen Enttäuschung wird, als er nach 5/6 Jahren zurückkehrt. Sie erlebt ihn als schwach und muß ihn vor der Mutter schützen, muß ihn geschlechtslos machen, um sich die Symbiose zu erhalten, und um die ödipale Konfrontation zu vermeiden, die die Entscheidung für ihre geschlechtliche Rolle mit sich gebracht hätte.

Noch immer soll ich mich in die Ecke neben sie setzen, wobei sie meine Hand nimmt, was sie nicht lang aushält. Einmal versucht sie, sich mit Rücken und Kopf an meine im Sitzen angewinkelten Beine zu lehnen. In einer folgenden Stunde bittet sie mich, daß ich mich auf die weiche Matte am Boden lege, nahe neben sie. Den Bär — als Symbol für den Vater — legt sie auf die andere Seite neben sich. Sie möchte auch einmal ein gutes Gefühl zwischen Eltern haben, sagt sie danach.

Dann gehe ich zu einer Tagung. Sie hat inzwischen Beziehungen zu einem Mann aufgenommen, zunächst dreieck-ähnlich, dann eine Zeitlang mit ihm allein. In der letzten Stunde vor meinem Weggang bittet sie mich, meine Jacke mitnehmen zu dürfen (als Ersatz für das Realobjekt). Ich bejahe, denke aber an mögliche magische Phantasien und frage, ob sie die Jacke hier anziehen möchte. Sie tut es und sagt zum Schluß, sie könne die Jacke jetzt da lassen. Als sie geht, fragt sie mich, ob sie mich umarmen dürfe, was sie auch zu tun wagt. Es ist, als ob sie damit die Beziehung besser zu halten vermöchte, um sie nicht durch die Trennung wieder zu verlieren. Ab und zu äußert sie, daß sie sich immer von neuem bemühen müsse, die Beziehung zu mir zu halten.

Während ich weg war, hat sie sich öfter mit jenem Mann getroffen. Sie erwartet von ihm Verstehen ohne Signale von ihrer Seite und pflegende und ernährende Handlungen, unterhält aber auch ein Stück Fremdheit, um wieder gehen zu können. Wenn er nicht von sich aus fürsorglich ist, z. B. ihr noch Tee macht nachts, ist sie enttäuscht und geht zur gemeinsamen Freundin. Sie möchte, daß er mit ihr eine Entwicklung durchmacht und bemüht sich mit aller ihr möglichen Durchhaltekraft um eine mögliche Beziehung zu ihm.

In der Einzelstunde äußert sie, sie fühle sich wie eine Stinkmorchel. Das habe mit ihren Beziehungen zu tun. Es geht um Sich-Spielraum-Verschaffen und Sich-Abgrenzen-Können. Im Therapieraum liegen Holzreifen. Ich frage, ob sie einen nehmen möchte. Sie nimmt sich einen von der Größe, die ihr erlaubt, sitzend noch genügend Raum um sich zu haben, wie gleichzeitig die Begrenzung erspü-

3.13. Brezowsky

ren zu können. Ich setze mich auch in einen Reifen. Sie sucht sich ihren Abstand zu mir. Als ich frage, ob ich meinen Reifen einmal weglassen könne und wir dies einfühlen, sagt sie bald, dann fühle sie sich, als ob sie überflutet würde, wie es mit der Mutter war. Ich begrenze mich wieder — sie kann ohne Reifen bleiben. Dann steht sie auf, möchte sich ausbreiten, wie wenn eine »Stinkmorchel« ihren Schirm ausbreitet und dabei stinkt (»die nur stinkt, wenn sie offen ist«). Sie bewegt ihre Arme etwas von sich weg in den Raum hinein wie eine Gebärde des Sichöffnens, Sichausbreitens und fühlt in den Beinen einen sicheren Stand. Die Stinkmorchel soll »ausstinken« — ihre Beziehungen seien es, die stinken. In einem Traum beginnen die Kinder zu sterben. Sie erinnert vage, daß auch eine Mutter stirbt. Die Kinder haben bräunlich-schleimige Haut wie in der Verwesung. Man kann sie nicht mehr anfassen. Die Patientin nimmt eine Flasche mit Sagrotan und säubert die Haut. Die Kinder beginnen wieder zu leben. Sie erlebt das Stinken ganz körperlich (wie auch Mundgeruch) — es gehe etwas dabei aus ihr heraus; etwas, das in ihr stecke, falle heraus wie ein Pfropfen, der ein Loch freigibt. Sie nennt den Pfropfen zögernd »großkopfert« (= pseudopotent). Alle psychischen Wandlungen erlebt sie körpernah und kann sie mehr und mehr verbalisieren. Das eben geschilderte psychische Erleben, das um ihre Beziehungen geht, insbesondere um ihre Sexualität, bleibt so stark, daß sie zu Hause bleiben muß, um sich geschützt zu fühlen. Sie hat Angst vor dem unbestimmten Neuen, weil sie offener ist. Früher hat sie schon einmal aus Plastilin ihre Scheide geformt, in der etwas steckt wie ein verkrümmter Penis. Sie spricht in diesem Zusammenhang von ihrem älteren Bruder, der homosexuell ist. Sie habe ihn als Kind in Obhut bekommen. Sie seien immer behandelt worden, als ob sie identisch seien und hatten sich später als auseinandergerissen erlebt.

In der Gruppe wagt sie wieder, in der Mitte zu sein. Sie kann Nähe oder Ferne der anderen bestimmen. Sie läßt sie ganz dicht an sich herankommen, macht eine Bewegung mit Kopf und Körper, als ob sie in die Gruppe hineinkriechen wolle, bleibt kurze Zeit so wie ihr Kuckuck im Nest (die Postkarte, die sie mir anfangs schickte), dann richtet sie sich auf und macht mit der Hand eine Bewegung des Wegschlagens — Sich-Absetzens. Ihr Gesicht wirkt ängstlich und fragend, dann geht eine kleine Entspannung durch ihren Körper. In der darauffolgenden Einzelstunde sagt sie, daß es ihr so vorkomme, als sei sie mit dem Vater wie die Puppe im Cocon gewesen, und er sei seinerseits auch so in sie hineingekrochen. Bald darauf kam viel Angst auf, weil die Gruppe ergänzt werden mußte, um zu bestehen. Sie kämpft um das Bestehen der Gruppe. (Im Traum wird besonders deutlich ihre Ambivalenz zwischen Abhängigkeitswünschen und Loslösungstendenzen.)

In der ersten Gruppenstunde nach der Ergänzung der Restgruppe von 4 auf 7 Mitglieder (mit mir 8) zeigt sich besonders deutlich, wo sie steht. In einer Stunde, die von viel Angst bestimmt ist, wird sie keineswegs überflutet, sie zieht sich nicht schweigend zurück, sondern kann ihre Angst verbalisieren und sich einbringen in das Gruppengeschehen.

Schluß

Der bewegungstherapeutische Ansatz kann sich aus der sichtbaren Körpersymbolik ergeben in Gestik, Haltung, Bewegung. In der Leibsymbolik erlebt die Patientin z. B. ihre Füße, die steif und gesperrt und verkrampft sind, als Ausdruck ihrer Angst zu versinken. Ihr fülliger Leib vermittelt die Abwehr von Angst vor Existenzverlust, der eintreten könnte, wenn sie aggressiv wird. Ihre Augen nennt sie selber oft Hundeaugen, was Sehnsucht nach Geliebtwerden und zugleich Angst vor Unterwürfigkeit vermittelt.

Der nonverbale Einstieg bietet der Patientin die Möglichkeit, gefühlsmäßig Befriedigung zu finden und Ängste zu durchleben und auszuhalten, was mehr und mehr zur Verbalisierung übergeleitet werden kann. An dieser Möglichkeit zu verbalisieren, was in ihr vorgeht, sich klarer darzustellen in Bedürfnis und Verneinung, ist am deutlichsten eine fortlaufende Entwicklung zu sehen. Durch die Erfahrung der eigenen Leiblichkeit konnte ein »Ich« erlebt werden. Am Anfang war am gravierendsten die triebhafte Überschwemmung durch innere Bilder zu bemerken, wodurch sie leicht in einen chaotischen Zustand geriet. Durch die Möglichkeit der symbolhaften Darstellung ihrer Ängste und durch die Wahrnehmung und Bewußtwerdung ihrer Leibsymbolik wurden die inneren Bilder konkretisiert. Die Verbalisierung gelingt ihr jetzt klar verständlich. Die Gruppe kann ihr aufmerksam zuhören. Eine intellektuelle Weiterentwicklung zeichnet sich deutlich ab. Seit drei Jahren hält sie ihre berufliche Position in einem objektiv schwierigen Wirkungsfeld, während vor der Therapie alle beruflichen Anfänge ins Unmögliche zerfielen. Das Bestehen in der Wohngemeinschaft war außerordentlich schwierig, hat sich aber auch über etwa den gleichen Zeitraum halten lassen. Ihre äußere Erscheinung hat sich gewandelt zugunsten ihrer farbigen künstlerischen Persönlichkeit und in Richtung auf ihre Weiblichkeit. Sie fängt an, neue Berufspläne in die Wege zu leiten, was ihr noch viel Angst macht, was aber eine beginnende Verselbständigung aufzeigt.

Ein halbes Jahr nach Beendigung vorliegender Darstellung, in dem sie zu kämpfen hatte mit Loslösungswünschen einerseits und Abhängigkeitstendenzen andererseits, drängt die Patientin nun darauf, ihre partnerschaftlichen Probleme in den Griff zu bekommen. Die beschriebene Gruppe hört auf. Sie sucht sich eine männlich geleitete Gruppe, in der sie mehr Möglichkeiten hat, sich gegengeschlechtlich zu konfrontieren. Die Einzeltherapie bei mir wird mit einer Stunde pro Woche noch eine Zeitlang weitergeführt.

MÖGLICHE BEISPIELE EINES EINSATZES DER MUSIK IN DER BEWEGUNGSTHERAPIE

Von Edith KIRCHMANN (1979)

Zu dieser Arbeit:

Es werden drei Gruppen-Situationen, jeweils bei einer der bewegungstherapeutischen Verfahren (Integrative, Konzentrative und Rhythmische Bewegungstherapie) beschrieben, bei denen Musik eingesetzt worden ist. Die Anweisungen der Gruppenleiter werden wörtlich wiedergegeben und der Ablauf des Geschehens genau geschildert. Danach wird die Rolle der Musik in dem jeweiligen Angebot herausgestellt. Zusammenfassend diskutiert die Verfasserin die Unterschiede der drei Methoden in bezug auf das Verhalten der Leitenden, auf den Umgang mit der Bewegung und auf den Umgang mit dem Medium Musik.

Die folgende Abhandlung soll einen kurzen Einblick in die Möglichkeiten des Einsatzes von Musik in der Bewegungstherapie geben. Unter »Bewegungstherapie« wird vielerlei verstanden. Ich habe aus der Vielzahl der bewegungstherapeutischen Ansätze drei Verfahren ausgewählt, die in Theorie und Praxis konsistente Konzepte entwickelt haben:
die Integrative Bewegungstherapie (*Petzold* 1974; *Petzold, Berger* 1978),
die Konzentrative Bewegungstherapie (*Stolze* 1959 bis 1977; *Goldberg* 1974)
und die Rhythmische Bewegungstherapie als Sonderform der Rhythmik (*Hoellering* 1968/1974).

Diese drei Methoden wurden mir durch eine jeweilige Ausbildung bzw. Zusatzausbildung einsichtig. Ich glaube von daher in der Lage zu sein, aus diesen drei Methoden jeweils typische Beispiele für den Einsatz von Musik auswählen zu können. Gleichzeitig möchte ich betonen, daß selbstverständlich jede Methode auch noch andere Möglichkeiten des musikalischen Angebotes birgt. Jeder Therapeut, jeder Leiter wird diesem Stoff sein eigenes Gepräge geben. Und doch herrschen in jeder Methode eigene Gesetzmäßigkeiten, die in der Regel in etwa eingehalten werden.
In der Integrativen Bewegungstherapie spielt die Gestalttherapie (*Perls* 1975) eine wesentliche Rolle. Charakteristisch für diese Methode ist die erlebniszentrierte und problemorientiert-aufdeckende Arbeit. In der Rhythmischen Bewegungstherapie steht das eigene körperliche Erleben im Umgang mit der Musik im Zentrum des Geschehens.

(Hinweise auf die KBT sind hier und im nächsten Abschnitt weggelassen, da sich der Inhalt aus anderen Beiträgen ergibt.)

Die Integrative Bewegungstherapie beinhaltet ebenfalls funktional-orientierte und übungszentrierte Arbeit am Körper (*Petzold, Berger* 1977). Die Rhythmische

Bewegungstherapie kann auch dazu dienen, beim Patienten Probleme aufzudecken und zu bearbeiten.
Die jeweilige Richtung und Schwerpunktbildung wird vom Therapeuten abhängen. Seine eigene Ausbildung, seine eigene bewältigte und unbewältigte Problematik, seine Interessen spielen dabei eine bedeutende Rolle. Natürlich ist es ebenso ausschlaggebend, wie die Gruppe zusammengestellt ist, wie die Einzelnen in der Gruppe das Gesamtgeschehen beeinflussen und wie diese Gruppe sich mit diesem Therapeuten einspielt (vgl. *Petzold* und *Berger* 1978).
Die drei Beispiele sind nur insoweit ausführlich behandelt, als es mir für diese Arbeit wichtig erschien. Es geht mir darum, die wichtigsten Punkte, die großen Linien wiederzugeben.

Beschreibung eines Bewegungsangebotes mit Musik in der Integrativen Bewegungstherapie

Diese Aufzeichnung entstand in einer Ausbildungsgruppe im dritten Jahr der Zusatzausbildung in Integrativer Bewegungstherapie am Fritz-Perls-Institut unter Leitung von Prof. Dr. *H. Petzold*. (Ich selbst hatte dabei die Funktion des Co-Trainers.) Als Musik wurde eine Klavierimprovisation im Jazz-Stil eingesetzt. Es handelte sich dabei um eine Cassettenaufnahme, von der ich keine näheren Angaben zu geben vermag.
Zu Beginn verteilten sich die Teilnehmer im Raum. Die Anweisungen werden von *H. Petzold* gegeben. Nach jeder Ansage erfolgt eine längere Pause, die es den Teilnehmern ermöglicht, sich auf das veränderte Angebot einzulasssen. Das »Timing« spielt hierbei eine wichtige Rolle. Erfolgen die Angebote zu schnell, fühlt sich der Teilnehmende bedrängt. Entweder »streikt« er oder er tut gehorsam das, was von ihm verlangt wird. Am Ende wird er dann außer Atem sein und sich selbst überfordert haben, oder er hat nur noch flüchtig mitgearbeitet ohne inneren Bezug zur Sache, was in gleichgültiges oder aggressives Verhalten übergehen kann. Ist das Timing zu langsam gewählt, werden die Teilnehmer in gleicher Weise zu Widerständen herausgefordert, die die Übungssituation färben.
In diesem Fall ist das Timing der Gruppensituation angepaßt. Die Eingangsphase wird durch Interventionen zunächst stark strukturiert, um 1. eine allgemeine körperliche Lockerung zu bewirken, 2. um zu verhindern, daß die Teilnehmer in gewohnte Tanzklischees fallen, 3. um ihnen den ganzen Körper als Mittel der Bewegung und des Ausdrucks zu erschließen, 4. um die Dimensionen des Raumes (oben, unten, Länge, Breite) verfügbar zu machen. Auf diese Weise wird freie Bewegungsimprovisation optimal vorbereitet.
Die Anweisungen lauten:
»Jeder sucht sich einen Platz im Raum und läßt sich auf die Musik ein«.
(Zwischen jeder der folgenden Interventionen sind Pausen von unterschiedlicher Dauer zu denken.)
— »Bewegt euch am Platz mit dieser Musik!«

3.14. Kirchmann

- »Jetzt nur die Hände bewegen!«
- »Die Arme mit einbeziehen!«
- »Mit den Armen die Melodie nachzeichnen!«
- »Jetzt nur den Rhythmus wiedergeben!«
- »Bitte den ganzen Körper einsetzen!«
- »Nur die Schultern bewegen!«
- »Die Bewegung jetzt ins Becken führen!«
- »Nur Beine und Füße!«
- »Wieder den ganzen Körper bewegen!«
- »Den Kopf allein!«
- »Sich auf das Gesicht konzentrieren!«
- »Wieder den ganzen Körper mit einbeziehen! Aber alles im Zeitlupentempo!«
- »Arme und Beine ausschütteln, lockern!«
- »Verschiedene Ebenen wie Knieen, Hocken, Sitzen und Liegen mit einbeziehen!«
- »Jetzt die Bewegung im Zeitraffer!«
- »Ja, noch schneller!«
- »Und wieder langsamer werden!«
- »Den Körper beklopfen!«
- »Fester!«
- »Die Klopfbewegung in Streicheln übergehen lassen!«
- »Streichelt eure Haare!«
- »Befühlt euer Gesicht, die Wangen, den Mund, die Nase, die Stirn!«
- »Schließt die Augen und schaut, ob in euch Gedanken, Empfindungen, Bilder hochsteigen!«

Jeder ist nun mit sich beschäftigt, während die Musik weiterläuft. Es erfolgen nun keine weiteren Anweisungen mehr für die Gruppe. An Einzelne ergeht die Aufforderung, die Gefühle auch im Gesicht sichtbar werden zu lassen.

An dieser Übungseinheit nehme ich aktiv teil.

Ich assoziiere zu dieser Musik eine großartige Alpenlandschaft, wild zerklüftete Berge umgeben mich. Ich befinde mich auf der äußersten Spitze eines überragenden Gipfels. Über unzählige Berge gleitet mein Blick in unendliche Weite und Tiefe. Ich bin ergriffen von diesem Anblick, er ist unsagbar herrlich und erhaben. Ich breite meine Arme aus in großer Freude und öffne mich dem mich Umgebenden.

Aus diesem Ergriffensein erwächst das Gefühl der Einsamkeit. Die Stimmung wechselt, Trauer keimt auf, noch kann ich sie nicht fassen. Ich steige den Berg herab und gelange an einen rauschenden Bach. Von ihm werde ich alsbald ergriffen, mitgerissen und fortgespült, ich ertrinke in Strudeln und Strömen. Ein neues Bild wird sichtbar: ich nehme Abschied von meinem ersten Freund. Ich weine voll tiefer Trauer ohne die Qual, etwas zurückhalten zu müssen. Die Hände des Freundes entgleiten mir langsam, ich spüre ein letztes Streicheln und versinke nun vollständig im Wasser.

3.14. Kirchmann

Aus dem Untertauchen erwächst neue Kraft zu leben. Ich kann mein eigenes Leben wie eine Pflanze in meine Hände nehmen. Behutsam halte ich es fest. Im Gegensatz zu den vorherigen Bildern fasse ich nun nichts Erhabenes oder Dramatisches, dafür aber etwas Zartes, Kleines, Unbedeutendes. Ich liebe dieses kleine Leben und pflanze es ein. Ganz sorgfältig gehe ich mit meiner Lebenspflanze um, ich möchte sie wachsen und erstarken lassen.

Diesmal wird mir von außen mein Bild entrissen. Mein Nachbar tritt »in meine Kreise«. Ich versuche noch, meine Lebenspflanze zu retten, indem ich sie versetze. Aber es gelingt mir aus verschiedenen Gründen nicht: der Nachbar rückt mir abermals näher; ich vermag selbst nicht mehr, mein Bild festzuhalten. Ich spüre Resignation, Mutlosigkeit, Trauer. Die Musik wird ausgeblendet.

Wir sitzen — jeder für sich — unseren Gedanken nachhängend. H. Petzold fordert uns auf, in Dreiergruppen über das Erlebte zu sprechen. Nach längerem Zögern gruppieren sich die Teilnehmer. In meiner Gruppe berichten wir nacheinander über unsere Erfahrungen. Schweigend hören wir uns jeweils zu. Ab und zu fragen wir nach Gestimmtheiten und Bezügen zu unserer Jetztsituation.

Es wäre auch möglich gewesen, in der Gesamtgruppe weiterzuarbeiten. Ein Einzelner hätte seine Bilder/Assoziationen allen mitteilen können. Der Trainer hätte mit dem gegebenen Material konfliktorientiert-aufdeckend weiterarbeiten können. In diesem Fall bot sich die Arbeit in Kleingruppen an, um die Selbständigkeit der Teilnehmer zu fördern. Obgleich dieselbe Musik von allen gemeinsam gehört wurde, entwickelte doch jeder seine eigenen Bilder und Assoziationen, je nach persönlicher Verfassung und Erlebnishintergründen.

Welche Rolle spielte in diesem Ablauf die Musik?

Zunächst beeinflußte sie Tempo und Kraft der Bewegung. Der Rhythmus spielte dabei eine hervorragende Rolle. Er bestimmte die Bewegungsintensität. Da es sich in diesem Fall um meditationsnahe Musik handelte, war es angebracht, die Teilnehmer in entsprechendes Verhalten zu lenken. Dies geschah durch die Aufforderung, Bezug zum eigenen Körper herzustellen durch Klopfen, Berühren und Streicheln. Das zunächst übungszentrierte Angebot veränderte sich im Verlauf zu einem mehr erlebniszentrierten Verfahren. Es vollzog sich ein Wandel von äußerem zum inneren Geschehen. War die Musik zu Beginn anregend, ordnend und gestaltend, so verwandelte sich allmählich ihr Einfluß. Durch die Aufforderung, Bildern, Gedanken oder Assoziationen nachzuspüren, trat der Rhythmus, der bis dahin vordergründig wirkte, in den Hintergrund, und die Gesamtfärbung der Musik wurde maßgebend: die Tonalität, das Charakteristische des Gesamtgeschehens. Teilweise konnte es geschehen, daß durch die Intensität des Bilderlebens die Musikkulisse überhaupt nicht mehr wahrgenommen wurde. Eventuell könnte diese Aufnahme der Musik mit »Involvement«, mit Untertauchen in Musik, verglichen werden.

Insgesamt ähnelt dieses Geschehen dem des katathymen Bilderlebens.

3.14. Kirchmann
Beschreibung eines Übungsangebotes in der Konzentrativen Bewegungstherapie

Die Teilnehmer (es handelt sich dabei um einen Personenkreis, der noch wenig Erfahrung mit dieser Methode hat, sich aber untereinander seit längerem kennt), bewegen sich nach eigenem Belieben im Raum. Weder Tempo noch Richtung sind vorgeschrieben. Die Anweisungen kommen von mir als Gruppenleiter.

Ich fordere die Teilnehmer auf, sich zu überlegen, welchen Platz sie einnehmen wollen, und nach getroffener Wahl dort stehen zu bleiben. Nachdem alle zur Ruhe gekommen sind, lenke ich ihre Aufmerksamkeit auf das Stehen. Ich möchte durch das übende Stehen eine Basis für den weiteren Verlauf des Geschehens schaffen; Spannung, Aktivität und Wachsein sollen gefördert und ökonomisch gehandhabt werden. Meine Angaben lauten:

— »Könnt ihr den Boden unter euren Füßen spüren?«
— »Das Schließen der Augen kann euch helfen, euch intensiver selbst zu erleben.«
— (nach einer längeren Pause) »Wie fühlt sich für euch dieser Grund an? Wie könnt ihr auf ihm stehen?«
— (nach einer Pause) »Was könnt ihr von euren Füßen wahrnehmen?«
— (Zwischen jeder weiteren Angabe ist eine Pause zu denken) »Inwieweit könnt ihr euer rechtes Bein . . . euer linkes Bein fühlen?«
— »Welche Muskeln eures Beines spürt ihr? Wer Lust dazu hat, kann unter Einbeziehung der Hände prüfen, ob seine Vorstellung von den Beinen mit dem Begreifen übereinstimmt.«
— »Könnt ihr einen Bezug zu eurem Becken herstellen?«
— »Könnt ihr die Beckenbodenmuskeln anspannen und lösen?«
— »Könnt ihr eure Gesäßmuskeln anspannen und lösen?«
— »Ist euer Becken gekippt oder aufgerichtet?«
— »Könnt ihr einen Bezug zu eurer Wirbelsäule herstellen?«
— »Ist eure Wirbelsäule gebeugt, gespannt, aufgerichtet?«
— »Vielleicht könnt ihr versuchen, eure Schultern wahrzunehmen?«
— »Wie erlebt ihr eure Arme und eure Hände?«
— »Könnt ihr einen Bezug zu eurem Kopf herstellen?«
— »Was spürt ihr von eurem Gesicht?«
— »Wo spürt ihr euren Atem? Könnt ihr die Atembewegung zulassen?«
— »Könnt ihr eine Verbindung vom Scheitel zur Sohle herstellen?«
— »Wieviel Raum spürt ihr um euch herum?«
— »Wo spürt ihr die Nähe einer anderen Person?«

An dieser Stelle erfolgt ein Einschnitt im Übungsablauf dadurch, daß ich Musik mit einbeziehe (Schallplatte: »Die schönsten Adagios«). Die Führung, die zunächst verbal ausschließlich durch mich erfolgte, wird nun zu einem erheblichen Teil vom musikalischen Angebot übernommen.

— »Ich werde nun Musik anstellen. Vielleicht könnt ihr versuchen, euch in diese Musik einzupendeln.«
— »Wer Lust hat, kann Arme und Beine mit einbeziehen.«
— »Inwieweit ist es euch möglich, euch von der Musik führen zu lasssen?«

Die Stehenden schwingen am Platz. Allmählich werden Arme, Hände, Beine und der Kopf in die Bewegung hineingenommen. Der Bewegungsstil individualisiert sich.

— »Der Platz kann auch verlassen werden.«

Dadurch, daß die Plätze verlassen werden, finden Kontakte zueinander statt.

— »Einige von euch haben Kontakt zu einem Partner aufgenommen. Vielleicht wollen auch andere sich mit jemandem zusammen bewegen.«

Auch nach längerem Abwarten bewegen sich noch einige Teilnehmer alleine. Ich bin nicht sicher, ob jeder mit seiner Jetzt-Situation zufrieden ist. Um die Möglichkeit einer Veränderung — zu einem Partnerspiel oder zur Vereinzelung — anzubieten, frage ich, ob bei allen die momentane Bezogenheit zur Gruppe dem eigenen Anliegen entspricht.

Die Gruppe bietet ein buntes Bild von Reaktionsmöglichkeiten auf die gegebene Situation: Bewegen nach Musik.

Eine Teilnehmerin sitzt auf ihrer Decke in gebeugter Haltung und schaukelt im Takt leicht vor- und rückwärts, manchmal auch in seitlicher Richtung. Ein anderer Teilnehmer tanzt am Platz, die Arme ausgestreckt, die Hände ohne Krafteinsatz hängend. Aus seinen Gesichtszügen und dem Gesamtverhalten lese ich Versunkenheit, Gelöstheit, Hingabe. Drei Personen halten sich an den Schultern umschlungen und schaukeln rhythmisch hin und her. Ein Paar steht sich gegenüber, die Handinnenflächen gegeneinander haltend. Ein Partner scheint die Führung in der Bewegung übernommen zu haben. Es werden große und kleine Kreisbewegungen beschrieben, Wellen, auf- und abwärtsgerichtete Bewegungen. Ein Paar sitzt mit den Rücken aneinander gelehnt. Zunächst entsteht auch bei ihnen eine Schaukelbewegung. Allmählich nimmt dieser motorische Ablauf an Kraft zu. Es entsteht ein schwungvolles Hin und Her, das ausgelöst von der Musik in eine Kampfszene übergeht. Die Beteiligten versuchen, sich vom Platz wegzudrücken. Später flaut das Kämpferische ab, und das anfängliche Schaukeln wird wieder aufgegriffen.

Ich glaube, daß der Zeitpunkt gekommen ist, die Gruppe allmählich auf ein Ende hinzuführen. Ich sehe, daß eine allgemeine Zufriedenheit herrscht, daß nichts Neues mehr ausprobiert wird, daß insgesamt die Bewegung ausklingt. Ich warte das Ende des Musikstückes ab und schalte aus.

Meine Frage an die Teilnehmer — nach einer längeren Pause — lautet, ob sie, auch wenn sie Gemeinsames erlebt haben, sich nun von ihren Partnern lösen und zu einem Gespräch in der Gruppe zusammenrücken können. Die Teilnehmer öffnen nach und nach ihre Augen. Die Aktion hat fast eine Stunde gedauert.

3.14. Kirchmann

Es dauert lange, bis die Gruppe zusammensitzt. Mir kommt es vor, als müsse nun ein Gespräch schwerfallen. Die Sitzenden scheinen noch nicht in die Realität zurückgekehrt zu sein. Sie wirken auf mich verträumt, in sich gekehrt. Ich teile ihnen meinen Eindruck mit und biete die Möglichkeit an, über das Erlebte zu berichten.

Es entsteht wieder eine längere Pause. Dann beginnt eine Teilnehmerin, von ihrem Erleben während des musikalischen Ablaufs zu berichten. Die Versunkenheit scheint zu weichen. Eine andere Frau berichtet, daß sie ihren Körper während des Tanzens so deutlich wie schon lange nicht mehr gespürt habe. Ein Teilnehmer erzählt von dem Kontakt, den er zu seinem Partner aufnehmen konnte. Einer fühlt sich durch seine beiden Partner wie auf Wellen getragen. Die zwei »Kämpfer« äußern Begeisterung in der Darstellung ihres Erlebnisses. Sie konnten sich und ihr Gegenüber als kraftvolle und Widerstand leistende Personen erfahren. Ein Teilnehmer bemerkt, daß sie recht laut gewesen seien, und dies habe ihn zeitweilig gestört. Andere haben das Gerangel kaum oder gar nicht wahrgenommen.

Die Rolle der Musik in diesem Angebot:

Der musikalische Teil des Gesamtverlaufs wurde durch die vorangegangene Körperarbeit wesentlich beeinflußt. Die Teilnehmer waren gewissermaßen »vorprogrammiert«. Die Musik regte zum körperlichen Mitschwingen und Einschwingen an. Sie »diente« dazu, die Bewegung — allein oder mit dem Partner — angenehm zu führen. Der Stimmungsbereich wurde durch sie beeinflußt. Von keinem der Teilnehmer wurde sie bewußt verfolgt (Aufbau, Harmonie, Stil, Rhythmus usw.) Teilweise wurde die Musik lediglich als Kulisse zum eigenen Erspüren und zur Wahrnehmung des anderen erlebt.

Und doch gestaltete sie wesentlich das Geschehen der Gruppe. Sie bestimmte weitgehend Tempo und Art der Bewegung. Bis auf die bereits oben beschriebene Ausnahme wurde die Bewegung bedächtig, mehr nach innen gerichtet vollzogen, dem musikalischen Angebot angepaßt.

Ein Angebot aus der Rhythmischen Bewegungstherapie

Zu dieser Arbeit stand mir als Leiter eine Gruppe von zwölf Teilnehmern zur Verfügung, die sich zu einem Wochenendseminar gemeldet hatten. Es handelt sich um eine bunt gemischte Gruppe verschiedenen Alters, unterschiedlicher Berufsbildung und divergierender Interessen. Eines haben sie aber alle gemeinsam: sie möchten sich an diesem Wochenende körperlich betätigen. Sie möchten mehr von sich und von den anderen erfahren.

Die erste Aufgabe besteht nun darin, im Raum nach eigenem Belieben zu gehen, sich die Beschaffenheit dieses Raumes anzuschauen, seine Größe, seine Wärme, die Lichtverhältnisse, den Boden, die Wände und die Decke wahrzunehmen

(Orientierung im Raum). Ich rege an, zu überlegen, wie der Raum im Verhältnis zur gegebenen Personenzahl beschaffen ist, jeder möge für sich seinen Raum nunmehr abgrenzen und seinen Platz einnehmen (Orientierung in der Gruppe).

Fragen der Leiterin:
— »Wie möchtet ihr sitzen? Probiert mehrere Sitzhaltungen aus.«
— »In welcher Richtung möchtet ihr sitzen? Wohin möchtet ihr euch orientieren?«
— »Seid ihr mit eurem Platz zufrieden oder möchtet ihr lieber an einer anderen Stelle sitzen?« »Ihr könne verschiedene Plätze ausprobieren«.
— »Könnt ihr nun eine Sitzhaltung einnehmen, in der ihr auch längere Zeit bequem verharren könnt?«

Bisher wurden Vorbereitungen für das Nachfolgende getroffen. Ich kündige nun an, daß ich am Klavier ein Stück spielen werde und bitte die Teilnehmer, sich diese Musik anzuhören. Die Sitzhaltung sollte dabei möglichst unverändert bleiben (eine mögliche Übung zum Durchhalten).

Ich wähle in diesem Fall das Sitzen als Ausgangsposition, um wachsames Hören zu fördern. Nach meinen Erfahrungen ist Liegen für viele mit Wegschwimmen, Entspannen, Träumen verbunden. Das Stehen bedeutet wiederum für viele eine zu starke Anstrengung oder Belastung, wenn sie nicht schon mehrfach an ihrem Stand geübt haben. Das Sitzen als »Zwischenposition« wird in der Regel als adäquat und angenehm erlebt.

Durch mein eigenes Spielen wähle ich bewußt eine besondere Ausgangsposition. Ich zeige mich offen mit meinem Können und meinen Schwächen. Einerseits übernehme ich nun eindeutig die führende Rolle. Durch meine Interpretation beeinflusse ich den Verlauf der Übung. Meine eigene Gestimmtheit spielt nun mit, mein Bezug zum Instrument, zum Stück, zu diesem Raum und zu diesen Menschen. Das eventuell unpersönliche Medium Musik wird bewußt durch meine Person vermittelt. Durch meine Unvollkommenheiten werden Bezugspunkte, aber auch Angriffspunkte geschaffen. Ich zeige meinen eigenen Einsatz und fordere dadurch die Teilnehmer mehr unbewußt dazu auf, auch ihr Können zu zeigen.

Nach dem Spiel bitte ich die Teilnehmer, bei sich zu bleiben und zu überlegen, welche Vorstellungen oder Bilder bei ihnen während des Hörens entstanden.

Ich lege nun große Blätter, Wachsstifte und Kreiden aus. Wer möchte, kann sich Material holen, um bei der Wiederholung des Musikstückes Tempo, Dynamik oder Stimmung farblich/graphisch festzuhalten. Es kann aber auch ohne Material durch Bewegung und Gebärde die Musik nachvollzogen werden. Nicht für jeden eignet sich das Malmaterial, manche haben aufgrund negativer Vorerfahrungen erhebliche Abneigung gegen Malen und Zeichnen. Manche Teilnehmer fühlen sich bezüglich dieses Materials unfähig oder festgefahren. Für viele aber bedeutet es eine große Hilfe und Befriedigung, sich in Farben auszudrücken.

Entsprechend meinem Angebot ergreifen alle bis auf drei Personen die Mal-Utensilien. Ich wiederhole das Musikstück in einer möglichst gleichbleibenden Interpretation. Nach einer Pause fordere ich die Teilnehmer auf, sich die eben gehörte Musik innerlich vorzustellen. Vielleicht sind Bruchstücke der Melodie hängen geblieben oder der Rhythmus des Stückes blieb haften, vielleicht ist für den einen Hörer die Gesamtfärbung des Stückes prägend gewesen, für den anderen mag der Aufbau oder der Gesamtverlauf wichtig oder bemerkenswert gewesen sein.

Vielleicht kann durch die Betrachtung des entstandenen Bildes ein Bezug zum Gehörten hergestellt werden, vielleicht schwingt während des Schauens das Gehörte nach. Vielleicht können Bewegungen — jetzt ohne Musik — nachvollzogen werden. Da es viele Möglichkeiten des Musikhörens gibt, formuliere ich mein folgendes Bewegungsangebot auch möglichst offen.

Nach längerem Sinnen bitte ich die Teilnehmer zu versuchen, die vorgestellte Musik in Bewegung am Platz auszudrücken. Als Hilfe biete ich an, die Augen zu schließen, damit jeder sich mit sich selbst beschäftigen kann und nicht vom Tun der anderen abgelenkt wird. Die Bewegung kann im Sitzen, Liegen oder Stehen ausgeführt werden. Sie kann damit begonnen werden, daß zunächst nur das Tempo der Musik in selbstgewählter Bewegungsgestalt wiedergegeben wird. Bei diesem Angebot geht es mir darum, die Teilnehmer den Mut zum eigenen Ausdruck nach dem gewonnenen Eindruck finden zu lassen.

Das Angebot wird direkt angenommen. Die Ausführung ist sehr unterschiedlich und schwer zu beschreiben. Einige verhalten sich expansiv, bei anderen kann ich kaum eine äußere Bewegung wahrnehmen. Einige zeigen ausdrucksvolle Bewegungen, andere mechanische. Die Länge dieses Geschehens wird in etwa durch das vorher gehörte Stück festgelegt. Jeder beendet für sich seinen Bewegungsablauf.

Nachdem alle zur Ruhe gekommen sind, biete ich innerhalb dieser Phase die letzte Übungsvariante an. Ich bereite die Teilnehmer darauf vor, daß ich das Stück abermals spielen werde und rege an, daß sie sich frei dazu bewegen können, am Platz oder vom Platz weg. Diesmal bleiben die Augen geöffnet, um Sicherheit im Umgang mit dem Raum und den anderenTeilnehmern zu gewährleisten.

An diese Übung schließt sich das Gespräch an. Einigen fiel das Angebot schwer. Einige fühlten sich gerade am Schluß am sichersten, weil das Stück ihnen nun bekannt schien und sie sich auf das Geschehen einstellen konnten. Spaß machte generell das Malen. Das Sitzen fiel einigen Teilnehmern sehr schwer. Manche äußern, daß sie selten so intensiv zugehört hätten. Bei dem letzten Spiel fühlten sich einige besonders offen, ohne Hemmungen, die sonst störend da seien. Einige erzählen von Assoziationen während des Hörens.

Die Rolle der Musik:

Durch das bewußt eingesetzte Hinhören war die Aufmerksamkeit auf die Musik gelenkt.

Durch das wiederholte Hörangebot konnte ein Bezug zu ihr hergestellt werden.

Die Bewegung, zuerst durch das Malen, dann durch das innerliche Nachvollziehen, schließlich durch die freie Form, stand in direktem Zusammenhang zu meinem Spiel.

Die Musik wurde in diesem Fall nicht näher analysiert, ebenso wenig wurde auf die Malprodukte eingegangen. Nicht das Entstandene sollte Bedeutung haben, sondern die Erfahrungen während des Entstehens. Im Zen-Buddhismus (vgl. *Herrigel*) gilt: »Nicht das Ziel ist wichtig, einzig der Weg.«

Vieles wurde offen gelassen. Außer den nicht durchgeführten Bildinterpretationen wurde auch nicht näher auf die Bewegungsqualität der Teilnehmer eingegangen. Das Sitzen der Einzelnen wurde nur so weit besprochen, wie es der Einzelne anbot. Jeder bestimmte für sich selbst, wieviel er von sich selbst in diesem Ablauf mitteilte.

Die Musik wurde unterschiedlich erlebt:
1. Bei einigen löste sie Assoziationen aus.
2. Sie regte zum Malen und zur Bewegung an.
3. Die Teilnehmer konnten sich in sie einschwingen und von ihr führen lassen.
4. Für einige war es wichtig, Formen, Dynamik, Rhythmen usw. erkennen zu können.

Zusammenfassung

Meine Absicht bei der Aufzeichnung der Beispiele eines möglichen Einsatzes der Musik in drei verschiedenen Methoden der Bewegungstherapie lag nicht darin zu demonstrieren, daß eine Methode besser oder schlechter mit diesem Thema umzugehen vermag. Da es sich jeweils nur um *ein* Angebot aus jeder Methode handelt, sind Beurteilungen verfehlt. Für mich war es wichtig aufzuzeigen, daß verschiedene Methoden gleiche Themen in ähnlicher und doch unterschiedlicher Weise anbieten.

Die jeweiligen Übungsangebote müssen in ihrem Kontext gesehen und verstanden werden:

Ich habe drei verschiedene Gruppen beschrieben in unterschiedlichen Situationen, Räumlichkeiten, Zusammensetzungen und Zielsetzungen. Entsprechend den Vorbedingungen, Gegebenheiten und Zielrichtungen wurden die Angebote gestaltet.

Zwei verschiedene Leiter wurden vorgestellt, die — jeder auf seine Weise — das Geschehen beeinflußten.

Ich selbst pendle zwischen diesen drei Methoden, so daß anzunehmen ist, daß

3.14. Kirchmann

mein Wissen und Können mein Verhalten, meine Angebote und meine Interventionen beeinflussen.

Da es sich um Bewegungsangebote handelte, mußte in allen drei Fällen davon ausgegangen werden, daß bei den Teilnehmern keine gravierenden Blockierungen zur Körperlichkeit vorlagen. Bezüglich der Gruppe der Integrativen Bewegungstherapie konnte ein guter Kontakt zum eigenen Körper durch die vorangegangene Ausbildung vorausgesetzt werden. Bei den zwei anderen Gruppen konnte der Leiter zwar durch vorangegangene Gespräche und Beobachtungen davon ausgehen, daß auch hier keine auffallenden Störungen vorlagen. Es hätte aber dennoch sein können — und ganz läßt sich dies niemals ausklammern —, daß durch das körperbezogene Vorgehen schwerwiegende Probleme aufgedeckt worden wären, die so bedrohliche Formen hätten annehmen können, daß eine gezielte psychotherapeutische Intervention unumgänglich geworden wäre. Solche für die Gruppe und natürlich für die Betroffenen belastenden Ereignisse können dadurch weitgehend vermieden werden, daß durch Vorgespräche sehr labile Persönlichkeiten ausgesondert werden, und daß Übungen, die die Persönlichkeit stark in Frage stellen, nur dann angeboten werden, wenn es der Leiter unbedenklich verantworten kann.

Aus diesem Grunde wurde auch in den beiden anderen Fällen vorsichtig vorgegangen: im Beispiel der KBT durch das Schaffen einer »Basis«, durch eigenständiges Stehen, durch das Herstellen eines festen Bezuges zum Boden, zum Raum, zu den Personen im Raum und zur eigenen Person.

Im Beispiel aus der Rhythmischen Bewegungstherapie wurde zunächst das Platznehmen, das Sitzen verstärkt, das »In-Besitz-Nehmen«. Über Hören, Malen und Armbewegungen wurden die Teilnehmer zur freien Bewegung zur Musik geführt.

Trotz der Ähnlichkeiten sind in den angeführten drei Methoden Unterschiede feststellbar:

1. im Verhalten des Leitenden:

In der Regel werden in der IBT und RBT die Angebote in direkten Aufforderungen formuliert. In der KBT wird dagegen versucht, die Angebote so offen wie möglich zu gestalten, so daß der Übende selbst entscheiden muß und soll, in welcher Form und in welchem Maß er sich einsetzt. Bei näherer Betrachtung verringern sich die Unterschiede. Eine indirekte Führung gibt zunächst mehr Raum zur eigenen Willensbildung. Sie erleichtert eine Anpassung an einen solchen Führungsstil, der häufig gar nicht bewußt als Gelenktwerden, Geführtwerden, Beeinflußtwerden, Manipuliertwerden erlebt wird. Im Gegensatz dazu wird in der IBT sehr deutlich ausgedrückt, daß — sofern nicht ausdrücklich freie Bewegungsimprovisation vorgegeben wird — eine klare Führung vom Leitenden erfolgt. Sehr bald schon entstehen aus dem Übertragungsgeschehen und der Gruppendynamik Reaktionen darauf. Es wird protestiert, rebelliert und auf diese Weise der eigene

Wille gefördert. Nach solchen Auseinandersetzungen hat der Übende — wie in der KBT und RBT — die Möglichkeit, sich frei zu verhalten, ohne daß dabei das Leiterverhalten geändert werden müßte. Er gibt weiterhin deutlich an, was er im Moment möchte und wo er im Moment steht, aber es ist Korrespondenz, d. h. Austausch und Auseinandersetzung (*Petzold* 1978) über die Interventionen möglich. In allen drei Methoden wird ein wesentliches Ziel darin gesehen, Eigenverantwortlichkeit zu fördern, den eigenen Willen zu stärken, die Fähigkeit zu gesunder Anpassung und kreativer Veränderung zu entwickeln.

2. im Umgang mit der Bewegung:

Die angeführten drei Beispiele verdeutlichen nur einen sehr geringen Ausschnitt aus dem Bereich der möglichen Bewegungsangebote. Da es sich aber um Bewegungstherapien handelt, möchte ich auf diesen Aspekt näher eingehen und bislang unerwähnte Fakten ergänzen.

Die KBT bietet in der Regel Bewegung dadurch begrenzt an, daß die Augen häufig während des Übens geschlossen sind. Dieser Ansatz fördert zwar den sensiblen Umgang mit sich selbst, mit dem Partner und mit den Dingen, birgt jedoch eventuell die Gefahr, den motorischen Bereich zu kurz kommen zu lassen. Die verbale tiefenpsychologische Aufarbeitung des Gruppengeschehens und des Erlebens Einzelner ist neutral. Die IBT ist in ihrem Bewegungsangebot dadurch gekennzeichnet, daß sie Übungen aus dem Bereich der martialen Künste[1] übernommen hat. Sie zeigt aber auch hierin ihren integrativen Charakter, daß sie ebenso Übungen zum Herz-Kreislauftraining, Atemübungen, Entspannungsübungen, Flexibilitätsübungen, Übungen zur Förderung des Ausdrucks usw. anzubieten vermag. Die Bewegung wird als Auslöser für erlebniszentrierte und konfliktorientiert-aufdeckende Arbeit nach der Methode der Gestalttherapie benutzt. Sie kann aber auch als Funktionstraining für sich stehen. Verbal- und gestalttherapeutische Aufarbeitung des Bewegungsgeschehens ist neutral. In der RBT wird ein Hauptziel darin gesehen, die Bewegung der Musik und die Musik der Bewegung anzupassen. Auch hier werden verschiedene Übungsbereiche unterschieden wie Atemübungen, Entspannungsübungen, Übungen zur Tonusregulation, Koordinationsübungen, Reaktionsübungen, Flexibilitätsübungen, Übungen zur Sinnesschulung, Konzentrationsübungen usw. In dieser Methode steht die Bewegung in Verbindung mit Musik ganz im Vordergrund des Geschehens. Sie eignet sich besonders für die Arbeit mit Kindern und mit Geistig-Behinderten, da die Verbalisation nur einen geringen Teil der Arbeit ausmacht, ja manchmal ausgeklammert wird.

3. im Umgang mit dem Medium Musik

Die drei Beispiele können in etwa die Unterschiede im Umgang mit Musik verdeutlichen:

3.14. Kirchmann

Im ersten Beispiel diente die Musik der Lockerung, um das Körpergeschehen anzuregen und zu gestalten, um Bilder, Vorstellungen und Assoziationen zu wecken, die den Zugang zur eigenen Persönlichkeit stärken.

Im zweiten Beispiel wurde sie dazu benutzt, ein ruhiges Einschwingen der Einzelnen zu fördern. Sie war tragender Hintergrund im Umgang mit sich selbst und mit dem möglichen Partner. Sie bestimmte die Stimmungslage in der Gruppe, wurde aber als solche mehr unbewußt empfunden, da das Sich-Erspüren in den Vordergrund des Geschehens gerückt war.

Im dritten Beispiel wurde die Musik als Weg angeboten, sich in Farben/Formen und Bewegung auszudrücken. Primär handelte es sich hierbei um eine »Übersetzung« des Gehörten, Wahrgenommenen in körperlichen Ausdruck. Die Wiederholungen, die selbstredend auch in anderen Methoden angewandt werden können, verstärkten in diesem Fall den Übungscharakter des Angebotes und konnten vielleicht eine Tiefung im Zugang zur Musik ermöglichen.

Literaturhinweise:

(nur zu Gestalttherapie, Rhythmischer Erziehung, Integrativer Bewegungstherapie und Musiktherapie)

HOELLERING, A.: Zur Theorie und Praxis der rhythmischen Erziehung, Carl Marhold, Verlagsbuchhandlung, Berlin 1968
DIES.: Die Bedeutung der Rhythmisch-musikalischen Erziehung für die Psychotherapie. In: Psychotherapie u. Körperdynamik, Junfermann-Verlag 1974
PERLS, F.: Grundlagen der Gestalttherapie, Pfeiffer, München, 2. Aufl. 1977
PETZOLD, H.: Psychotherapie u. Körperdynamik, Junfermann-Verlag, Paderborn, 2. Aufl. 1977
DERS.: Die neuen Körpertherapien, Junfermann-Verlag, Paderborn 1977
DERS.: Das Korrespondenzmodell in der Integrativen Agogik, Integrative Therapie, 1 (1978)
DERS. und A. BERGER: Integrative Bewegungstherapie und Bewegungspädagogik als Behandlungsverfahren für psychiatrische Patienten, in: Die neuen Körpertherapien, Junfermann-Verlag 1977
RICHTER, M.: Aktive Musiktherapie in Gruppen, Bonz, Stuttgart 1977
SCHWABE, CH.: Musik-Therapie. Gustav-Fischer-Verlag, Jena 1969
STROBEL, W., HUPPMANN, G.: Musiktherapie, Hogrefe, Göttingen — Toronto — Zürich, 1978

Anmerkung des Herausgebers:

1 *Die Bezeichnung für ostasiatische Kampfkünste.*

KONZENTRATIVE BEWEGUNGSTHERAPIE IN DER NACHSORGE BRUSTAMPUTIERTER FRAUEN
EIN BERICHT ÜBER DIE VORÜBERLEGUNGEN UND DIE PRAKTISCHE ARBEIT IN DREI GRUPPENSITZUNGEN MIT EINER SELBSTHILFEGRUPPE »FRAUEN NACH KREBS«

Von Lore KOCH (1982)

Zu dieser Arbeit:

Kinder und Erwachsene werden mit der Krankheit »Krebs« sehr unterschiedlich konfrontiert: Kindern wird das Durch-Leiden ermöglicht, während brustamputierten Frauen (um deren nachsorgende Behandlung es hier geht) nichts anderes bleibt als das Durch-Stehen. Dazu stellt die Verfasserin eingehende Überlegungen an, aus denen sie ihre Hypothese ableitet, daß die Gestaltung der Behandlungszeit und der unmittelbar darauf folgenden Phase für die Krebskranken von entscheidender Bedeutung ist. Für die KBT-Arbeit heißt dies: Angebot zur Regression, Möglichkeit zur Abgrenzung, Entscheidung zur Eigenverantwortlichkeit. An der eingehenden Schilderung von drei Gruppenstunden mit KBT bei brustamputierten Frauen werden die aus den Vorüberlegungen sich ergebende Vorgehensweise, die Äußerungen der Patientinnen und die Fremd- sowie die Selbstbeobachtungen der Therapeutin dargestellt.

1. Die Gruppe

Im Sommer 1981 fragte *Ursula Kost* in einem Brief bei mir an, ob ich bereit wäre und mir vorstellen könnte, KBT-Arbeit mit einer Selbsthilfegruppe krebskranker Frauen zu machen. *Ursula* wußte, daß mein 15-jähriger Sohn seit Dezember '80 an einem Morbus Hodgkin erkrankt war und die Behandlung bis in den Spätherbst 81 dauern würde. Beim Überdenken der Anfrage spürte ich, daß mich die Arbeit mit einer solchen Problemgruppe interessierte und ich mich auch mit den Erfahrungen, die ich als Mutter eines krebskranken Kindes gesammelt hatte, der Aufgabe gewachsen fühlte — aber erst, wenn die Behandlung des Jungen abgeschlossen sein würde und ich ein gutes Gefühl für seinen weiteren Weg haben könnte.

Meine Kontaktperson zu der Gruppe in Reutlingen, die vorwiegend aus Frauen nach einer Brustamputation bestehen sollte, war Frau A., mit der ich ab November 81 verhandelte. Sie hatte selbst vor Jahren zweimal Knochentumoren gehabt, rechnete sich aber nicht zu den »Betroffenen«. Sie war aktiv in einer Gruppe von Alleinerziehenden im Rahmen der katholischen Gemeinde. Als dort zwei Frauen wegen Brustkrebs operiert wurden (eine davon ist Frau C.), und sie von Bewegungstherapie als Möglichkeit für Schwerkranke und alte Menschen hörte, bemühte sie sich in Reutlingen darum und knüpfte Kontakt zu *Ursula*. Im ersten Gespräch mit Frau A. schlug ich vor, zunächst 3 Gruppentermine fest zu vereinbaren als Probezeit auf Gegenseitigkeit und erst dann weiterzuplanen. Auf Wunsch der Gruppe sollten wir uns nicht wöchentlich, sondern nur alle 14 Tage treffen.

3.15. Koch

Zum zweiten Mal sahen wir uns vor Weihnachten in Reutlingen, um die für die Gruppenarbeit in Frage kommenden Räume in einem Gemeindezentrum anzuschauen. Frau A. teilte mir mit, daß die Leiterin der Selbsthilfegruppe, Frau S., gerne mit mir sprechen würde und uns zu sich nach Hause bitten würde. Frau A. und ich mußten ein paar Minuten warten; Frau S. war am selben Tag zur Nachuntersuchung in Ulm gewesen und noch nicht wieder zurück. Frau A. erzählte, was für schlimme Zeiten Frau S. hinter sich habe. Nach der Operation in Ulm hätten die Ärzte ihr und ihrem Mann mitgeteilt, daß sie unheilbar krank sei. Herr S. sei am Abend heimgefahren und in der Nacht an einem Herzanfall gestorben. Jetzt sei Frau S. sehr aktiv mit der Gründung der Selbsthilfegruppe — auch Frau A. hatte ihre caritative Arbeit nach ihren Krankenhausaufenthalten begonnen.

In diesem Moment kam Frau S. vorgefahren, eine gepflegte, etwas füllige Mitfünfzigerin mit brauner Pagenkopfperücke — die Strahlentherapie hatte erst vor kurzem stattgefunden. Wir sprachen eine Weile zu dritt über die Gruppe, die sich auch zu Vorträgen, zum Basteln oder zum Tee trifft. Auch für die KBT-Arbeit, die im Januar beginnen sollte, wollte Frau S. ein paar Zeilen für ihren Rundbrief an die betroffenen Frauen. Als ich ihr den Text telefonisch durchgab, sagte sie: ». . . aber über die Krankheit spricht man ja nicht!«, und ich antwortete spontan: »Das kann ich nicht versprechen — ich denke, doch.« —

2. Allgemeine Vorüberlegungen — Krebs und Krebsbehandlung

Meine eigenen Gedanken und Gefühle zum Thema »Umgang mit lebensbedrohlich Erkrankten« hatte ich durch das Miterleben und die Beobachtungen in der Kinderklinik und Strahlenklinik gewonnen.

Ich wußte und hatte erfahren: Kinder mit Krebserkrankungen haben eine weitaus höhere und bessere Überlebenschance als an Krebs erkrankte Erwachsene. Z. B. überleben beim Morbus Hodgkin 99 % der Kinder, aber nur bis zu 70 % der Erwachsenen. An akuten Leukämien erkrankte Erwachsene haben nur minimale Überlebenschancen, während 40—70 % der Kinder (je nach Krankheitsform) überleben.

Wie kommt das? Wo sind da Unterschiede, die eventuell bedeutsam sind? Und: Ist da nicht zunächst etwas Gemeinsames, das sich dann unterschiedlich entwickelt?

Gemeinsam ist sicher, daß in den meisten Fällen die Diagnose der bösartigen Erkrankung das Kind und seine Eltern wie den Erwachsenen »aus heiterem Himmel« trifft. Wie andere psychosomatische Patienten (4) sind auch Krebskranke an ihre Umwelt stark angepaßt; sie leben in dem Gefühl, keine Probleme zu haben, wenn sie mit ihren Symptomen zum Arzt kommen. *Wenderlein* meint, daß »zu Krebserkrankungen Menschen neigen, deren Verdrängungsmechanismen, zu denen z. B. die starke innere Kontrolle zur Anpassung an soziale Normen gehört, ihre Persönlichkeitsstrukturen geformt haben.« Oft ist es der Verlust eines Menschen oder eines Objekts der Umwelt (im psychoanalytischen Sinn), z. B. der dauernde, zeitweilige oder auch nur drohende Verlust von Beziehungspersonen, Tätigkeiten oder

Lebensraum, der nicht verarbeitet, sondern verdrängt wird und zu depressiven Verstimmungen führt. Oder der allzu angepaßte Umgang mit psychosozialer Überforderung (Streß) mündet in ein Gefühl der Hilf- und Hoffnungslosigkeit (7)[1)].

So ist dann die Organsprache, der Befund, der Schmerz für die Betroffenen »der Wecker aus ihrer ungestörten Identität mit der Umwelt«, wie *v. Weizsäcker* sagte (zit. nach 4).

Mit dem Ausbruch bzw. der Entdeckung der Krankheit ist die mehr oder minder große Katastrophe da — es ist deutlich geworden, daß etwas nicht stimmt! Die Gesundheit/Schönheit, das Leben des betreffenden Menschen ist bedroht; die organische Behandlung steht zunächst absolut im Vordergrund, um das zerstörerische Geschehen zum Stillstand zu bringen.

Aber wie sieht die Therapie aus, wie erlebt sie der Kranke? Ich glaube, daß an diesem Punkt der vielleicht für Kinder und Erwachsene, vielleicht auch für Männer und Frauen je nach Erkrankung und Rolle unterschiedliche Weg beginnt und ich habe die Hypothese, daß die Gestaltung dieses Weges entweder Chancen für die Heilung bietet oder den Erkrankten zusätzlich mit Schwerem belastet.

Ich will die Unterschiede benennen, die ich beobachten konnte und die ich für bedeutsam halte:

1. Von dem Augenblick an, in dem der Kinderarzt die Diagnose mitteilt, wird dem Kind gegenüber klar und offen über die Art seiner Erkrankung, die Heilungschancen und die Notwendigkeit seiner Mitarbeit gesprochen. Notwendige Untersuchungen und Therapiemaßnahmen werden erläutert, die Ergebnisse werden mitgeteilt. Ich habe auf der Station erlebt, wie kleine Kinder spontan berichten, wie viele bzw. wie wenige »Leukos« sie heute hätten und daß sie deshalb nicht mit der Mama in den Park gehen könnten. Wünsche und Vorlieben des Kindes, z. B. wie die Medikamente eingenommen werden sollen, welche Schwester es versorgen soll oder von welchem Arzt es auf längere Sicht behandelt werden möchte, werden ernst genommen und nach Möglichkeit befolgt.

Auch dem erwachsenen Kranken werden heute wohl in den meisten Fällen die Diagnose und die medizinische Behandlungsmöglichkeit offen mitgeteilt (nach *Wenderlein* gaben 1977 bereits 98 % der Ärzte an, »normalerweise« ihren Krebspatienten die Wahrheit zu sagen). Allerdings ist es nicht üblich, dem Patienten einzelne Untersuchungsergebnisse ohne Nachfrage anzugeben. Ebenso liegt die Gestaltung der Behandlungsdurchführung beim Pflegepersonal oder beim Arzt. Eine Frau der Selbsthilfegruppe berichtete mir, der Arzt in der Strahlenklinik habe zu ihr gesagt: »Wir Ärzte haben Ihre Krankheit behandelt — wegoperiert und -bestrahlt — vergessen Sie nun das Ganze und leben Sie gut weiter!«

2. Die Behandlung von Kindern dauert je nach Krankheit 1 bis 3 Jahre. Die Mutter oder ein anderer dem Kind nahestehender Mensch wird den ganzen Tag über voll in die Behandlung und Pflege des Kindes mit einbezogen und ist, au-

3.15. Koch

ßer bei den Bestrahlungen, bei allen Untersuchungen und Therapiemaßnahmen dabei. Verhandlungspartner des Arztes ist das Kind; die Mutter ist dabei und erlebt die ganze Schwere des zu Erleidenden mit, sie ist im Hintergrund als Beistand für ihr krankes Kind.

Die Behandlung einer an Brustkrebs erkrankten Frau dauert etwa 3 bis 4 Monate. Bei allen Therapiemaßnahmen ist sie alleine, oft isoliert wie im Bestrahlungsraum. Auch während des stationären Aufenthalts sind nur selten nahestehende Menschen um sie. Fast alle brustamputierten Frauen haben Angst, daß sich ihr Leben wegen der Verstümmelung ihrer Weiblichkeit/Mütterlichkeit verändert.

3. Die Behandlung an von Krebs erkrankten Kindern besteht, was den Zeitaufwand anbetrifft, vorwiegend aus der Therapie mit Zytostatika, der Chemotherapie. Diese Medikamente, die man »aggressiv« nennt, werden als Tabletten, Spritzen, Infusionen gegeben. Der Körper reagiert massiv darauf. Das Kind muß häufig erbrechen; bei fortgeschrittener Behandlung kommt es zu einer erheblichen Beeinträchtigung der Bewegungsfähigkeit durch (vorübergehende) Nervenschädigung. Die deutlichen körperlichen Mißempfindungen ermöglichen dem Kind heftige Reaktionen, auch aggressiv zu sein, »zu kotzen und zu motzen«. Die Kinderklinik steht dazu, die Eltern lernen es!

Die Behandlungsmethoden, die bei der Therapie früher Stadien des Brustkrebses im Vordergrund stehen, sind »Stahl und Strahl«, Operation und Nachbestrahlung. Beide verlangen von der Frau kontrollierte Reaktionen, zu denen sie sowieso neigt. Nach der Operation verlangt die Wundheilung eine Einschränkung der Bewegungen, speziell des Oberkörpers. Bei den Bestrahlungen ist absolutes Stilliegen vonnöten. Den meisten Frauen wird zwar auch durch die Strahlentherapie übel, aber wie ich im Wartezimmer der Strahlenklinik in Gesprächen gehört habe, können nur (noch) ganz wenige erbrechen.

4. Aus medizinischer Sicht spielt auch das Zellalter eine Rolle. Kinder können mit weitaus höheren Dosen von Zytostatika behandelt werden als Erwachsene, da ihre gesunden Zellen noch eine viel größere Regenerationskraft haben als die des Erwachsenen. Kinder überstehen also eine solche Behandlung eher und erholen sich rascher als Erwachsene.

Soweit die Schilderung der Unterschiede bei den Behandlungen. Inwiefern sind sie bedeutsam?

In der Kinderklinik wird das noch so kleine Kind als eigenständige Person behandelt, »mündig«, es darf und soll den Mund aufmachen und seine Rede wird gehört. Es wird zur Mitverantwortung für sein Ergehen, sein Überleben angeregt. *Groddeck* (zit. nach 3) sagt: »Denn nur der stirbt, der sterben will, dem das Leben unerträglich wurde.«

Die Tendenz, sterben zu wollen, haben wohl Erwachsene, die so bedrohlich erkranken. Und Kinder? Ich habe die Erkrankung meines Sohnes als ganz starke

Aufforderung zum Da-Sein bei einem Neubeginn erlebt. Nach einer Operation zu Beginn der Behandlung »versprach« er sich und sagte: »... als ich nach meiner Geburt aufwachte...«.

Ich erwähnte, daß der Krebskranke zur Verdrängung belastender Ereignisse in tiefere Schichten seines Seins neigt. Er ist jemand, der auf Grund seiner Lebensgeschichte und Entwicklung die Unterdrückung negativer Gefühle für notwendig hält. Er kann nicht aktiv »Böses« ausdrücken — er spaltet aggressive, konflikthafte Impulse in sich als »bösartige Erkrankung« ab. »Er hat starke Tendenzen zur Harmonisierung sozialer Beziehungen — auch um den Preis der Selbstverleugnung« (3).

Das ist so zu verstehen: Aggression, Widerstand, Trotz kann ein Kind/Mensch dann zeigen, wenn es/er sich seiner Person sicher ist. Bei der Entwicklung des gesund heranwachsenden Kindes folgt der Phase des völligen Eins-Seins mit der Mutter die allmähliche Differenzierung des eigenen Körpers von dem der Mutter und das erste Sich-von-ihr-Wegbewegen. Das Erlernen des Laufens und das Erproben der vielen Bewegungsmöglichkeiten, die ihm sein Körper bietet, führen dazu, daß das Kind ein Gefühl für seinen eigenen Körper entwickelt und von sich selbst als »ich« spricht. Daran schließt sich das Trotzalter an, die Erprobung des Widerstandes.

Psychosomatisch Kranke haben in ihrer frühen Kindheit Defizite erlebt, die den Aufbau der Körpergrenzen verhinderten (4). Sie können sich nicht von Anforderungen abgrenzen oder eigene Wünsche und Bedürfnisse offen äußern oder Gefühle ausdrücken.

Die Mutter war, aus welchem Grund auch immer, für das Kind nicht so verfügbar, daß es von ihrem körperlichen Gegenüber sich selbst abgrenzen konnte. Auch der Ursprung des Nicht-Ausdrücken-Könnens von Gefühlen (Alexithymie) zeigt zurück in das Familienmilieu, in dem gegenüber den »Realitäten« des Lebens Gefühlsäußerungen keinen Platz hatten (4).

Unter diesem Aspekt erscheint mir noch die Bedeutung der Streß-Hypothese relevant. «Aus Tierexperimenten ist bekannt, daß Stressoren karzinogen sein können« (7). Aber was ist Streß? »Unter Streß als nicht spezifische Antwort des Körpers auf psychosoziale Anforderungen soll hier nur pathologischer Streß verstanden werden« (7).

Ich verstehe das so: Der Angepaßte, dem es nicht möglich ist, seiner Umgebung Widerstand zu leisten, kann sich von auf ihn zukommenden Ansprüchen und Angeboten jeglicher Art nicht abgrenzen. Vor allem sich wiederholende Reize, die seine frühkindlichen, mit Verlustängsten verbundenen Erfahrungen tangieren, lassen aus der Anpassung dann Überanpassung werden. Das sind die Stressoren, die beim Krebskranken zu pathologischen Antworten des Körpers führten, zu »organdestruktiven Krankheiten«, wie *Bräutigam* sagt (zit. nach 5).

Was *Henle* als »Selbstverleugnung« bezeichnet (s.o.), das »Hinnehmen dieser Einengung, der Verzicht auf direkte Formen der Auflehnung und des Widerstandes, macht auch tatsächlich krank«. Für sie »symbolisiert die Krebskrankheit das buchstäblich in den Körper hineingefressene, dem Willen und dem Bewußtsein nicht mehr zugängliche Leid; erst auf diesem Umweg wird das seelische Leid erfahrbar« (3) — und erst jetzt, wo das Leben bedroht ist!

Aber wie in allen Krisensituationen sind auch hier Chancen gegeben, durch das Hineingehen in die Situation — durch *Leiden*.

> *Ammon* rechnet psychosomatische Erkrankungen zu den archaischen Ich-Krankheiten (zit. n. 4) und meint: »Das Symptom ist ein Versuch, das Auseinanderfallen des Ichs (die Psychose) zu verhindern, indem dessen unbewußt selbstzerstörerische Dynamik in die mehr oder weniger ausgedehnte, somatische Störung eingekapselt wird. Auf diese Weise kann durch die psychosomatische Symptomatik, das heißt eine partielle Desintegration des Körper-Ichs, die Intaktheit der übrigen Ich- und Körper-Ich-Bereiche bewahrt bleiben«.

Für den Krebskranken, für den es ja zunächst nicht um ein Leben mit der Krankheit, sondern um die Möglichkeit des Überlebens der kritischen Situation mit Hilfe der organischen Behandlung geht, also um Krank-Sein, sehe ich noch einen zusätzlichen Aspekt, den ich bei *Beck* fand (1):

> Er versteht eine körperliche Erkrankung u. a. als Möglichkeit zur gefühlsmäßigen Ich-Erweiterung eines Menschen. »Während der Körperkrankheit werden Gefühle am Körper wahrgenommen, die dem Ich neue seelische Erlebnisweisen ermöglichen. Es sind Gefühle, die dem Patienten bislang fremd und unzugänglich waren. Ein verdrängter und abgespaltener emotionaler Persönlichkeitsanteil wird dem Erleben zugänglich gemacht. Es erfolgt im günstigsten Fall subjektiv ein Durchbruch und ein seelischer Neubeginn, der heilend ist«.

Das ist die Bedeutung des Durch-Leidens der Krankheit. Dies wird für mein Gefühl den erkrankten Kindern ermöglicht — als Alternative zum Durch-Stehen; den erkrankten Frauen bleibt nichts anderes!

Ich kehre damit zu meiner Hypothese zurück, daß die Gestaltung der Behandlungszeit oder der unmittelbar darauf folgenden Phase für den Krebskranken von entscheidender Bedeutung ist.

Die Ärzte der Kinderklinik — und das hat mich sehr beeindruckt, denn sie verbinden damit keinerlei Anspruch, psychotherapeutisch zu handeln — haben in ihr Konzept der organischen Behandlung krebskranker Kinder einige Möglichkeiten zum Nacherleben früher Defizite eingeflochten:

1. Bei Beginn der Behandlung wird dem Kind ganz selbstverständlich, als Autoritätshandlung des Arztes, seine Mutter wieder als allzeit vorhandene Begleitperson zur Seite gegeben. Kinder mit Geschwistern haben in der Klinik die Mutter mal ganz für sich. Auch mein großer Sohn ließ sich, nachdem das schon gar nicht mehr »üblich« gewesen war, wieder gerne überallhin begleiten, pflegen, versorgen. Eine Verhaltensweise, die *Mahler* die »emotionale Verfügbarkeit der Mutter« nennt (zit. nach 2) und die in der Phase der Individuation, der Loslö-

sung des Kindes aus der Verschmelzung mit der Mutter, so wichtig ist, wird hier durch die Krankheit dem Kind und der Mutter zum Nacherleben angeboten.

Die erwachsene, erkrankte Frau, die sicher in ihrem Innersten ängstlich und schutzbedürftig ist wie das Kind, ist dagegen alleine, verlassen.

2. Die lange dauernde Therapie belastet den Körper und hat auch unangenehme Nebenwirkungen (z. B. gehen die Haare aus). Sie belastet den Körper, wie es heißt, »bis an die Grenzen...«. Das bedeutet, daß die Körpergrenzen, die Realität des eigenen Körpers, dem erkrankten Menschen durch das leidvolle, in der Mißempfindung spürbare Erleben faßbar werden. Zudem ermöglicht das Geschehen der schwer erträglichen Behandlungsmethoden ein Durchleben des Bereichs Schuldgefühle — Wut. Durch das Erleben wird Schuld abgebüßt; der Ärger über das, was ihm angetan wird, läßt Fluchen, Schimpfen, Abweisung, »Böses« aus dem Kind herauskommen. Es gewinnt an Fähigkeit, Konflikthaftes anzusprechen, sich gegen Unzumutbares abzugrenzen.

Von der an Brustkrebs erkrankten Frau dagegen, die nach der Operation bestrahlt wird, werden durch die Kürze der Behandlung und durch die bedrohliche, Stillhalten verlangende Atmosphäre der Strahlenklinik weiterhin die kontrollierten Verhaltensweisen abgerufen, die sie letztlich krank werden ließen. Sie hat während der Behandlungszeit wenig Chancen zum Nachholen frühkindlicher Defizite. »Nur noch Apparate um mich, kein Mensch« (*Tausch*, 6). Ich möchte nochmals *Groddeck* zitieren: »Denn nur der stirbt, der sterben will, dem das Leben unerträglich wurde.« Nachdem das im Innersten des Kranken gehortete Leid ihn so lebensbedrohlich krank werden ließ, wird er medizinisch behandelt, um im günstigsten Fall heil zu werden. Wichtig ist, daß es irgendwann *sein* Interesse wird, weiterzuleben, und nicht das der Umgebung bleibt.

3. Ein an Leukämie erkrankter, großer Junge, der sehr darunter litt, daß seine Venen bei der Infusion so stark schmerzten, sagte zu mir: »... aber ich will ja wieder gesund werden!«, bat die Schwester um einen Eisbeutel und verschaffte sich durch eine Lageänderung des Armes und durch Stöhnen Erleichterung. Die »Kleinigkeiten«, die in dieser Begebenheit geschildert werden, erscheinen mir deshalb so wichtig, weil es mir um die Unterscheidung zwischen dem passiv ertragenden Patienten, der von den Maßnahmen anderer abhängig ist und vielleicht bleibt, und dem unabhängig werdenden, gesundenden Menschen geht.

Ich meine den Unterschied, ob der Patient am Ende der Therapie dasteht wie die zuvor erwähnte Frau, die mächtige Therapiemaßnahmen geschehen ließ, die von den Ärzten veranlaßt wurden, ohne daß sie etwas mitbestimmen konnte, und nun vergessen soll — oder als jemand, der den Verlauf der Behandlung mitgestaltet hat, der selbst aktiv geworden ist und der das Schwere, das er durchlitten hat, als zu ihm gehörend erlebt.

3.15. Koch

3. Vorüberlegungen zur KBT-Arbeit mit Frauen, die eine Brustamputation hinter sich haben

Ich habe weit ausgeholt, um meinen Weg zu einem Konzept für die Arbeit mit KBT in dieser Gruppe zu schildern. Doch ich sehe meine eigene Betroffenheit zum Thema »Krebs«, die sich während des Behandlungsjahres zum Arbeitsansatz wandelte, als Voraussetzung dafür an, daß ich mir die Arbeit speziell mit dieser Gruppe zugetraut habe. Meine Überlegungen, KBT als Methode der Gruppenarbeit für brustamputierte Frauen einzusetzen, knüpfen an die Beschreibung der Therapie an, die die Frauen durchgestanden haben.

Ich gehe davon aus, daß in der Klinik als therapeutische Maßnahme das entartete Gewebe entfernt worden ist und die Frau Nachbestrahlungen bekommen hat. Die Klinik vermittelte auch den Kontakt zu der Selbsthilfegruppe.

Wie schon erwähnt, führen neben anderen Faktoren frühe Defizite, verdrängtes Leid, das nicht artikulierbar ist, zur Entstehung körperlicher Erkrankungen. In einer der Akutbehandlung nachfolgenden therapeutischen Betreuung könnten folgende Schritte für die betroffenen Frauen Entwicklungschancen eröffnen:

1. Das Angebot zur Regression;
2. die Möglichkeit zur Abgrenzung;
3. die Entscheidung zur Eigenverantwortlichkeit.

Für die KBT-Gruppenarbeit heißt das:

Zu 1. Im geschützten Rahmen der Gruppe Raum zu haben für die Erprobung verschiedener Verhaltens- und Erlebnisweisen, sei es zu ruhen, zu spielen, geführt zu werden bzw. sich führen zu lassen, nicht alleine zu sein.

Zu 2. Durch Körperarbeit die eigene, derzeitige Körperlichkeit zu erfahren. Was bemerke ich an (von) mir? Was kann ich nach diesem Ereignis noch körperlich tun, genießen, leisten? (Vergleichbar einem Baum, der einen großen Ast verloren hat: Wie steht es um den übrigen Baum?)
Das könnte heißen:
— den Körper in seiner Beschaffenheit und Begrenzung wahrzunehmen,
— zu entdecken, daß Leid und Traurigkeit da sind,
— zu erkennen und anzuerkennen, daß ein bleibender Defekt da ist,
— nachzuspüren, wo verbliebene, gesunde Bereiche sind, die zu pflegen sind, und
— wahrzunehmen, welche Gefühle da sind.

Zu 3. Als ein Gruppenmitglied unter mehreren je nach Situation für sich selbst oder mit anderen zu handeln, fähig zu werden, wahrgenommene Gefühle zu äußern, eigenverantwortliche Entscheidungen zu treffen und in die Tat umzusetzen.

Inwieweit die Gruppe bereit sein würde, sich auf KBT einzulassen, ob diese Schritte »angegangen« werden könnten, war mir bei meinen Vorbereitungen schon eine Frage! Wenn ich überlegte, so war mir klar, daß eine durch das Symptom »Brustkrebs« versammelte Gruppe mir als etwas Geballtes entgegentreten würde. Ich meine damit, daß eine Erkrankung an Brustkrebs und die dann unvermeidliche Entfernung einer Brust eine ganz schlimme Kränkung für das Selbstbild als Frau sein muß. Schließlich ist die Brust ein äußerst attraktives Organ, das allgemein beachtet und betrachtet wird. Für das Liebesleben der Frau ist die Brust das wichtigste außergenitale Organ (7). Einer Pilotstudie von *Wenderlein* an 533 Frauen zufolge maß jede 3. Frau ihrer Brust große sexuelle Bedeutung bei. Die »Ballung« würde sein, daß die Enttäuschung, Frustration und Wut jeder einzelnen Frau über ihr Ergehen in zehnfacher Verkörperung als Gruppe vor mir stehen würde, unausgesprochen, aber spürbar. Ob es diesen Frauen überhaupt möglich sein würde, mit dem Körper zu arbeiten? Ob alle, wie Frau S., die Erwartung mitbrächten, daß man über die Krankheit nicht spricht?

4. Die erste Stunde

4.1 Vorbereitung

Ich habe vor, von meiner Seite aus so klar als möglich den Frauen der Selbsthilfegruppe gegenüberzutreten. Mir scheint das die geeignetste Möglichkeit zu sein, wie ich mit der Aufgabe »klar«-kommen kann.

Aber auch für die Teilnehmer erscheint sie mir sinnvoll: Ich möchte durch das Ansprechen der Fragen und Zweifel zu der bevorstehenden Arbeit ein themenzentriertes Gespräch unter allen Beteiligten ermöglichen. Ich werde etwas zu mir, zu den Angeboten in der KBT und zu den gegebenen Arbeitsbedingungen sagen. Beim Angebot möchte ich von der Wahrnehmung der momentanen Haltung über die Beschäftigung mit den Füßen zum Stand kommen und einige Schritte in den Raum gehen lassen — bis es Zeit ist zu sitzen oder zu liegen. Die Körperarbeit im Liegen möchte ich strukturieren, auch Material als Hilfe hinzunehmen. Beim Überlegen merke ich, daß ich etwas mit einer gewissen Festigkeit nehmen möchte, das sich verändern läßt, das man (auch ich, je nachdem, wie die Stunde läuft) vielfältig verwenden kann. Wollknäuel! Nachdem ich zu Hause gesammelt habe und sie in einem Korb vor mir stehen, kommt mir: Das ist die Ballung, das ist Geballtes ... aber gestaltbar.

Am Morgen des Tages, an dem die Gruppe beginnen soll, ruft Frau S. bei mir an. Sie sei sehr erkältet, müsse auch nach Ulm zur Kontrolluntersuchung, und es hätte dann ja wohl keinen Zweck, wenn sie kommen würde. Aber ihre Schwiegertochter, die keine Betroffene sei, aber im selben Haus wohnt, wäre so sehr an dieser Arbeit interessiert — ob sie dabei sein könne, sie sei öfters mit der Gruppe zusammen. Ich überlege, daß zwei sich nahestehende Menschen in einer Gruppe eine spezielle Dynamik entwickeln können. Andererseits möchte sie teilnehmen

3.15. Koch

— sicher ist ihr Interesse begründet. Sie und ihr Mann haben durch die Erkrankung der Mutter und den plötzlichen Tod des Vaters viel ertragen. Ich vermute, daß ihr Dabei-Sein-Wollen bei den Aktivitäten der Selbsthilfegruppe den Sinn hat, aktiv mit der eigenen Angst vor »der Krankheit« umzugehen. Das Thema »Krebs«, speziell »Brustkrebs«, der mit 25 % den häufigsten Krebs der Frau ausmacht und an dem nach Meinung der Epidemiologen jedes 10. heute geborene Mädchen erkranken wird, löst ja doch große Angst aus. Ich entscheide, daß Frau S. junior teilnehmen kann.

4.2 Verlauf der Stunde

Als ich in dem Raum eintreffe, sind die Teilnehmer schon dabei, Tische und Stühle in den Gang zu stellen. *Frau A.* stellt mich ganz kurz vor. Alle breiten Decken aus, ziehen Socken an. Dann setzen wir uns in einem Oval, das durch die rechteckige Form des Raumes bedingt wird, die meisten an die Wand gelehnt. Einige von ihnen werden zwischen 55 und 65 Jahre alt sein (Frau M., Frau K., Frau H., Frau St., Frau R.), die anderen Ende 30 bis Mitte 40 (Frau G., Frau A., Frau C., Frau F.).

— Wie geplant, sage ich ein paar Worte zu meiner Person und was und wo ich arbeite. Dann äußere ich den Wunsch, ob die anderen mir auch ihren Namen sagen könnten und was für Wünsche, Erwartungen oder Befürchtungen sie jetzt hätten — das läge doch oft so nah beieinander!

Frau G., die neben mir sitzt, beginnt: Sie habe keine Erwartungen, sei neugierig.

Frau A. erwähnt ihre zweimalige Erkrankung an Knochentumoren; deshalb sei sie nicht mehr so beweglich. Sie wolle entdecken, was sie noch kann, möchte neue Freude an ihrem Körper haben.

Frau M. sagt zunächst, daß sie fürchte, daß es hier zu anstrengend für sie sein könnte. Dann berichtet sie weitschweifig und klagend, wie sehr ihr der rechte Arm Sorgen mache. Damals, vor 7 Jahren sei durch die Bestrahlungen die ganze Haut abgegangen; jetzt sei der Arm manchmal taub und sie hätte Angst, daß er gelähmt werden könnte.

(Das wußte ich noch garnicht, daß die Folgen so drastisch sein können!) Ich bin sehr aufmerksam, konzentriert.

Frau K. stimmt zu, sie hätte auch Sorge um ihren Arm.

Frau G. sagt, deshalb übe sie sehr! Sie sei im Sommer an Brustkrebs operiert worden und habe auf eigenen Wunsch früher als verlangt mit der Krankengymnastin zu üben begonnen. Zuhause laufe sie oft mit den Armen hoch in der Luft herum — da fühle sie sich ganz anders, als wenn die Arme unten wären.

— Ich denke bei mir: Es ist raus! Natürlich sprechen sie über die Erkrankung und ihre Sorgen (das ist also Frau S.'s Problem — auch verständlich, nachdem ihr Mann, als offen über die Krankheit gesprochen wurde, so plötzlich starb).

— Ich greife die Beschreibung von Frau G. auf; so etwas sei wichtig für unsere Arbeit, zu bemerken, daß verschiedene Körperhaltungen mit unterschiedlicher Stimmung einhergingen. Wir würden ja z. B. auch im übertragenen Sinne sagen, daß man »die Flügel hängen läßt«.

— Außerdem sind einige Themen aufgetaucht: Wieviel kann ich noch? Entdecke

ich andere Möglichkeiten als früher? Was kann ich mir durch Üben und Pflege an Bewegungsfähigkeit erhalten?
Frau St. sagt kurz, sie sei vor 5 Jahren operiert worden. Bei ihr sei der rechte Arm nun gelähmt und sie wolle aufpassen, daß sie nicht ganz einseitig würde.
Frau G.: »Ich fühle mich schon mit der einen Brust ganz schief.«
Frau H. möchte Kontakt zu den anderen haben und ist deshalb dabei, obwohl der Arzt ihr (wegen Darmblutungen) wenig Bewegung empfohlen hat.

— Mich berührt, was die Frauen zu berichten haben — und ich bin froh, gefragt zu haben! Ich verdeutliche, daß da noch eine Fragestellung sei, nämlich: Kann ich merken, wann ich mich anstrenge, überanstrenge, wann mir etwas zuviel wird?

Frau F. schildert sich selbst als »von Beruf faul«. Sie wolle von der Gruppe mitgezogen werden, sonst täte sie nichts.
Frau C. möchte nichts hinzufügen; die anderen hätten schon alles gesagt.
Frau R. sieht sehr bedrückt aus. Ihre Operation sei erst im Herbst gewesen. Früher habe sie Yoga gemacht; aber nun habe sie wegen des harten Winters nicht einmal ihre Krankengymnastikbehandlung zu Ende gemacht. Sie erhoffe sich Anregung durch die Gemeinsamkeit in der Gruppe.
Frau S. junior sagt, sie sei dabei, da sie großes Interesse an der Gruppe und auch an der Arbeit mit Bewegung habe. Irgendetwas sei da mit dem Sich-Bewegen. Sie sei manchmal im täglichen Leben so neben sich; wenn sie sich bewegen könne, dann spüre sie sich.

— Ich kläre noch den Begriff des Angebotes und wie die Teilnehmer damit umgehen können. Ob wir vereinbaren sollen, nach außen über das, was in der Gruppe geschieht und gesprochen wird zu schweigen? »Ja!« *Einige* sagen, das sei ihnen wichtig.

— Ob es noch Fragen gäbe? — Dann könnten wir mit der praktischen Arbeit beginnen.

(Im folgenden werde ich mich auf die Schilderung der acht beschränken, die kontinuierlich dabei waren).

— »In der momentanen Haltung innehalten — vielleicht die Augen schließen, von innen nachschauen: Wie sitze ich jetzt?«

Frau K.: »Auf dem Po.«

— »Wie habe ich es mir eingerichtet? Was spüre ich von mir? Möchte ich etwas verändern?«

Jemand sagt: »Also lange kann ich es nicht so aushalten.« Mehrere sprechen gleichzeitig, verändern ihre Haltung.

— »Irgendwann sich so setzen, daß die Füße erreichbar sind.*⁾ — Kennen Sie Ihre Füße? Wie sind die?«

Frau K.: »Ich habe fünf Zehen.«

— Ich schalte nicht gleich und frage: »Wie meinen Sie das?« — »Spaßig!« — »Ach so! Und was haben Sie noch?«

Irgendjemand: »Die Ferse, die faßt sich ganz fest an.«

Mehrere sprechen gleichzeitig.

---

* Der Verkürzung halber skizziere ich meine Angebote hier oft sinngemäß im Infinitiv. In der Gruppensituation formuliere ich die Angebote ausführlicher und persönlicher.

3.15. Koch

Frau A.: »Ich spüre meine Füße gerade so stark, die Fußsohlen auf dem Boden.«
Die Teilnehmer sitzen, haben ihre Füße in den Händen. Die meisten hatten die Augen zunächst geschlossen, schauen jetzt in der Runde umher, orientieren sich aneinander. Bei mir kommt das häufige Sprechen zwischendurch (es wurde mehr gesagt, ich habe nicht alles verstanden, die Frauen flüsterten zum Teil miteinander) als Schutzmaßnahme an, als eine Form des Umgangs mit der Angst, mit sich, mit dem eigenen Problem alleine zu sein. Ich verstehe es als »Flüsterteppich«, der eine Verbindung untereinander und, gleichsam als Anfrage, zu mir herstellt und auf dem etwas entstehen könnte. Ich steige darauf ein, nehme mich selbst als sehr konzentriert wahr. Es entsteht ein lebendiger Wechsel zwischen Gespräch und Aktion.

— »Vielleicht probieren Sie das alle mal, die Füße ganz auf den Boden zu bringen — etwas zu drücken — bis wohin spüren Sie das?«

Frau St.: »Bis zum Gesäß.«

Frau G.: »Den Rücken hinauf.«

Frau F.: »Das tut gut, a bissle zu drücke!«

— Das glaube ich ihr — sie wirkt auf mich wie ein Dampfkessel. »Möchten Sie den Druck verstärken, die Arme noch dazunehmen und aufstehen? und umhergehen?«

— Ich gehe mit.

Etwas Unsicherheit spüre ich bei den Teilnehmern. Sie gehen im Kreis hintereinander, die Köpfe gesenkt. Mir kommt: Dem Gegenüber, dem Spiegelbild zu begegnen ist sicher schwer.

— »Mir fällt auf, daß Sie alle nach unten schauen. — Ob Sie mal versuchen, kurvige Wege und durcheinander zu gehen?«

Es entsteht Bewegung in der Gruppe, sie gehen viel gestreckter, ihre Wege kreuzen sich. Ich höre »Ah, ach so ja! Grüß Gott!«

— »Mal schneller und noch mehr durcheinander gehen?«

Es wird lebhaft! Mir fällt die Belastbarkeit der Frauen ein.

— »Und nach einiger Zeit langsamer werden — wann möchten Sie das? Wie ist überhaupt langsam?«

Frau F.: »Das ging mir zu schnell — ich muß noch schnell laufen!«

Sie tut es, einige andere auch. *Andere* probieren aus, was für sie langsam ist und kommen zum Sich-Setzen. »Langsam ist komisch!«

Frau A.: »Das bin ich gar nicht gewohnt, langsam zu tun, das kann ich gar nicht.«

Viele Gesprächsfetzen sind im Raum. Alle sind wieder bei ihren Decken.

Frau F.: »Nicht schon wieder sitzen, ich habe es vorhin schon kaum ausgehalten!«

— »Und Sie haben ausgehalten? Was hat Sie dazu bewogen?«

Frau F.: »Ja, man kann doch nicht einfach etwas anderes tun . . .«. Sie bleibt stehen, hält inne.

Frau S. junior beginnt, schnell zu sprechen, sie wirkt bewegt: Das sei gar nicht so einfach für sie gewesen, das Bewußtsein, daß sie das, was ich sage, nicht tun müsse. Sie habe Unsicherheit gespürt, sich an den anderen orientiert, sei froh um die Gruppe gewesen.

Einige pflichten bei, es sei gut, die anderen um sich zu haben.

Frau A. bemerkt, daß sie gern gegen den Strich gehe, andersherum als die anderen. Die Mutter hätte immer gesagt, das tut man nicht und sie hätte nicht »man« sein wollen, sondern »ich«, darum das Gegenteil getan.

Frau F. sagt, sie sei auch immer dagegen. Als *Frau S. junior* meint, daß das dann vielleicht manchmal keine freiwillige Entscheidung sei, pflichtet sie bei: manchmal sei ihr wohl damit, aber es gäbe auch Querschläge. Sie wolle hauptsächlich Eigenes machen!
— Ob sie mal beobachtet hätten, wann kleine Kinder »ich« zu sich sagen würden, welche Zeit das wäre?
Aus der Gruppe kommt: Ha, so mit 2 bis 3 Jahren. »Wenn es mit dem Trotz beginnt, dann wollen sie doch auch 'alleine machen'.«
Frau F.: (ganz nachdenklich) »Ob ich denn noch im Trotz bin?« Sie schaut mich fragend an, verunsichert.
— »Ich weiß nicht, Frau F.! Und wenn, dann waren Sie es wohl früher nicht genug. Hier haben Sie jetzt die Möglichkeit, auszuprobieren, was Sie wollen.«
Allgemeines, sehr lebhaftes Gespräch durcheinander ... das sei auch gar nicht so einfach, zu wissen, was man will.
— »Das möchte ich umsetzen in Tun — Spüren, welche Haltung/Lage für jede Einzelne jetzt richtig ist — eines der Wollknäule auswählen und nehmen.« *Frau F.* steht, *Frau A., C.* und *S. junior* liegen auf dem Bauch. *Frau G.* auf dem Rücken, *Frau K.* sitzt. *Frau St.* ebenso.
— »Wo ist Verbindung zum Boden, wo spüren Sie sich aufliegen?« Von den Füßen beginnend verdeutliche ich die einzelnen Körperteile, rege an, da zu bewegen, wo gerade die Aufmerksamkeit ist.
Die Teilnehmer sind bei diesem Teil des Angebots still, dabei, die Augen sind bei fast allen geschlossen.
— »Das Wollknäuel unter eine Stelle des Körpers legen ... spüren, wie das ist. Ggf. woanders hinlegen?«
Allmählich legen sich *alle* — ziemlich dicht zusammen. Die meisten plazieren, da sie auf dem Bauch liegen, das Knäuel unter den Kopf, die Stirn oder eine Wange.
— »Auch mal wieder ohne Wollknäuel liegen — wie ist das?«
Einige probieren: »Nicht gut! Da kann man sich daran festhalten.«
Frau K.: »Ich fühle mich so ruhig, so entspannt.« Der Gang durch den Körper habe sie sich ganz spüren lassen.
Frau A.: »Nach einiger Zeit habe ich mich gespürt.«
Es kommt ein Gespräch auf, die Teilnehmer setzen sich auf. Die meisten äußern sich sehr wohl über die Ruhe, die sie empfunden haben.
Frau F., die sich zwischendurch auch gelegt hatte, aber für mich sichtbar unruhig lag, platzt förmlich heraus: Sie hätte es wieder kaum ausgehalten — sie hätte herumgehen wollen.
— »Warum nicht?«
Frau F.: »Das hätte doch die anderen gestört!«
Diese sagen spontan, daß sie gar nicht so leicht zu stören gewesen wären, sie hätte ruhig herumgehen können. Frau F. ist sehr nachdenklich. Sie könne sich eben besser bei Bewegung entspannen.
— Ich bestätige sie. Ich glaube ihr, daß das für sie so ist.
Alle sitzen.
(Zu mir gewandt:) »Sammeln Sie jetzt die Wollknäuel wieder ein?« — Ich lache. *Eine der Frauen* wirft ihre Wolle in den noch in der Mitte des Raumes stehenden Korb, die

3.15. Koch

anderen nehmen die Idee auf. Ein Knäuel verfehlt sein Ziel, ich fange es ab, halte das Ende des Fadens fest und werfe es jemanden zu. Auch diese Idee wird aufgegriffen; es entsteht ein Geflecht.

Eine sagt: »Das erinnert mich an Gummitwist.«
Frau K.: »Da kann die Frau F. durchhopfen.«
Frau F.: »Das macht die glatt!« Sie steigt mit großen Schrittsprüngen und offensichtlichem Vergnügen über die Fäden. »Gell, die Alte kann das noch!« Sie dreht eine Runde und setzt sich (für mein Gefühl: brav) wieder.
— »Eine Runde?«
Frau S. junior hebt das Netzwerk: »Da kann man auch unten drunter durchschlupfen.«
Frau F. tut es, dann sagt sie lachend: »Jetzt ist es genug!«
Allgemeine Zustimmung. Auch für mich ist das ein Abschluß (die Zeit ist um). *Frau S. junior* wickelt die Wolle auf. Es wird besprochen, wann der nächste Termin ist, der Raum wieder aufgeräumt, allgemein »Ade« gesagt. *Frau F.* meldet sich für das nächstemal ab. Sie sei in der Woche mit dem Altenkreis der Gemeinde, bei dem sie mitarbeitet, unterwegs. Sehr dicht zusammen gehen alle von dannen.

4.3 Nachbereitung

Der Anfang ist gemacht! Ich fühle mich sehr bewegt durch die Arbeit. Welche Schritte haben sich ergeben?

Die Frauen sind ein Stück weit mitgegangen; sie haben über ihre Sorgen nach der Behandlung gesprochen. Sie haben sich, nachdem ich bei meinen Angeboten blieb und auf ihre Bedürfnisse, sich während des Tuns auszutauschen, eingegangen bin, zum Teil auf die Arbeit eingelassen. Den meisten von ihnen war es möglich zu liegen, und mir ist ganz wohl dabei, daß sie vorwiegend die geschütztere Bauchlage gewählt haben, die auch ihre Brust verbirgt.

Für mich ist es gut, daß Frau S. junior dabei ist; sie spricht manches aus, was den anderen Frauen nicht möglich ist. Sie wird Anfang 30 sein. Sie und Frau A. sind schlank, normalgewichtig, Frau G. auch. Die anderen Frauen wirken durch größere Leibesfülle (und wohl auch durch die Brustprothese) starrer und unbeweglicher, haben etwas »Festes« in ihrer Ausstrahlung. Ich denke noch nach über Frau G.'s Gefühl, schief zu sein; ob der Krebs eventuell auch die Weiterführung einer Einseitigkeit z.B. der Wirbelsäule sein könnte?

Der Wunsch, die Bewegungsfähigkeit der Arme zu üben, ist etwas zu kurz gekommen. Dafür ist das Erkennen und Äußern eigener Bedürfnisse deutlich thematisiert worden. Durch den gemeinsamen Umgang mit einem der Knäuel kam auch noch Frau F. zu der Bewegung, die sie brauchte. Bei diesem Teil des Angebots meine ich gespürt zu haben, daß die Gruppe über eine gewisse Spielbereitschaft und die Fähigkeit zur Verständigung über Aktionen verfügt. Der ganze Ablauf mit dem »Gummitwist« ging sehr schnell und bereitete wohl allen Freude.

Ich möchte neben Ruhephasen, die der Arbeit mit dem Körper Raum geben, auch den spielerischen Aspekt weiterhin beachten. Mich berührt, wie dicht die Tragik dieser Frauen und das Spielen — eine überspielende, unruhige Geschäftigkeit und Sich-Aneinander-Festhalten — beisammen liegen.

5. Die zweite Stunde

5.1 Vorbereitung

In den 14 Tagen Pause bin ich oft in Gedanken bei der nächsten Gruppenstunde. Die erste Stunde war ein Einstieg — wie mag es den Frauen danach ergangen sein? Frau F. würde diesesmal nicht dabei sein, dafür wahrscheinlich Frau S. Wie wird das für ihre Schwiegertochter und die übrige Gruppe sein, wie für sie selbst?

Sehr deutlich wird mir im Nacherleben der ersten Stunde, wie die Symptomatik der Frauen und ihr Verhalten auf mich wirken. Dieses Nebeneinander von Tragischem und Spielerischem, das ich gespürt habe, macht mich nachdenklich. Ich denke, daß beide Seiten in dieser Gruppe sind und möchte in der zweiten Stunde an diesem Thema arbeiten: »Wie kann ich mit Gegebenem umgehen?« Ich möchte von der Basis her und von den Händen her angehen: »Was habe ich für einen Untergrund, auf dem ich stehe? Was kann ich durch mein Handeln verändern?«

Das Angebot soll dabei von einer beliebigen Lage aus über die Beschäftigung mit den Händen und mit den Füßen, die vom Boden abdrücken, zum Stand führen. Ich habe vor, den stehenden Frauen geknotete Seile auf ihre Decken zu legen — die Brustknoten haben sie auch als erwachsene Frauen bekommen. Sich darauf stellen? In die Hand nehmen und etwas damit gestalten, eine Form legen, Kontakt herstellen?

5.2 Verlauf der Stunde

Diesmal ist, als ich komme, noch niemand da, das Gemeindezentrum zudem abgeschlossen. Frau F., die sonst den Schlüssel holt, wird ja heute nicht kommen. Es entsteht einige Verwirrung, bis die Teilnehmer und ich im Gruppenraum angekommen sind. Während der Vorbereitungen, als *Frau G.* sich bückt, sehe ich, daß sie wirklich eine Skoliose hat! — In der ersten Viertelstunde werden wir von einer Jugendgruppe, die auch Nöte mit dem Schlüssel hat, fünfmal gestört.

Frau S. ist da. Sie ist deutlich »die Leiterin« der Selbsthilfegruppe und spricht viel Organisatorisches an. Wird sie sich ein Stück einlassen können? Zunächst bleibt sie auf einem Stuhl sitzen. Die anderen Teilnehmer und ich sitzen wie in der vorigen Stunde auf Decken.

— Ich frage, wie es heute sei, wie es ihnen nach der letzten Stunde ergangen sei, beziehe Frau S. in die Runde mit ein.

Frau A. ist weniger aufgeregt; es hätte ihr so gut gefallen.

Frau S. junior sagt, gerade darum sei sie mehr gespannt als beim letzten Mal.

Einige berichten, sie würden so etwas wie Gemeinschaft spüren — schon anders als sonst bei den anderen Gruppentreffen, dadurch, daß man sich aussprechen kön-

3.15. Koch

ne und zu schweigen vereinbart hätte.

Frau G. sagt, gerade das Reden sei ihr eigentlich zu viel gewesen; sie wolle sich bewegen, üben. Zu Hause täte sie auch meditieren. Ruhe brauche sie also hier nicht.

Frau C. pflichtet bei, ihr sei auch zu viel geredet worden, sie wolle auch Übungen machen. Ihre Kinder hätten sie gefragt, was sie denn gelernt hätte in dieser Stunde; da habe sie gar nichts zu antworten gewußt!

Frau G. spricht mich an, ziemlich heftig, ob ich denn mal erklären könne, was diese Art von Bewegungstherapie solle — sie könne mit so etwas erst umgehen, wenn sie es vom Kopf her verstanden habe.

Das war unfreundlich! Ich empfinde es als Affront! Ich fühle mich in unangenehmer Weise gefordert. Trotzdem möchte ich inhaltlich antworten, um die Unsicherheit, die ich bei Frau G. spüre, nicht durch Konfrontation zu vergrößern. Ich antworte sinngemäß, daß mit der Arbeitsweise versucht wird, Kopf und Körper, Leib und Seele wieder mehr zusammenzubringen, die beim Kind als Gefühle und Bewegungen beieinander sind. Durch die Erziehung, spätestens in der Schule, wo Denkleistung höher als der Körper bewertet wird, werde gelernt, Anforderungen von außen mehr zu beachten als eigene Bedürfnisse.

Frau S. junior meint, das sei doch der Unterschied zwischen »man« und »ich«.

— Ich bestätige; es ginge darum, daß jeder spürt, was für ihn gut ist und für sich selbst sorgt — letztlich darum, nicht oder nicht mehr krank zu werden.

Frau S. junior: Für sie sei da aber die Aussprache untereinander nötig zur Klärung, z. B. wie in der vorigen Stunde, ob etwas die anderen stört.

Frau K.: Das sei sehr eindrücklich für sie gewesen, daß man nichts tun *müsse*, und daß sie gemerkt habe, daß sie gar nicht so leicht zu stören gewesen wäre.

— Ich frage Frau G., ob die Art und Weise der Arbeit für sie plastischer geworden sei?

Frau G. (sieht sehr nachdenklich aus, in sich gekehrt): Sie halte Anpassung schon für nötig...

— Ob es noch etwas zu sagen gebe?

Frau S. sitzt die ganze Zeit über auf dem Stuhl, schweigt, blickt wachsam in der Runde herum, oft zu mir. Wenn sie von mir oder einem Teilnehmer angesehen wird, schaut sie schnell weg. Sie wirkt ängstlich auf mich — ihr im Raum stehendes Anliegen, um das ich ja weiß, hemmt mich auch etwas.

— Ob sie sich legen könnten, wie sie im Moment möchten.

Frau S. legt sich bäuchlings wie auch die meisten anderen; nur *Frau G.* liegt auf dem Rücken.

— »Sich etwas an der Unterlage reiben, scheuern, **zurechtrücken**, bis eine gute Lage gefunden ist. Die Hände so an den Körper legen, daß der Atem, die Atembewegung spürbar ist.«

Die Teilnehmer legen die Hände an die Flanken, auf den tiefen Rücken, an/unter die vorderen Rippenbögen.

— »Irgendwann beide Hände zusammenbringen, egal in welcher Lage, und sich mit ihnen befassen — wie spüre ich meine eigenen Hände, was nehme ich von mir wahr?« Ich benenne die verschiedenen Teile und Feinheiten der Hände.

Die Teilnehmer schließen die Augen, haben sich auf den Rücken oder eine Seite gelegt. *Frau G.* sitzt. Sie sind konzentriert dabei, aber nicht sehr lange, öffnen die

Augen größtenteils wieder.
— »Die Hände auf die Unterlage bringen — sich abdrücken zum Sitz; auch die Füße im Kontakt zum Boden spüren; sich dann allmählich aufrichten zum Stand.«
Die Teilnehmer stehen ziemlich rasch auf, manche schließen danach kurze Zeit die Augen.
Frau S. junior, die ihre Augen noch geschlossen hatte, öffnet sie, schaut mich an und sagt: »Jetzt ist mir etwas schwindelig geworden — als ob die Hände so etwas Eigenes tun wollten. Ich lasse die Augen lieber auf.«
— »Ja. Augen auf oder zu — machen Sie das jetzt, wie Sie möchten. Ich lege jeder von Ihnen ein in sich geschlossenes Seil auf die Decke. — Sie können sich mit den Füßen damit beschäftigen; mit einem Fuß oder beiden vielleicht mal draufstehen. — Später können Sie das Seil in die Hände nehmen, versuchen, es zu entwirren und eine Figur damit vor sich hin legen.«
Die Teilnehmer orientieren sich während des Stehens wieder mehr aneinander als zuvor bei der Arbeit mit den Händen. Manche benützen das Seil als Massage für den Fuß. *Frau G.* hat ihn eine Weile unter dem linken Fuß (sie ist auch links operiert) — sie steht, wie es den Anschein hat, ganz gut, hat die Augen geschlossen. Die anderen gehen über zu der Möglichkeit, das Seil zu einer Form zu gestalten, zum Teil sehr konzentriert; das Gespräch beginnt während des Seillegens.
Frau K. hat ein »Männle« geformt, »des kann i au ohne Augen.«
Frau A. empfand ihre Füße als klein »für all das, was die zu tragen haben«, ebenso *Frau S. junior.* Die Beschäftigung mit ihren Händen hat *Frau A.* sehr bewegt: Es habe ja schon Zeiten gegeben, in denen sie sie kaum hätte bewegen können — sie habe das alles nachempfunden, ihre Hände als nah erlebt.
Frau St. ging es ähnlich. Sie fühlt sich ihrer gelähmten rechten Hand besonders nah — ist freundlich mit ihr.
Frau G. hat eine Spirale, ein Schneckenhaus gestaltet, an dem sie die ganze Zeit weiter- und umlegt. Sie wirkt noch so nachdenklich wie vorher.
Frau S. schweigt. Mir fiel während des Angebotes auf, wie verhalten sie sich bewegt.
Die Frauen legen ihre Seile vor sich immer und immer wieder um.
— Ob die Hände sprechen würden? — (nach einiger Zeit:) Ob sie noch etwas tun möchten?
Da heben sich die Köpfe, *alle* sehen mich erwartungsvoll an.
— »Zu zweit ein Seil nehmen, miteinander in Bewegung kommen?«
Es entsteht zunächst so etwas wie »Pferd und Wagen«, mit doppelt genommenem kurzem Seil. Lebhafte Aktion, fast spielerischer Kampf (störrischer Gaul, den der Kutscher woandershin haben will, u.ä.).
— Ob sie mal probieren wollen, wie es an der langen Leine, dem einfach genommenen Seil ist — eventuell auch mal mit geschlossenen Augen?
Der Umgang miteinander wird behutsamer. Ich höre Sätze wie: »Wenn das Seil durchhängt, spüre ich Sie nicht mehr.« — »Aber daß man sich so gut spürt, wenn eine Verbindung da ist, trotz der Distanz!« Mir fällt *Frau S.* auf, die mit *Frau K.* zusammen ist und das Seil mit den Händen zu sich her rafft, die Distanz zu verkürzen versucht, sich ganz nah an ihre Partnerin heranzieht. *Frau S. junior* und *Frau G.* bewegen sich vielfältig miteinander, kosten alle Möglichkeiten aus. Mit der Zeit

entwickelt sich so etwas wie ein Tanz mit Durchschlüpfen, Sich-in-den-Seilen-Verstricken und wieder Lösen, der irgendwann zu Ende ist.

Frau G. ganz munter zu mir: »Sollen wir ihnen Ihre Seile wieder zusammenmachen? Dann können Sie sie besser wieder mitnehmen.«

— (Ich bin überrascht:) »Ha, wenn Sie meinen — warum nicht.«

Mir fällt auf, daß *die Frauen* diesmal nicht so eng zusammen wie voriges Mal weggehen, sondern einige alleine und andere so zusammen, wie sie miteinander heimfahren.

5.3 Nachbereitung

Nach dieser Stunde fühle ich mich sehr erschöpft, ich wurde sehr gefordert. Die Störungen am Anfang der Stunde, Frau S., die zum erstenmal dabei war, deren Schweigen im Raum stand, waren ein Aspekt.

Auch der Neid auf mein Aussehen, meine Figur, meine Unversehrtheit wurde mir gegenüber zum Schluß der Stunde geäußert (im Hinausgehen). Doch mir wird im Nachhinein auch deutlich, daß ich die Frauen erheblich gefordert habe: Ich habe ihnen in beiden Stunden Knoten, Knäuel mitgebracht, bin »mitten hineingegangen«. Dazu stehe ich auch — ich möchte nicht an der Oberfläche bleiben bei der Arbeit mit dieser Gruppe. Aber vielleicht war ich doch etwas zu beharrlich. Mit einem Schmunzeln registriere ich, daß die Frauen mir fein säuberlich aufgewickelt meine Knoten wieder mit nach Hause geben — ich verstehe und akzeptiere!

So habe ich den Widerstand, die Abgrenzung, das Eigene, wovon anfangs gesprochen wurde, selbst zu spüren bekommen. Ich habe ein gutes Gefühl dabei. Auch, daß die Teilnehmer zum Schluß der Stunde nicht mehr so aneinander festhielten, sondern in verschiedenen Grüppchen auseinandergingen — und das nach der tanzartigen Aktion mit den Seilen, bei der durchaus Kontakt untereinander bestand.

6. Die dritte Stunde

6.1 Vorbereitung

Wieder trage ich die Vorgedanken zur nächsten Stunde lange mir mit. Es geht in dieser Stunde um die Klärung, wer von den Teilnehmerinnen weitermachen möchte; mir ist deutlich, daß ich nicht möchte, daß »die Selbsthilfegruppe« entscheidet, sondern mir individuelle Entscheidungen der einzelnen Frauen wichtig sind. Für mich habe ich entschieden, daß ich gerne mit den Frauen weiter KBT machen würde — möglichst unter anderen Bedingungen, in einer etwas kleineren Gruppe, evtl. in meiner Praxis.

An der Fähigkeit, sich zu entscheiden, möchte ich arbeiten; als weitere (zuführende) Themen habe ich den Umgang mit »schnell« und »langsam« und den Wunsch zu üben von der ersten Stunde im Sinn, sowie die »kleinen Füße« von

Frau A. und S. junior aus der letzten Stunde. Frau G.'s Thema »Gleichgewicht«, die eine und die andere Seite, halte ich für zu umfangreich für eine evtl. letzte Stunde.

Und Reifen möchte ich mitnehmen, die so sind, wie sie sind — unveränderbar, klar in ihrer Beschaffenheit. Frau F. wird wieder dabei sein. Deshalb möchte ich mit Bewegung beginnen, dabei individuelle Bewegungsarten und unterschiedliche Tempi ermöglichen. Beide Frauen S. werden da sein, aber das ist, wie ich erlebt habe, (noch) nicht problematisch.

Einer Körperarbeit im Sitzen und Liegen, einer strukturierten Ruhephase, soll eine intensivere Arbeit mit den Füßen folgen, jeweils mit dem Reifen. Stand auf den Füßen, auf, im oder außerhalb des Reifens? Für mich verdeutlicht der Reifen die Gruppe. Würden wir den weiteren Verlauf im Gespräch klären können? Als Hilfe zwischen Bewegungsangebot und Gespräch denke ich noch an die Möglichkeit zu gestalten, zu malen, und nehme einen großen Papierbogen (1,50 × 1 Meter) und Farbkreiden mit.

6.2 Verlauf der Stunde

Diesmal kommen die Teilnehmer und ich zur gleichen Zeit im Gruppenraum an; zwei neue Frauen sind da! Frau St. hat abgesagt.
— Ich schlage vor, einen Reifen zu nehmen (Durchmesser 80 cm) und damit zu tun, was ihnen einfällt — die Reifen auf den Boden zu legen, so zu verteilen, daß man darum herum laufen kann. Ich rege eine abgewandelte Form des Spiels »Reise nach Jerusalem« an: Die Frauen gehen um die Reifen herum, solange sie mögen. Wenn es einer von ihnen zu langweilig, anstrengend o. ä. wird, sagt sie »Stop«, auf dieses Zeichen springt jede in einen Reifen. Ich habe in der Zwischenzeit einen Reifen weggelegt, so daß eine Frau übrigbleiben wird. Diese schlägt dann vor, in welcher Fortbewegungsart sich alle weiterbewegen sollen.
Die Frauen gehen — ziemlich lange.
Frau A. (zu mir): »Jetzt müssen Sie »Stop« sagen.«
— Ich erkläre, daß das eine von ihnen tun wird, der es zu viel wird. — »Dann laufen wir endlos so!«
— »Ich glaube nicht.«
»Stop«. *Eine der neuen Frauen*, eine Griechin, bleibt übrig; sie kann nicht gut deutsch und versteht den Ablauf offensichtlich noch nicht.
— Ich mache den ersten Vorschlag: mit riesengroßen Schritten langsam gehen.
Sie gehen und gehen. »Stop«.
Frau G.: »Mit den Armen hoch in der Luft gehen, sich strecken!« Und als sie gleich nochmal übrig bleibt: »Tief in der Hocke gehen!«
Mir fällt auf, daß die Frauen sehr lange aushalten, bis eine die Initiative ergreift.
Frau A.: »Hopfen!«
Jemand sagt: »Das ist anstrengend.« *Alle* machen weiter.
Frau C.: »Von einem Reifen in den nächsten hopfen!« (Die Abstände sind ziemlich groß!)
Frau A. macht einen Sprung und stoppt. Die griechische Frau ist übrig; sie zeigt

3.15. Koch

den anderen »so« (daß sie nach Art der Balkantänze die Schultern im Kreis fassen sollen) und führt die ganze Gruppe in Schlangenlinien um die Reifen herum. Es sieht hübsch aus. *Frau S.:* »Nett.«
— »Sich mit den Reifen setzen. Probieren, zu welchen Bewegungen Sie Lust haben, wenn Sie den Reifen in den Händen oder Füßen oder in Händen und Füßen haben.«

Die Teilnehmer erproben die verschiedensten Möglichkeiten, übernehmen Anregungen voneinander. Mir fällt auf, daß zum Teil schmerzhafte Experimente gemacht werden, »exerziert« wird. Ich verstehe das als ihre Art und Weise, den Körper zu spüren, aber es schauert mich leicht.
— »So lange tun, wie Sie Lust haben, bis Sie liegen mögen.«

Mit der Zeit legen sich *alle Frauen*, mehr auf den Bauch als auf den Rücken, und schließen die Augen.
— »Gang durch den Körper; einen Körperteil »orten« durch aktives Erproben der Bewegungsmöglichkeiten dieses Bereiches, auch mit Kraft gegen die Unterlage — vom Kopf beginnend zu den Füßen.«

Als ich die Arme benenne, drehen sich *einige Frauen* auf den Rücken. Sie bewegen Arme und Hände, machen schöne, vielgestaltige Bewegungen in die Luft, auffallend lange. Ich bin ganz erstaunt: Die Funktionslust der Arme wäre wohl ein positiver Ansatz zur Weiterarbeit! — Im Bereich des Rumpfes eher zackige, grobe Bewegungen.
— (Nach einiger Zeit:) »Die Füße mit dem Reifen durcharbeiten, Zentimeter für Zentimeter. Bei mir sind da empfindliche Stellen, bei Ihnen auch?«

»Nee!« *Die Teilnehmer* sind intensiv dabei, haben sich aufgesetzt und die Augen wieder geöffnet.
— »Füße auf den Reifen bringen, ihn spüren — aufstehen, auf dem Reifen stehen, gehen.«

Im Moment des Aufstehens blicken sie sich wieder untereinander um, werden verlegener, verhaltener.
— »Mal so breitbeinig stehen, wie es durch den Stand auf dem Reifen kommt.«

Frau C.: »Ha, so breit net!«
— »Ausprobieren, wie Sie stehen. Ist das genauso wie voriges Mal?«

Frau A. sagt sehr schnell: »Viel besser! Ich habe ein ganz anderes Gefühl.«

Frau S. junior: Sie stehe heute gut auf ihren »ausgelatschten« Füßen.

Frau C. geht aus ihrem Reifen heraus: Da drin sei es jetzt zu eng.
— »Zum Abschluß kommen. — Können Sie etwas in Worte fassen von dem, was eben war?«

Frau G.: Sie spüre ihren Körper mehr als vorher.

Frau S. junior: Ihr sei aufgefallen, daß sie sich »da« (Brustwirbelsäule) nicht so bewegen könne wie an Armen, Beinen und Kopf.

Ich höre ihr zu, nicke, lasse die Aussage so stehen. Von meiner Beobachtung her stimmt das nicht, sie war beweglich in diesem Bereich. Ich verstehe es so, daß sie die Wahrnehmung des Brustbereichs ausblendet — nur nicht dran rühren!

Sonst sagt niemand etwas. Ich möchte noch zum Malen kommen und warte deshalb nicht lange, um den Zusammenhang zum Vorigen zu erhalten. Ich rolle das Papier aus.

— »Auf dem Papier die Füße ummalen, die Farben dafür auswählen. — Stimmt das Bild, das Sie vor sich haben, mit dem überein, das sie sonst von Ihren Füßen haben?«
Die Teilnehmer treten auf das Papier, ummalen einen oder beide Füße. Einige sagen dann, sonst kämen ihnen die Füße kleiner vor.
Frau F. malt ihren Füßen Hühneraugen — allgemeine Heiterkeit.
Frau F.: »Und die Frau A. ist nur mit einem Fuß da!«
— »Ja, wie gehe ich in eine Sache hinein?«
Frau S. malt daraufhin einen zweiten Fuß, der ein Stück vorgeht; *Frau K.* ebenso, dann noch einen dritten.
— »Was wollen die Füße machen? — Wohin wollen sie gehen? — Was sehen sie vor sich?«
Daraufhin malt *Frau F.* einen Pfeil nach außen.
Frau A. malt dicke rote Striche über das ganze Blatt.
Frau C. macht es ihr nach mit dicken blauen Strichen über einen Teil des Papiers.
Frau G. tritt nochmals aufs Papier, das Gesicht von der Gruppe abgewandt, ummalt ihre Füße.
Frau F. malt mit schnellen Bewegungen Kreise um ihre Füße, um die von Frau S. und um die blau-roten Striche, schließlich um Frau C's Fuß. Sie sagt nichts, setzt sich wieder.
Frau S. junior malt von ihren gelben Füßen aus kleine Fußstapfen auf die Bildmitte zu und sagt: »Die gehen ein Stück Weg, das habe ich hier getan. Sie führen auf einen Berg und zurück, deswegen werden sie kleiner.« Sie steige gern auf Berge. Mit den blauen Füßen sei sie unten wieder angekommen (diese sind im Original ganz auf dem Papier).
— Nach einer Pause sage ich, es erstaune mich, daß so wenig verschiedene Farben benützt worden seien — es gebe 24 Farbtöne.
Frau G. (geringschätzig): »Ja, für die Füße!«!
Frau K. sagt, sie hätte ja gern einen Baum gemalt.
— »Ja?!«
Frau K.: »Hätte ich das tun dürfen? — Dann male ich ihn noch.« Sie beginnt mitten auf dem Papier zu malen, ist erst etwas unzufrieden mit den Farbkreideblöckchen, gewöhnt sich daran. Sie ist sehr beschäftigt. Die kreisenden Bewegungen, mit denen sie den Baumwipfel malt, werden immer dynamischer — die anderen schauen interessiert zu.
— »Malt sie für Sie alle mit?«
Frau C. (schnell): »Ja.«
Frau K. ist fertig, wirkt zufrieden: »Das war schön!«
Frau S. junior und andere fanden es schön, mitzuerleben, wie »sie sich einmalte«, wie die Technik immer besser geworden sei. Das Zugucken habe Vergnügen bereitet.
Frau G. sagt: »Ich hätte jetzt Lust, das ganze Blatt von hinten jetzt nochmal zu bemalen.«
— »Ja. wenn die anderen damit einverstanden sind?«
Frau G.: »Ach so, da müssen die anderen einverstanden sein . . .« Sie steht auf und sagt: »Aber ich muß jetzt gehen, ich muß heute auf den Bus.« — Sie geht.

3.15. Koch

Ich bin überrascht — doch ist ja Frau G. schon öfter so umgeschwungen. Ich sage, daß wir an dem Punkt angekommen seien, wo zu klären sei, wie es weitergeht; daß ich gern ihre Meinung hören möchte.
Frau K.: Ob ich es denn mit ihnen weitermachen würde?
— »Ja.«
Frau S. junior: Sie sei fasziniert! Drei Stunden — jedes Mal etwas anderes, für sie ganz Erstaunliches. Sie wolle weitermachen, betrachte das als ihren persönlichen Luxus.
Frau A.: »Das haben Sie schön gesagt. Ich möchte auch weitermachen. Ich habe geglaubt, bewußt mit mir umzugehen und gemerkt, daß das nicht so ganz stimmt.«
Frau K., die schon die ganze Zeit vor sich hinbrummelt, sagt aufgebracht: »Für mich ist das kein Luxus! Für mich geht es darum, gesund zu bleiben, und ich habe das Gefühl, daß man das hier lernen kann.«
— »Das sind drei Aussagen mit der Tendenz, weiterzumachen, aber...«
Frau F.: »Ja, also, ich will aufhören!« Sie wolle mehr und andere Bewegung, richtige Übungen. Aber sie habe Angst vor einer normalen Gymnastikgruppe, da könne sie doch nicht mithalten.
Frau A. und *Frau C.* bieten ihr an, sie in Zukunft mit in ihre Gymnastikstunde (der Alleinerziehenden) zu nehmen.
— »Das finde ich eine gute Lösung.«
Frau C. kann sich nicht entscheiden, sie will es sich noch überlegen.
Frau S. sagt sorgenvoll: Sie wüßte nicht, wie das dann mit der Gruppenkasse und der Bezahlung gehe (für die 3 Stunden war ich von der Gruppe direkt bezahlt worden).
— Ich verdeutliche, daß wir uns dann in Tübingen in meiner Praxis treffen könnten und ich eine andere finanzielle Regelung (über die Krankenkasse) anstreben würde.
Frau S. taut förmlich auf: Dann würde sie auch mitmachen — gut sei es ja schon.
Frau St. wolle auch teilnehmen.
Damit ist die Stunde zu Ende. Fünf oder sechs Frauen wollen weiterarbeiten — eigentlich war es schon durch das Bild sichtbar.

6.3 Nachbereitung

Beim Heimfahren merke ich, daß ich zufrieden bin mit dieser Entscheidung. Ich habe das Gefühl, daß jede einzelne wirklich für sich gesprochen hat. Wenn ich zurückdenke, wie die Gruppe in der ersten Stunde auf mich gewirkt hat und wie heute, dann zieht mir *Mahler's* Stichwort »Individuation« durch den Kopf ..., ein Stück davon ist wohl geschehen. Und aus der Selbsthilfegruppe, die als eine der angebotenen Aktivitäten auch die Stunde »Bewegungstherapie« besuchte, hat sich eine kleinere Gruppe herauskristallisiert, die an therapeutischer Arbeit interessiert ist.

7. Nachüberlegungen

Was ist mir noch wichtig, nachdem ich die Gruppensitzungen und deren Rahmen beschrieben habe? Ich möchte noch ansprechen, wie ich den allgemeinen Umgang mit »dem Krebs« erlebe. Allein schon durch unsere Sprache wird deutlich, wie bedrohlich diese Krankheit ist, wieviel Angst sie überall auslöst. Zum Thema Krebs wird mit Kriegsvokabular gesprochen und geschrieben: Er »muß bekämpft werden«, das entartete Gewebe »zerstört« oder »ausgerottet« werden mit »Stahl und Strahl«. Die Behandlungsräume mit der Kobalt»bombe« erinnern an Bunker, die Angestellten kündigen die Bestrahlung so an: »Wir schießen jetzt!« Man will die Krankheit »besiegen«. *Tausch* fragt: Hat dabei niemand an die Betroffenen gedacht, die den »Kampf« verloren haben? (6)

Ich habe es so erlebt, daß die »Nicht-Betroffenen« häufig etwas Beschwichtigendes ausstrahlen. Den Begriff »betroffen« finde ich übrigens merkwürdig: Meines Erachtens ist jeder betroffen, der nicht wegguckt.

Nachdem mir meine Angst deutlich war, zunächst um das Leben meines Kindes, später bei der Konfrontation mit dem Brustkrebs um mich selbst, merkte ich erst, daß die anderen um mich herum deshalb so etwas distanziert oder heftig mit diesem Thema umgehen, weil sie sich vor ihrer eigenen Angst schützen. Die Auswirkung erscheint mir bedeutsam, daß der/die an Krebs Erkrankte erlebt, wie sich die Menschen in seiner/ihrer Umgebung anders verhalten als früher, zurückhaltender oder betont zugewandt. Auch in unserem Arbeitskreis erlebte ich diese Reaktionen, sowohl als Mutter wie als Gruppenleiter — aber auch Betroffenheit und Unterstützung.

Eigentliche Betroffenheit liegt zwischen Sich-Zurückziehen und übermäßiger Fürsorge. Es ist die Ebene der Selbsthilfegruppe und jener Angehörigen, die durch ihr Miterleben unterstützen, oder auch »menschlich zugewandter beruflicher Helfer« (6). Welche Hilfe aber ist geeignet?

Mir war gleich zu Anfang der KBT-Arbeit eine Frage — und ist es bis heute —, ob es sinnvoll ist, gerade mit so schwer körperlich erkrankten Menschen körperbezogen zu arbeiten, oder ob es eine Überforderung ist, die Wahrnehmung auf den lädierten Leib zu lenken.

Anne-Marie Tausch, die selbst an Brustkrebs erkrankt ist und sich nach ihrer Operation aktiv mit der Nachbetreuung in gesprächstherapeutischen Gruppen beschäftigt hat, schreibt im Nachwort ihres Buches (6): »Es ist mir klar geworden: Keiner von uns muß wegen einer so schweren Krankheit wie Krebs seinen seelischen vor seinem körperlichen Tod eintreten lassen. Solange wir atmen, leben wir, können uns innerlich weiterentwickeln.«

Entwickeln — ein Begriff, den auch ich bei meinem Ansatz verwendet habe; die Möglichkeit dazu entsteht durch Bewegung — Atem, Herzschlag. Sicher ist es nicht allgemein, sondern nur individuell zu beantworten, ob für Krebskranke die Nachbetreuung mit einer den Körper einbeziehenden Therapie oder mit einer verbalen Therapie adäquater ist. Oder ob eine das System »Familie« beachtende Therapie am Platze ist?

Bei meiner geschilderten Arbeit mit der KBT habe ich als Stärke der Methode

3.15. Koch

erlebt, den Frauen auf ihre teils nonverbalen Mitteilungen, ihr Verhalten, ihre Organsprache, meinerseits auch auf der Handlungsebene mit Angeboten antworten zu können. Der »präverbale Therapieansatz« (2) der KBT, welche »Agieren und körperliches Symptom als Ausdruck und Kommunikationsversuch« des Menschen nimmt, ermöglicht im therapeutischen Prozeß durch »die schöpferische Kraft des Spiels«, die *Winnicott* betont (zit. nach 2) mittels entsprechender Angebote und deren Bearbeitung ein Nachreifen der im Präverbalen verhafteten Persönlichkeit. Grenzen sind durch die Bedrohlichkeit der Erkrankung gesetzt.

8. Der weitere Verlauf

Die nächste Gruppenstunde sollte Anfang März 1982 noch einmal im Gemeindezentrum stattfinden, und wir wollten dann auch über die Frage der Weiterarbeit in meiner Praxis sprechen; der Termin stand fest.

Am frühen Morgen dieses Tages rief mich Frau S. an, um mir abzusagen. Es seien nur drei Frauen da, die anderen seien überraschend zur Kur fortgekommen, und sie müsse auch eigentlich zum Arzt nach Ulm, ihre Schwiegertochter fahre sie hin. Ich akzeptierte. Der gleiche Vorgang wiederholte sich vierzehn Tage später, am Tag des zweiten geplanten Termins. Ihre Stimme war jeweils zögernd, es schwang etwas mit — vielleicht etwas Unaussprechliches? Mir kam die Frage und Sorge, ob das wohl Routineuntersuchungen seien, die nun ausgerechnet auf die Tage fielen, die Frau S. als fortführende Termine mitgeplant hatte. Ich spürte, daß es ihr ernst war, eine Dringlichkeit kam zu mir über, daß da etwas geschieht, daß ich sie lassen soll!

Dann hörte ich nichts mehr von ihr. Über Frau R. erfuhr ich im Frühsommer, daß Metastasen, ein inoperabler Bauchtumor, entdeckt worden waren. Sie starb im Hochsommer 1982 zu Hause.

Von da an blieb ich im Kontakt mit den Frauen, teils beobachtend im Hintergrund, aber auch als Bekannte, mit der sie spezielle Erfahrungen verbanden, die ab und zu die Gruppentreffen besuchte — mit dem bleibenden Angebot zur Fortführung der begonnenen Arbeit.

Das Geschehen, der Ablauf, bewegte mich! Wie mochte es für die Frauen sein, daß Frau S., die mit großer Initiative die Gruppe aufgebaut und den Kontakt untereinander immer wieder angeregt hatte, an der Krankheit, die sie alle betraf, gestorben war? Schon während Frau S. im Krankenhaus war, kamen kaum mehr Gruppenaktivitäten zustande. Einige sagten mir Sätze wie: »Ich muß mich davor schützen, es tut mir nicht gut, immer an die Krankheit zu denken. Wenn ich die anderen sehe, bekomme ich Angst.«

Frau S. junior nahm vorübergehend die Gruppenleitung in die Hand, als Hinterlassenschaft ihrer Schwiegermutter. Sie erarbeitete einen Veranstaltungskalender für das Winterhalbjahr, in dem verschiedene Kurse und Therapieformen angeboten wurden. Ich war, wie die anderen Kursleiter, an der Planung beteiligt.

Als sich bei mir nur zwei Frauen anmeldeten, erkundigte ich mich nach den Belegungen der anderen Aktivitäten (Gesprächskreis beim Pfarrer, Arbeit nach der Methode von O. *Carl Simonton*, Bewegungsübungen im Wasser, Schwimmen). Zu keinem der Angebote, die ja zunächst erwünscht waren, hatten sich mehr als zwei Frauen angemeldet. Dagegen war das einmal monatlich stattfindende zwanglose Gruppentreffen mit Basteln und Kaffeetrinken gut besucht. Zum Adventstreffen folgte ich einer Einladung.

Frau F., die nach längerem Bedenken die Gruppenleitung übernommen hatte, kam auf mich zu und sagte, indem sie mich sehr offen ansah und ernst sprach, sie sei froh und ihr sei wichtig, daß meine Mitarbeit als Angebot im Hintergrund stehe — es sei nur noch nicht die rechte Zeit dafür gekommen. Doch werde immer wieder Interesse geäußert, und bei einem Treffen der Gruppenleiterinnen auf Landesebene sei auf die Wichtigkeit solcher Arbeitsweisen, wie ich sie anbiete, hingewiesen worden. Ob sie auf mich zukommen könne? Ich bejahe. Wieder spüre ich diese Dringlichkeit, wie damals im Gespräch mit Frau S., jetzt mit der Bitte, noch im Hintergrund zu bleiben, aber bei Bedarf ansprechbar zu sein.

Ich nehme wahr und verstehe auch, daß die Frauen Zeit brauchen, den Tod von Frau S. hinzunehmen, und daß sich jede damit allein befassen will. Sie haben mir deutlich gemacht, daß es nun ihre Entscheidung ist, wann sie wieder als Arbeitsgruppe zusammenkommen.

Auf einmal steht Frau K. vor mir, die zunächst so mit handwerklichem Tun beschäftigt war, daß sie mein Kommen gar nicht bemerkt hat. Sie sieht mich nachdenklich an: »Mit Ihnen hatte ich doch weitermachen wollen ... vielleicht fahre ich doch mal nach Tübingen ... kann ich denn auch alleine kommen?« Ich sage, daß ich es mir gut vorstellen könne, mir ihr alleine zu arbeiten. »Im neuen Jahr«, meint sie. Mir fällt ihr Baum ein, den sie in der dritten Stunde gemalt hat, und ihr Zögern vorher.

Für mich sind beide Abmachungen dieses Adventstages stimmig. Ein Jahr habe ich die Frauen mehr oder weniger intensiv begleitet. Oft spüre ich, daß sie sich eigentlich einlassen wollen, mich freudig begrüßen, auch merken, daß sie etwas brauchen — und andererseits Angst haben vor der Begegnung mit sich und untereinander, vor der Bedrohung durch die Krankheit, die sie am liebsten nicht beachten und übergehen, und dann doch wieder selbst merken, daß das nicht geht. Ich habe den Eindruck, daß diese widersprüchlichen und ängstlichen Gefühle für die Frauen kaum spürbar und schon gar nicht aussprechbar sind, wenn sie beieinander sind: da geht es ihnen vorwiegend gut!

Mit der Zeit wird mir klar, daß die KBT für krebskranke Frauen ganz unterschiedliche Schwerpunkte hat, je nachdem, ob ich mit einer Gruppe oder mit einem einzelnen Menschen arbeite. Ich vermute und interpretiere das bisherige Geschehen dahingehend, daß die Gruppenarbeit eher geeignet ist, progressive Tendenzen zu wecken, die lebendigen Anteile zu beachten, auch sich abzugrenzen, Situationen zu verweigern, in denen Angst oder Trauer auftauchen könnten. Diese

3.15. Koch

Gefühle, die ihnen so bedrohlich sind, werden eher im Schutz einer therapeutischen Zweierbeziehung zugänglich sein.

Literaturhinweise:

1 BECK, D.: Krankheit als Selbstheilung. Insel. Frankfurt 1981
2 BECKER, H.: Konzentrative Bewegungstherapie. Thieme. Stuttg. 1981
3 HENLE, M.: Krebs, eine weibliche Krankheit? in: Psychologie heute, 9 (4), 54—60 (1982)
4 LUBAN-PLOZZA, B.: Der psychosomatisch Kranke in der Praxis. Springer, Heidelberg 1977
5 OVERBECK, G. und A.: Seelischer Konflikt und körperliches Leiden. Rowohlt, Reinbek 1978
6 TAUSCH, A.: Gespräche gegen die Angst. Rowohlt, Reinbek 1981
7 WENDERLEIN, M.: Psychosomatik in der Gynäkologie und Geburtshilfe. Thieme, Stuttgart 1981

Anmerkungen des Herausgebers:

1 Man darf bei solchen Aussagen nie außer Acht lassen, daß es sich im Kern um die Verbildung von subjektiven Eindrücken handelt — die durchaus richtig sein können. Als »psychometrische Untersuchung« wurde die Arbeit von Wenderlein jüngst einer Methodenkritik unterzogen, die darlegt, »wie wenig haltbar die Aussagen aus der Untersuchung sind« (R.S. Jäger und H. Wienkamp, Prax. Psychother. Psychosom, 28, 198—200, 1983).

VIERTER TEIL:
DIE KONZENTRATIVE BEWEGUNGSTHERAPIE WIRD VORGESTELLT

Beiträge zur Hinführung an die Methode

Zu diesen Arbeiten:

In den fünf Beiträgen des vierten Teils werden — mit einer jeweils besonderen Akzentsetzung — Versuche wiedergegeben, einem mit der KBT noch nicht oder noch wenig vertrauten Hörer-, bzw. Leserkreis diese Methode in einer kurzgefaßten Darstellung näherzubringen. Sie ergänzen damit die Einführung zu diesem Buch. Dem, der selbst etwas von der KBT erfahren hat und dies nun an andere vermitteln will oder soll, werden diese unterschiedlich nuancierten Darstellungsversuche, auch durch die geschilderten Demonstrationen, eine Hilfe sein.

AUS DER ARBEIT EINER SELBSTERFAHRUNGSGRUPPE MIT KONZENTRATIVER BEWEGUNGSTHERAPIE

Von Anneliese Henning (1972)

Die von *Elsa Gindler* entwickelte Zugangsmöglichkeit zum eigenen Körpererleben wurde von *Stolze* aufgenommen, weiterentwickelt und als übendes Verfahren unter dem Namen »Konzentrative Bewegungstherapie« in die Psychotherapie eingeführt. Er beschreibt diese nonverbale Arbeitsweise wie folgt: »Das konzentrative Sich-Erspüren und Bewegen ist eine (gruppen-)psychotherapeutische Arbeitsweise, die sich sowohl mit aktiv klinischen als auch mit analytischen Methoden verbinden läßt. Dabei wird die therapeutische Wirkung nicht durch Erlernen von ›Übungen‹ oder Vermittlung vorgeprägter Vorstellungsinhalte angestrebt; der Patient wird vielmehr auf dem Wege des Sich-Erspürens durch die Wahrnehmung der sinnhaft motivierten Bewegung zunächst zum unvoreingenommenen Erleben seiner selbst und zu einem neuen Selbstgefühl geführt. Im spürenden Umgehen mit Gegenständen und mit Partnern kann er die Beziehung zur Umwelt — zu den Dingen wie zum anderen Menschen — wieder unmittelbar erfahren und voller erleben. Durch Versuchen und Vergleichen wird so in allmählicher Überwindung der neurotischen Fixierungen die Möglichkeit zurückgewonnen, zu wählen und zu entscheiden«[1].

Nach dieser theoretischen Einführung möchte ich versuchen, diese Worte mit Leben zu füllen, wenn möglich mit Ihrem Erleben zu verbinden.

Mein Vorschlag wäre, daß Sie zunächst das Buch aus der Hand legen und Ihre Hand ruhen lassen, z. B. auf dem Sessel, auf dem Sie sitzen oder auf dem Tisch vor Ihnen. Schließen Sie die Augen und spüren Sie nach: was fühlt Ihre Hand? Lassen Sie sich Zeit dazu. — Vielleicht finden Sie in erreichbarer Nähe einen Ihnen vertrauten Gegenstand; nehmen Sie diesen in die Hand und fragen sich: was spüre ich, was fühle ich? Sie »wissen« natürlich, was Sie in der Hand haben, aber jetzt kommt es darauf an, was Sie spüren, was Sie tastend wahrnehmen, jetzt in diesem Moment. Sie können dasselbe genau so gut mit offenen Augen ausprobieren und dabei vergleichen: wie ist es mit offenen, wie mit geschlossenen Augen?

Damit haben Sie schon einen kleinen Versuch unternommen in KBT und können vielleicht das Folgende unvoreingenommen auf sich wirken lassen, ganz im Sinne von *Elsa Gindler,* die zu ihren Schülern sagte: »Werden Sie wach, werden Sie erfahrbereit«.

Mein Bericht beruht auf den Erlebnissen und Beobachtungen meiner beiden Selbsterfahrungsgruppen anläßlich der Elmau-Tagungen der Internationalen Gemeinschaft »Arzt und Seelsorger« 1972.

Wir versuchten z. B. auf dem Boden zu liegen in Rückenlage und uns zu fragen:

4.1. Henning

Wie ist das, was fühle ich, wie fühle ich mich jetzt gerade? Dann stellten wir ein Bein auf, ließen diese veränderte Situation auf uns wirken und legten dann das Bein wieder ab. Danach verglichen wir, wie sich jetzt das bewegte und das nicht bewegte Bein anfühlten. Für manche der Übenden ergab sich kein Unterschied, für manche fühlte sich das bewegte Bein jetzt leichter an, für manche schwerer, für manche länger, für fast die meisten lebendiger oder mehr zu ihnen gehörend. All diese Aussagen »stimmen«, es gibt kein »falsches Ergebnis der Übung«, sondern das, was vom einzelnen erlebt und empfunden wird, ist richtig. Deshalb werden die Bewegungsmöglichkeiten vom Übungsleiter möglichst nur als Anregungen und Vorschläge und möglichst freibleibend gebracht, so daß Raum bleibt, etwas anderes auszuprobieren, wenn jemand das Bedürfnis dazu hat. Ebenso bleibt es ganz dem Einzelnen überlassen, was er von seinen gemachten Erfahrungen verbalisieren möchte. Meist ergeben sich im Übungsverlauf ganz von selbst spontane Äußerungen oder Gespräche mit dem oder den Übungspartnern.

Nach der Rückenlage probierten wir die Bauchlage aus und verglichen: Wie fühle ich mich in der einen Lage, wie in der anderen? Wir fragten uns: Was spüre ich vom Boden, wie weit reicht er, welche Ausdehnung hat er? Manche erlebten dabei, »der Boden trägt mich«, oder »ich kann mich dem Boden anvertrauen, ganz vertrauen«, oder »er ist weit, größer als in diesem Raum«.

Ein anderes Mal versuchten wir nachzuspüren, wie wir stehen. Dann stellten wir einen Fuß der Länge nach auf einen neben uns liegenden Stab und verlagerten das Gewicht auf diesen Fuß. Wie ist das? — Und wie ist danach das Stehen auf dem Boden? Meist wird es als fester, als sicherer empfunden, der Fuß ist deutlicher zu spüren, lebendiger. Wird der Stab mit den Händen erspürt und ausprobiert, was jeder einzelne mit dem Stab tun möchte, erleben ihn manche als starr, unbeugsam, schwierig im Umgang, langweilig; anderen vermittelt er Halt, Aufrichtung, eine zusätzliche Kraft. Die Erfahrung hat gezeigt, daß solche Erlebnisse u. U. über den Moment hinaus lange nachwirken können. Übrigens wird vom Gruppenleiter nichts gedeutet oder interpretiert[2].

In einer weiteren »Übung« haben wir versucht, wie sich ein Ball anfühlt und wozu er uns verlockt. Fast immer wird er — neben vielen anderen Möglichkeiten — zur Kontaktaufnahme ausgenutzt: Zurollen, Zuwerfen oder auch den anderen Anschießen. Es wurde ausprobiert, einem Partner den Ball zu geben und wieder einen zu empfangen. Wie ist das so? Was tut sich da? Spontan sagte ein Teilnehmer: So habe ich Geben und Nehmen noch nie erlebt.

Ein anderes Mal saßen wir auf dem Boden zu zweit, Rücken zueinander, spürten uns ein; dann rutschten die Partner so nahe zusammen, daß sie mit dem Rücken Kontakt aufnehmen konnten. Was spüre ich von mir, was vom andern? Wieviel Kontakt habe ich? Nach einiger Zeit: Wie ist das, wenn ich mich wieder löse? Andere Partner kamen oder wurden gesucht. »Ich wußte gar nicht, daß die Rücken so verschieden sind«, heißt es meist. Manch einer erlebt so auf sehr eindrucksvolle Weise die Verschiedenartigkeit der Menschen.

4.1. Henning

Nach einigen Übungsstunden geschah es, daß vom Übungsleiter außer der anfänglichen Aufforderung zum Einspüren keine weiteren Anregungen gegeben zu werden brauchten. Jeder Teilnehmer übte zunächst für sich alleine, selbständig und sehr lebendig. Einige versuchten dann, wie es sich anfühlt, mit geschlossenen Augen durch den Raum zu gehen, zuerst alleine; dann gab es Begegnungen entweder nur flüchtig oder kurze Zeit miteinander gehend; oder es wurde versucht, den anderen zu erspüren, zu ertasten, seine Bewegungen zu begleiten, gemeinsam sich zu bewegen, so wie es sich gerade ergab. Mehrere fanden sich zusammen, faßten sich an den Händen, bewegten sich mit erstaunlicher Lebendigkeit, führend und geführt werdend nur von den aufkommenden Impulsen. Daraus ergab sich — für den Übungsleiter zu beobachten, für die Übenden zu erleben — eine Vielfalt der Bewegungen, wie es kein noch so klug und phantasievoll ausgedachtes gymnastisches Übungsprogramm erfinden könnte. Die Gruppe löste sich wieder auf, neue Gruppen bildeten sich, größere, kleinere Gruppen; manche der Übenden suchten viel Kontakt, die anderen hielten lieber etwas Abstand, wieder andere blieben alleine. So gab es für jeden vielfältige Erlebnismöglichkeiten. Dementsprechend ergab sich gegen Ende der Stunde ein sehr lebhaftes Gespräch über die soeben gemachten Erfahrungen. Dabei zeigte sich, daß die Vielschichtigkeit der Erlebnisse nur teilweise formuliert werden konnte; ein typisches Merkmal der Arbeit mit der KBT.

An diesen wenigen Beispielen versuchte ich zu zeigen, wie sich eine Einführungsarbeit gestalten kann mit Teilnehmern, die psychotherapeutische Erfahrungen mitbringen.

Um das Geschehen und die Wirkung dieser Arbeit noch deutlicher werden zu lassen, hier noch einige typische Äußerungen: Beim dritten Treffen sagte ein Teilnehmer, er finde, daß diese Art miteinander zu üben eine besondere Verbundenheit gebe, es falle ihm auf, daß bei Begegnungen von Gruppenmitgliedern dieser Gruppe tagsüber im Hause das Grüßen besonders herzlich ausfalle. Oder: »Wenn wir jetzt ins Gespräch kämen (gemeint war ein analytisches Gespräch in der Gruppe) hätte ich keine Schwierigkeiten mich zu äußern, denn ich kenne die anderen durch das Miteinander-Üben so gut.«

Immer wieder wird bei dieser Arbeit berichtet, daß die Natur (Bäume, Blumen mitsamt ihrem Duft, Vogelgezwitscher, Plätschern des Baches) viel intensiver erlebt wird als bisher.

Aus einer anderen Gruppe sagte mir neulich eine Teilnehmerin über eine Aufgabe, die sie immer wieder zu bewältigen hat: »Wissen Sie, sonst war ich immer angespannt und aufgeregt, diesmal blieb ich ruhig und gelassen, mußte die Sache nicht so übertrieben perfekt machen, konnte alles viel besser so nehmen, wie es gerade war, und dadurch war es besser gelungen als bisher.«

Häufig erfahren wir auch, daß nach diesem Üben das Autofahren besser und gelassener geht: »Ich sitze schon ganz anders in meinem Auto.«

4.1. Henning

Oder es wurde geäußert: »Hier habe ich Dinge erlebt, die ich in meiner Analyse nicht erfahren konnte, das wird mir viel für meine Analyse helfen.«

Einige Teilnehmer meiner Gruppe übten auch die »Aktive Imagination«. Während dieser Elmau-Tage wurde es zu einem ganz besonderen Erlebnis — auch für die Gruppenleiter — zu erfahren, wie die KBT den Zugang zur »Aktiven Imagination« wesentlich erleichterte und das ganze Geschehen belebte.

Die Erfahrung in der Praxis zeigt, daß die KBT auch eine ausgezeichnete Vorbereitung zum Autogenen Training sein kann, vor allem für Menschen, die Schwierigkeiten haben, ins Autogene Training hineinzukommen, weil sie so leibfremd sind, daß sie sich bei den zu erübenden Funktionen garnichts vorstellen können.

Dieser Beitrag kann die KBT nicht vollständig darstellen, vieles bleibt unberücksichtigt. Unerwähnt blieben z. B. die gruppendynamischen Aspekte, wie variabel sich die Arbeit mit Patientengruppen gestaltet, je nachdem, ob nur einige Wochen, mehrere Monate oder über eine noch längere Zeit regelmäßig geübt wird, oder ob die Gruppen geschlossen, halboffen oder offen geführt werden. Die Arbeit erfährt weitere Variationsmöglichkeiten je nachdem, ob die verbalisierten Erlebnisse nonverbal verarbeitet oder im analytischen Gespräch durchgearbeitet werden.

Die Therapie eignet sich auch zur Einzelarbeit[3].

Für alle, die die KBT kennen und vor allem für die Gruppenteilnehmer der Elmau-Tagung wird dieser Bericht unbefriedigend sein, denn immer entzieht sich die Atmosphäre, das Eigentliche und das Wesen dieser Arbeit dem beschreibenden und erklärenden Wort. Es ist eine nonverbale Therapie, zu der man nur durch Selbsterfahrung Zugang finden kann.

Anmerkungen des Herausgebers:

1 *Diese Formulierung ist inzwischen erweitert worden (siehe »Definitionen«, Seite 221 f).*
2 *Das ist natürlich eine Frage des persönlichen Stils des KBT-Therapeuten. Es kann u.U. sehr wohl gedeutet werden — siehe z.B. in dem Beitrag von Stolze (1977) den Abschnitt: »Deuten und Bedeuten«, Seite 109 f; auch verweist die Verfasserin am Schluß dieses Beitrags selbst auf die Möglichkeit des Durcharbeitens im analytischen Gespräch hin.*
3 *Siehe dazu auch den letzten Beitrag dieser Sammlung, in dem Ursula Kost über den Weg der KBT von der Einzelarbeit in der Gruppe über die Gruppenarbeit und wieder zurück zur Einzelarbeit berichtet.*

VON DER KÖRPERSPRACHE ZUR SINN-GESTALT
EINE EINFÜHRUNG IN DEN PSYCHOSOMATISCHEN WEG DER
KONZENTRATIVEN BEWEGUNGSTHERAPIE

Von Christine GRÄFF (1975)

Daß ich hier vor Ihnen stehe, meine Damen und Herren, und über die Konzentrative Bewegungstherapie sprechen soll, ist schon eine Situation voller Widerspruch, denn KBT muß auch erfahren, erlebt und erprobt werden. Das bedeutet, die uns zur Verfügung stehenden Minuten zu benützen, um ein Modell zu praktizieren. Ich werde meine Gebebereitschaft als Vermittelnde und Sie Ihre Aufnahmebereitschaft als Zuhörende überprüfen. Dies wird zum Verständnis der KBT sicherlich mehr beitragen als viele Worte.

Wir alle sind ein Körper, in dem alle unsere Bedürfnisse vereint sind, von der Lust bis zur Unlust, von der Bereitschaft bis zum Widerstand, zu geben und zu nehmen. Diese innere Stimme des Körpers müssen wir zunächst vernehmen. Das heißt, daß es über unsere Wahrnehmung zum ersten Kontakt mit uns selbst kommt. In dem Moment, wo wir bereit sind zu hören, registriert der aufmerksam gewordene Körper diese innere Stimme. Um eine Aussage über unseren momentanen Zustand zu machen, bedient sich die Körperstimme der Körpersprache. Sie ist so verschiedenartig, wie Sie hier anwesend sind.

> So wie ich bei mir Herzklopfen feststellen kann, wird da ein Bein schmerzen, dort ein starker Kopfdruck spürbar sein, bei einem ist der Atem flach, der andere fühlt sich ruhig oder vielleicht unruhig; auch Kreuz- und Rückenschmerzen werden präsent sein. Eine Skala von Symptomen, die sich beliebig weiterführen ließe.

So ist durch Sie der Patient vertreten, der in meine Praxis kommt und seine Beschwerden loswerden möchte. Unser bisher beschrittener Weg führt uns über die Wahrnehmung zum direkten Bewußtmachen des Körperempfindens. Ab da beginnt die Arbeit an uns selbst.

> Wenn Sie Lust haben, folgen Sie nun weiter unserem praktischen Versuch:
> Schließen Sie die Augen, um äußere bildhafte Eindrücke auszuschließen. Lernen Sie in ihrer sitzenden Stellung die Schwere, den Spannungsgrad und die Müdigkeit des Körpers kennen. Den ersten Bewegungsimpulsen folgend erproben Sie die Funktionen des Körpers, das Heben und Senken, die Drehbewegung eines Armes oder Beines — alles langsam ausgeführt, um das Tun miterleben zu können. Erfahren Sie die Sitzfläche, die Breite und Tiefe sowie auch die Rückenlehne. Stellen Sie fest, ob der Sessel drückt, ob er hart ist, ob er Sie stört. Stellen Sie sich so lange auf ihn ein, bis Sie sich im wahren Sinne des Wortes mit ihm auseinandergesetzt haben.

Diese Auseinandersetzung erfolgt durch die gedankliche und leibliche Zuwendung. Beziehen Sie jetzt seine Wirkung auf sich selbst und den damit sich in Be-

4.2. Gräff

wegung setzenden Prozeß. Viele von Ihnen werden bei dem Bekanntwerden mit sich und Ihrer Zuordnung zum Stuhl entdecken, daß Sie sich verkrampft fühlen. Der Weg, mit sich umzugehen, würde bedeuten, jetzt in Bewegung zu kommen und verschiedene Fixierungen zu lösen. Im übenden Verfahren nimmt sich das folgendermaßen aus:

> Ich fordere Sie auf, langsam, sehr langsam, Ihre Gesäßmuskulatur anzuspannen, die Spannung so weit zu erhöhen, bis Sie das höchstmögliche Maß erreicht haben, um dann ebenso langsam eine Lösung herbeizuführen. Vergleichen Sie jetzt die Art Ihrer Sitzweise im Gegensatz zu vorhin und registrieren Sie etwaige Veränderungen. Sie können den Vorgang wiederholen oder einen ähnlichen mit der Hand versuchen. In Bewegung kommen — spannen — bis zum maximalen Punkt — dann lösen — bis zur maximalen Lösung — um dann den Spannungsgrad einzustellen auf die jeweilige und neue Situation. Vergessen Sie aber nicht, das Tempo ihres Tuns zu wählen, daß sie dem Geschehen bewußt folgen können, sonst würden Sie wieder der Mechanik unterworfen sein, mit der Sie gewohnt sind, sich zu bewegen.

Der Umgang mit dem Schmerz sähe folgendermaßen aus: Suchen Sie die Stelle in sich, die schmerzt. Nehmen wir einmal an, es ist Ihr Schultergelenk. Bringen Sie Ihren Arm in eine Stellung, wo er schmerzt, und versuchen dann, die Lage herauszufinden, wo Sie beschwerdefrei sind. Beginnen Sie innerhalb der schmerzfreien Zone, den Arm zu bewegen. Im so spürenden, tastenden Versuchen entdecken Sie die sich nach außen verschiebende Schmerzzone und somit den immer größer werdenden Bewegungsraum. *Miriam Goldberg* hat das in einem Aufsatz beschrieben[1].

> Wenden Sie sich wieder dem Objekt Stuhl zu. Erspüren Sie seine Art und Beschaffenheit, Form und Material, überprüfen Sie ihn auf Stabilität und Labilität. Begreifen Sie ihn. Be-greifen als Handlung gedacht. Wir begreifen ihn, wenn wir ihn in seiner Eigenart erlebt haben. Er wird nur ein totes Ding bleiben, solange er uns fremd ist. Entscheiden Sie, ob Sie sich mit ihm in seinem So-Sein arrangieren können. Ist dieses Gefühl, daß er *zu* hart ist, zustandegekommen durch die übermäßige Anspannung, mit der Sie sich ihm zur Wehr setzen? Das läßt sich in Erfahrung bringen, wenn Sie sich lösen. Ist er *zu* nieder, weil Sie vielleicht lange Beine haben, dann würde das von Ihnen eine entsprechende Maßnahme erfordern, zum Beispiel die Sitzfläche erhöhen, indem Sie sich etwas unterschieben. Ist Ihr Nachbar Ihnen in diesem Augenblick vielleicht zu nah? Brauche ich mehr räumliche Distanz zu ihm? Sie hier als Zuhörer sind festgenagelt auf Ihrem Stuhl.

Es ist Ihre Vorstellung, sich von Ihrem Sitzplatz nicht wegbewegen zu dürfen. Es ist die Vorstellung, die Sie hindert, frei zu wählen, in welcher Stellung Sie mit mir in Verbindung treten können, damit das Gesagte in Ihnen wirksam werden kann.

Versuchen Sie herauszufinden, ob das Objekt, also in unserem Fall der Stuhl, zu hart, zu niedrig oder zu nah am Nachbarn sein kann, um Wohlbefinden zu erlauben. Es bedarf nun Ihrer Maßnahme, um sich situationsgerecht zu verhalten.

4.2. Gräff

Überprüfen Sie auch, inwieweit die Gegebenheiten veränderbar sind. Der Wandel von dem ... zu ..., zum »Zuträglichen« vollzieht sich in unserer Maßnahme, im Maßnehmen. Umgang mit sich selbst, mit den Dingen, mit dem Mitmenschen heißt also Anpassung, heißt Maßnehmen. Vor einiger Zeit sagte mir ein Patient: »Immer wenn ich aus der Stunde komme, stehen alle Ampeln auf Grün«. Das Maßnehmen in diesem Fall ist, daß der Patient sein Fahrzeug so lenkt, so das Tempo einstellt, daß er freie Fahrt hat. Sie hier als Zuhörer müssen sich selbst lenken.

Finden Sie bei sich heraus, was Sie in diesem Augenblick brauchen, verbinden Sie sich mit Ihren Wünschen, damit sie Wirklichkeit werden können. Sind es ein paar Minuten, um sich mit den eigenen Wahrnehmungen zu befassen? Oder zur Information über eine Ihnen unbekannte Behandlungsmethode?

Letzteres würde bedeuten, so mit sich umzugehen, daß ein Boden geschaffen wird, wo ein Same aufgehen kann. Wir fahren die Antennen aus, um zu empfangen. Damit unsere Handlung einen Sinn bekommt, müssen wir uns öffnen, das heißt bereit machen für das, was auf uns zu kommt. Es entsteht dann Sinn, wenn das betreffende Organ mit seiner Funktion sich ausrichtet auf das zu Schmeckende, zu Hörende oder zu Ertastende. Durch die Verbindung mit ihm entsteht das Geschmeckte, das Gehörte oder Ertastete. Diese enge Verbindung von Wahrnehmung und Wahrzunehmendem macht den Augenblick sinnhaft. Ob es ein Sich-Öffnen, Sich-Ausrichten auf das eigene Innere, auf einen Gegenstand, den Raum oder eine Person ist — sinnvoll wird es erst in der Verknüpfung mit dem Ziel. Der Augenblick wird sinnhaft und beginnt Gestalt anzunehmen, daß heißt, im Geschmeckten beginnt der Verdauungsvorgang, die Zersetzung in die für uns lebensnotwendigen Bestandteile, im Gehörten die Wirkung des Gesagten, im Gesehenen die Auseinandersetzung mit dem Bild.

Nochmals kurz zusammengefaßt wäre der aufzuzeigende Weg:
Wie über das Hören der inneren Stimme es zur Wahrnehmung kommt,
wie sich dann die Körperstimme der Körpersprache bedient, um sich Ausdruck zu verleihen,
wie der Mensch lernen muß, die Körpersprache zu verstehen, um mit sich umgehen zu können,
wie dann bei diesem Umgang aus dem Körper ein beheimateter Leib wird,
wie die Dinge ihre Fremdheit verlieren, wenn sie integriert sind,
wie es zum Sinn kommt und etwas sinnvoll wird,
und wie dann aus dem Sinn Gestalt wird.

Anmerkung des Herausgebers:

1 *Siehe ihren Beitrag: »Über meine Therapieformel in der KBT«, Seite 98 ff.*

VERSUCH EINER BESCHREIBUNG DER KBT-ARBEIT IM SINNE EINES 5-GLIEDRIGEN AUFBAUS

Von Edith KIRCHMANN (1978)

Die Anfänge der KBT gehen auf die Jahrhundertwende zurück. In Auflehnung gegen die vordringende Industrialisierung, Technisierung und die damit verbundene Rationalisierung entstand als Gegenströmung eine verstärkte Hinwendung zum Leiblich-Seelischen.
(Hier ist die Darstellung der KBT-Geschichte weggelassen — siehe den Beitrag Stolze, Seite 278 ff.)
Die Methode wird heute vornehmlich in Kliniken, in freier Praxis und in Beratungsstellen durch Ärzte, Psychologen, Krankengymnastinnen, Sozialpädagogen u. a. praktiziert. Sie versteht sich als ein gruppentherapeutisch orientiertes Verfahren. Eine Anthropologie zur Methode wurde bisher nicht ausdrücklich formuliert. Ansätze dazu können bei *H. Stolze* gefunden werden, der sich an das Gedankengut der Gestalttheorie und der Gestaltpsychologie anlehnt.

Wie bei anderen leib-orientierten Therapien (z. B. Integrative Bewegungstherapie, rhythmische Bewegungstherapie u.a.) wird davon ausgegangen, daß der Mensch eine totale Einheit von Leib, Seele und Geist *ist*. Zwar können Teilbereiche für sich untersucht, betrachtet, beschrieben und angesprochen werden, jedoch erhält jeder Teilaspekt nur Sinn und Fertigkeit aus der Gesamtschau heraus. *Christian von Ehrenfels* schreibt bereits 1890 in seiner Abhandlung »Über Gestaltqualitäten«, daß nicht die Synthese der Einzelelemente — der Töne, Punkte oder Linien z. B. — eine Gesamtqualität ergibt, sondern daß sie als ursprünglicher Wahrnehmungsgehalt dominant erscheint. »Die Gestalt ist nicht nur mehr als die Summe der Teile, sondern auch etwas anderes«. Wenn wir eine Melodie hören, nehmen wir nicht einzelne Töne wahr, sondern wir erfassen das »Primat der Gestalt« *(Buytendijk)*. Wenn wir einen Menschen sehen und zu ihm in Kontakt treten, nehmen wir nicht Augen, Mund, Nase, Haarfarbe, Körpergröße, Kleidung usw. wahr, sondern die ganze Gestalt. Wir sprechen von der Ausstrahlung eines Menschen, von seiner Gesamterscheinung und können unseren Eindruck nur schwer analysieren.

Das Erfassen von Einzelheiten gilt als sekundäre Wahrnehmung im Gegensatz zur primären der Gestalt. Würden wir zunächst nur Einzelteile aufnehmen, so wäre unser Bewußtsein von einer verwirrenden Menge von Teilbegriffen besetzt. Wie bei einem Puzzle, bei dem uns die Bildvorlage fehlt, bestünde unsere Hauptbeschäftigung darin, uns mühsam die Verbindung der vielzähligen Einzelteile zu erarbeiten. Jedes Neugeborene müßte diesen Prozeß vom Einzelnen zum Ganzen für sich von Neuem leisten. Zu unserer Erleichterung hat die Natur unser Wahrnehmungsvermögen so eingerichtet, daß wir zunächst die Gesamtgestalt auf Kosten der Einzelheiten erfassen.

Jede Gestalt weist Strukturen, Ordnungen und Gliederungen auf. Ihre einzelnen

4.3. Kirchmann

Teile üben eine Funktion im Ganzen aus. Manche sind dominant, andere untergeordnet. »In einer Gestalt bestimmen das Ganze und die Teile einander gegenseitig« *(Buytendijk)*.

Es wird zwischen offenen und geschlossenen Gestalten unterschieden. Eine offene weist Störungen, Unebenheiten, Lücken, Fehler auf, die das Geschlossensein, das Abgerundetsein, das Vollständigsein verhindern. Eine geschlossene Gestalt wird als »prägnant« oder »prononciert« *(Buytendijk)* bezeichnet. Es besteht geradezu ein inneres Bedürfnis des Menschen, eine Gestalt als prägnant zu erleben. Wir neigen dazu, fehlende Elemente zu ergänzen, um eine Totalität herzustellen. Auch ein Kreis mit geringen Unebenheiten wird dennoch als Kreis erlebt; die Karikatur eines Menschen steht für die ganze Person, einzelne Töne erinnern doch an eine bestimmte melodische Gestalt.

Diese Gedanken der Gestalttheorie sind für die KBT — wie auch für andere therapeutische Richtungen — von mehrfacher Bedeutung:
1. vermitteln sie eine Theorie über kognitive Prozesse im Zentralnervensystem;
2. können sie als anthropologischer Ansatz verwendet werden;
3. sind sie als theoretischer Hintergrund des therapeutischen Vorgehens einzustufen.

Nach dem Prinzip der Gestalttheorie wird in der KBT der Mensch nicht nur als geschlossene Totalität von Leib, Seele und Geist gesehen, sondern auch in seinen ethnologischen und sozialen Bezogenheiten. Nur in diesem Zusammenhang und diesem Zusammenblick ist es möglich, Teilaspekte sinnvoll zu erfassen. Wird körperliches Geschehen in den Vordergrund gestellt, so werden emotionale und kognitive Ebenen ebenfalls angesprochen und bearbeitet. Körperliches Fehlverhalten beeinträchtigt in gleicher Weise nicht nur physisches Geschehen, es wirkt sich auch auf das psychische Verhalten aus. Die Psychosomatik hat in den vergangenen Jahren diese Zusammenhänge von Leib und Seele aufgezeigt.

In der KBT wird von der körperlichen Seinsebene ausgegangen, sozusagen von der Basis unseres Seins; es wird vorausgesetzt, daß körperliches Tun sich auf die Emotionalität und die rationale Ebene des Menschen auswirkt.

Diese Gedanken werden von der Entwicklungspsychologie bereitgestellt, die nachweist, daß das kognitive Lernen und die Entwicklung der Emotionalität durch Körperprozesse in Bewegung gebracht werden. *Piaget* formuliert, daß auf der Basis der sensu-motorischen Intelligenz erst die Begriffsintelligenz entstehen kann. *Stokvis* und *Wiesenhütter* bezeichnen die Wechselwirkung von Bewegung und Wahrnehmung als »kinästhetische Bewußtmachung«. Auch *von Weizsäcker* formuliert in seiner Gestaltkreislehre diesen Gedanken.

Durch körperbezogene Erfahrungen sollen Selbstwahrnehmung, Gefühle und Empfindungen, Selbsterkenntnis und Fremdwahrnehmung, Einsicht, Aussicht und Übersicht, Verstehen und Begreifen wachgerufen, angeregt, gefördert und verändert werden.

Es geht in dieser Methode nicht nur um die Wechselwirkung von leiblichem,

4.3. Kirchmann

seelischem und geistigem Sein; hiermit würde der Einzelaspekt vor der Totalität wieder dominant werden. Durch die »Ansprache« des leiblichen Menschen soll unmittelbar auf seine Ganzheit gezielt werden. Hier spielen philosophische Anschauungen von *Marcel, Merleau-Ponty* und *Dürckheim* hinein, die den bereits viel zitierten Gedanken vertreten: wir alle *haben* nicht nur einen Körper, wir *sind* auch unser Körper! Unser körperliches In-der-Welt-Sein ist Grundbedingung für die notwendige Trennung von Ich und Nicht-Ich, für die Ich-Entwicklung und Umweltbeziehung. Die Identifizierung mit meiner eigenen Körperlichkeit ist Voraussetzung für eine Beziehung zu mir selbst und meinem Umfeld.

Bekanntlich kann der Bezug zur eigenen Leiblichkeit durch die Ratio gestört werden. »Manchmal steht der Mensch seinem Leibe gegenüber wie einem Instrument, manchmal erlebt er sich *in* seiner Leiblichkeit. Sein und Haben wechseln miteinander ab und werden gegenseitig verknüpft und verflochten« *(Buytendijk).*

Die KBT wird durch den Begriff »*konzentrativ*« charakterisiert. Im allgemeinen Sprachgebrauch wird darunter geistige Sammlung oder gespannte Aufmerksamkeit verstanden. In unserem Fall ist damit die Hinwendung des ganzen Menschen, d.h. seiner sinnlichen, geistigen und körperlichen Fähigkeiten auf sich selbst und auf seine Umwelt gemeint. Dies wird dadurch gefördert, daß die optische Wahrnehmung weitgehendst ausgeklammert wird[1]).

Von allen Sinnen ist in der Regel das Sehen am besten ausgebildet. Eigene Befragungen bei mehr als 100 Personen haben ergeben, daß das Sehenkönnen ihnen am wichtigsten erscheint, danach folgt das Hören, unterschiedlich gewichtig werden Schmecken, Riechen und Tasten eingestuft.

Das Neugeborene entwickelt seine Sinnesorgane in umgekehrter Reihenfolge. Schmecken, Riechen vermag es, sobald es auf der Welt ist, Hören und Tasten entwickeln sich jedoch später, vor dem Sehen. Gerade die optische Wahrnehmung, die zuletzt entwickelt wird, bildet sich in der Regel so stark aus, daß sie oft in Verbindung mit unserem Erinnerungsvermögen andere Sinneseindrücke vorwegzunehmen vermag und ihren Gebrauch sogar unterbindet. (Ich sehe ein Material und weiß, wie es sich anfühlt; also brauche ich es nicht mehr zu berühren. Ich sehe eine Speise und weiß bereits, wie sie schmecken wird.) Im Sehen liegt etwas Distanzierendes; Objekt und Ich nehmen keine Berührung zueinander auf. Diese distanzierte Wahrnehmung richtet sich nicht nur auf die Dinge um uns, sondern auch auf uns selbst. Im Extremfall sehen wir uns selbst als Fremdem zu. Diesen Gedanken finden wir bei *H. Stolze* wieder, wenn er sagt: »Für den Menschen der Gegenwart ist es bezeichnend, daß er meist ›außer sich‹ ist und nur von außen sich selbst, seinen Körper und seine Beziehung zur Umwelt reflektierend bedenkt«.

Durch das Schließen der Augen wird das Nach-außen-Gerichtetsein unterbunden. So wie ein schielendes Kind das gesunde Auge zugedeckt bekommt, damit das andere geschwächte Auge sich stärkend entfalten kann, so wird in der KBT versucht, die übrigen Sinne unter Ausschluß des Sehens anzusprechen oder wachzurufen. Dieses Ausklammern der optischen Wahrnehmung hat notwendig eine Verunsicherung zur Folge. Der Mensch wird auf Spüren, Tasten, Riechen und Schmecken zurückgeworfen. Dies impliziert ein regressives Verhalten im Ansatz der Methode. Durch die ungewohnte, veränderte, verunsichernde Situation kann jedoch der Patient für neues Verhalten aufgeschlossen werden. Er hat die Möglichkeit, sich körperlich zu erspüren, zu ertasten, zu erfühlen, zu erleben und zu verstehen im wahrsten Sinne des Wortes.

»Der Sinn mit dem größten Anteil an Sinnesreiz-Inbildern (vgl. die *Scheidt*sche Inbildlehre), das Spüren und Tasten (Schmecken und Riechen) wird im Zuge der therapeutischen Bemühungen ganz in den Vordergrund gerückt. Damit verschiebt sich auch die Beziehung zur Umwelt: das distanzierende, unverbindliche Sehen fällt weg, das 'nähere', verbindliche Fühlen und Tasten verpflichtet in viel stärkerem Maße im Sinne einer Zugehörigkeit zur Welt« *(Stolze)*. Da der Patient im Verlauf des Übungsgeschehens nicht eigentlich neulernen, sondern lediglich umlernen muß, ist die Verunsicherung in der Regel ein kurzfristiges und vorübergehendes Moment, dem erfahrungsgemäß eine Phase der zunehmenden Selbstsicherheit folgt. Sehr bald kann er erleben, daß seine Sinne zuverlässige Mittler seiner Umwelt sein können. Durch die Regression, die für viele Patienten Voraussetzung für eine Neuorientierung ist, können Objektbeziehungen primärer erlebt werden. Die Zunahme der Sinnenhaftigkeit fördert das eigene Erleben und die Beziehungsfähigkeit zur Umwelt. Obgleich die Beziehung zum Umfeld eingeschränkt wird, findet eine Bewußtseinserweiterung statt. Durch die Abwendung des visuellen Geschehens kann eine Zuwendung zum Eigenen, zum Eigentlichen erfolgen. Ich lerne mich zu erspüren durch meine sinnenhaften Fähigkeiten. Im allgemeinen Sprachgebrauch sprechen wir von einem »sinnvollen« oder »sinnlosen« Dasein, wir geben den Dingen einen »Sinn«.

Bisher wurde formuliert, daß in der KBT vom körperlichen Geschehen ausgegangen und daß das Sehen ausgeschaltet wird, zumindest für längere Phasen. Die Frage nach der Art der Bewegung wurde dabei bisher ausgeklammert.

Zunächst muß gesagt werden, daß keine gymnastischen Übungen oder sportliches Training zu erwarten sind. In behutsamer Weise wird ein möglicher Bewegungsablauf angeboten. Dieser kann gedanklich vorweggenommen werden, um die spätere Ausführung zu erleichtern. Neurologische Untersuchungen haben ergeben, daß durch die gedankliche Hinwendung auf einen Körperteil der Muskeltonus verändert werden kann. Mehr meditativ wird die Bewegung vollzogen, langsam, damit sie nicht in Technik ausartet, sondern den Bezug zur eigenen Befindlichkeit herstellen und aufrechterhalten kann. Das körperliche Sich-Erspüren steht im Vordergrund. Diese Selbstwahrnehmung kann eine innere Bewegung in Gang setzen, die wiederum in äußeres Bewegtwerden zurückfließen kann.

»Das Erspüren des Körpers, sowohl in Ruhe als auch in Bewegung, führt den Menschen zum Erlebnis seiner Selbst als einer leibseelischen Einheit; auf diesem

4.3. Kirchmann

Wege kann man ihn durch übendes Arbeiten an und mit seinem Körper zur seelischen Wiederherstellung verhelfen, wobei es nicht auf die äußerlichen Übungen ankommt, sondern auf die inneren Erfahrungen, die an dem Übungsgeschehen gewonnen werden können« *(Stolze).*

Insgesamt kann das Übungsangebot als unspezifisch bezeichnet werden. Jede alltägliche Situation kann zum Ausgangspunkt gewählt werden. Die Ruhehaltung, sei es im Liegen, Sitzen oder Stehen, bildet jedoch eine bevorzugte Ausgangsposition. Selbstverständlich wird sich die Auswahl nach der Situation der Gruppe richten.

Probleme des Angenommen- und Abgewiesenwerdens, des eigenen Widerstandes und der Anpassung, Erwartungshaltungen, Frustrationen und Bestätigungen können durch gezielte Angebote erfahrbar gemacht werden. Durch die benutzten Gegenstände werden ganz bestimmte psychologische Probleme wie Geben und Nehmen, Besitzen und Verlieren, Aufbauen und Zerstören, Annehmen und Ablehnen aufgeworfen und können bearbeitet werden.

Das Erspüren des eigenen Körpers wie auch eines Gegenstandes fördert den sensiblen Umgang mit sich selbst, mit den Dingen, mit dem Partner und später mit der Gruppe. Erfahrungsgemäß ist gerade die Steigerung der Sensibilität ein charakteristisches Resultat der KBT.

Jedes intensive, meditative Umgehen — sei es mit sich oder mit einem Objekt oder mit einem Partner — birgt die Möglichkeit, Vergangenes wachzurufen und wieder aufleben zu lassen. Erfahrungen beglückender oder traumatischer Art können wiedererinnert und als gegenwärtig durchlebt werden. Durch das wiederholte Lebendigwerden lebensgeschichtlich wichtiger Ereignisse kann eine therapeutische Wirkung im analytischen Sinne erfolgen.

Trotz der Schwierigkeit, eine dynamische Methode zu beschreiben, kann festgestellt werden, daß sich ein gewisser Aufbau herausgebildet hat. Grundsätzlich können 5 Phasen unterschieden werden[2].

Die 1. Phase bietet dem Einzelnen in der Gruppe die Möglichkeit, sich zu sammeln, sich im Raum einzufinden, sich einen Platz in der Gruppe zuzuordnen. Es geht darum, daß er mit seiner Befindlichkeit in Kontakt kommt. Häufig werden in dieser Anpassungsphase Möglichkeiten der Entspannung, Übungen zur Tonusregulierung, Atemübungen oder Übungen zur Förderung des körperlichen Erspürens angeboten.

Die 2. Phase kann als Öffnungsphase bezeichnet werden. Die Sammlung auf sich selbst wird erweitert durch das Einbeziehen eines Objektes. In diesem Abschnitt kann auch ein musikalisches Angebot erfolgen. Vielfach werden Zeichen-, Malmaterial, Knetmasse oder Ton als Wege zum Ausdruck benutzt.

In der 3. Phase wird die Beziehung zu einem Partner als eine neue Dimension erfahren. Die Kontaktaufnahme zu dem Gegenüber kann über das Objekt (z.B. einen Ball) erfolgen; ebenso ist es möglich, daß über Tasten und Begreifen die Partnerwahl stattfindet. Das in den vorhergehenden Phasen Erlebte kann nun mit dem anderen wiederholt oder erweitert bzw. ergänzt werden. Innerhalb des gleichen Übungsgeschehens kann ein Partnerwechsel erfolgen. Ich erfahre mich in der Auseinandersetzung mit einem anderen Partner jeweils anders: Ich lerne mehrere Reaktionsweisen von mir kennen, sehe mich gleichsam in verschiedenen »Spiegeln« und werde von verschiedenen Personen anders oder gleich erlebt. Der Partnerwechsel kann ein Geschehen (oder ein Verhalten) variieren oder verstärken. Aus dem Partnerspiel kann sich eine Aktivität der Gesamtgruppe ergeben.

Die 4. Phase führt den Einzelnen wieder zu sich selbst zurück. Es wird ihm Zeit eingeräumt, für sich zu reflektieren, was er erlebt hat und wie er das Vergangene erfahren hat. Die möglicherweise stark regressiv gefärbte Gruppenkohäsion wird rückgängig gemacht und der Weg zum Selbst-Verstehen freigegeben. Mehr oder weniger wird in dieser Phase der Weg von Abhängigkeit zur Selbstbesinnung und Selbständigkeit angeboten und geübt.

Die 5. Phase dient der Reflexion in der Gruppe. Da die Gruppe in jeder Phase eine Rolle spielt, auch wenn sie zeitweise für den Einzelnen in den Hintergrund trat, kann hier ihre Bedeutung zum Ausdruck gebracht werden. Die Formen der Verbalisation sind flexibel; sie richten sich nach den Gegebenheiten der Gruppe. Die Methode der Gesprächsführung ist von der Ausbildung des Therapeuten abhängig.

Diese 5 Phasen sind als lose Kette zu verstehen, deren Reihenfolge zum Teil austauschbar ist. Es können Phasen übersprungen oder wiederholt werden. Lediglich der Anfang und der Schluß sind wenig verzichtbar. Maßgeblich für den Gesamtverlauf ist der Patient selbst. Er entscheidet für sich, ob er mitmacht, wie weit er mitmacht und wann er aufhört. Er kann Länge und Anordnung der Phasen für sich bestimmen. Richtiges und falsches Verhalten wird nicht unterschieden. Die Vorschläge werden vom Therapeuten in Form eines Angebotes formuliert. Durch diesen möglichst weiten Freiraum wird versucht, eine angst- und leistungsfreie Zone zu schaffen. Andererseits kann gerade diese Offenheit des Angebotes bei Patienten Angst auslösen. Das Ungebundensein erzeugt auch bei den sogenannten »Gesunden« häufig verstärkte Unsicherheit. Hier muß nun der Therapeut entscheiden, wieviel Unsicherheit und Angst er aufkommen lassen kann, wieviel Sicherheit er selbst zu vermitteln vermag, wieviel Angst er selbst aushalten kann. Das Selbstverständnis des Therapeuten spielt — wie in jeder Therapie — eine eminent wichtige Rolle.

In der KBT wird dem Therapeuten eine Führerrolle zuerteilt mit einem Minimum an Dominanz. Der Therapeut bietet an, er regt an, aber er muß immer seinem Gegenüber die Freiheit lassen, sich zu entscheiden. In diesem Sinne wird seine Rolle auch als »fokussierend« *(Stolze)* bezeichnet[3], wobei es seinem Gegenüber freigestellt bleibt, ob er dieses Spiel überhaupt mitspielt.

Wichtig ist für den Therapeuten, um die tiefenpsychologischen Hintergründe zu wissen und damit umgehen zu können. Im Übungsgeschehen hat er selbst drei Möglichkeiten, sich in der Gruppe zu verhalten:

1. Er übernimmt eindeutig die Rolle des Führenden. In diesem Fall nimmt er als Beobachter an dem Gesamtgeschehen teil und interveniert, wenn es die Situation erfordert.

2. Er wechselt zwischen Führung und Integration. Er versucht aktiv an dem Geschehen teilzunehmen. Nach eigenem Ermessen oder je nach Situation übernimmt er wieder klar die Rolle des Leiters.

3. Er gibt die Rolle des Führenden so weit wie möglich ab, entweder an einen Einzelnen oder an die Gesamtgruppe. Die Gruppe arbeitet autonom. Er integriert sich als Teilnehmender.

Diese drei Möglichkeiten sind abhängig von der Konstellation der Gruppe. Je selbstsicherer die einzelnen Gruppenmitglieder werden, umso mehr kann der Therapeut seine führende Position an andere abtreten.

Wenn der Therapeut zum Mittun anregt, sollte er keine Vorstellungen haben, wie ein Prozeß zu verlaufen hat. Nicht seine eigenen Vorstellungen sind wichtig, sondern die Entfaltungsmöglichkeiten des Patienten. Keinesfalls darf der Therapeut bewußt suggestiv wirken. Tiefere Deutungen[4] sollten möglichst vermieden werden. Nur das, was der Patient von sich aus äußert, wird bestätigt und verstärkt. Das Verfahren kann als Einzeltherapie oder als Gruppengeschehen angeboten werden. Das Ziel einer Einzeltherapie wird es sein, den Patienten gruppenfähig zu machen, d. h. seine Kontaktfähigkeit und Stabilität so weit zu entwickeln, daß er sich in einem Gruppenprozeß einordnen kann[5].

Grundsätzlich wird in der KBT nicht formuliert, ob alle Altersstufen für diese Methode geeignet erscheinen. Nach meinem Dafürhalten scheint diese Therapieform primär für Erwachsene und begrenzt auch für Jugendliche anwendbar[6]. Das konzentrative Sich-Erspüren, das mehr meditative Mit-sich-selbst-Umgehen scheint nicht dem kindlichen Verhalten zu entsprechen. Zumindest kann gesagt werden, daß andere Methoden in diesem Alter vielleicht sinnvoller und effektiver sein können.

(Hinweise zu den Indikationen und Kontraindikationen sind weggelassen, weil sie in anderen Beiträgen schon dargestellt sind; siehe z.B. Becker, 1982, Seite 191 ff.)

4.3. Kirchmann

Anmerkungen des Herausgebers:

1 Es muß aber hinzugefügt werden — wie schon an anderer Stelle —, daß das Schließen der Augen keine unabdingbare Voraussetzung der KBT-Arbeit ist, ja daß es auch kontraindiziert sein kann.
2 Dies gilt nicht allgemein, sondern zunächst für die Arbeit der Verfasserin in der Verwendung der KBT als Gruppenmethode. Der folgende Ordnungsversuch ist jedoch äußerst bedenkenswert.
3 Stolze spricht neuerdings lieber von »Konzentration« anstelle von »Fokussierung« (siehe seinen Beitrag 1983: »KBT als tiefenpsychologisch fundierte Psychotherapie«, Seite 212).
4 Gemeint sind — wie sich auch aus dem folgenden ergibt — Deutungsangebote von seiten des Therapeuten, denn immer wieder erleben wir sehr »tiefe« Deutungen, die der Patient selbst dem Erfahrenen gibt.
5 Die Einzelarbeit mit der KBT kann auch andere Ziele haben, z.B. die einer Ich-Stärkung ohne unmittelbaren Bezug zur Gruppe.
6 Es darf aber nicht vergessen werden, daß Elsa Gindler selbst und besonders auch eine ihrer Schülerinnen, Elfriede Hengstenberg/Berlin, viel mit Kindern gearbeitet hat, und daß auch heute in zunehmendem Maß mit Kindern KBT-Arbeit gemacht wird. Dabei wird man das spielerische Element stärker in den Vordergrund rücken und gleichzeitig mehr führen müssen.

VOM ERKENNEN DER ERLEBNISSTÖRUNG IN DER KONZENTRATIVEN BEWEGUNGSTHERAPIE

Von Ursula KOST (1979)

Unsere Arbeit geht auf *Elsa Gindler* zurück und wurde von *Helmuth Stolze* 1958 in der Bundesrepublik unter dem Namen »Konzentrative Bewegungstherapie« bekannt gemacht, zunächst über Kurse, die in Lindau alljährlich und dann auch an anderen Orten abgehalten wurden, und eine Reihe von Vorträgen und Veröffentlichungen. Der Grundgedanke von *Elsa Gindler* war, die Bewegung als Erfahrung und Erlebnis in den Mittelpunkt zu rücken, im Gegensatz zu der auch heute noch weit verbreiteten Oberflächenbetrachtung der Bewegung als eines von außen beobachtbaren und meßbaren Phänomens, das in seinem räumlich-zeitlichen Verlauf registriert werden kann. Innerhalb der letzten 20 Jahre haben wir mit dieser Methode an verschiedensten Orten gearbeitet und sie weiter ausgebaut und entwickelt. Wir haben 1975 den Deutschen Arbeitskreis für Konzentrative Bewegungstherapie gegründet, um die Erfahrungsmethode auch theoretisch zu durchleuchten und einen Weiterbildungsgang für angehende Therapeuten zu entwickeln.

Unser Ziel ist es, dem Menschen zunächst zum Erkennen seiner Erlebnisstörung zu verhelfen, sie ganzheitlich zu erfassen und ihm zu einer veränderten, erweiterten Wahrnehmung der eigenen Person in Beziehung zum Selbst und zur Umwelt zu verhelfen. Dies bedeutet, daß unsere Arbeit sowohl als Therapie wie auch als pädagogisches Angebot gleichermaßen geeignet ist. Wir haben die Erfahrung gemacht, daß im konzentrativen Arbeiten mit der Bewegung aus unseren Angeboten jeweils das gemacht und erlebt wird, was für den Einzelnen im jetzigen Zeitpunkt wichtig und notwendig, aber auch möglich ist. Das Erleben der eigenen Mitte, des eigenen Lebensraumes außen und innen, das Akzeptieren von Grenzen, die nicht verändert werden können, aber auch die Erfahrung, immer wieder die Grenzen nach außen verschieben zu können, ist Ziel unserer Arbeit. Die bewußte Wahrnehmung der gegenwärtigen Möglichkeiten führt dazu, Gegenwart als das zu Gestaltende zu erleben, Ängste, die Vergangenheit oder Zukunft betreffen, zu relativieren, Vorstellungen sehr häufig negativer Art als solche zu erkennen, Neues zu wagen und zu erproben. Die Arbeit im Jetzt und Hier bedeutet aber nicht, daß wir ahistorisch vorgehen. Häufig werden durch die Arbeit an der Bewegung Inhalte aus dem Unbewußten mobilisiert, die dann auch bearbeitet werden, und das Ziel, auf das wir zugehen, liegt in der Zukunft.

Zur Illustration des eben Gesagten möchte ich berichten, was eine junge Lehrerin schreibt nach Abschluß einer 3-jährigen Gruppenarbeit mit KBT und tiefenpsychologisch fundiertem Gespräch auf ihrem Zeichenblatt, das darstellen sollte, wie sie sich zu Beginn der Arbeit, auf dem Wege, und heute erlebt:

Im oberen Drittel des großen Bogens hat sie ihren Vornamen winzig klein geschrieben, darunter mit blauer Farbe: »Angst, Frechheit, Stolz, Bock, blöde Kuh, dumm, halt Dein Maul, bist Du nochmals so frech, das geht Dich nichts an, Weinen, Heulen, Angst, alles mit sich machen lassen, abkapseln, stur werden, Oma verloren, alles Warme verloren, sich selbst nicht mehr wollen, arm, klein, verrückt, niemand hat mich lieb.«

Dann in der Mitte in roter Schrift: »Damit ordne ich meine Gedanken, in mir ist es ganz aufgeregt, ob ich es durchhalten werde 'ich' zu sagen. Was kam, war kalt, wüst, schlimm. Ich denke ganz selbstverständlich, daß es ganz schlecht ist, so etwas zu wollen und zu denken, sagen ist noch schlechter. Nein, das geht überhaupt nicht, da habe ich Angst. Ich warte, bis mich jemand im selben Augenblick verprügelt, verdient hätte ich es ja.«

Im unteren Drittel des Bildes ihr Name groß, drumherum folgender Text: »Ich bin fast ganz ruhig; während ich das zeichne und hinschreibe, denke ich mir noch, eigentlich darf man das nicht. Aber ich tue es trotzdem und finde es richtig, und wenn ich das lange genug durchhalte, wird es mehr sein als das. Ich werde für mich und alle da sein, ohne 'ich' sagen zu müssen. Es wird selbstverständlich sein, daß alle wissen, wer ich bin, da ich es weiß. Ich bin wieder geworden, der ich einmal war und nicht wußte, daß ich es bin. Ich möchte, daß alle wissen, daß ich alle mag, aber ich anders als alle anderen bin. Ich wünsche mir, daß alle wissen lernen, daß sie anders als alle sind, sich aber in dieser Andersartigkeit lieben lernen.«

Nun zum Weg:

Elsa Gindler sagt in dem einzigen Vortrag, der uns erhalten ist:
(Hier ist ein längeres Zitat aus »Die Gymnastik des Berufsmenschen« weggelassen, das sich mit »Konzentration«, »Bewußtsein« und »Spannung« beschäftigt; siehe Seite 227 ff).

Die bewußte Wahrnehmung der taktilen Reize ebenso wie der kinästhetischen führt zu Erlebnissen von einer großen emotionalen Intensität, die bis zur Erschütterung gehen kann. Frühe, manchmal früheste Erinnerungen tauchen wieder auf, häufig angstbesetzt, aber manchmal auch sehr lustvolle Erlebnisse. Der KBT-Therapeut muß damit rechnen, daß jedes Angebot die Möglichkeit enthält, bei einzelnen Übenden zu intensiver Regression zu führen. Ebenso muß er wissen, daß, wie in anderen gruppentherapeutischen Methoden auch, massive Übertragungserlebnisse einfließen. Wir haben inzwischen erkannt, daß verschiedene Angebote verschiedene entwicklungspsychologische Phasen ansprechen, das Liegen auf dem Boden z. B. ganz frühe Stufen, ebenso das sich vom Platz bewegen ohne zu gehen, während Arbeit am Sitzen den analen Bereich in der analytischen Terminologie anspricht; auch die ödipale Problematik wird in der KBT vor allem bei Gruppenübungen ganz deutlich mobilisiert und desgleichen der sexuelle Bereich.

Die von uns verwendeten Übungsobjekte, wie Ball, Stab, Seil, Kugel, aber auch

4.4. Kost

Gegenstände aus dem täglichen Leben: Steine, Hölzer, Früchte, auch ein Plüschball oder ein Teddybär, haben nicht nur ihren spezifischen Aufforderungscharakter, sondern auch eine symbolische Bedeutung. Der Stab z. B. als Stecken und Stab, als Waffe, als erigierter Penis, als Turnstange, als Schlagstock. Die Kugel als weibliches Symbol, Urbild der Vollkommenheit. Sie vermittelt Gefühle von Ganzheit, Geborgenheit, wird dynamisch, frei, beweglich, labil, fließend ohne Anfang und Ende erlebt. Die Kugel ebenso wie der Ball, auch als Symbol der Mutterbrust, führt an ganz frühe Schichten heran. Die Identifizierung mit ihnen wird oft sehr stark erlebt. Dies kann dazu führen, daß einzelne Kursteilnehmer eine Kugel über 5 Tage hinweg bei sich tragen, oder aber große Schwierigkeiten haben, sie beim Tauschen an einen anderen abzugeben. Sowohl der Stab als auch die Kugel kann aber auch aggressiv oder zur Kontaktaufnahme zu anderen Menschen verwendet werden. Die verschiedene Symbolik, ebenso wie der andersartige Aufforderungscharakter dieser Gegenstände, führt zu vollkommen verschiedenartigen Abläufen innerhalb des Gruppengeschehens. Außerdem werden ganz persönliche Erinnerungen wachgerufen durch konzentrativen Umgang mit dem eigenen Leib, ebenso wie mit Dingen und Menschen. Der direkte Zugang zum emotionalen Bereich über den Leib bedeutet, daß sonst funktionierende Abwehrmechanismen unterlaufen werden können, was zu ganz starken Angstreaktionen führen kann, uns aber dadurch die Möglichkeit der Bearbeitung ganz früher Ängste bietet.

In Anlehnung an Arbeiten von *Stolze* möchte ich das hier beschriebene Geschehen in verschiedene Ebenen aufteilen und an Hand eines Beispieles verdeutlichen.

> Der Gruppenleiter macht folgendes Angebot: Liegen auf dem Rücken, Kontakt zum Boden aufnehmen, den ganzen Körper erspüren, dann beide Arme zur Senkrechten führen, mit den Fingerspitzen der rechten und linken Hand abwechselnd, später beide Hände gleichzeitig nach oben führen und mit den Fingerspitzen in Richtung der Decke ziehen. Dann die Arme zurücksinken lassen und nun jeder in seinem Tempo mit diesen verschiedenen Möglichkeiten arbeiten. Versuchen wahrzunehmen, wo die Bewegung beginnt, was alles daran beteiligt ist und dann durch Öffnen der Augen und Strecken zum Ende kommen. Die erste Ebene war die Erfahrung des Bewegungsablaufes, die von vielen Teilnehmern sehr deutlich wahrgenommen worden war. Es entsteht ja eine Streckung in der Brustwirbelsäule, die ihrerseits auch Einfluß auf das Atemgeschehen nimmt. Die zweite Ebene war bei zwei Kursteilnehmern eine Empfindung von Trauer, Sehnsucht und Zärtlichkeit. Bei einer anderen Teilnehmerin Beklemmung, Angst, Lähmung und Wut. Von den beiden erstgenannten Gruppenmitgliedern kam die Mitteilung: Ich habe mich gefühlt wie ein Säugling, der aufgenommen werden will, während bei der Teilnehmerin mit dem Wut- und Lähmungserlebnis die Erinnerung an sehr belastende politische Erlebnisse (Deutscher Gruß!) in ihrer Kindheit aufkam. Die dritte Ebene wäre damit das Auftauchen und Wahrnehmen eines Bedeutungsgehaltes, was auch als »Einsicht« bezeichnet werden kann. In einem weiteren Schritt können sich Asso-

ziationsketten anschließen und als Letztes kann darüber geprochen werden, oder auch nicht. In jedem Falle ist hier das Bewußtwerden dessen, was durch die Bewegung angestoßen wurde, deutlich.

Was haben diese Erlebnisse zu bedeuten? Im ersten Falle wurde das emotionale Erleben eines in der Analyse schon bekannten Tatbestandes, eine neue Möglichkeit geboten, mit der Urangst umzugehen und sie ein Stück weiter zu bearbeiten. Im zweiten Fall fand das Gruppenmitglied eine eigene Lösungs- und Bearbeitungsmöglichkeit. Sie ballte die Hand zur Faust, dadurch wurden Angst und Lähmung überwunden, während die latente Aggression deutlich nach außen gebracht und auch verbal geäußert werden konnte.

An welchen Personenkreis richtet sich unser Angebot? KBT hat auch für jeden Gesunden etwas zu bieten, deshalb haben wir immer wieder einmal überlegt, ob wir den Begriff »Therapie« nicht erweitern sollten, haben bislang aber noch keinen Ersatz gefunden. Auch wir sogenannten Gesunden haben durch Zivilisation Einengungen und Entfremdungserlebnisse durchlebt, die zum Verlust der bewußten Wahrnehmung des eigenen Leibes führen. Wir müssen ja, um mit dem Übermaß an Reizen leben zu können, auswählen. *Arnold Gehlen* sagt, daß wir mit Verkürzungen, Andeutungen und Symbolen leben. Aber erst das Überschauen zahlloser möglicher Wahrnehmungen gibt Übersicht. Es wird biologisch in erster Linie auf die Wahrnehmung von Situationen, auf Gesamtfelder von Umweltandeutungen ankommen, und nur in Einzelsituationen ist es möglich, Einzelheiten konzentriert wahrzunehmen. Dies bedeutet, daß wir bei der Arbeit mit KBT wieder neu lernen, Dinge zu erfahren, zu erfühlen, schauend wahrzunehmen, zu hören, zu schmecken und damit ganz neue Dimensionen unseres täglichen Lebens zu erschließen. Dies ist mit ein Grund, warum wir häufig mit geschlossenen Augen arbeiten, damit den distanzierenden Umgang mit der Welt aufgeben, aber auch die Vorstellungen beiseite lassen, die uns häufig hindern, direkte Beziehung zu Dingen und Menschen zu bekommen. Es ist überaus eindrucksvoll zu erleben, wie Menschen mit geschlossenen Augen miteinander umgehen; vollkommen neue Wahrnehmungen und Verhaltensweisen werden möglich, Vorurteile können abgebaut werden.

Wie *J.E. Meyer* schon 1961 nachweisen konnte, bewirkt die konzentrative Hinwendung auf einen bestimmten Körperteil anders als beim Autogenen Training Veränderungen der Eigenreflexe nicht im Sinne einer Abschwächung oder Aufhebung, z.B. des Achillessehnenreflexes, sondern eine Reflexsteigerung. Dies kann als Hinweis auf gesteigerte Aktionsbereitschaft gewertet werden. Untersuchungen über den Einfluß von Musik auf die Psychomotorik weisen gleichfalls darauf hin, daß emotionale Abläufe Reaktionen im Muskelsystem in Gang setzen. Nehmen wir nun hinzu, was schon in den zwanziger Jahren *J.H. Schultz* in seinem Autogenen Training und gleichzeitig *Jacobson* in seiner Progressive Relax-

4.4. Kost

ation nachgewiesen haben, daß nämlich Muskeltätigkeit zu psychischen Abläufen führt, so schließt sich der Kreis. Neueste Untersuchungen im Gebiet der pränatalen Psychologie weisen darauf hin, daß ganz frühe Engramme Bewegung mit Empfindung verbinden. Die sinnenhaft wahrgenommene sinnvolle Bewegung ist deshalb in vielen Bereichen einzusetzen, z. B. in der Rehabilitation nach Herzinfarkt, bei psychosomatischen Krankheitsbildern, aber auch bei den immer häufiger festzustellenden Grundstörungen im Sinne *Balints*. Immer mehr werdende Mütter gehören zu diesem Personenkreis. Nachdem die mütterliche Beziehung zum eigenen Leib, ebenso wie das vorhandene oder nicht vorhandene Urvertrauen, sich auf die Entwicklung des Kindes deutlich auswirkt, ist auch hier ein Aufgabenfeld, in das die KBT eingeführt werden sollte. Zunehmend mehr wird in psychiatrischen Kliniken mit dieser Methode gearbeitet, allerdings in einer sehr strukturierten Form, dort häufig als ein Teil eines Gesamttherapieplanes. Alle Neuroseformen sind für KBT geeignet. Schwere Depressionen, sowie Depersonalisationserscheinungen sollten nicht mit KBT behandelt werden (siehe aber auch das unten folgende Beispiel).

Noch ein paar Gedanken zur Rolle des Gesprächs innerhalb der KBT: Das Angebot des Gruppenleiters wird mit der großen Bildhaftigkeit der Sprache die Entwicklung des Gruppenprozesses und der Arbeit ein Stück weit beeinflussen. Wir arbeiten hier sehr verschieden. Es gibt Gruppenabläufe, die sich aus der Zusammensetzung der Gruppe und dem Angebot so entwickeln, daß innerhalb einer Stunde ein bis zwei Interventionen des Gruppenleiters erforderlich sind. Andere Angebote wiederum erfordern ein ständiges verbales Begleiten durch den Therapeuten, etwa wenn bestimmte Bewegungsabläufe beabsichtigt sind. Der Gruppenleiter hat die Aufgabe, ein möglichst weites Feld der Erprobung zu schaffen, so viel Sicherheit wie nötig und so viel Freiheit wie möglich für jeden Einzelnen anzubieten. Das Gespräch ist aber notwendig, weil Bewegungshandlung immer vieldeutig ist, und es oft für den Therapeuten, aber ebenso für den Beteiligten wichtig ist, die Bedeutung eines Verhaltens zu verstehen.

> Beispiel: Eine 27-jährige Krankenschwester kommt nach einem 5-monatigen Aufenthalt in einer psychosomatischen Klinik zu mir in analytische Behandlung. Sie ist schwer depressiv, hat dort in der Klinik zwei Suizidversuche unternommen und berichtet mir nun, daß an ihr überhaupt nichts Gutes sei, daß sie gar nichts wert sei und deshalb auch keine Furcht kenne. Es wäre um sie ja nicht schade, wenn sie beim Autofahren ums Leben käme. Aus der Klinik berichtet sie, daß sie dort KBT mitgemacht habe, das sei für sie immer ganz schrecklich gewesen; sie habe unheimlich viel erlebt, aber es nicht geschafft, darüber zu reden. Sie habe immer in derselben hintersten Ecke gesessen und sei immer wieder von der Gruppenleiterin aber auch von den Gruppenmitgliedern aufgefordert worden, doch dort einmal herauszugehen.
> Ich bin bemüht, bei ihr etwas zu finden, was auf Selbstbehauptung und Lebenswillen hinweist und frage sie nun, wie sie es denn geschafft habe, diesen immer gleichen Platz für sich zu bekommen, weil ich weiß, daß in Gruppen die Tendenz besteht, feste

Eckplätze möglichst nicht allzu lange bestehen zu lassen. Sie meint dazu, sie sei immer so früh hingegangen, daß dieser Platz noch frei gewesen sei. Sie ist ganz erstaunt bei meiner Feststellung, daß sie es hier ja offensichtlich geschafft habe, etwas für sie Notwendiges nicht nur zu erkennen, sondern es auch zu erreichen. Ganz erstaunt ist sie deshalb, weil ihr Verhalten von den anderen dort absolut negativ bewertet wurde.

Beim Gespräch ist es Aufgabe des KBT-Gruppenleiters, durch Fragen und Wiederholen von Geäußertem verständlich zu machen, was der Einzelne von sich sagt, um den Bewußtwerdungsprozeß in Gang zu setzen. Es muß dann immer wieder neu entschieden werden, ob auftauchende Probleme durch weitere Übungsangebote oder verbale Bearbeitung behandelt werden.

Eine Veränderung in der emotionalen Lage kann durch Haltungsänderung herbeigeführt werden.

Beispiel: Eine Gruppe arbeitet im Liegen, von außen dringt Lärm von französischen Panzern herein, die in der Nähe vorbeifahren. Es wird für den Gruppenleiter sichtbar, daß Angst ausgelöst wird. Sein Angebot, durch eine Haltungsänderung mit dieser Störung umzugehen, wird von einigen aufgenommen. Sie richten sich auf zum Sitzen, dann aber weitergehend zu einer Hockstellung mit gestreckten Armen und den Händen auf dem Boden, während ein anderer Teilnehmer wie gelähmt am Boden liegen bleibt.

Das anschließende Gespräch ergibt, daß diejenigen, die sich aufrichten konnten — einer hatte sich auch bis zum Stehen aufgerichtet mit dem Empfinden, ich stelle mich diesem Problem, ich bin der Situation gewachsen — aber auch die anderen, die in der Hockstellung in sich Kraft verspürten, mit diesem Getöse umgehen konnten, während der Teilnehmer, der liegen geblieben war, intensive Gefühle von Angst und Ausgeliefertsein durchlebt hatte, was für ihn in dieser Intensität neu und sehr wichtig war.

Es war mein Anliegen, in Kürze einen Einblick in die Möglichkeiten und Probleme der KBT zu geben. Auf die Entbindung der schöpferischen Fähigkeiten, die sich spontan ereignen im Tanz, beim Malen und Gestalten, bei musikalischen Improvisationen, bei der Arbeit mit der eigenen Stimme und auf das weite Feld der Antriebsbereiche bin ich hier nicht eingegangen.

ÜBER DIE ERWEITERUNG DES THERAPEUTISCHEN RAUMS DURCH KONZENTRATIVE BEWEGUNGSTHERAPIE

Von Helmuth STOLZE (1979)

Die Konzentrative Bewegungstherapie (KBT), von mir 1958 als tiefenpsychologisch fundierte Methode eingeführt, beruht auf der Erkenntnis, daß der Mensch nicht nur einen Leib hat, sondern auch sein Leib ist. Wer als Therapeut damit Ernst macht, der wird auch die Fähigkeit des Menschen, sich selbst im Körperlichen wahrzunehmen, in die Behandlung einbeziehen. Fragen wie: »Was spüren Sie gerade jetzt? Was nehmen Sie von sich selbst wahr? Was teilt Ihnen Ihr Körper mit?« öffnen weit das Tor der Einsicht in das Wesen einer Erlebnisstörung und zeigen unmittelbar die Möglichkeiten zu ihrer Überwindung.

Mit jeder Belebung des Wahrnehmens wird aber (im Sinne der Gestaltkreislehre *von Weizsäckers*) zugleich eine innere Bewegung in Gang gebracht. Insofern mag es erlaubt sein, unser Verfahren eine »Bewegungstherapie« zu nennen. Wir bezeichnen sie als »konzentrativ« und meinen damit eine Einengung der Beziehung zur Aussenwelt durch eine besonders intensive Zuwendung auf einzelne Dinge: »In der konzentrativen Zuwendung zum eigenen Körper erfolgt die Wahrnehmung seiner Gestalt und seiner Funktionen unmittelbarer... Aus der konzentrativen Haltung gegenüber der Außenwelt, zu der auch der eigene Leib gehört, resultiert die Gelassenheit, die Fähigkeit zum affektiv-neutralen 'Die Welt an sich herankommen lassen', 'es darauf ankommen lassen'. Es ist die Haltung, aus der heraus man Dinge als Realität akzeptieren kann, weil man sich ihnen gewachsen fühlt« (*J.E. Meyer*).

Diese Einengung des Bewußtseinsfeldes ist in der KBT jedoch verbunden mit einer Erweiterung des Bewußtseinszustandes. Dabei handelt es sich nicht um eine Quantität, sondern um eine Bewußtseinsqualität, die man am besten als »Bereitschaft« bezeichnen kann. »Werden Sie erfahrbereit«, sagte *Elsa Gindler*, auf deren Arbeiten die KBT zurückgeht, immer wieder zu ihren Schülern. In dieser Haltung kann die distanzierende Reflexion, die für den erlebnisgestörten (= neurotischen) Patienten bezeichnend ist, abgelöst werden durch ein unvoreingenommenes Aufnehmen dessen, was sich seiner Wahrnehmung jetzt und hier anbietet. Dies ist grundsätzlich wichtig; es unterscheidet die KBT von den Methoden, die von Bewegung im Sinne von Lockerung, Rhythmisierung oder Ausdrucksgestaltung psychotherapeutischen Gebrauch machen. Bei diesen handelt es sich stets um vorweg gegebene Vorstellungen, die als Übungen dem Patienten angeboten werden und die er sich dann zu eigen machen soll. Die KBT dagegen hat ein anderes Ziel, nämlich die Begegnung des Patienten mit dem Eigenständigen, Besonderen und Einmaligen zu fördern, die sich seiner unmittelbaren Erfahrung erschliessen. Die Entdeckung der Eigengesetzlichkeit des unmittelbar Erlebten wird dem

Patienten wichtiger als seine aktuelle, lebensgeschichtliche, von der Neurose geprägte Situation. Im Erfahren neuer, verschiedener Wege, sich mit sich selbst und seiner Umwelt auseinanderzusetzen, wird die Freiheit zum gestalteten Umerleben durch Vergleichen, Wählen und Entscheiden zurückgewonnen. Die Störungen der Erlebnisverarbeitung werden dadurch nicht »zugedeckt«, sondern können in ihrem Grund jetzt und hier erkannt und richtiggestellt werden.

Die KBT ist ein Üben ohne Übungen. Jedes menschliche Tun kann in das Üben aufgenommen werden, das nicht kontrapunktisch dem »normalen Leben« gegenüberstehen soll. Es wird vielmehr angestrebt, die Übungsstunden mehr und mehr dem Alltag anzugleichen oder, zutreffender gesagt, die Patienten durch die Übungsstunden vorzubereiten, den Alltag mit *den* Einstellungen zu leben, wie sie in der Arbeit mit der KBT erfahren worden sind.

Der Therapeut muß also Situationen schaffen, die von den Patienten beispielhaft oder symbolisch erfahren werden können für die Art der Beziehungen zu sich selbst, zu ihrem Lebensraum, zu den Menschen ihrer nächsten Umgebung, zur Gesellschaft und zur Welt ihrer Arbeit. Seine (oft recht schwierige) Aufgabe besteht einerseits darin, die Probleme seiner Patienten in den geschaffenen Situationen zu erkennen; andererseits muß er die Probleme in einfache, jetzt und hier erlebbare Interaktionen der Patienten innerhalb ihrer eigenen Körperlichkeit und zwischen dieser und der Umwelt — gegeben durch Raum, Gegenstände und Mitübende — übersetzen. Dabei zeigt es sich, daß gleiche Situationen für verschiedene Patienten ganz Verschiedenes bedeuten. Damit regt der Therapeut zu Vergleichen an. Dieses Vergleichen kann er weiter dadurch fördern, daß er die Patienten auffordert, über das zu berichten, was sie erleben (erspüren). Bei solchem Beschreiben werden sogleich und immer wieder Meinungen geäußert derart: »Das ist richtig oder falsch«, »Das kann ich nicht«, »Das geht nicht«. Der Therapeut wird daran zeigen können, daß »richtig oder falsch« auf einer fixierten Vorstellung — einem Vorurteil — beruht, daß der Patient nur *so* nicht kann, daß es nur *so* nicht geht, jedoch durchaus anders. Hier öffnet er dem Patienten neue Räume des Erlebens.

Bei der Auswahl der Patienten für die KBT ist auf eine gewisse Aufgeschlossenheit zu achten, besonders im Sinne einer Wahrnehmungsfähigkeit. Indolente, stumpfe Menschen eignen sich nur bedingt für diese Arbeit. Weniger ausschlaggebend ist die Intelligenz. Intelligente Menschen können zwar im allgemeinen ihre Wahrnehmungen sprachlich besser formulieren und sind dadurch den anderen gegenüber zunächst im Vorteil. Einfachere Menschen gleichen dies aber häufig durch eine Unmittelbarkeit ihres Erlebens aus.

Die KBT wird im allgemeinen nicht als alleinige Methode angewandt, sondern zur Beschleunigung des Therapieverlaufs und zur Verbesserung des Therapieergebnisses im Rahmen eines Gesamttherapieplans. Unter dieser Voraussetzung können die Indikationen für den Einsatz der KBT weit gefaßt werden. Stichwort-

4.5. Stolze

artig soll eine Reihe von Krankheitsbildern erwähnt werden, wobei es eine Frage der jeweils verwendeten Neurosenlehre ist, welchen Persönlichkeitstypen, Persönlichkeitsstrukturen oder Fehlhaltungen man diese Störungen zurechnen will:

1. Somatische Störungen psychischer Genese, wie Bewegungsstörungen (Tics), Verkrampfungen, Kopfdruck, Schwindel, Eß- und Verdauungsstörungen;
2. Störungen des Lebensrhythmus (hypermotorische, hetzwütige, überlastete, spannungslose oder schlafgestörte Patienten, auch »Unfallpersönlichkeiten«);
3. Leistungsversagen (auch Prüfungsangst);
4. Kontaktstörungen (auch Hingabestörungen);
5. Entwurzelungsreaktionen (z.B. Zweifelsucht oder Selbstunsicherheit);
6. Reifungskrisen (Protestreaktionen in der verlängerten Adoleszenz, Magersucht);
7. Angstneurosen (Phobien, besonders Platzangst);
8. Zwänge (auch Zwangsimpulse);
9. Leichtere Süchte und Verwahrlosungserscheinungen.

Auch bei Psychosekranken kann die KBT mit Erfolg eingesetzt werden. Dies hatte schon die Tätigkeit meiner Lehrerin *Gertrud Heller* bewiesen, die von 1944 bis 1956 mit Psychosekranken in der schottischen Klinik Crichton Hall gearbeitet hat. In den letzten Jahren hat die KBT nun auch an deutschen Nervenkrankenhäusern Eingang gefunden.

Bei den Kontraindikationen soll nur *eine* Gruppe von Patienten hervorgehoben werden, weil hier unter Umständen eine unmittelbare Schädigung eintreten kann: Es sind die Patienten mit ausgeprägter Depersonalisations- und Derealisationssymptomatik. Auf den ersten Blick scheinen sie sich für die KBT besonders gut zu eignen. Tatsächlich aber bildet die Abspaltung von der eigenen Leiblichkeit, unter der diese Patienten leiden, eine kaum überwindbare Grenze. Die Aufforderung, sich selbst zu spüren, ruft eine so starke Angst und Verlorenheit hervor, daß der Patient durch die Anwendung der KBT gefährdet werden kann.

Die Einfügung der KBT in den Therapieplan ermöglicht in vielen Fällen eine bessere psychotherapeutische Behandlung. Der Grund liegt in der Erweiterung des therapeutischen Raums. Diese vollzieht sich auf verschiedenen Ebenen,

über Passivität und Unbewegtheit des Patienten hinaus in Aktivität und Bewegung — die Therapie gewinnt dadurch an Lebendigkeit:

über die Wahrnehmung von Gedanken und Gefühlen hinaus in die von Körperempfindungen — die Patienten werden dadurch in umfassenderer Weise an der Therapie beteiligt;

über die durch die Gesprächsform begrenzte therapeutische Situation hinaus in Situationen, die der Wirklichkeit des gelebten Lebens näher stehen — das gewährt dem Therapeuten vermehrte und vertiefte Einsichten in das Wesen und Verhalten der Patienten;

über die Betrachtung (fixierter) vergangener und (befürchteter) zukünftiger Ereignisse hinaus in das Erleben gegenwärtiger Situationen — das gibt dem therapeutischen Vorgang der Realitätsprüfung eine größere Überzeugungskraft;
über die verbale Kommunikation zwischen Patient und Arzt hinaus in eine therapeutische »Begegnung« — die Interaktionen gewinnen dadurch an Wirksamkeit.

Auch die psychotherapeutischen Möglichkeiten des Deutens und Bedeutens werden um eine Dimension, die nicht-verbale, erweitert: Arbeitssituationen werden gestaltet, an denen die Patienten das für sie Bedeutende erleben können; das Erfahrene, das allein überzeugt, geht der bloß gedachten Einsicht voraus. Dann aber kann der Therapeut auch in verschiedener Weise mit Hilfe des Wortes (be-)deuten. Das beginnt bei der Vorbereitung der Patienten, setzt sich fort über die Hinweise, die ihnen zum Üben gegeben werden, und bezieht sich endlich auf die Aussagen über ihre Erlebnisse.

Die Richtung des Deutens in der KBT ist phänomenologisch und final, das heißt, daß eine Besinnung auf das Bedrängende einer Lebenssituation unmittelbar, jetzt und hier, angeregt und daß damit sogleich die Frage nach den ungelebten und damit zukünftigen Möglichkeiten gestellt wird. Das therapeutisch Entscheidende dabei ist aber, daß dem Patienten nicht nur seine Strebungen, seine Einstellungen, sein Tun, sein Verhalten und seine Haltungen deutlich gemacht werden, sondern daß er alles dies so erlebt, daß durch die gewonnenen Erfahrungen sein Leben für ihn eine neue Bedeutung gewinnt.[1]

Anmerkung des Herausgebers:

1 *Eine Demonstration durch den Verfasser ist geschildert in der Anmerkung 4 zum Beitrag von Stolze: »Selbsterfahrung und Bewegung«, Seite 83 f.*

AUS DER SICHT DES DEUTSCHEN ARBEITSKREISES FÜR KONZENTRATIVE BEWEGUNGSTHERAPIE (DAKBT)

AUF DEM WEGE SEIN – INNEHALTEN – SICH UMSCHAUEN –
WEITERGEHEN

Von Ursula KOST (1983)

Zu dieser Arbeit:

Die Entwicklung der KBT wird noch einmal vor Augen geführt, zunächst aus persönlichem Erleben, dann aber auch aus der Sicht des Deutschen Arbeitskreises für KBT (DAKBT), den die Verfasserin gegründet und als 1. Vorsitzende bis April 1983 geleitet hat.
Die Suche nach einer ganzheitlichen körperlich-seelischen Behandlungsmethode hat Therapeuten verschiedenster Herkunft zur KBT geführt, von deren Möglichkeit sie in Eigenerfahrungen und Anwendungsversuchen stark berührt waren. Erst allmählich setzte eine Durchdringung dessen ein, was hier geschah und getan wurde. Da die Entwicklung der KBT in die Zeit der Entfaltung der Gruppenpsychotherapie in Deutschland fiel, wurde sie anfänglich fast ausschließlich als Gruppenverfahren angewendet; daneben gewinnt in letzter Zeit die Einzelarbeit an Bedeutung.
Die Entstehung und Entwicklung des DAKBT, die Bemühungen um einen strukturierten Weiterbildungsgang und die damit verbundene — wie sich gezeigt hat, unbegründete — Angst vor Verschulung und Erstarrung werden geschildert und das Bild der KBT als eines im Sinne von »Heilkunst« künstlerischen, lebendigen Psychotherapieverfahrens gezeichnet.

Das Erscheinen dieses Buches nehme ich zum Anlaß, die Vereinigung vorzustellen, die maßgeblich an der Entwicklung und Verbreitung der KBT in ihrer jetzigen Form mitgewirkt hat, ich meine den Deutschen Arbeitskreis für Konzentrative Bewegungstherapie (DAKBT).
Aus den Beiträgen dieses Sammelbandes wird deutlich, wieviel Zeit wir gebraucht haben, um aus einer Phase großen persönlichen Bewegtseins durch die Begegnung mit der KBT zu einer Form zu kommen, die es uns ermöglicht, heute von einer psychotherapeutischen Methode zu reden und einen sehr differenzierten Weiterbildungsgang anzubieten. Es erscheint mir notwendig, den Weg noch einmal darzulegen, den die Gründungsmitglieder miteinander zurückgelegt haben. Manches von dem, was heute Gestalt angenommen hat, wird wohl durch ein kleines Stück historischer Betrachtung verständlicher. Unsere Arbeit sensibilisiert für Zusammenhänge und Entwicklungen, und ich denke, daß davon auch etwas in unserer Selbstdarstellung deutlich werden muß.

5. Kost

Woher sind wir gekommen?

Auf der Suche nach einer ganzheitlichen Psychotherapie sind einige von uns schon vor Jahren auf die KBT gestoßen und waren sehr beeindruckt von der Möglichkeit, uns selber in unserer Ganzheit zu entdecken, mit all unseren Sinnen, der Fähigkeit, neu und lebendig zu fühlen, zu riechen, zu schmecken, zu hören, zu sehen. Zurückzugehen in unserer eigenen Geschichte bis dahin, wo Dinge und Menschen noch nicht etikettiert, schematisiert sind, wo das Leben lebendig ist, wo Schmerz und Freude groß und tief erfahren wird. Wir haben an uns erlebt, daß Bewegung Sinn haben kann, daß sie Glücksgefühle ebenso wie Trauer und Angst auslösen, aber auch ausdrücken kann; wir haben erlebt, daß das einfache Schließen der Augen dazu verhelfen kann, längst Vertrautes und damit auch Genormtes gänzlich zu verändern, andere Dimensionen des Erlebens zu erschließen.

Wir waren berührt durch diese Erlebnisse und Erfahrungen, wußten aber über lange Zeit nicht eigentlich, was wir taten, was wir in Gang setzten durch unsere Versuche und welche Gesetzmäßigkeiten wir in diesem bunten Abenteuer entdecken würden.

Die Sprache in ihrer ungeheuren Bildhaftigkeit wurde uns neu lebendig, wir lernten neu zu hören, was für Bilder wir tagtäglich gebrauchen, wieviel Menschheitsgeschichte und Erfahrung in unserer Sprache stecken. Wir erkannten die Ausdrucksmöglichkeiten der Körpersprache, die Ungeschütztheit des leiblichen Ausdrucks, die Wahrhaftigkeit und Unverstelltheit. Wir hatten noch nicht gelernt, mit den Beziehungsproblemen in einer Gruppe umzugehen. Wir erschraken, als die Mitteilungen der Erlebnisse des Einzelnen über die Beschreibung wahrgenommener Bewegungsabläufe und Körperbefindlichkeiten hinausgingen und in emotionale Tiefen führten, denen wir uns damals nicht gewachsen fühlten.

In dieser Zeit, in der sich die Gruppenarbeit in Deutschland auch in anderen Methoden zu entwickeln begann, fingen wir an, mit Patienten zu arbeiten und gleichzeitig bei anderen Gruppen zu lernen; die Teilnahme an analytischen Gruppen, gruppendynamischen Labors, Gestaltgruppen führte dazu, unsere eigene Arbeit besser verstehen zu lernen, das Gespräch als menschliche Möglichkeit und therapeutische Notwendigkeit auszubauen und die dynamischen Abläufe in unseren Gruppen zu erkennen. Unsere allmählich wachsenden Kenntnisse und Erkenntnisse veränderten unsere Arbeit.

Wir erfuhren, daß Bewegung und Einbeziehung des Leiblichen dann, wenn der Therapeut es zulassen, aushalten und verstehen kann, zum Wiedererleben sehr früher Situationen führt, daß das Leibgedächtnis frühe Ängste, Haßgefühle, Sehnsüchte gespeichert hat und diese Emotionen unmittelbar freisetzen kann, wenn wir damit umgehen können. Die Symbolhaftigkeit unseres Tuns: Gehen durch eine Tür, eine geöffnete oder zunächst geschlossene, als Möglichkeit, Geburt und Tod erlebbar zu machen, oder: der Besitz eines eigenen Platzes, der mir gehört oder mir weggenommmen wird, als Auslöser frühester Erlebnisse von Urangst oder Urvertrauen, eröffneten uns therapeutische Räume für die Bearbeitung sehr früher Traumatisierungen. Es wurde uns deutlich, daß Liegen auf dem Boden, vor allem mit geschlossenen Augen, nicht — wie zunächst angenommen — für alle Sicherheit und Geborgenheit bedeuten müsse, sondern daß überaus starke Ängste, Verlassenheits- bis hin zu Todesängsten ausgelöst werden können, und wir sind sehr vorsichtig damit geworden, vor allem am Anfang einer Therapie.

Allmählich begannen durch diese überwältigende Vielfalt von Erfahrungen und Erlebnissen gewisse Regeln durchzuleuchten. Bestimmte Lagen im Raum sind entsprechenden entwicklungspsychologischen Phasen zuzuordnen, z.B. Liegen — Sitzen — Stehen — Gehen. Manche der verwendeten Gegenstände sprechen über ihren Symbolgehalt bestimmte Erlebnisbereiche an. Es können aber auch ganz unerwartete Erfahrungen ausgelöst werden, je nach der Lebenssituation des Einzelnen und nach dem Zeitpunkt einer Gruppenentwicklung oder eines therapeutischen Prozesses, zu dem der Gegenstand eingesetzt wird.

Auch in der KBT sind Übertragung und Gegenübertragung neben der »menschlichen« Beziehung zwischen dem Therapeuten und seinem Patienten und zwischen den Gruppenmitgliedern untereinander wirksam. Menschen mit verschiedenen Charakterstrukturen gehen mit unseren Angeboten sehr verschiedenartig um, und es ist für den Gruppenleiter notwendig, dies zu verstehen und zu beachten. Es reichte nicht mehr aus, eigene bewegende Erfahrungen weiterzugeben, sondern wir mußten lernen, Sinnzusammenhänge zu erkennen und damit umzugehen, wenn wir unsere Arbeit als Therapie einsetzen und nach außen vertreten wollten. Es erwies sich als ungeheuer schwierig, unsere Erlebnisse und Erfahrungen in Worte zu fassen, oder gar sie zureichend niederzuschreiben. *Helmuth Stolze* kommt das Verdienst zu, in dieser Zeit immer wieder in Wort und Schrift dieses Wagnis unternommen zu haben.

Das Bedürfnis, besser zu verstehen, was wir erlebten, wuchs, und ebenso der Wunsch nach Austausch untereinander. Die Zeit war wohl reif für einen Zusammenschluß der Interessierten, denn mein Vorschlag 1975, einen Arbeitskreis zu bilden, wurde von einer Gruppe positiv aufgenommen, mit der ich damals in Kirchberg arbeitete. Ein Rundbrief, den wir an alle uns bekannten mit KBT Arbeitenden verschickten, führte zur Bildung einer Gruppe von ca. 40 Personen. Diese Gruppe traf sich dann während der Lindauer Psychotherapiewochen 1976 zwei Wochen lang täglich zum ersten Erfahrungsaustausch und zu der Überlegung, wie unser Weg weiter aussehen sollte. Der Wunsch nach theoretischer Durchleuchtung unserer Arbeit, nach Diskussion methodischer Fragen und nach einem offenen Gespräch über eigene Erfahrungen und Probleme war groß, nicht minder groß war aber auch die Angst, Unsicherheiten und Fehler voreinander sichtbar zu machen. Bald entwickelte die Gruppe eine Eigendynamik, die dazu führte, Regeln aufzustellen, den Deutschen Arbeitskreis für Konzentrative Bewegunstherapie (DAKBT e.V.) zu gründen, einen Weiterbildungsgang einzurichten und alles dazu Notwendige bereitzustellen. Wir waren eine Gruppe von Menschen, die mehr aus der rechten Hirnhemisphäre lebten, ihren Schwerpunkt also auf der emotional-kreativen Seite hatten, und es fiel uns schwer, uns diesen völlig neuen, rationalen, technischen Aufgaben zu stellen. Ängste wurden wach, daß unsere lebendige Arbeit erstarren könnte, daß das Schöpferische, das Eigentliche verloren gehen könnte. Trotzdem haben wir uns an die als notwendig erkannte Aufgabe gemacht. Wir haben sieben oder acht Fassungen der Weiterbildungsrichtlinien erstellt, Lehrinhalte formuliert, Literaturlisten geschrieben, ein erstes entwicklungspsychologisches Seminar in Kirchberg eingerichtet, Fragebogen und spezifische Supervisionsmethoden entwickelt. Dann kam die Herausgabe einer vereinsinternen Zeitschrift, gedacht als Sprachrohr und Plattform für die Mitglieder; es kamen Vorträge bei anderen therapeutischen Gruppen; die regelmäßigen Selbsterfahrungskurse in Lindau wurden ergänzt durch Theorieseminare; Intensivkurse vor Beginn der Lindauer Psychotherapiewochen und auch an verschiedenen anderen Tagungsorten wurden abgehalten.

Eine mehrtägige Jahrestagung im November wurde mehr und mehr zu einem Treffen unseres Vereins, das für viele alte und zunehmend mehr für jüngere und neue Teilnehmer das Forum für neue Versuche ebenso wie für die Möglichkeit der Weitergabe von inzwischen Erprobtem darstellt.

Unsere Angst vor Erstarrung und Verschulung erwies sich als unbegründet. Im Gegenteil: Mehr und mehr ist klar geworden, daß die KBT eine »künstlerische« Arbeit im Sinne vom »Heilkunst« darstellt, eine Arbeit, die umso lebendiger und schöpferischer sein kann, je besser das Handwerkszeug beherrscht wird. Das Interesse an einer Weiterbildung zum KBT-Therapeuten hat zugenommen, seit wir aufzeigen können, was alles an eigener Erfahrung und an Wissen und Können notwendig ist, um mit dieser überaus tiefgreifenden subtilen Methode verantwortlich arbeiten zu können. Die Zahl unserer Mitglieder hat sich inzwischen auf mehr als 200 erhöht, und die Tendenz ist weiter steigend.

Unsere Methode ist, so wie wir sie heute verstehen, eine ganzheitliche Arbeit am Menschen, die je nach Zielgruppe ebenso wie nach Ausbildungsstand des Therapeuten und dem äußeren Rahmen verschiedene Schwerpunkte haben kann.

Für mich bedeutet KBT als Therapie einen Weg zur vollen Entfaltung unserer menschlichen Möglichkeiten, auch für die vielen Menschen, die durch neurotische und psychosomatische Störungen oder psychische Erkrankungen in ihrer Entwicklung behindert sind. Als wichtigste und zugleich schwerste Aufgabe, der wir uns ein Leben lang stellen müssen, erscheint mir das Annehmen des eigenen So-seins, mit allem, was das im einzelnen bedeuten mag. Dies ist die Voraussetzung für ein schöpferisches, erfülltes Leben, für die Entwicklung von Einfühlungsvermögen für den anderen, daß heißt also für Beziehungs- und Bindungsfähigkeit. Die Neubelebung unserer Sinne macht das Leben reicher und farbiger, Sinnzusammenhänge erschließen sich, das Eingebettetsein menschlichen Lebens in die Schöpfung wird erlebbar und damit auch das Durchscheinen von Göttlichem.

Ist die Entwicklung in den ersten Jahren (1954 — 62) von der Einzelarbeit innerhalb der Gruppe zur Gruppenarbeit gegangen, so bewegt sie sich in der letzten Zeit von der ausschließlichen Arbeit in der Gruppe wieder weg und eher hin zur Einzelarbeit. Die Arbeit an und mit dem Leib und die damit verbundene Regression hat in der therapeutischen Zweierbeziehung andere Möglichkeiten als in der Gruppe. Mir erscheint die Kombination von Einzel- und Gruppenarbeit, eventuell nacheinander, manchmal auch nebeneinander, als eine gute therapeutische Möglichkeit.

Die Gewichtung von Sprache und Bewegung ist sehr unterschiedlich in den verschiedenen Arbeitsbereichen. In manchen Kliniken und Praxen wird die verbale Bearbeitung aufgetauchten und erlebten »Materials« in die parallel laufende analytische Gruppe verlagert. Im Präventivbereich, z.B. der Arbeit mit Senioren, oder auch in großen Gruppen, die ein erstes Kennenlernen der Methode zum Ziel haben, kann der Gruppenleiter weitgehend darauf verzichten, sprachliche Rückmeldungen zu bekommmen. In der Therapie, sowohl in der Einzelarbeit als auch in Gruppen, ebenso wie in den Selbsterfahrungsgruppen, die den Schwerpunkt unserer Weiterbildung zum KBT-Therapeuten bilden, scheint mir eine weitreichende verbale Bearbeitung der Erlebnisse der Teilnehmer unerläßlich. In welchem Umfang KBT-Arbeitsangebote gemacht werden, um aufgetauchtes Material weiter zu bearbeiten, oder wann das therapeutische Gespräch einzusetzen ist, muß in jedem einzelnen Fall vom Therapeuten entschieden werden. Auch hier wird der Grundberuf des jeweiligen Therapeuten sowie die Zusammensetzung der Gruppe eine Rolle spielen. Die Möglichkeit, direkten Zugang zu Erlebnissen und Gefühlen über die Bewegung zu bekommen und damit den Widerstand, der in reinen Gesprächsgruppen aufrecht erhalten werden kann, zu umgehen, macht unsere Arbeit so verantwortungsvoll, aber gleichzeitig auch sehr effektiv.

Wo stehen wir heute?

Den mehr als 100 Weiterbildungskandidaten des DAKBT stehen 18 Lehrbeauftragte zur Verfügung. Regionalgruppen in den verschiedensten Teilen Deutschlands haben sich gebildet, in München (I und II), Südwestdeutschland (Freiburg, Heidelberg, Konstanz, Stuttgart), Hessen-Mitte, Nord-West-Deutschland, Hamburg, Berlin und in Österreich der Österreichische Arbeitskreis für KBT in Salzburg. Die Aufgaben dieser Regionalgruppen bestehen darin, weitere thematische Arbeit zu leisten, kollegial Supervision durchzuführen und Interessenten Einblick in unsere Arbeit zu ermöglichen. Ein Jahresprogramm gibt Auskunft über alle geplanten Veranstaltungen.

Die Arbeit mit Patienten wird inzwischen an vielen Stellen durchgeführt, an psychosomatischen Kliniken, Neurosekliniken, manchen psychiatrischen Einrichtungen, auch inneren Abteilungen, dann an psychologischen Beratungsstellen und nicht zuletzt in privaten Praxen. Bei den führenden Psychotherapiewochen gehört die KBT zum festen Bestandteil des Weiterbildungsprogramms, so in Lindau, Lübeck, Langeoog, Aachen, Bad Gastein, Bad Wildungen und Ermatingen. In benachbarte wissenschaftliche Vereinigungen wird die KBT immer stärker einbezogen, wie z.B. in die Internationale Studiengemeinschaft für Pränatale Psychologie, in musiktherapeutische Tagungen oder in die Deutsche Sektion für psychosomatische Geburtshilfe und Gynäkologie. In Ausbildungsgängen zur Ergotherapie bieten verschiedene Schulen KBT an. In der Weiterbildung der Pfarrer, Lehrer, Hebammen und Kindergärtnerinnen wird mit der KBT gearbeitet.

Wohin führt unser Weg weiter?

Einige große Aufgabenbereiche zeichnen sich für die nächsten Jahre deutlich ab: Die berufspolitische Situation muß weiter geklärt werden, obwohl die KBT in einigen Ärztekammerbereichen als sogenanntes »Klammerverfahren« in den Weiterbildungsgang zu den Zusatzbezeichnungen »Psychotherapie« und »Psychoanalyse« aufgenommen ist. Daß unsere Arbeit gerade für Therapeuten als Selbsterfahrungsmöglichkeit ganz besonders geeignet ist, auch in Verbindung mit der Analyse, hat dazu geführt, daß zahlreiche Ärzte und Therapeuten unsere Selbsterfahrungsgruppen für sich nutzen.

Der DAKBT ist seit einigen Jahren korporatives Mitglied der Deutschen Arbeitsgemeinschaft für Gruppenpsychotherapie und Gruppendynamik (DAGG); weitere Kontakte zu anderen psychotherapeutischen Fachverbänden sollen geknüpft werden.

Es ist uns klar, daß die wissenschafliche Untermauerung unserer Arbeit erst am Anfang steht. (Dies ist kein spezifisches Problem unserer Methodik, sondern trifft für die Psychotherapieforschung insgesamt mehr oder weniger zu.) Eine vermehrte Veröffentlichung von Kasuistik muß ein nächster Schritt sein, und ich hoffe, daß wir in absehbarer Zeit einiges von dem Material, das sich bei vielen von uns angesammelt hat, in zunehmendem Maße der Öffentlichkeit zugänglich machen können.

Die Tatsache, daß dieses Buch nach vier Jahren eine Neuauflage erlebt, sowie die vielen beeindruckenden Erfahrungen mit unseren Patienten und den Menschen, die unsere Arbeit inzwischen mittragen und weiterentwickeln, kann uns ermutigen, auf dem eingeschlagenen Weg weiter zu gehen.

ANHANG

ANHANG 1: QUELLENNACHWEIS

E.1. SCHÖNFELDER, TH.: Die therapeutischen Möglichkeiten der Konzentrativen Bewegungstherapie. Vortrag auf der Langeooger Psychotherapiewoche 1982. Veröffentlicht mit dem Titel: Konzentrative Bewegungstherapie: Weg zum Selbstwahrnehmen und -verändern. MK. Ärztl. Fortb. 33, 1983, 56-62.
E.2. DETTMERING, P.: Eindrücke eines Kursteilnehmers. Prax. Psychother. XVIII, 1973, 124-125.
1.1. STOLZE, H.: Psychotherapeutische Aspekte einer Konzentrativen Bewegungstherapie. In *Speer, E.* (Hrg.): Kritische Psychotherapie. Die Vorträge der 8. Lindauer Psychotherapiewoche 1958. J.F. Lehmanns Verlag, München: 1959.
1.2. STOLZE, H.: Zur Bedeutung von Erspüren und Bewegen. Vorlesung am 6.11.1959 an der Reichsuniversität Leiden (Holland). Bisher unveröffentlicht.
1.3. STOLZE, H.: Zur Bedeutung des Leib-Inbilds für die psychotherapeutische Behandlungsmethodik und die Neurosenlehre. Ärztl. Forschung, XIV, 1960, 327-330.
1.4. STOLZE, H.: Das Erspüren des eigenen Körpers als psychotherapeutisches Agens. Vortrag am 5.10.1960 in Hamburg. Bisher unveröffentlicht.
1.5. MEYER, J.E.: Konzentrative Entspannungsübungen nach Elsa Gindler und ihre Grundlagen. Z. Psychother. Med. Psychol. 11, 1961, 116-127.
1.6. STOLZE, H.: Kinaesthetisches Bewußtmachen als Grundlage einer Entspannungstherapie. In *Langen, D.* (Hrg.): Hypnose und Autogenes Training in der Psychosomatischen Medizin. Hippokrates Verlag, Stuttgart: 1971.
1.7. DILTHEY, E.: Konzentrative Bewegungstherapie im Rahmen intensivierter analytischer Gruppentherapie. Prax. Psychother. XVI, 1971, 124-129.
1.8. STOLZE, H.: Selbsterfahrung und Bewegung. Prax. Psychother. XVII, 1972, 165-174.
1.9. KOST, U.: Konzentrative Bewegungstherapie in Kirchberg 1973. Prax. Psychother. XIX, 1974, 241-250.
1.10. GOLDBERG, M. (unter Mitarbeit von *G. von Peschke*): Über meine Therapieformel in der Konzentrativen Bewegungstherapie. Prax. Psychother. XIX, 1974, 237-241.
1.11. BECKER, H.: Nonverbaler Therapieansatz bei psychosomatischen Patienten. Deutsche Fassung von: A Non-Verbal Therapeutic Approach to Psychosomatic Disorders. Proc. 11th Eur. Conf. Psychosom. Res., Heidelberg 1976. Psychother. Psychosom. 28, 1977, 330-336.
1.12. STOLZE, H.: Einige Grundfragen der Konzentrativen Bewegungstherapie. Aus: Konzentrative Bewegungstherapie. In: *Petzold, H.* (Hrg.): Psychotherapie und Körperdynamik, 2. Aufl. Junfermann-Verlag, Paderborn: 1977.
1.13. GEHRMANN, J.: Die Assoziation in der Konzentrativen Bewegungsthera-

pie im Vergleich zur Analyse. Prax. Psychother. 23, 1978, 227-231.
1.14. STOLZE, H.: »Agieren« und »Erinnern« in der Konzentrativen Bewegungstherapie. In: *Heigl, F.* und *H. Neun* (Hrg.): Psychotherapie im Krankenhaus. Verlag für Medizin. Psychologie, Vandenhoeck und Ruprecht, Göttingen und Zürich: 1981, und HASCHKE, R. (jetzt: SCHWARZE): Aus dem Protokoll einer Einzelbehandlung mit Konzentrativer Bewegungstherapie. KBT-Informationen Nr. 2/3, 1979, 9-13.
1.15. BECKER, H.: Theoretischer Ansatz der Konzentrativen Bewegungstherapie aus der Entwicklungspsychologie. Erweiterte Fassung der Arbeit von *Becker, H.* und *R. Brand*: KBT-Methodenseminar Lindau 1979: Entwicklungspsychologie. KBT-Informationen Nr. 4/5, 1980, 16-22.
1.16. HENNING, A.: Konzentrative Bewegungstherapie — warum? Schlesw.-Holst. Ärzteblatt 32, 1979, 568-572.
1.17. BADURA-MAC LEAN, E. und H. STOLZE: Der »Stuttgarter Bogen« in der Konzentrativen Bewegungstherapie — Evaluierung und Anwendbarkeit. Gruppenpsychother. Gruppendynamik 17, 1981, 96-109.
1.18. CARL, A., J.C. FISCHER-ANTZE, H. GAEDTKE, S.O. HOFFMANN und W. WENDLER: Vergleichende Darstellung gruppendynamischer Prozesse bei Konzentrativer Bewegungstherapie und Analytischer Gruppentherapie. — Zugleich ein Versuch zur formalen Beschreibung dieser Prozesse. Gruppenpsychother. Gruppendynamik, in Vorbereitung.
1.19. BECKER, H.: Konzentrative Bewegungstherapie. Ein nonverbales Psychotherapieverfahren zur Erweiterung der Indikation. Nervenarzt, 53, 1982, 7-13.
1.20. BRAND, R.: Eutonie und Konzentrative Bewegungstherapie. KBT-Informationen, Nr. 8/9, 1983, 5-24.
1.21. BECKER, S.: Die Bedeutung des Widerstands in der Konzentrativen Bewegungstherapie. Bisher unveröffentlicht.
1.22. STOLZE, H.: Konzentrative Bewegungstherapie als tiefenpsychologisch fundierte Psychotherapie. Vortrag auf der Langeooger Psychotherapiewoche 1983. MK. Ärztl. Fortb., in Vorbereitung.
Anhang zum ersten Teil: Definitionen — Beschreibungen — Begriffserklärungen. Verfaßt vom HERAUSGEBER für das vorliegende Buch 1983.

2.1. GINDLER, E.: Die Gymnastik des Berufsmenschen. Gymnastik I, 1926, 82-89.
2.2. WILHELM, R.: Elsa Gindler. Eine große Pädagogin besonderer Art. 19. Juni 1885 bis 8. Januar 1961. Heilkunde — Heilwege, 11, 1961, 98-101.
2.3. HELLER, G.: Über meine Arbeit am Crichton Royal Hospital. Deutsche Fassung eines Vortrags 1949 am Maudsley Hospital, London. Erste Veröffentlichung (englisch) in: Charlotte-Selver-Foundation, Newsletter, Summer 1982, Caldwell, N.J. (USA).
2.4. COHN, R.C.: Ein Ansatz zur Psychosomatischen Analyse. Aus: Von der

Psychoanalyse zur themenzentrierten Interaktion. 5. Aufl. Klett-Cotta, Stuttgart: 1981.
2.5. LECHLER, H.: Die Fundierung der KBT in der »Bewegungsarbeit« Elsa Gindlers und ihre Weiterentwicklung. Bisher unveröffentlicht.
2.6. STOLZE, H.: Zur Geschichte der Konzentrativen Bewegungstherapie. Geleitwort zu *Becker, H.*: Konzentrative Bewegungstherapie. Georg Thieme Verlag, Stuttgart — New York: 1981. Erweitert um einen graphisch dargestellten historischen Überblick über die Bewegungstherapie vor und nach Elsa Gindler (ergänzt nach *Ehrenfried, L.*: Körperliche Erziehung zum seelischen Gleichgewicht. Westliche Berliner Verlagsanstalt, Berlin: 1957).

3.1. STOLZE, H.: Die praktische Arbeit mit der Konzentrativen Bewegungstherapie. Aus der Deutschen Fassung eines Beitrags: Concentrative Movement Therapy, für ein geplantes »International Handbook of Direct and Behaviour Psychotherapies«, 1966. Nicht erschienen.
3.2. BECKER, H. und H. LÜDEKE: Erfahrungen mit der stationären Anwendung psychoanalytischer Therapie. Psyche (Heidelb.) 32, 1978, 1-20.
3.3. STOLZE, H.: Über die Verwendung der Worte zur Gestaltung von Arbeitsangeboten in der Konzentrativen Bewegungstherapie. Bisher unveröffentlicht.
3.4. GRÄFF, CHR.: Strukturierung in der KBT-Arbeit. Bisher unveröffentlicht.
3.5. PESCHKE, G. von: Über das Auftauchen und Bearbeiten von Assoziationen in der Konzentrativen Bewegungstherapie. Prax. Psychother. XXII, 1977, 39-42.
3.6. HILZINGER, I.: Tiefenpsychologischer Deutungsversuch einzelner KBT-Erfahrungen. KBT-Informationen Nr. 1, 1978, 6-10.
3.7. STOLZE, H.: »Von der Bahre bis zur Wiege«. — Eine Traumbearbeitung mit Hilfe der KBT während eines Intensivkurses. Bisher unveröffentlicht.
3.8. STOLZE, H.: Möglichkeiten der Psychotherapie von Angstzuständen durch Konzentrative Bewegungstherapie. Z. Psychother. Med. Psychol. 14, 1964, 107-111.
3.9. BECKER, H. und R. BRAND.: Die Behandlung von Angstsymptomen in der Konzentrativen Bewegungstherapie. Prax. Psychother. Psychosom. 26, 1981, 233-239.
3.10. FRANZKE, E.: Über den Umgang mit kritischer Nähegrenze, mit Vorurteilen, mit Behalten und Hergeben, mit Hindernissen und Behinderungen in der Konzentrativen Bewegungstherapie. Aus: Der Mensch und sein Gestaltungserleben. Hans Huber Verlag, Bern: 1977.
3.11. STOLZE, H.: Bewegungs- und Atemtherapie in der psychotherapeutischen Praxis. Vortrag im Rahmen des Boerhaave-Kurses der Universität Leiden/Holland, 28.-30.3.1963. In: *Heyer-Grote, L.* (Hrg.): Atemschulung als Element der Psychotherapie. Wiss. Buchges. Darmstadt: 1970.
3.12. KORN, H., H. und H. MÜLLER-BRAUNSCHWEIG: Zur therapeuti-

schen Funktion der Mal- und Bewegungstherapie. Originaltitel: Hinweise auf den »dahinter« stehenden Inhalt — Zur therapeutischen Funktion der Mal- und Bewegungstherapie. Zeitschr. für musiktherap. Forschung und Praxis 17, 1981, 51-61.
3.13. BREZOWSKY, CHR.: Behandlung einer Borderline-Patientin mit Konzentrativer Bewegungstherapie und Gestaltungstherapie. Prax. Psychother. XXII, 1977, 73-83.
3.14. KIRCHMANN, E.: Mögliche Beispiele eines Einsatzes der Musik in der Bewegungstherapie. Zeitschr. Humanist. Psychol. 2, 1979, 11-21.
3.15. KOCH, L.: Konzentrative Bewegungstherapie in der Nachsorge brustamputierter Frauen. Bisher unveröffentlicht.

4.1. HENNING, A.: Aus der Arbeit einer Selbsterfahrungsgruppe mit Konzentrativer Bewegungstherapie. Originaltitel: Konzentrative Bewegungstherapie. In: *Bitter, W.* (Hrg.): Praxis dynamischer Gruppenarbeit. Die Vorträge der Tagungen der Internationalen Gemeinschaft Arzt und Seelsorger 1972. Verlag der Internat. Gemeinsch. Arzt und Seelsorger, Stuttgart: 1972.
4.2. GRÄFF, CHR.: Von der Körper-Sprache zur Sinn-Gestalt: Vom psychosomatischen Weg der Konzentrativen Bewegungstherapie. Originaltitel: Die Psychosomatik in der Konzentrativen Bewegungstherapie. J. Autogen. Training u. Allg. Psychotherapie 2, 1975, 103-105.
4.3. KIRCHMANN, E.: Versuch einer Beschreibung der KBT-Arbeit im Sinne eines 5-gliedrigen Aufbaus. Originaltitel: Konzentrative Bewegungstherapie. Integrat. Therap. 2, 1978, 100-109.
4.4. KOST, U.: Vom Erkennen der Erlebnisstörung in der Konzentrativen Bewegungstherapie. Originaltitel: Konzentrative Bewegungstherapie. Vortrag im Oktober 1979 beim Herbstkongreß des Verbandes der Pneopäden, gemeinsam mit der Deutschen Psychotherapeutischen und Sozialmedizinischen Gesellschaft. Bisher unveröffentlicht.
4.5. STOLZE, H.: Über die Erweiterung des therapeutischen Raums durch Konzentrative Bewegungstherapie. Originaltitel: Konzentrative Bewegungstherapie. Schweizer Arch. Neurol. Neurochir. u. Psychiatrie 124, 1979, 267-272.

5. KOST, U.: Auf dem Wege sein — Sich umschauen — Weitergehen. Als Nachwort verfaßt für das vorliegende Buch 1983 und für die 2. Auflage überarbeitet und ergänzt 1987.

ANHANG 2: WEITERE VERÖFFENTLICHUNGEN UND ARBEITEN ÜBER DIE KONZENTRATIVE BEWEGUNGSTHERAPIE

Klaus-Peter SEIDLER und Helmuth STOLZE (2001)

a. Bücher

BECKER, H.: Konzentrative Bewegungstherapie. Integrationsversuch von Körperlichkeit und Handeln in den psychoanalytischen Prozess. 3. Aufl. Psychosozial-Verlag Gießen: 1997.

BUDJUHN, A.: Die psycho-somatischen Verfahren. Konzentrative Bewegungstherapie und Gestaltungstherapie in Theorie und Praxis. 2., verb. Aufl. Verlag Modernes Lernen Dortmund: 1997.

GRÄFF, C.: Konzentrative Bewegungstherapie in der Praxis. 3., überarb. u. erw. Aufl. Hippokrates Verlag Stuttgart: 2000.

ILLICHMANN, H.: Identitätskrisen als Entwicklungsimpulse. Therapeutische Einsichten in die Konzentrative Bewegungstherapie. Vier Frauengeschichten. Verlag Modernes Lernen Dortmund: 1997.

KIRCHMANN, E.: Moderne Verfahren der Bewegungstherapie. Konzentrative, Integrative und Rhythmische Bewegungstherapie. Junfermann Verlag Paderborn: 1979.

KLEIN, P.: Tanztherapie - eine einführende Betrachtung im Vergleich mit Konzentrativer und Integrativer Bewegungstherapie. Pro Janus Verlag Suderburg: 1983.

KRIETSCH, S. und B. HEUER: Schritte zur Ganzheit. Bewegungstherapie mit schizophrenen Kranken. Gustav Fischer Verlag Lübeck: 1997.

POKORNY, V., M. HOCHGERNER und S. CSERNY: Konzentrative Bewegungstherapie. Von der körperorientierten Methode zum psychotherapeutischen Verfahren. Facultas Universitätsverlag Wien: 1996.

SCHREIBER-WILLNOW, K.: Körper-, Selbst- und Gruppenerleben in der stationären Konzentrativen Bewegungstherapie. Psychosozial-Verlag Gießen: 2000.

b. Zeitschrift

KONZENTRATIVE BEWEGUNGSTHERAPIE. Deutscher Arbeitskreis für Konzentrative Bewegungstherapie, Pfullingen: 1978ff.*

c. In wissenschaftlichen Zeitschriften und Sammelbänden veröffentlichte Einzelarbeiten

BAYERL, B.: Konzentrative Bewegungstherapie bei chronisch schizophrenen Patienten - eine Kasuistik. In: *Röhricht, F. und S. Priebe* (Hrsg.): Körpererleben in der Schizophrenie. Hogrefe Verlag Göttingen: 1998, S. 143-149.

BAYERL-ROSSDEUTSCHER, B.: Konzentrative Bewegungstherapie (KBT): Behandlung einer chronisch schizophrenen Patientin mit schweren Ich-Störungen. In: *Hutterer-Krisch, R.* (Hrsg.): Psychotherapie mit psychotischen Menschen. Springer Verlag Wien: 1994, S. 679-699.

BECKER, H.: Körpererleben und Entfremdung. Psychoanalytisch orientierte Konzentrative Bewegungstherapie als Therapieeinstieg für psychosomatische Patienten. In *Brähler, E.* (Hrsg.): Körpererleben. Ein subjektiver Ausdruck von Leib und Seele. Beiträge zur psychosomatischen Medizin. Springer Verlag Berlin: 1986, S. 77-89.

BECKER, H.: Körperlichkeit, Agieren und Erinnern, therapeutischer Prozess und Indikation

---

Eine Liste der in dieser Zeitschrift veröffentlichten Arbeiten kann über die Bibliotheks- und Dokumentationsstelle des ÖAKBT (c/o Regula Hetzel, Oskar-Jascha-Gasse 99, A-1130 Wien) bezogen werden und ist im Internet unter http://www.dakbt.de einsehbar.

leibnaher Psychotherapieverfahren am Beispiel der Konzentrativen Bewegungstherapie. In: *Lamprecht, F.* (Hrsg.): Spezialisierung und Integration in Psychosomatik und Psychotherapie. Springer Verlag Berlin: 1987, S. 177-182.

BECKER, H.: Psychoanalyse, Handlung und Körper. Grenzen und Möglichkeiten am Beispiel der Konzentrativen Bewegungstherapie (KBT). Prax Psychother Psychosom 32, 1987, 170-177.

BECKER, H.: Bewegung und Therapie aus der Sicht der Psychoanalyse. In: *Hölter, G.* (Hrsg.): Bewegung und Therapie - interdisziplinär betrachtet. Verlag Modernes Lernen Dortmund: 1988, S. 67-75.

BECKER, H.: Konzentrative Bewegungstherapie. In: *Becker, H.* und *W. Senf* (Hrsg.): Praxis der stationären Psychotherapie (S. 137-153). Thieme Verlag Stuttgart: 1988, S. 137-153.

BECKER, H.: Krankengymnastik und Psyche. Psychoanalytisch orientierte Konzentrative Bewegungstherapie als Selbsterfahrung im Unterricht. Krankengymnastik 40, 1988, 483-488.

BLUNK, R.: Die Konzentrative Bewegungstherapie. In: *Studt, H. H.* und *E. R. Petzold* (Hrsg.): Psychotherapeutische Medizin. Walter de Gruyter Verlag Berlin: 2000, S. 344-346.

BUDJUHN, A.: Konzentrative Bewegungstherapie. Beschäftigungsther Rehabil 20, 1981, 218-226.

CARL, A. und T. HERZOG: Konzentrative Bewegungstherapie. In: *Herzog, W., D. Munz* und *H. Kächele* (Hrsg.): Analytische Psychotherapie bei Essstörungen. Therapieführer. Schattauer Verlag Stuttgart: 1996, S. 129-140.

CSERNY, S. und U. TEMPFLI: Die Wirkung von Körperinterventionen auf das psychische Geschehen und dessen Veränderung. In: POSCH, S. und S. SCHUIRER (Hrsg.): Leib und Seele. Thaur Verlag Wien: 2000, S. 131-155.

FRANZ, A.: Konzentrative Bewegungstherapie. In: *Lohmer, M.* (Hrsg.): Stationäre Psychotherapie bei Borderlinepatienten. Springer Verlag Berlin: 1988, S. 100-104.

HICKMANN, B.: (1987). Konzentrative Bewegungstherapie in der Psychosomatischen Klinik Schömberg - Konzepte, kurze Fallbeispiele anhand einer praktischen Darstellung. In: *Lamprecht, F.* (Hrsg.): Spezialisierung und Integration in Psychosomatik und Psychotherapie. Springer Verlag Berlin: 1987, S. 183-187.

HOCHGERNER, M.: Die Verwendung von Gegenständen als Übergangsobjekte in der Therapie früher Schädigung. In: *Hochgerner, M.* und *E. Wildberger* (Hrsg.): Frühe Schädigungen - späte Störungen. Beiträge aus der Sicht acht psychotherapeutischer Methoden. 2., überarb. u. erw. Aufl. Fakultas Universitätsverlag Wien: 1998, S. 193-207.

HOCHGERNER, M.: "Das Ich ist vor allem ein körperliches..." Psychosentherapie mit Konzentrativer Bewegungstherapie. In: *Hutterer-Krisch, R.* (Hrsg.): Psychotherapie mit psychotischen Menschen. Springer Verlag Wien: 1994, S. 295-311.

HOCHGERNER, M.: Behandlung einer hypochondrischen Störung mit Konzentrativer Bewegungstherapie (KBT). In: *Wiesse, J.* und *P. Joraschky* (Hrsg.): Psychoanalyse und Körper. Vandenhoeck & Ruprecht Verlag Göttingen: 1998, S. 73-101.

HOCHGERNER, M.: Der Beitrag der Konzentrativen Bewegungstherapie (KBT) im Gesamtbehandlungsplan der stationären Psychotherapie. In: *Vandieken, R., E. Häckl* und *D. Mattke* (Hrsg.): Was tut sich in der stationären Psychotherapie? Standort und Entwicklung. Psychosozial-Verlag Gießen: 1998, S. 53-72.

KARCHER, S.: "In meinen Fingerspitzen habe ich keine Seele mehr." Körperpsychotherapie mit Folterüberlebenden. Einblicke in die Arbeit mit Konzentrativer Bewegungstherapie. In: *Graessner, S., N. Gurris* und *C. Pross* (Hrsg.): Folter: An der Seite der Überlebenden. Unterstützung und Therapien. C. H. Beck Verlag München: 1996, S. 99-128.

KARCHER, S.: Körpererleben und Beziehungserleben - Konzentrative Bewegungstherapie mit Überlebenden von Folter. Psychotherapie im Dialog 1, 2000, 28-37.

KOCH, L.: Körpererinnerungen als Arbeitsmaterial in der Konzentrativen Bewegungstherapie. In: *Lamprecht, F.* (Hrsg.): Spezialisierung und Integration in Psychosomatik und Psychotherapie. Springer Verlag Berlin: 1987, S. 188-193.

KNOFF, S.: Verbalisierte und gelebte Gefühle; Gemeinsamkeiten und Gegensätze von Psychoanalyse und Körperpsychotherapie. In: *Vandieken, R., E. Häckl* und *D. Mattke* (Hrsg.): Was tut sich in der stationären Psychotherapie? Standort und Entwicklung. Psychosozial-Verlag Gießen: 1998, S. 221-230.

KOST, R. (1989). Konzentrative Bewegungstherapie. In: *Schwertfeger, B.* und *K. Koch* (Hrsg.): Der Therapieführer. Heyne Verlag München: 1989, S. 201-204.

KOST, R.: Erfahrungen mit dem Video in der Weiterbildung für Konzentrative Bewegungstherapie. In: *Ronge, J.* und *B. Kügelgen* (Hrsg.): Perspektiven des Videos in der klinischen Psychiatrie und Psychotherapie. Springer Verlag Berlin: 1993, S. 11-15.

KOST, U.: Die Kopfgeburt des Göttervaters Zeus, oder: Warum ich die Konzentrative Bewegungstherapie in der ISPP bekannt machen will. Mitteilungen der Internationalen Studiengemeinschaft für pränatale Psychologie 1, 1984, 12-16.

KOST, U.: Konzentrative Bewegungstherapie - ein Weg zu mehr psychosozialer Kompetenz. In: *Jürgensen, O.* und *D. Richter* (Hrsg.): Psychosomatische Probleme in der Gynäkologie und Geburtshilfe. Springer Verlag Berlin: 1984, S. 147-155.

KOST, U.: Beziehungsstörungen - eine Indikation zur Behandlung mit einer ganzheitlichen Methode der Konzentrativen Bewegungstherapie. In: *Stauber, M.* und *P. Dietrichs* (Hrsg.): Psychosomatische Probleme in der Gynäkologie und Geburtshilfe. Spinger Verlag Berlin: 1986, S. 143-150.

KOST, U.: Konzentrative Bewegungstherapie - eine körperbezogene psychotherapeutische Methode zur Psychoprophylaxe in der Zeit der Schwangerschaft und Geburt - ein Weg zu mehr psychosozialer Kompetenz für den Geburtshelfer. In: *Fedor-Freyberg, P.* (Hrsg.): Pränatale und perinatale Psychologie und Medizin - Begegnung mit dem Ungeborenen. Saphir-Verlag München: 1987, S. 289-299.

KÜSTER, H. und C. BAHN: Kommunikative und konzentrative Bewegungstherapie. In: *Fikentscher, E.* und *U. Bahrke* (Hrsg.): Integrative Psychotherapie - ausgewählte Methoden. Pabst Verlag Lengerich: 1997, S. 54-63.

LASKOWSKI, N. R. E. de: In fremdem Land sein - zu Hause im eigenen Leib. In: *Jaede, W.* und *A. Portera* (Hrsg.): Ausländerberatung. Lambertus Verlag Freiburg i.Br.: 1986.

MEZGOLICH, A.: Leibliche Begegnung und ihre Bedeutung. In: *M. Hochgerner* und *E. Wildberger* (Hrsg.): Psychotherapie in der Psychosomatik. Theorien, klinische Konzepte, symptomspezifische Beiträge, methodenspezifische Sichtweisen. Facultas Universitätsverlag Wien: 1995, S. 238-252.

PEICHL, J. und U. SCHMITZ: Stationäre Traumatherapie: Traumaexposition oder Traumalimitation? Über die Anwendung der Konzentrativen Bewegungstherapie (KBT) in der klinischen Praxis. Psychotherapeut 45, 2000, 82-89.

POKORNY, V.: Die Wirkprinzipien der Konzentrativen Bewegungstherapie. In: *Hochgerner, M.* und *E. Wildberger* (Hrsg.): Was heilt in der Psychotherapie. Überlegungen zur Wirksamkeitsforschung und methodenspezifischen Denkweisen. Facultas Universitätsverlag Wien: 2000, S. 366-381.

RAU-GEISSLER, B.: Konzentrative Bewegungstherapie (KBT). In: *Stark, F. M., I. Esterer* und *F. Bremer* (Hrsg.): Wege aus dem Wahnsinn. Psychiatrie Verlag Bonn: 1995, S. 81-98.

REYMANN, G. und A. WIEGAND: Konzentrative Bewegungstherapie in der Entzugsbehandlung Drogenabhängiger. Musik-, Tanz- und Kunsttherapie 11, 2000, 87-89.

RÜGER, U.: Konzentrative Bewegungstherapie. In: *Heigl-Evers, A., F. Heigl* und *J. Ott* (Hrsg.): Lehrbuch der Psychotherapie. Fischer Verlag Stuttgart: 1993, S. 435-437.

SCHLEIDT, C.: Konzentrative Bewegungstherapie: Übertragung und Gegenübertragung. In: *Maul, B.* (Hrsg.): Körperpsychotherapie oder Die Kunst der Begegnung. Bernhard Maul Verlag Berlin: 1992, S. 344-347.

SCHÖNFELDER, T.: Konzentrative Bewegungstherapie. In *Seifert, T.* und *A. Waiblinger* (Hrsg.): Die 50 wichtigsten Methoden der Psychotherapie, Körpertherapie, Selbsterfahrung und des geistigen Trainings. Kreuz Verlag Stuttgart: 1993, S. 205-210.

SCHÖNFELDER; T. Zugang zum psychotischen und präpsychotischen Jugendlichen über körperzentrierte Psychotherapie. In: *Klosinski, G.* (Hrsg.): Psychotherapeutische Zugänge zum Kind und Jugendlichen. Huber Verlag Bern: 1988, S. 61-68.

SCHÖNFELDER, T.: ... am eigenen Leibe spüren - Körpertherapeutische Erfahrungen im Umgang mit psychotischen Persönlichkeitsanteilen. In: *Rotthaus, W.* (Hrsg.): Psychotisches Verhalten Jugendlicher. Verlag Modernes Lernen Dortmund: 1989, S. 130-142.

SCHREIBER-WILLNOW, K.: Das Körpererleben als methodenspezifischer Wirkfaktor in der Konzentrativen Bewegungstherapie. Gruppenpsychother Gruppendyn 36, 2000, 135-155.

SCHREIBER-WILLNOW, K.: The body and self experience grid in clinical Concentrative Movement Therapy (KBT). In: *Scheer, J. W.* (Ed.): The person in society - challenges to a constructivist theory. Psychosozial-Verlag Gießen: 2000, pp. 317-327.

SCHREIBER-WILLNOW, K.: Thesen zur Teamarbeit aus dem Blickwinkel einer Therapeutin für Konzentrative Bewegungstherapie. In: *Tress, W., W. Wöller* und *E. Horn* (Hrsg.): Psychotherapeutische Medizin im Krankenhaus - State of the Art. Verlag für Akademische Schriften Frankfurt a.M.: 2000, S. 127-129.

SCHWARZE, R.: Liebevolle Begegnung in Abstand und Nähe. Darstellung eines Therapieverlaufs mit Konzentrativer Bewegungstherapie. Prax Psychother Psychosom 36, 1991, 316-323.

SCHWARZE, R.: Arbeiten mit frühen Schädigungen in der Konzentrativen Bewegungstherapie: Raum geben - Raum nehmen - Abstand halten - Nähe wagen - Trennung ermöglichen. In: *Hochgerner, M.* und *E. Wildberger* (Hrsg.): Frühe Schädigungen - späte Störungen. Beiträge aus der Sicht acht psychotherapeutischer Methoden. 2., überarb. u. erw. Aufl. Fakultas-Universitätsverlag Wien: 1998, S. 148-160.

SEIDLER, K.-P.: Das Gruppenerleben in der Konzentrativen Bewegungstherapie. Gruppenpsychother Gruppendyn 31, 1995, 159-174.

SEIDLER, K.-P.: Konzentrative Bewegungstherapie (KBT): Ergebnisse der empirischen Forschung. Psychotherapeut 46, 2001, im Druck.

STANDTKE, G. (1986). Konzentrative Bewegungstherapie in der Tagesklinik. In: *Heigl-Evers, A., U. Henneberg-Mönch, C. Odag* und *G. Standke* (Hrsg.): Die Vierzigstundenwoche für Patienten. Konzept und Praxis teilstationärer Psychotherapie. Vandenhöck & Ruprecht Verlag Göttingen: 1986, S. 192-203.

STOLZE, H.: Konzentrative Bewegungstherapie. In: *Stokvis, B.* und *E. Wiesenhütter* (Hrsg.): Der Mensch in der Entspannung. 3. Aufl. Hippokrates Verlag Stuttgart: 1971, S. 216-220.

STOLZE, H.: Bewegungserlebnis als Selbsterfahrung. In: *E. Hahn* und *W. Preising* (Hrsg.): Die menschliche Bewegung. Karl Hofmann Verlag Schorndorf: 1975, S. 103-117.

STOLZE, H.: Konzentrative Bewegungstherapie. In *Eicke, D.* (Hrsg.): Die Psychologie des 20. Jahrhunderts, Bd. III. Kindler Verlag Zürich: 1977, S. 1250-1273.

STOLZE, H.: Grundzüge leiborientierter Therapieformen. Z Allg Med 60, 1984, 789-791.

STOLZE, H.: Konzentrative Bewegungstherapie. Notabene medici 6, 1985, 445-447.

STOLZE, H.: Bewegungstherapie als tiefenpsychologisch fundierte Psychotherapie. Prax Psychomotor 11, 1986, 79-85.

STOLZE, H.: Wege zu den leiborientierten Therapien. Prax Psychother Psychosom 36, 1991, 58-67.

STOLZE, H.: Der Körper in der Psychotherapie. In: *Buchheim, P., M. Cierpka* und *T. Seifert*

(Hrsg.): Liebe und Psychotherapie. Der Körper in der Psychotherapie. Weiterbildungsforschung. Springer Verlag Berlin: 1992, S. 106-108.

STOLZE, H.: Unerreichbar? Eine leiborientierte Behandlungssequenz im Rahmen einer analytischen Langzeittherapie. Prax Psychother Psychosom 37, 1992, 279-284.

STOLZE, H.: Leiborientiertes Arbeiten in der Balintgruppe. In: *Buchheim, P., M. Cierpka* und *T. Seifert* (Hrsg.): Neue Lebensformen - Zeitkrankheiten - Leiborientiertes Arbeiten. Springer Verlag Berlin: 1994, S. 283-310.

STOLZE, H.: Äußere und innere Bewegung erleben. Konzentrative Bewegungstherapie - eine Form leiborientierter Psychotherapie. Fortschr. Med. 113, 1995, 18-20.

STOLZE, H.: Das getane Symbol. Gedanken zur Weiterbildung in Konzentrativer Bewegungstherapie. In: *Kahleyss, M.* (Hrsg.): Methoden ärztlicher Psychotherapie. Psychoanalytische Grundlagen. Barth Verlag Leipzig: 1995, S. 107-112.

WEBER, C., H. HALTENHOF, J. COMBECHER, und W. BLANKENBURG, W.: Bewegungstherapie bei Patienten mit psychischen Störungen: Eine Verlaufsstudie. In: *Lamprecht, F.* und *R. Johnen* (Hrsg.): Salutogenese. Ein neues Konzept in der Psychosomatik? VAS Verlag für Akademische Schriften Frankfurt a.M.: 1994, S. 536-543.

ZIELKE, A.-M.: Konzentrative Bewegungstherapie - Beziehungserfahrungen in der stationären Psychotherapie. In: *Hellwig, A.* und *M. Schoof* (Hrsg.): Psychotherapie und Rehabilitation in der Klinik. Vandenhoeck & Ruprecht Verlag Göttingen: 1990, S. 60-67.

ZIELKE, A.-M.: Konzentrative Bewegungstherapie. Vom Symptom zur Ganzheitsbehandlung. In: *Derbolowsky, J.* und *U. Derbolowsky* (Hrsg.): Praktische Psychotherapie. Vom Symptom zur Ganzheitstherapie. Methodenvielfalt und Effizienzkontrolle. Fischer Verlag Stuttgart: 1990, S. 104-113.

d. Promotions- und Diplom-Arbeiten

BADURA-MACLEAN, E.: Untersuchungen über die Anwendbarkeit des "Stuttgarter Bogen" in der Konzentrativen Bewegungstherapie. Dissertation, Medizinische Fakultät, Technische Universität München, 1979.

BÖTTCHER, L: Prozesse und Effekte von Fortbildungswochenenden in Konzentrativer Bewegungstherapie. Diplomarbeit, Fachbereich Psychologie, Universität Hamburg, 1998.

CSERNY, S.: Das Leib-Seele-Problem - Entwicklungspsychologische Grundlagen für eine körperorientierte Therapie am Beispiel der Konzentrativen Bewegungstherapie. Dissertation, Institut für Psychologie, Universität Salzburg, 1989.

GOLL, A.: Konzentrative Bewegungstherapie: Ausbildung und Anwendungsbereich. Eine empirische Untersuchung. Diplomarbeit, Psychologisches Institut, Universität Heidelberg, 1989.

HAMACHER-ERBGUTH, A.: Das Körpererleben in der KBT. Diplomarbeit, Institut für Psychologie, Friedrich-Alexander-Universität Nürnberg, 1991.

HELM-LORENZEN, A.: Vom Körperbild zum Selbstbild. Das Konzept des "basalen" Körperbildes. Diplomarbeit, Psychologisches Institut, Philipps-Universität Marburg, 1992.

HORN, D.: Beiträge zur Konzeptualisierung der Konzentrativen Bewegungstherapie. Dissertation, Medizinische Fakultät der Technischen Universität München, 1985.

KEHDE, S.: Evaluation von Konzentrativer Bewegungstherapie in Selbsterfahrungsgruppen. Diplomarbeit, Fakultät für Psychologie und Sportwissenschaft, Universität Bielefeld, 1994.

KNOFF, S.: Begegnungen in der Gruppe - am Beispiel der Konzentrativen Bewegungstherapie. Diplomarbeit, Psychologisches Institut der Freien Universität Berlin, 1992.

LECHLER, H.: Soziales Lernen in der Gruppe, ein Entwicklungsprozess von der individualtherapeutischen Einzelarbeit zur Paar- und Partnerarbeit in der Gruppe, dargestellt am praktischen Beispiel der Konzentrativen Bewegungstherapie. Diplomarbeit, Ausbildungsbereich

Sozialwesen der Berufsakademie Villingen-Schwenningen, 1985.
MÖLLER, C.: "Lange einatmen und langsam wieder ausatmen, so spüre ich, dass noch nicht alles verloren ist". Körperausdruck und Körpererleben von Patienten in einer Gruppe mit Konzentrativer Bewegungstherapie. Eine qualitative Untersuchung. Diplomarbeit, Fachbereich Erziehungswissenschaft, Psychologie und Sportwissenschaft, Freie Universität Berlin, 2000.
ROSSDEUTSCHER, B.: Konzentrative Bewegungstherapie (KBT). Behandlung einer chronisch schizophrenen Patientin mit schweren Ich-Störungen. Diplomarbeit, Psychologisches Institut, Freie Universität Berlin, 1991.
SCHREIBER-WILLNOW, K.: Körper-, Selbst- und Gruppenerleben in der stationären Konzentrativen Bewegungstherapie. Dissertation, Medizinische Fakultät, Universität Köln, 1999.
VÖLZ, H.: Zur Wirkungsweise der Konzentrativen Bewegungstherapie - eine empirische Untersuchung. Diplomarbeit, Fakultät für Psychologie und Sportwissenschaft, Universität Bielefeld, 1992.
WERNSDORF, T.: Konzentrative Bewegungstherapie und Ich-Erleben. Eine Veränderungsmessung an psychosomatischen PatientInnen. Diplomarbeit, Grund- und Integrativwissenschaftlichen Fakultät, Universität Wien, 1998.
WILFER, R.: Konzentrative Bewegungstherapie bei psychosomatischen Störungen. Diplomarbeit, Institut für Psychologie, Ludwig-Maximilians-Universität München, 1987.

*e. Verbandsinterne Arbeiten der Lehrbeauftragten des Deutschen Arbeitskreises für Konzentrative Bewegungstherapie (DAKBT)**

BRAND, R.: Eutonie und Konzentrative Bewegungstherapie. 1979.
BUDJUHN, A.: Die Bedeutung der Bewegung im Raum. 1982.
BUDJUHN, A., A. CARL, und H. LECHLER. (Hrsg.): Konzentrative Bewegungstherapie - Fallbeispiele aus klinischer und ambulanter Praxis. 2., korr. Aufl. 1998.
CARL, A.: Magersucht - Eine Herausforderung für die KBT. 1998.
DAMHORST, K.: Zur Bedeutung des Hörens in der KBT. 1990.
FRANZ-SCHUSTER, A.: Ein Beitrag zum Verständnis der Supervision mit der KBT. 1997.
GRÄFF, C.: Ängste in der Konzentrativen Bewegungstherapie. 1988.
GRÄFF, C.: Erkranken und Gesunden - ein Weg aus der Blockierung zur Bewegung. 1991.
GRÄFF, C.: Werden und Wandel in der KBT. 1996.
HÄCKER, H.: Schließe die Augen um zu schauen - öffne die Augen um zu sehen. Theorie und Praxis zum Sehen in der KBT.1992.
KLUCK-PUTTENDÖRFER, B.: Bewegungen aus der Symbiose zum eigenen Selbst. KBT bei der Behandlung von organdestruktiven psychosomatisch Kranken (Erkrankte an Morbus Crohn und Colitis ulcerosa). 1992.
KOST, U.: Beziehung in der Konzentrativen Bewegungstherapie. 1999.
KOST, U.: Plätze. 1996.
KOST, U. und R. LÖFFLER (Hrsg.): Anfangen in Gruppen. 1988.
KOST, U. und R. LÖFFLER (Hrsg.): Sprache in der KBT. Werkstattberichte und theoretische Bearbeitung. 1992.
LECHLER, H.: Wurzeln und Entwicklung der KBT. 1982.
NARDON-EULENPESCH, B.: Anfang und Erststunde - Eine diagnostische Möglichkeit für die KBT. 1997.
PFÄFFLIN, M.: Ansätze zur Selbsterfahrung durch Laut und Wort in der Konzentrativen

---

* Die hier aufgeführten Arbeiten können über die Bibliotheks- und Dokumentationsstelle des ÖAKBT (c/o Regula Hetzel, Oskar-Jascha-Gasse 99, A-1130 Wien) bezogen werden.

Bewegungstherapie. 1977.
SCHMIDT, E.: Sprechen und Bewegen. Sprechen aus der Sicht der KBT. 1995.
SCHÖNFELDER, T.: Die therapeutischen Möglichkeiten der KBT. 1979.
SCHÖNFELDER, T.: Aus Alt macht Neu. 1993.
SEIDLER, K.-P., K. SCHREIBER-WILLNOW, A. HAMACHER-ERBGUTH und M. PFÄFFLIN: Archiv der empirischen Literatur zur Konzentrativen Bewegungstherapie (KBT). Konzentrative Bewegungstherapie. 2001.
STOLZE, H.: Symbolisches und Diabolisches in der leiborientierten Psychotherapie. 1994.
STOLZE, H.: Symbolisieren in der Konzentrativen Bewegungstherapie - Vom Erleben der Einheit von Innenwelt und Außenwelt. 1997.
URBAN, B.: KBT-Arbeit und deren methodische Aspekte bei der Behandlung von Borderline-Patienten auf dem Hintergrund des Theoriemodells von Christa Rohde-Dachser. 1988.
VON PESCHKE, G.: Vom Schöpferischen in der KBT. 1996.
ZIELKE, A.: Überlegungen zu Entstehung des Körperbewußtseins - mögliche Relevanz für eine Körpertherapie. 1986.

ANHANG 3: REGISTER

a. Arbeitssituationen

Dieses Register ist als eine Handreichung für die praktische Arbeit mit der KBT gedacht. Der Herausgeber gesteht, daß er es nicht ohne das Bedenken vorlegt, die Hinweise auf Arbeitssituationen könnten mißverstanden werden als schematische Anleitung, wie man die KBT-Arbeit durchführt. Daß es eine solche Anleitung in der KBT nicht geben kann, weil sie dem Wesen der Methode widersprechen würde, ist in vielen Beiträgen dieses Buches ausgesprochen worden. Die Arbeitssituationen, auf die das Register verweist, sind also nur als Anregung und Beispiele zu verstehen. Die Komplexität einer Arbeitssituation, die meist mehrere Angebote, dazu deren Erleben und deren für den einzelnen Übenden (Patienten) spezifische Bedeutung umschließt, kann zudem nur schwer registergemäß erfaßt werden. Der Herausgeber und die Bearbeiterin dieses Registers mußten sich darauf beschränken, mit den angegebenen Stichworten auf das äußere Arbeitsangebot hinzuweisen. Deren unterschiedliches Erleben und deren mögliche Bedeutungen können in vielen Fällen den angeführten Textstellen entnommen werden.

Da die Abgrenzung dessen, was als »Arbeitssituation« bezeichnet werden kann, schwierig ist, der Informationswert des Registers jedoch möglichst groß sein soll, ist alles aufgenommen worden, vom allgemeinsten Arbeitsangebot und bloßen Hinweis auf die Gestaltung einer Arbeitssituation bis hin zu einzelnen Fallbeispielen.

1. Erspüren (Besinnen) des eigenen Körpers in Ruhe, in Bewegung, im Feld der Schwerkraft und in einzelnen Funktionen:

Allgemein (auch Bewegungsapparat) 5f, 17, 18, 33, 40, 50f, 62f, 64, 68, 77, 112, 149, 190, 204, 214f, 229, 286, 293f, 334, 353, 378, 391, 436, 449, 450

Körperraumbild 31, 33, 46

Arm, Hand 3ff, 7f, 54, 77f, 84, 128f, 129f, 139, 215f, 263f, 293, 297, 408, 432f, 445, 462

Bein, Fuß 17, 83, 129, 261, 286, 293, 368, 427f, 437, 446

Liegen 30f, 44, 45, 45, 129, 134, 135, 265, 294, 299, 358, 368, 462, 475

Sitzen 83, 134, 135, 232, 294f, 295, 450

Stehen 6, 30f, 45, 76, 112f, 134, 232, 286, 294, 299, 408, 446

Gehen (Laufen, Krabbeln) 68, 75, 76, 106, 134, 295, 301, 331, 360, 362, 428

Fallen, Sinken 8, 19, 45, 47, 300, 368

Sehen (Augenschluß) 10, 17, 30, 39, 56, 67, 68, 190, 207, 295, 340

Sehen (Augen-aufgehen-Lassen, Sich-anschauen-Lassen) 10f, 55, 115ff, 134, 135, 297, 305, 336, 339

Sprechen, Summen 93, 397

Schmerzen (Störungen) 6, 17, 33f, 57, 98ff, 465

2. Erspüren (Besinnen) von und Umgehen (Bewegen, Ergreifen, Wegwerfen, Spielen, usw.) mit Gegenständen und Materialien:

Allgemein   40, 47, 68, 73, 75f, 77, 84, 114, 117, 134, 135, 136, 153, 190, 273f, 296f, 341f, 354, 360, 363, 366, 394, 429, 435

Stab, Stock   5f, 17, 31, 57, 150, 151f, 238, 293, 298, 396, 402, 446

Ball, Kugel   17, 31, 32, 33, 40, 45, 48f, 67, 115, 123, 124f, 125f, 149f, 296, 298, 306f, 335, 369, 394, 446

Stein   269f

Seil   106, 175, 297, 298, 302f, 323, 362, 433f

Hindernis   296, 370ff

Formen (Bauen, Malen, Plastizieren)   11, 76, 342, 363, 397ff, 437

Musik   409

3. Erfahren von Raum und Zeit:

Raum   33, 68, 84, 112, 114, 116f, 134, 135, 294, 333, 340, 354, 390f, 400, 408, 446, 474f

Zeit   11, 33, 112, 297

4. Erspüren (Besinnen) eines anderen oder anderer Menschen:

Beziehung-Aufnehmen, Kontakt   10, 33, 78, 84, 106, 134, 135, 136, 139, 153, 304, 397

Abgrenzen, Trennen, Lösen   88ff, 93, 134, 135, 136, 138, 359, 401f

Nähe — Distanz   176f, 303, 329, 366f, 397, 403

Führen, Geführtwerden   10, 134, 151, 363

Tragen, Getragenwerden   335, 346ff, 400

Stellung zum anderen   136, 201, 394, 398, 403

Stellung zur Gruppe   67, 78, 106, 135, 136, 396

b. Register der Fallskizzen und Falldarstellungen aus der KBT-Arbeit

Die Fallskizzen und Falldarstellungen werden hier in der Reihenfolge und unter der Diagnose oder Leitsymptomatik aufgeführt, wie sie im Text erscheinen. (In Klammern: Geschlecht und, soweit angegeben, Alter des Patienten.)
»Fallskizze«: Es ist aus einer Krankengeschichte ein Aspekt herausgegriffen und daran die Behandlung mit KBT dargestellt worden.
»Falldarstellung«: Eine Krankengeschichte ist im ganzen oder über eine größere Strecke überschaubar geschildert und die Behandlung mit KBT, eventuell auch kombiniert mit anderen Methoden, beschrieben worden.

b 1. Fallskizzen   Seite

Aktueller Partnerkonflikt (weibl.)	6
Überforderung mit »Standhaftigkeit« (männl.)	6
Totale affektive Blockierung in einer Problemsituation (weibl.)	7/8
Depressive Krise in Zusammenhang mit der Trennung von ihrem behinderten Kind (weibl.)	8
Gastritische und Ulcus-Beschwerden (männl., 20)	45/46
Kontakt- und Kommunikationsstörungen (männl.)	48/49
Identitätsproblematik (männl.)	93
Minderwertigkeitskomplex. Rezidivierende Cystitiden, Harnröhrenspasmen, Anorgasmie (weibl., 27)	105/106
Aggressionshemmung. Herzphobische Symptomatik, vegetative Störungen (männl., 26)	106
Autoritätsproblematik. Multiple körperliche Symptome (männl., 34)	106
Autoritätsproblematik (männl. Teilnehmer einer Supervisionsgruppe)	115-117
Probleme des Weiblich-Seins und -Bleibens (weibl., 59)	124/125
Depressive Symptomatik mit funktionellen Beschwerden bei Größenphantasien (männl.)	205
Schwierigkeiten bei der Ablösung aus der Primärfamilie (männl.)	206
Gestörtes Urvertrauen (männl.)	206
Angstzustand bei verdrängter traumatisierender Situation in der Kindheit (männl.)	269/270
Gestörte Entwicklung der Weiblichkeit (weibl., 42)	273/274
»Überlastung« (weibl.)	306/307

Schizophrenie (weibl.)	333
Desorientierung im Selbstgefühl. Überforderungssymptomatik (weibl., 35)	340/341
Wandlungsproblematik. Zustand nach Trennung der Ehe (männl., Mitte 30)	342
Selbstwertproblematik (weibl.)	343/344
Trennungsproblematik (weibl., Frau C. der Weiterbildungsgruppe, 33)	346-348
Berufskrise (weibl., Frau B. der Weiterbildungsgruppe, 31)	345/346 und 348
Kontaktschwierigkeiten (weibl., Frau A. der Weiterbildungsgruppe, 42)	345 und 348/349
Claustrophobie (weibl.)	359/360
Herzphobie, gastritische Beschwerden (männl., 35)	360/361
Trennungs- und Beziehungsängste (weibl., Mitte 30)	361/362
Angst vor Emotionalität, Trennungsangst (weibl.)	362/363
Borderlinesyndrom, Zustand nach Suicidversuch (weibl., 21)	366/367
Psychogenes Anfallsleiden (männl., 39)	384/385 und 386
Frühe Störung der Mutterbeziehung (weibl.)	390/391
»Kopflastigkeit« bei depressiv-schizoider Persönlichkeitsstruktur (männl.)	391
Zustand nach Mamma-Amputation wegen Carcinom (Frauengruppe, Ende 30 bis 65)	426-430 431-434 435-438
Depression (weibl., 27)	464/465

b 2. Falldarstellungen

Magersucht (weibl., 16 ½)	30-34
Situationstremor (weibl.)	128-130
Borderline-Struktur. Kontakt- und Berührungsängste, Konzentrationsstörungen, Zwänge, Suicidalität, soziale Isolierung (männl., 29)	137-139

Fixierung einer unfallbedingten Bewegungseinschränkung des rechten Armes (weibl.)	263/264
Neurotische Entwicklung bei depressiver Persönlichkeitsstruktur. Dependenzhaltung gegenüber Alkohol und Tabletten, schwere Angstzustände (weibl., 35)	265-268
Ulcus ventriculi, Zustand nach Magenresektion. Einschlaf-, Arbeits- und Konzentrationsstörungen (männl., 39)	319-321 323/324 und 143/144
»Herzanfälle«, Angstzustände (weibl., 21)	321-324
Borderline-Syndrom (weibl., 30)	393-403

c. Sachregister

Stichworte, die sich auf Arbeitssituationen, Fallskizzen und Falldarstellungen beziehen, sind in der Regel nicht in das Sachregister aufgenommen. Als Orientierungshilfe sind daher die Register 4a., 4b. und 4c. zusammen zu sehen.

Abgrenzen, Sich — Können	401f
Abgrenzung der KBT von	
— Autogenem Training	193
— Bioenergetik	194
— Encounter-Gruppen	193
— Eutonie	198ff
— Sensitivity-Gruppen	193f
Abhängigkeit von der Familie	397, 399
Abstrahierungsprozess, Einleitung des — es	105f
Abwehrhaltungen	285ff
Abwehrmechanismen, Indikation für KBT bei spezifischen —	192
Achse, vertikale — der Entwicklung	216
Aggressionen	
—, Angst vor eigenen —	397
—, verbale und averbale —	373
Agieren	
— als besondere Form des Erinnerns	122f
—, Eigenheiten des — s	124f
— mit Körpersymptomen	287
—, Möglichkeiten handelnder Neuerprobung durch —	318
— stationärer Patienten	317f
Aktionsbereitschaft, gesteigerte — durch Anspüren	52
Aktive Imagination und KBT	448
»Aktivität« (Stuttgarter Bogen)	157, 163
Aktualkonflikt und Grundkonflikt	341ff
Alexithymie	106f
Analytische Gruppen und KBT-Gruppen im Vergleich	180ff, 184f
Angebote	
—, Art der — in der KBT	4, 190
—, offene	414
—, strukturierte	331ff
—, verbale	190
Angst	
— als gestörte Beziehung zum Raum	352
—, Entstehung und Formen der —	356f
—, Konfrontation mit der — in der KBT	357f, 364
—, leib-körperliche Erscheinungen der —	351f, 357
—, leib-körperliches Erleben der —	352f
—, phasenspezifische	357f
—, symbolhafte Darstellung der —	403
—, therapeutischer Umgang mit der —	359, 361ff
— vor eigenen Aggressionen	397
— vor der eigenen Körperlichkeit	333
Angstlevel, optimaler	363f
Angstreduktion durch Gestaltung	387
Anschaulichmachen von Impulsen	373
Anspüren des eigenen Körpers	50f
Anthropologie, phaenomenologische	63
Anthropologische Medizin	37
Arbeit am Menschen, ganzheitliche — in der KBT	476
Arbeitsangebote in der KBT	290f, 464
—, Formulierung von — n	327f
Arbeitsbedingungen, äußere — für die KBT-Arbeit	287ff
Arbeitshypothese in der KBT	291
Arbeitskreis, Deutscher — für KBT	473ff
—, Gründung des — es	475f
—, Regionalgruppen des — es	477f
—, Weiterbildungsrichtlinien des — es	476
—, weiterer Weg des — es	478
Arbeitssituationen	223, 292ff
— als Anregung für die Selbstgestaltung des Patienten	291f
— der KBT, Regeln für — — —	475
—, Erlebnis und Erlebnisbedeutungen der —	299ff
—, Schaffung von —	467
Arbeitsversuch, Beurteilung eines — s in der KBT	87ff

497

Arbeitsvorschlag, Überlegungen des Therapeuten zu einem —	87ff
Arbeitsweise der KBT, Beschreibung der —	188f, 221f
Assoziationen	387
—, Bearbeitung von — in der KBT	117ff
—, freie —, Parallelitäten zu freien Empfindungen	252
—, verbale — als sekundärprozesshafte Ich-Leistung	133
Assoziationsketten	115f
—, angestoßen durch KBT-spezifische Materialien und Situationen	116f
Assoziationsprozeß, Verdichtung des — es in der KBT	119
Atemtherapie	375
—, Besonderheit der —	379
— und Bewegungstherapie als fundamentale Psychotherapien	377f
— —, Verbindung der — — — mit verbalen Methoden	380f
Atmung	230f
—, Erlebnismöglichkeiten der —	379f
—, Zusammenhang von — und Bewegung	230f
Aufbau der KBT-Arbeit in fünf Phasen	456f
Aufforderungscharakter der Gegenstände	32
Aufgaben, Förderung der Bearbeitung von — durch KBT	447
Aufmerksamkeit	55ff
Aufschreiben der Erlebnisinhalte	272
Augenschluß, Bedeutung des — es	105
Ausagieren als Widerstand	122
Ausbildung des Gruppenleiters in der KBT	94f
Ausdruck	384
Ausdrucksprinzip, Umkehr des — s	22
Autistische Phase, Phänomene der —	144
Autogenes Training und KBT	63, 448
Averbale und verbale Psychotherapieformen, Übereinstimmungen der — — — —	392
Averbaler Zugang zur änderungsanstoßenden Emotion	126
Bearbeiten, verbales und nonverbales — der Erlebnisse	152f, 462f
Bedeuten und Deuten	469
Bedeutungsgehalt der Übungsobjekte	275
Bedeutungsinhalte der Bewegung	262
Begreifen	40, 72ff
— als Leistung der Ich-Sphäre	73
—, Gestaltkreis des — s	73
Behandlungskonzept, Hindernisse gegen die Verwirklichung eines umfassenden — s	127
Behinderungen, Umgang mit äußeren und inneren —	370ff
Bemächtigung, Gefahr der —	48
Beobachter in der KBT-Arbeit	290, 308
Besetzung, libidinöse — des Körpers	62
Besinnung	
— der Gegenstände	32
— durch Körpererspüren	18
Besinnungstherapie, KBT als —	40
Besitzstreben	369f
Bewegen und Wahrnehmen, Einheit von —	40
Bewegung	
— als Erlebnis	278
— als extraversive Leistung	355
—, Angst vor der Unmittelbarkeit der —	78f
—, Art der — in der KBT	455
—, äußere und innere	264
—, Aussage einer —	21
—, Bedeutungen von — en in der KBT	222f
—, Bedeutungsinhalte der —	262
—, Choreographie der —	337
—, darstellende — in der Maltherapie	387
—, dialogische Möglichkeiten der — in der Gruppe	21
—, Erinnerungsarbeit durch sinnvolle —	77
—, Erlebnis des Ganzen einer —	22
—, Gehorsam-Werden in der —	240f
— im Dienst des Erinnerns	123
—, innere	466
— und Atmung, Zusammenhang von — — —	230
— und Entscheidung	338f
— und Sprache	477
Bewegungsapparat, Haltungs- und Einstellungsfehler im —	62
Bewegungserlebnis	74f
Bewegungsmöglichkeiten als Anregung	446
Bewegungstherapie	
— als älteste psychosomatische Therapie	278
— als Psychotherapie	75ff

—, andere Formen der — 35
— und Atemtherapie als fundamentale
  Psychotherapien 377ff
— —, Verbindung der — — — mit verbalen
  Methoden 380f
— und Maltherapie
— — —, gemeinsame therapeutische Faktoren
  von — — — 391f
— — —, therapeutische Funktion der — — — 384
Bewußtsein 223f
— und Sinneserfahrung 244
Bewußtmachen
—, kinaesthetisches 378
— von Körperempfindungen als psycho-
  analytisches Werkzeug 257
Bewußtseinslage, vollwache 20
Bewußtseinszustand, Erweiterung des — 61, 466
Beziehung, Arzt-Patient- — 24, 47ff
Biographisches Material, Aktualisierung des —
  durch KBT 5
Biologische Ausrüstung als Voraussetzung
  für produktive Leistungen 237f
Carcinombehandlung, Unterschiede bei
  Kindern und Erwachsenen 419ff
Choreographie der Bewegung 337
Dauer einer KBT-Stunde 289
Denken und Sprechen, Gestaltkreis von — 72
Deuten und Bedeuten 469
Deutung als Gegenwiderstand des
  Therapeuten 117
Deutungen 458
Deutungsarbeit in der KBT 109f
— — — —, phänomenologischer und finaler
  Aspekt der — — — — 110
Deutscher Arbeitskreis für konzentrative
  Bewegungstherapie (DAKBT) 473ff
—, Gründung des — 475f
—, Regionalgruppen des — 477f
—, Weiterbildungsrichtlinien des — 476
—, weiterer Weg des — 478
Deutscher Gymnastikbund 279
Dialogische Möglichkeiten von Bewegung und
  Sinneserfahrung 21
Distanz
—, Erlebnis der — 35f

—, kritische 21, 366f
Dualismus, Leib-Seele —, Überwindung
  des — — — 25
Durcharbeiten 307
— im Tun 263f
—, verbales 81
Durchlässigkeit in der Haltung des KBT-
  Therapeuten 291
Effektivität, Einschätzung der — der
  KBT 104, 111
Eigenreflexe, Veränderung der — 53
Einfälle 383, 386
Einheit von Wort und Tat 219f
Einschätzung der KBT 111f
Einspüren, Grundhaltung des — s 17
Einstieg, nonverbaler 403
Einstimmung in die KBT 286
Einzelarbeit und Gruppenarbeit in der KBT 477
Einzelprofile (Stuttgarter Bogen), Aussage-
  kraft der — 163f
Einzel- und Gruppentherapie mit KBT,
  parallellaufende — 396ff
Emotion, averbaler Zugang zur änderungs-
  anstoßenden — 126
Emotionale Lage, Veränderung der — durch
  Haltungsänderung 465
Emotionales Erleben 462f
Emotionen, Gestaltung von — in der KBT 349
Empfindungen
—, entwicklungsmäßige Priorität von — 257f
—, freie —, Parallelitäten zu freien
  Assoziationen 252
—, Übersetzungen von — in Bilder 255
Energie des Wartenkönnens 237
Engramme, Verbindung von Bewegung und
  Empfindung in — n 464
Entfaltung menschlicher Möglichkeiten in
  der KBT 476f
Entlastung durch KBT-Arbeit 344, 384f
Entscheidung und Bewegung 338f
Entspannung 51f, 62, 231f, 243f, 287
Entwicklungspsychologie 453

499

Entwicklungspsychologische	
— Modelle	134ff
— — nach Erikson	134f
— — nach Mahler	135f, 139ff
— Phasen	461
Entwicklungsschritte, frühkindliche	139f
Erfahren als Tätigkeit	32
Erfahrbereitschaft	237, 380, 466
Erfahrungsaustausch in der KBT	152
Erinnern	263f
— durch Bewegung	123, 126
— im Handlungsbereich	317f
—, primär averbales — in der KBT	124
Erinnerungsarbeit	121ff, 190
— durch sinnvolle Bewegung	77
Erinnerungen, frühe — durch Leiberfahrung	400f
Erleben	
—, emotionales	462f
—, Intensivierung des — s durch KBT	447
—, leibhaftiges — und Erfahrungsaustausch	152f
Erlebnis	
— und Assoziationskette	115f
— und Erlebnisbedeutungen der Arbeitssituationen	292ff
Erlebnisbericht	81, 92
Erlebnisinhalte	
—, Aufschreiben der —	272
—, Verschiedenartigkeit der — bei gleichem Tun	275
Erlebnisse	
— als Wegspuren	344
—, verbales und nonverbales Bearbeiten der —	152f
—, Vielschichtigkeit der — als Merkmal der KBT	447
Erlebnistherapie	211, 213
Eros, Gegenwärtigkeit des — im Leib	147
Erproben	221, 446
— im geschützten therapeutischen Raum	8
Erschütterung, emotionale	69
Erweiterung	
— des Bewußtseinszustandes	61
— des therapeutischen Raumes durch KBT	468f, 475
— des Therapieansatzes durch KBT	188

Es	127, 239
—, »Aus Ich soll — werden«	195
—, dem — gehorsam sein	238
Eutonie	62, 197ff
— -Pädagogik	197f
— -Therapie	197f
— —, Indikationen und Gegenindikationen	200f
Existenz	
— als klinischer Begriff	353
—, Bedrohung der — in der Angst	354
Extraversive Leistung, Bewegung als — —	355
Familie, Abhängigkeit von der —	397, 399
Faszination und konzentrative Zuwendung	57
Fehlhaltungen, Korrektur von —	45
Fixierung	104
Flucht und Kampf	79
— — — als unmittelbare Bewegungsangebote	78f
Folgen	73
Führung, Art der — in der KBT	24
Funktionen	
—, Eigengesetzlichkeiten der —	34
—, ökonomischer Ablauf der Körper —	51
Funktionieren, Freude am —	32
Funktionsverlust	22, 134
Ganzheit	454
—, Entdeckung der —	474
—, Erleben der —	69
—, psychosomatische — der Persönlichkeit	248
— stheorie	252f
Ganzheitliche Arbeit am Menschen in der KBT	476
Gedächtnisprotokoll	172
Geduld des KBT-Therapeuten	268, 292
Gefahren	
— der KBT	23, 69, 298f, 309
— — —, Erkennen der — — —	69
— des kombinierten gruppentherapeutischen Settings	182
Gefühle als leib-seelische Ereignisse	253f
Gegenstände	
—, Aufforderungscharakter der —	32
— für die KBT-Arbeit	288f
Gegenübertragung	48
— und Übertragung	475

– – – auf einer Station	326
Gegenwiderstand in der KBT	209
Gehorsam	
—, dem Es — sein	238
— werden in der Bewegung	240f
Gelassenheit	51
Gemeinsamkeiten der KBT	
– – – mit anderen Verfahren	193
– – – mit Autogenem Training	193
– – – mit Bioenergetik	194
– – – mit Eutonie	198
Gesamttherapieplan	467
Geschehen — Lassen	271
Gespräch in der KBT	269f, 275
– – – –, Notwendigkeit des — s – – –	93, 464f
Geräte als Projektionsträger	153
Gestalt	452f
— als Einheit von Körper und Geist	246
—, Erlebnis einer — durch Begreifen	40
—, Sichtbarwerden der — in der Maltherapie	387
Gestaltkreis	71, 453
Gestaltpsychologie	452
Gestaltsymbolik	113
Gestaltsymbolischer Aspekt der KBT	112
Gestalttheorie	452f
Gestaltung	
—, Angstreduktion durch —	387
— von Emotionen in der KBT	349
Gewahrsein von Sinnzusammenhängen	257
Grenzen der KBT-Therapie	23
Grundkonflikt und Aktualkonflikt	341
Grundstörung	73f
Gruppenarbeit mit KBT	33, 289
— und Einzelarbeit	396ff, 477
Gruppendynamische Aspekte in der KBT	448
Gruppengestalt, Veränderung der — durch KBT	67
Gruppengröße	289
Gruppenleiter, Sensibilität des — s in der KBT	94
Gruppenmitglieder, Interaktion der —	94
Gruppenmittelwerte (Stuttgarter Bogen), Aussagekraft der —	161ff
Gruppenprozesse, objektive Beurteilung der — im »Stuttgarter Bogen«	155f
Gruppentherapie mit KBT	53
– – –, Standarddokumentation der – – –	170f
Gruppentherapeutische	
— s Konzept der KBT	92f
— Methode der KBT	79f
—, reduzierende Beschreibung von — n Prozessen	184f
— s Setting, Chance des kombinierten — n — s	182
Gymnastik (Elsa Gindler)	228f
Haben und Sein	455
Haltung	
—, allgemeine — des KBT-Therapeuten	290ff
—, meditative	37
Haltungsänderung, Veränderung der emotionalen Lage durch —	465
Hälftigkeit, Erlebnis der —	215
Häufigkeit der KBT-Arbeit	289f
Handlungsmöglichkeiten, Krankheit als Verlust an —	75
Holistisch-psychosomatische Grundannahme	257
Ich	
—, »Aus — soll Es werden«	195
— -Erfahrung	403
— -Identität und Körperraumbild	215
— -Vertrauen	379
—, »vor allem ein körperliches«	194
Identität, persönliche	246
Identifikation mit dem Therapeuten in der KBT	105, 400
Immunisierung, aktive — durch gestaltete Bewegung	22
Impulse	
—, Anschaulich-Machen von — n	373
—, Zulassen von verdrängten — n	385
Indikationen	
— für KBT	22f, 191f, 201, 467f
— für »Konzentrative Entspannungsübungen«	52
Indikationsstellung und Motivierbarkeit	8f
Individuation	438
Initialphase einer Psychotherapie, KBT in der – – –	188

Intelligenz, sensomotorische —	72, 133, 453
Integration	41, 384
Integrative Bewegungstherapie	404
— —, Unterschiede zur KBT	414ff
Interaktion der Gruppenmitglieder	94
Kampf und Flucht	79
— — — als unmittelbare Bewegungsangebote	78f
Kinaesthesie	60
Kinaesthetische	
— s Bewußtmachen	62f, 378, 453
— Wahrnehmung	461
Klage, Untersuchung der —	98f
Kleidung bei der KBT-Arbeit	287f
Könnensmöglichkeit, Erfahrung der —	76
Körperbesetzung, mangelnde	133
Körperbewußtsein	249f, 253
Körperempfindungen	
—, Bewußtmachen von —	449
— — — als psychoanalytisches Werkzeug	257
—, Vernachlässigung der —	253
Körperhaltung und Entwicklungsbereich	6
Körper, innere Stimme des — s	449
Körperliche	
— Bereitstellung als Ausdruck seelischer Haltung	245f
— Umerziehung	249ff
— — als psychosomatisch-analytischer Ansatz	254
Körperlichkeit, Angst vor der eigenen —	333
Körperraumbild	
—, Defekte des — s	217
—, Entfaltung des — s in der Wahrnehmung	46f
—, Intensivierung des — s	189
— und Ich-Identität	60, 215
—, Zuwendung zum —	54
Körperselbst, Entwicklung des — s	139f, 143
Körperselbstgefühl	190
Körpersprache	251, 449, 474
Körpersymbolik als bewegungstherapeutischer Ansatz	403
Kombination der KBT mit anderen psychotherapeutischen Methoden	80f, 107, 110f, 268
Kombiniertes gruppentherapeutisches Setting, Gefahr und Chance des — n — n — s	182
Komplementarität von Analytischer und KBT-Gruppe	174f
Kommunikation	
— durch Zeichensprache	11
—, gestörte — auf verbaler Ebene	104
Kommunikationsraum, präverbaler — in der KBT	104f
Konflikt, aktueller — und Primärängste	268
Konfrontation mit Abwehrmechanismen	325
Kontakt, tragender	47ff
Kontinuität der Themen in aufeinanderfolgenden Gruppensitzungen	176f
Kontraindikationen für KBT	192f, 201, 468
— — —, relative	52, 193
Konzentration	56f, 119, 222, 227f, 247, 254f
Konzentrativ	38, 222, 454, 466
—, das Wort — als Erfahrung	262
Konzentrative Zuwendung	56f
Konzept	
—für KBT-Arbeit bei Nachbehandlung von Carcinomkranken	424f, 441
—, gruppentherapeutisches — der KBT	92f
—, pädagogisch therapeutisches — (Elsa Gindler)	273
Konversionssymptomatik	398f
Korrektur von Vorstellungen	19, 217
— — — und Fehlhaltungen	45
Krankenstation	
— als sozialer Mikrokosmos	315
— als Schutzraum	316, 317f, 323, 325
— als therapeutisches Milieu	314ff
Krankheit als Verlust an Handlungsmöglichkeiten	75
Leib	
— als Präsentations- und Repräsentationsfeld	376
—, Bedeutung des Wortes —	147
— -erfahrung, Erinnerungen durch —	400f
— -feindlichkeit	253, 255
— -gedächtnis	474
—. Haben und Sein des — es	37
Leitbild aus der Zuwendung zu sich selbst	31
Lehrbarkeit, Frage der — der KBT	94f
Lernprozesse im sozialen Umfeld durch KBT	79
Libidinöse Besetzung des Körpers	62

Magen, Sprache des — s als Mittelpunkt und Kern des Individuums	256
Maltherapie	397ff
— und Bewegungstherapie, gemeinsame therapeutische Faktoren von — — —	391f
Maßnehmen, richtiges — durch KBT	451
Meditation	20
Meditative Haltung	37
Meditatives Sich-Verhalten	16
Musik, Rolle der — in der Bewegungstherapie	407, 410, 413
Muskelsystem, Reaktionen im — auf emotionale Abläufe	463f
Muskeltonus, Veränderung des —	455
Nachteile der KBT	69
Nähe, Wünsche nach —	400
Neuorientierung durch Umerziehung der Sinne	35ff
Neurosenlehre, Notwendigkeit der Ergänzung und Korrektur der —	41
Nonverbaler Einstieg in die Therapie	403
Objekt	461f
—, Aufforderungscharakter der — e	462
—, Ermöglichung konkreter Erfahrung durch — e in der KBT	6
—-Subjekt-Beziehung	20
—, symbolische Bedeutung der — e	6, 462
—, Therapeut als gutes — in der KBT	216
—, Übungs— e in der KBT	461f
—-verlust	390
Objektbeziehungen	455
—, gestörte	365f
Ökonomie einer Bewegung	126
Organneurosen	380
Orientierungspunkte des Therapieweges	99ff
Patienten	
—, Auswahl von — für KBT	467
—-berichte	292
Persönlichkeit	
—, psychosomatische Ganzheit der —	248
—-serweiterung	275
—-sreifung (in der Gindler-Arbeit)	235f
Pole, Verbindung von zwei — n durch den Therapieweg	99
Präsenz, totale — der Person	236
Primärangst und aktueller Konflikt	268
Primärprozeß, Annehmen des — haften in der KBT	142ff
Primitivpersönlichkeit	310f
— und Psychotherapie	187f
Probehandeln, Zeichnen als —	386
Probebehandlung mit KBT	287, 289
Progression	213
—, Weg der therapeutischen —	216
Projektionen	45ff, 245
—, Zurücknahme der —	35
Projektionsträger, Geräte als —	153
Protokolle	
—, Gedächtnis — über Gruppensitzungen	172f, 178
— über KBT-Stunden	292
Psychoanalyse	
—, Parallelen der — zur KBT	118
— und körperliche Umerziehung	250
Psychodynamik in der KBT	78f
Psychoneurosen	380
Psychosomatik	453
Psychosomatisch-analytischer Ansatz	254f, 258
Psychosomatische	
— Arbeitsweise, KBT als —	37
— Erkrankungen	380
— Forschung	258
— Medizin, Theorien über —	102ff
— Syndrome, Hypothesen über —	256
— Therapie durch kinästhetisches Bewußtmachen	62f
— Zusammenhänge, unmittelbare Realität der —	236
Psychotherapie	
—-begriff	25, 351
— bei Primitivpersönlichkeiten	187f
—, Bewegungstherapie als —	75ff
—, tiefenpsychologisch fundierte —	210
—, Wesen der —	376f
Psychotherapiestation als dynamische Einheit	167f
Raum	
—, Erlebnis des vitalen — s	33
— für die KBT-Arbeit	288

»Reaktive Emotionalität« (Stuttgarter Bogen) und Aktivität in der KBT	157
Realität des Hier und Jetzt	246
Realitätsbezug	271
Realitätskonzept, Überprüfung des — s durch KBT	68
Realitätsprüfung	23, 270, 272
Realobjekt, Therapeut als — in der KBT	105
Regeln für Arbeitssituationen in der KBT	475
Regelmäßigkeit der Teilnahme an der KBT-Arbeit	290
Regression	104, 213, 455, 461
—, Schutz vor maligner — durch die konkrete Aufgabe	216
—, therapeutische Ausnutzung der —	67ff
Reinszenierung	
— frühkindlichen Geschehens in der KBT	133ff
— von Konflikten auf einer Krankenstation	317, 323, 325
Rhythmus	241
Rhythmische Bewegungstherapie	404f
— —, Unterschiede zur KBT	414ff
Rolle des Therapeuten in der KBT	87, 189f, 457f
Ruhen, Sinn und Wesen des — s	238f
Sachlichkeit, neue — durch erspürte Bewegung	19
Schlaffheit	239
Schmerz	
—, Annahme eines — es	34
—, Nachlassen des — es	238f
Schwerkraft	232
—, Beziehung zur —	240
Schwerpunkterlebnis	18, 31, 34
Seh-Inbild, Ausschaltung des — s	39
Sein und Haben	454
Selbst	
— -bewußtsein	19, 75f, 229
— -erfahrung	
— — des Therapeuten in KBT	47
— —, Schwierigkeiten der Verbreitung der leibseelischen — —	279f
— -gestaltung des Patienten, Arbeitssituationen als Anregung für die — — —	291f
— -hilfe	269
— — -gruppen	417, 434, 438
— -»stärke« (Stuttgarter Bogen) und Schwerpunktserfahrung in der KBT	157
— -verständnis	75f
— -versuch	358, 382
— -vertrauen als Folge der Übereinstimmung mit der Aufgabe	247
— -verwirklichung	76
— -wahrnehmung	246
— -wertgefühl	32
Sensibilisierung der Sinne	251f
Sensibilität	
— des Gruppenleiters in der KBT	94
—, Steigerung der —	456
Sensomotorische	
— Intelligenz	72, 133
— Verhaltensweisen	73f, 83
Sinn	451, 455
— für die Umwelt	20
Sinne	
— als Mittler zur Umwelt	455
— als Wecker der Seele	29, 354
—, Neuorientierung durch Umerziehung der —	35ff
Sinnerfahrung	
—, dialogische Möglichkeiten der — in der Gruppe	21
— und Bewußtsein, Verbindung zwischen — — —	244
Sinnesorgane, Entwicklung der —	454
Sinnesreiz-Inbilder	455
Sinngestalt	451
Sinnhaftigkeit	76, 455
— der Bewegung	77f
Sinnlichkeit	77
Sinnzusammenhänge	475
— durch Erfahrung	22
—, Gewahrsein von — n	257
Soziales Feld, Lernprozeß im —n— durch KBT	79
Spannung	62, 233
— als Lebensstrom des Handelns	244
Spannungen, widerstreitende	245
Spannungserstrebung	35
Spannungsverteilung	84
Spiel	
— als schöpferischer Prozeß	153

— als via regia zum Unbewußten	76, 136
— -angebot des Therapeuten	136
— -raum	79, 401f
— -trieb	82
Sprache	
— Bildhaftigkeit der —	474
—, Umsetzen von — in ein KBT-Angebot	7, 327ff
— und Bewegung, Gewichtung zwischen — —	477
Sprechen und Denken, Gestaltkreis von — — —	72
Spüren	255
Standarddokumentation von gruppentherapeutischen Sitzungen	172f
Stationäre Behandlung, KBT im Therapieplan einer — n —	313f
Stillstand und Angst	352f, 354
Stimme, innere — des Körpers	449
Stimulation	384
Streß-Hypothese für Carcinom-Entstehung	421
Struktur	331f
—, minimale — in der KBT-Arbeit	332
»Stuttgarter Bogen«, Anwendung in der KBT-Praxis	163f, 166
Subjekt-Objekt-Beziehung	20
Symbolhaftigkeit des Tuns	474f
Symbolik	125
Symbiose	143
Symbiotische Phase, Phänomene der — n — in der KBT	144
Symbolisierungs-Prozeß, Einleitung des — — es	105f
Tätigkeitswort als Anregung für die Gestaltung von Arbeitssituationen	328f
Taktile Reize, Wahrnehmung der — n —	461
Tasten und Sehen	10
Tat und Wort als Einheit	219f
Therapie	
— -angebot in der KBT	142
— -ansatz, Erweiterung des — es durch KBT	188
— —, präverbaler — der KBT	104f, 440
—, Begriffsbestimmung der KBT als —	223
—, Erweiterung des Begriffs —	463

Therapieformel in der KBT	98f
Therapiefortgang, Wirkung der KBT auf den —	69
Therapiegrenzen der KBT	23
Therapieplan, KBT im — einer stationären Behandlung	313f
Therapieweg durch Verbindung von zwei Polen	99
—, Orientierungspunkte des — s	99ff
Therapeut	
— als Real- und Identifizierungsobjekt in der KBT	105, 216
—, Rolle des — en in der KBT	87, 189f, 457f
Therapeutenvariable	213f, 219
Therapeutische	
— Faktoren, gemeinsame — — der Mal- und Bewegungstherapie	391f
— Möglichkeiten der KBT	8
Therapeutischer	
— Prozeß auf einer Krankenstation	316f
— Raum, Erweiterung des — — s durch KBT	112, 468f, 475
Therapeutisches Konzept	338
Tiefenpsychologisch fundierte Psychotherapie	210
— — — als Erlebnistherapie	213
— — — als interaktionelle Therapie	213
— — —, Erweiterung des Therapiekonzepts der — — —	212f
— — —, Progression in der — — —	213, 216
— — —, Regression in der — — —	213
— — —, Übereinstimmung des Ansatzes der — — — mit dem der KBT	217f
— — —, Ziele der — — n —	212f
Traumbearbeitung in der KBT	345ff
Trauerarbeit, real geleistete — in der KBT	126
Trauminhalt, latenter und manifester	349
Trennungsangst	143
Tun	
— Durcharbeiten im —	263
—, Symbolhaftigkeit des — s	474f
—, therapeutisch wirksames —	41
Üben	223, 274f
— ohne Übung	236, 467
— unter gewöhnlichen Lebensbedingungen	302

Übergangsobjekt	216	Verlust an Handlungsmöglichkeiten, Krankheit als — — —	75
—, Bild als —	388f		
Überpersönliches im Üben	291	Vermeidungstrategie, Durchbrechung der —	358
Übersetzungsarbeit und -hilfe	8, 291, 338, 467	Via regia des Spiels	76, 136
Überspannung	240	Vielschichtigkeit der Erlebnisse als Merkmal der KBT	447
Übertragung	24, 27, 47ff		
—, ein somato-psychisches Geschehen	132	Vorbereitung zur KBT	285ff
— -serlebnisse	461	Vorstellungen, Korrektur der — in der KBT	19, 217
— und Gegenübertragung	475		
— — — auf einer Station	326	Vorurteile, Umgang mit — n	367ff
— -sreaktionen, Förderung von —	257f	Wahrnehmen	223f
Übung	223	— als Tätigkeit	32
— -sangebot, Unspezifität des — s	456	— als Wahrhaben	8
— -sanweisung in der KBT, allgemeine —	17, 30	— und Bewegen	18, 40
— -sobjekte, Bedeutungsgehalt der —	275	Wahrnehmung	
Umwelt, Sinn für die —	20, 47	—, bewußte — der taktilen und kinaesthetischen Reize	461
Umerziehung, körperliche	249ff		
— — als psychosomatisch-analytischer Ansatz	254	—, Einbeziehung sinnlicher — en in die psychotherapeutische Situation	29
Unbestimmtheit, individualisierende — der KBT	34	Wartenkönnen als Energie	237
Unterscheidung der KBT von anderen Methoden	466f	Wegspuren, Erlebnisse als —	344
		Weiterbearbeitung	
Urangst, Bearbeitung der —	462f	— eines Problems über Körpererfahrung	6f
Verb, substantiviertes — in der Formulierung von Arbeitsangeboten	328	—, verbale	7
		Widerstand	44
Verbales Durcharbeiten	81	— als psychoanalytischer Begriff	203
Verbale Klärung, Wunsch nach — r —	11	—, Bearbeitung des — s auf einer Krankenstation	317, 320f
Verbale und averbale Psychotherapieformen, Übereinstimmungen von — n — — n —	392	— durch Ausagieren	122f
		—, Erkennen von — in der KBT	208
Verbalisieren	190, 403	—, Formen des — s in der KBT	204ff
Verbundenheit, Förderung von — durch KBT	447	—, Konstellierung des — s durch KBT	44
		—, Umgang mit — in der KBT	207f
Verbreitung der leib-seelischen Selbsterfahrung, Schwierigkeiten der — — — —	279f	—, Umspielen des — s in der KBT	124
		Widerstandskräfte, Mobilisierung der —	30
Verdrängung		Wiedererinnern	456
— bei Carcinomerkrankung	421f	Wiedererleben, unmittelbares — in der KBT	69
—, Gefährdung der funktionierenden — durch KBT	44	Wiederherstellung durch innere Erfahrung des Gewahrseins	249f
Vergleich von KBT und analytischer Gruppe	180ff	Wiederholen	121, 126
		— im Tun	133
Vergleichen	292, 467	— in der KBT-Arbeit	271
— durch Wiederholen	271	Wirklichkeit, die andere — (Castaneda)	148f
Verkrampfung	231	Wort und Tat als Einheit	219f

Worte
—, bildhaft-konkreter Sinn der — 330
—, Bedeutung der — 327, 367
Zeichnen als integrierte Mitteilung 386
Zeit, Erlebnis des rechten Augenblicks 33

Ziel der KBT-Arbeit 460, 466
Zielgruppen der KBT 85
Zuwendung
—, Grundformen der — 57
—, konzentrative — zum eigenen Körper 56f

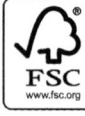

MIX
Papier aus verantwortungsvollen Quellen
Paper from responsible sources
FSC® C105338

If you have any concerns about our products,
you can contact us on
ProductSafety@springernature.com

In case Publisher is established outside the EU,
the EU authorized representative is:
**Springer Nature Customer Service Center GmbH
Europaplatz 3, 69115 Heidelberg, Germany**

Printed by Libri Plureos GmbH
in Hamburg, Germany